Manual sobre
Cardiopatías
Congénitas
del Texas Children's Hospital

**Texas Children's
Hospital®**

Con nuestro más sincero agredecimiento a Transocean,
cuya generosidad ha hecho possible la traducción de este libro.

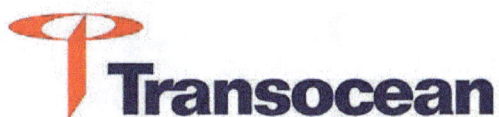

Manual sobre **Cardiopatías Congénitas**
del Texas Children's Hospital

Editores

Carlos M. Mery, MD, MPH
Profesor Asociado de Cirugía y Cuidados Perioperatorios, y Pediatría
Jefe Asociado, División de Cirugía Cardiaca Pediátrica y Congénita
Director de Transformación y Diseño en Salud en Cardiopatías Congénitas
University of Texas Dell Medical School / Dell Children's Medical Center
Austin, TX

Dra. Patricia Bastero
Directora Médica del Programa Internacional del Centro Cardíaco
Directora asociada de simulación - Desarrollo del profesorado
Jefa de ECMO - Cuidados intensivos cardíacos
Profesora adjunta de Pediatría - Medicina de Cuidados Críticos
Texas Children's Hospital / Baylor College of Medicine
Houston, TX

Stuart R. Hall, MD, FAAP
Profesor Adjunto de Anestesiología, Pediatría y Terapia Intensiva
Texas Children's Hospital / Baylor College of Medicine
Houston, TX

Dr. Antonio G. Cabrera, FAAP, FACC, FAHA
Catedrático honorario (titular) de L. George Veasy
Codirector del Centro Cardiológico Infantil de Intermountain
Jefe de Cardiología Pediátrica
University of Utah Health
Salt Lake City, UT

Editores senior

Daniel J. Penny, MD, PhD, MHA
Catedrático de Pediatría
Baylor College of Medicine
Jefe de Cardiología
Texas Children's Hospital
Houston, TX

Lara S. Shekerdemian, MD, MHA
Profesora y Jefa de Terapia Intensiva
Vicepresidenta de Asuntos Clínicos, Departamento de Pediatría
Baylor College of Medicine, Texas Children's Hospital
Houston, TX

Dean B. Andropoulos, MD, MHCM
Anestesista Jefe, Texas Children's Hospital
Departamento de Anestesiología, Medicina Perioperatoria y del Dolor
Burdett S. Dunbar MD Cátedra de Anestesiología Pediátrica
Profesora de Anestesiología y Pediatría
Vicepresidenta de Asuntos Clínicos, Departamento de Anestesiología
Baylor College of Medicine
Houston, TX

Charles D. Fraser Jr., MD, FACS
Profesor de Cirugía y Cuidados Perioperatorios, y Pediatría
Jefe de Sección de Cirugía Cariotorácica Pediátrica y Congénita
Director del Centro de Cardiopatías Congénitas y Pediátricas de Texas
University of Texas Dell Medical School / Dell Children's Medical Center
Austin, TX

Christopher A. Caldarone, MD
Cátedra Donovan y Jefe de Cirugía Cardiaca Congénita
Profesor de Cirugía y Pediatría
Baylor College of Medicine, Texas Children's Hospital
Houston, TX

Manual sobre Cardiopatías Congénitas del Texas Children's Hospital

Editor y colaborador de contenidos digitales (ecocardiografía): Josh Kailin

Ilustraciones: Beth Sumner Vuelta, David Aten, Scott Weldon, Carlos Mery

Fotografía: Phil Steffek

Estadísticas: Martín Chacón-Portillo, Rodrigo Zea-Vera, Carmen Watrin

Formato y composición tipográfica: Terrance Johnson, Carlos Mery

Portada: Sheila A. Hall

Gestión de proyectos: Shon Bower, Laura L. Higgins, Carlos Mery

ISBN: 978-1-7342721-6-1

A todos los niños y adultos con cardiopatías congénitas;

A nuestros colegas que los atienden día a día;

A nuestras familias por permitirnos hacerlo nosotros mismos.

Tabla de Contenidos

III. CONSIDERACIONES ESPECIALES   341

Autores colaboradores

Barbara-Jo Achuff, MD, FAAP
Profesora Adjunta
Departamento de Pediatría,
  Terapia Intensiva Cardíaca
Baylor College of Medicine
Texas Children's Hospital
Houston, TX

Iki Adachi, MD
Director, Apoyo Circulatorio Mecánico
Cirugía de Cardiopatía Congénita
Texas Children's Hospital
Profesor Adjunto,
  Michael E. DeBakey Departamento de Cirugía
Baylor College of Medicine
Houston, TX

Natasha Afonso, MD, MPH
Profesora Adjunta
Sección de Terapia Intensiva
Departamento de Pediatría
Texas Children's Hospital
Baylor College of Medicine
Houston, TX

Varun Aggarwal, MD
Cardiólogo Intervencionista Pediátrico
Profesor Adjunto de Pediatría
University of Minnesota Masonic Children's Hospital
Minneapolis, MN

Mubbasheer Ahmed, MD
Profesor Adjunto
Baylor College of Medicine /
  Texas Children's Hospital
Houston, TX

Ayse Akcan-Arikan, MD
Profesora Adjunta
Departamento de Pediatría
Baylor College of Medicine
Secciones de Terapia Intensiva y Nefrología
Directora Médica, Soporte Hepático Extracorpóreo
Directora Médica, Nefrología de Terapia Intensiva
Texas Children's Hospital
Houston, TX

Carolyn A. Altman, MD, FACC, FAHA, FASE
Asistente Principal, Cardiología Pediátrica
Catedrática de Pediatría
Texas Children's Hospital
Baylor College of Medicine
Houston, TX

Meghan Anderson, DNP, APRN, CPNP-AC
Enfermera de Práctica Avanzada,
  Cirugía Cardiaca Congénita
Texas Children's Hospital
Houston, TX

Dean B. Andropoulos, MD, MHCM
Anestesista Jefe, Texas Children's Hospital
Departamento de Anestesiología,
  Medicina Perioperatoria y del Dolor
Burdett S. Dunbar MD Cátedra de
  Anestesiología Pediátrica
Profesora de Anestesiología y Pediatría
Vicepresidenta de Asuntos Clínicos,
  Departamento de Anestesiología
Baylor College of Medicine
Houston, TX

Nancy A. Ayres, MD
Directora de Diagnóstico no Invasivo por la Imagen
  y Cardiología Pediátrica
Texas Children's Hospital
Profesora Adjunta de Pediatría
Baylor College of Medicine
Houston, TX

Dra. Patricia Bastero
Directora Médica del Programa Internacional del
  Centro Cardíaco
Directora asociada de simulación - Desarrollo del
  profesorado
Jefa de ECMO - Cuidados intensivos cardíacos
Profesora adjunta de Pediatría - Medicina de
  Cuidados Críticos
Texas Children's Hospital / Baylor College of Medicine
Houston, TX

Aarti Bavare, MD, MPH
Profesora Adjunta
Sección de Terapia Intensiva y Cardiología,
  Departamento de Pediatría
Baylor College of Medicine
Houston, TX

Judith A. Becker, MD
Profesora Adjunta, Cardiología Pediátrica
Baylor College of Medicine
Texas Children's Hospital
Houston, TX

Taylor Beecroft, MS, CGC
Asesora Genética Certificada
Cardiología Pediátrica
Baylor College of Medicine
Houston, TX

Ziyad M. Binsalamah, MD, MSc, FRCSC
Profesor Adjunto de Cirugía Cardiaca Congénita
Baylor College of Medicine y
  Texas Children's Hospital
Houston, TX

Claire E. Bocchini, MD, MS
Profesora Adjunta de Pediatría -
  Enfermedades Infecciosas
Texas Children's Hospital / Baylor College of Medicine
Houston, TX

Ken Brady, MD
Ann y Robert H. Lurie, Children's Hospital of Chicago
Northwestern Feinberg School of Medicine
Chicago, IL

Ronald A. Bronicki, MD, FCCM, FACC
Profesor interino
Departamento de Pediatría
Baylor College of Medicine
Texas Children's Hospital
Sección de Terapia Intensiva y Cardiología
Houston, TX

Cole Burgman, CCP
Texas Children's Hospital
Houston, TX

Dr. Antonio G. Cabrera, FAAP, FACC, FAHA
Catedrático honorario (titular) de L. George Veasy
Codirector del Centro Cardiológico Infantil de
  Intermountain
Jefe de Cardiología Pediátrica
University of Utah Health
Salt Lake City, UT

Christopher A. Caldarone, MD
Cátedra Donovan y Jefe de Cirugía Cardiaca Congénita
Profesor de Cirugía y Pediatría
Baylor College of Medicine
Texas Children's Hospital
Houston, TX

Natalie Cannon, MS, RD, LD, CNSC
Departamento de Nutrición Clínica
Texas Children's Hospital
Houston, TX

Lisa Caplan, MD
Profesora Adjunta de Anestesiología
Anestesiología Cardíaca Pediátrica
Baylor College of Medicine /
  Texas Children's Hospital
Houston, TX

Corey Chartan, DO, FAAP
Profesor Adjunto de Pediatría
Terapia Intensiva Pediátrica e Hipertensión Pulmonar
  Pediátrica
Director Médico Asociado - Programa de
  Insuficiencia Ventricular Derecha
Director Médico Adjunto de ECMO - Educación
Texas Children's Hospital /
  Baylor College of Medicine
Houston, TX

Paul A. Checchia, MD, FCCM, FACC
Catedrático de Pediatría
Jefe Asociado de la Sección de Servicios Cardiacos
  y Operaciones Comerciales
Sección de Terapia Intensiva
Texas Children's Hospital y Baylor College of Medicine
Houston, TX

Ryan D. Coleman, MD, FAAP
Terapia Intensiva Pediátrica / Hipertensión Pulmonar
Director Médico - Programa de Insuficiencia
  Ventricular Derecha
Director Médico Adjunto - ECMO
Profesor Adjunto de Pediatría y Ética Médica
Texas Children's Hospital / Baylor College of Medicine
Houston, TX

Lisa C.A. D'Alessandro, MD, FRCPC, FAAP
Profesora Adjunta de Pediatría, University of Toronto
Cardiología Pediátrica, Trillium Health Partners
Mississauga, Ontario, Canadá

Caridad M. de la Uz, MD
Profesora Adjunta
Directora de Electrofisiología Pediátrica
Johns Hopkins Children's Center
Baltimore, MD

Susan W. Denfield, MD, FAAP, FACC
Profesora Adjunta de Pediatría
Lillie Frank Abercrombie, División de
  Cardiología Pediátrica
Baylor College of Medicine
Texas Children's Hospital
Houston, TX

Heather A. Dickerson, MD
Profesora Adjunta de Pediatría
Texas Children's Hospital
Baylor College of Medicine
Houston, TX

William J. Dreyer, MD, FAAP, FACC
Catedrático de Pediatría
Baylor College of Medicine
Director Médico, Insuficiencia Cardíaca,
  Miocardiopatía y Trasplante Cardíaco
Texas Children's Hospital
Houston, TX

R. Blaine Easley, MD
Catedrático, Departamentos de Anestesiología
  y Pediatría
Baylor College of Medicine
Anestesista Jefe Asociado, Asuntos Académicos
Director Médico de la Unidad de Terapia Intensiva
  Quirúrgica
Texas Children's Hospital
Houston, TX

Justin Elhoff, MD, MSCR, FACC
Profesor Adjunto, Baylor College of Medicine
Departamento de Pediatría
Secciones de Medicina de Terapia Intensiva
  y Cardiología
Texas Children's Hospital
Houston, TX

Barbara A. Elias BSN, RN, CCRN
Coordinadora de DAV – Cirugía de Cardiopatía
  Congénita
Texas Children's Hospital
Houston, TX

Peter Ermis, MD, FACC
Director Médico - Cardiopatías Congénitas
  en Adultos
Director del Programa - Beca ACHD
Jefe de Medicina de Adultos
Texas Children's Hospital
Profesor Adjunto, Pediatría
Baylor College of Medicine
Houston, TX

Zhe Amy Fang, MD, FRCPC
Departamento de Anestesia y Medicina del Dolor
Hospital for Sick Children
Toronto, Ontario, Canadá

Saul Flores, MD, FAAP, FACC
Unidad de Terapia Intensiva Cardíaca
Sección de Terapia Intensiva
Texas Children's Hospital
Profesor Adjunto de Pediatría
Baylor College of Medicine
Houston, TX

Wayne J. Franklin, MD, FACC
Phoenix Children's Hospital
Codirector del Heart Center del PCH
Presidente del Departamento de Medicina
  para Adultos
Director de Cardiopatías Congénitas en Adultos
Catedrático de la University of Arizona
Phoenix, Arizona

Charles D. Fraser Jr., MD, FACS
Catedrático de Cirugía y Cuidados Perioperatorios
  y Pediatría
Jefe de Sección de Cirugía Cariotorácica Pediátrica
  y Congénita
Director del Centro de Cardiopatías Congénitas
  y Pediátricas de Texas
University of Texas Dell Medical School /
  Dell Children's Medical Center
Austin, TX

Nancy S. Ghanayem, MD, MS
Texas Children's Hospital
Baylor College of Medicine
Houston, TX

Jordana Goldman, MD
Profesora Adjunta
Baylor College of Medicine
Houston, TX

Angela Gooden, MSN, APRN, CPNP-PC/AC
Directora de Proveedores de Prácticas Avanzadas
Enfermera de Práctica Avanzada, Cardiología
Texas Children's Hospital
Instructora, Baylor College of Medicine
Houston, TX

Erin A. Gottlieb, MD
Profesora Adjunta de Cirugía y
  Cuidados Perioperatorios
The University of Texas at
  Austin Dell Medical School
Jefa de Anestesiología Cardíaca Pediátrica
Dell Children's Medical Center
Austin, TX

Srinath T. Gowda, MD
Profesor Adjunto de Pediatría
Cardiología Intervencionista Pediátrica
Texas Children's Hospital
Houston, TX

Stuart R. Hall, MD, FAAP
Profesor Adjunto de Anestesiología,
  Pediatría y Terapia Intensiva
Texas Children's Hospital /
  Baylor College of Medicine
Houston, TX

Lauren Hannigan, MOT, OTR/L
Especialista Clínica
Medicina Física y Rehabilitación
Texas Children's Hospital
Houston, TX

Amy Hemingway, MSN, CNS, CPNP-AC/PC
Texas Children's Hospital
Profesora Adjunta, Baylor College of Medicine
Houston, TX

Timothy J. Humlicek, PharmD, BCPS
Especialista en Farmacia Clínica - Cardiología
Texas Children's Hospital
Houston, TX

Siddharth P. Jadhav, MD
Profesor Adjunto
Departamento de Radiología Pediátrica
División de Diagnóstico por la Imagen Cardiovascular,
  Corporal y Musculoesquelética
Director Adjunto, Programa de Becas de Diagnóstico
  por la Imagen Cardiovascular Pediátrica
Texas Children's Hospital y el
Baylor College of Medicine
Houston, TX

Parag Jain, MD, FAAP
Profesor Adjunto de Pediatría
Sección de Terapia Intensiva
Texas Children's Hospital y Baylor College of Medicine
Houston, TX

Henri Justino, MD, CM, FRCPC, FACC, FSCAI, FAAP
Director de Innovación en Cardiología
Codirector, CE Mullins Cardiac
  Catheterization Laboratories,
Texas Children's Hospital
Catedrático (titular) de Pediatría,
Baylor College of Medicine
Houston, TX

Josh Kailin, MD
Profesor Adjunto
Baylor College of Medicine
Texas Children's Hospital
Houston, TX

Debra L. Kearney, MD
Patóloga Cardiovascular Pediátrica
Directora Médica del Servicio de Autopsias
Texas Children's Hospital
Profesora Adjunta de Patología e Inmunología
Baylor College of Medicine
Houston, TX

Asra Khan, MD
Profesora Adjunta de Pediatría
División de Cardiología Pediátrica
Baylor College of Medicine / Texas Children's Hospital
Houston, TX

Jeffrey J. Kim, MD
Texas Children's Hospital
Baylor College of Medicine
Houston, TX

Kimberly Krauklis, MSN, APRN, NP-C, PNP-AC
Enfermera de Práctica Avanzada Pediátrica
Supervisora de los Proveedores de
  Prácticas Avanzadas
Centro de Cardiopatías Congénitas y
  Pediátricas de Texas
Dell Medical School, University of Texas at Austin
Austin, TX

William Buck Kyle, MD
Profesor Adjunto
Baylor College of Medicine / Texas Children's Hospital
Houston, TX

Wilson Lam, MD
Profesor Adjunto, Baylor College of Medicine
Departamentos de Pediatría y Medicina
Texas Adult Congenital Heart Program (Programa de
  cardiopatías congénitas de adultos de Texas)
Houston, TX

M. Regina Lantin Hermoso MD, FAAP, FASE, FACC
Profesora Adjunta de Pediatría
Sección de Cardiología
Baylor College of Medicine
Directora Médica
Clínicas Externas, Campus Principal
Heart Center del Texas Children's
Houston, TX

Javier J. Lasa, MD, FAAP
Profesor Adjunto
Departamento de Pediatría
Secciones de Medicina de Terapia Intensiva
  y Cardiología
Texas Children's Hospital
Houston, TX

Aimee Liou MD, FSCAI, FAAP
Profesora Adjunta de Pediatría
División de Cardiología Pediátrica
Baylor College of Medicine
Texas Children's Hospital
Houston, TX

Keila N. Lopez, MD, MPH
Profesora Adjunta de Pediatría
Directora de Medicina de Transición,
  Sección de Cardiología Pediátrica
Baylor College of Medicine /
  Texas Children's Hospital
Houston, TX

Prakash M. Masand, MD
Jefe de la División de Diagnóstico por la Imagen
  Corporal y Cardiovascular
Departamento de Radiología Edward B. Singleton,
  Texas Children's Hospital
Profesor Adjunto, Baylor College of Medicine
Houston, TX

Estrella Mazarico de Thomas, RN
Coordinadora de Enfermería Clínica
Departamento de Cardiología
Texas Children's Hospital
Houston, TX

Mary Claire McGarry, LP, CCP, FPP
Perfusionista, Cirugía Cardíaca congénita
Texas Children's Hospital
Houston, TX

Carlos M. Mery, MD, MPH
Profesor Asociado de Cirugía y Cuidados
  Perioperatorios, y Pediatría
Jefe Asociado, División de Cirugía Cardiaca Pediátrica
  y Congénita
Director de Transformación y Diseño Sanitario
  en Cardiopatías Congénitas
University of Texas Dell Medical School /
  Dell Children's Medical Center
Austin, TX

Wanda C. Miller-Hance, MD, FACC, FAAP, FASE
Catedrática de Anestesiología y Pediatría
Departamento de Anestesiología, Medicina
Perioperatoria y del Dolor
División de Anestesiología Cardiovascular Pediátrica
Arthur S. Keats
Departamento de Pediatría, Sección de Cardiología
Baylor College of Medicine
Texas Children's Hospital
Houston, TX

Christina Y. Miyake, MD, MS
Profesora Adjunta, Departamento de Pediatría,
Texas Children's Hospital
Profesora Adjunta, Departamento de Fisiología
Molecular y Biofísica, Baylor College of Medicine
Houston, TX

Brady S. Moffett, PharmD, MPH, MBA
Subdirector de Farmacia
Texas Children's Hospital – The Woodlands
Profesor Adjunto de Pediatría
Baylor College of Medicine
Houston, TX

Silvana Molossi, MD, PhD
Asistente principal, Sección de Cardiología
Directora Médica, Programa de Anomalías
Coronarias
Profesora Adjunta, Departamento de Pediatría
Texas Children's Hospital
Baylor College of Medicine
Houston, TX

Shaine A. Morris, MD, MPH
Profesora Adjunta de Pediatría,
Sección de Cardiología
Directora Médica, Genética Cardiovascular
Directora Asociada,
Programa de Becas de Cardiología Pediátrica
Directora Asociada,
Programa de Intervención Cardíaca Fetal
Texas Children's Hospital y Baylor College of Medicine
Houston, TX

Emad B. Mossad, MD
Anestesista Asistente Principal de Asuntos Clínicos
Departamento de Anestesiología,
Medicina Perioperatoria y del Dolor
Jefe de División, Anestesia Cardíaca Pediátrica
Texas Children's Hospital
Houston, TX

Antonio R. Mott, MD
Profesor Adjunto de Pediatría
Baylor College of Medicine
Director Médico, Servicio de Cardiología
para Pacientes Internos
Heart Center de la Legacy Tower
Texas Children's Hospital
Houston, TX

Pablo Motta, MD, FAAP
Profesor Adjunto de Anestesiología,
Medicina Perioperatoria y del Dolor
Baylor College of Medicine
División de Anestesiología Cardiovascular Pediátrica
Arthur S. Keats
Texas Children's Hospital
Houston, TX

Cory V. Noel, MD
Cardiología Pediátrica de Alaska -
Seattle Children's Hospital
Anchorage, AK

Elena C. Ocampo, MD
Profesora Adjunta de Pediatría
Baylor College of Medicine
Texas Children's Hospital
Houston, TX

Katie Persha, CCLS
Especialista Certificada en el Servicio de Atención
Emocional Pediátrica II
Insuficiencia Cardíaca/Trasplante de Corazón
Texas Children's Hospital
Houston, TX

Jack F. Price, MD, FACC, FAAP
Profesor Adjunto de Pediatría (Cardiología)
Baylor College of Medicine
Texas Children's Hospital
Houston, TX

Zoel A. Quinonez, MD
Profesor Adjunto
Lucile Packard Children's Hospital
Stanford University
Stanford, CA

Athar M. Qureshi, MD, FSCAI, FAAP
Director Médico de Cardiología Intervencionista
(Clínica)
CE Mullins Cardiac Catheterization Laboratories
Sección de Cardiología Lillie Frank Abercrombie,
Texas Children's Hospital
Profesor Adjunto de Pediatría,
Baylor College of Medicine
Médico Adjunto, Medicina Interna/Cardiología,
Baylor St. Luke's Medical Center
Houston, TX

Karla V. Resendiz, PharmD, BCPPS
Especialista en Farmacia Clínica
Terapia Intensiva Pediátrica
Departamento de Servicios de Farmacia
Children's Hospital of Philadelphia
Philadelphia, PA

Ashraf Resheidat, MD
Profesor Adjunto
Departamento de Anestesiología
División de Anestesiología Cardiovascular Pediátrica
Baylor College of Medicine / Texas Children's Hospital
Houston, TX

Guill Reyes, BSN, RN
UTI Cardiovascular
Texas Children's Hospital
Houston, TX

Sara H. Reynolds, CCLS
Especialista Certificada en el Servicio de Atención
   Emocional Pediátrica
Unidad de Terapia Intensiva Cardíaca
Texas Children's Hospital
Houston, TX

Christopher J. Rhee, MD, MS
Profesor Adjunto de Pediatría
Baylor College of Medicine
Texas Children's Hospital
Houston, TX

Alan F. Riley, MD, FAAP
Profesor Adjunto
Departamento de Pediatría, Cardiología Pediátrica
Baylor College of Medicine
Texas Children's Hospital
Houston, TX

D. Jeramy Roddy, MD, FAAP
Profesor Adjunto de Pediatría
Baylor College of Medicine
Médico Tratante, UTIC
Sección de Terapia Intensiva
Texas Children's Hospital
Houston, TX

Miranda A. Rodrigues, DNP, RN, CNL, CCRN-K
Especialista Clínica - Enfermería
Unidad de Terapia Intensiva Cardíaca
Texas Children's Hospital
Houston, TX

Alexia B. Santos, MD
Profesora Adjunta, Cardiología Pediátrica
Texas Children's Hospital / Baylor College of Medicine
Houston, TX

Fabio Savorgnan, MD, FAAP, FACC
Unidad de Terapia Intensiva Cardíaca
Sección de Terapia Intensiva
Texas Children's Hospital
Profesor Adjunto de Pediatría
Baylor College of Medicine
Houston, TX

Tobias R. Schlingmann, MD, PhD
Profesor Adjunto, Baylor College of Medicine
Cardiólogo Pediátrico, Texas Children's Hospital
Houston, TX

Robin Rae Schlosser, PT
Coordinadora de Terapia de Especialidad para
   Pacientes Internos
Texas Children's Hospital
Houston, TX

Thomas J. Seery, MD, FAAP, FACC
Profesor Adjunto de Pediatría
Departamento de Cardiología
UPMC Children's Hospital of Pittsburgh
Pittsburgh, PA

Kerry Sembera MSN, RN, CCRN-K
Directora Adjunta, Práctica Clínica del Heart Center
Texas Children's Hospital
Houston, TX

S. Kristen Sexson Tejtel, MD, PhD, MPH
Profesora Adjunta de Pediatría y
   Cardiología Pediátrica
Heart Center del Texas Children's Hospital
Baylor College of Medicine
Houston, TX

Rev. Thomas P. Sharon, MDiv, BCC
Subdirector de Defensa de la Familia y
   Atención Espiritual
Texas Children's Hospital
Houston, TX

Lara S. Shekerdemian, MD, MHA
Catedrática y Jefa de Terapia Intensiva
Vicepresidenta de Asuntos Clínicos,
   Departamento de Pediatría
Baylor College of Medicine,
   Texas Children's Hospital
Houston, TX

Ron Shelton, CCP, LP, FPP
Fellow AmSect de Perfusión Pediátrica
Director Adjunto, Servicios Circulatorios
Texas Children's Hospital
Houston, TX

Virginia Smith BSN, RN, CCRN
Coordinadora de Educación Descentralizada
Unidad de Terapia Intensiva Cardíaca
Texas Children's Hospital
Houston, TX

Cynthia Sturrock, BSN, RN, CCRN
Enfermera a Cargo en la UTIC
Enfermera Instructora de la UTIC
Texas Children's Hospital
Houston, TX

Jun Teruya, MD, DSc, FCAP
Catedrático de los Departamentos de Patología
   e Inmunología, Pediatría y Medicina
Baylor College of Medicine
Jefe de la División de Medicina Transfusional
   y Coagulación
Departamento de Patología
Texas Children's Hospital
Houston, TX

James A. Thomas, MD
Catedrático, Terapia Intensiva Pediátrica
Jefe de la Sección de Ética del Baylor College
  of Medicine
Director Médico de ECMO, Texas Children's Hospital
Houston, TX

Premal M. Trivedi, MD
Profesor Adjunto de Anestesiología
Baylor College of Medicine
División de Anestesiología Cardiovascular Pediátrica
Texas Children's Hospital
Houston, TX

Rocky Tsang, MD, FAAP
Profesor Adjunto de Pediatría
Baylor College of Medicine
Texas Children's Hospital
Houston, TX

Sebastian C. Tume, MD
Profesor Adjunto
Departamento de Pediatría,
  Sección de Terapia Intensiva
Baylor College of Medicine
Houston, TX

Hari P. Tunuguntla, MD, MPH
Profesora Adjunta de Pediatría
División de Cardiología Pediátrica,
  Insuficiencia Cardíaca y Trasplante
Texas Children's Hospital / Baylor College of Medicine
Houston, TX

Santiago O. Valdes, MD
Cardiología Pediátrica - Arritmia y Estimulación
Profesor Adjunto, Pediatría
Baylor College of Medicine / Texas Children's Hospital
Houston, TX

David F. Vener, MD
Catedrático de Pediatría y Anestesiología
Baylor College of Medicine
División de Anestesiología Cardiovascular Pediátrica
  Arthur Keats
Texas Children's Hospital
Houston, TX

G. Wesley Vick, III, MD, PhD
Profesor Adjunto
Sección de Cardiología Pediátrica
Departamentos de Pediatría, Medicina Interna
  y Radiología
Baylor College of Medicine
Texas Children's Hospital
Houston, TX

Saeed M. Yacouby, CRNA, DNP
Departamento de Anestesiología
University of Texas – Memorial Hermann Hospital
Houston, TX

Betul Yilmaz Furtun, MD
Profesora Adjunta
Texas Children's Hospital
Baylor College of Medicine
Houston, TX

David E. Wesson, MD
Catedrático de Cirugía
Baylor College of Medicine
Houston, TX

Jennifer Yborra, RN, AC-PNP
Anestesia Cardiovascular Pediátrica
Texas Children's Hospital
Houston, TX

Justin Zachariah, MD, MPH, FAHA, FAAP
Profesor Adjunto en Cardiología Pediátrica del
  Texas Children's Hospital
Baylor College of Medicine
Houston, TX

Prólogo

Nos sentimos muy orgullosos de redactar este prólogo del primer Manual de cardiopatías congénitas del Texas Children's, que representa la síntesis de más de 60 años de aprendizaje en nuestro Heart Center (Centro del Corazón) y el trabajo de miles de personas. Este Manual se ha redactado con el pleno reconocimiento de que hay muchas formas de atender a los niños con enfermedades cardíacas. Esperamos que una descripción completa de nuestro «camino» sea un recurso útil para los nuevos clínicos que buscan establecer su «camino» y para los clínicos experimentados interesados en revisar su «camino» desde otra perspectiva.

Confiamos en que el Manual refleje adecuadamente nuestra opinión sobre la importancia de un enfoque multidisciplinar en la atención al niño con cardiopatías y a su familia. Si algo hemos aprendido en nuestro continuo viaje hacia la excelencia, es que la verdadera excelencia no refleja solo la actuación excepcional de un cirujano, cardiólogo, anestesista o intensivista individual, sino que refleja la amalgama de una amplia experiencia compuesta por decisiones de gestión minuto a minuto, a menudo aparentemente menores, tomadas por todo el equipo multidisciplinar. Nuestra «forma de hacer las cosas» refleja una atención meticulosa a los interminables detalles de la atención al paciente minuto a minuto y, lo que es más importante, un compromiso de mejorar constantemente el rendimiento del equipo mediante el mantenimiento de la conciencia de la situación, los procesos óptimos de toma de decisiones y los múltiples tipos de revisión del rendimiento.

Gran parte de lo que aquí se escribe no procede de una «base de pruebas» en el sentido estricto y tradicional, sino más bien de las conversaciones en mitad de la noche sobre un paciente enfermo, de una astuta observación sobre los cuidados con sonda torácica del enfermero de la unidad de cuidados intensivos o del proyecto de mejora de la calidad de un estudiante. Para ello, trabajamos bajo el principio de que nuestro Heart Center muestra muchas de las propiedades de un sistema adaptativo complejo, en el que las interacciones cotidianas entre los miembros del equipo multidisciplinar y con nuestros pacientes dan lugar a la aparición de patrones que, cuando se reconocen, pueden utilizarse en todo el sistema para mejorar el rendimiento.

Resulta fundamental un sistema sólido de sobrecomunicación multidisciplinar en todo nuestro Heart Center para poder reconocer estos patrones y optimizar nuestro aprendizaje de ellos. Todos los pacientes para los que se podría considerar un procedimiento se presentan en reuniones multidisciplinares dos veces por semana, cuyo objetivo es la toma de decisiones explícita y la oportunidad de la atención. Luego, se vuelven a presentar todos los pacientes unos días antes de su intervención quirúrgica para realizar una última revisión y para que el equipo multidisciplinar conozca la situación de sus necesidades específicas. De nuevo, con el objetivo de proporcionar un conocimiento de la situación, el equipo multidisciplinar es informado de cada paciente que ha sido admitido en nuestro Heart Center en la reunión diaria, a primera hora de la mañana. Hemos suscrito un contrato con nuestras familias para que el equipo multidisciplinar elabore un plan general de cuidados para su hijo/a en las 24 horas siguientes a su ingreso, y tenemos un requisito formal de «reunión» para las decisiones urgentes. Además de las reuniones estándar de «M&M», semanalmente hacemos «rondas de rendimiento» multidisciplinares para revisar nuestra prestación de cuidados en cada jornada de los pacientes e identificar las oportunidades de aprendizaje a partir de las observaciones en mitad de la noche. Estos aprendizajes se consolidan y se transforman en protocolos y procesos mejorados por los «Equipos Tigre» asignados para capitalizar cada una de estas oportunidades de aprendizaje. Los datos relacionados con casi todos los aspectos de nuestra atención hospitalaria y ambulatoria los compartimos con el equipo multidisciplinar y con nuestras partes interesadas externas.

Si queremos optimizar el valor de estos esfuerzos, tenemos que aprovechar los conocimientos intelectuales de todos los miembros del equipo asistencial. Dado que las estrategias de liderazgo modernas han pasado de las jerarquías rígidas a estructuras de toma de decisiones más flexibles y resilientes, basadas en la comunicación y la colaboración, hemos desarrollado grupos de debate para mejorar la confianza y la seguridad psicológica en todo el equipo. Estos aspectos del funcionamiento del equipo se discuten regularmente en las reuniones de «asamblea» y en los retiros de todo el centro.

Estamos orgullosos de dar las gracias a todos los miembros de The Heart Center, que han trabajado durante muchos años para desarrollar nuestro Programa. Estamos muy agradecidos a los editores y autores de todo nuestro equipo multidisciplinar, que han trabajado incansablemente para desarrollar este Manual y capturar la esencia de nuestro enfoque. Damos las gracias a la dirección del hospital y a los dirigentes de nuestro Colegio, que han prestado un apoyo a nuestro Heart Center que ninguno de nosotros podría haber imaginado o esperado. Sobre todo, queremos dar las gracias a las miles de familias que nos han confiado el cuidado de sus maravillosos hijos.

Esperamos que al menos una parte de este Manual le resulte útil a medida que su centro siga desarrollándose «a su manera».

Dan Penny

Jefe de Cardiología

Chris Caldarone

Jefe de Cirugía de Cardiopatías Congénitas

Prefacio

El Manual de cardiopatías congénitas del Texas Children's está diseñado como un manual práctico para ayudar a los médicos a atender a los niños con cardiopatías congénitas en el día a día. Este Manual es el resultado de un esfuerzo de varios años por parte de un gran número de médicos, enfermeros y personal aliado de una amplia variedad de disciplinas dentro del Texas Children's Heart Center. Se basa en el legado, la misión y el imperativo moral del Heart Center de no solo proporcionar una atención incomparable a los niños y adultos con cardiopatías congénitas, sino también de capacitar a la siguiente generación de médicos para atender a estos pacientes.

El Texas Children's Hospital (TCH) abrió sus puertas en 1954 (Cuadro 1) como parte del St Luke's Episcopal Hospital de Houston con la idea de que «cualquier niño del estado de Texas que necesite atención y cuidados médicos —sin importar su raza, color, credo o situación económica— encuentre en el Texas Children's Hospital un refugio contra los estragos de la enfermedad y el malestar, y la esperanza de la salud y la felicidad» (Leopold Meyer, 1951). Ese mismo año, Dan McNamara y Denton Cooley pusieron en marcha el programa de cardiología pediátrica (Cuadro 2). El Dr. Cooley se capacitó con Alfred Blalock en el Johns Hopkins, donde participó en la primera operación de derivación Blalock-Taussig, y se incorporó a la plantilla docente del Baylor College of Medicine bajo la dirección de Michael E. DeBakey en 1951. Más tarde se convertiría en uno de los pioneros más importantes de la historia de la cirugía cardíaca. El Dr. McNamara también se había capacitado en el Johns Hopkins, bajo la dirección de Helen Taussig, y fue uno de sus alumnos estrella. Se convirtió en el primer Jefe de Cardiología Pediátrica del TCH y desempeñó un papel destacado en el desarrollo de todo el campo de la cardiología pediátrica.

En 1955, los Drs. Cooley y McNamara visitaron a Walton Lillehei (en la University of Minnesota)

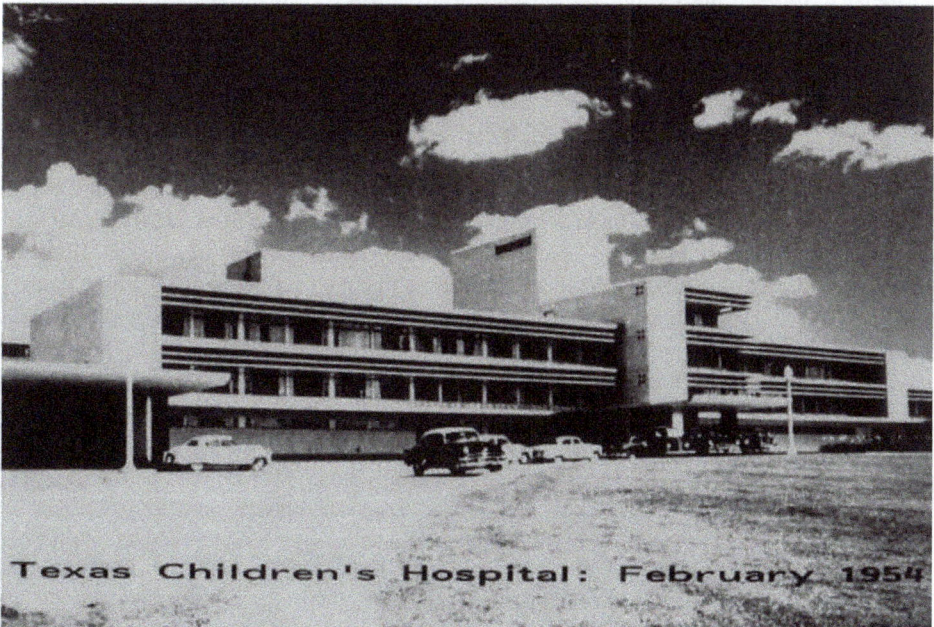

Cuadro 1. Texas Children's Hospital en 1954.

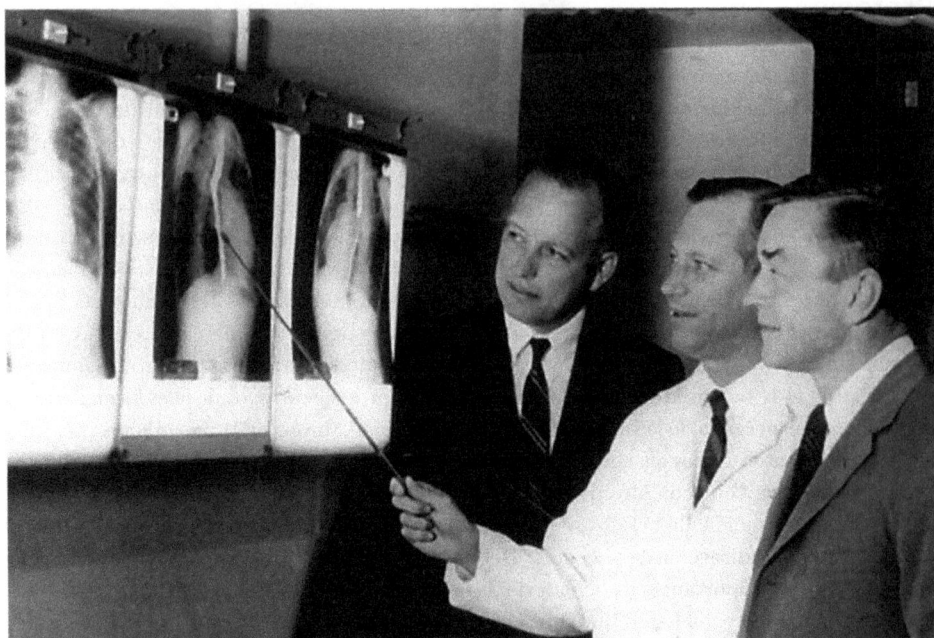

Cuadro 2. De izquierda a derecha: Denton Cooley, Edward Singleton (primer Jefe de Radiología) y Dan McNamara.

y a John Kirklin (en la Mayo Clinic), que acababan de realizar las primeras operaciones intracardíacas con circulación cruzada y la primera iteración de la máquina de *bypass* cardiopulmonar, respectivamente. Al regresar a Houston, el Dr. Cooley montó un sistema de oxigenación casero con piezas compradas en una tienda de suministros para restaurantes y empezó a realizar operaciones a corazón abierto. El Dr. McNamara, consciente de la elevada mortalidad de los bebés con cardiopatías congénitas, animó al Dr. Cooley a operar a bebés cada vez más pequeños, desafiando la creencia imperante de que la cirugía debía aplazarse en estos pacientes hasta una edad más avanzada. En 1959, habían acumulado una impresionante cifra de 120 recién nacidos y bebés operados antes del año de vida, algo inédito. Sin embargo, a medida que el campo de la cirugía cardíaca en adultos se fue ampliando, el equipo del Dr. Cooley, que operaba tanto a adultos (en el St. Luke's Hospital) como a niños (en el TCH), empezó a dedicar gradualmente menos tiempo a realizar operaciones de cardiopatías congénitas. Mientras tanto, los programas de cirugía cardíaca de otros hospitales infantiles seguían avanzando en este campo y obteniendo resultados quirúrgicos cada vez mejores.

Durante este tiempo, la cardiología pediátrica en el TCH siguió avanzando bajo el mando del Dr. McNamara, convirtiéndose en uno de los programas de cardiología pediátrica más prolíficos a nivel académico y de capacitación de los Estados Unidos. Durante su titularidad, el Dr. McNamara capacitó a innumerables cardiólogos pediátricos que pasarían a dirigir múltiples divisiones, departamentos y hospitales de todo el mundo. Fue también durante esta época cuando el Dr. McNamara contrató a Charles Mullins y Arthur Garson Jr. El Dr. Mullins se convertiría en un pionero en la creación de técnicas de cardiología intervencionista y acabaría siendo conocido como el «padre de la cardiología pediátrica intervencionista moderna». Más allá de sus múltiples contribuciones al cuidado de los pacientes, el Dr. Mullins es conocido por haber desarrollado la serie de diagramas que se utilizan de forma omnipresente para describir los procedimientos de cateterismo cardíaco. El Dr. Garson llegaría a ser uno de los padres de la electrofisiología pediátrica y, junto con el Dr. McNamara, uno de los pocos cardiólogos pediátricos que ocuparon la presidencia del American College of Cardiology. El Dr. Garson sucedió al Dr. McNamara como Jefe de Cardiología Pediátrica en 1988 y fue sucedido por J. Timothy Bricker en 1992.

A mediados de la década de 1990, a pesar del éxito del TCH en el campo de la cardiología pediátrica, la cirugía cardíaca en el TCH (que se había separado del St Luke's Hospital en 1987) estaba a cargo de cirujanos del grupo del Dr. Cooley que dividían su tiempo entre la atención de niños y adultos. Por ello, los resultados quirúrgicos no eran óptimos en comparación con otros programas que habían avanzado mucho en el tratamiento de los recién nacidos y los niños con cardiopatías congénitas, ya que contaban con unidades y personal especializados. En 1995, el Dr. Bricker y Ralph Feigin (médico jefe en ese momento) contrataron a Charles Fraser Jr. para crear un equipo dedicado y centrado en la cirugía de cardiopatías congénitas. El Dr. Fraser se había capacitado con Roger Mee en Melbourne (Australia), donde el Dr. Mee había conseguido resultados quirúrgicos sin precedentes creando una unidad de cirugía cardíaca dedicada con una atención meticulosa a los detalles en todos los niveles del proceso de atención. A lo largo de los años siguientes, el Dr. Fraser desarrolló un programa de cardiología congénita total-mente integrado, centrado en la gestión detallada de los pacientes antes, durante y después de la operación, en el perfeccionamiento de los procesos, en el seguimiento minucioso de los resultados y en una filosofía de gestión que, en gran medida, se mantiene en la actualidad. Se tomaron prestadas técnicas de perfusión de la unidad del Dr. Mee en Melbourne y el Dr. Fraser y un equipo de perfusionistas cardíacos pediátricos las adaptaron. Los resultados después de la cirugía cardíaca congénita mejoraron drásticamente. A lo largo de los 20 años siguientes, el Dr. Fraser capacitaría y guiaría a muchos cirujanos de cardiopatías congénitas de todo el mundo, muchos de los cuales dirigen ahora programas de cardiopatías congénitas en Estados Unidos y otros países. En 1998, el decano Andropoulos fue contratado para construir lo que ahora es una de las divisiones de anestesiología cardíaca pediátrica más importantes del mundo.

En 2001, se creó un nuevo Heart Center geográficamente integrado que ocupa plantas contiguas dentro de la West Tower del hospital. Este centro albergaba todas las unidades de pacientes, los quirófanos, los laboratorios de cateterismo cardíaco, los consultorios y las oficinas administrativas de cardiología pediátrica, cirugía cardíaca congénita, anestesiología cardíaca y perfusión. En 2010, Daniel J. Penny fue contratado como Jefe de Cardiología Pediátrica y Lara S. Shekerdemian, intensivista cardíaca pediátrica, como Jefa de Terapia Intensiva del hospital. El Dr. Penny se había capacitado en Londres y Melbourne, y recientemente había sido Jefe de Cardiología Pediátrica en el Royal Children's Hospital de Melbourne. El Dr. Penny desempeñó un papel importante en la integración de los diferentes programas del Heart Center y en la participación del TCH en el campo más amplio de la investigación cardíaca pediátrica como parte de la Pediatric Heart Network de los National Institutes of Health. La Dra. Shekerdemian se capacitó en Londres y Toronto, y fue directora de cuidados intensivos en el Royal Children's Hospital de Melbourne antes de incorporarse al TCH. Bajo su dirección, no solo la Unidad de Terapia Intensiva Cardíaca, sino todos los servicios de Terapia Intensiva del TCH prosperaron. Ella fue responsable de un aumento significativo de la actividad académica dentro de la División de Medicina de Terapia Intensiva y la creación de unidades de terapias intensivas subespecializadas en todo el hospital.

A lo largo de los años, el TCH ha desempeñado un papel importante en el desarrollo del campo de la insuficiencia cardíaca pediátrica y los dispositivos de asistencia ventricular (DAV) en niños. Durante esta época, bajo la dirección de Jeffrey Towbin, se descubrieron en el TCH varios de los orígenes mecánicos de la insuficiencia cardíaca pediátrica. En 2004, el TCH implantó el primer DAV pediátrico, el dispositivo «DeBakey child». Sin embargo, el dispositivo tenía limitaciones tecnológicas muy importantes. En 2011, el Dr. Fraser dirigió el primer ensayo prospectivo multicéntrico de DAV pediátrico (Berlin EXCOR) que condujo a la aprobación de la FDA ese mismo año. En 2015, el TCH abrió la primera Unidad de Insuficiencia Cardíaca pediátrica, una unidad de terapia intensiva dedicada a niños y adultos jóvenes con cardiopatías estructurales e insuficiencia cardíaca. El TCH también se convirtió en el primer programa en utilizar el dispositivo HeartMate II para pacientes de Fontan, en utilizar el DAV HeartWare como terapia de destino en niños y en el primero en implantar el nuevo DAV pediátrico Jarvik en los Estados Unidos. En la actualidad, el TCH implanta entre 20 y 25 DAV al año (temporales y duraderos) y realiza entre 20 y 30 trasplantes de corazón al año, lo que lo convierte en uno de los mayores programas de trasplante del país. Otros programas clínicos emblemáticos que han prosperado a lo largo de la historia del Heart Center son los de Electrofisiología, Cardiología Intervencionista, Ecocardiografía, Cardiología Fetal, Congénita Adulta y el Programa de Anomalías Coronarias.

En 2017, el TCH fue reconocido por primera vez por el *U.S. News and World Report* (Informe de noticias e internacional de los EE. UU.) como el centro de cardiología y cirugía cardíaca pediátrica número 1 de Estados Unidos. Debido al crecimiento sostenido del programa cardíaco, el Heart Center se trasladó en 2018 a la flamante Legacy Tower, que abarca 8 plantas contiguas con más de 50 camas de la Unidad de Terapia Intensiva Cardíaca pediátrica, 4 quirófanos y 4 laboratorios de cateterismo cardíaco. Ese mismo año, Christopher A. Caldarone fue contratado por el Hospital for Sick Children de Toronto para suceder al Dr. Fraser como nuevo Jefe de Cirugía Cardiaca Congénita y ayudar a dirigir, junto con el Dr. Penny, el siguiente capítulo del Heart Center del TCH.

Por encima de todo, el Heart Center del TCH es reconocido por sus excelentes resultados clínicos. Creemos que estos resultados son fruto del esfuerzo de un equipo multidisciplinar que pone las necesidades del paciente en el centro de la atención, rodea a los pacientes de la experiencia necesaria en todos los puntos de su recorrido y sigue una filosofía coherente con la máxima atención a los detalles. Con el Manual, nuestro objetivo es compartir esta filosofía a la vez que enumeramos los protocolos y matices de la atención aplicados a diario.

Estamos infinitamente agradecidos a todos los autores y al personal que ha hecho posible la creación y publicación de este manual. El Manual es un homenaje a los pioneros visionarios que sentaron las bases y la filosofía del programa, a los líderes que han alimentado el entorno y han permitido que el programa prospere, a todos los clínicos que día a día proporcionan una atención sin igual a los pacientes y, especialmente, a nuestros pacientes, que nos han permitido acompañarles en su recorrido.

Carlos M. Mery
Patricia Bastero
Stuart R. Hall
Antonio G. Cabrera

I. Fundamentos

1 Anatomía segmentaria del corazón

William Buck Kyle, Iki Adachi, Debra L. Kearney

Cada parte del cuidado cardíaco del paciente, desde la fisiología original hasta los estudios de imágenes, estrategias de sedación, reparación quirúrgica, y más allá, depende de un conocimiento sólido de la anatomía cardíaca. La identificación y diagnóstico correcto de la cardiopatía congénita requiere de un enfoque sistemático en la evaluación del corazón malformado. Aunque el examen del corazón puede abordarse según varias estrategias, en este repaso usamos el enfoque secuencial segmentario descrito por el profesor Anderson, a menudo llamado «enfoque andersoniano» (Cuadro 1-1).

En el enfoque andersoniano, el corazón se divide en 3 componentes (aurículas, ventrículos, y grandes arterias), mientras que las cuatro válvulas cardíacas están incluidas en el componente ventricular. La anatomía se evalúa en función de la configuración espacial de estos componentes, su morfología y manera en la cual se unen entre sí. Entre las características anatómicas que se evalúan de manera sistemática están las siguientes, en el orden descrito. Los términos andersonianos fundamentales están en *cursiva*.

Segmentos cardíacos

Configuración auricular

La configuración auricular prepara el escenario para la anatomía secuencial segmentaria, y la morfología auricular determina la configuración auricular. Entre los componentes de cada aurícula están la porción venosa que recibe las conexiones venoauriculares, una orejuela y un vestíbulo que conduce a la conexión auriculoventricular. La orejuela de la aurícula morfológicamente derecha por lo general tiene una forma triangular con una base ancha que se origina desde el relieve muscular (cresta terminal) en la unión con la porción venosa de la aurícula. Por lo general, la orejuela de la aurícula izquierda parece un dedo, sin cresta muscular en su base. En contraste con la aurícula derecha, la mayor parte de la pared libre de la aurícula izquierda por encima de la válvula auriculoventricular es suave y está desprovista de músculos pectíneos. Ya que la hemodinámica puede alterar la forma de la orejuela, la longitud de los músculos pectíneos es una característica que sirve para definir la morfología auricular. Cuando la aurícula morfológicamente derecha está a la derecha, el corazón exhibe una *configuración auricular habitual*. Una aurícula morfológicamente derecha, situada del lado izquierdo, refleja una *configuración auricular en espejo*. Hay *isomerismo (derecho o izquierdo) de las orejuelas auriculares* cuando ambas son del mismo tipo morfológico.

Conexiones venoauriculares

Se debe describir el patrón venoso pulmonar y venoso sistémico de la conexión a las aurículas. El seno coronario se conecta con la aurícula morfológicamente derecha.

Conexiones auriculoventriculares

Las aurículas pueden conectarse (abrirse hacia) los ventrículos según tres patrones principales. El patrón más común es el de dos aurículas, cada una conectada a su propio ventrículo (conexión auriculoventricular biauricular-biventricular). Cuando

Anatomía segmentaria secuencial

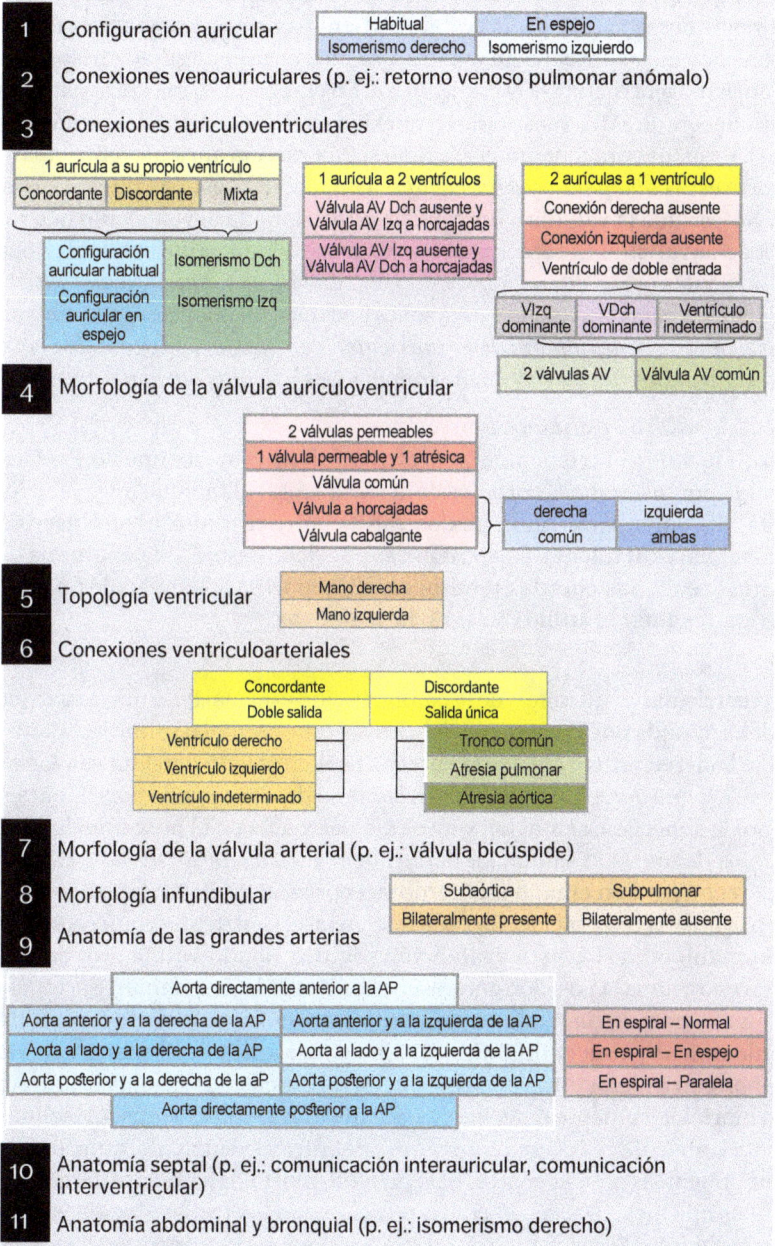

1 Configuración auricular

Habitual	En espejo
Isomerismo derecho	Isomerismo izquierdo

2 Conexiones venoauriculares (p. ej.: retorno venoso pulmonar anómalo)

3 Conexiones auriculoventriculares

1 aurícula a su propio ventrículo		
Concordante	Discordante	Mixta

Configuración auricular habitual	Isomerismo Dch
Configuración auricular en espejo	Isomerismo Izq

1 aurícula a 2 ventrículos
Válvula AV Dch ausente y Válvula AV Izq a horcajadas
Válvula AV Izq ausente y Válvula AV Dch a horcajadas

2 aurículas a 1 ventrículo
Conexión derecha ausente
Conexión izquierda ausente
Ventrículo de doble entrada

VIzq dominante	VDch dominante	Ventrículo indeterminado

2 válvulas AV	Válvula AV común

4 Morfología de la válvula auriculoventricular

2 válvulas permeables
1 válvula permeable y 1 atrésica
Válvula común
Válvula a horcajadas
Válvula cabalgante

derecha	izquierda
común	ambas

5 Topología ventricular

Mano derecha
Mano izquierda

6 Conexiones ventriculoarteriales

Concordante	Discordante
Doble salida	Salida única

Ventrículo derecho
Ventrículo izquierdo
Ventrículo indeterminado

Tronco común
Atresia pulmonar
Atresia aórtica

7 Morfología de la válvula arterial (p. ej.: válvula bicúspide)

8 Morfología infundibular

	Subaórtica	Subpulmonar
	Bilateralmente presente	Bilateralmente ausente

9 Anatomía de las grandes arterias

Aorta directamente anterior a la AP	
Aorta anterior y a la derecha de la AP	Aorta anterior y a la izquierda de la AP
Aorta al lado y a la derecha de la AP	Aorta al lado y a la izquierda de la AP
Aorta posterior y a la derecha de la aP	Aorta posterior y a la izquierda de la AP
Aorta directamente posterior a la AP	

En espiral – Normal
En espiral – En espejo
En espiral – Paralela

10 Anatomía septal (p. ej.: comunicación interauricular, comunicación interventricular)

11 Anatomía abdominal y bronquial (p. ej.: isomerismo derecho)

Cuadro 1-1. Diagrama de la anatomía secuencial segmentaria. Modificado con permiso de: Ezon D, Goldberg J, Kyle W. *Atlas of Congenital Heart Disease Nomenclature: An Illustrated Guide to the Van Praagh and Anderson Approaches to Describing Congenital Cardiac Pathology.* Baylor College of Medicine / Texas Children's Hospital; 2015.

la aurícula morfológicamente derecha se conecta con el ventrículo morfológicamente derecho, se dice que la conexión auriculoventricular es *concordante*. Cuando la aurícula morfológicamente derecha se conecta con el ventrículo morfológicamente izquierdo, se dice que la conexión auriculoventricular es *discordante*. En la configuración isomérica, a la conexión auriculoventricular se le llama *mixta*. En el segundo y más raro patrón, una aurícula está conectada a dos ventrículos (conexión auriculoventricular uniauricular-biventricular). En estos corazones poco comunes, una válvula auriculoventricular está *ausente* y la otra está *cabalgando y a horcajadas*, con inserciones cordales hacia ambos ventrículos. Nótese que la válvula a horcajadas está asignada al ventrículo que recibe más de 50 % de la válvula. El tercer patrón de conexión auriculoventricular ocurre cuando dos aurículas están conectadas a un ventrículo (*conexión auriculoventricular univentricular*). Esta categoría incluye corazones con una conexión auriculoventricular ausente (por ejemplo: *conexión auriculoventricular derecha ausente*) o *doble entrada mediante* una *válvula auriculoventricular común* o *dos válvulas auriculoventriculares*.

Morfología de la válvula auriculoventricular

Por lo general, la válvula tricúspide posee tres valvas (anterosuperior, inferior y septal), definida por inserciones cordales de la valva septal al tabique interventricular («septofílica»). La válvula mitral tiene dos valvas (aórtica y mural) sin inserciones cordales ventriculares al tabique («septofóbica»). Se debe describir la anatomía de las comisuras, incluyendo las cuerdas tendinosas de soporte y los músculos papilares. También hay que evaluar el anillo (bisagra) de las valvas.

Topología ventricular

La topología ventricular es un reflejo de la configuración espacial de la masa ventricular, la cual está determinada por la dirección del giro del tubo cardíaco primitivo. Con el asa normal (hacia la derecha), el ventrículo derecho está en el lado derecho y la *topología ventricular es de mano derecha*, es decir, solo la mano derecha puede posicionarse con la palma sobre la superficie septal del ventrículo derecho, con el pulgar en la entrada ventricular y los dedos en la salida. En la *topología ventricular de mano izquierda*, el ventrículo derecho está en el lado izquierdo del corazón y solo aceptará una mano izquierda con la misma orientación. En cada instancia, el ventrículo izquierdo aceptará solamente la mano opuesta. Esta evaluación seguirá siendo válida aun cuando el ventrículo derecho asuma la posición anterosuperior. Antes de determinarse la topología, hay que evaluar la morfología. Cada ventrículo tiene como componentes una entrada, una trabécula apical y una salida. Cuando las conexiones auriculoventriculares biauriculares-biventriculares están presentes, la válvula tricúspide siempre está asociada al ventrículo morfológicamente derecho, y la válvula mitral con el ventrículo izquierdo. El componente trabecular es el más constante y definirá al ventrículo, aun cuando los otros dos componentes estén ausentes. El ventrículo morfológicamente derecho tiene trabeculaciones apicales gruesas en contraposición con las trabeculaciones finas en el ventrículo izquierdo. El fascículo septal, trabeculación prominente del ventrículo derecho, se bifurca hacia dos extremidades que se extienden hacia las válvulas pulmonar y tricúspide, y se fusiona con la musculatura del tracto de salida. Las trabeculaciones adicionales entre el fascículo septal y la pared libre (trabeculaciones septoparietales) podrían contribuir a obstruir el tracto de salida. Es raro que la morfología ventricular permanezca indefinida.

Conexiones ventriculoarteriales (VA)

Las conexiones ventriculoarteriales exhiben cuatro patrones principales. En *la conexión ventriculoarterial concordante*, la aorta surge desde el ventrículo izquierdo, y el tronco pulmonar desde el ventrículo derecho. En *la conexión ventriculoarterial discordante* ocurre lo opuesto. Si ambos grandes vasos surgen desde un único ventrículo, hay *ventrículo derecho o ventrículo izquierdo de doble salida*. Cuando más de 50 % del diámetro de la válvula arterial surge desde un ventrículo, se considera que la válvula está dedicada a dicho ventrículo. Si solo existe una válvula arterial, entonces hay una *salida única* ya bien con atresia de una válvula semilunar o con un tronco arterial común. A pesar de la atresia valvular, la relación ventriculoarterial continuará siendo concordante, discordante, o de doble salida.

Morfología de la válvula arterial

Deberá evaluarse el número y morfología de las valvas semilunares de la válvula aórtica y pulmonar. La anatomía coronaria deberá examinarse para incluir el origen del seno, posición y configuración ostial, y el patrón de ramificaciones. Por lo general, los ostium coronarios surgen desde los senos adyacentes a la válvula pulmonar (los que están de cara a esta), independientemente de la relación entre las grandes arterias. En una válvula aórtica con tres senos, al vérsela desde la perspectiva de una persona parada en el seno no-adyacente aórtico y viendo hacia a la válvula pulmonar, al seno coronario aórtico del lado derecho se le denomina seno 1 y al del lado izquierdo, seno 2. Los ostium están posicionados en el punto medio del seno, un poco por debajo de la unión sinotubular.

Morfología infundibular

Como parte del tracto de salida ventricular, el infundíbulo es el cuerpo muscular que está insertado entre una válvula arterial y una válvula auriculoventricular, las cuales por lo general están presentes en un ventrículo derecho normal. La ausencia típica de un infundíbulo en el ventrículo izquierdo permite que haya continuidad fibrosa entre la válvula mitral y la válvula aórtica. El infundíbulo podría estar *bilateralmente presente* o *bilateralmente ausente*. Cuando está unilateralmente presente, debería ser descrito como *subpulmonar* o *subaórtico*. El músculo infundibular puede causar obstrucción del tracto de salida subarterial.

Anatomía de las grandes arterias

La configuración de las grandes arterias se describe según la orientación relativa de estas entre sí a nivel valvular. Por lo general, la aorta está *posterior y hacia la derecha* del tronco pulmonar. La aorta también puede estar al lado y hacia la derecha del tronco pulmonar, anterior y hacia la derecha de este, y así sucesivamente a lo largo de un círculo alrededor del tronco pulmonar. La relación es independiente de la conexión ventriculoarterial. La descripción del arco aórtico deberá incluir su tamaño, dirección, áreas de obstrucción y ramificaciones. También deberán evaluarse las ramificaciones del tronco pulmonar y del conducto arterial.

Anatomía septal

Deberá especificarse la presencia de derivaciones a nivel auricular y/o ventricular, incluyendo tamaño, posición y límites del defecto septal. También deberá registrarse la mala alineación en las estructuras septales, incluyendo la rara alineación septal que hay entre la aurícula y el ventrículo cuando los ventrículos están uno encima del otro. Se debe describir el mala alineación entre el tabique interventricular apical trabecular y el tabique de salida, incluyendo cualquier obstrucción resultante en el tracto de salida en ventrículo derecho o ventrículo izquierdo. Deberá evaluarse la tabicación anormal en las grandes arterias como el tronco arterial común o ventana aortopulmonar.

Anatomía abdominal y bronquial

La anatomía abdominal normal será descrita como configuración abdominal habitual. Entre las variaciones están la configuración abdominal en espejo, la ausencia de bazo (asplenia) o presencia de múltiples bazos (poliesplenia) junto a hígado en línea media. Una configuración bronquial habitual, en espejo, o anatomía bronquial bilateral izquierda o derecha que refleje isomerismo pulmonar (a veces visible en radiografía de tórax), a menudo se correlaciona con orejuela auricular y morfología esplénica.

Ejemplos ilustrativos

Corazón normal

Configuración auricular habitual con venas cavas superior e inferior normales conectadas a la aurícula derecha y cuatro venas pulmonares conectadas a la aurícula izquierda; biauricular-biventricular, conexiones auriculoventriculares concordantes a través de dos válvulas auriculoventriculares permeables y de estructura normal; topología ventricular de mano derecha con conexiones ventriculoarteriales concordantes a través de dos válvulas arteriales permeables, de estructura normal, sin obstrucción del tracto de salida; ostium coronarios y ramificaciones coronarias normales; aorta posterior y hacia la derecha de la arteria pulmonar; arco aórtico izquierdo con ramificaciones normales y sin obstrucción; conducto arterial no permeable; sin comunicación interauricular o interventricular; anatomía abdominal y bronquial habitual.

Síndrome de corazón izquierdo hipoplásico con atresia aórtica y mitral

Configuración auricular habitual sin conexión auriculoventricular izquierda, conexiones ventriculoarteriales concordantes, con atresia aórtica, y la aorta posterior y hacia la derecha de la arteria pulmonar, con ventrículo izquierdo hipoplásico. (Otras estructuras normales descritas anteriormente.)

Isomerismo derecho con cardiopatía congénita compleja.

Isomerismo de la orejuela de la aurícula derecha; venas cavas superiores bilaterales conectadas a la aurícula ipsolateral sin vena innominada emisaria, seno coronario ausente, conexión venosa pulmonar anómala total a la vena cava superior derecha; conexiones auriculoventriculares mixtas por medio de una válvula auriculoventricular común y sin inserción de la valva superior emisaria al tabique interventricular; topología ventricular de mano derecha con ventrículo derecho de doble salida a través de dos válvulas arteriales permeables, de estructura normal y sin obstrucción del tracto de salida; arterias coronarias normales; aorta hacia la derecha y posterior a la arteria pulmonar con giro arterial pulmonar normal; espiralización normal de la arteria pulmonar; arco aórtico izquierdo con ramificación normal y sin obstrucción; sin permeabilidad del conducto arterial; bazo ausente con hígado en línea media; isomerismo bronquial derecho.

Lectura recomendada

Ezon D, Goldberg J, Kyle W. *Atlas of Congenital Heart Disease Nomenclature: An Illustrated Guide to the Van Praagh and Anderson Approaches to Describing Congenital Cardiac Pathology.* Baylor College of Medicine / Texas Children's Hospital; 2015.

2 Circulación fetal y de transición

Shaine A. Morris, Nancy A. Ayres

Circulación fetal

Es necesario comprender la circulación fetal para entender cómo es que los niños nacen vivos con cardiopatías congénitas severas, y cómo la alteración de la hemodinámica en el feto con cardiopatía congénita puede poner en riesgo el desarrollo cerebral.

La circulación cardiovascular fetal depende de la presencia de 3 estructuras que por lo general desaparecen después del nacimiento: el conducto venoso, el foramen oval y el conducto arterioso. La sangre oxigenada rica en nutrientes, proveniente de la circulación arterial materna, entra al feto a través de la vena umbilical por medio de la placenta. La vena umbilical luego fluye hacia la vena cava inferior a través de una conexión restrictiva: el conducto venoso. Esta sangre rica en oxígeno es luego dirigida por la válvula de Eustaquio, en la unión entre la vena cava inferior y la auricular derecha a lo largo del foramen oval, hacia la aurícula izquierda. Luego la sangre viaja a través de la válvula mitral, la válvula aórtica, y hacia la circulación cerebral en la extremidad superior, y después hacia las extremidades inferiores a través de la aorta. Esta desviación de sangre oxigenada a través del foramen oval hacia el lado izquierdo del corazón permite que la sangre más rica en oxígeno llegue al cerebro del feto.

Después de que la sangre oxigenada llega a la circulación fetal sistémica, la sangre desoxigenada retorna a través de la vena cava inferior y la vena cava superior hacia la aurícula derecha. Esta sangre viaja a través de la válvula tricúspide, entra al ventrículo derecho y luego pasa por la válvula pulmonar. Después de esto, una pequeña proporción de sangre (<10 %) se dirige hacia el pulmón fetal a través de las ramas de las arterias pulmonares. El resto de la sangre desoxigenada viaja a través de un gran conducto arterioso hacia la aorta descendente. En su curso descendente, la sangre sale del feto y entra en las arterias umbilicales, las cuales surgen desde las arterias ilíacas bilaterales internas. Estas rodean la vejiga fetal y luego entran al cordón umbilical y fluyen adyacentes a la vena umbilical. La sangre desoxigenada luego retorna a la circulación materna.

Además de los puntos de derivación únicos en la vida del feto, la circulación fetal difiere de la circulación posnatal en que la resistencia vascular pulmonar y la hemoglobina fetal son muy altas. En comparación con la hemoglobina materna, una mayor hemoglobina fetal permite que el feto preferencialmente transporte oxígeno.

Circulación de transición

Al nacer, una multiplicidad de factores hemodinámicos cambian al mismo tiempo. Al cortarse el cordón umbilical, se retira la fuente de oxígeno materno. El niño comienza a respirar y la transición de inhalar líquido amniótico a inhalar aire hace que la resistencia vascular pulmonar se desplome, lo cual desencadena el proceso de cierre del conducto arterioso (esto puede tomar varios días). El flujo hacia las ramas de la arteria pulmonar aumenta de manera considerable. Por lo general, cuando la sangre materna ya no pasa a través del foramen oval y el retorno venoso pulmonar desde los pulmones del niño aumenta, el foramen oval se cierra parcial o completamente a los pocos días.

La resistencia vascular pulmonar sigue cayendo durante los siguientes días o semanas, hasta que finalmente la circulación cardiovascular madura.

Cardiopatías congénitas en el feto

Debido a que hay un conducto arterioso y a que el flujo sanguíneo hacia los pulmones es mínimo, los fetos con cardiopatías severas ductus-dependientes, o con retorno venoso pulmonar obstruido, por lo general son muy estables en el útero. Muy a menudo crecen normalmente o presentan pesos un poco por debajo de lo normal, sin afectaciones cardiovasculares. Por otra parte, cuando la lesión cardiovascular provoca un aumento en la presión auricular, como la anomalía de Ebstein o displasia de la válvula tricúspide con insuficiencia tricuspídea grave, o displasia de la válvula mitral con insuficiencia mitral, el feto a menudo muere.

El corazón está completamente formado a las 8 semanas de gestación. Muchas lesiones pueden detectarse pronto en la semana 11-13 de gestación mediante ecografía transvaginal. Sin embargo, dado que la resolución espacial es deficiente, muchas lesiones pueden no detectarse tan temprano. Por lo tanto, el primer estudio normalmente se realiza entre la semana 18 y 24 de embarazo. Si la familia está considerando el aborto, se podría evaluar el feto tan pronto como en la semana 16 de embarazo.

Casi todas las lesiones de cardiopatía congénita pueden detectarse mediante ecocardiograma del feto llevado a cabo por profesionales. Por lo general, estas lesiones no se pueden detectar por una de tres razones (Tabla 2-1): 1) la lesión se desarrolla hacia el final del embarazo, 2) la lesión es demasiado pequeña como para ser detectada de manera confiable, dada la resolución limitada del ecocardiograma del feto, ó 3) la lesión no está presente hasta ocurrida la transición hacia la circulación posnatal.

En la mayoría de los casos con diagnóstico de cardiopatía congénita, el equipo de Cardiología le hace seguimiento al feto durante todo el embarazo, con visitas cada 4 a 6 semanas después del diagnóstico. Tabla 2-2 ilustra por lesión lo que el equipo fetal monitorea durante el embarazo para planificar mejor el parto. Algunas de las lesiones detectadas en la vida del feto podrían estar sujetas a intervención o tratamiento cardíaco. Tabla 2-3 muestra las intervenciones y tratamientos cardíacos que TCH ofrece.

Tabla 2-1. Lesiones en cardiopatía congénita que por alguna razón no pueden identificarse en el ecocardiograma entre la semana 18 y 24.

Lesión que puede aparecer hacia el final del embarazo
Estenosis aórtica
Estenosis pulmonar
Miocardiopatía, miocarditis
Tumores cardíacos
Lesión que podría no detectarse por ser muy pequeña con instrumentos actuales o en hemodinámica fetal/bajo flujo
Comunicaciones interventriculares pequeñas
Retorno venoso pulmonar anómalo parcial
Válvula aórtica bicúspide

Comunicación interauricular tipo ostium secundum
Anomalías de la arteria coronaria
Lesiones que ocurren solo después de la transición a la circulación posnatal
Conducto arterioso permeable
Foramen oval persistente
Coartación de la aorta (podría no estar presente hasta cerrarse el conducto arterioso)

Tabla 2-2. Seguimiento cardiológico del feto.

Lesión de cardiopatía congénita	Qué monitorear durante el embarazo
Transposición de las grandes arterias	1. Restricción de cierre del tabique interauricular 2. Signos secundarios de restricción septal auricular posnatal: tabique interauricular hipermóvil, flujo bidireccional en el conducto arterioso
Transposición congénitamente corregida de las grandes arterias	1. Alteraciones en la conducción/bloqueo cardíaco 2. Crecimiento pobre del arco aórtico
Tronco arterioso	Empeoramiento de la estenosis troncal o insuficiencia
Tetralogía de Fallot	Empeoramiento progresivo de la estenosis pulmonar, seguido de inversión del flujo en el conducto arterioso (indica necesidad de PgE (prostaglandina E) posnatal)
Atresia pulmonar con comunicación interventricular	Crecimiento de las ramas de las arterias pulmonares
Ventrículo derecho de doble salida	Subvalvular, obstrucción valvular
Estenosis aórtica	1. Flujo retrógrado en el arco aórtico: indica flujo sistémico de salida insuficiente y necesidad de PgE posnatal 2. Empeoramiento progresivo de la estenosis aórtica → atresia aórtica 3. Retraso del crecimiento del ventrículo izquierdo; progresión a síndrome de corazón izquierdo hipoplásico 4. Insuficiencia mitral en el caso común de arcada mitral u otra anomalía estructural de la válvula mitral
Coartación de la aorta	1. Flujo retrógrado en la porción distal del arco 2. Crecimiento pobre de las estructuras del lado izquierdo
Síndrome de corazón izquierdo hipoplásico	Restricción del tabique interauricular (aunque por lo general, si el tabique ha de ser restrictivo en síndrome de corazón izquierdo hipoplásico clásico, se podrá observar en el primer eco del feto)
Estenosis pulmonar	1. Empeoramiento subvalvular o estenosis valvular 2. Flujo retrógrado en el conducto arterioso (indica necesidad de PgE posnatal)
Atresia pulmonar con tabique interventricular intacto	1. Crecimiento de ventrículo derecho, arteria pulmonar, válvula pulmonar 2. Desarrollo de sinusoides coronarios
Comunicación interventricular	Por lo general, no hacer seguimiento a menos que sea grande o esté asociada a otras lesiones

Comunicación auriculoventricular	1. Empeoramiento de la insuficiencia de la válvula auriculoventricular 2. Crecimiento pobre del arco aórtico
Heterotaxia	1. Taquiarritmias y bradiarritmias 2. Función ventricular pobre 3. Progresión de lesiones específicas en cardiopatía congénita
Anomalía de Ebstein, válvula tricúspide displásica	Factores de mal pronóstico: insuficiencia pulmonar, flujo pulmonar anterógrado ausente, flujo ductal retrógrado, baja velocidad de insuficiencia tricuspídea Edema
Retorno venoso pulmonar anómalo total	Obstrucción de la vena ascendente/descendente
Síndrome de la válvula pulmonar ausente	Edema
Atresia tricuspídea	Restricción progresiva en comunicación interventricular, y en región subvalvular, valvular
Anillos vasculares	Por lo general no hacer seguimiento a menos que estén asociados a otras lesiones
Taquicardia supraventricular	1. Edema 2. Monitorear/tratar hasta retorno al ritmo sinusal o arritmia infrecuente
Lupus materno, anticuerpos SSA (anti síndrome de Sjögren)	Alteraciones en la conducción → bloqueo cardíaco completo
Bloque cardíaco completo	1. Edema 2. Bradicardia extrema
Displasia de la válvula mitral	1. Restricción del tabique interauricular 2. Edema 3. Empeoramiento de estenosis aórtica/obstrucción del arco

Tabla 2-3. Lesiones que podrían estar sujetas a intervención del feto.

Lesión	Intervención
Estenosis aórtica crítica/síndrome de corazón izquierdo hipoplásico en evolución	Valvuloplastia aórtica del feto
Obstrucción crítica del corazón izquierdo o displasia de la válvula mitral con tabique interauricular intacto o gravemente restrIctivo	Septoplastia interauricular o stent del tabique interauricular, probablemente con láser
Estructuras pequeñas del corazón izquierdo con hipoplasia/coartación de arco y ventrículo izquierdo como ápice cardíaco	Hiperoxigenación crónica materna
Estenosis pulmonar crítica	Valvuloplastia pulmonar
Teratoma pericárdico	Resección abierta
Arritmia fetal	Terapia antiarrítmica transplacentaria
Anomalía de Ebstein	1. Indometacina para restricción ductal 2. Hiperoxigenación crónica materna

3   Diagnóstico por imagen

Prakash M. Masand, Cory V. Noel, Tobias R. Schlingmann

Las modalidades imagenológicas principales en la evaluación de pacientes con cardiopatía congénita son el ecocardiograma transtorácico (ETT), la resonancia magnética nuclear cardíaca (RMC), y la tomografía computarizada (TAC) cardíaca. Las indicaciones, contraindicaciones y los puntos débiles de cada una de estas modalidades se mencionan en Tabla 3-1.

Ecocardiograma transtorácico (ETT)

La ETT es la modalidad no invasiva de vanguardia usada en todas las edades y condiciones cardíacas. Particularmente, en pacientes jóvenes con buenas ventanas acústicas, es posible definir la anatomía cardíaca completa y abarcar todo el trayecto hasta el situs abdominal, las venas sistémicas, las venas pulmonares y el arco aórtico. Además de la información anatómica, el ecocardiograma 2D brinda datos funcionales útiles, tales como tamaño de la cavidad y cuantificación de la función sistólica ventricular (fracción de eyección). El tamaño del ventrículo derecho y la función sistólica se estiman de forma cualitativa.

En el Doppler a color se visualiza la dirección y velocidad del flujo sanguíneo, lo cual permite detectar derivaciones intracardíacas (p. ej., comunicación interauricular, foramen oval persistente, comunicación interventricular, conducto arterioso permeable), insuficiencia valvular, o aceleración del flujo y turbulencia en los sitios donde hay obstrucción. Además, mediante el Doppler espectral se pueden determinar las velocidades pico y promedio del flujo sanguíneo y, por lo tanto, cuantificar la gravedad de la obstrucción valvular o vascular. Debido a que en el Doppler espectral se mide la velocidad pico de los chorros en la insuficiencia pulmonar o tricuspídea, se pueden estimar las presiones sistólicas en la arteria pulmonar y el ventrículo derecho, respectivamente. Además, mediante la evaluación por Doppler del flujo venoso pulmonar y del flujo de entrada a la válvula auriculoventricular, y junto a las velocidades del Doppler tisular, se pueden detectar diferentes estadios de disfunción diastólica.

La calidad de la imagen depende de la cooperación del paciente. Considere la sedación quirúrgica en niños pequeños (<3 años y <13 kg) si el resultado esperado del diagnóstico tiene más peso que los riesgos de la sedación.

Resonancia Magnética Cardíaca (RMC)

La RMC ha surgido como una modalidad de imagenología complementaria, muchas veces superior, para investigar la anatomía, función y caracterización del tejido en la población pediátrica. La RMC es el estándar de referencia para la cuantificación funcional volumétrica ventricular y para el flujo sanguíneo, los cuales son componentes esenciales en pacientes con cardiopatía congénita. Hay una cantidad de técnicas de RMC que son útiles para examinar la anatomía y fisiología del paciente con cardiopatía congénita. En un examen exhaustivo, mediante varias técnicas se puede cuantificar de la velocidad del flujo y volumen sanguíneo, describir las estructuras vasculares

Tabla 3-1. Indicaciones, contraindicaciones, y debilidades de las diferentes modalidades de diagnóstico por la imagen.

Modalidad	Indicaciones	Contraindicaciones	Debilidades
ETT	- Confirmación posnatal de un diagnóstico prenatal - Anatomía integral y evaluación funcional de nuevos pacientes con sospecha de anomalía cardíaca (p. ej., cianosis central, soplos anormales, ECG anormal, dolor torácico en esfuerzo) - Seguimiento longitudinal de rutina de pacientes cardíacos	- Ninguno. Efectos secundarios desconocidos. Sin exposición a la radiación.	La calidad de la imagen y precisión del diagnóstico dependen en gran manera de la calidad de las ventanas acústicas del paciente. Estas pueden ser muy limitadas, particularmente en pacientes grandes y/o adultos. En esos casos, se deberían emplear modalidades de avanzadas de imagenología, tales como TAC cardíaca y RMN.
CAT	- Evaluación de la arteria coronaria en todos los grupos etarios - Conexión venosa pulmonar anómala parcial o total, y estenosis venosa pulmonar intrínseca - Evaluación aórtica en neonatos y lactantes - Atresia pulmonar con colaterales aortopulmonares múltiples (para visualización de las ramas arteriales pulmonares del mediastino y vasos colaterales que salen de la aorta) - Evaluación del anillo vascular con vistas específicas de las vías respiratorias - Estudios dinámicos de las vías respiratorias - Evaluación de conductores, stents, y dispositivos de asistencia - Evaluación de las ramas de la arteria pulmonar antes de la paliación de ventrículo único - Descarte de disección aórtica en pacientes con aortopatías - Síndrome de aorta media y estenosis de la arteria renal	- Función renal deficiente - Historia de alergia severa al contraste iodado de la CAT	Exposición a radiación ionizante. Frecuencia cardíaca fisiológica de lactantes podría limitar resolución del escaneo, en particular de las coronarias.

RMC	- Complementa a la ETT cuando esta no provee información adecuada para diagnóstico - Alternativa al cateterismo diagnóstico invasivo - Evaluación de anomalías arteriales y venosas - Cuantificación de derivaciones y lesiones regurgitantes - Cuantificación de la función miocárdica y cicatrización miocárdica / caracterización del tejido - Caracterización de tumor cardíaco - Evaluación del hierro miocárdico - RMC durante el ejercicio - Evaluación del ventrículo derecho (p. ej., pacientes que han sido operados de la tetralogía de Fallot) - Aortopatías (p. ej., válvula aórtica bicúspide, trastornos del tejido conectivo, coartación de la aorta) - Evaluación de volumen y función ventricular en pacientes con ventrículo único - Evaluación de pacientes con heterotaxia - Evaluación de la formación de cicatrices en miocardio, biomarcadores de edema y fibrosis, grosor septal, y masa y función ventricular en pacientes con miocarditis, miocardiopatía hipertrófica, distrofia muscular, y miocardiopatía dilatada - Vigilancia en pacientes adultos con cardiopatía congénita debido a anatomía compleja y a menudo con ventanas acústicas pobres - Pacientes con anatomía cardíaca normal pero con efectos cardíacos nocivos de la enfermedad o tratamiento (p. ej., hipertensión pulmonar primaria, cardiopatía inducida por antraciclinas, anemia de células falsiformes).	- Dispositivos o material no compatible con el magneto, por lo general: marcapasos e cardiodesfibrilador implantable (ICD) - Durante las 6 semanas después de colocarse el dispositivo, aun cuando el dispositivo es compatible con RMN - Claustrofobia - No es seguro administrar el medio de contraste con gadolinio en caso de falla renal	Aunque los dispositivos y stents sean compatibles con RMN, su presencia podría limitar la calidad del diagnóstico. Evaluación intracardíaca en lactantes pequeños puede ser difícil debido a limitaciones en la resolución espacial.

extracardíacas, identificar la cicatrización y viabilidad miocárdica, y analizar la anatomía intracardíaca con movimiento dinámico, la perfusión miocárdica durante el estrés farmacológico, y el edema miocárdico.

Tomografía computarizada (TAC) cardíaca

En el presente, la TAC con multidetección es la modalidad de rigor para la evaluación no invasiva de la anatomía cardíaca en niños y adultos. La exploración mediante TAC cardíaca en pacientes pediátricos ha evolucionado mucho con la llegada de la nueva generación de escáneres. La década pasada fue testigo de una revolución en las técnicas disponibles en escáneres de TAC para reducir la exposición a la radiación. Lo que es más importante, el tiempo de escaneo es ultrarrápido (tan bajo como 0.27 segundos para cubrir un área anatómica de hasta 16 cm en una TAC de volumen), y la resolución espacial, requerida para evaluar una anatomía compleja en pacientes pediátricos, ha mejorado. Con la tecnología de la TAC actual se puede «congelar» el movimiento cardíaco, lo que facilita una visualización óptima de la morfología cardíaca.

La TAC permite una visualización integral de las estructuras cardíacas y de toda la aorta junto a sus ramas branquiales mediante inyección de un solo contraste. Por lo general, se usa contraste yodado, el cual se inyecta por vía periférica en las extremidades mediante un sistema de inyección a presión. Uno de los requisitos previos para la administración del contraste es el de tener una función renal normal. El tiempo de administración del bolus de contraste puede ajustarse mediante una técnica de seguimiento del bolus, la cual está disponible en la mayoría de los escáneres en la TAC.

Los estudios cardíacos mediante TAC por lo general están sincronizados a un ECG. En este caso, el escáner puede leer el ritmo cardíaco inherente del paciente vía los electrodos del ECG. Hay dos formas de sincronizar el ECG: sincronización prospectiva y retrospectiva. En la *sincronización prospectiva* se utiliza una fase sistólica o diastólica dentro del intervalo R-R. La mayoría de los exámenes cardíacos por TAC se llevan a cabo por sincronización prospectiva, lo cual permite una reducción significativa de la dosis de radiación (hasta un tercio de la dosis usada en la sincronización retrospectiva). Para evaluar las arterias coronarias, se prefiere *la sincronización retrospectiva* porque en esta no se usan agentes farmacológicos para bajar la mayor frecuencia cardíaca del paciente pediátrico.

La TAC cardíaca se realiza sin sedación en la mayoría de los pacientes. La TAC cardíaca bajo sedación está indicada para la evaluación de las arterias coronarias en neonatos y lactantes, ya que sus frecuencias cardíacas son relativamente altas (mayores a 140 lpm), y para la evaluación anatómica en pacientes con desarrollo tardío.

Es común el empleo de técnicas de procesamiento 3D posterior para mejorar la visualización de la anatomía descrita en un estudio de contraste por TAC. La representación del volumen, proyección de intensidad máxima, y el sombreado de superficies se hacen en una estación de procesamiento posterior aparte, con lo cual se generan datos en 3D que sean fáciles de entender por cardiólogos y cirujanos cardiotorácicos.

4 Cateterismo cardíaco diagnóstico

Athar M. Qureshi, Srinath T. Gowda, Aimee Liou, Wayne J. Franklin

Debido a los avances en la imagenología no invasiva, la gran mayoría de los cateterismos cardíacos realizados hoy día se hacen con el propósito de intervenir al paciente. Sin embargo, el cateterismo diagnóstico todavía juega un papel vital en el manejo de muchos pacientes con cardiopatía congénita. En otras secciones se describen cateterismos cardíacos de intervención como parte del manejo de lesiones individuales, y muchas otras intervenciones quirúrgicas se salen del ámbito de este manual.

Indicaciones

El cateterismo cardíaco diagnóstico puede indicarse para lo siguiente:

- Confirmar la elegibilidad para procedimientos quirúrgicos, p. ej., antes de procedimiento de Glenn o de Fontan.
- Definir con mayor precisión la anatomía compleja que no queda bien delineada mediante imagenología no invasiva, o para complementar la imagenología no invasiva de lesiones complejas. Como ejemplo están las arterias aortopulmonares colaterales, anomalías de la arteria coronaria, y fístulas de la arteria coronaria que puedan ser difíciles de definir mediante la imagenología no invasiva (en particular, vasos pequeños en pacientes con frecuencias cardíacas elevadas).
- Ayudar en el manejo de pacientes graves al momento de tomar decisiones sobre el tratamiento médico, quirúrgico, o transcatéter, p. ej., en pacientes posquirúrgicos.
- Facilitar la evaluación hemodinámica y la biopsia endomiocárdica en pacientes que han recibido trasplante cardíaco y en pacientes con miocarditis o miocardiopatías.
- Evaluar y probar la reactividad del lecho vascular pulmonar en pacientes con hipertensión pulmonar y evaluar al paciente con cardiopatía congénita terminal antes del trasplante.
- Ayudar a diferenciar entre pericarditis constrictiva y miocardiopatía restrictiva.
- Como parte de la mayoría de los cateterismos cardíacos intervencionistas, facilitar la comparación de la hemodinámica y anatomía antes y después de la intervención.

Consideraciones antes del procedimiento

Estar al tanto de la historia clínica, detalles de la examinación del paciente, anatomía, fisiología, cateterismo cardíaco y/o cirugías previas antes de realizar el cateterismo cardíaco diagnóstico. Se deben documentar los vasos que hayan sido previamente usados y las oclusiones conocidas. Por cada paciente deberá obtenerse una «lista de chequeo» (Cuadro 4-1) con información esencial antes de iniciar un cateterismo cardíaco, además del consentimiento informado.

Manejo anestésico

Las pautas de ayuno correspondientes al cateterismo son similares a las seguidas en procedimientos quirúrgicos: 8 horas para comidas fuertes, 6 horas para comidas ligeras,

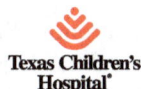

LISTA DE CHEQUEO

Texas Children's Hospital®

Baylor College of Medicine

Presentación del equipo (Nombre/Servicio)

Paciente y confirmación de procedimiento

❑ Identidad   Nombre _____   N.° de exp. méd. _____

❑ Diagnóstico _____

_____

❑ Procedimiento(s) _____

_____

❑ Consentimiento obtenido   Sí   No

Peso del paciente _____

Cuadriculas   ❑ Fuera (<20 kg)   ❑ Dentro (>20 kg)

Posición del paciente

❑ Estándar: Decúbito supino, brazos arriba   ❑ Otra _____

Sitio y lado del acceso vascular

❑ Ingle   Derecha   Izquierda   ❑ Nuca   Derecha   Izquierda

❑ Otro _____

❑ Oclusiones vasculares conocidas _____

	N/A	Sí	No
Implantes planificados disponibles	N/A	Sí	No
Equipo especial/personal disponible	N/A	Sí	No

Plan de anestesia

Intubación, ventilación con presión positiva	Sí	No
Aire ambiental	Sí	No
Extubación al culminar	Sí	No

Alergias (drogas, contraste, látex, comidas)	NKA (sin alergias conocidas)	Sí _____
Administrar antibiótico profiláctico	Sí	No
Administrar heparina	Sí	No
Sangre disponible en laboratorio Sí No	Necesidades especiales	Sí No

Posibles eventos críticos o de especial cuidado _____

❑ Personal de apoyo identificado y disponible   ❑ Información de contacto a la mano

Destino final   ❑ Dar de alta   ❑ Sala de observación   ❑ Admisión en Unidad de Terapia Intensiva

v 1.0 04.2017

Cuadro 4-1. Formulario de chequeo para cateterismo cardíaco.

fórmula o leche; 4 horas para leche materna, y 1 hora para líquidos transparentes. En nuestra institución, casi todos los cateterismos cardíacos diagnósticos se realizan bajo anestesia general supervisada. Siempre que sea posible, es ideal realizar el procedimiento bajo un estado fisiológico muy cercano a la línea basal, con sedación o analgesia muy suave, o sedación moderada. Esto podrá aplicarse a niños mayores, adolescentes y adultos con la salvedad de que los pacientes sedados tienden a hipoventilarse. En niños más pequeños, pacientes graves, o pacientes con anatomía compleja, se realizará la intubación endotraqueal o control de las vías respiratorias con mascarilla laríngea para promover una respiración estable durante el procedimiento.

Cateterismo cardíaco

Acceso vascular

Los vasos que más a menudo se usan para el acceso percutáneo en el cateterismo cardíaco diagnóstico son la vena femoral, la arteria femoral, y la vena yugular interna. Es obligatorio el dominio completo de los puntos de referencia usados para el acceso percutáneo de estos vasos. Sin embargo, uno debería estar familiarizado con el uso del ultrasonido en pacientes de difícil acceso, con historia de oclusión vascular, pacientes más pequeños, o cuando se usa un acceso vascular no convencional (p. ej., venas hepáticas o esplénicas, arteria carótida, arteria axilar; de uso generalizado en intervenciones).

Selección de la camisa/catéter

Deberán colocarse la camisa y catéter del tamaño más pequeño necesario para cumplir con el objetivo del procedimiento. Una variedad de catéteres facilitan el cateterismo diagnóstico. A groso modo, los catéteres pueden clasificarse en catéteres dirigidos por torsión o dirigidos por flujo (con un balón en la punta inflado con CO_2, no con aire, para evitar embolia gaseosa de romperse el balón). Las mediciones de presión por lo general se hacen con catéteres con un agujero en el extremo que transducen la presión en la punta del catéter. Los catéteres con múltiples agujeros laterales podrían generar mediciones inexactas de presión, p. ej., si todos los agujeros no están proximales o distales al área de la estenosis.

Hemodinámica

Antes del perfil hemodinámico, deberá tenerse una condición basal midiendo la gasometría arterial (o gasometría venosa de no tener acceso arterial). De ser necesario, deberá ajustarse la ventilación/sedación antes de registrarse la hemodinámica basal. Del mismo modo, para optimizar la presión arterial del paciente, se deberá ajustar la anestesia antes de obtener la hemodinámica basal. Por convención, la hemodinámica basal se obtiene a temperatura ambiente, pero esto podría no ser posible, o necesario, en pacientes graves.

Los transductores de presión deberán balancearse antes de realizar la hemodinámica. Es importante realizar la hemodinámica tan rápido como sea posible, ya que podrían generarse fluctuaciones en la hemodinámica del paciente (debido a la administración de fluidos), lo cual podría dificultar la lectura de los datos. Es importante tener conocimiento de los trazados hemodinámicos y de las presiones según la edad. Los gradientes de presión sistólica se usan para la estenosis de válvula semilunar o de vasos sanguíneos. El gradiente promedio se usa para las lesiones estenóticas venosas o estenosis a lo largo de las válvulas auriculoventriculares (además de la medición de la presión en la onda «*a*» hasta la presión telediastólica).

Hay dos métodos principales para calcular el gasto cardíaco. Uno de ellos se basa en el concepto de *termodilución*. En este método, para calcular el gasto cardíaco, se inyecta una solución salina a temperatura fría o ambiente en el puerto proximal (posicionado en la aurícula derecha) de un catéter de termodilución, y se mide el cambio en la temperatura cuando la solución alcanza la punta del catéter posicionado en la arteria pulmonar. Este método podría no ser preciso cuando la insuficiencia tricuspídea es significativa o cuando hay derivaciones intracardíacas.

La mayoría de las mediciones de gasto cardíaco se hacen aplicando el *principio de Fick* (Tabla 4-1). Por convención, se calcula el índice cardíaco, el cual es el gasto cardíaco indexado en términos del área de superficie corporal. El consumo de oxígeno indexado (VO_2) se obtiene a partir de nomogramas con datos de la edad, sexo, y frecuencia cardíaca. El contenido de oxígeno es igual a 1.36 x hemoglobina (g/dL) x saturación. Para convertir de decilitros a litros se multiplica el denominador de la ecuación por 10. Por lo general, el índice cardíaco (Qs, ó flujo sanguíneo sistémico) es igual al flujo sanguíneo pulmonar (Qp). Al hacer el cálculo, las saturaciones deberán expresarse como fracción de 1, p. ej., saturación aórtica de 98 por ciento = 0.98. Un índice cardíaco normal es $\geq$2.5 L/min/m^2. Si calculamos el cociente entre flujo pulmonar y flujo sistémico, todo lo que necesitamos son las saturaciones, ya que el numerador y denominador se cancelan entre sí (Tabla 4-1).

Para calcular la resistencia vascular pulmonar (Tabla 4-1) deberán usarse las tensiones *distales* de la arteria pulmonar. Una resistencia vascular pulmonar normal debería ser 2 unidades Wood por m^2 o menos, y la resistencia vascular sistémica por lo general va de 15 a 30 unidades Wood por m^2.

Con frecuencia, el paciente inspirará más contenido de oxígeno que aire ambiental. La medición de la hemodinámica por lo general se realiza bajo condiciones diferentes, p. ej., en pacientes con hipertensión pulmonar se administra oxígeno al 100 % y luego oxígeno al 100 % añadido al iNO (óxido nítrico inhalado). **Es vital incluir oxígeno disuelto en la ecuación cuando el paciente respira más oxígeno que aire ambiental. De no incluirse en la ecuación, podría caerse en importantes errores de cálculo de ambos flujos y resistencias.**

Para incluir el oxígeno disuelto se multiplica 0.003 por la PaO$_2$ (presión parcial de oxígeno, insignificante en aire ambiental). Por ejemplo, para el paciente recibiendo oxígeno (ver abreviaturas en Tabla 4-1):

$$Qp = \frac{VO_2 \,(mL/min/m^2)}{\{(1.36 \times Hb(g/dL) \times PV\,SaO_2) + (0.003 \times PV\,PaO_2)\} - \{(1.36 \times Hb\,(g/dL) \times PA\,SaO_2) + (0.003 \times PA\,PaO_2)\} \times 10}$$

$$Qs = \frac{VO_2 \,(mL/min/m^2)}{\{(1.36 \times Hb(g/dL) \times Ao\,SaO_2) + (0.003 \times Ao\,PaO_2)\} - \{(1.36 \times Hb\,(g/dL) \times MV\,SaO_2) + (0.003 \times MV\,PaO_2)\} \times 10}$$

Angiografía

La angiografía de poder se realiza con un inyector y catéteres con agujeros laterales. En general, el objetivo es administrar 1 mL de contraste por kg en un pulso cardíaco (calculado por la frecuencia cardíaca). En pacientes más grandes, para calcular la cantidad de contraste y la tasa de inyección se usa la cantidad máxima de contraste que puede ser administrada y el flujo máximo del catéter. Cuando hay un cortocircuito izquierda derecha importante, deberá incrementarse la cantidad de contraste a inyectar. Podría ser necesario reducir la presión (PSI: libras por pulgada cuadrada) y, al inyectar, incrementar la rampa de presurización (tiempo transcurrido hasta que se obtiene la máxima PSI) para prevenir la retracción del catéter, el manchado de una cavidad/vaso, o ectopia/arritmias en los ventrículos. También se pueden aplicar inyecciones manuales (en vasos más pequeños o en niños pequeños) a través de catéteres con agujero en el extremo o con agujero lateral.

Siempre que sea posible, se deberá optar por el «store fluoro» (almacenamiento de imagen radioscópica) si no se requiere que la imagen sea de gran calidad diagnóstica (p. ej., para probar la posición del catéter), ya que así se genera mucha menos radiación en comparación con la cineangiografía. Al realizar la cineangiografía, se aconseja usar ambas cámaras, la anteroposterior y la lateral, con proyecciones ortogonales o complementarias. Es de extremada importancia poner atención a todos los aspectos de seguridad radiológica, p. ej., proteger al paciente y personal presentes en la habitación (anestesiólogos, cardiólogos intervencionistas, asistentes, empleados) de la radiación.

Complicaciones

Los eventos adversos son raros en el cateterismo cardíaco diagnóstico (<1 %) y, cuando ocurren, por lo general son menores. En casos extremos, será necesario tener apoyo quirúrgico o acceso a equipos de cateterismo intervencionista especial, p. ej., en pacientes con hipertensión pulmonar grave y sin derivaciones, o pacientes con función ventricular muy débil.

Después del procedimiento

Después del procedimiento, se transfiere el paciente al área de recuperación y luego a la sala de hospitalización general, o se le da de alta. Algunos pacientes se recuperarán en la Unidad de Terapia Intensiva Cardíaca, dependiendo de su condición clínica. El paciente deberá quedarse en cama por 6 horas si el acceso fue por la arteria femoral, y solo 4 horas si el acceso fue por la vía venosa. En el caso de pacientes cuyo acceso fue por la vía de la vena yugular interna solamente, por lo general son suficientes 2 horas de descanso en cama. El paciente tiene prohibido nadar, bañarse, la actividad vigorosa y el ejercicio de 3 a 5 días después del procedimiento.

Tabla 4-1. Flujos y resistencias.

Qs (mL/min/m^2)	$$\dfrac{VO_2 \ (mL \ min/m^2)}{1.36 \times Hb \ (g \ dL) \times (Ao \ SaO_2 - MV \ SaO_2) \times 10}$$
Qp (mL/min/m^2)	$$\dfrac{VO_2 \ (mL \ min/m^2)}{1.36 \times Hb \ (g \ dL) \times (VP \ SaO_2 - AP \ SaO_2) \times 10}$$
RVS o Rs (WU/m^2)	$$\dfrac{PAM - PVSm}{Qs}$$
RVP o Rp (WU/m^2)	$$\dfrac{PAPm - PAIm}{Qp}$$
Qp/Qs	$$\dfrac{Ao \ SaO_2 - VM \ SaO_2}{VP \ SaO_2 - AP \ SaO_2}$$
Rp/Rs	$$\dfrac{RVP}{RVS}$$

Ao: aórtica, AP: arteria pulmonar, Hb: hemoglobina; PAM: presión arterial media; PAIm: presión auricular izquierda media; PAPm: presión arterial pulmonar media; PVSm: presión venosa sistémica media; Qp: flujo sanguíneo pulmonar; Qs: flujo sanguíneo sistémico; Rp: resistencia vascular pulmonar indexada; Rs: resistencia vascular sistémica indexada; RVP: resistencia vascular pulmonar; RVS: resistencia vascular sistémica; SaO$_2$: saturación de oxígeno; VM: venosa mixta; VO$_2$: consumo de oxígeno; VP: vena pulmonar; WU: unidades Wood.

5 Ecocardiograma transesofágico intraoperatorio

Betul Yilmaz Furtun, G. Wesley Vick III, Wanda C. Miller-Hance

En el ecocardiograma transesofágico (ETE), el transductor ecográfico, que está al final de una sonda flexible, se hace pasar al esófago de forma que pueda visualizar el aspecto posterior del corazón junto a las estructuras vasculares adyacentes. Debido a que el transductor está fuera del campo de operación, el ecocardiograma transesofágico puede emplearse antes y después de la cirugía cardíaca. De hecho, entre la población pediátrica y adulta con cardiopatía congénita, la indicación más común durante la cirugía cardíaca es la evaluación vía ecocardiograma transesofágico.

Aspectos generales del ecocardiograma transesofágico

En un ecocardiograma transesofágico completo se hace una evaluación sistemática de las válvulas, cavidades cardíacas y estructuras vasculares a través de varias ventanas mediante la combinación de imágenes en 2D, evaluación con Doppler espectral, y Doppler a color. El ecocardiograma con contraste, cuando la inyección de la solución salina es por la vena central o periférica, puede ser útil para identificar derivaciones intracardíacas pequeñas, anomalías/variantes asociadas, y defectos septales residuales que puedan influir en el manejo perioperatorio.

Los dispositivos de ecocardiograma transesofágico han evolucionado de manera considerable (Cuadro 5-1). Las recientes mejoras en la tecnología de transductores ultrasónicos y en el procesamiento de imágenes ha hecho posible la realización de ecocardiograma transesofágico 3D en adultos, adolescentes y niños mayores. A esta modalidad se le está dando mayor uso, en particular para evaluar patologías valvulares y enfermedades cardiovasculares complejas. El algoritmo que usamos en TCH para la ecografía intraoperatoria, en cuanto al enfoque y selección del transductor de ecocardiograma transesofágico, se detalla en Cuadro 5-2.

| Monoplano | Biplano | Multiplano | 3D |

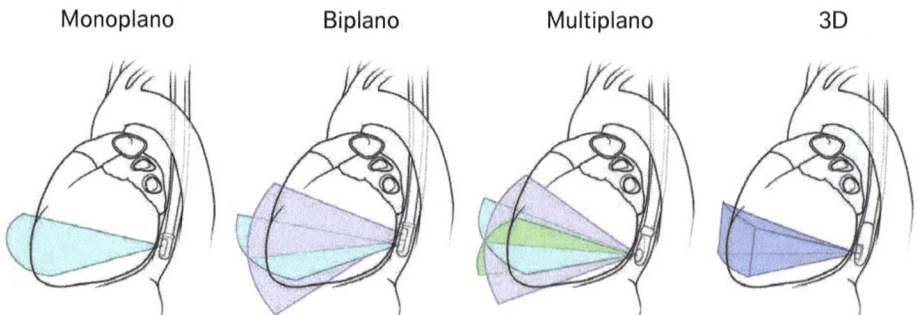

Cuadro 5-1. Evolución tecnológica del ecocardiograma transesofágico. El transductor *monoplano* produce una imagen transversa mientras que el transductor *biplano* consiste de dos sets de transductores montados perpendicularmente entre sí, lo cual permite escanear en el plano ortogonal (transverso y longitudinal). El transductor *multiplano* produce un conjunto de imágenes continuas en 2D. El transductor matricial permite generar imágenes en 3D en tiempo real y la visualización anatómica desde cualquier perspectiva.

Guía para la ecografía intraoperatoria y selección de un transductor de ecocardiograma transesofágico

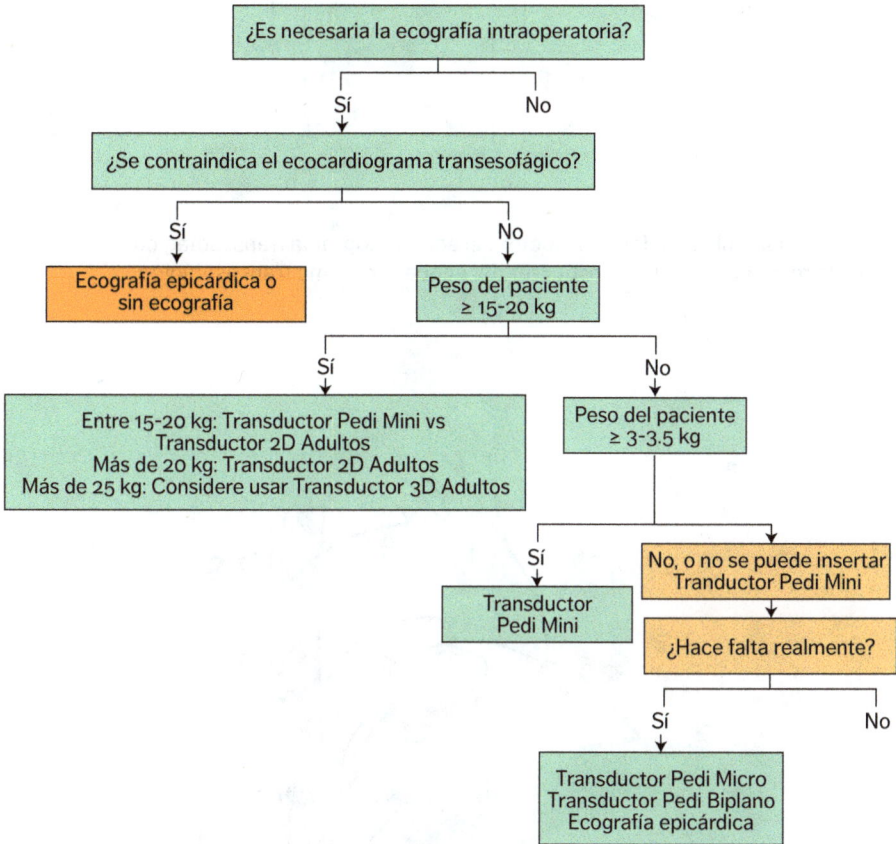

```
¿Es necesaria la ecografía intraoperatoria?
        │
    ┌───┴───┐
   Sí      No
    │
¿Se contraindica el ecocardiograma transesofágico?
    ┌──────────┴──────────┐
   Sí                     No
    │                      │
Ecografía epicárdica o    Peso del paciente
sin ecografía             ≥ 15-20 kg
                    ┌──────┴──────┐
                   Sí            No
                    │             │
Entre 15-20 kg: Transductor Pedi Mini vs    Peso del paciente
Transductor 2D Adultos                      ≥ 3-3.5 kg
Más de 20 kg: Transductor 2D Adultos    ┌────────┴────────┐
Más de 25 kg: Considere usar            Sí               No, o no se puede insertar
Transductor 3D Adultos                   │                Transductor Pedi Mini
                                   Transductor                    │
                                   Pedi Mini              ¿Hace falta realmente?
                                                        ┌─────────┴─────────┐
                                                       Sí                  No
                                                        │
                                            Transductor Pedi Micro
                                            Transductor Pedi Biplano
                                            Ecografía epicárdica
```

Cuadro 5-2. Algoritmo para la ecografía intraoperatoria y selección de un transductor de ecocardiograma transesofágico. Esquema del enfoque de TCH para el ecocardiograma transesofágico. La selección del transductor de ecocardiograma transesofágico se basa primordialmente en el peso del paciente y tamaño del transductor. Entre los 15 y 20 kg, la selección del transductor depende de la información a ser obtenida durante el examen. Pedi micro: transductor ETE micromultiplano pediátrico, Pedi mini: transductor ETE minimultiplano pediátrico.

Durante la evaluación vía ecocardiograma transesofágico (Cuadro 5-3), el transductor se manipula para navegar entre varias posiciones en el esófago y estómago (Cuadro 5-4). Esto permite la obtención de múltiples cortes transversales (Cuadro 5-5). Una porción significativa del examen tiene lugar a nivel del esófago medio, sin embargo, las imágenes obtenidas de otras ventanas complementan el examen y en muchos casos son esenciales para hacer una evaluación detallada de las estructuras y/o hemodinámica. El enfoque a seguir en un ecocardiograma transesofágico completo en niños y demás pacientes

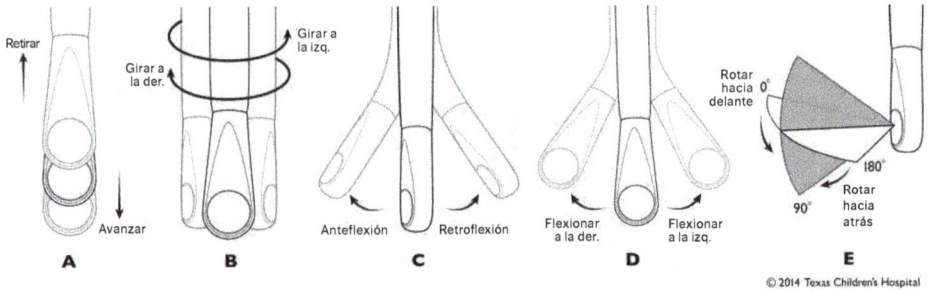

Retirar — Avanzar — **A**

Girar a la der. — Girar a la izq. — **B**

Anteflexión — Retroflexión — **C**

Flexionar a la der. — Flexionar a la izq. — **D**

Rotar hacia delante 0° — 180° — 90° — Rotar hacia atrás — **E**

© 2014 Texas Children's Hospital

Cuadro 5-3. Manipulación del transductor del ecocardiograma transesofágico. Terminología usada en la manipulación del transductor del ecocardiograma transesofágico.

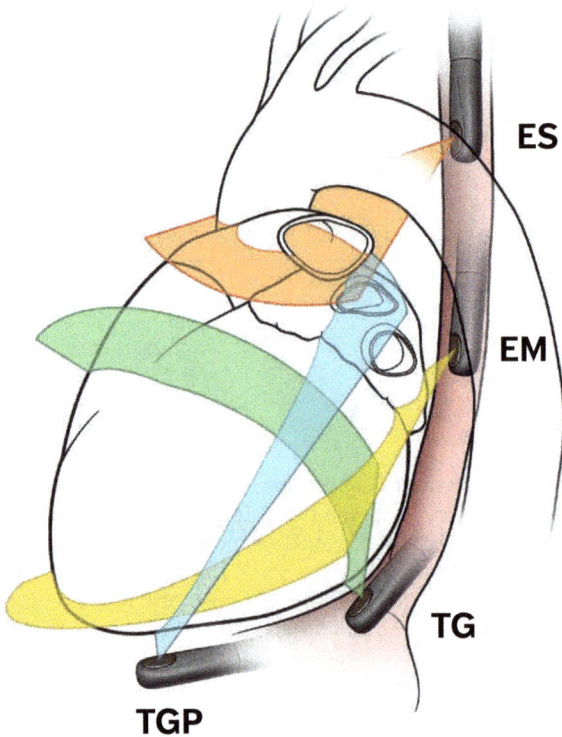

ES

EM

TG

TGP

Cuadro 5-4. Ventanas en el ecocardiograma transesofágico. Posiciones estándar del transductor y planos representativos. TGP: transgástrica profunda, EM: esófago medio, TG: transgástrica, ES: esófago superior.

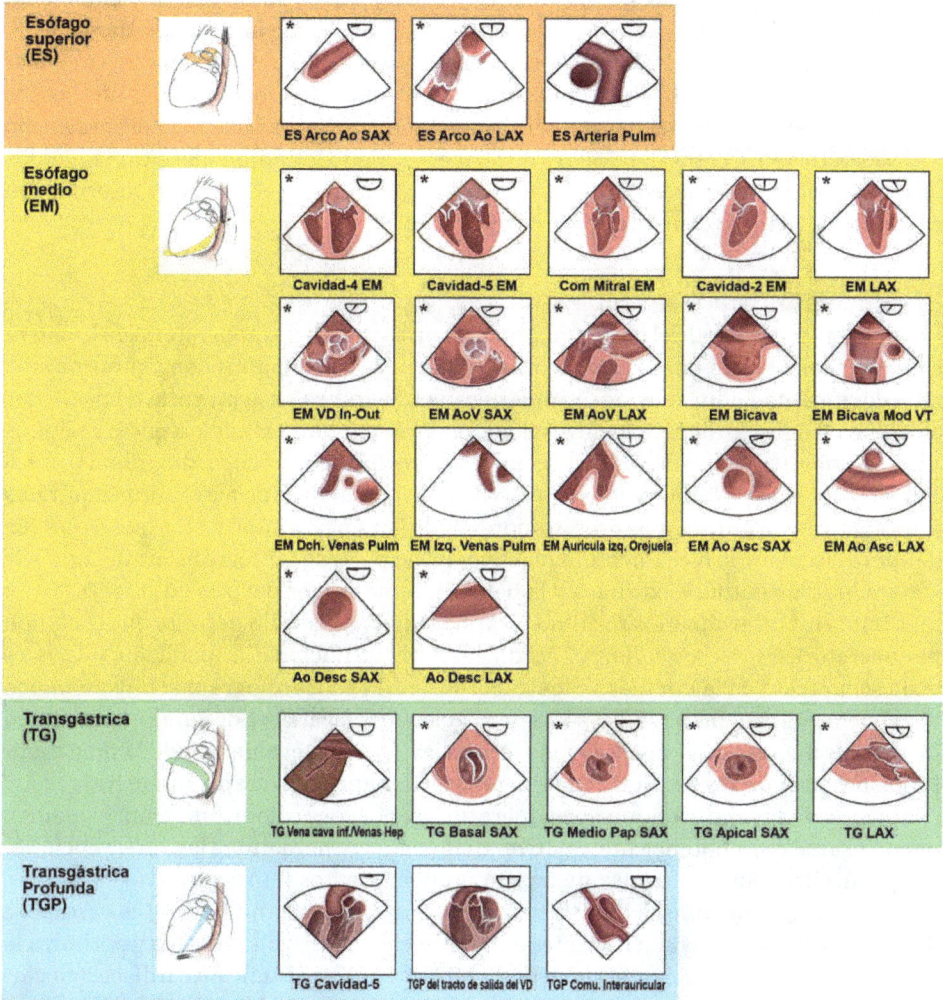

Esófago superior (ES)	ES Arco Ao SAX	ES Arco Ao LAX	ES Arteria Pulm

Esófago medio (EM)
Cavidad-4 EM · Cavidad-5 EM · Com Mitral EM · Cavidad-2 EM · EM LAX
EM VD In-Out · EM AoV SAX · EM AoV LAX · EM Bicava · EM Bicava Mod VT
EM Dch. Venas Pulm · EM Izq. Venas Pulm · EM Aurícula izq. Orejuela · EM Ao Asc SAX · EM Ao Asc LAX
Ao Desc SAX · Ao Desc LAX

Transgástrica (TG)
TG Vena cava inf./Venas Hep · TG Basal SAX · TG Medio Pap SAX · TG Apical SAX · TG LAX

Transgástrica Profunda (TGP)
TG Cavidad-5 · TGP del tracto de salida del VD · TGP Comu. Interauricular

Cuadro 5-5. Vistas en el ecocardiograma transesofágico. Perspectivas sugeridas en el ecocardiograma transesofágico para una evaluación completa en niños con o sin cardiopatía congénita, y en adultos con cardiopatía congénita. Las ventanas y planos representativos se muestran en el panel izquierdo, las vistas correspondientes de las ventanas están en el panel derecho. Ao: aórtico, AoV: válvula aórtica, Asc: ascendente, Com: comisural, Desc: descendente, Hep: hepática, In-out: flujo de entrada-salida, LAX: eje largo, Izq.: izquierda, Pap: papilar, Pulm: pulmonar, Dch.: derecha, SAX: eje corto, VT: válvula tricúspide. La reproducción de los paneles marcados con asterisco se hace con permiso de Hahn RT, Abraham T, Adams MS, et al. *Guidelines for performing a comprehensive transesophageal echocardiographic examination: recommendations from the American Society of Echocardiography and the Society of Cardiovascular Anesthesiologists.* J Am Soc Echocardiogr 2013;26:921-964.

con cardiopatía congénita está muy bien descrito en pautas publicadas recientemente (Puchalski et al. 2019) y en otras fuentes instructivas (Wong and Miller-Hance 2014, Vegas and Miller-Hance 2015). Aunque en la mayoría de los casos el objetivo es hacer un examen completo, el ecocardiograma transesofágico podría verse limitado por condiciones singulares del paciente o circunstancias especiales dentro del escenario intraoperatorio. En casos donde haya que hacer un análisis limitado, se harán todos los esfuerzos por realizar un estudio enfocado/específico que capture toda la información relevante de manera expedita.

Beneficios/indicaciones de esta tecnología

La contribución general del ecocardiograma transesofágico intraoperatorio en la obtención de excelentes desenlaces clínicos en cirugías de cardiopatías congénitas ha sido bien documentada durante las últimas décadas. Se indica en la mayoría de pacientes sujetos a cirugía cardíaca, e incluye neonatos, lactantes, niños, adolescentes y adultos con cardiopatías congénitas. En el grupo etario pediátrico, el ecocardiograma transesofágico también sirve de apoyo en intervenciones quirúrgicas de patologías adquiridas tales como endocarditis, abscesos, tumores/bultos, y en procedimientos que requieren de apoyo circulatorio mecánico. Los objetivos principales de la ecografía intraoperatoria son evaluar la anatomía cardíaca y la hemodinámica antes del procedimiento y, aún más importante, evaluar los resultados de la cirugía. El estudio permite que el equipo perioperatorio evalúe los hallazgos cardíacos antes de iniciarse la operación, y después de la separación de la circulación extracorpórea. El ecocardiograma transesofágico intraoperatorio también ayuda en la desaireación cardíaca, sirve de guía en la selección de agentes anestésicos y agentes vasoactivos, ayuda en la evaluación de la precarga y función ventricular, y facilita la planificación del manejo en terapia intensiva.

Además de las indicaciones perioperatorias, el ecocardiograma transesofágico puede usarse para obtener información diagnóstica y para guiar las intervenciones no quirúrgicas. Aunque se usa menos en procedimientos quirúrgicos no cardíacos, el ecocardiograma transesofágico también puede beneficiar a pacientes cardíacos de alto riesgo porque ayuda a mantener una función ventricular estable y optimiza la hemodinámica. Entre dichos pacientes están los que tienen disfunción cardíaca, miocardiopatía, ventrículo único, patología de la arteria coronaria, o hipertensión pulmonar.

Contraindicaciones

Las contraindicaciones del ecocardiograma transesofágico están bien documentadas (Hahn et al. 2013, Puchalski et al. 2019). Aunque su contraindicación es relativa, se evita realizar un ecocardiograma transesofágico en la mayoría de pacientes con anillos vasculares. La presencia de una arteria subclavia aberrante desde la aorta descendente no se considera una contraindicación pero podría resultar en la compresión del transductor del ecocardiograma transesofágico, por lo tanto, obliga a la selección de procedimientos invasivos para monitorear la presión arterial. Por lo general, se evita la ecografía transgástrica y profunda transgástrica después de la colocación reciente de una sonda de gastrostomía y/o fundoplicatura de Nissen.

Seguridad, complicaciones, y población en riesgo

El ecocardiograma transesofágico es relativamente seguro en el grupo etario pediátrico y puede realizarse en neonatos pequeños, sin embargo, en todos los casos, se deberá sopesar el riesgo-beneficio ya que es un procedimiento semiinvasivo. Aunque las complicaciones hemodinámicas y respiratorias son raras, hay que reconocer la posibilidad de que ocurran, en particular, en neonatos y lactantes pequeños.

El transductor del ecocardiograma transesofágico deberá ser inspeccionado a fondo antes de su inserción, para constatar que todas las capas aislantes estén intactas. En la inserción del transductor en pacientes con síndrome de Down, hay tomar precauciones adicionales y considerar varios elementos, tales como: posibles anomalías de la columna cervical, lengua grande, estrechamiento intrínseco de las vías respiratorias, y el riesgo de bradicardia asociado a la instrumentación orofaríngea. Debido a que el transductor puede comprimir la confluencia venosa posterior, y con ello generar inestabilidad hemodinámica en el lactante con retorno venoso pulmonar anómalo total, preferimos la ecografía epicárdica en este caso. La Asociación Estadounidense de Cardiología no recomienda la endocarditis profiláctica en el ecocardiograma transesofágico. Sin embargo, los pacientes de manera rutinaria reciben antibióticos como profilaxis quirúrgica perioperatoria, lo cual a menudo incluye los mismos agentes que se administran para la endocarditis bacteriana profiláctica.

Limitaciones

A pesar de sus beneficios, el ecocardiograma transesofágico deberá siempre considerase como una modalidad complementaria en la obtención de imágenes. Por lo tanto, todos los estudios de diagnóstico deberán ser revisados antes de la cirugía, en especial, el ecocardiograma transesofágico preoperatorio. El ecocardiograma transesofágico tiene limitaciones para definir estructuras como el arco aórtico transverso y el istmo aórtico, la arteria pulmonar izquierda y distal, las venas pulmonares y sistémicas, y los vasos aortopulmonares colaterales. La ecografía epicárdica podría sustituir el ecocardiograma transesofágico y superar estas limitaciones, en particular, durante la evaluación de las estructuras anteriores y vasculares (Stern et al. 2019). Las limitaciones técnicas del ecocardiograma transesofágico podrían conducir al uso de ángulos poco óptimos en la evaluación por Doppler y resultar en una subestimación de la gravedad de la enfermedad. Por lo tanto, en algunos casos, hay que obtener datos adicionales tales como la saturación o presión directa en quirófano, lo cual se usa para tomar decisiones en la circulación extracorpórea. Entre otras preocupaciones intraoperatorias están los desafíos ambientales como cuando la iluminación ambiental es escasa y el tiempo de estudio es limitado. Un aspecto fundamental del ecocardiograma transesofágico es el poder rápidamente interpretar los hallazgos y comunicar de manera efectiva dichos hallazgos a los equipos, lo cual requiere un alto nivel de experiencia.

Lectura recomendada

Hahn RT, Abraham T, Adams MS, et al. *Guidelines for performing a comprehensive transesophageal echo-cardiographic examination: recommendations from the American Society of Echocardiography and the Society of Cardiovascular Anesthesiologists.* J Am Soc Echocardiogr 2013;26:921-964.

Puchalski MD, Lui GK, Miller-Hance WC, et al. *Guidelines for performing a comprehensive transesophageal echocardiographic examination in children and all patients with congenital heart disease:* Recommendations from the American Society of Echocardiography. J Am Soc Echocardiogr 2019;32:173-215.

Stern KWD, Emani SM, Peek GJ, et al. *Epicardial echocardiography in pediatric and congenital heart surgery.* World J Pediatr Congenit Heart Surg 2019;10:343-50.

Vegas A, Miller-Hance WC. *Transesophageal Echocardiography in Congenital Heart Disease.* In: Andropoulos DB, Stayer SA, Mossad EB, Miller-Hance WC (eds). *Anesthesia for Congenital Heart Disease.* Wiley-Blackwell; 2015. Pp 250-293.

Wong PC, Miller-Hance WC. *Transesophageal Echocardiography for Congenital Heart Disease.* Springer; 2014.

6 Circulación extracorpórea y protección miocárdica

Mary Claire McGarry, Ron Shelton

El deber primordial del equipo de perfusión es brindar apoyo hemodinámico y soporte vital al paciente durante la cirugía de cardiopatía congénita. Durante el transcurso de la circulación extracorpórea, es fundamental que haya una buena comunicación entre las personas a cargo de la perfusión, anestesia y cirugía. La cohesión de un equipo meticuloso y metódico asegura excelentes resultados.

La perfusión se personaliza según las necesidades especiales de cada paciente. Los lactantes no se tratan como adultos pequeños, sino que requieren de técnicas y equipos especializados. Este enfoque personalizado permite que siempre haya un nivel predecible de cuidado para cada paciente. Tabla 6-1 muestra las estrategias principales de perfusión en TCH.

La circulación extracorpórea se lleva a cabo con alto flujo y tensiones bajas del paciente. Tabla 6-2 muestra la presión arterial media del paciente según la edad. Los flujos se calculan en 150 mL/kg para pacientes de hasta 10 kg. Los flujos para pacientes de más de 10 kg se basan en la superficie corporal (SC) junto al índice cardíaco correspondiente a la edad (Tabla 6-3). La superficie corporal se calcula de la siguiente manera:

$$SC = \sqrt{\frac{\text{altura (cm)} \times \text{peso (kg)}}{3600}}$$

El uso de vasodilatadores que bloquean los receptores $\alpha 1$ durante la circulación extracorpórea puede ayudar a mantener los flujos al 100 % mientras esta se lleva a cabo. Para manejar estos altos flujos, es fundamental tener circuitos de circulación extracorpórea adecuados (Tabla 6-4), drenaje venoso adecuado, y líneas de presión arterial seguras. En Tabla 6-5 y Tabla 6-6 se pueden encontrar los gráficos para la selección adecuada de cánulas aórticas y venosas, respectivamente, para permitir los flujos requeridos. Se indica la canulación tricava para pacientes con vena cava superior bilateral, a menos que una vena innominada grande esté presente como emisaria. De forma alterna, después de un paro cardiopléjico, se puede realizar la canulación retrógrada de la vena cava superior izquierda a través del seno coronario. En esos casos, los tamaños de las cánulas de la vena cava superior izquierda y derecha tienden a ser más pequeños que lo recomendado para la canulación bicava de la vena cava superior.

Preparación personalizada del primado para la circulación extracorpórea

La fisiología del primado de la bomba deberá ser lo más cercana posible al pH del paciente, a su nivel de electrolitos y otros valores químicos. El sodio, potasio, calcio, pH, bicarbonato, exceso/déficit de base, y cloruro se mantienen dentro de los rangos normales de cada paciente. Se ha desarrollado una variedad de «recetas» básicas de primados, las cuales se pueden usar en emergencias para brindar buenos valores de primado (Tabla 6-7).

Tabla 6-1. Principios de la perfusión en TCH

Estrategia de alto flujo, baja presión
Circuitos, primados y flujos individualizados
Cumplir con las necesidades metabólicas del paciente
Estrategia pH-stat acidobásica (mantener fisiología)
Conservación cardíaca efectiva
Ultrafiltración convencional

Tabla 6-2. Presión arterial media ajustada según la edad del paciente.

Edad	Tensión media en la circulación extracorpórea
Neonatos	35-38 mmHg
Niños de 1 a 3 años	38-45 mmHg
Niños	40-50 mmHg
Adultos	50-60 mmHg

Tabla 6-3. Flujos del paciente en la circulación extracorpórea según el peso.

Peso	Flujos en la circulación extracorpórea (mL/min)
<10 kg	Peso (kg) x 150 mL/min/kg
≥10 kg	0-2 años: 3.0-3.2 mL/min/m^2 x SC (m^2) 2-4 años: 2.8 mL/min/m^2 x SC (m^2) 4-6 años: 2.6 mL/min/m^2 x SC (m^2) 6-10 años: 2.5 mL/min/m^2 x SC (m^2) >10 años: 2.4 mL/min/m^2 x SC (m^2)

Tabla 6-4. Circuitos de la circulación extracorpórea.

Peso	Tamaño del circuito arterial: venoso	Oxigenador	Volumen de primado
0-7 kg	3/16" : 1/4"	Capiox RX05	350 mL
7-24 kg	1/4" : 3/8"	Capiox RX15	650 mL
24-35 kg	3/8" : 3/8"	Capiox RX15	800 mL
35-45 kg	3/8" : 3/8"	Capiox RX25	950 mL
>45 kg	3/8" : 1/2"	Capiox RX25	1250 mL

Tanto como sea posible, la gasometría y los electrolitos del primado deberán ser similares a la gasometría arterial del paciente. Si se añade sangre entera o concentrado eritrocitario al primado, el rango de hemodilución a alcanzar deberá estar entre 28 y 32 %.

Tabla 6-5. Tamaños de la cánula aórtica según flujo requerido.

Flujo (mL/min)	Tamaño de la cánula aórtica
0-350	6 Fr
350-650	8 Fr
650-1000	10 Fr
1000-1800	12 Fr
1800-2400	14 Fr
2400-4000	16 Fr
4000-5000	18 Fr
5000-6500	20 Fr
>6500	22 Fr

Tabla 6-6. Tamaños de la cánula venosa según flujo requerido.

Cánula sencilla para aurícula derecha			Canulación bicava	
Flujo (mL/min)	Tamaño de la cánula		Flujo (mL/min)	Tamaño de la cánula de vena cava superior/ vena cava inferior
0-300	16 Fr		0-300	8/10 Fr
300-500	18 Fr		300-650	10/12 Fr
500-1000	20 Fr		650-1000	12/14 Fr
1000-1500	24 Fr		1000-1250	12/16 Fr
1500-3000	28 Fr		1250-1800	14/16 Fr
3000-4000	32 Fr		1800-2000	14/18 Fr
>4000	36 Fr		2000-2400	16/18 Fr
			2400-3000	18/20 Fr
			3000-4000	20/24 Fr
			4000-4500	24/24 Fr
			4500-5000	24/28 Fr
			>5000	28/28 Fr

Manejo anticoagulante

El tiempo de coagulación activado (ACT) se usa para medir los niveles de anticoagulante durante la cirugía cardíaca. El tiempo de coagulación activado basal se mide al inicio del caso. El anestesista coloca heparina para que el tiempo de coagulación activado sea de al menos 350 segundos antes de comenzar la circulación extracorpórea (ACT meta > 480 segundos). Los niveles de tiempo de coagulación activado se miden a lo largo de la circulación extracorpórea para asegurar que los niveles de anticoagulante sean constantes. Después de colocarse la protamina luego de completarse el procedimiento, el

Tabla 6-7. «Recetas» para el primado fisiológico

Grupo etario (volumen)	Dosis	Ingrediente
Lactante menor (350 mL)	25 mL 125 mL 200 mL 1500 U 8 mEq 350 mg	0.45 % NaCl PFC (plasma fresco congelado) Concentrado eritrocitario fresco Heparina $NaHCO_3$ CaCl
Niño de 1 a 3 años (650 mL)	40 mL 80 mL 200 mL 330 mL 3000 U 17 mEq 650 mg	Plasmalyte A 0.45 % NaCl PFC (plasma fresco congelado) Concentrado eritrocitario fresco Heparina $NaHCO_3$ CaCl
Adolescente (1025 mL)	600 mL 200 mL 200 mL 25 mL 4000 U 30 mEq 300 mg	Plasmalyte A 0.45 % NaCl 25 % albúmina 5 % dextrosa Heparina $NaHCO_3$ CaCl
Adulto (1230 mL)	800 mL 200 mL 200 mL 30 mL 5000 U 40 mEq 450 mg	Plasmalyte A 0.45 % NaCl 25 % albúmina 5 % dextrosa Heparina $NaHCO_3$ CaCl

tiempo de coagulación activado deberá regresar a los niveles iniciales. El uso de pruebas de coagulación y tromboelastografía también sirve para manejar la anticoagulación y el sangramiento posquirúrgico (ver Capítulo 60).

Satisfacer las necesidades metabólicas del paciente

El objetivo de las técnicas de perfusión durante la circulación extracorpórea es satisfacer las necesidades metabólicas del paciente. El paciente cianótico crónico tiene un índice metabólico basal mucho más alto y los parámetros tendrán que ajustarse acordemente.

Durante la circulación extracorpórea, los niveles de lactato, oximetría cerebral y saturaciones venosas mixtas se usan para monitorear las necesidades metabólicas de cada paciente. Si alguno de estos parámetros sugiere que no se están satisfaciendo las necesidades metabólicas del paciente, hay una variedad de intervenciones disponibles:

- Incrementar la presión arterial media
- Incrementar el flujo sanguíneo
- Incrementar los hematocritos mediante la transfusión o hemoconcentración (por lo general, durante la circulación extracorpórea los hematocritos se mantienen entre 30 % y 34 %, incluso cuando se usa hipotermia profunda)

- Incrementar u optimizar la $PaCO_2$ (presión parcial arterial de dióxido de carbono), usada como vasodilatador cerebral
- Usar la hipotermia para bajar las necesidades metabólicas
- Incrementar la sedación

Por general, se usa cierto grado de hipotermia durante la circulación extracorpórea para reducir las necesidades metabólicas del cuerpo. Para procedimientos que usan circulación extracorpórea sin paro cardíaco, usualmente se permite que la temperatura baje a 34 °C. La temperatura meta en la circulación extracorpórea con paro cardíaco dependerá de la complejidad del procedimiento y de la eventual necesidad de reducir los flujos de la circulación extracorpórea. Es común enfriar al paciente hasta 18 °C si se recurre al paro circulatorio o a la perfusión cerebral anterógrada. Durante el enfriamiento y calentamiento del paciente en circulación extracorpórea, se usa un gradiente máximo de 6 a 8 °C en neonatos/lactantes, y de 8 a 12 °C en adolescentes/adultos.

Manejo de la gasometría arterial mediante estrategia pH-stat acidobásica

En TCH usamos el método pH-stat para manejar los niveles de la gasometría arterial del paciente. Esta estrategia mide los niveles reales de CO_2 y oxígeno a la temperatura actual del paciente. Los niveles de CO_2 del paciente ajustados a la temperatura se mantienen entre 45 y 50 mmHg. Los niveles de PaO_2 arterial se mantienen entre 150 y 250 mmHg. En el neonato prematuro, se recomienda que los niveles de PaO_2 arterial estén por debajo de 200 mmHg. Esta estrategia optimiza la perfusión cerebral y por lo general genera una perfusión de calidad y niveles bajos de lactato.

Protección miocárdica

Durante la cirugía de cardiopatía congénita, es sumamente importante mantener una protección miocárdica adecuada. En TCH, la conservación miocárdica se logra usando una cardioplejia fría rica en potasio para llegar al paro cardíaco. La cardioplejia se suministra a una temperatura de entre 6 y 12 °C. Hay que poner especial atención en la presión bajo la cual se suministra la cardioplejia. En general, esta se suministra a una presión cercana a la presión telediastólica de cada paciente antes del *bypass* (usualmente, entre 30-60 mmHg), lo cual corresponde a la presión de llenado normal de las arterias coronarias del paciente.

El contenido de la cardioplejia cristaloide que tradicionalmente se había usado (cardioplejia de Mee) se puede ver en Tabla 6-8 y varía entre pacientes de <10 kg y >10 kg. La dosis inicial se administró por un período de 4 minutos y las dosis siguientes fueron administradas cada 20 minutos por espacio de 2 minutos durante el pinzamiento cruzado.

En abril de 2019, el protocolo de protección miocárdica se cambió y ahora se usa la solución Del Nido, disponible comercialmente (Tabla 6-9). La dosis de solución cardiopléjica Del Nido se calcula en 20 mL/kg hasta un máximo de 1 L de dosis completa. La solución a administrar consiste en 1 parte de sangre oxigenada del paciente y 4 partes de solución Del Nido (4:1). Las medias dosis siguientes son de 10 mL/kg y los cuartos de dosis son de 5 mL/kg. Estas dosis posteriores han de administrarse de rutina de 40 a

60 minutos después de la dosis de inducción del paro. Converse con el cirujano durante el llenado de la lista de chequeo para definir los tiempos de administración de la dosis. Como se sabe que la cardioplejia Del Nido baja ligeramente los niveles de calcio ionizado, el calcio se corrige 10 minutos antes de retirar la pinza cruzada. El nivel meta de calcio corregido es de 1.2-1.4 mg/dL. El uso de lidocaína profiláctica no es necesario como en la cardioplejia de Mee ya que la solución Del Nido contiene lidocaína.

Neuroprotección

Como rutina, en cada paciente se monitorea el oxígeno cerebral mediante espectroscopia del infrarrojo (NIRS). En general, se evita el paro circulatorio profundo hipotérmico salvo en algunas excepciones. Para procedimientos que requieran reconstrucción del arco aórtico (p. ej., avance de arco aórtico, procedimiento de Norwood), se usa la perfusión cerebral anterógrada a través de un injerto suturado a la arteria innominada o subclavia (o a la arteria carótida en caso de haber una arteria subclavia aberrante). La perfusión cerebral anterógrada permite una perfusión continua del cerebro durante la porción del procedimiento que requiere intervención del arco aórtico. En TCH, la perfusión cerebral anterógrada se realiza bajo hipotermia profunda (18 °C) y los flujos se ajustan mediante el uso combinado de Doppler transcraneal (teniendo como objetivo un flujo promedio similar al observado mientras el flujo de la circulación

Tabla 6-8. Ingredientes de la cardioplejia de Mee por peso.

Peso	Cantidad	Ingrediente
<10 kg	385 mL 26 mL 100 mL	Cardioplejia, solución base[a] Cardioplejia, solución búfer[b] 25 % albúmina
>10 kg	385 mL 100 mL 12.5 mL 5 mL	Cardioplejia, solución base[a] 0.9 % NaCl 20 % osmotrol (ó 25 % manitol, 10 ml) 8.4 % NaHCO$_3$

[a] Cardioplejia, solución base (385 mL): 0.52 mL NaCl 10 %, 5.63 mL dextrosa 50 %, 10 mL manitol 250 mg/mL, 7.5 mL KCl 2mEq/mL, 5.82 mL NaCl 4 mEq/mL, 355.53 mL agua estéril para inyección.
[b] Cardioplejia, solución búfer: 9.37 g/L Na$_2$CO$_3$, 27 g/L NaHCO$_3$.

Tabla 6-9. Ingredientes de la cardioplejia Del Nido.

Ingrediente	Cantidad
Plasmalyte A	1000 mL
Manitol 20 %	16.3 mL
Cloruro de potasio 2 mEq/mL	3 mL
Bicarbonato de sodio 8.4 %	13 mL
Sulfato de magnesio 4.06 mEq/mL	4 mL
Lidocaína 2 %	6.5 mL

extracorpórea está al 100 %), presión arterial radial y espectroscopia del infrarrojo. Los flujos durante la perfusión cerebral anterógrada tienden a estar entre 30 % y 40 % de los flujos calculados al 100 % en la circulación extracorpórea.

Ultrafiltración convencional continua durante la circulación extracorpórea

En TCH, la ultrafiltración convencional continua es de uso generalizado en la circulación extracorpórea. La ultrafiltración convencional continua se usa cada vez que el paciente tiene exceso de volumen en la circulación extracorpórea, se añaden productos sanguíneos al circuito, o los niveles de potasio son altos. Una serie de soluciones cristaloides de pH balanceado se usa durante la ultrafiltración convencional continua para normalizar el pH y también los electrolitos. Además, la ultrafiltración convencional continua permite la retirada de citoquinas inflamatorias, incrementa la presión coloidal osmótica, incrementa los niveles de hematocritos, y previene el edema corporal durante y después de la circulación extracorpórea.

Preparación del paciente para retirarle la circulación extracorpórea

Los pasos siguientes sirven para condicionar al paciente y lograr una retirada exitosa de la circulación extracorpórea:

- Recalentamiento lento y homogéneo hasta una temperatura nasal de 36.3 °C y una temperatura rectal de 34 °C.
- Obtener un nivel óptimo de hematocritos, según lo que se haya conversado con el cirujano y anestesista
- Todos los electrolitos deben estar en niveles normales
- Optimización de todos los goteros y ventilación adecuada por parte del anestesista
- El ecocardiograma transesofágico está disponible para la evaluación posquirúrgica

Guiado por el cirujano, el perfusionista llena el corazón con la cantidad precisa mediante la oclusión de la línea venosa. Al mismo tiempo, se reduce el flujo de la bomba de forma progresiva hasta que el sistema cardiorrespiratorio del paciente esté funcionando con autonomía.

II. Enfermedades

7 Conducto arterioso persistente

Christopher J. Rhee, Henri Justino, Saeed M. Yacouby, Carlos M. Mery

El conducto arterioso persistente (PDA) es la comunicación que se mantiene entre la arteria pulmonar principal y la aorta descendente debido a la persistencia del conducto arterioso fetal después del nacimiento. En el recién nacido a término, el conducto arterioso por lo general se cierra alrededor de las 72 horas de nacido; sin embargo, en el bebé prematuro, a menudo se retrasa el cierre del conducto. En lactantes entre 24 y 28 semanas de edad gestacional, 80-90 % de los conductos arteriosos persistenteses se mantienen abiertos al día 4 de haber nacido.

Fisiopatología y presentación clínica

En el conducto arterioso persistente se genera un flujo de sangre entre la arteria pulmonar y la aorta. El grado y dirección de la derivación depende del tamaño del conducto arterioso persistente (diámetro y longitud), el diferencial de presión entre la aorta y la arteria pulmonar, y la diferencia entre la resistencia vascular sistémica y la resistencia vascular pulmonar. Normalmente, después del nacimiento el cierre es promovido por un incremento en la PaO_2 debido a la expansión del pulmón, así como también por otros mediadores vasoconstrictores como la PGF2-α (prostaglandina F2α), acetilcolina, y bradiquinina. Al contrario de los recién nacidos a término, el cierre del conducto arterioso persistente en bebés prematuros puede retrasarse. Antes del nacimiento, el conducto arterioso persistente es por lo general grande y no tiene restricciones, y la resistencia vascular pulmonar es elevada, lo cual genera una derivación de sangre desde la arteria pulmonar a la aorta. Después del nacimiento, la resistencia vascular pulmonar cae debido a factores como la expansión del pulmón y la vasodilatación pulmonar por un incremento en la PaO_2. En la medida en que la resistencia vascular pulmonar cae, la derivación a través del conducto arterioso persistente cambia de dirección: de derecha-izquierda a izquierda-derecha.

El desarrollo muscular de las arteriolas pulmonares de los bebés prematuros es incompleto, lo cual genera una caída rápida en la resistencia vascular pulmonar después del nacimiento. Como resultado, en los bebés prematuros, un conducto arterioso persistente grande con un cortocircuito izquierda derecha grande puede presentar congestión vascular pulmonar en la primera semana de vida. Además, la presión arterial diastólica pudiese ser baja debido al «escape» a través del conducto arterioso persistente, lo cual podría conllevar a insuficiencia en la perfusión coronaria y miocárdica y darse un «fenómeno de robo» desde órganos periféricos como el riñón y el intestino. La presencia de flujo retrógrado en la aorta abdominal está asociada a un mayor riesgo de enterocolitis necrosante (NEC) y dificultades para comer en este grupo demográfico. A diferencia de los bebés prematuros, los nacidos a término experimentan un retraso en la caída de la resistencia vascular pulmonar cuando hay un conducto arterioso persistente grande, por lo cual se espera que un cortocircuito izquierda derecha considerable se desarrolle solo durante las primeras 6-12 semanas de vida.

Los signos y síntomas clínicos dependen de la magnitud del cortocircuito izquierda derecha. Un conducto arterioso persistente con un cortocircuito izquierda derecha

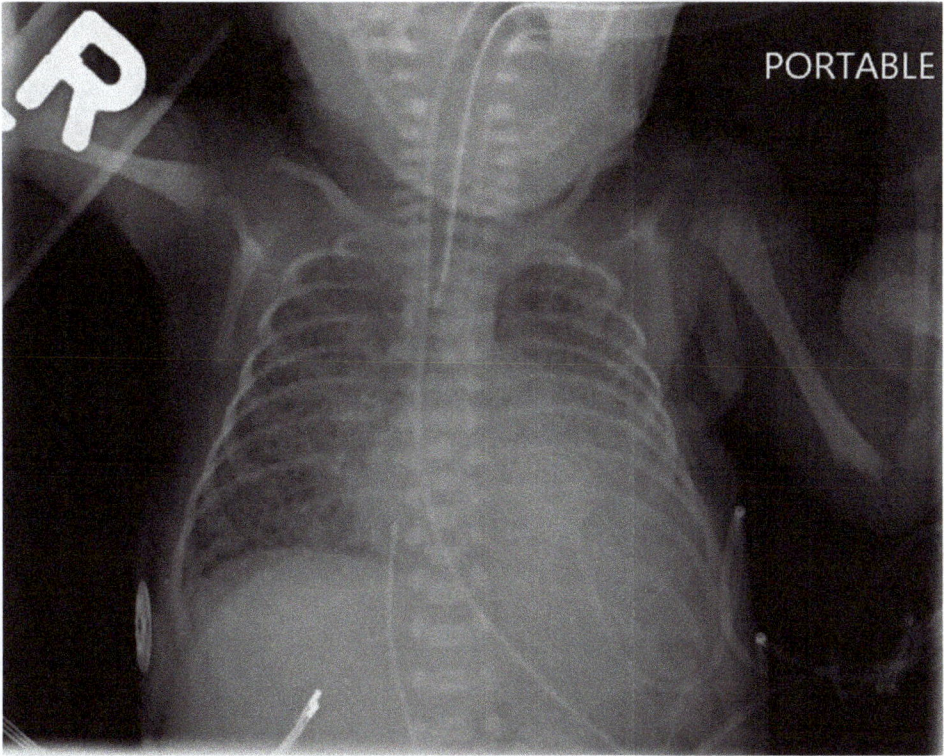

Cuadro 7-1. RxTórax de un paciente con conducto arterioso persistente grande con edema pulmonar.

grande podría resultar en síntomas respiratorios por edema pulmonar, retraso del crecimiento, con hipertrofia moderada a grave de las cavidades izquierdas del corazón (aurícula izquierda y ventrículo izquierdo) debido a un incremento en el retorno venoso pulmonar. Los hallazgos físicos pueden ir desde un soplo intenso continuo en el área infraclavicular izquierda hasta un soplo muy suave (un conducto arterioso persistente de *gran* tamaño hace que la presión aórtica y de la arteria pulmonar sean iguales, junto a un flujo de baja velocidad a través del conducto arterioso persistente, y esto puede hacer que el soplo sea muy suave). La región precordial está activa y podría escucharse un galope. El aumento en la tensión diferencial genera pulsos capricantes, con pulsos periféricos muy fáciles de palpar (p. ej., pulso palmar y digital). Un conducto arterioso persistente con cortocircuito izquierda derecha moderado podría generar síntomas pulmonares menos prominentes, y por lo común sin retraso del crecimiento; y aunque todos los hallazgos físicos típicos sean menos prominentes, como regla habrá un soplo continuo e hipertrofia moderada del corazón izquierdo. Un conducto arterioso persistente con cortocircuito izquierda derecha pequeño a moderado podría ser asintomático, exhibir un soplo en maquinaria continuo con actividad precordial normal y pulsos normales, y las cavidades del corazón izquierdo podrían ser normales o estar ligeramente agrandadas. Para finalizar, un conducto arterioso persistente diminuto con cortocircuito izquierda derecha insignificante podría presentar un soplo continuo

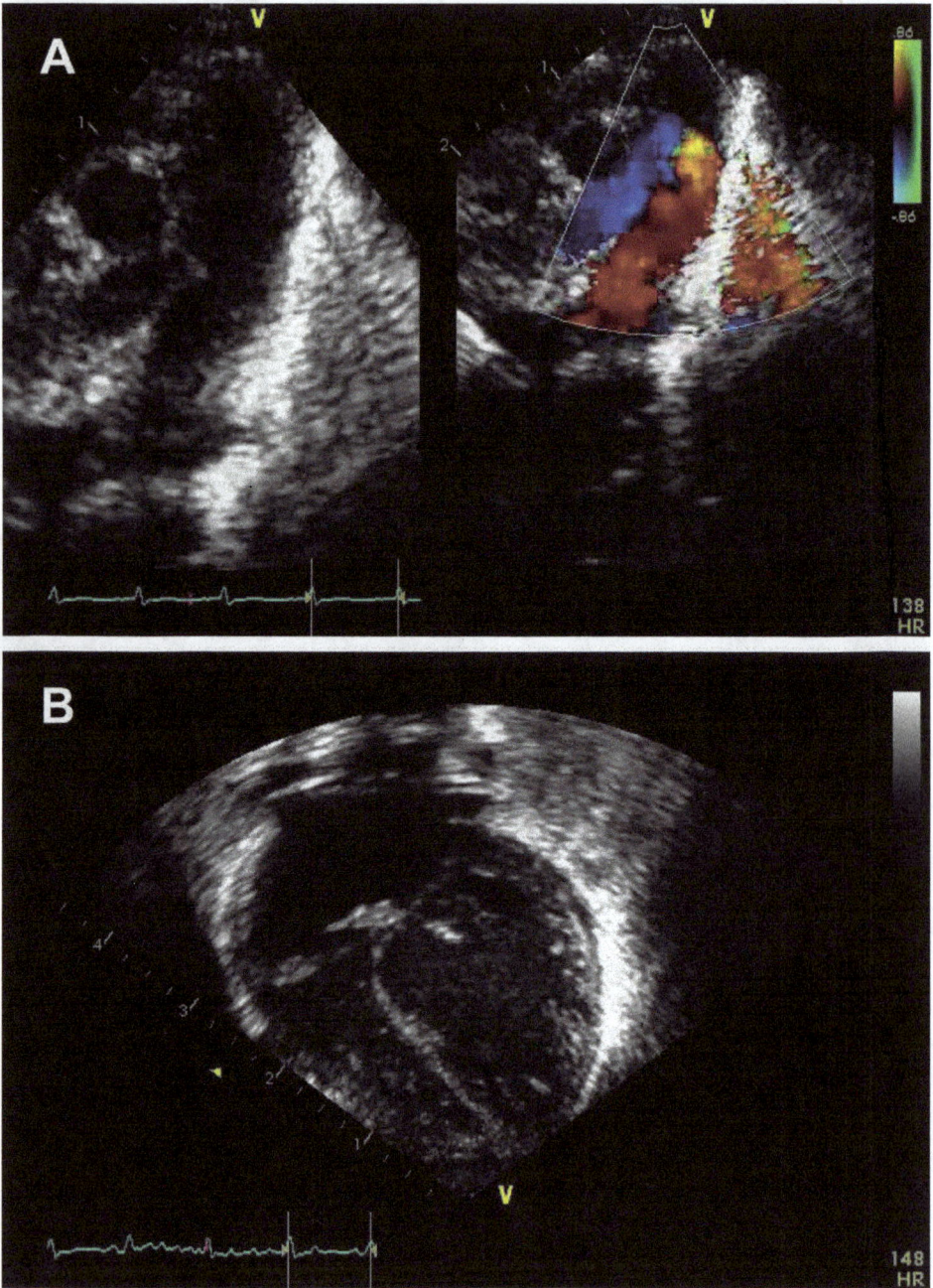

Cuadro 7-2. Imágenes ecocardiográficas de un paciente con conducto arterioso persistente grande. El panel A es una vista transversal de un conducto arterioso persistente grande sin cortocircuito izquierda derecha. El panel B muestra hipertrofia del corazón izquierdo.

suave o un soplo sistólico suave y largo, o ningún soplo. En este último escenario donde no hay soplo, hablamos de «conducto arterioso persistente silencioso». En todos los casos de conducto arterioso persistente diminuto con cortocircuito izquierda derecha insignificante, los pacientes son asintomáticos y las estructuras del corazón izquierdo deben ser de tamaño normal; de hecho, la hipertrofia del corazón izquierdo, en presencia de un conducto arterioso persistente diminuto, debería iniciar la búsqueda de otras causas que la estén generando.

En otras secciones describiremos al conducto arterioso persistente en presencia de otras anomalías cardíacas (p. ej., coartación, lesiones ductus dependientes por perfusión sistémica o pulmonar).

Diagnóstico
- **RxTórax (Cuadro 7-1).** Puede verse normal cuando el conducto arterioso persistente es pequeño. Sin embargo, cuando el conducto arterioso persistente es moderado a grande, la RxTórax mostrará cardiomegalia, incremento de las tramas pulmonares vasculares, hipertrofia de la aurícula izquierda, y en casos graves, edema pulmonar evidente.
- **ECG.** Por lo general normal. Podría mostrar hipertrofia ventricular izquierda en conducto arterioso persistente moderado a grande.
- **Ecocardiograma (Cuadro 7-2).** Base principal para hacer el diagnóstico. Además de evaluar la presencia y tamaño del conducto arterioso persistente, es importante confirmar la dirección de la derivación, morfología del conducto, lateralidad del arco, cualquier detalle de la coartación aórtica (la cual pudiese descubrirse después de la ligadura del conducto arterioso persistente), y el origen de las arterias coronarias (una isquemia miocárdica puede ocurrir después de la ligadura del conducto arterioso persistente, si el origen pulmonar de una arteria coronaria no se detecta). La hipertrofia del corazón izquierdo indica que hay cortocircuito izquierda derecha importante.

Tratamiento médico
El tratamiento médico, transcatéter, o quirúrgico, por lo general se reserva para conducto arterioso persistente sintomático en neonatos prematuros. En este grupo demográfico, el tratamiento reduce la necesidad a corto plazo de ventilación mecánica, aunque no se han comprobado beneficios a largo plazo.

En el recién nacido a término y en niños mayores, se recomienda el cierre del conducto arterioso persistente en pacientes sintomáticos o en pacientes sin síntomas con hipertrofia del corazón izquierdo. No se requiere el cierre del conducto arterioso persistente en aquellos con conducto arterioso persistente diminuto sin hipertrofia del corazón izquierdo.

Tratamiento tradicional en el recién nacido prematuro
- Restricción moderada de fluidos a 120-130 mL/kg/día
- Lasix 0.5-1 mg/kg IV ó 1-2 mg/kg por vía oral cada 8 a 12 horas
- Evitar que la resistencia vascular pulmonar siga cayendo

- Estrategias para limitar la derivación: aumento de PEEP (presión espiratoria al final de la espiración) o hipercapnia permisiva
- Uso de medicamentos vasoactivos

Tratamiento con ibuprofeno o indometacina en el recién nacido prematuro

Si el tratamiento tradicional no funciona, el uso de inhibidores de la ciclooxigenasa es el tratamiento preferido para el cierre farmacológico del conducto arterioso persistente sintomático. Si el conducto arterioso persistente se cierra o su tamaño se reduce de gran manera 48 horas después de la primera tanda, no hará falta otra dosis. Sin embargo, si el conducto arterioso persistente no logra cerrarse, se podría intentar administrar una segunda tanda. Deberá hacerse el esfuerzo de obtener un ecocardiograma de intervalos antes de iniciar la segunda tanda del tratamiento.

Tratamiento con ibuprofeno:

- Primera dosis: 10 mg/kg
- Segunda dosis: 5 mg/kg (24 horas después de la primera dosis)
- Tercera dosis: 5 mg/kg (24 horas después de la primera dosis)

Si no hay ibuprofeno, se podría usar indometacina para tratar el conducto arterioso persistente sintomático. La dosis recomendada depende de la edad del recién nacido al momento del tratamiento (Tabla 7-1). Todas las dosis deberán calcularse en base al peso al nacer si el recién nacido continúa por debajo del peso al nacer, o en el peso actual.

Entre las contraindicaciones al tratamiento con ibuprofeno/indometacina están la oliguria (diuresis <0.6 mL/kg/hr), disfunción renal (creatinina sérica >1.6 mg/dL), enterocolitis necrosante, coagulopatía, trombocitopenia (conteo de plaquetas <60,000/uL), sangrado activo, infección, o condiciones clínicas que requieran de flujo sanguíneo ductus dependiente.

Si el conducto arterioso persistente continua presentando síntomas después de una segunda tanda o si esta no se puede administrar debido a las contraindicaciones anteriores, se podrá considerar el tratamiento quirúrgico o transcatéter.

Tabla 7-1. Dosis de indometacina para el tratamiento de conducto arterioso persistente.

Edad en la primera dosis	Primera dosis	Segunda dosis	Tercera dosis
< 48 horas	0.2 mg/kg	0.1 mg/kg	0.1 mg/kg
2-7 días	0.2 mg/kg	0.2 mg/kg	0.2 mg/kg
7 días o más	0.2 mg/kg	0.25 mg/kg	0.25 mg/kg

Indicaciones para la intervención del recién nacido prematuro

La ligadura quirúrgica del conducto arterioso persistente o el cierre por dispositivo transcatéter podrían requerirse para el recién nacido que no responde a tratamiento médico, presenta inestabilidad clínica, no puede ser separado de la ventilación mecánica, o no muestra un crecimiento óptimo en presencia del conducto arterioso persistente.

Consideraciones anestésicas

Para recién nacidos y niños sometidos a oclusión ductal percutánea en el laboratorio de hemodinámica cardíaca, la anestesia general por lo general se logra mediante una técnica balanceada que comprende de una baja dosis de narcótico, benzodiazepina, y gas anestésico. Esta técnica requiere el establecimiento de una vía respiratoria artificial, a menudo con un tubo endotraqueal. En el caso del recién nacido y niños sometidos a la oclusión ductal en el laboratorio de hemodinámica cardíaca, es práctica común extubarlos al final del procedimiento. La anestesia se controla para lograr dicho objetivo.

En el caso de recién nacidos y niños que requieren de cierre quirúrgico, la edad y el peso determinan dónde se hará dicho cierre. Recién nacidos <1.5 kg por lo general se operan a pie de cama en la Unidad de Cuidados Intensivos Neonatales. Antes del cierre quirúrgico (Tabla 7-2), para estos pacientes hay una lista de chequeo estándar a ser llenada en la Unidad de Cuidados Intensivos Neonatales. Por lo general el paciente ya está intubado antes de la llegada del equipo anestesiólogo, con la IV colocada. Antes de la colocación, se anestesia y paraliza el paciente para evitar la extubación. La totalidad de la anestesia se administra por la vía intravenosa, ya que no hay gases anestésicos disponibles a pie de cama. Antes de administrar cualquier narcótico, se administra glicopirrolato 10-20 mcg/kg IV para prevenir una bradicardia. El fentanilo se usa muy a menudo y la dosis total para un paciente es por lo general 10-20 mcg/kg. La relajación muscular se logra con rocuronio o vecuronio. Sangre fresca o baja en potasio debería siempre estar disponible a pie de cama durante la cirugía. Deberá tenerse precaución con estos pacientes ya que la administración rápida de sangre puede causar hiper-potasemia, hipocalcemia, y disfunción miocárdica debido a intoxicación por citrato.

Para pacientes sometidos al cierre quirúrgico en el quirófano, es común insertar una línea arterial para monitorear la presión arterial y evaluar la gasometría, y se usa una técnica anestésica balanceada (combinación de IV con inhalación). No es común extubar al paciente inmediatamente después de la cirugía debido a que la toracotomía requiere de dosis mayores de narcóticos.

La estrategia de ventilación debería ser la de mantener un nivel entre la normocarbia y una ligera hipercarbia, y minimizar la administración de oxígeno a menos que se requiera más oxígeno para una saturación normal. Esta estrategia ayudará a mantener la resistencia vascular pulmonar, reduciendo el cortocircuito izquierda derecha y el escape diastólico, lo cual puede conducir a una isquemia miocárdica. Los esfuerzos por reducir el escape diastólico deberán incluir una estrategia de ventilación tradicional, minimizar la concentración de anestesia, y mantener la resistencia vascular sistémica. La administración de fenilefrina 0.5-1 mcg/kg i.v. por lo general restaura la resistencia vascular sistémica, incrementa la presión arterial diastólica, y corrige la insuficiencia coronaria, de haberla.

Intervención por cateterismo

El cierre por dispositivo transcatéter de un conducto arterioso persistente es un método aceptado en recién nacidos a término y en niños mayores. Recientemente, la disponi-bilidad de dispositivos que pueden ser colocados a través de catéteres más pequeños ha hecho que el cierre percutáneo del conducto arterioso persistente sea posible en el recién nacido con un peso extremadamente bajo (<1 kg). El cierre por dispositivo en recién nacidos de <2.5 kg deberá hacerse por completo por la vía venosa (femoral o yugular), evitando la colocación de un catéter en la arteria femoral para evitar dañarla. Una vez que se llega al conducto por la vía transvenosa a través del corazón derecho, se mide la longitud y el diámetro del conducto arterioso persistente mediante una angiografía dentro de este. Hay una variedad de dispositivos de diferentes formas y tamaños para tratar el conducto arterioso persistente, y la mayoría son administrados con catéteres o camisas de <5 Fr en niños pequeños. Durante la colocación del dispositivo, la aorta puede ser observada mediante angiografía o ecocardiografía para prevenir su protrusión. También es posible realizar el cierre de conducto arterioso persistente por dispositivo en recién nacidos mediante el uso de ecocardiografía a pie de cama en la Unidad de Cuidados Intensivos Neonatales. Para niños más grandes >5 kg, es menos probable que haya daño a la arteria, por ende, se usa la vía transvenosa o transarterial (femoral, por lo general) para implantar los dispositivos en el conducto arterioso persistente. El cierre del conducto arterioso persistente por dispositivo en niños mayores es un procedimiento ambulatorio.

Complicaciones

Entre las complicaciones del cierre por dispositivo en niños pequeños que pesan menos de 2 ó 3 kg, está la protrusión de la aorta o de la arteria pulmonar principal cerca del ostium de la arteria pulmonar izquierda. La protrusión aórtica es más grave ya que puede resultar en coartación inducida por el dispositivo. Antes del procedimiento, se realizará una ecografía detallada de la región del istmo aórtico para excluir pacientes con hipoplasia preexistente del istmo aórtico o con coartación moderada verdadera, y para evitar esta complicación, durante el procedimiento se podrá realizar una ecografía que ayude en la colocación del dispositivo. En niños mayores, la posibilidad de que debido al dispositivo haya una importante protrusión de la aorta, o de la arteria pulmonar, es menor. La embolización del dispositivo en niños más grandes por lo general se maneja mediante la recuperación transcatéter del dispositivo, seguida de la colocación de un dispositivo de tamaño más adecuado. Sin embargo, en niños muy pequeños (por debajo de 1.5 y 2 kg), la recuperación del dispositivo puede ser difícil y deberá sopesarse la recuperación por la vía quirúrgica después de haberse realizado la ligadura por cirugía al mismo tiempo.

Intervención quirúrgica

La ligadura o división quirúrgica sigue siendo un método común para cerrar el conducto arterioso persistente en el recién nacido prematuro. El método estándar involucra una toracotomía posterolateral izquierda, conservando el serrato, a través del cuarto espacio intercostal mediante una incisión corta. Los aspectos superior e inferior del conducto se disecan con cuidado para no dañar el conducto arterioso persistente, el cual es bastante friable, en especial en el recién nacido prematuro. Todas las estructuras deberán poderse identificar fácilmente, incluyendo el nervio vago, el nervio laríngeo recurrente izquierdo, y el arco aórtico. En bebés pequeños, para ocluir el conducto arterioso persistente se usa un clip de titanio de tamaño medio a grande. El clip deberá

Cierres quirúrgicos de conductos arteriosos persistentes en TCH (1996-2016)
Promedio de procedimientos por año: 11 (2-31)
Edad promedio del operado: 35 días (1 día - 13 años)
Peso promedio del operado: 2.5 kg (0.5-28 kg)

probarse fuera del cuerpo antes de usarse ya que no es posible reposicionarlo o retirarlo después de colocarse. Es importante corroborar que el clip rodee el conducto completamente pero sin incluir el nervio laríngeo recurrente (el cual cruza por detrás del conducto arterioso persistente) o el bronquio principal izquierdo (que también está detrás). Una sonda pleural se coloca a discreción del cirujano en base a la friabilidad de los pulmones y posibilidad de fuga de aire.

En pacientes mayores, el conducto arterioso persistente podría disecarse a lo largo de toda su circunferencia con una ligadura de seda, o dividirse entre ligaduras de polipropileno. Como procedimiento de rutina, en estos pacientes se coloca una sonda pleural.

Es posible desarrollar coartación aórtica después de la ligadura del conducto arterioso persistente. Los pacientes que tengan un istmo relativamente pequeño, o en los

Tabla 7-2. Lista de chequeo de la Unidad de Cuidados Intensivos Neonatales para pacientes sometidos a ligadura de conducto arterioso persistente en la Unidad de Cuidados Intensivos Neonatales.

Lista de chequeo en Unidad de Cuidados Intensivos Neonatales para ligaduras de conducto arterioso persistente a pie de cama
Antes de la cirugía
- Anestesista CV / Enfermero de práctica avanzada hizo pedidos preoperatorios a EPIC - Hematocrito (Hct) revisado, objetivo: Hct >30 %. Si Hct <30 %, transfundir y volver a revisar. Equipo de la Unidad de Cuidados Intensivos Neonatales ha de pedir la transfusión de sangre y volver a revisar Hct. - Tipo y estudio enviado, sangre pedida para: 2 unidades de un cuarto de sangre de menos de 7 días entregadas en bolsa el día de la cirugía - Orden escrita de dieta absoluta - Consulta con cirujano cardivascular y consentimientos firmados (elección de equipo de cirugía de cardiopatía congénita)
12 horas antes del día de la cirugía
- NeoBar retirado por el equipo de terapia respiratoria de la Unidad de Cuidados Intensivos Neonatales - IV dedicada colocada por el equipo Unidad de Cuidados Intensivos Neonatales o puerto IV dedicado disponible en la mañana de la cirugía - 2 equipos de aspiración disponibles y funcionando (uno para el cirujano, otro para el anestesista) - Calentador de sangre a pie de cama - Bebé colocado en la K-pad (toalla calentadora) - 2 pulsioxímetros – uno en la mano derecha, el otro en cualquier pierna - 2 lecturas de presión arterial – un manguito en el brazo derecho, el otro en cualquier pierna (el de la pierna no es necesario si el paciente tiene catéter umbilical o línea arterial en extremidad inferior) - Cable de temperatura interna a pie de cama - Sangre pedida al banco de sangre y colocada a pie de cama en refrigerador 15 minutos antes de la hora de inicio agendada - Familia a pie de cama 30 minutos antes de la hora de inicio agendada (para otorgar consentimiento de anestesia) - Área despojada de equipos innecesarios, visitantes o personal innecesario. Juguetes/mantas adicionales fuera de la cama y colocar aviso que diga: «Cirugía en Curso: NO ENTRAR»
Localizar al profesional clínico de guardia en caso de preguntas.

que una coartación aórtica pueda desarrollarse, deberán ser evaluados con cuidado para sopesar la necesidad de reparar una coartación aórtica durante la cirugía. Estos pacientes deberán ser operados en el quirófano en vez de la Unidad de Cuidados Intensivos Neonatales.

Complicaciones

Entre las complicaciones más graves a prevenir, están:

- Disfunción de la cuerda vocal izquierda debido a lesión del nervio laríngeo recurrente
- Quilotórax debido a ruptura de los vasos linfáticos y nodos linfáticos
- Coartación aórtica
- Ligadura de estructuras incorrectas

Manejo posoperatorio del recién nacido prematuro

Cerca de 50 % de los recién nacidos prematuros desarrolla síndrome cardíaco posligadura después de la ligadura quirúrgica del conducto arterioso persistente. Este síndrome se caracteriza por una hipotensión sistémica e insuficiencia de oxígeno, lo que muchas veces requiere de medicamentos vasoactivos y ventilación mecánica prolongada. El bajo gasto cardíaco se debe a un incremento agudo en la resistencia vascular sistémica y una reducción en la precarga. Los síntomas por lo general empiezan entre 8 y 12 horas después de la intervención y tienden a resolverse 24 horas después.

La milrinona ha sido usada para bajar la poscarga y trae algunos beneficios a los recién nacidos con síndrome cardíaco posligadura. Para mejorar su presión arterial, otros recién nacidos podrían requerir el uso de inotrópicos tales como la dopamina.

8 Comunicación interauricular

Josh Kailin, Aimee Liou, Iki Adachi

La comunicación interauricular (CIA) es un defecto cardíaco congénito presente en hasta un 10 % de todas las cardiopatías congénitas. Es frecuente que la comunicación interauricular, en sus varias formas, acompañe a otras cardiopatías congénitas. Este capítulo se enfoca en las comunicaciones interauriculares por separado. Entre los tipos de comunicación interauricular tenemos (Cuadro 8-1):

- **Foramen oval persistente**: orificio persistente, semejante a un colgajo, entre el septum primum y el limbo de la fosa oval.
- **Comunicación interauricular de tipo ostium secundum**: deficiencia, ausencia, o perforación del septum primum. La derivación está a nivel del ostium secundum.
- **Comunicación interauricular de tipo primum**: defecto de la almohadilla endocárdica que da lugar a un tabique auriculoventricular deficiente.
- **Comunicación interauricular de tipo seno venoso**: derivación interauricular que resulta de la incorporación anómala de estructuras venosas primitivas a la aurícula. No representa deficiencia del tabique interauricular en sí y por lo común está asociada con retorno venoso pulmonar anómalo parcial.
- **Comunicación interauricular del seno coronario**: deficiencia poco común del «techo» del seno coronario en su recorrido detrás de la aurícula izquierda, lo cual permite que haya derivación interauricular.

Fisiopatología y presentación clínica

Las comunicaciones interauriculares permiten que haya derivación entre la aurícula izquierda y la derecha (Cuadro 8-2). El grado y dirección de la derivación por lo general viene determinada por la distensibilidad relativa del ventrículo derecho y ventrículo izquierdo, y el tamaño del defecto. Debido a que el ventrículo derecho por lo general es más distensible que el ventrículo izquierdo, cuando no hay otra patología es común que la derivación interauricular sea de izquierda a derecha. Los cortocircuitos izquierda derecha con hemodinámica considerable hacen que haya dilatación de aurícula derecha y ventrículo derecho.

Por lo general, los pacientes con comunicación interauricular son asintomáticos. Una comunicación interauricular de gran tamaño podría aparecer en los primeros años de vida con infecciones respiratorias recurrentes, fatiga general, retraso del crecimiento y taquipnea; o entre la 4ta y 5ta década de vida, cuando los síntomas de falla del corazón derecho aparecen como producto de una sobrecarga de volumen en el corazón derecho. Los pacientes podrían presentar arritmia auricular o alguna patología vascular pulmonar hacia el final de la adultez.

La exploración física revela un soplo de expulsión en válvula pulmonar como resultado del flujo adicional que atraviesa la válvula pulmonar desde el cortocircuito izquierda derecha. Puede haber un desdoblamiento bastante amplio del segundo ruido cardíaco (desdoblamiento fijo de S_2). El latido de la punta puede ser difuso o estar desplazado lateralmente. Los pacientes adultos con comunicación interauricular crónica podrían presentar falla del corazón derecho, acompañado de hepatomegalia y edema.

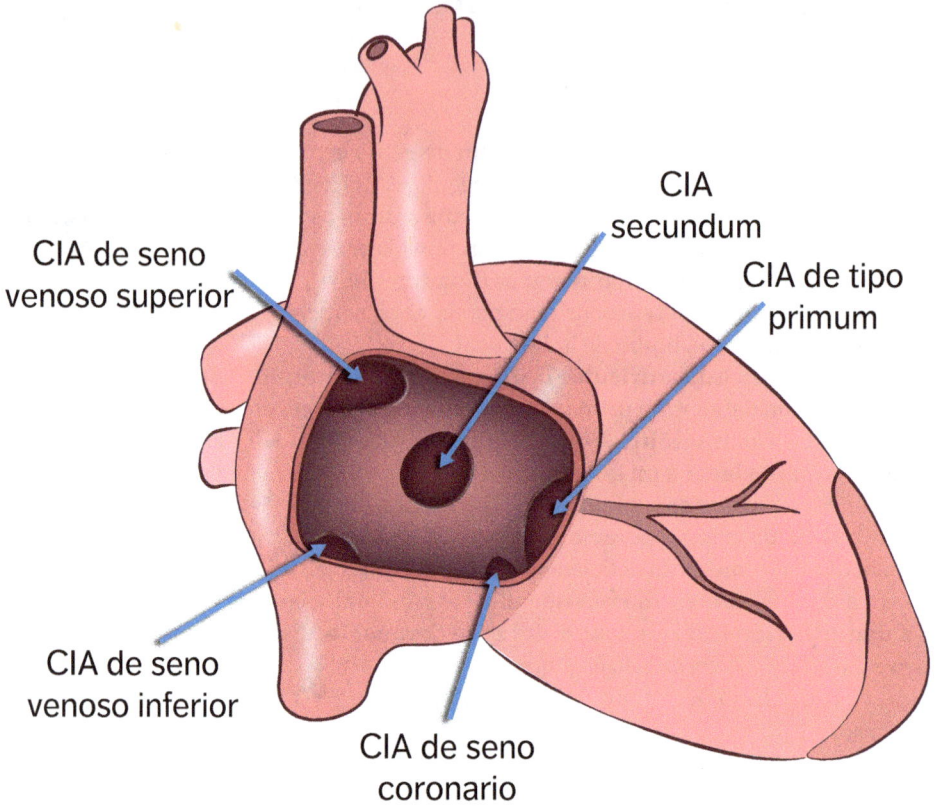

CIA
secundum

CIA de tipo
primum

CIA de seno
venoso superior

CIA de seno
venoso inferior

CIA de seno
coronario

Cuadro 8-1. Tipos de comunicación interauricular. Imagen por cortesía de Dr. Josh Kailin, www.pedecho.org.

Diagnóstico

- **RxTórax.** Cardiomegalia como resultado de crecimiento de aurícula derecha y ventrículo derecho. Tramas vasculares pulmonares prominentes como resultado del cortocircuito izquierda derecha.
- **ECG.** Crecimiento de aurícula derecha, hipertrofia ventricular derecha, y a menudo un patrón RSR' en V1.
- **Ecocardiograma (Cuadro 8-3).** Para confirmar diagnóstico, tamaño y tipo de comunicación interauricular.

Indicaciones / Sincronización de la intervención

Debido a una presentación asintomática y un alto índice de cierre espontáneo de defectos menores en niños pequeños, es común que la remisión sea postergada hasta que el paciente alcance los 4 ó 5 años de edad. Una remisión más pronta podría indicarse por factores adicionales. Indicaciones para remisión:

- Comunicación interauricular moderada a grande con crecimiento del corazón derecho y aplanamiento diastólico en el ecocardiograma

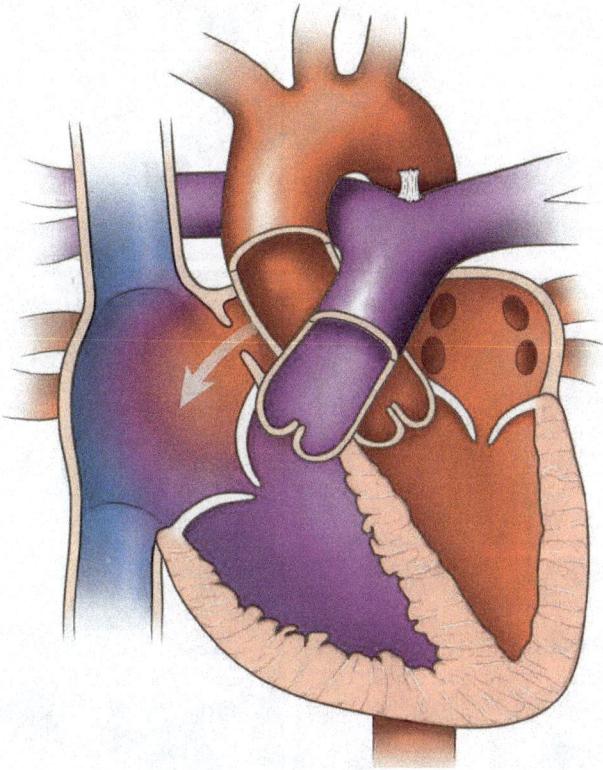

Cuadro 8-2. Fisiopatología de la comunicación interauricular.

- Qp:Qs ≥1.5:1
- Circunstancias especiales como cuando la comunicación interauricular está asociada a otros problemas tales como hipertensión pulmonar, estenosis mitral, etc.
- Comorbilidades tales como neumopatía crónica y nacimiento prematuro
- Infecciones respiratorias frecuentes
- Secuelas por cortocircuito derecha izquierda transitorio como cianosis, embolismo, accidentes isquémicos transitorios recurrentes
- Entre los síntomas están la fatiga e intolerancia al ejercicio (poco común)

Intervención por cateterismo

En el presente, el dispositivo de oclusión vía cateterismo está reservado para ciertos pacientes con comunicación interauricular de tipo secundum. El transcatéter podría usarse en recién nacidos cuando la clínica lo indique. En pacientes asintomáticos sin clínica apremiante, el procedimiento puede facilitarse al permitir que el paciente alcance un peso de 20 kg.

Se realiza un ecocardiograma transesofágico para una evaluación a fondo de las características del defecto y la factibilidad del cierre transcatéter. Entre las características

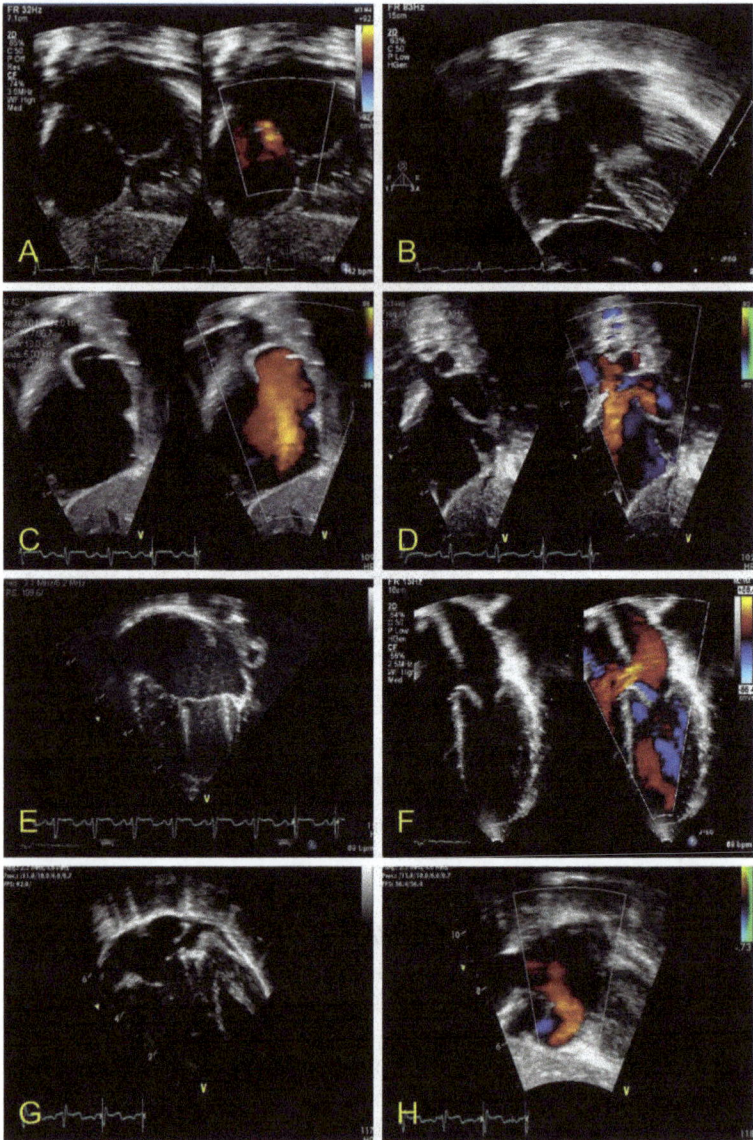

Cuadro 8-3. Ecocardiograma de la comunicación interauricular. A) Comparación en color de un foramen oval persistente con cortocircuito izquierda derecha, B) Imagen 2D de comunicación interauricular grande tipo secundum, C) Comparación en color de comunicación interauricular grande tipo secundum con cortocircuito izquierda derecha, D) Comparación en color de comunicación interauricular de seno venoso con cortocircuito izquierda derecha, E) Corte de 4 cámaras de comunicación interauricular grande tipo primum, F) Corte de 4 cámaras para comparación en color de cortocircuito izquierda derecha en comunicación interauricular tipo primum, G) Corte de 4 cámaras de comunicación interauricular de seno coronario resultante de seno coronario sin techo, H) Doppler a color de comunicación interauricular de seno coronario con cortocircuito izquierda derecha. Imágenes por cortesía de Dr. Josh Kailin, www.pedecho.org.

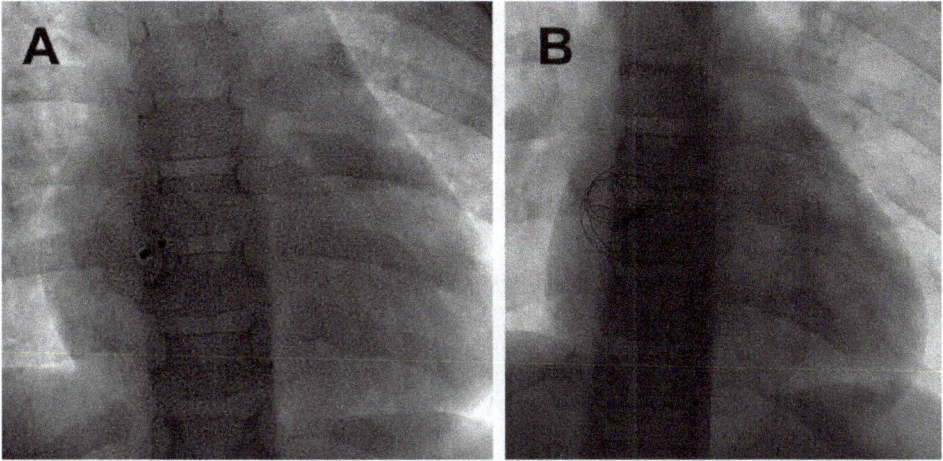

Cuadro 8-4. Angiografía de dos dispositivos diferentes para comunicación interauricular: A) Un oclusor septal Amplatzer™ (St. Jude Medical Inc., St Paul, MN) y B) el oclusor de comunicación interauricular Gore® Cardioform (W.L. Gore & Associates, Flagstaff, AZ).

a evaluar están tamaño y forma del defecto, bordes septales, y ubicación del defecto. Si después del ecocardiograma se determina que el cateterismo no es conveniente, el paciente será referido para cierre por vía quirúrgica.

El procedimiento incluye cateterismo en el corazón derecho con determinación del grado de cortocircuito izquierda derecha (Qp:Qs). Luego, con un globo se mide el tamaño del defecto mediante la técnica de flujo interrumpido (Carlson et al. 2005).

Se coloca un dispositivo dentro del defecto con asistencia del ecocardiograma transesofágico, fluoroscopia, y angiografía (Cuadro 8-4). Estos estudios de imágenes permiten guiar y evaluar la mala colocación del dispositivo, derivación residual o pinzamiento de las estructuras cardíacas adyacentes. Posterior al cierre por dispositivo, el paciente recibe aspirina durante un período de 6 meses, al final del cual es probable que el dispositivo se haya endotelizado. Después de 6 meses se realiza un ecocardiograma para ayudar a descartar cualquier derivación residual.

Complicaciones después del cateterismo

- **Embolización del dispositivo.** Puede ocurrir como resultado del uso de un dispositivo de menor tamaño, o los bordes del tejido no eran adecuados. El dispositivo puede recuperarse por transcatéter o quirúrgicamente, mientras que al mismo tiempo se practica una reparación quirúrgica de la comunicación interauricular.
- **Erosión del dispositivo.** Puede ocurrir como resultado de un dispositivo sobredimensionado, o a la proximidad del dispositivo al techo auricular o a la aorta.
- **Arritmias auriculares.** Puede que aparezcan pulsos ectópicos aislados o taquicardia auricular no sostenida, pero esto no es común.

Reparación quirúrgica

El método estándar para la reparación quirúrgica de la comunicación interauricular es la esternotomía media, aunque en ciertos pacientes con comunicación interauricular de tipo secundum se puede

Procedimientos de comunicación interauricular en TCH (2013-2017)
Promedio de procedimientos por año: 37 (33-42)
Mortalidad perioperatoria: 0

practicar un procedimiento poco invasivo (esternotomía parcial inferior). Se inicia la circulación extracorpórea con canulación bicava. Se para el corazón mediante pinzamiento cruzado de la aorta ascendente mientras se protege el miocardio con cardioplejia fría administrada por la raíz aórtica. Se abre la aurícula derecha para exponer la comunicación interauricular. Por lo general, la comunicación interauricular se cierra con un parche pericárdico autólogo fresco a menos que el defecto sea pequeño, en cuyo caso el cierre primario podría ser una opción.

Complicaciones quirúrgicas

Una complicación relativamente común observada después de la reparación de la comunicación interauricular es la aparición de derrame pericárdico, también conocido como síndrome poscardiotomía. A menudo, los pacientes están asintomáticos y la RxTórax podría mostrar una silueta cardíaca incrementada. El ecocardiograma se usa para confirmar el diagnóstico. Según el tamaño del derrame y la presencia o ausencia de taponamiento fisiológico, el tratamiento incluye la evacuación de fluidos (por cirugía o cateterismo), o el tratamiento médico (diuréticos y drogas antiinflamatorias no esteroideas).

Seguimiento a largo plazo

Los pacientes con comunicación interauricular no reparada requieren de seguimiento con un cardiólogo. Los pacientes con comunicación interauricular pequeña, pero sin dilatación importante del corazón derecho, podrían acudir a control cada 2 ó 3 años. Los pacientes con comunicación interauricular moderada a grande, y con dilatación del corazón derecho, deberían acudir para evaluación de síntomas al menos una vez al año, y a veces con mayor frecuencia si tienen menos de 2 años de edad. Por lo general, después de la reparación quirúrgica o del cierre por dispositivo, los pacientes se hacen ECG y ecocardiograma una vez al año.

Lectura recomendada

Carlson KM, Justino H, O'Brien RE, et al. Transcatheter atrial septal defect closure: modified balloon sizing technique to avoid overstretching the defect and oversizing the Amplatzer septal occluder. Catheter Cardiovasc Interv 2005;66:390-6.

9 Retorno venoso pulmonar anómalo parcial

Alan F. Riley, Iki Adachi

El retorno venoso pulmonar anómalo parcial (PAPVR) es un grupo heterogéneo de lesiones donde al menos una vena pulmonar, pero no todas, drena en el corazón derecho o las venas sistémicas. Al igual que el retorno venoso pulmonar anómalo total (TAPVR), el retorno venoso pulmonar anómalo parcial puede asociarse a una gran variedad de lesiones intracardíacas, en particular, cuando viene acompañado de síndrome de heterotaxia o anomalías en la configuración auricular y abdominal. A menudo se requieren varios tipos de estudios de imágenes y estrategias quirúrgicas debido a la cantidad de variantes anatómicas del retorno venoso pulmonar anómalo parcial.

La variante más común de retorno venoso pulmonar anómalo parcial es cuando la vena pulmonar superior derecha drena en la aurícula derecha, en la unión de la aurícula derecha con la vena cava superior, o en la vena cava superior. En otras variantes, algunas de las venas pulmonares izquierdas drenan en la vena innominada, o drenan todas las venas pulmonares derechas en la unión de la aurícula derecha con la vena cava inferior auricular a través de una vena vertical descendente (síndrome de «cimitarra»).

La mayoría de los pacientes con retorno venoso pulmonar anómalo parcial tienen comunicación interauricular, por lo general del tipo seno venoso. Estas comunicaciones interauriculares están cerca de la pared derecha posterior del tabique sin borde posterior. El retorno venoso pulmonar anómalo parcial de las venas pulmonares superiores derechas hacia la vena cava superior tiende a estar asociado con comunicación interauricular de tipo seno venoso superior, mientras que el retorno venoso pulmonar anómalo parcial de las venas derechas hacia la vena cava inferior tiende a presentarse con una comunicación interauricular de tipo seno venoso inferior.

Fisiopatología y presentación clínica

La fisiopatología del retorno venoso pulmonar anómalo parcial está relacionada con un cortocircuito izquierda derecha y/o, muy raras veces, la obstrucción del drenaje venoso pulmonar desde los pulmones. Los mecanismos de la obstrucción venosa pulmonar, de haberla, son similares al retorno venoso pulmonar anómalo total y se deben a: 1) estenosis en la conexión de las venas anómalas con la aurícula derecha o vena sistémica, 2) compresión mecánica desde las arterias pulmonares, bronquios, o diafragma, y/o 3) hipoplasia intrínseca del vaso de largo segmento.

Al igual que otros cortocircuitos supraventriculares izquierda derecha, el retorno venoso pulmonar anómalo parcial produce cardiomegalia con dilatación del corazón derecho. El grado de dilatación del corazón derecho es proporcional al número de segmentos de venas pulmonares involucrados y puede sumarse a otras derivaciones asociadas (p. ej., comunicación interauricular). La dilatación crónica de aurícula derecha y ventrículo derecho a lo largo de años o décadas puede aumentar el riesgo de arritmias y disfunción diastólica y sistólica.

Por lo general, los niños con retorno venoso pulmonar anómalo parcial aislado y sin obstrucciones son asintomáticos. Estos pacientes tienden a presentarse en consulta por

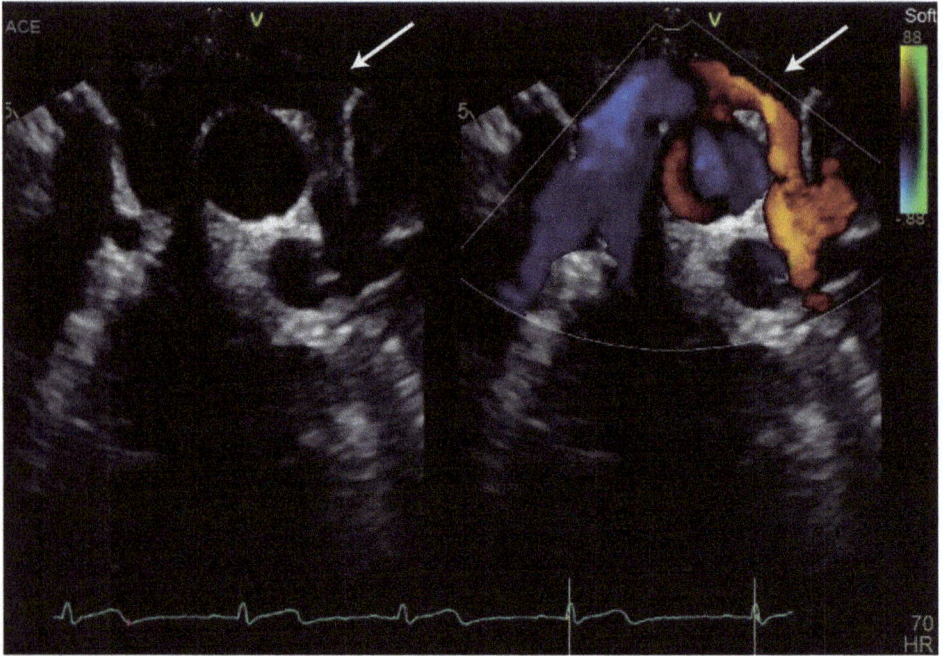

Cuadro 9-1. Ecocardiograma supraesternal en color para comparar imagen de una vena pulmonar superior izquierda anómala que drena en la vena braquiocefálica izquierda (flecha). Imagen por cortesía de Dr. Josh Kailin, www.pedecho.org.

dilatación idiopática del corazón derecho. Algunos pacientes pueden presentar infecciones respiratorias recurrentes. En la exploración física, los pacientes presentan un soplo de eyección en el borde esternal superior izquierdo (relacionado con un aumento en el flujo de la válvula pulmonar) y un desdoblamiento amplio de S_2.

Diagnóstico
- **ECG.** El paciente podría tener bloqueo de la rama derecha del haz de His, una posible hipertrofia ventricular derecha y posible crecimiento de la aurícula derecha.
- **RxTórax.** Mostrará cardiomegalia e incremento de las tramas vasculares pulmonares.
- **Ecocardiograma.** Por lo general hay dilatación auricular y ventricular derecha. El defecto podría no ser evidente en una vista paraesternal estándar. Las vistas frontales subcostales pueden mostrar el punto de entrada de la vena pulmonar superior derecha. Si el defecto está más arriba en la vena cava superior, este se podría ver en un corte longitudinal superior paraesternal. Podría haber insuficiencia tricuspídea en grado leve a moderada. La aceleración del flujo de la válvula pulmonar debido al cortocircuito izquierda derecha puede emular una leve estenosis de la válvula (velocidad no mayor a 2.5-3 m/s), pero la válvula deberá tener aspecto normal. Al igual que otros defectos en el llenado auricular, el tabique interventricular se aplanará durante la diástole. Si llega haber un aplanado adicional del tabique durante

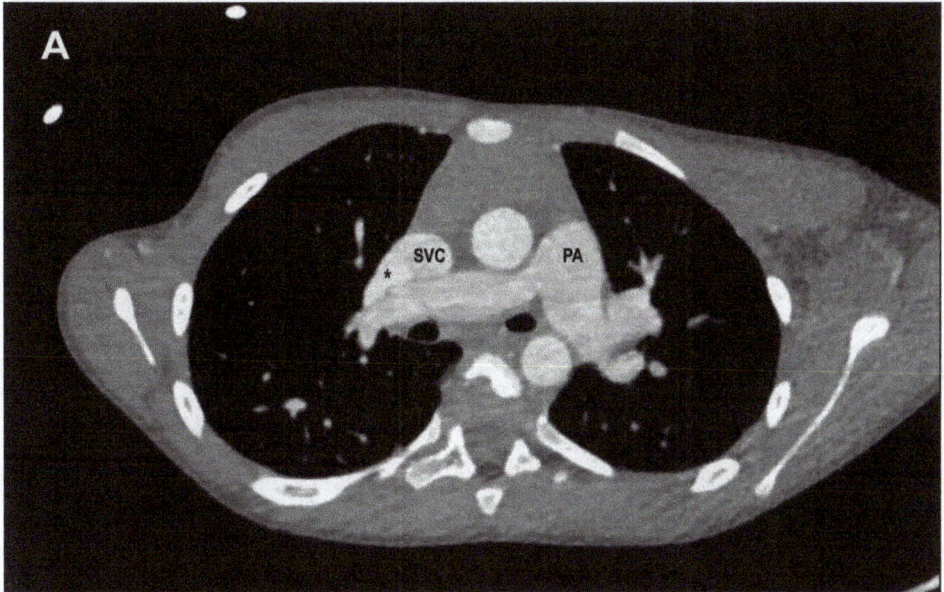

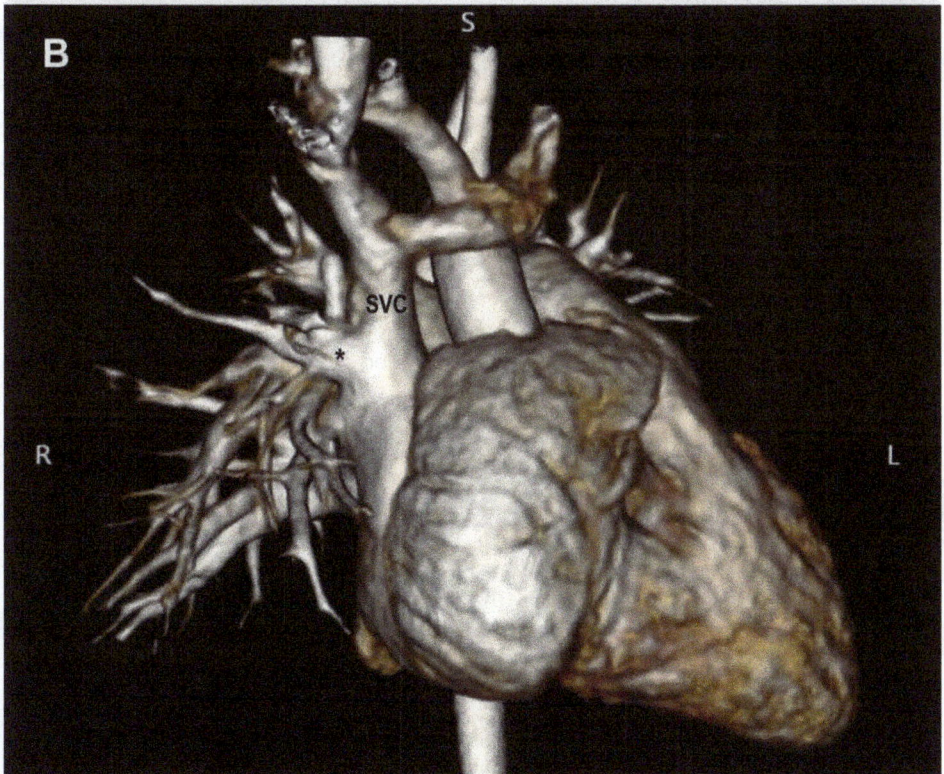

Cuadro 9-2. AngioTAC transversal (A) y reconstrucción en 3D en un paciente con retorno venoso pulmonar anómalo parcial de la vena pulmonar superior derecha (*) hacia la vena cava superior. L: izquierda, PA: arteria pulmonar, R: derecha, SVC: vena cava superior.

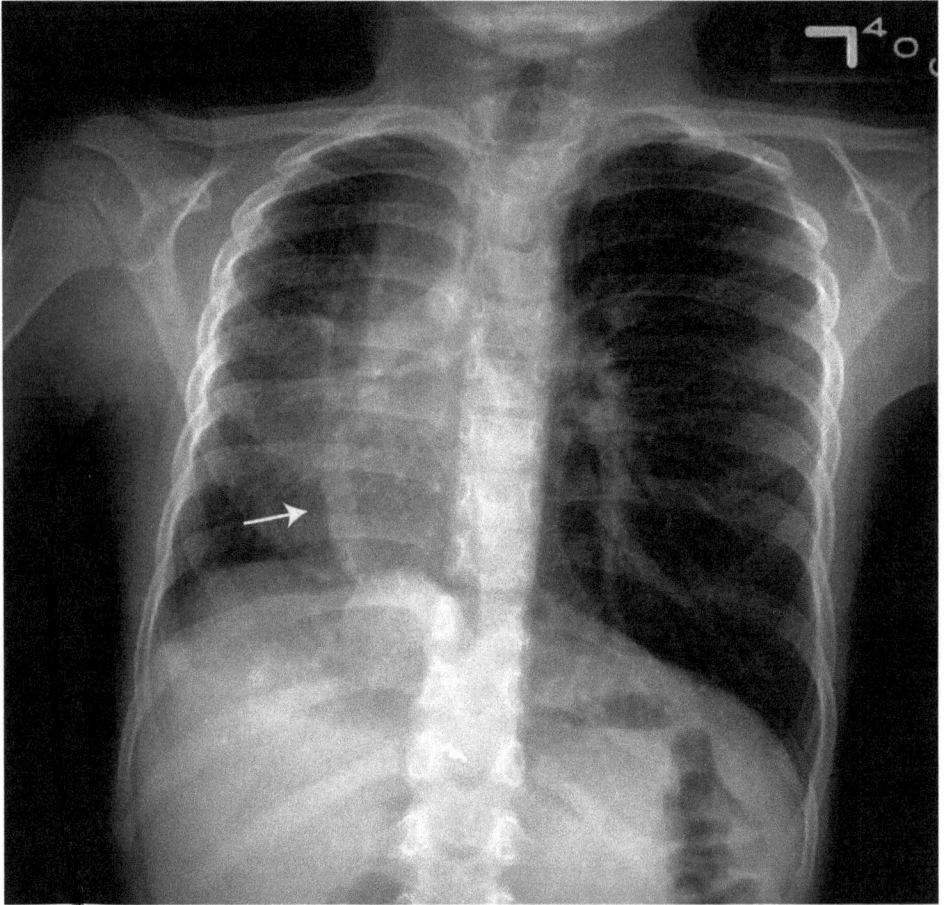

Cuadro 9-3. RxTórax de paciente con síndrome de cimitarra muestra hipoplasia del pulmón derecho y la sombra de una vena pulmonar superior derecha anómala que desciende hacia la vena cava inferior (flecha).

la sístole, habrá de sospecharse de hipertensión pulmonar. El ecocardiograma también puede mostrar una vena pulmonar superior izquierda anómala que drena en la vena innominada izquierda (Cuadro 9-1).

- **AngioTAC y RMN.** El angioTAC puede ser útil para definir la anatomía de venas anómalas como parte de la planificación quirúrgica (Cuadro 9-2). En pacientes con síndrome de cimitarra es de gran utilidad para definir dónde está situada la vena con respecto a la aurícula derecha e izquierda antes de la cirugía.

- **Cateterismo cardiaco.** No hace falta en la gran mayoría de pacientes con retorno venoso pulmonar anómalo parcial. El cateterismo cardíaco está indicado en pacientes con síndrome de cimitarra para embolizar los colaterales aortopulmonares (que casi siempre están presentes en estos pacientes) antes de la intervención quirúrgica (ver abajo).

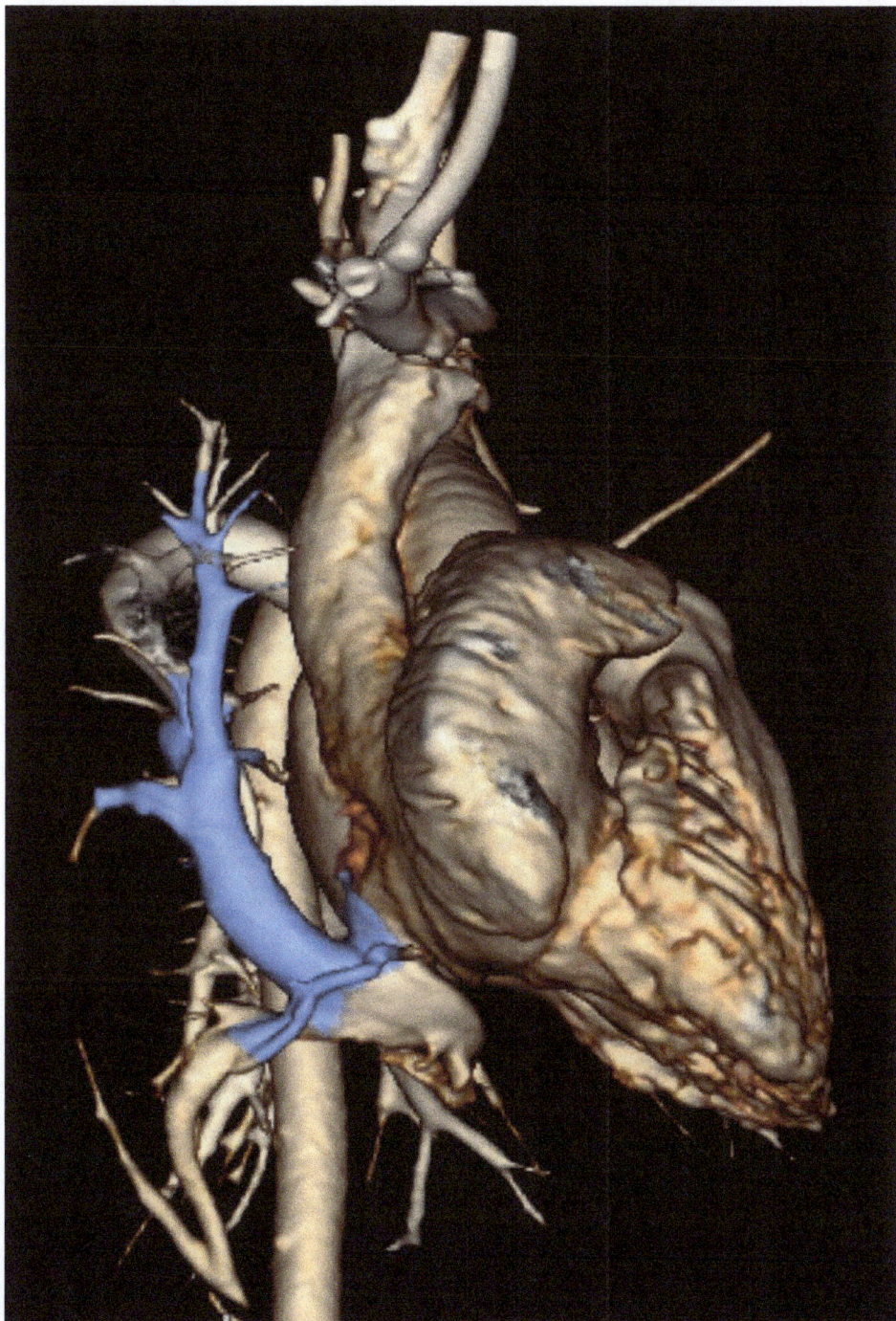

Cuadro 9-4. AngioTAC que muestra reconstrucción en 3D de síndrome de cimitarra. Obsérvese vena pulmonar derecha anómala (azul) que desciende y se inserta en la vena cava inferior.

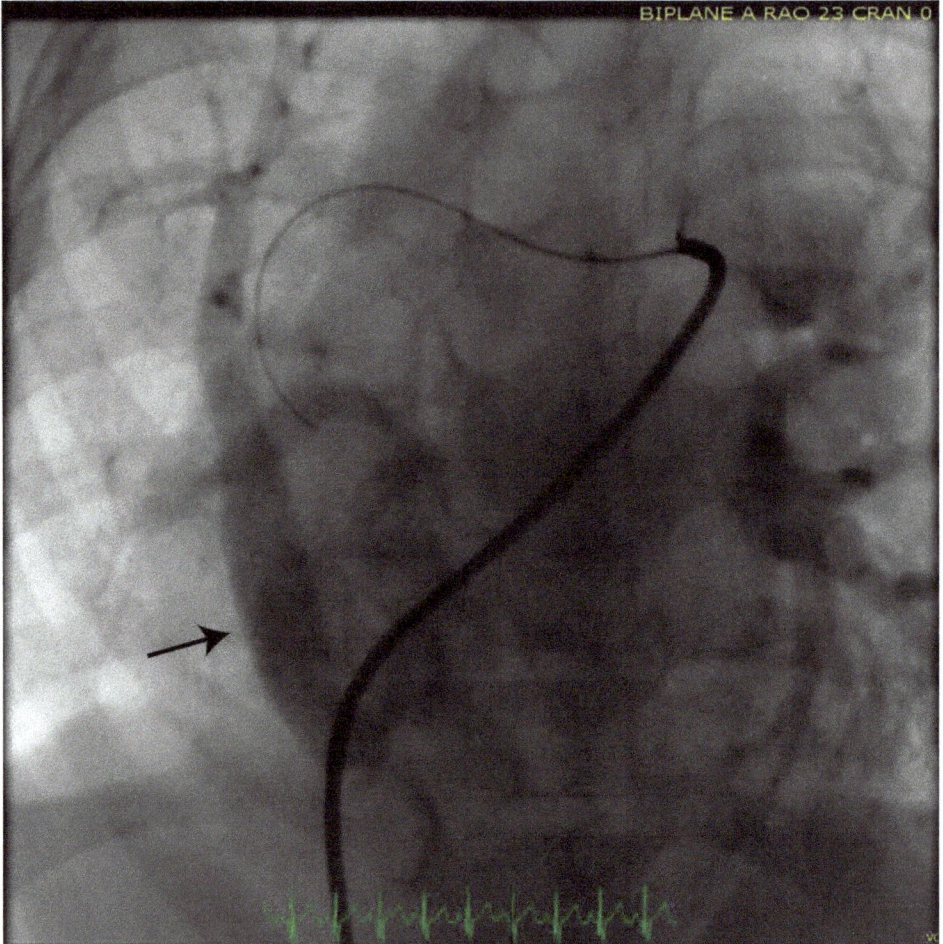

Cuadro 9-5. Cateterismo cardíaco muestra vena cimitarra prominente (flecha).

Indicación / Sincronización de la intervención

Las indicaciones para intervenir quirúrgicamente dependen del grado de hiperflujo pulmonar. Las venas pulmonares anómalas sencillas y aisladas podrían no generar una dilatación del corazón derecho que amerite intervención. En casos limítrofes, los estimados del cociente Qp:Qs obtenidos por RMN pueden ser útiles para determinar si la intervención está indicada. En pacientes con hiperflujo pulmonar de bajo volumen (Qp:Qs<1.5:1) es probable que no haga falta la corrección quirúrgica, y es necesario hacer seguimiento cardiológico a largo plazo para evaluar si hay secuelas por hiperflujo pulmonar. Sin embargo, poco se sabe sobre el efecto a largo plazo de la sobrecarga de volumen en el corazón derecho. En esos casos limítrofes, es importante sopesar el curso natural de la condición en función de los riesgos quirúrgicos.

La intervención quirúrgica electiva del retorno venoso pulmonar anómalo parcial aislado es óptima cuando se realiza años más tarde (edad escolar). En neonatos que requieran de cirugía para otras lesiones intracardíacas, se podría dejar quieto el retorno venoso pulmonar anómalo parcial de una vena pulmonar sencilla y aislada para poder optimizar los resultados de la manipulación, el redireccionamiento, y/o la reimplantación de la vena anómala.

Reparación quirúrgica

Los detalles de la reparación quirúrgica dependen del tipo de retorno venoso pulmonar anómalo parcial. La mayoría de los procedimientos se realizan por esternotomía media y mediante circulación extracorpórea con paro cardiopléjico.

Vena pulmonar izquierda anómala en la vena innominada

La vena anómala puede dejarse en su sitio, ligada, en su punto de entrada, a la vena innominada, y se puede practicar una anastomosis entre la superficie anterior de la vena pulmonar y la orejuela auricular izquierda, la cual se coloca encima de la vena vertical. De forma alterna, la vena anómala puede separarse y anastomosarse directamente a la orejuela de la aurícula izquierda, con cuidado de no torcer estas estructuras.

Vena pulmonar superior derecha anómala

En pacientes con venas pulmonares derechas anómalas que drenan en la aurícula derecha, se crea un túnel con pericardio autólogo para redireccionar el flujo a través de la comunicación interauricular de tipo seno venoso (de haberla), o a través de la creación de una comunicación (si la comunicación interauricular no está presente) hacia la aurícula izquierda. Si las venas anómalas drenan en la vena cava superior y hay la posibilidad de que la creación del túnel obstruya la vena cava superior, hay 2 opciones quirúrgicas distintas: el procedimiento de Warden y una reparación con dos parches. En el procedimiento Warden, se divide la vena cava superior justo por encima del punto de entrada de las venas pulmonares y se sutura (con o sin parche). Se crea un túnel desde el orificio de la vena cava superior a través del tabique interauricular hacia la aurícula izquierda, y la vena cava superior distal se reimplanta en la orejuela auricular derecha para permitir que la vena cava superior drene. Cuando hay una tensión considerable debido a una vena cava superior corta, se pudiera crear una anastomosis posterior y colocarse un parche anterior en la anastomosis para aliviar la tensión. En la reparación de dos parches, se crea un túnel entre las venas pulmonares y la aurícula izquierda, y un segundo parche se coloca para alargar la vena cava superior y prevenir obstrucciones. Esta reparación puede asociarse a una mayor incidencia de daño al nodo sinusal (o daño al suministro sanguíneo del nodo sinusal), en especial, en pacientes mayores.

Complicaciones

Posibles complicaciones de la reparación quirúrgica del retorno venoso pulmonar anómalo parcial:

- **Arritmias y disfunción del nodo sinusal.** La disfunción del nodo sinusal puede complicar la reparación del retorno venoso pulmonar anómalo parcial. Ambos procedimientos quirúrgicos parecen generar una ausencia similar de disfunción a largo plazo.

- **Estenosis posquirúrgica.** Los pacientes sometidos a la reparación del retorno venoso pulmonar anómalo parcial de las venas pulmonares superiores derechas pueden desarrollar estenosis posquirúrgica en el túnel entre las venas pulmonares anómalas y la aurícula izquierda. Además, en el procedimiento de Warden la conexión entre la vena cava superior y la aurícula derecha también está predispuesta a la aparición de estenosis posquirúrgica. En los ecocardiogramas posquirúrgicos de control se debería evaluar la posibilidad de ambas complicaciones.
- **Reintervención.** Como factores predisponentes para la reintervención después de la reparación del retorno venoso pulmonar anómalo parcial para ambas técnicas, la de dos parches y de Warden, están la talla pequeña y la corta edad.

Síndrome de cimitarra

El síndrome de cimitarra es una variante rara del retorno venoso pulmonar anómalo parcial y se presenta en una variedad de escenarios. Se caracteriza por el drenaje anómalo de las venas pulmonares en la vena cava inferior y por estar asociado a varios grados de hipoplasia del pulmón derecho. Entre los hallazgos adicionales están la hipertensión pulmonar y/o el secuestro pulmonar con un colateral aortopulmonar desde la aorta descendente. También es común observar una comunicación interauricular de tipo seno venoso inferior, o una comunicación interauricular tipo ostium secundum. Algunos pacientes al inicio de sus vidas o en la primera infancia presentan hipertensión pulmonar y síntomas de forma desproporcionada al retorno venoso pulmonar anómalo parcial. Casualmente, a algunos pacientes se les diagnostica en la adolescencia o en la adultez, a menudo cuando la RxTórax identifica la vena cimitarra característica, la cual se parece a una espada del mismo nombre (Cuadro 9-3) de la Turquía del siglo 8vo.

La fisiopatología del síndrome de cimitarra proviene de una combinación del cortocircuito izquierda derecha (retorno venoso pulmonar anómalo parcial, comunicación interauricular, colateral aortopulmonar) y una vasculopatía pulmonar, que a su vez puede provenir de una combinación de hiperflujo pulmonar, hipoplasia pulmonar, y obstrucción de la vena pulmonar.

Reparaciones de PAPVR supracardíaco (1996-2019)
(Binsalamah et al. 2020)
Pacientes: 158
- Procedimiento de Warden: 122 (78 %)
- Reparación de parche simple: 26 (22 %)
Edad promedio del operado: 6.3 años
Estancia promedio: 4 días
Mortalidad perioperatoria: 1 (0.6 %)
Resultados a largo plazo (seguimiento promedio de 3.8 años):
- Intervención por cateterismo: 10 (6 %)
- Reoperación (dehiscencia de parche): 1 (0.6 %)

Diagnósticos de síndrome de cimitarra (1995-2019)
(Bonilla-Ramirez C, Salciccioli KB, et al. 2020)
Pacientes: 61
Edad promedio en el diagnóstico: 1.3 años
Reparación quirúrgica: 23 (38 %) pacientes:
- Túnel intracardíaco: 13
- Reimplante: 9
- Otros: 1
Ausencia posquirúrgica de estenosis durante 5 años: 70 %
Supervivencia posquirúrgica a 5 años: 95 %

El diagnóstico y la planificación del procedimiento dependen de una estrategia que use varios tipos de estudios de imágenes. Con la ecocardiograma transesofágico por lo general se detecta el síndrome de cimitarra y se estiman las presiones del corazón derecho. La RMN cardíaca o angioTAC se necesita para describir el retorno venoso pulmonar anómalo parcial, en particular la inserción en la vena cava inferior y la relación con la aurícula derecha o aurícula izquierda (Cuadro 9-4). El cateterismo cardíaco, puede medir la tensión de las arterias pulmonares directamente y confirmar la anatomía del retorno venoso pulmonar anómalo parcial (Cuadro 9-5). Sin embargo, el cateterismo cardíaco es mejor para la embolización con coils de los colaterales aortopulmonares, por lo general presentes desde la aorta descendente hacia el pulmón derecho.

Las indicaciones para intervención quirúrgica pueden ser controversiales, en particular en pacientes mayores asintomáticos en los cuales el hiperflujo pulmonar no es notable (Qp:Qs <1.5:1). La aparición en los más jóvenes por lo general está asociada a una patología más grave y en neonatos tiende a estar asociada a un mal pronóstico, con o sin intervención quirúrgica. La ocasión para intervenir también puede ser controversial, ya que hay que sopesar las consecuencias de una hipertensión pulmonar y un cortocircuito izquierda derecha en curso contra los beneficios del crecimiento somático y mejores resultados quirúrgicos.

Cada paciente recibe una intervención quirúrgica personalizada. Entre las opciones están la creación de un largo túnel entre el punto de entrada de la vena cimitarra en la aurícula izquierda (a través de una comunicación interauricular natural o artificial), reimplantación de la vena cimitarra en un lugar más arriba de la aurícula derecha seguida de la creación de un túnel más corto, creación de una anastomosis entre la vena y la aurícula derecha mediante un túnel, o reimplantación de la vena anómala directamente en la aurícula izquierda. Hay que considerar la aparición de estenosis del túnel a largo plazo después de estas reparaciones, en especial si el túnel es largo.

Lecturas recomendadas

Binsalamah ZM, Ibarra C, Edmunds EE, et al. Younger age at operation is associated with reinterventions following the Warden procedure. Presented at AATS 2019. Submitted for publication, 2020.

Bonilla-Ramirez C, Salciccioli KB, Adachi I, et al. Smaller right pulmonary artery is associated with longer survival time without scimitar vein repair. Presented at CHSS 2019. Submitted for publication, 2020.

10 Anomalías de la vena pulmonar

Heather A. Dickerson, Erin A. Gottlieb, Athar M. Qureshi,
Christopher A. Caldarone, Antonio G. Cabrera, Carlos M. Mery

Este capítulo cubre 2 lesiones diferentes de las venas pulmonares: retorno venoso pulmonar anómalo total (TAPVR) y estenosis aislada de la vena pulmonar. En el Capítulo 9 se cubre el retorno venoso pulmonar anómalo parcial (PAPVR).

Retorno venoso pulmonar anómalo total

El retorno venoso pulmonar anómalo total es una lesión que se caracteriza por el drenaje anómalo de todas las venas pulmonares hacia la aurícula derecha o hacia una estructura venosa sistémica, en vez de hacia la aurícula izquierda. A nivel embrionario, el retorno venoso pulmonar anómalo total se debe a una falla en la fusión de los brotes venosos pulmonares con evaginación posterior de la aurícula izquierda. Como consecuencia de esto, no hay conexión entre las venas pulmonares y la aurícula izquierda, pero las venas por lo general mantienen una conexión con las venas sistémicas a través de la «vena vertical» ascendente o descendente.

Consideraciones anatómicas

En la mayoría de los casos de retorno venoso pulmonar anómalo total, las venas pulmonares drenan en la confluencia venosa pulmonar que luego drena hacia la aurícula derecha o hacia la vena vertical. Se clasifica en 4 categorías, dependiendo del lugar del drenaje:

- **Supracardíaco (45 %).** Por lo general hay una confluencia venosa pulmonar horizontal detrás de la aurícula izquierda que drena hacia la vena vertical que asciende y se conecta con la vena cava superior o, más comúnmente, con la vena innominada. La vena vertical puede viajar por enfrente de la arteria pulmonar izquierda o entre la arteria pulmonar izquierda y el bronquio izquierdo, donde estas estructuras podrían comprimirla. La compresión a este nivel podría resultar en obstrucción e hipertensión pulmonar, lo cual a su vez dilata la arteria pulmonar y causa mayor obstrucción («abrazadera» vascular).
- **Cardíaco (25 %).** Las venas anómalas drenan directamente hacia la aurícula derecha o a través de un seno coronario dilatado. En general, el retorno venoso pulmonar anómalo total cardíaco no está obstruido y a menudo aparece más adelante en la infancia.
- **Infracardíaco (25 %).** Las venas por lo general drenan hacia una confluencia venosa pulmonar vertical que drena hacia la vena vertical que viaja hacia abajo a lo largo del diafragma y drena en la vena cava inferior, o en el sistema de la vena porta o venas hepáticas. La gran mayoría de estos pacientes tiene obstrucción del retorno venoso pulmonar debido a una alta resistencia de los sinusoides hepáticos, compresión a nivel del diafragma, y/o estenosis en el punto de entrada en la vena cava inferior y, como tal, requiere intervención urgente.
- **Mixto (5 %).** Diferentes venas pulmonares tienen diferentes tipos de drenaje.

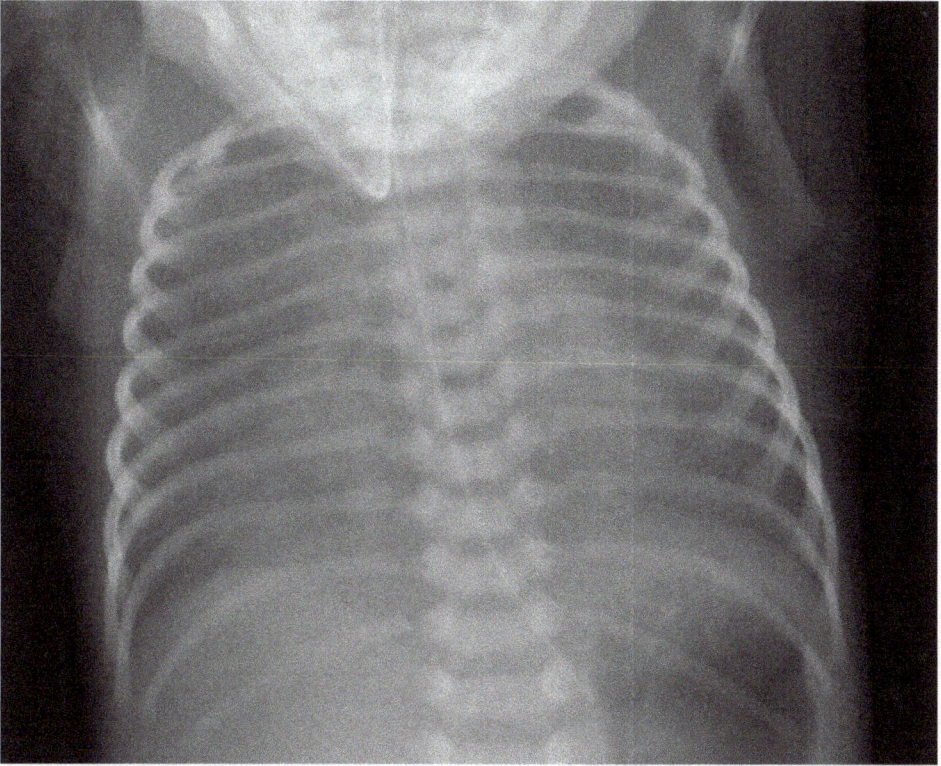

Cuadro 10-1. RxTórax de paciente con retorno venoso pulmonar anómalo total obstruido muestra edema pulmonar considerable.

Fisiopatología y presentación clínica

La presentación clínica de pacientes con retorno venoso pulmonar anómalo total depende de si la obstrucción de las venas pulmonares es o no es considerable. Ya que las venas pulmonares por lo general drenan hacia la aurícula izquierda a través de una confluencia grande y sin obstrucciones, no es óptimo que todas las venas pulmonares drenen hacia una vena vertical que es más pequeña. Como tal, se puede asumir que cada paciente con retorno venoso pulmonar anómalo total tiene algún grado de obstrucción, aun si la obstrucción no es de importancia clínica.

El diagnóstico del feto con retorno venoso pulmonar anómalo total por lo general es difícil, ya que la sangre se deriva desde los pulmones y se oxigena a través de la placenta. Por lo tanto, hay poco flujo a través de las venas pulmonares y ello hace que sean difíciles de definir. A veces, las venas pulmonares anómalas se podrán diagnosticar en el útero cuando hay otros defectos cardíacos como es el caso en pacientes con heterotaxia. Debido a la dificultad del diagnóstico prenatal, el retorno venoso pulmonar anómalo total a menudo se presenta después del nacimiento.

Los pacientes con obstrucción considerable mostrarán síntomas inmediatamente al nacer con edema pulmonar considerable, cianosis grave y progresiva, hipertensión

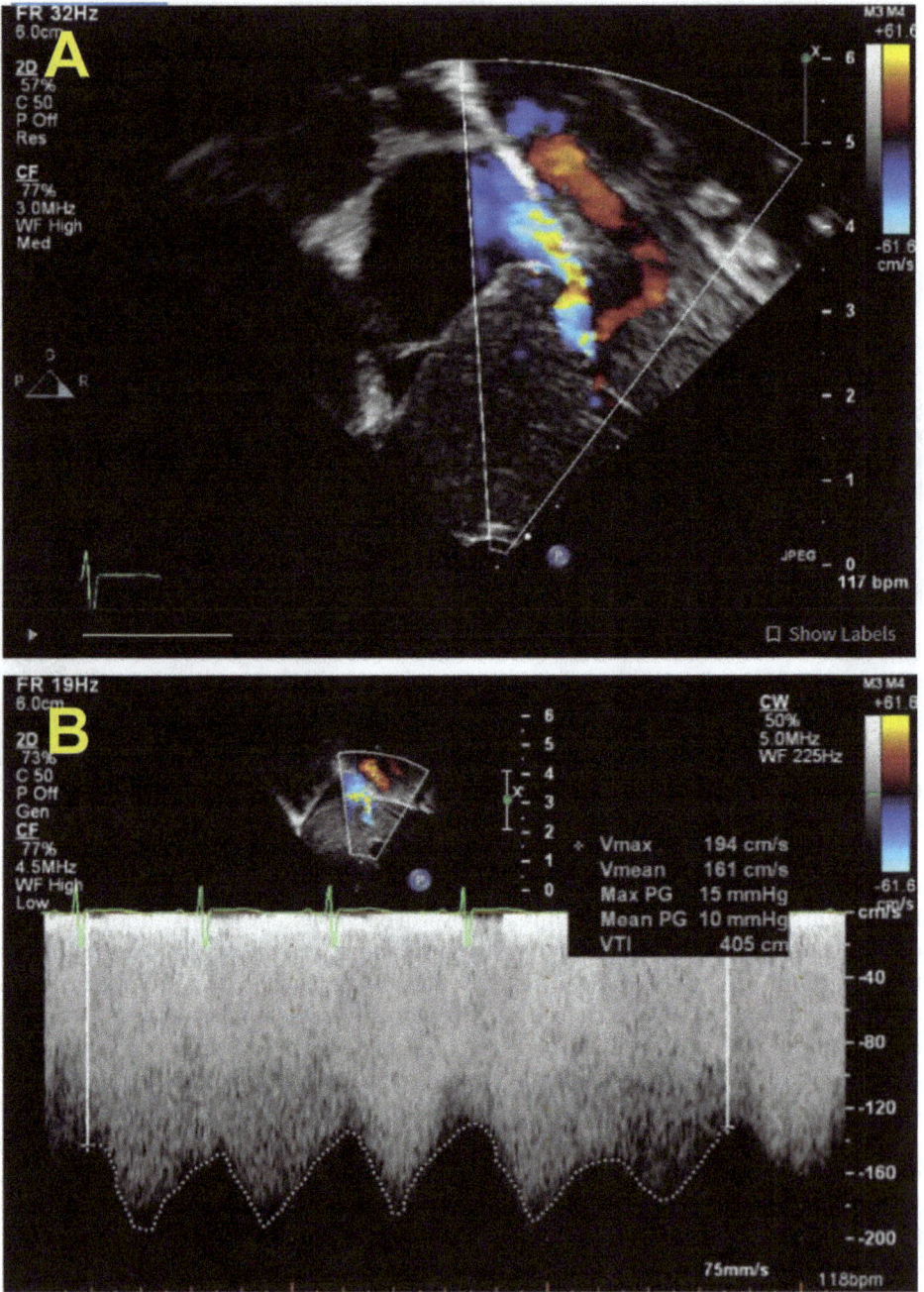

Cuadro 10-2. Ecocardiograma de paciente con retorno venoso pulmonar anómalo total infracardíaco. La vena descendente viaja a través del diafragma y gira hacia el sistema venoso hepático y luego hacia la aurícula derecha (A). Patrón de Doppler espectral de una conexión estenótica de la vena vertical que desciende hacia el sistema venoso hepático (B). Imágenes por cortesía de Dr. Josh Kailin, www.pedecho.org.

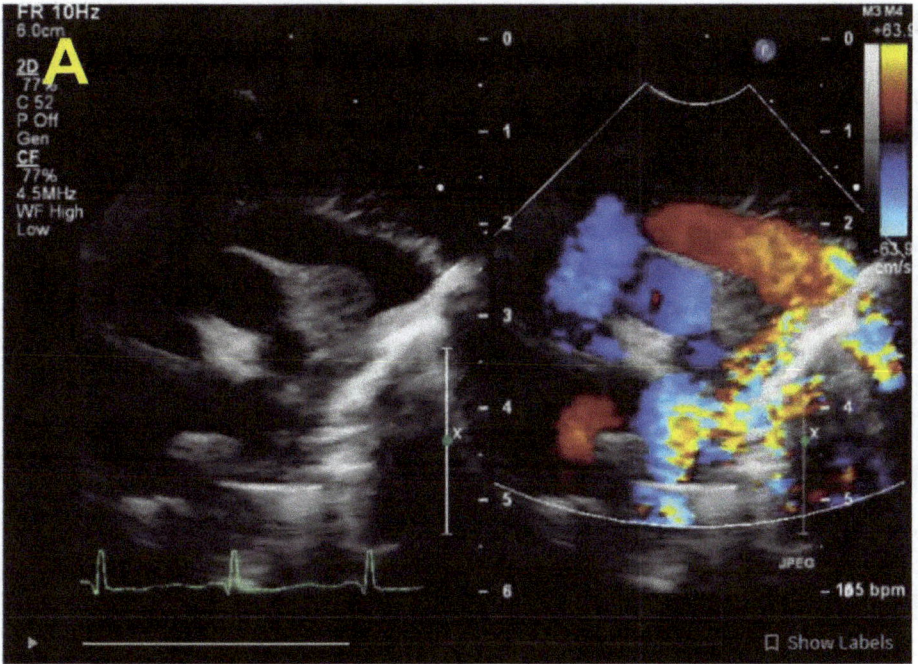

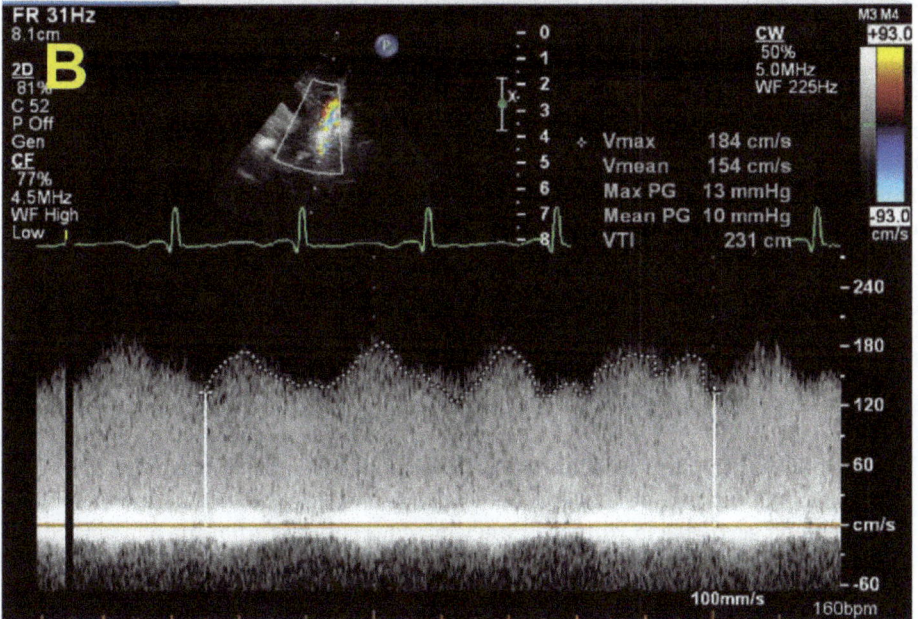

Cuadro 10-3. Ecocardiograma de paciente con retorno venoso pulmonar anómalo total supra-cardíaco. La vena ascendente entra a la vena innominada izquierda, que a su vez drena en la vena cava superior (A). Hay obstrucción entre la arteria pulmonar izquierda y el bronquio izquierdo, según se observa en el patrón Doppler (B). Imágenes por cortesía de Dr. Josh Kailin, www.pedecho.org.

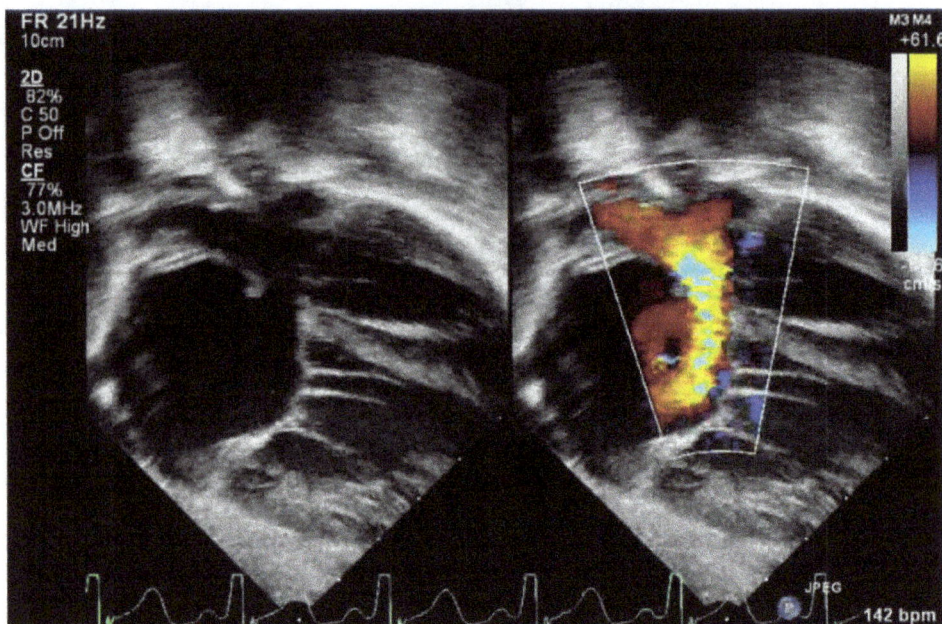

Cuadro 10-4. Vista de la clásica «cola de ballena» en las venas pulmonares anómalas que drenan en el seno coronario, con flujo hacia la aurícula derecha.

pulmonar, acidosis metabólica, y a menudo con choque cardiogénico. Muchas veces, estos neonatos reciben tratamiento para hipertensión pulmonar del recién nacido y cuando se les realiza el correspondiente ecocardiograma, se les encuentra el retorno venoso pulmonar anómalo total. Si las venas pulmonares no están obstruidas, en los primeros pocos meses de vida estos niños presentan signos de falla cardíaca debido a hiperflujo pulmonar (aumento del cortocircuito izquierda derecha) y cianosis por mezcla intracardíaca.

Diagnóstico

- **RxTórax.** Los pacientes con obstrucción considerable presentarán edema pulmonar grave (Cuadro 10-1) mientras que en los pacientes sin obstrucción se observará evidencia de hiperflujo pulmonar (cardiomegalia y aumento de las tramas vasculares pulmonares). En pacientes mayores con retorno venoso pulmonar anómalo total supracardíaco hacia la vena innominada podrían mostrar lo que se ha descrito como la «señal del hombre de nieve», donde la parte superior de la silueta está formada por la vena vertical a la izquierda y la vena cava superior dilatada a la derecha.

- **Ecocardiograma.** Por lo general, el diagnóstico se basa en el primer ecocardiograma. Una señal de que hay retorno venoso pulmonar anómalo total es la mera existencia de derivación derecha a izquierda a lo largo de la comunicación a nivel auricular (foramen oval persistente o comunicación interauricular). Hay que definir si el retorno venoso pulmonar anómalo total es supracardíaco, infracardíaco, cardíaco (que drena hacia el seno coronario o directamente hacia la aurícula derecha), o mixto. Deberá retratarse cada vena pulmonar, describirse la inserción en la confluencia o en la vena ascendente/descendente, y trazarse el trayecto de la vena ascendente o descendente para localizar áreas de obstrucción. Por definición, los pacientes con retorno venoso pulmonar anómalo total infracardíaco (Cuadro 10-2) tienen obstrucción debido al largo trayecto de retorno a la aurícula derecha y a la cantidad de sitios donde puede ocurrir una obstrucción. En la mayoría de los casos, el retorno venoso pulmonar anómalo total supracardíaco (Cuadro 10-3) puede verse obstruido en el trayecto de la vena ascendente entre el bronquio y la arteria pulmonar izquierda. La imagen del ecocadiograma de un retorno venoso pulmonar anómalo total cardíaco que drena en el seno coronario (Cuadro 10-4) se conoce como «cola de ballena» por la semejanza. En el ecocardiograma del retorno venoso pulmonar anómalo total supracardíaco e infracardíaco, la vena ascendente o descendente aparece como una estructura venosa que se aleja del corazón. A menudo, en el retorno venoso pulmonar anómalo total supracardíaco se observa que la vena ascendente sigue un trayecto hacia la vena innominada (flujo hacia el transductor, en la vista de la horquilla supraesternal), y en el infracardíaco, se observa una vena que desciende a través del diafragma en vez de seguir el curso venoso esperado hacia el corazón (la condición es que haya un flujo venoso «rojo» a través del diafragma al observarse en la vista subcostal). El ecocardiograma deberá también enfocarse en definir otras lesiones intracardíacas, ya que es frecuente que el retorno venoso pulmonar anómalo total esté asociado al síndrome de heterotaxia y a la cardiopatía del ventrículo único. En el retorno venoso pulmonar anómalo total aislado, se puede evaluar la presión del ventrículo derecho y se deberá evaluar el tamaño del ventrículo izquierdo, tracto de salida del ventrículo izquierdo, y el arco aórtico, ya que puede haber hipoplasia de las estructuras del corazón izquierdo debido a limitaciones del flujo en el útero a través del lado izquierdo del corazón.

- **AngioTAC.** Si las venas pulmonares no pueden definirse de manera satisfactoria en el ecocardiograma, se puede recurrir a una angiotomografía, siempre y cuando el paciente esté estable. En pacientes graves, la intervención quirúrgica no deberá posponerse para realizar una angiotomografía, a menos que se tenga sospecha de atresia venosa pulmonar (poco común). Deberá sincronizarse la administración del contraste teniendo en cuenta que el flujo a través de las venas pulmonares podría retrasarse bastante cuando hay obstrucción seria.

Manejo preoperatorio

El manejo preoperatorio de un retorno venoso pulmonar anómalo total obstruido requiere de estabilización hemodinámica y reparación en quirófano urgente. Muchas veces puede haber acidosis y la hemodinámica del paciente puede verse comprometida por una fuerte cianosis. El prolongamiento del tratamiento médico preoperatorio puede empeorar la disfunción de órganos importantes. Incluso, un aumento en la ventilación y el tratamiento para la hipertensión pulmonar pueden empeorar el cuadro clínico por empeorar el edema pulmonar. Se indica apoyo inotrópico para mantener la perfusión de órganos importantes. El manejo preoperatorio del retorno venoso pulmonar anómalo total sin obstrucción requiere de diuresis debido a un incremento en el cortocircuito izquierda derecha en la medida en que la resistencia vascular pulmonar neonatal cae.

Indicaciones / Sincronización de la intervención

Un diagnóstico de retorno venoso pulmonar anómalo total es indicación para la intervención quirúrgica. Los pacientes con retorno venoso pulmonar anómalo total obstruido requieren de intervención urgente. Los pacientes con diagnóstico de retorno venoso pulmonar anómalo total no obstruido se someten a una reparación semielectiva antes de ser dados de alta por vez primera (en caso de ser diagnosticados en el útero o en el período neonatal), o poco después del diagnóstico, cuando el diagnóstico es ambulatorio.

Consideraciones anestésicas

El manejo anestésico del retorno venoso pulmonar anómalo total depende en mucho de la anatomía del paciente y del grado de obstrucción de las venas pulmonares anómalas.

Preoperatorio

El retorno venoso pulmonar anómalo total obstruido es una emergencia crítica en el neonato. La evaluación preoperatoria debería enfocarse en la anatomía del paciente, el acceso intravenoso e intrarterial, y el grado de obstrucción de la vena pulmonar y el edema pulmonar resultante. Hay que reevaluar los medicamentos, ya que muchos de estos pacientes podrían requerir infusiones de adrenalina, dopamina, vasopresina y prostaglandina E. Hay que analizar si el ecocardiograma muestra anomalías asociadas, ya que la anatomía indicará si el paciente necesita que se realice una derivación de arteria pulmonar a sistémica, un cerclaje de la arteria pulmonar, avance de arco, u otro procedimiento adicional a la reparación del retorno venoso pulmonar anómalo total. En la RxTórax hay que observar en especial la apariencia de los pulmones y la posición de las sondas en la arteria y vena umbilical. Hay que analizar la gasometría arterial reciente y tomar nota del grado de hipoxemia y/o acidosis, así como de lactato. La configuración del ventilador también puede brindar información importante en relación a la condición de los pulmones.

Intraoperatorio

Por lo general se evita el ecocardiograma transesofágico (ETT) durante la reparación del retorno venoso pulmonar anómalo total porque puede obstruir la confluencia venosa pulmonar y dificultar la operación. En el período previo a la circulación extracorpórea en pacientes con retorno venoso pulmonar anómalo total obstruido, la oxigenación puede hacerse progresivamente más difícil, por lo cual podría ser necesario inhalar óxido nítrico para que la PaO_2 se lleve a valores mínimos aceptables. Después de la circulación extracorpórea, podrían aparecer hipertensión pulmonar y una mecánica pulmonar deficiente. Para aumentar la función de ventrículo derecho y reducir la tensión de la arteria pulmonar, podría requerirse el uso de iNO, milrinona y adrenalina.

Reparación quirúrgica

El objetivo de la reparación quirúrgica del retorno venoso pulmonar anómalo total es crear una anastomosis grande entre las estructuras de la aurícula izquierda y la confluencia venosa pulmonar. El procedimiento se realiza por esternotomía media. Se prefiere la canulación aortobicava.

Rara vez se requiere el paro circulatorio, pero si se anticipa un período corto de paro circulatorio, el enfriamiento después de iniciarse la circulación extracorpórea es útil.

Durante el enfriamiento, la confluencia venosa pulmonar se diseca desde detrás del pericardio y se identifican las venas pulmonares. Es útil colocar puntos de sutura fina como marcas tanto en la confluencia venosa pulmonar como en el aspecto posterior de la aurícula mientras se llena ligeramente el corazón para definir la posición óptima de la anastomosis.

Una vez que se alcanza la temperatura requerida, se para el corazón. Se realiza una auriculotomía derecha para visualizar la anatomía auricular. Por lo general, el corazón se repliega hacia la derecha para permitir la visualización. Mediante el uso de paro circulatorio hipotérmico profundo intermitente, se liga la vena vertical, se hace una incisión en el aspecto anterior de la confluencia venosa pulmonar, y se crea la incisión correspondiente en el aspecto posterior de la aurícula izquierda, a veces con extensión hacia la orejuela de la aurícula izquierda. Con gran cuidado se crea una anastomosis entre la aurícula izquierda y la confluencia venosa pulmonar con una fina sutura de Prolene. El flujo parcial o total de la circulación extracorpórea puede usarse de manera intermitente durante esta parte del procedimiento. Después de que se crea la anastomosis, se reinicia la circulación extracorpórea total y se vuelve a calentar al paciente. Se realiza un cierre primario de la comunicación interauricular o con un parche pericárdico pequeño. Se puede colocar una sonda en la aurícula izquierda a través de su orejuela (si no se usa para la anastomosis) o a través de la aurícula derecha y línea de sutura del cierre de la comunicación interauricular. Se retira el pinzamiento cruzado y se cierra la auriculotomía derecha.

Es importante tener en cuenta que el corazón izquierdo en pacientes con retorno venoso pulmonar anómalo total tiende a ser relativamente pequeño y no distensible. Es por ello que la administración de incluso pequeñas cantidades de fluido puede incrementar considerablemente la presión auricular izquierda y llevar al corazón izquierdo más allá de su capacidad contráctil (curva de Starling). La sonda en la aurícula izquierda permite el manejo prudente del volumen intracardíaco. Por lo tanto, la circulación extracorpórea se retira con mucho cuidado, procurando que la presión auricular izquierda se mantenga baja, incluso si ello significa tolerar una presión arterial relativamente más baja. Es común que el corazón izquierdo lentamente mejore su gasto en la medida en que observamos una mejora considerable en la presión arterial en el mismo volumen intracardíaco durante los primeros 30-60 minutos sin la circulación extracorpórea.

Manejo posoperatorio

La mayor parte del manejo posoperatorio de pacientes con retorno venoso pulmonar anómalo total obstruido tiene que ver con la disfunción residual de órganos importantes causada por inestabilidad preoperatoria. Los pacientes con retorno venoso pulmonar anómalo total obstruido tienen una resistencia vascular pulmonar elevada y lechos vasculares pulmonares muy reactivos. Además, muchas veces requieren de una considerable ventilación preoperatoria y pueden haber sufrido barotraumatismo, lo cual dificulta aun más la ventilación. Algunos de estos pacientes podrían requerir tratamiento para hipertensión pulmonar con oxigenación, iNO y sildenafil. Al principio, los pacientes se mantienen sedados y a veces requieren bloqueo neuromuscular en la fase inicial del período postoperatorio hasta que haya mejorado el componente reactivo de sus elevadas resistencias vasculares pulmonares.

Los pacientes con retorno venoso pulmonar anómalo total tienen un corazón izquierdo relativamente pequeño debido a limitaciones en el flujo sanguíneo fetal. Al principio, los pacientes se mantienen en hipotensión para no sobrecargar innecesariamente al ventrículo izquierdo. Según lo mencionado, los pacientes no toleran la administración de fluidos, lo cual puede incrementar la presión auricular izquierda considerablemente debido a un ventrículo izquierdo no distensible. Esto puede reflejarse en la presión venosa pulmonar y resultar en crisis hipertensiva pulmonar. Los pacientes son monitoreados con una sonda en la aurícula izquierda para guiar el volumen intravascular y el manejo hemodinámico/inotrópico. También se recurre a la diálisis peritoneal para retirar fluidos y citocinas. En el manejo posoperatorio también es importante buscar si hay secuelas neurológicas por inestabilidad preoperatoria.

> **Reparaciones de retorno venoso pulmonar anómalo total en TCH (1995-2019) (Spiegel et al. 2020)**
> Pacientes: 336
> Pacientes con heterotaxia: 118 (35 %)
> - Pacientes univentriculares: 106/118 (90 %)
> - TAPVR obstruido: 48/118 (41 %)
> - Reparación de TAPVR: 94/118 (80 %)
> Pacientes sin heterotaxia: 218 (65 %)
> - Ventrículo único: 14/218 (6 %)
> - TAPVR obstruido: 87/218 (40 %)
> - Reparación de TAPVR: 213/218 (98 %)
> Tiempo de seguimiento promedio: 6.6 años
> Promedio de intervenciones de vena pulmonar:
> - Heterotaxia, TAVPR obstruido: 2.5
> - Heterotaxia, TAPVR sin obstrucción: 1.3
> - Sin heterotaxia, TAVPR obstruido: 1.3
> - Sin heterotaxia, TAPVR sin obstrucción: 1.3
> Supervivencia de 30 días: 97 (95-99 %)
> Supervivencia de 5 años: 86 (83-91 %)

Complicaciones y seguimiento a largo plazo

La aparición de complicaciones posquirúrgicas está directamente relacionada con las condiciones preoperatorias de estos pacientes. Los pacientes con retorno venoso pulmonar anómalo total obstruido tienen un mayor riesgo de tener disfunción de órganos importantes como consecuencia de su estado preoperatorio. Según lo mencionado, los episodios de hipertensión pulmonar no son raros en pacientes con retorno venoso pulmonar anómalo total obstruido antes de la operación. Sin embargo, la reactividad vascular pulmonar tiende a mejorar durante los primeros pocos días después de la reparación.

Una de las complicaciones más considerables y preocupantes a largo plazo después de la reparación del retorno venoso pulmonar anómalo total es la aparición de estenosis venosa pulmonar. Esta complicación ocurre en aproximadamente el 10 % de los pacientes después de la reparación del retorno venoso pulmonar anómalo total (Morales et al. 2006) y por lo general se presenta dentro de los primeros 6 meses después de la reparación. Los pacientes con síndrome de heterotaxia que presentan retorno venoso pulmonar anómalo total obstruido están en mayor riesgo de tener estenosis venosa pulmonar después de la reparación (Spiegel et al. 2020). Aunque la estenosis puede presentarse en el sitio de la anastomosis, algunos pacientes presentan una afectación fibrosa más difusa en las venas pulmonares anterógradas. Por lo general, la intervención inicial para la reparación posterior de la estenosis venosa pulmonar es quirúrgica y comprende una reparación «sin suturas» en la cual las venas pulmonares afectadas se abren hacia el pozo pericárdico y la aurícula se sutura al pericardio alrededor de las venas pulmonares. La recidiva de la estenosis venosa pulmonar presenta un desafío y podría ser necesaria la colocación de un stent venoso pulmonar en el laboratorio de hemodinámica.

Estenosis aislada de la vena pulmonar

Los pacientes con estenosis venosa pulmonar están entre los más enfermos y difíciles de tratar. La estenosis venosa pulmonar puede en términos generales dividirse en 2 categorías: estenosis primaria (congénita) de la vena pulmonar o secundaria (p. ej., posterior a la reparación del retorno venoso pulmonar anómalo total). La estenosis primaria (congénita) de la vena pulmonar tiene el peor pronóstico. En cualesquiera de las dos categorías, la supervivencia en pacientes con estenosis progresiva de la vena pulmonar es de aproximadamente un 50 % a la edad de 1 año.

Fisiopatología y presentación clínica

El origen de la estenosis primaria de las venas pulmonares se relaciona con la incorporación incompleta de la vena pulmonar común con la pared posterior de la aurícula izquierda. La estenosis venosa pulmonar puede estar localizada o ser difusa. La estenosis difusa de venas pulmonares individuales ha sido observada en niños con atresia pulmonar, o síndrome de corazón izquierdo hipoplásico y retorno venoso pulmonar anómalo total con heterotaxia.

Estos pacientes por lo general presentan taquipnea o neumonía recurrente. De haberla, se manifestará falla del corazón derecho mediante vómito y distensión abdominal debido a hipertensión pulmonar y hepatomegalia. La hemoptisis es menos frecuente en recién nacidos pero tiende a estar presente en niños mayores con estenosis individual de la vena pulmonar. Debido a la combinación de desaturación venosa pulmonar con falla del corazón derecho, el paciente puede estar cianótico o desaturado.

En la auscultación, hay un impulso del ventrículo derecho con estrechamiento de S2, que a veces es un único ruido con P2 acentuado. Podría haber un soplo por insuficiencia tricuspídea, el cual se manifiesta como un soplo de alta frecuencia (similar a la insuficiencia mitral) y localizado en el borde medioesternal.

Diagnóstico

- **ECG.** Es común ver hipertrofia ventricular derecha con agrandamiento de la aurícula derecha.
- **RxTórax (Cuadro 10-5).** Podría observarse un aumento de tramas vasculares pulmonares o edema pulmonar, con o sin cardiomegalia. Las tramas vasculares pulmonares pueden ser asimétricas cuando hay obstrucción regional/segmentaria.
- **Ecocardiograma (Cuadro 10-6).** El ecocardiograma deberá enfocarse en detallar las porciones distales individuales de las venas pulmonares mediante el uso de vistas paraesternales o ventanas subcostales. Un Doppler venoso pulmonar anómalo se verá como un flujo continuo de alta velocidad y turbulento, con pérdida de variación fásica. El ventrículo derecho deberá examinarse, ya que puede estar

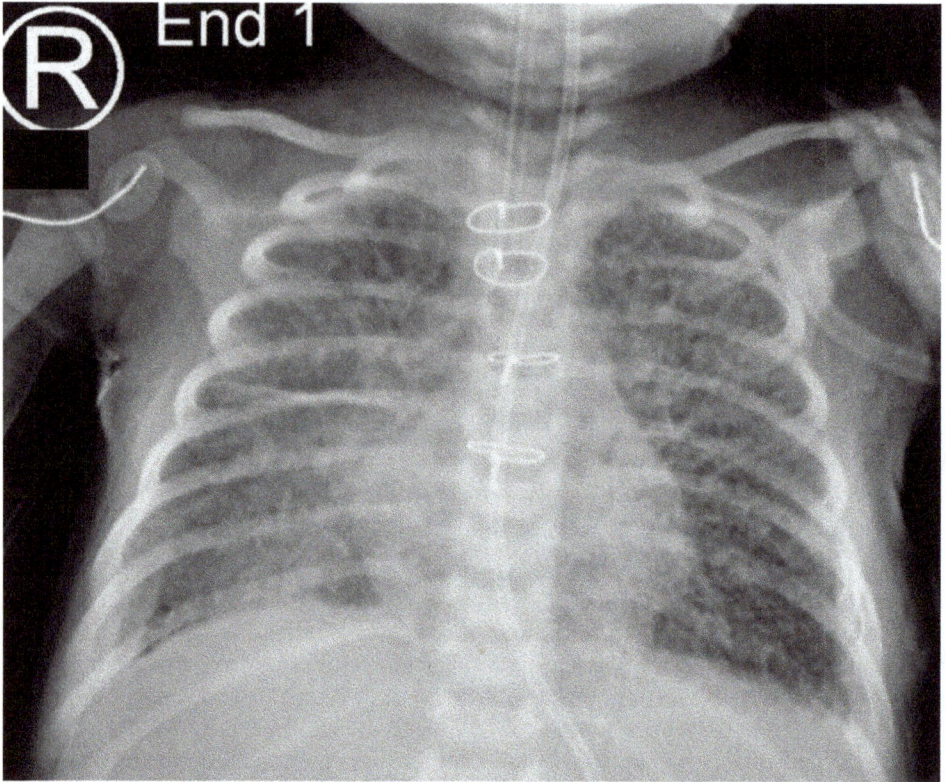

Cuadro 10-5. RxTórax de recién nacido con estenosis de la vena pulmonar (difusa) después de corrección quirúrgica de retorno venoso pulmonar anómalo total. Hay edema pulmonar bilateral con fluido en la fisura y derrames pleurales bilaterales (más hacia la derecha que izquierda). Nótese que no hay cardiomegalia evidente.

dilatado y disfuncional debido a hipertensión pulmonar. Las medidas indirectas de hipertensión pulmonar (p. ej., configuración septal, chorro de la insuficiencia tricuspídea) son importantes.

- **AngioTAC (Cuadro 10-7).** El angioTAC juega un papel importante en el diagnóstico y manejo de pacientes con estenosis de la vena pulmonar. Es útil para evaluar el grado y longitud de la estenosis, la afectación diferencial de cada vena pulmonar, y la morfología de los segmentos retrógrados. Además de asistir en la preparación de un plan de intervención, el angioTAC también ayuda en el seguimiento del paciente.
- **Cateterismo cardíaco.** El cateterismo cardíaco diagnóstico y terapéutico juegan un rol crucial en el manejo de estos pacientes (véase más abajo).

Manejo

El manejo de pacientes con estenosis de la vena pulmonar requiere de una atención coordinada de un equipo multidisciplinario. En TCH, el equipo dedicado para la estenosis venosa pulmonar incluye personal especializado en la cirugía cardiotorácica, cardiología intervencionista, cardiología no invasiva, hipertensión pulmonar, terapia

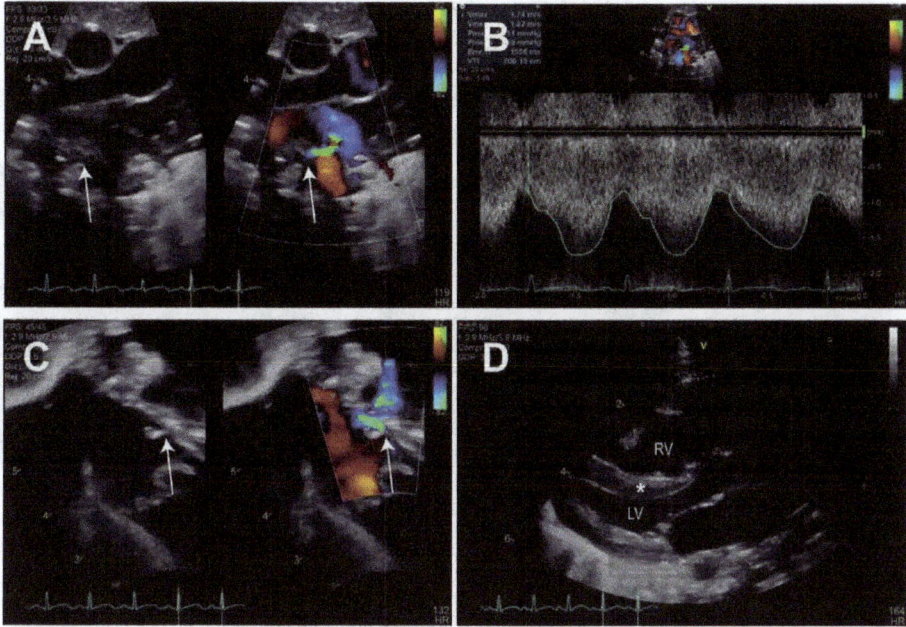

Cuadro 10-6. Ecocardiogramas de pacientes con estenosis de la vena pulmonar. A) Vista para comparación en color desde la horquilla supraesternal de una vena pulmonar superior izquierda estenótica (flechas). B) Doppler de vena pulmonar superior izquierda muestra flujo turbulento con velocidad continua y anormal aumentada. C) Vista de 4 cavidades para comparación en color de vena pulmonar inferior izquierda estenótica (flechas). D) Ventrículo derecho dilatado y disfuncional con tabique interventricular desplazado (*) debido a hipertensión pulmonar por estenosis de la vena pulmonar. Imágenes por cortesía de Dr. Josh Kailin, www.pedecho.org.

intensiva, anestesia, enfermería, y otros especialistas. Se evalúan los pacientes y los planes de tratamiento, los cuales integran intervenciones quirúrgicas con catéter, se coordinan con la expectativa de que los pacientes estarán sujetos a múltiples intervenciones, monitoreo intensivo, y tratamiento médico de la hipertensión pulmonar y remodelación de la arteriopatía pulmonar.

Tratamiento médico

Aunque el tratamiento de la estenosis de la vena pulmonar puede ser con cateterismo o quirúrgico, los diuréticos también pueden mitigar los efectos de la congestión pulmonar en la mecánica respiratoria. Sin embargo, los cambios en la precarga deberán manejarse con mucho cuidado, ya que la dilatación del ventrículo derecho y la restricción del flujo sanguíneo pulmonar tendrán un efecto sobre la precarga del ventrículo izquierdo, lo cual podría reducir el volumen sistémico.

Cuando hay falla del corazón derecho, hay que brindar apoyo inotrópico con catecolaminas. Se han usado varias estrategias farmacológicas para reducir la proliferación de la íntima en las venas pulmonares. Todavía se está investigando la adición de sirolimús o everólimus al régimen de tratamiento de estos pacientes difíciles.

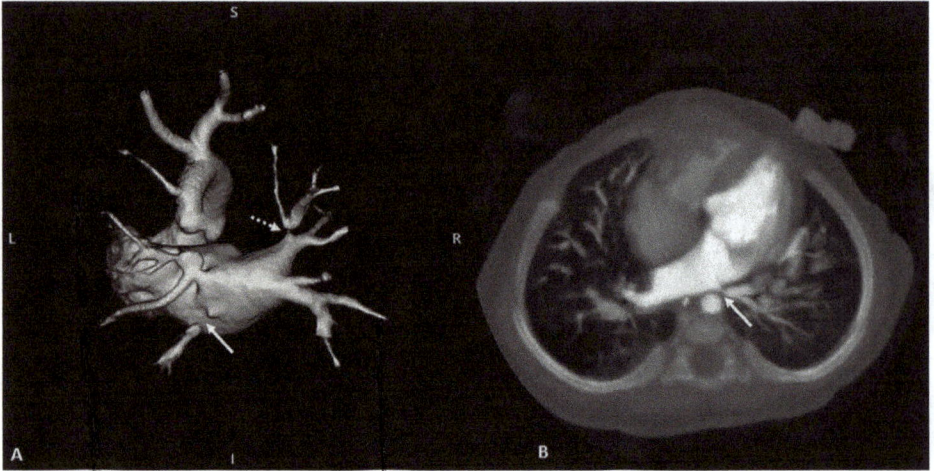

Cuadro 10-7. Tomografía (TAC) de niño de 4 años, exprematuro, con anomalía cromosómica, cierre posquirúrgico de comunicación interventricular y estenosis grave de la vena pulmonar recién descubierta con hipertensión pulmonar. A) Imagen en 3D muestra estenosis grave del lóbulo izquierdo inferior de la vena pulmonar (flecha continua) y estenosis grave de la vena pulmonar superior derecha (flecha punteada). También puede observarse estenosis en la vena pulmonar superior izquierda y sus subsegmentos. B) Corte transversal muestra estenosis grave de la vena pulmonar inferior izquierda (flecha).

Intervención por cateterismo

Entre las indicaciones para intervenir están la estenosis de la vena pulmonar anatómica grave (en especial con afectación de múltiples vasos) con deterioro hemodinámico considerable por hipertensión pulmonar, cianosis en presencia de una derivación, falla del corazón derecho, síntomas respiratorios (p. ej., taquipnea con necesidad de apoyo respiratorio), neumonías recurrentes, hemoptisis, y retraso del crecimiento. Para pacientes de alto riesgo, la planificación consiste en tener el respaldo quirúrgico apropiado y el posible uso de la ECMO (oxigenación por membrana extracorpórea) y otras formas de asistencia mecánica si el paciente se deteriora en el laboratorio de hemodinámica. En algunos casos, se tendría que realizar el procedimiento mientras el paciente ya está en ECMO.

El cateterismo cardíaco se realiza bajo anestesia general y con fluoroscopia biplanar. La presión se monitorea mediante acceso arterial. La vía de intervención preferible es por la vena femoral.

En niños gravemente enfermos con riesgo de paro cardíaco inminente, la primera porción del procedimiento deberá ser la creación de una comunicación interauricular para mejorar la hemodinámica. La comunicación interauricular se crea con aguja transeptal del modo habitual o mediante radiofrecuencia o electrocauterización. La punción transeptal deberá realizarse mediante fluoroscopia biplanar. Sin embargo, el ecocardiograma (transtorácico o transesofágico) podría ser necesario en caso de punciones transeptales difíciles, como lo es en pacientes con parches quirúrgicos previos o de difícil anatomía debido a una desviación hacia la izquierda del tabique interauricular por hipertensión pulmonar.

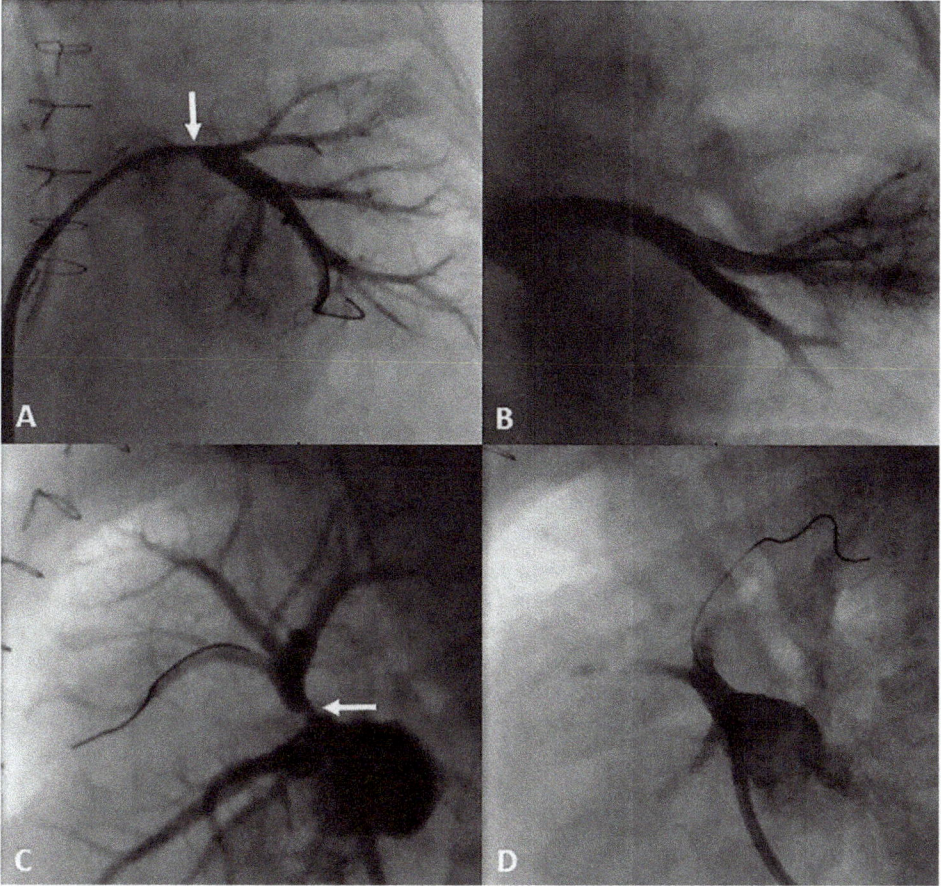

Cuadro 10-8. Angiografía del mismo paciente descrito en Cuadro 10-7 muestra estenosis grave de la vena pulmonar inferior izquierda a los 4 meses de edad en proyección oblícua/craneal anterior izquierda (flecha) (A). Cateterismo de seguimiento a los 11 meses de edad muestra vena pulmonar inferior izquierda sin obstrucción después de stenting con farmacoactivo y dilatación a 5 mm (B). La proyección lateral también muestra estenosis considerable de la vena pulmonar superior derecha también a los 4 meses de edad (C) (flecha). Vena pulmonar superior derecha sin obstrucción a los 7 meses de edad después de implante de stent farmacoactivo de 4 mm (D).

En pacientes de riesgo normal, se mide la hemodinámica completa del lado derecho (y del lado izquierdo, de ser indicado) y las presiones en la cuña de la arteria pulmonar. Una vez que se tienen las cifras hemodinámicas, se realiza una angiografía en cuña de la arteria pulmonar para definir las venas pulmonares en levofase (anterógradas y ostiales) y brindar información anatómica diagnóstica y un plan de trabajo para intervenir venas pulmonares estenóticas/ocluidas. Además de definir las venas pulmonares estenóticas, la angiografía en cuña de la arteria pulmonar podría identificar el pequeño canal que pudo haberse palpado como ocluido en la vena pulmonar en imágenes obtenidas de

101

manera no invasiva. De existir una vena pulmonar ocluida, la angiografía en cuña de la arteria pulmonar todavía brinda un objetivo anatómico para la recanalización, de ser practicable. En algunos casos, se puede realizar un cateterismo cardíaco diagnóstico más enfocado en base a los hallazgos del angioTAC (Cuadro 10-7).

Después de la punción transeptal, se hepariniza el paciente para mantener un ACT ≥250 segundos durante el procedimiento. Una vez que tiene acceso por las venas pulmonares, se realiza una angioplastia con balón (angioplastia estándar o de alta presión). De ser necesario, podría usarse un balón de corte para tratar lesiones resistentes. En general, se implanta un stent del tamaño adecuado. De ser posible, es preferible insertar un stent de diámetro grande (stent metálico sin revestimiento). Si el vaso es pequeño, lo cual es frecuente en la estenosis de la vena pulmonar pediátrica, se implanta un stent coronario (normalmente de 4-5 mm, y más pequeño en algunos casos). Estos stents se pueden volver a dilatar más adelante y fracturarse cuando sea necesario para acomodar la implantación de un stent de diámetro más grande. Los stents en paralelo («kissing») o el encarcelamiento intencional de vasos con dilatación/stenting a través de las celdas laterales podría ser necesario para tratar venas pulmonares cercanas. Aunque en algunos centros se realiza la angioplastia con balón (estándar, alta presión, y angioplastia con balón de corte), para la estenosis de la vena pulmonar preferimos la implantación de stents siempre que sea posible. Este procedimiento podría estar asociado con una mayor posibilidad de mantener la permeabilidad del vaso y lograr una luz vascular de mayor diámetro posteriormente. En venas pulmonares de diámetro corto preferimos la implantación de stents farmacoactivos (Cuadro 10-8). Durante un período de 24 años en TCH, se ha observado que con el stent farmacoactivo (implantado en 105 lesiones) ha habido un menor índice de pérdida de luz vascular que con el stent metálico sin revestimiento (implantado en 58 lesiones) (Khan et al. 2019).

Por lo general, se crea una comunicación interauricular con un balón grande para facilitar las intervenciones posteriores y reducir el tiempo que dura el procedimiento (además de que brinda un mecanismo «pop-off»). Es importante observar el acceso venoso central con mucho cuidado. Debido a la repetición de procedimientos, el acceso venoso transhepático y la recanalización de las venas femoral/yugular interna podrían ser necesarios en el futuro.

El operador deberá tener la habilidad de tratar complicaciones poco frecuentes, pero importantes (p. ej., perforación cardíaca, desgarro de la vena pulmonar, episodios trombóticos, desprendimiento de stent) con el respaldo quirúrgico adecuado.

Intervención quirúrgica

El tratamiento quirúrgico para la estenosis establecida de la vena pulmonar deberá realizarse dentro del contexto de un programa multidisciplinario para manejar una condición que es bastante letal a pesar de una descompresión adecuada en quirófano. El concepto de la operación que se hace «una vez y listo» no aplica en este caso. Con un monitoreo intenso y un umbral bajo para la reintervención repetitiva, los conocimientos actuales nos sugieren que el pronóstico puede mejorar.

El perfil anatómico de la enfermedad en cada paciente tiene una gran influencia en la durabilidad de la cirugía. El grupo con el mejor pronóstico incluye a pacientes con estenosis en el sitio de la reparación anatómica después de haberse hecho la corrección del retorno venoso pulmonar anómalo total, y la estenosis está muy relacionada con la estrechez del sitio donde está la anastomosis entre la aurícula y las venas pulmonares. Esta complicación ocurre en aproximadamente 10-15 % de los pacientes después de la reparación del retorno venoso pulmonar anómalo total. La razón más probable es que la anastomosis creada en el sitio de reparación del retorno venoso pulmonar anómalo total no fue lo suficientemente grande, o hay un efecto de tensión no adecuada por sutura en bolsa de tabaco en la anastomosis. Se pueden evitar ambos problemas mediante la técnica de reparación sin sutura. A este tipo de estenosis de la vena pulmonar se le conoce como estenosis posquirúrgica de la vena pulmonar.

La característica fundamental a evaluar en el paciente con estenosis posquirúrgica de la vena pulmonar es el tamaño de las venas pulmonares anterógradas. Por lo general, en los pacientes en los cuales hubo una detección temprana de estenosis posquirúrgica de la vena pulmonar hay venas pulmonares anterógradas dilatadas que son abordables mediante descompresión quirúrgica sin suturas. Pero, cuando las venas pulmonares anterógradas son pequeñas, hay una alta posibilidad de estenosis recurrente dentro de las venas pulmonares más pequeñas, y por ello se indica una vigilancia estrecha. Un procedimiento sin suturas puede reestablecer la continuidad con venas pulmonares atrésicas, pero el tamaño de las venas pulmonares anterógradas también es un factor pronóstico importante de reestenosis posquirúrgica.

Otro subgrupo importante de pacientes es el que tiene estenosis primaria (congénita) de la vena pulmonar. En estos pacientes, el tamaño de las venas pulmonares anterógradas también es un factor pronóstico importante de la necesidad de reintervención a futuro y de la supervivencia.

Los pacientes que llegan al quirófano después del tratamiento con stent pueden someterse a resección de estos como parte de la reparación sin suturas, o a la dilatación intraoperatoria del stent cuando tienen venas pulmonares anterógradas pequeñas o stents que se extienden considerablemente hacia los segmentos anterógrados.

Seguimiento a largo plazo

El equipo de estenosis venosa pulmonar le hace seguimiento a los pacientes después del cateterismo o de la cirugía. Después de un mes de la cirugía, se realiza una tomografía (TAC). Por lo general, después de 3 meses de la intervención por cateterismo, se realiza otro cateterismo. En ambas rutas, hay un umbral bajo de reintervención posterior.

Se podrá considerar el uso de vasodilatadores pulmonares y tratamiento de remodelación vascular pulmonar en pacientes en el periodo intermedio entre la descompresión quirúrgica, o por cateterismo, y la recurrencia anticipada de estenosis de la vena pulmonar.

En los pacientes con progresión insistente y/o un pobre desarrollo de las venas pulmonares anterógradas, se puede optar por tratamiento médico adjunto con rapamicina (efectiva en experimentos clínicos muy reducidos) o losartán (cuya eficacia se ha demostrado en el modelo animal). Son escasos los estudios clínicos a gran escala sobre la eficacia de estos y otros medicamentos en pacientes con estenosis de la vena pulmonar.

Lectura recomendada

Khan A, Qureshi AM, Justino H. *Comparison of drug eluting stents versus bare metal stents for pulmonary vein stenosis in childhood. Catheter Cardiovasc Interv* 2019;94:233-242.

Morales DLS, Braud BE, Booth JH, et al. *Heterotaxy patients with total anomalous pulmonary venous return: improving surgical results.* Ann Thorac Surg 2006;82:1621-1628.

Spigel ZA, Edmunds EE, Binsalamah ZM, et al. *Heterotaxy syndrome and obstructed pulmonary veins. Accepted for presentation at AATS* 2020. Manuscrito en progreso.

11 Comunicación interventricular

Antonio G. Cabrera, Patricia Bastero, Athar M. Qureshi, Carlos M. Mery

La comunicación interventricular (CIV) es un defecto que comunica a ambos ventrículos. Los diferentes tipos de defectos de comunicaciones interventriculares se pueden clasificar según su anatomía (Cuadro 11-1):

- **Perimembranoso.** Está por debajo de la válvula tricúspide y hay continuidad entre las válvulas aórtica y tricúspide. La valva septal de la válvula tricúspide constituye uno de los bordes del defecto.
- **Muscular.** Completamente rodeado de tejido muscular. Puede a su vez clasificarse en defecto del septo de salida, de entrada, muscular medio, y apical, dependiendo del área donde está localizado en el músculo septal.
- **Defecto del septo de entrada.** Análogo a la comunicación interventricular observada en pacientes con defectos septales auriculoventriculares. Hay continuidad entre ambas válvulas auriculoventriculares, derecha e izquierda, y estas forman el borde posterior del defecto. Puede estar asociado a una hendidura mitral.
- **Doblemente relacionado y yuxto-arterial.** También llamado comunicación interventricular supracristal o subpulmonar. Los bordes del defecto lo constituyen ambas válvulas arteriales (aórtica y pulmonar), y hay continuidad entre ambas. Hay una carencia de septo infundibular y la válvula pulmonar está al mismo nivel que la válvula aórtica. El defecto puede tener una extensión perimembranosa, en cuyo caso hay continuidad entre las válvulas aórtica y tricúspide.

Fisiopatología y presentación clínica

La magnitud y dirección de la derivación depende del tamaño del defecto y de la relación entre la resistencia de las circulaciones pulmonar y sistémica. En el caso clásico, la resistencia vascular sistémica es mayor a la resistencia vascular pulmonar y, por ende, el flujo corre de izquierda a derecha (Cuadro 11-2). En situaciones en las cuales el defecto es muy pequeño (con presión restringida), la derivación será relativamente pequeña y las presiones del ventrículo derecho y de la arteria pulmonar permanecerán normales (p. ej., mucho menores a la presión aórtica y ventricular izquierda). Cuando el defecto es grande, hay un cortocircuito izquierda derecha considerable y las presiones en ventrículo izquierdo y ventrículo derecho se igualan (comunicación interventricular no restrictiva).

En los neonatos, dada la circulación transitoria después del nacimiento, hay una disminución gradual de la resistencia vascular pulmonar, lo que resulta en un incremento progresivo del cortocircuito izquierda derecha. Los síntomas de la insuficiencia cardíaca congestiva se hacen evidentes cuando la resistencia vascular pulmonar llega a su punto más bajo durante los primeros 6 meses de vida. En los recién nacidos y lactantes, entre los síntomas están la taquipnea y diaforesis durante la alimentación, el retraso del crecimiento, y la taquicardia.

En un defecto grande no tratado, eventualmente habrá cambios a nivel vascular pulmonar, lo cual se traduce en una resistencia vascular pulmonar alta. Esto conlleva

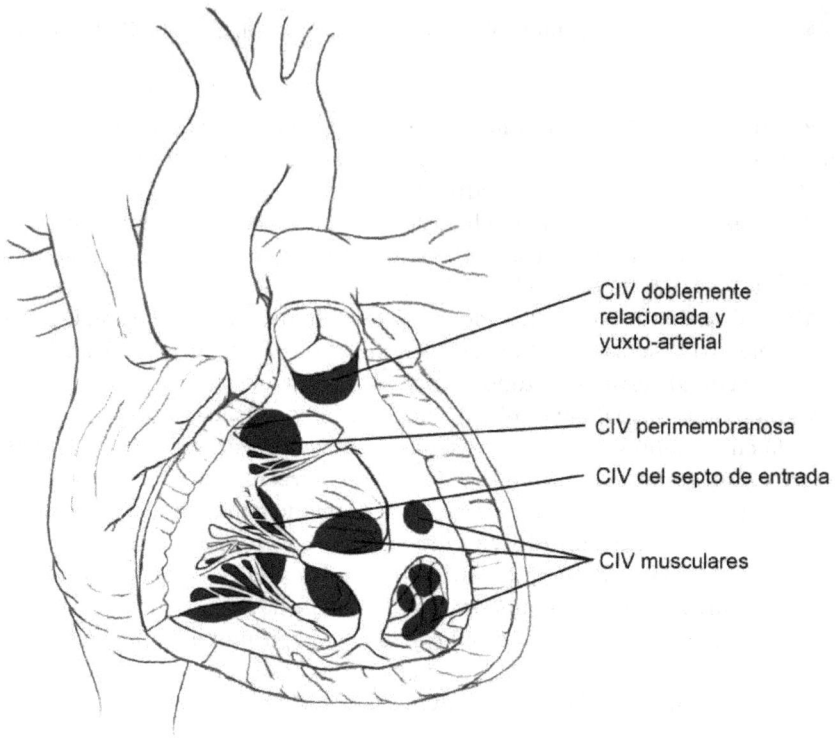

Cuadro 11-1. Variaciones anatómicas de la comunicación interventricular según el lugar.

a una inversión del flujo y cianosis. La aparición de una patología vascular pulmonar irreversible (síndrome de Eisenmenger) es variable pero puede ocurrir temprano, en especial en pacientes con síndromes genéticos tales como la trisomía 21.

Los hallazgos de la exploración física indican cantidad de flujo, tamaño del defecto, resistencias vasculares pulmonares y sistémicas relativas, y presencia de anomalías secundarias tales como insuficiencia mitral (por dilatación considerable del corazón izquierdo) o insuficiencia aórtica (por prolapso de la válvula aórtica hacia el defecto). El diagnóstico de comunicación interventricular por lo general se hace antes del nacimiento mediante ecocardiograma, o después del nacimiento al detectarse un soplo. Los niños con una sobrecarga de volumen considerable presentarán insuficiencia respiratoria, taquipnea y, en muchos casos, emesis (a menudo como resultado de compresión del estómago por hepatomegalia).

Por lo general, el pulso del ventrículo izquierdo es hiperdinámico y hay un soplo holosistólico áspero de alta frecuencia en el borde esternal inferior izquierdo. El soplo se puede escuchar bien en la espalda. Cuando las presiones de la arteria pulmonar son normales, el segundo ruido cardíaco (S_2) se desdobla con un componente pulmonar normal (P_2). Cuando las presiones de la arteria pulmonar son altas, el S_2 será uno solo o el desdoblamiento será casi imperceptible, con un P_2 intenso. La frecuencia del soplo depende del descenso en la presión entre el ventrículo izquierdo y el ventrículo derecho.

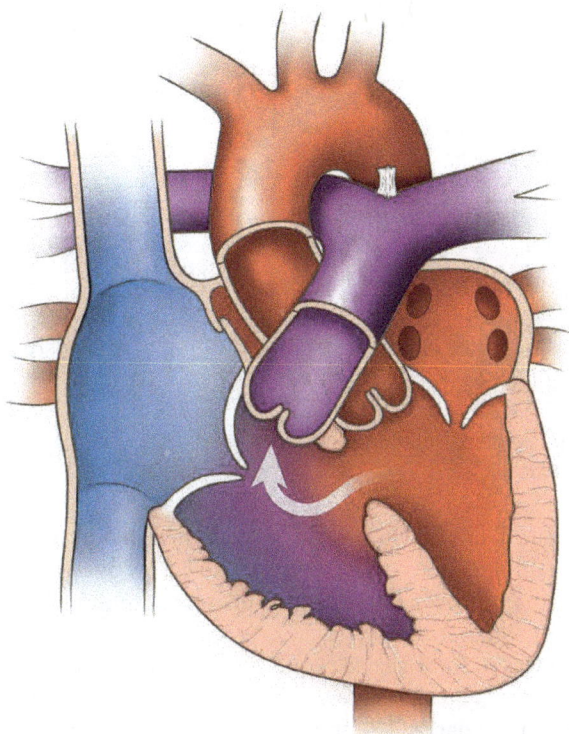

Cuadro 11-2. Fisiopatología de la comunicación interventricular con cortocircuito izquierda derecha.

Un ruido diastólico de baja frecuencia (ausencia de silencio durante la diástole) en el borde esternal inferior izquierdo por lo general significa que el cortocircuito de izquierda derecha tiene una relación de al menos 2:1. A veces, se puede escuchar un ruido de galope S_3 en la punta. Un soplo telediastólico de alta frecuencia es señal de que hay insuficiencia aórtica concomitante.

Diagnóstico

- **ECG (Cuadro 11-3).** A veces puede haber hipertrofia ventricular derecha y ventricular izquierda y crecimiento auricular.
- **RxTórax (Cuadro 11-4).** Útil en la evaluación inicial y seguimiento de niños con comunicación interventricular, en particular en la titulación de diuréticos o al tratar de establecer la naturaleza de la insuficiencia respiratoria. Tendencia a mostrar cardiomegalia y aumento en las tramas vasculares pulmonares debido al cortocircuito izquierda derecha.
- **Ecocardiograma (Cuadro 11-5).** Base principal para hacer el diagnóstico. Es importante obtener barridos completos para mostrar el lugar y tamaño del defecto, medir dilatación de la cámara (auricular y/o ventricular), hacer un perfil de la insuficiencia mitral, y descartar prolapso de la válvula aórtica. También es importante

107

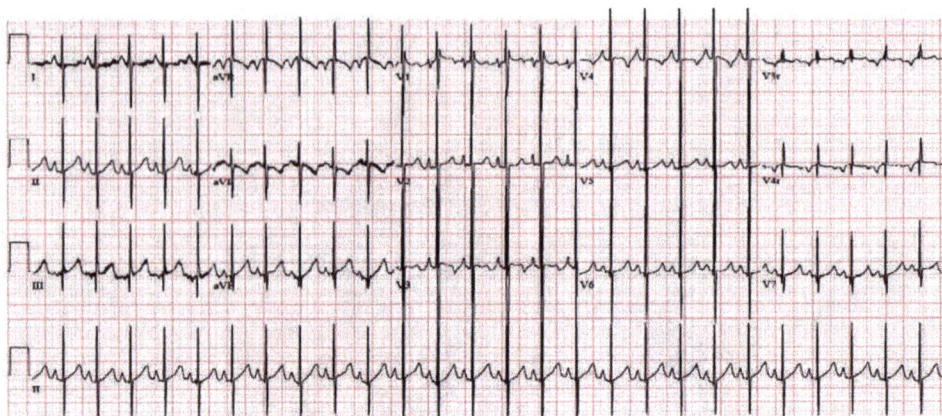

Cuadro 11-3. ECG de paciente con comunicación interventricular muestra crecimiento auricular e hipertrofia biventricular.

obtener imágenes adicionales vía Doppler para determinar la velocidad del defecto y hacer un estimado indirecto del tamaño del defecto y de la resistencia vascular pulmonar. En niños mayores con defectos crónicos, se deberá investigar si hay ventrículo derecho bicameral.

- **Cateterismo cardíaco.** Rara vez se requiere. Sin embargo, en pacientes con presentación tardía, habría que evaluar la resistencia vascular pulmonar para determinar si es conveniente cerrar la comunicación interventricular y/o administrar vasodilatadores pulmonares.

Tratamiento médico

Los diuréticos de asa son efectivos para mitigar síntomas de congestión y permiten que los pacientes con comunicación interventricular se alimenten mejor. La furosemida, 1-2 mg/kg/dosis, hasta cada 6 horas tiende a ser suficiente para manejar defectos moderados a grandes. La clorotiazida, 5-10 mg/kg/dosis, dos veces al día puede ser un buen complemento para cuando hay una carga considerable de volumen o cuando hay cierta resistencia al diurético. La espironolactona, 0.5-1 mg/kg/dosis, dos veces al día puede ayudar en el desecho de potasio y mitigar la resistencia a diuréticos de asa. La reducción de poscarga con inhibidores de la enzima convertidora de la angiotensina puede ser de ayuda porque disminuye la resistencia vascular sistémica, y esto puede reducir el cortocircuito izquierda derecha.

Los defectos perimembranosos grandes pueden al principio manejarse con diuréticos e inhibidores de la enzima convertidora de la angiotensina. Si el ecocardiograma no muestra prolapso de la válvula aórtica y el niño está aumentando de peso, se puede continuar con el tratamiento médico. Si S_2 se convierte en un ruido único y hay una mejora rápida de los signos de insuficiencia cardíaca congestiva, junto a un aumento de peso y el ecocardiograma no muestra cambios en el tamaño del defecto, entonces se deberá sospechar de un incremento en la resistencia vascular pulmonar. En estos casos, se aconseja la intervención quirúrgica temprana o, de realizarse más adelante,

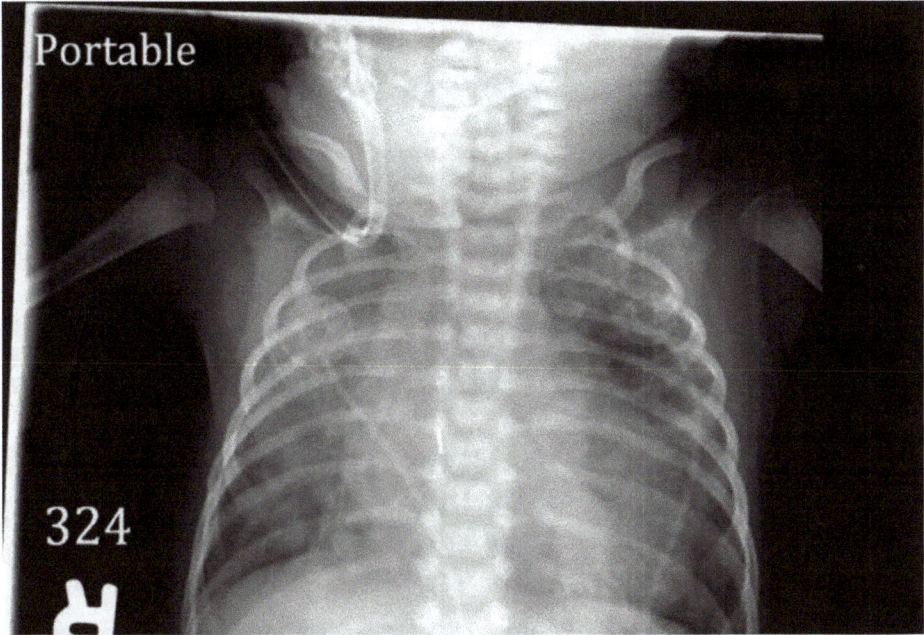

Cuadro 11-4. RxTórax de paciente de 8 semanas con comunicación interventricular grande y sintomática, con neumopatía asociada a prematuridad. RxTórax muestra cardiomegalia e incremento de las tramas vasculares pulmonares.

habrá que considerarse un cateterismo cardíaco para evaluar la reactividad vascular pulmonar.

Las comunicación interventricular del tipo muscular tiende a cerrarse de forma espontánea alrededor de los 2 años de edad. Por lo tanto, normalmente se indica tratamiento farmacológico a menos que el defecto sea grande y el paciente no responda al tratamiento médico. En pacientes con múltiples defectos apicales musculares (septo tipo «queso suizo») la derivación puede ser considerable y podría ser necesaria la colocación de un cerclaje de la arteria pulmonar para controlar los síntomas de la insuficiencia cardíaca congestiva. Se cree que los defectos tipo queso suizo pueden estar dentro del espectro del ventrículo izquierdo no compactado y, si la función del ventrículo izquierdo disminuye, deberá sospecharse una miocardiopatía.

Indicaciones / Sincronización de la intervención

La gran mayoría de las comunicaciones interventriculares (80 %) se cierran de manera espontánea. Sin embargo, algunos defectos deberían repararse para prevenir complicaciones a largo plazo, tales como la insuficiencia valvular aórtica, la endocarditis y la aparición de alguna enfermedad vascular pulmonar. En pacientes asintomáticos que requieren ser intervenidos, la reparación por lo general se posterga hasta más adelante en la infancia.

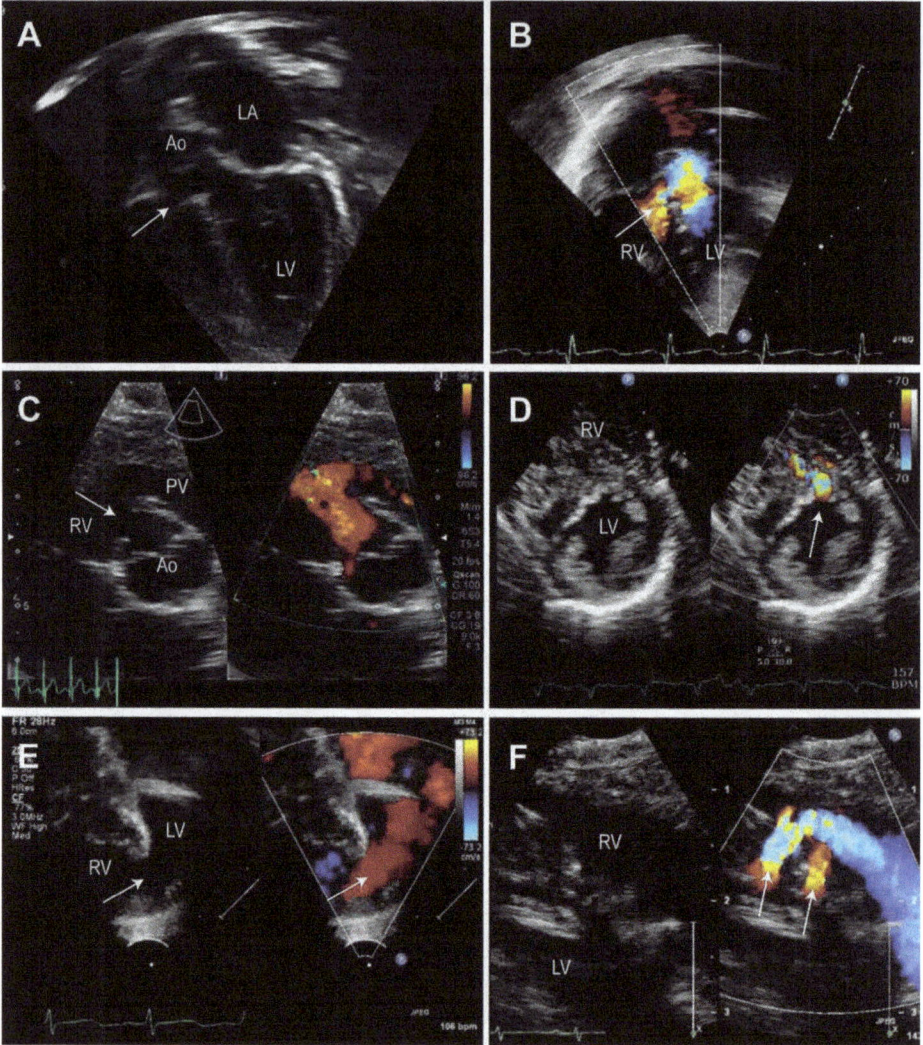

Cuadro 11-5. Ecocardiograma para diagnóstico de comunicación interventricular. A) Corte de 5 cámaras de comunicación interventricular perimembranosa (flecha). B) Doppler a color de 5 cámaras de comunicación interventricular perimembranosa (flecha). C) Comparación a color en eje transversal paraesternal de comunicación interventricular perimembranosa grande (flecha). D) Comparación a color en eje transversal de comunicación interventricular muscular media (flecha). E) Comparación a color en corte de 4 cámaras de comunicación interventricular muscular apical grande (flecha). F) Comparación a color en eje paraesternal longitudinal de múltiples comunicaciones interventriculares musculares medias (flechas). Ao: aorta, LA: aurícula izquierda, LV: ventrículo izquierdo, RV: ventrículo derecho, PV: válvula pulmonar. Imágenes por cortesía de Dr. Josh Kailin, www.pedecho.org.

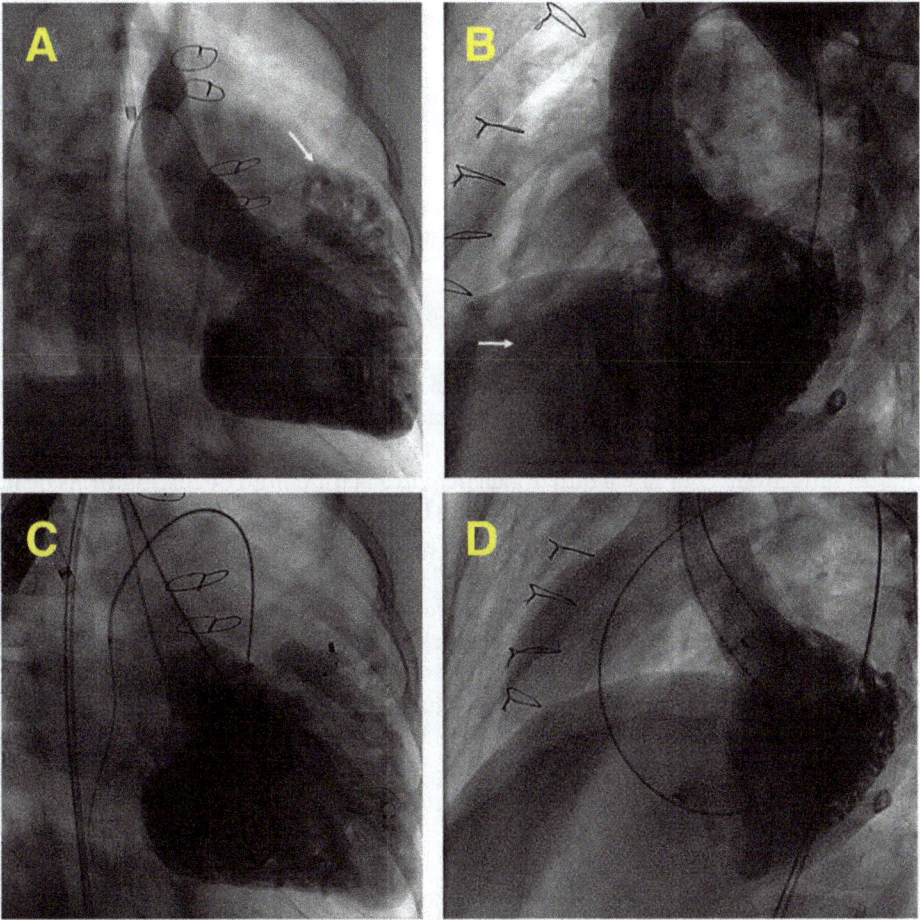

Cuadro 11-6. Angiograma de ventrículo izquierdo en niña de 6 años con múltiples comunicaciones interventriculares musculares. Cortocircuito izquierda derecha a través de múltiples defectos en el septo muscular anterior (flecha) en proyección oblícua/inferior anterior derecha (A). Derivación considerable a través de las comunicaciones interventriculares musculares medias/apicales hacia el ventrículo derecho (delineado con flecha) en proyección oblícua/superior anterior izquierda (B). Después de colocar los dispositivos percutáneos en el septo muscular anterior y apical, el angiograma posquirúrgico muestra reducción considerable de la derivación de izquierda a derecha (C y D).

Entre las indicaciones para intervenir tenemos:

- **Ineficacia del tratamiento médico.** Por lo general, los pacientes con comunicación interventricular grande y síntomas que no cesan ante el tratamiento médico se someten a reparación en la primera infancia.
- **Dilatación del corazón izquierdo.** Los pacientes con comunicación interventricular donde el cortocircuito izquierda derecha es considerable, cuya señal puede ser la dilatación del corazón izquierdo, podrían beneficiarse de la intervención si el defecto no se ha cerrado espontáneamente después de la primera infancia.

111

- **Defectos tipo doblemente relacionados o yuxto-arteriales.** Los defectos tipo doblemente relacionados o yuxto-arteriales están asociados a prolapso de la válvula aórtica y casi todos los pacientes tendrán insuficiencia aórtica antes de la infancia o adolescencia. Además, estos defectos tienden a no cerrarse de forma espontánea.
- **Prolapso de la válvula aórtica.** Con o sin insuficiencia aórtica.

La probabilidad de que haya un cierre espontáneo disminuye con la edad y es <10 % en comunicación interventricular persistente después de los 2-3 años de edad. Un defecto verdadero del septo de entrada rara vez cierra de forma espontánea. Hay que considerar la intervención temprana.

Intervención por cateterismo

El cierre por dispositivo puede hacerse en pacientes con comunicación interventricular muscular, ya bien como primera opción (Cuadro 11-6) o como complemento al cierre quirúrgico, ya que podría no ser posible cerrar algunas comunicaciones interventriculares musculares por la vía quirúrgica debido a la dificultad de distinguirlas de las trabeculaciones en el ventrículo derecho. Con frecuencia, el procedimiento involucra la creación de un asa arteriovenosa para facilitar la colocación del dispositivo de comunicación interventricular en el lado venoso. El despliegue retrógrado de dispositivos de comunicación interventricular también puede algunas veces hacerse sin la creación de un asa arteriovenosa. El ecocardiograma transesofágico y transtorácico brindan imágenes vitales para guiar el procedimiento.

En algunos pacientes muy pequeños, o cuando se está realizando una operación concomitante (p. ej., retirada de cerclaje de la arteria pulmonar), se puede usar un método híbrido (cierre «perventricular» directo de la comunicación interventricular) en quirófano o en el laboratorio de hemodinámica con un cirujano y un cardiólogo intervencionista.

En el presente, por lo general los pacientes con comunicación interventricular perimembranosa no son candidatos para el cierre del defecto por cateterismo debido a la proximidad del defecto al nódulo auriculoventricular (con riesgo de bloqueo cardíaco después del cierre por dispositivo), y a las válvulas tricúspide y aórtica. La excepción incluye pacientes con defectos perimembranosos y tejido aneurismático de la válvula tricúspide, lo cual puede permitir que el dispositivo se coloque dentro de el/los defecto(s), lejos del nódulo auriculoventricular y de las válvulas vecinas.

Reparación quirúrgica

La reparación quirúrgica de la comunicación interventricular se hace mediante canulación aortobicava estándar con circulación extracorpórea e hipotermia leve a moderada. La mayoría de los defectos musculares, perimembranosos y del septo de entrada se hacen por auriculotomía derecha. Cuando hay tejido aneurismático de la válvula tricúspide cubriendo una comunicación interventricular perimembranosa o del septo de entrada, la válvula tricúspide se puede desprender parcialmente para poder visualizar todo el defecto. Las comunicaciones interventriculares por lo general se reparan con pericardio autólogo tratado con glutaral y con suturas interrumpidas con parche. También se puede usar una combinación de suturas continuas e interrumpidas con parche. En el caso de comunicación interventricular perimembranosa o del septo de entrada, el haz de His viaja a lo largo del margen posteroinferior del defecto, principalmente hacia el lado del ventrículo izquierdo. Se pone cuidado en colocar las suturas sobre la superficie y lejos del borde de la comunicación interventricular. Los defectos pequeños pueden cerrarse principalmente con suturas interrumpidas de doble parche.

Para los defectos doblemente relacionados o yuxto-arteriales se usa arteriotomía pulmonar transversal. Las suturas interrumpidas con parches pericárdicos se colocan a lo largo del anillo de la válvula pulmonar y dentro del borde del defecto. Luego, con el parche pericárdico se cierra la comunicación interventricular. Si no hay extensión perimembranosa, el sistema de conducción está lejos de la comunicación interventricular en estos pacientes.

Los defectos apicales y los musculares que están debajo de la banda moderadora pueden ser difíciles de visualizar a través de una auriculotomía, por lo cual se deberían considerar métodos alternos (intervención por cateterismo vs. ventriculotomía). En algunos pacientes con múltiples comunicaciones interventriculares (p. ej., septo tipo queso suizo), el cierre temprano es difícil y la colocación de un cerclaje de la arteria pulmonar podría permitir el crecimiento y el control de los síntomas. Estos pacientes pueden regresar al quirófano posteriormente en sus vidas para que les retiren el cerclaje de la arteria pulmonar y repararles la comunicación interventricular. Algunos pacientes podrían requerir cierre de la comunicación interventricular por cateterismo al mismo tiempo.

Manejo posoperatorio

Por lo general, los pacientes mayores se extuban en quirófano. Se tiende a dejar intubados a los neonatos y bebés pequeños, para luego extubarlos durante las primeras horas de su llegada a la Unidad de Terapia Intensiva Cardíaca (UTIC). Por lo general, estos pacientes presentan una evolución posquirúrgica sin complicaciones, donde la hipertensión, como resultado de un ventrículo izquierdo hiperdinámico, es lo más común.

En pacientes con síntomas considerables de insuficiencia cardíaca congestiva antes de la operación, es fundamental optimizar la precarga, la contractilidad y la poscarga. A menudo, a estos pacientes se les administra milrinona para optimizar el gasto cardíaco, y se someten a un control cuidadoso de fluidos, incluyendo tratamiento con diuréticos en el día 1 después de la operación para prevenir y mejorar la congestión pulmonar. Se prevé que la extubación sea dentro de las siguientes 24 horas después de la cirugía.

No es inusual que después de la reparación de una comunicación interventricular grande el ecocardiograma transesofágico muestre que la función del ventrículo izquierdo está ligera a moderadamente deprimida, por lo general como resultado de la descarga del volumen cardíaco. Esta función disminuida tiende a no tener importancia clínica y por lo general mejora a los pocos días de la reparación.

Los pacientes tienden a estar en la UTIC 1-2 días. Los pacientes que tuvieron hiperflujo preoperatorio tienden a mostrar una mejoría dramática en cuanto a la ingesta oral, taquipnea, y ganancia de peso justo después de la cirugía.

Complicaciones

Posibles complicaciones después del cierre quirúrgico de una comunicación interventricular:

- **Bloqueo cardíaco.** El bloqueo cardíaco variable o completo puede complicar la reparación quirúrgica de la comunicación interventricular debido a lesión directa al nódulo auriculoventricular o al haz de His. Si el paciente continúa con bloqueo cardíaco completo 7-10 días después de la cirugía, deberá considerarse la colocación de un marcapasos permanente.

- **Arritmias.** Arritmias tales como taquicardia de la unión pueden aparecer en niños pequeños, posiblemente por la tracción del sistema de conducción durante la reparación.

Experiencia del TCH en reparaciones de comunicación interventricular (Scully et al. 2010)

Promedio de reparaciones por año: 29 (22 – 43)

Edad promedio del operado: 10 meses (20 días – 18 años)

Estancia promedio en UTI: 2 días (1 – 14 días)

Estancia media hospitalaria: 5 días (2 días – 6 meses)

Mortalidad perioperatoria: 0.5 %

Reoperación por sangrado: 1 %

Bloqueo auriculoventricular completo perioperatorio: 0

Lectura recomendada

Scully BB, Morales DL, Zafar F, et al. *Current expectations for surgical repair of isolated ventricular septal defects.* Ann Thorac Surg 2010;89:544-9.

12 Comunicación auriculoventricular

Antonio G. Cabrera, Jordana Goldman, Premal M. Trivedi, Carlos M. Mery

La comunicación auriculoventricular (CAV) abarca una serie de defectos anatómicos que se originan por una tabicación incompleta de las aurículas, los ventrículos, y a una separación incompleta de las válvulas auriculoventriculares. Las almohadillas endocárdicas son el precursor embriológico que promueve el cierre de los tabiques y la separación de dos estructuras valvulares auriculoventriculares distintas. El resultado es una serie de defectos que van desde la comunicación interauricular de tipo primum hasta las comunicaciones auriculoventriculares completas en las cuales el centro del corazón no está completamente desarrollado o no existe, lo que resulta en comunicaciones interauriculares e interventriculares grandes y un cortocircuito izquierda derecha considerable. Hay una inserción en sentido de las agujas del reloj, o hacia abajo, de las válvulas auriculoventriculares, con el resultante incremento en el número de valvas (cinco o más), lo cual deja un área defectuosa o «hendidura» que a menudo viene siendo la causa de la insuficiencia valvular antes y, a veces, después de la cirugía.

Clasificación

Existen varias formas de clasificar las comunicaciones auriculoventriculares. Las comunicaciones auriculoventriculares pueden clasificarse en defectos *completos* (comunicación interauricular primum, válvula auriculoventricular común, comunicación interventricular grande del septo de entrada no restrictiva), *transicionales* (comunicación interauricular primum, válvulas auriculoventriculares comunes o separadas), y *parciales* (comunicación interauricular primum, válvulas auriculoventriculares separadas con «hendidura mitral», y sin comunicación interventricular del septo de entrada). También se pueden clasificar defectos *balanceados* si ambos ventrículos son de tamaño similar y la válvula auriculoventricular está balanceada entre ambos, o *desbalanceados* si uno de los ventrículos es más grande que el otro o si la válvula auriculoventricular de forma preferente se abre hacia un ventrículo o el otro.

En vez de separar las comunicaciones auriculoventriculares en completas, transicionales, y parciales, Anderson las define como un defecto que permite la derivación entre aurículas y ventrículos. Él no diferencia entre comunicación auriculoventricular completa y parcial porque ambas incluyen una unión auriculoventricular común. La división de la comunicación auriculoventricular la hace en función del orificio único o doble en las válvulas auriculoventriculares (separadas o no por una lengüeta de tejido que conecta las valvas cabalgantes). A las válvulas auriculoventriculares no se les llama tricúspide o mitral si no que serán descritas como válvulas auriculoventricular derecha e izquierda.

La clasificación de Rastelli, usada para las comunicaciones auriculoventriculares completas, divide a estos defectos según las características de la valva cabalgante superior de la válvula auriculoventricular. Hay 3 tipos:

- **Tipo A (más frecuente):** La valva cabalgante superior está dividida en un componente izquierdo y uno derecho, y hay tres cuerdas tendinosas entre estos componentes y la cresta del tabique ventricular.

- **Tipo B (rara):** La valva cabalgante superior tiene una cuerda tendinosa anómala que está a horcajadas sobre el tabique ventricular. Esto se asocia a defectos de desbalance.
- **Tipo C:** La valva cabalgante superior está completa y flota libremente sin cuerdas tendinosas en la cresta del tabique interventricular.

Fisiopatología y presentación clínica

La fisiopatología dependerá del tamaño de la comunicación auricular y la ventricular, el balance o hipoplasia de los ventrículos, y el grado de insuficiencia de la válvula auriculoventricular. Casi siempre hay derivación a nivel auricular debido a la presencia de comunicación interauricular de tipo primum. Cuando la comunicación interauricular es grande, o el tabique no existe del todo, habrá una mezcla considerable a nivel auricular y los pacientes podrían presentar cierto grado de cianosis. Si la comunicación interventricular es grande y no restrictiva, la derivación estará gobernada por la diferencia entre las resistencias relativas entre el lecho sistémico y el vascular pulmonar.

El diagnóstico tiende a hacerse antes del nacimiento o después de evaluarse un soplo. En niños con síndrome de Down deberá realizarse un ecocardiograma durante el período neonatal debido a una alta asociación con cardiopatía congénita (40-60 %), de lo cual aproximadamente la mitad tendrán comunicación auriculoventricular.

En la medida en que la resistencia vascular pulmonar disminuye al nacer, se podrán apreciar signos y síntomas de sobrecarga de volumen. La taquipnea, las retracciones subcostales y la dificultad para alimentarse empeorarán hasta el punto en que haya retraso del crecimiento y, en algunos casos, una predisposición a que el niño tenga infecciones respiratorias recurrentes.

En niños con comunicación auriculoventricular parcial, los hallazgos clínicos serán similares a los de una comunicación interauricular. En la exploración física, habrá un S_2 desdoblado sin variación durante la inspiración. Este hallazgo es más común en niños más grandes. Los pacientes con comunicación auriculoventricular completa presentarán retraso del crecimiento y síntomas de insuficiencia cardíaca congestiva. Tendrán taquipnea y taquicardia con hepatomegalia. Por lo general hay un S_2 angosto con un P_2 acentuado debido a al incremento en las presiones pulmonares. El soplo que resulta de una comunicación interventricular grande tiende a ser holosistólico y de baja a media frecuencia. El soplo holosistólico por insuficiencia de la válvula auriculoventricular izquierda normalmente es de alta frecuencia y tarda en alcanzar su punto máximo. La cianosis ocurre cuando hay retorno venoso sistémico anormal o cuando la resistencia vascular pulmonar es muy elevada. Sin embargo, no es inusual que haya cierto grado de cianosis en pacientes con comunicación auriculoventricular completa.

Diagnóstico

- **ECG (Cuadro 12-1).** En el caso clásico, muestra desviación hacia el eje izquierdo con hipertrofia ventricular derecha.
- **RxTórax (Cuadro 12-2).** Muestra cardiomegalia con tramas vasculares pulmonares aumentadas y aire atrapado debido a un edema de la pared bronquial por presión auricular izquierda elevada. El bronquio izquierdo principal podría verse elevado por dilatación de la aurícula izquierda.

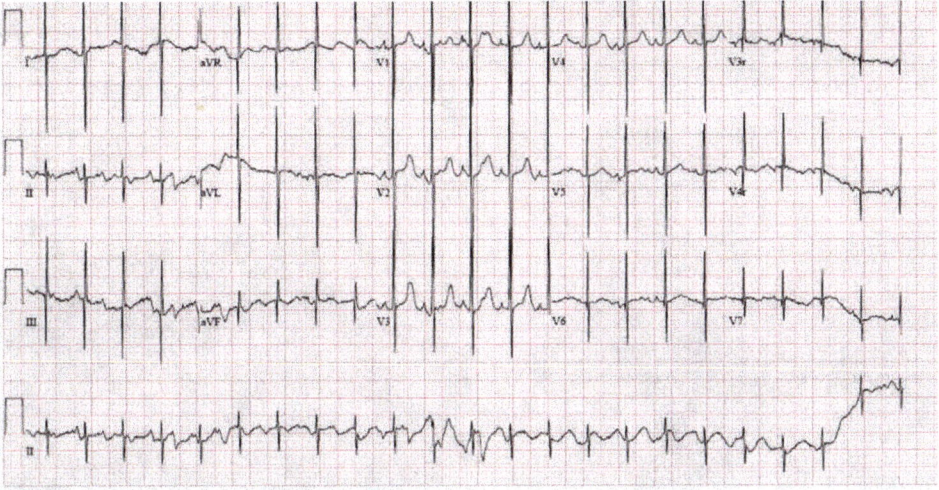

Cuadro 12-1. ECG de paciente de 3 meses con comunicación auriculoventricular muestra desviación hacia el eje izquierdo e hipertrofia ventricular derecha.

- **Ecocardiograma (Cuadro 12-3).** Piedra angular del diagnóstico. Deberá prestarse atención a la morfología y al tamaño de la comunicación interauricular y comunicación interventricular, la posición alargada y desenclavada de la aorta (más evidente en un barrido anterior del corte de 4 cámaras y subcostal frontal), la presencia de obstrucción del tracto de salida del ventrículo izquierdo, la morfología de las válvulas auriculoventriculares (incluso si están separadas o no), y el grado de insuficiencia de la válvula auriculoventricular. La vista frontal de la válvula auriculoventricular es útil para evaluar la morfología de la válvula y si cualesquiera de las valvas es deficiente. Lesiones asociadas tales como presencia de una vena cava superior izquierda persistente o la coartación de la aorta, también deberán investigarse a fondo. Algunas anomalías conotruncales tales como la tetralogía de Fallot y el ventrículo derecho de doble salida podrían coexistir con la comunicación auriculoventricular.
- **Cateterismo cardíaco.** Por lo general, no es necesario para el diagnóstico. Podría ser útil en pacientes de presentación tardía donde se sospeche de resistencia vascular pulmonar alta.

Indicaciones / Sincronización de la intervención

La presencia de comunicación auriculoventricular es una indicación para la intervención quirúrgica. La reparación tiende a ser más fácil fuera de período neonatal, en especial debido a que las válvulas auriculoventriculares en los neonatos son delgadas y friables. Por lo tanto, de ser posible, la reparación en pacientes con comunicación auriculoventricular completa es efectiva a los 4-6 meses de edad (Cuadro 12-4). La intervención temprana (recién nacidos o período neonatal) podría ser necesaria si el paciente con síntomas de insuficiencia cardíaca congestiva muestra resistencia al tratamiento médico y en aquellos con insuficiencia considerable de la válvula auriculoventricular.

117

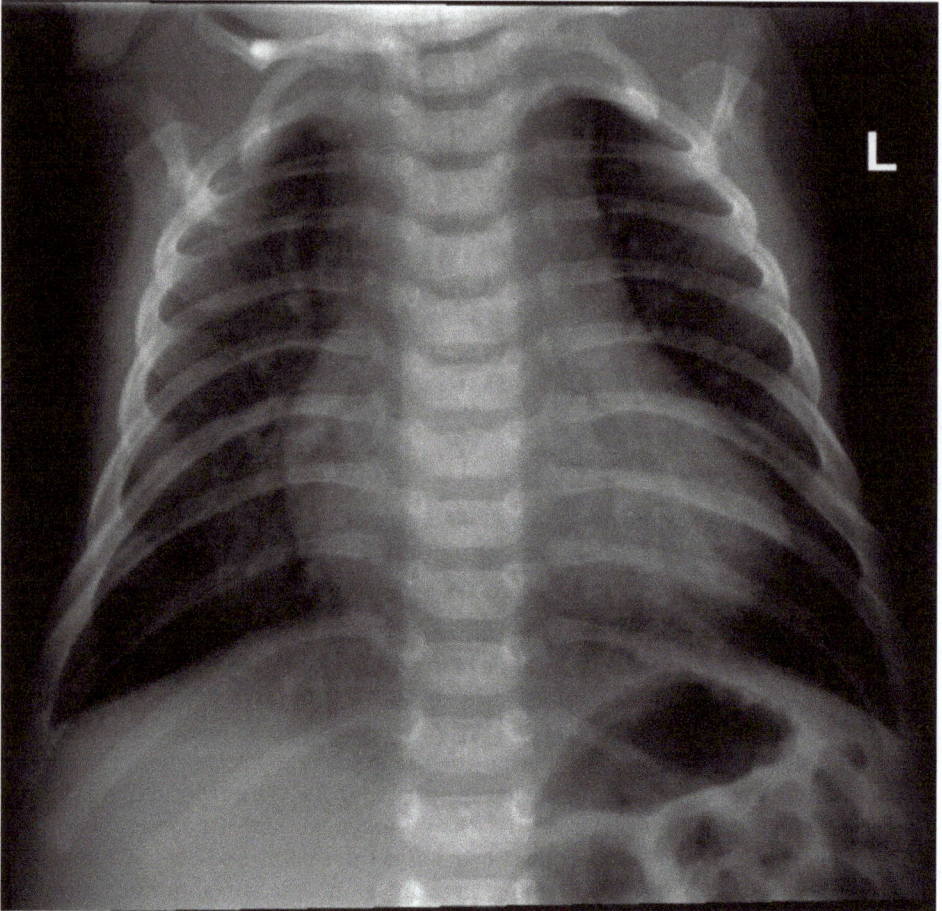

Cuadro 12-2. RxTórax en paciente de 3 meses con comunicación auriculoventricular completa y componentes auriculares y ventriculares grandes. RxTórax muestra cardiomegalia y aumento de congestión pulmonar compatible con hiperflujo.

En los pacientes mayores donde se sospeche resistencia vascular pulmonar alta deberán someterse a cateterismo cardíaco, antes de la reparación.

Los pacientes con comunicación auriculoventricular parcial o transicional por lo general son asintomáticos y la reparación se programa para los 3-4 años de edad, a menos que tengan una insuficiencia considerable de la válvula auriculoventricular o síntomas de una derivación considerable.

Consideraciones anestésicas

Entre los objetivos anestésicos en común en todo el espectro de comunicaciones auriculoventriculares están la minimización del cortocircuito izquierda derecha y de la insuficiencia de la válvula auriculoventricular antes de la circulación extracorpórea,

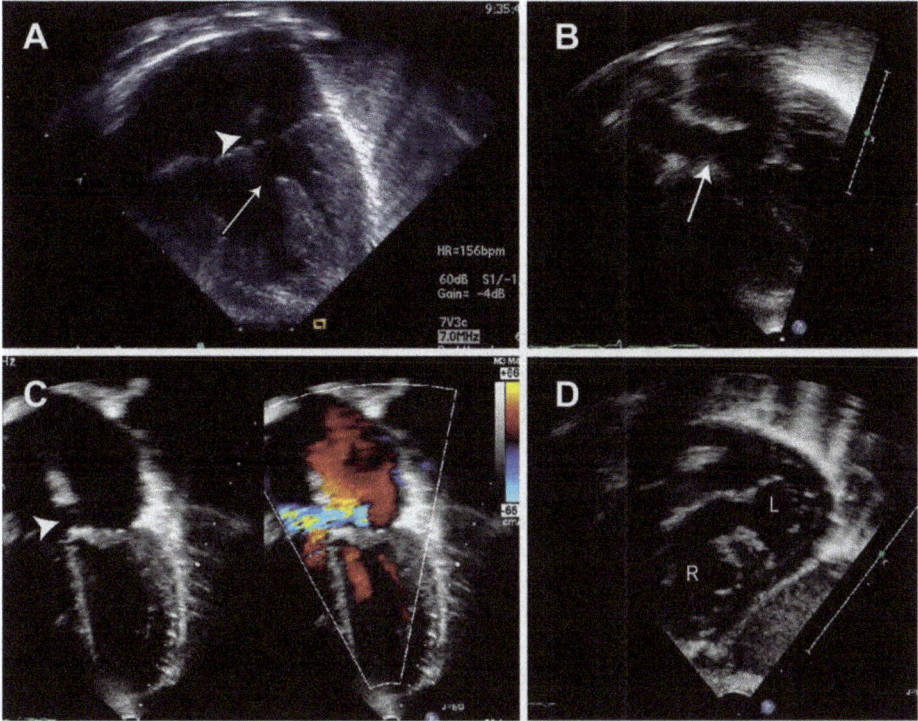

Cuadro 12-3. Ecocardiogramas en pacientes con comunicación auriculoventricular. A) Corte de 4 cámaras de comunicación auriculoventricular completa muestra comunicación interventricular grande del septo de entrada (flecha), comunicación interauricular primum grande (punta de flecha), y válvula auriculoventricular común. B) Corte de 5 cámaras muestra tracto de salida del ventrículo izquierdo alargado (flecha) concordante con deformidad de «cuello de ganso» en pacientes con comunicación auriculoventricular. C) Comparación a color en paciente con comunicación auriculoventricular parcial muestra cortocircuito izquierda derecha a lo largo de comunicación interauricular primum (punta de flecha). D) Vista frontal de válvula auriculoventricular común en paciente con comunicación auriculoventricular completa. Imágenes por cortesía de Dr. Josh Kailin, www.pedecho.org.

y la prevención de la hipertensión posterior a la reparación para reducir el estrés en la válvula auriculoventricular izquierda recién reparada.

Comunicaciones auriculoventriculares parciales y transicionales

En ausencia de insuficiencia considerable de la válvula auriculoventricular, el manejo anestésico es similar al de una comunicación interauricular grande de tipo secundum. La extubación en quirófano es razonable. Los pacientes con insuficiencia moderada a grave de la válvula auriculoventricular izquierda podrían presentar síntomas de insuficiencia cardíaca congestiva en los primeros años de vida. Si el niño es un recién nacido, podría requerir de fentolamina en la circulación extracorpórea. Podría requerirse apoyo inotrópico (milrinona y/o adrenalina a dosis baja) después de la operación, y al final del procedimiento podría requerirse la reducción de poscarga con nicardipina o nitroprusiato.

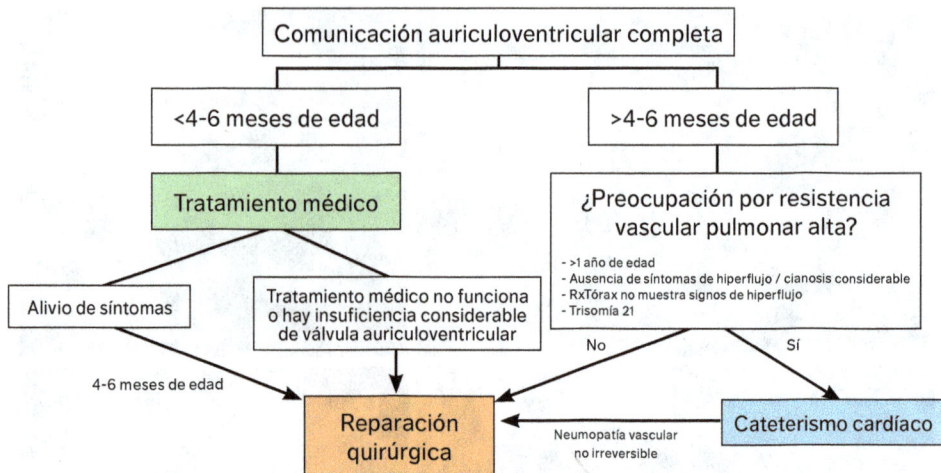

Cuadro 12-4. Algoritmo para el manejo de pacientes con comunicación auriculoventricular.

Comunicaciones auriculoventriculares completas

Los pacientes que tienen hiperflujo considerable a menudo reciben múltiples diuréticos y en ocasiones reciben terapia por cánula nasal de alto flujo o presión positiva continua en vía aérea para disminuir el esfuerzo al respirar. Se puede esperar que estos pacientes estén «secos» antes de la inducción, tengan distensibilidad pulmonar pobre pulmones hiperinsuflados, y puedan desaturarse más rápidamente al estar apneicos.

Los pacientes con trisomía 21 presentan problemas adicionales: 1) propensión a tener bradicardia durante la anestesia, en particular con agentes volátiles; 2) posibilidad de obstrucción de las vías respiratorias superiores y pulmones anómalos; 3) posibilidad de difícil acceso vascular; y 4) hipotiroidismo (los exámenes tiroideos deberán enviarse antes de la operación y hay que tener liotironina, o T3, disponible cuando haya una preocupación por hipotiroidismo). Son poco comunes las lesiones a la columna cervical durante la infancia.

Los períodos de inducción e intubación son de alto riesgo porque el hiperflujo podría empeorarse (debido al uso de una FiO_2 mayor), o porque podría presentarse un corto-circuito de derecha a izquierda (si la resistencia vascular pulmonar aumenta debido a la hipoxia o al estímulo recibido por la intubación). En base el estado del paciente antes de la operación, la administración de volumen e inotrópicos y/o vasopresores podría ser necesaria para sustentar la hemodinámica antes de la circulación extracorpórea.

Por lo general se necesita administrar fentolamina (dosis máxima total de 200 mcb/kg de forma gradual) para alcanzar un flujo de circulación extracorpórea completo (150 mL/kg/min). En recién nacidos, apuntamos a una presión arterial media de ~40 mmHg, y usamos espectroscopia del infrarrojo para guiar flujos, niveles de CO_2 y hemoglobina. Se puede usar ROTEM® como guía en la adición de hemoderivados (la bomba se prima con 1 unidad de concentrado eritrocitario y 1 unidad de plasma fresco congelado, en el caso de recién nacidos, siendo el objetivo al menos 40 % de hematocritos antes de finalizar la circulación extracorpórea).

Por lo general, para el retiro gradual de la circulación extracorpórea, al paciente se le administra adrenalina a dosis baja (0.02-0.05 mcb/kg/min) y milrinona a dosis baja (0.375 mcg/kg/min). La milrinona no se administra en embolada. El iNO no se usa regularmente a menos que se tema que haya un aumento de la resistencia vascular pulmonar antes de la operación o inmediatamente después de la circulación extracorpórea. Las plaquetas y/o crioprecipitado (o RiaSTAP®) se usan para lograr hemostasia. Hay que tener cuidado para no sobrecargar de volumen el corazón izquierdo durante este procedimiento (por lo general hay una vía en la aurícula izquierda como guía), y de ser necesario, se puede extraer sangre del paciente para permitir la administración de estos productos. Invariablemente, es necesario reducir la poscarga para tratar la hipertensión (nicardipina o nitroprusiato). Para la sedación, se inicia con dexmedetomidina una vez que haya ritmo sinusal normal, y se continúa hasta la Unidad de Terapia Intensiva Cardíaca (UTIC). El fentanilo total administrado por lo general está entre 100 y 200 mcg/kg, la mayor parte del cual se administra durante el inicio de la circulación extracorpórea y después del recalentamiento.

Reparación quirúrgica

La reparación quirúrgica de la comunicación auriculoventricular se hace mediante canulación aortobicava estándar e hipotermia leve a moderada. La reparación se realiza por auriculotomía derecha. La reparación de una comunicación auriculoventricular parcial consiste en el cierre de la zona izquierda de aposición (hendidura mitral) y la reparación de la comunicación interauricular tipo primum con pericardio autólogo fresco. Es importante hurgar detenidamente el tabique ventricular debajo de las válvulas auriculoventriculares para asegurarse de que no haya comunicación interventricular. La reparación de las comunicaciones auriculoventriculares transicionales es similar pero involucra la identificación de las comunicaciones interventriculares existentes, y la reparación. Según el número y morfología de los defectos, la reparación podrá lograrse mediante el cierre primario con suturas interrumpidas con parche, parche pericárdico pequeño, o colocando una serie de suturas interrumpidas con parche en la cresta del tabique y haciendo pasar las suturas a través de la válvula auriculoventricular y la base del parche de la comunicación interauricular (técnica australiana).

La reparación de una comunicación auriculoventricular completa se logra mediante el uso de la técnica de dos parches. Una vez que se realiza la auriculotomía, la válvula auriculoventricular se hace «flotar» con la colocación de solución salina en los ventrículos, y se define el punto ideal de coaptación entre las valvas cabalgantes superior e inferior, y los lados izquierdo y derecho. Se sutura un parche pericárdico fijado con glutaraldehído a la cresta del tabique ventricular mediante suturas interrumpidas con parche, o suturas continuas. Es importante ajustar bien este parche ya que dejarlo demasiado corto o muy alto podría producir insuficiencia de la válvula auriculoventricular u obstrucción del tracto de salida del ventrículo izquierdo. Se coloca una serie de suturas colchoneras horizontales a través de la porción superior del parche de la comunicación interventricular, las válvulas auriculoventriculares, y la base del parche pericárdico de la comunicación interauricular. El parche se baja y se amarran todas las suturas. Se prueban ambas válvulas auriculoventriculares. La zona de aposición izquierda (y a veces también la derecha) o «hendidura» se reaproxima con suturas interrumpidas. Si el componente izquierdo es pequeño (como sucede cuando la valva mural izquierda es deficiente o está desbalanceada), podría no ser posible cerrar la zona de aposición completamente. En general, las válvulas deberían aceptar el dilatador de Hegar que corresponda al menos a 70-80 % del tamaño calculado para el niño. Según la apariencia de las válvulas al hacer la prueba, podrían requerirse reparaciones más complejas (tales como anuloplastia de sutura o cierre de agujeros adicionales). Luego se sutura el parche en su lugar.

Debido a la deficiencia del segmento de entrada, el nódulo auriculoventricular y el haz de His quedan desplazados hacia abajo. El nódulo auriculoventricular está entre el seno coronario y la válvula auriculoventricular antes de dar origen

Reparaciones completas de comunicación auriculoventricular en TCH (1995-2016) (Mery et al. 2018)

Reparaciones aisladas de comunicación auriculoventricular completa: 350

Promedio de reparaciones por año: 17 (9 – 28)

Requirieron cerclaje de la arteria pulmonar antes de la reparación completa: 17 pacientes (5 %)

Edad promedio del operado: 5 meses

Estancia promedio en UTI: 5 días

Estancia media hospitalaria: 10 días

Mortalidad perioperatoria: 2 % (6/350)

Necesidad perioperatoria de marcapasos permanente: 0.3 % (1/350)

Supervivencia a los 10 años: 93 %

Reoperación a los 10 años: 9 %

Tiempo promedio hasta la reoperación: 3 años

Reparación parcial/transitoria de comunicación auriculoventricular en TCH (1995-2017) (Mery et al. 2019)

Número de reparaciones parciales/transitorias: 265

Promedio de reparaciones por año: 13 (5 – 17)

Edad promedio del operado: 2 años

Estancia promedio en UTI: 2 días

Estancia media hospitalaria: 5 días

Mortalidad perioperatoria: 0.7 % (2/265)

al haz de His, el cual viaja hacia el lado izquierdo del tabique ventricular. Por lo tanto, es importante suturar el parche de la comunicación interventricular superficialmente hacia el lado derecho de la cresta ventricular. Hay 2 maneras de evitar lesionar el nódulo auriculoventricular durante la reparación del componente de la comunicación interauricular tipo primum: 1) se trae la línea de sutura de la comunicación interauricular alrededor del seno coronario, lo cual hace que el seno drene en la aurícula izquierda, o 2) se dan mordiscos muy superficiales en el borde de la válvula auriculoventricular izquierda a nivel del seno coronario, lo cual hace que el seno drene normalmente en la aurícula derecha.

El ecocardiograma transesofágico posquirúrgico es necesario para evaluar derivaciones residuales y estenosis o insuficiencia de la válvula auriculoventricular. De rutina en estos pacientes se coloca una vía en la aurícula izquierda y un catéter de diálisis peritoneal. La presión en la aurícula izquierda y un trazado podrían ser útiles para evaluar la importancia de la estenosis o insuficiencia de la válvula auriculoventricular izquierda.

Manejo posoperatorio

Todos los pacientes sujetos a circulación extracorpórea están en riesgo de síndrome de bajo gasto cardíaco, sangrado y arritmias. Las reparaciones de las comunicaciones auriculoventriculares tienen su propio subgrupo de posibles desafíos, algunos de ellos relacionados con aspectos específicos de la anatomía. Entre los aspectos anatómicos importantes a considerar están si la comunicación auriculoventricular es balanceada o desbalanceada y, en este último caso, si es de ventrículo derecho o ventrículo izquierdo dominante. Los pacientes con comunicación auriculoventricular de ventrículo derecho dominante sujetos a reparación biventricular podrían ser particularmente sensibles a la rehidratación debido al pequeño tamaño del ventrículo izquierdo y a la fisiología restrictiva de la hipertrofia ventricular.

Las comunicaciones auriculoventriculares son lesiones de carga de presión y volumen (cortocircuito izquierda derecha) y, como tales, después de la operación deberá tenerse cuidado en manejar la resistencia vascular pulmonar y sistémica, y el volumen intravascular. Normalmente, los pacientes se mantienen sedados durante la primera noche después de la cirugía, y se evita la acidosis, se optimiza la oxigenación y, de aparecer, se usan drogas vasoactivas en vez de la rehidratación para manejar un posible bajo gasto cardíaco. Nuestra droga vasoactiva de preferencia para el manejo del síndrome de bajo gasto cardíaco es la milrinona (agente inodilatador y lusotrópico), si la presión arterial del paciente lo permite. Es importante entender cuál es el estado posquirúrgico de las válvulas auriculoventriculares. En general, buscamos una resistencia vascular sistémica baja mientras se mantienen presiones de perfusión adecuadas (se monitorea el lactato, la diuresis, se usa espectroscopia del infrarrojo, etc.) para prevenir estrés innecesario en la válvula auriculoventricular izquierda reparada.

En los pacientes operados de comunicación auriculoventricular se monitorea la presión venosa central y presión auricular izquierda. El objetivo es que ambas presiones se mantengan en un solo dígito. El reporte del ecocardiograma transesofágico sobre el gradiente posquirúrgico en las válvulas auriculoventriculares es útil para ajustar las presiones intracardíacas y frecuencia cardíaca en función de los objetivos.

El momento de extubación varía entre pacientes, pero es importante evitar aumentos agudos de la resistencia vascular sistémica en el proceso para preservar la integridad de la reparación de la válvula auriculoventricular. Por dicha razón, siempre que sea posible, el paciente se extuba mientras está bajo cierto grado de sedación consciente (gotero de dexmedetomidina).

Los pacientes con trisomía 21 podrían tener una resistencia vascular pulmonar algo elevada después de la cirugía. Además, hay consideraciones especiales para las vías respiratorias de estos pacientes y su estado hipotónico natural podría afectar la estrategia de extubación (podría ser útil migrar a ventilación asistida no invasiva después de la extubación). Si hay necesidad de volver a intubar, hay que evitar la hiperextensión debido a la posibilidad de inestabilidad atlantoccipital.

Complicaciones

Entre las posibles complicaciones posquirúrgicas tenemos:

- **Bloqueo auriculoventricular.** Debido a su ubicación, el sistema de conducción puede lesionarse durante la reparación. Si el bloqueo cardíaco completo continúa 7-10 días después de la cirugía, deberá considerarse la colocación de un marcapasos permanente.
- **Insuficiencia o estenosis de la válvula auriculoventricular.** Después de la cirugía puede presentarse una estenosis progresiva, y también insuficiencia de la válvula auriculoventricular. En los recién nacidos, las válvulas auriculoventriculares son muy delgadas y friables, lo cual supone riesgo de dehiscencia del cierre de la zona izquierda de la aposición («hendidura»). Si después de la cirugía el paciente no está progresando debidamente, hay que realizar un ecocardiograma para descartar complicaciones de la válvula auriculoventricular.

Lectura recomendada

Mery CM, Zea-Vera R, Chacon-Portillo MA, et al. *Contemporary outcomes after repair of isolated and complex atrioventricular septal defect.* Ann Thorac Surg 2018;106:1429-1437.

Mery CM, Zea-Vera R, Chacon-Portillo MA, et al. *Contemporary results after repair of partial and transitional atrioventricular septal defects.* J Thorac Cardiovasc Surg 2019;157:1117-1127.

13 Tetralogía de Fallot

Antonio G. Cabrera, Patricia Bastero, Stuart R. Hall, Carlos M. Mery

La tetralogía de Fallot es la más común de las anomalías cianóticas congénitas. Se caracteriza por una desviación anterosuperior del septo infundibular que conduce a 4 componentes: comunicación interventricular grande por desviación anterior del septo conoventricular, obstrucción valvular y subvalvular del tracto de salida del ventrículo derecho, cabalgamiento de la aorta, e hipertrofia ventricular derecha (Cuadro 13-1).

En un 10-15 % de los pacientes con tetralogía de Fallot se observan anomalías coronarias, la mayoría de las veces una arteria coronaria descendente anterior izquierda que sale de la coronaria derecha y cruza hacia la parte inferior del tracto de salida del ventrículo derecho. Aproximadamente 25 % de los pacientes tiene arco aórtico derecho. La tetralogía de Fallot está asociada con síndromes genéticos en 20 % de los pacientes, en especial, síndrome de DiGeorge (deleción del cromosoma 22q11), trisomía 21, y asociación VACTERL (deformaciones vertebrales, ano imperforado, anomalías cardíacas, fístula traqueoesofágica, anomalías renales, y deformaciones en las extremidades).

Fisiopatología y presentación clínica

La obstrucción subpulmonar progresiva genera derivación de sangre desoxigenada a través de la comunicación interventricular hacia el ventrículo izquierdo (cortocircuito derecha izquierda), lo cual hace que la saturación de oxígeno sistémico disminuya. El grado de derivación está relacionado con el grado de obstrucción del tracto de salida del ventrículo derecho y la resistencia vascular sistémica relativa. Por lo tanto, los niños podrían presentar cianosis al nacer (poco común) o desarrollar cianosis progresiva en la medida en que la estenosis subpulmonar avanza.

En la exploración física, además de los varios grados de cianosis, el paciente puede presentar soplo de eyección agudo en el borde esternal izquierdo. En casos avanzados, por lo general después de los 2-3 años de edad, se pueden ver dedos hipocráticos.

Los niños con tetralogía de Fallot pueden presentar crisis de hipercianosis («episodio TET»), que es un episodio agudo y sostenido de cianosis profunda, hiperpnea, agitación, y acidosis. Es el resultado de una obstrucción completa, o casi completa, del flujo sanguíneo pulmonar junto a un empeoramiento del cortocircuito derecha izquierda. La cianosis profunda puede resultar en acidosis debido a un aporte pobre de oxígeno. La acidosis puede entonces reducir la resistencia vascular sistémica, lo cual empeora el cortocircuito derecha izquierda y provoca más acidosis. A nivel clínico, los pacientes presentan un soplo de eyección apagado o acortado. El tratamiento de las crisis de hipercianosis implica lo siguiente:

- Un miembro de la familia mantiene al paciente en una habitación tranquila y busca calmarlo
- Administración de oxígeno
- Uso de agonistas α (fenilefrina) para incrementar la resistencia vascular sistémica
- Tratar la acidosis con administración de bicarbonato de sodio
- Disminuir agitación/sedación con morfina y/o ketamina

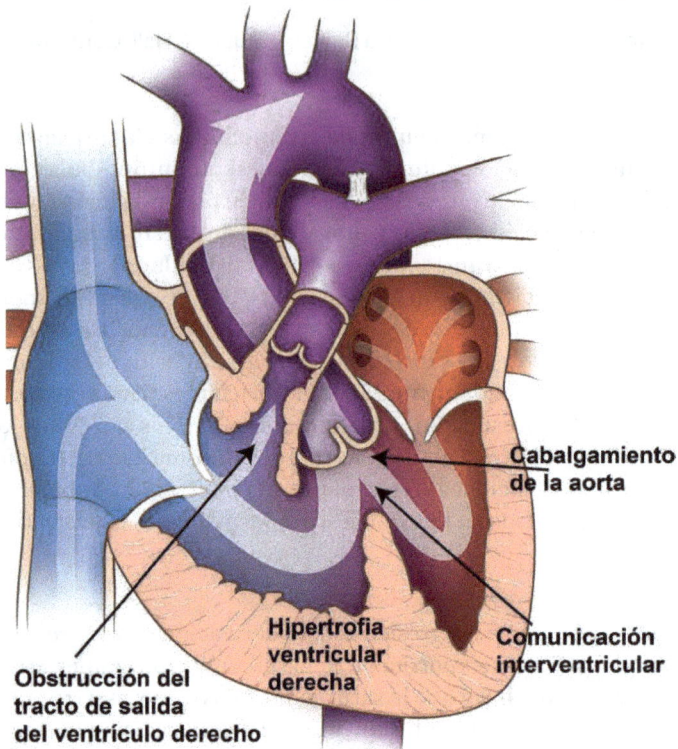

Cuadro 13-1. Elementos de la tetralogía de Fallot. La desviación anteroseptal del septo infundibular conlleva a: 1) Comunicación interventricular grande por desviación anterior del septo conoventricular, 2) obstrucción valvular y subvalvular del tracto de salida del ventrículo derecho, 3) cabalgamiento de la aorta, e 4) hipertrofia ventricular derecha.

Diagnóstico

- **RxTórax (Cuadro 13-2).** La hipertrofia ventricular derecha producirá una apariencia de «bota» con campos pulmonares hipovolémicos debido a un flujo sanguíneo pulmonar disminuido.
- **ECG.** Crecimiento de aurícula derecha, hipertrofia ventricular derecha, o fuerzas dominantes del lado derecho.
- **Ecocardiograma (Cuadro 13-3).** Entre las características importantes a evaluar están la comunicación interventricular (perimembranosa vs. doblemente relacionada y yuxta-arterial), grado de la estenosis pulmonar valvular/subvalvular, anatomía del arco aórtico, anatomía coronaria, y anomalías asociadas.
- **Cateterismo cardíaco.** No es necesario para el diagnóstico. Puede ser útil en niños pequeños en los cuales la colocación de un stent en el ducto arterial puede proveer una fuente estable de flujo pulmonar como alternativa a la anastomosis modificada de Blalock-Taussig-Thomas (mBTTS).

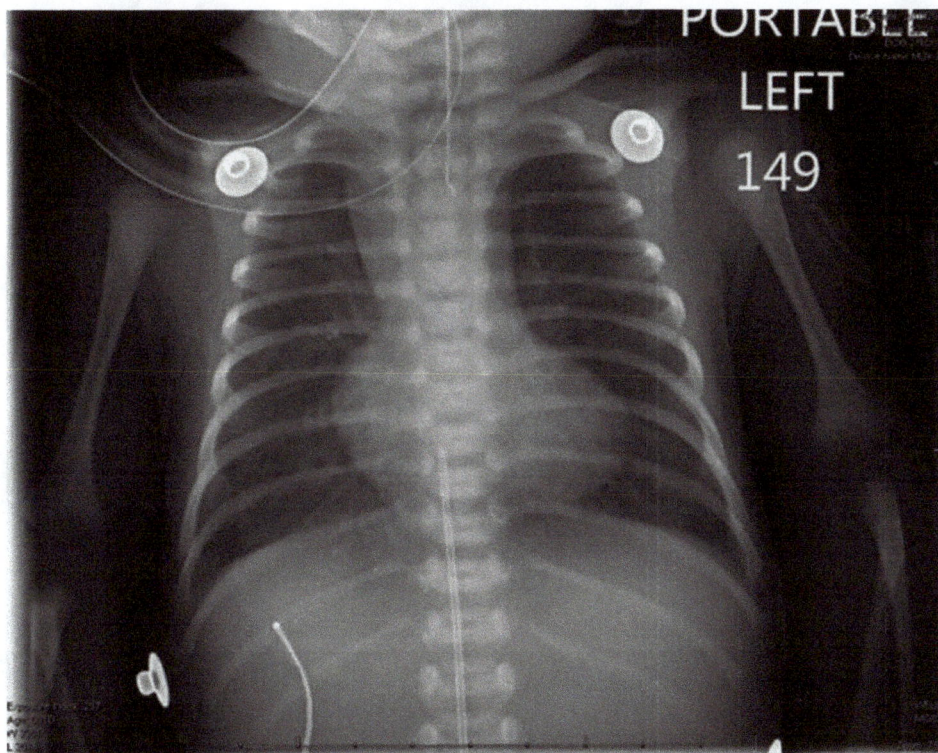

Cuadro 13-2. RxTórax clásica de tetralogía de Fallot muestra corazón con forma de «bota» con pulmones hipovolémicos.

Indicaciones / Sincronización de la intervención

La reparación de la tetralogía de Fallot implica un enfoque transauricular/transpulmonar con infundibulectomía mínima. Es mejor realizar la reparación a los 4-6 meses de edad debido a la dificultad técnica en niños más pequeños y la posibilidad de taquicardia de la unión por la retracción quirúrgica en neonatos.

La intervención temprana (anastomosis modificada de Blalock-Taussig-Thomas vs. reparación completa) está indicada cuando hay cianosis progresiva (saturación de oxígeno <85 %) o una crisis cianótica (Cuadro 13-4). De lo contrario, la operación se programa para cuando el paciente tiene 4-6 meses de edad.

Consideraciones anestésicas

El objetivo principal del período previo a la circulación extracorpórea es mantener una precarga y resistencia vascular sistémica adecuadas para prevenir episodios hipercianóticos. En caso de episodios hipercianóticos: incrementar la FiO_2, administrar fenilefrina 5-10 mcg/kg, incrementar la precarga, y aumentar la anestesia. La compresión abdominal o compresión quirúrgica de la aorta también puede aumentar la resistencia vascular sistémica y forzar el flujo de sangre hacia la circulación pulmonar. El esmolol,

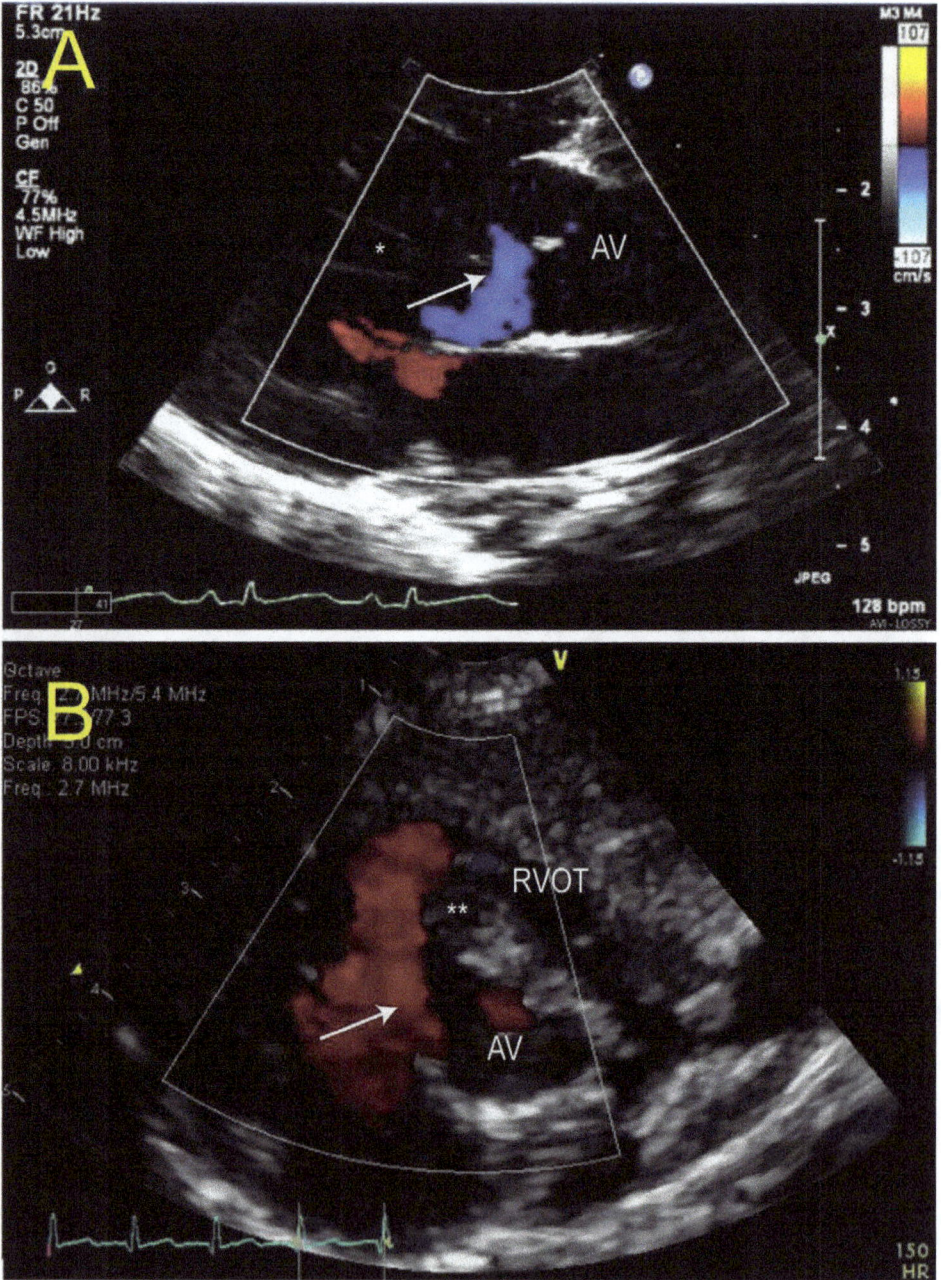

Cuadro 13-3. Ecocardiograma de la tetralogía de Fallot. Corte paraesternal longitudinal (A) muestra defecto septal conoventricular (flecha) con válvula aórtica (AV) cabalgante sobre el septo interventricular (*). Corte paraesternal transversal (B) muestra septo infundibular desviado hacia abajo (**) que causa un estrechamiento considerable del tracto de salida del ventrículo derecho. El flujo va desde la comunicación interventricular (flecha) hacia el tracto de salida del ventrículo derecho.

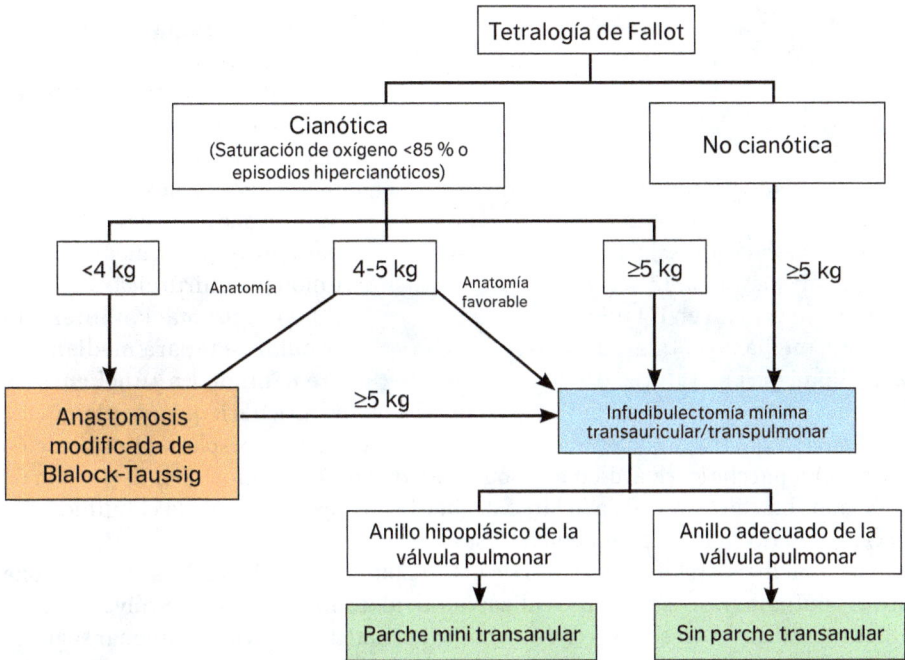

Cuadro 13-4. Proceso de decisión para la intervención quirúrgica de tetralogía de Fallot.

comenzando con 50-200 mcg/kg/min, también puede ayudar a aliviar el espasmo infundibular y se puede titular con facilidad. Si todas las medidas fallan, podría ser necesario canular rápidamente e iniciar la circulación extracorpórea.

Rara vez hace falta usar agentes inotrópicos después de la circulación extracorpórea. Dado que es probable que haya un estrechamiento dinámico después de la reparación (véase más abajo), es habitual usar esmolol para bajar la frecuencia cardíaca y dar el tiempo suficiente para que el ventrículo derecho se llene. Se puede considerar el uso de milrinona por sus efectos lusitrópicos, pero la disminución concomitante de la resistencia vascular sistémica puede causar una hipotensión no deseada en el niño.

Reparación quirúrgica

En la tetralogía de Fallot, el objetivo principal de la infundibulectomía mínima es aliviar la obstrucción del tracto de salida del ventrículo derecho mientras se preserva el músculo infundibular contráctil tanto como se pueda. Se evita la ventriculotomía para prevenir la substitución de músculo funcional con un parche no contráctil. A largo plazo, la preservación del infundíbulo podría resultar en una función mejorada y mejor tolerancia contra la insuficiencia pulmonar.

El procedimiento se hace mediante canulación aortobicava estándar y con hipotermia moderada (28 °C). A través de la válvula tricúspide, las trabeculaciones septoparietales hipertrofiadas se resecan de la pared libre del infundíbulo. El septo infundibular se

Experiencia del TCH en tetralogía de Fallot (2007-2014)

Reparaciones de tetralogía de Fallot realizadas en TCH: 22-35 al año

Edad promedio del operado: 9 meses

Pacientes que requieren anastomosis modificada de Blalock-Taussig-Thomas antes de la reparación completa: 17 %

Estancia promedio en UTI: 3 días

Estancia media hospitalaria: 7 días

Mortalidad perioperatoria: 0.9 %

conserva para que sirva de ancla para el túnel de la comunicación interventricular. Las valvas anterior y septal de la válvula tricúspide se podrían quitar para permitir la visualización. Se evita que haya mayor tracción para prevenir taquicardia de la unión posquirúrgica.

La comunicación interventricular se repara mediante la creación de un túnel entre el ventrículo izquierdo y la válvula aórtica (desplazada en dirección anterior) con parche pericárdico autólogo curtido con glutaraldehído. El sistema de conducción (haz de His) viaja a lo largo del borde posteroinferior de la comunicación interventricular y la reparación podría lesionarlo.

Se hace una incisión longitudinal en la arteria pulmonar principal y se inspecciona la válvula pulmonar. Si después de realizar la valvulotomía pulmonar la válvula acepta un dilatador Hegar correspondiente al tamaño normal de la válvula pulmonar según la superficie corporal, la válvula está preservada (25 %). De lo contrario, por unos pocos milímetros se extiende la incisión longitudinal en sentido proximal a lo largo del anillo pulmonar, lo cual crea una incisión transanular (75 %). La incisión se extiende solamente lo suficiente hasta que el dilatador Hegar pueda pasar, dejando intacto el infundíbulo. Se usa un parche pericárdico autólogo para reconstruir la arteria pulmonar principal.

En todos los pacientes se coloca una vía en la aurícula izquierda para asistir en el manejo posoperatorio (Capítulo 66). Ya que los pacientes tienen disfunción diastólica ventricular derecha por hipertrofia ventricular derecha, la presión venosa central no refleja con precisión el nivel de volumen. En todos los pacientes se colocan electroestimuladores auriculares temporales (para el manejo posoperatorio de taquicardia de la unión y otras arritmias). Los electroestimuladores ventriculares se colocan de manera selectiva según la conducción auriculoventricular.

Se tolera una obstrucción de tracto de salida del ventrículo derecho dinámica y leve a nivel subvalvular (<2.5 m/s) y se espera que mejore a las pocas semanas en la medida en que el ventrículo derecho se remodela. Si el ecocardiograma transesofágico posquirúrgico muestra una obstrucción mayor, se puede medir la presión ventricular derecha directamente. Si la presión ventricular derecha es mayor a 2/3 de la sistémica, el parche se extiende más en sentido proximal.

Manejo posoperatorio

El objetivo del manejo posoperatorio es tratar la disfunción diastólica, para lo cual es fundamental administrar el volumen y controlar la frecuencia cardíaca.

Tratamiento general

- **Líquidos.** Procedimiento estándar: 25 % mantenimiento con D5 %/0.45 % solución salina. Sin embargo, estos pacientes requerirán administración de volumen por disfunción diastólica.
- **Analgesia y sedación.** Se pueden ajustar los analgésicos y sedantes para la comodidad del paciente. Se usa una infusión de fentanilo en pacientes intubados, y morfina analgesia controlada por el paciente y/o morfina intermitente según lo requerido por la ventilación mecánica o en pacientes extubados. Como adyuvante se usa paracetamol cada 6 h (entérico, rectal, o i.v.). *La sedación* se logra mediante una combinación de dexmedetomidina (en ambos pacientes intubados y extubados) y/o la administración intermitente de benzodiazepinas. El midazolam en gotero (solamente en pacientes intubados) o de manera intermitente es muy común; el lorazepam sirve cuando haya necesidad de usar benzodiazepinas para un tiempo más prolongado.
- **Drogas vasoactivas.** La mayoría de los pacientes llegan a quirófano con una infusión de esmolol a 25-400 mcg/kg/min y una dosis baja de milrinona a 0.25 mcg/kg/min.
- **Ventilación mecánica.** Los pacientes por lo general se ventilan mediante SIMV-VC (respiración mecánica intermitente sincronizada-controlada por volumen) con apoyo de presión, volumen corriente de 8-10 ml/kg, apuntando a un pH de 7.35-7.45 y SaO_2 >93 %. Después de la cirugía por tetralogía de Fallot, se estima que la extubación ocurra dentro de las 12-24 horas siguientes (por lo general, dentro de las siguientes 6 horas), a menos que la extubación no sea posible debido a una comorbilidad respiratoria importante o complicación posquirúrgica.

¿Qué esperar durante las primeras 24 horas después de la operación?

- **Drogas vasoactivas.** Sin drogas vasoactivas o con una dosis baja de milrinona y/o una dosis baja de esmolol, el paciente está listo para recibir propranolol si no se puede parar la infusión de esmolol. Los pacientes que recibieron propranolol antes de la operación por lo general reciben la misma dosis de propranolol en la Unidad de Terapia Intensiva Cardíaca una vez que se haya detenido el gotero de esmolol, y gradualmente se les retira el medicamento a las pocas semanas.
- **Ventilación.** Se extuba al paciente y se le coloca cánula nasal con bajo requerimiento de O_2.
- **Líquidos.** Balance hidroelectrolítico positivo ~300-350 ml.
- **Nutrición.** Si el paciente está estable, se comienza con líquidos transparentes vía oral 4 horas después de la extubación. Progresar a discreción hasta regularizar la dieta.

Complicaciones

La complicación posquirúrgica más común después de una reparación de tetralogía de Fallot es síndrome de bajo gasto cardíaco, por lo general por disfunción diastólica.
- **Síndrome de bajo gasto cardíaco.** Se presenta con taquicardia, presión arterial normal o baja, presión venosa central alta con presión auricular izquierda normal (presión auricular izquierda es baja si el volumen intravascular es bajo), lactoacidosis y/o acidosis metabólica, oliguria, valores cerebrales bajos en espectroscopia del

infrarrojo, gradiente elevado entre la temperatura central y la del dedo del pie. El manejo consiste en optimizar la precarga del ventrículo derecho (administración de volumen, por lo general no más de 40 mL/kg), mejorar el tiempo de llenado ventricular (control de velocidad con esmolol), y optimizar la lusitropia (milrinona) para optimizar el gasto de ventrículo derecho, así como también optimizar la poscarga de ventrículo derecho (milrinona y extubación temprana).

- **Arritmias.** Las arritmias que comprometan el gasto cardíaco no son comunes en nuestros pacientes; entre estas tenemos taquicardia de la unión (2 %) y bloqueo cardíaco completo (0.3 %). Para el manejo de estas arritmias, ver Capítulos 74 y 75. Es común que haya bloqueo de la rama derecha del haz de His después de la reparación de la tetralogía de Fallot, sin impacto hemodinámico.

Lectura recomendada

McKenzie ED, Maskatia SA, Mery CM. *Surgical management of tetralogy of Fallot: in defense of the infundibulum.* Semin Thorac Surg 2013;25:206-212.

Morales DL, Zafar F, Heinle JS, et al. *Right ventricular infundibulum sparing (RVIS) tetralogy of Fallot repair: a review of over 300 patients.* Ann Surg 2009;250:611-617.

Niu MC, Morris SA, Morales DL, et al. *Low incidence of arrhythmias in the right ventricular infundibulum sparing approach to tetralogy of Fallot repair.* Pediatr Cardiol 2014;35:261-269.

14 Transposición de las grandes arterias

Antonio G. Cabrera, Paul A. Checchia, Dean B. Andropoulos, Charles D. Fraser Jr.

La transposición de las grandes arterias (TGA, transposición simple de las grandes arterias, o dextrotransposición de las grandes arterias) a menudo está asociada a la cianosis que requiere la administración de prostaglandinas, y es la causa más común de cianosis en el recién nacido. Ocurre cuando hay discordancia ventriculoarterial y hay recirculación del flujo sanguíneo pulmonar y sistémico. En las presentaciones anatómicas más comunes hay tabique interventricular intacto, comunicación interventricular, y comunicación interventricular con obstrucción del tracto de salida del ventrículo izquierdo (Cuadro 14-1). Cuando no hay mezcla intracardíaca (conducto arterioso permeable, comunicación interauricular, o comunicación interventricular), la muerte puede devenir con rapidez. En la era actual, la expectativa es alta en cuanto a la efectividad del tratamiento (reparación quirúrgica neonatal).

Fisiopatología y presentación clínica

Durante la vida del feto, la sangre oxigenada de la placenta cruzará el foramen oval persistente y, a través de la arteria pulmonar principal y el conducto arterioso permeable, perfundirá la aorta distal. La sangre sin oxígeno que proviene de la vena cava superior entra al ventrículo derecho a través de la válvula tricúspide y perfundirá (a través de la válvula aórtica) el arco aórtico y los vasos del cuello.

Después del nacimiento, la circulación será en paralelo (Cuadro 14-2). La permeabilidad del ducto arterial incrementa la presión auricular izquierda y ello promueve un diferencial de presión que hace que aumente la mezcla auricular. Cuando hay una diferencia marcada (>5 %) en las saturaciones de las extremidades superiores/inferiores, y las saturaciones postductales son mayores que las preductales, se sospechará de obstrucción del arco aórtico. Cuando la comunicación auricular es pequeña o restrictiva, el recién nacido estará profundamente desaturado (saturación de oxígeno en el rango de los 60). Dado que la mezcla auricular ocurre debido al diferencial de presión entre ambos ventrículos durante la diástole, es posible que la mezcla sea insuficiente aun en presencia de una gran comunicación interauricular no restrictiva. Una gran comunicación interventricular no restrictiva podría ser un lugar efectivo para la mezcla cuando es parte de este tipo de anatomía, pero los defectos pequeños también podrían ser insuficientes.

En la exploración física, el niño presentará taquicardia y taquipnea. Podría haber quejido respiratorio cuando hay acidosis y/o edema pulmonar. El precordio es hiperactivo con impulso ventricular derecho. El segundo tono cardíaco será sencillo debido a las elevadas tensiones de la arteria pulmonar.

Diagnóstico

- **RxTórax.** Por lo general sin cardiomegalia justo después de nacer. El mediastino superior podría ser estrecho debido a la relación anteroposterior de los grandes vasos («corazón con forma de huevo»).

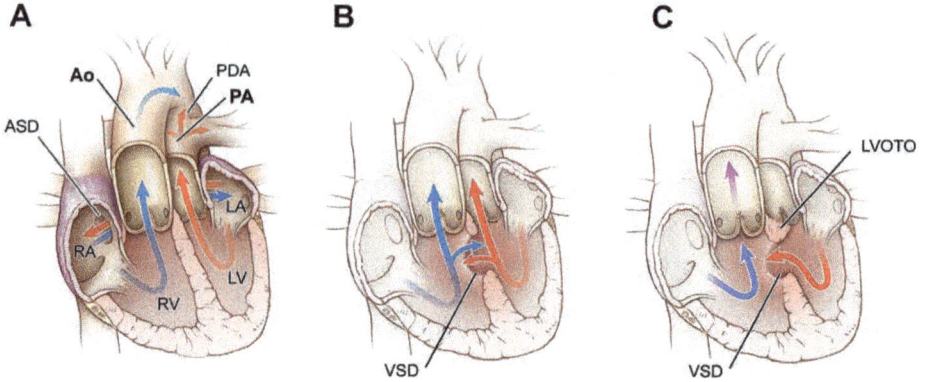

Cuadro 14-1. Variantes anatómicas de la transposición de las grandes arterias. A: Transposición de las grandes arterias con tabique interventricular intacto. B: Transposición de las grandes arterias con comunicación interventricular. C: Transposición de las grandes arterias con comunicación interventricular y obstrucción del tracto de salida del ventrículo izquierdo. Ao: Aorta, ASD: comunicación interauricular, LA: aurícula izquierda, LV: ventrículo izquierdo, LVOTO: obstrucción del tracto de salida del ventrículo izquierdo, PA: arteria pulmonar, PDA: conducto arterioso permeable, RA: aurícula derecha, RV: ventrículo derecho, VSD: comunicación interventricular.

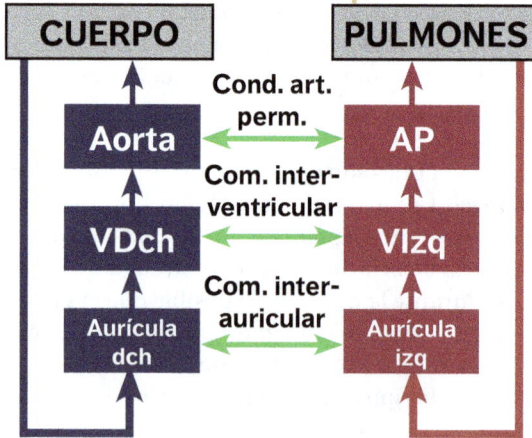

Cuadro 14-2. Fisiología en transposición de las grandes arterias. La circulación sistémica y pulmonar corre en paralelo y dependen de la presencia de comunicaciones persistentes (conducto arterioso permeable, comunicación interauricular, o comunicación interventricular).

- **ECG.** Normal, por lo general.
- **Ecocardiograma (Cuadro 14-3).** El ecocardiograma se usa como base del diagnóstico. En el eje paraesternal longitudinal las grandes arterias se verán en paralelo, mientras que la gran arteria que sale del ventrículo izquierdo (arteria pulmonar) tomará un giro posterior (patognomónico). En ese momento hay que desviarse del

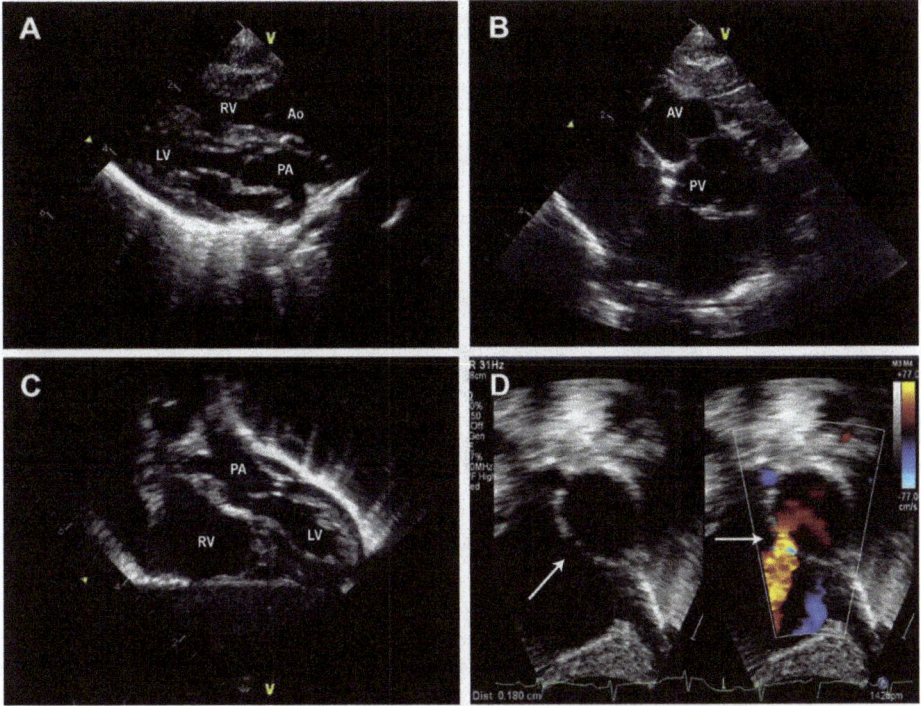

Cuadro 14-3. Ecocardiograma de la transposición de las grandes arterias. A: Eje paraesternal longitudinal muestra arteria pulmonar originada desde el ventrículo izquierdo, y aorta (Ao) originada desde el ventrículo derecho. B: Eje paraesternal transversal muestra válvula aórtica anterior y hacia la derecha de la válvula pulmonar. C: Vista subcostal que también muestra arteria pulmonar originada desde el ventrículo izquierdo. D: Comparación subcostal a color muestra tabique interauricular restrictivo (flecha). Imágenes por cortesía de Dr. Josh Kailin, www.pedecho.org.

protocolo estándar y cambiar a un plano frontal subcostal y mostrar la comunicación auricular. Luego, el enfoque deberá hacerse sobre el ducto arterial y su permeabilidad. Esta información es la más relevante al momento de tratar de establecer un diagnóstico inicial y para movilizar al equipo cardiológico intervencionista para una posible septostomía auricular con balón a pie de cama. Como de costumbre, deberá completarse el protocolo ecocardiográfico de laboratorio antes de hacer las determinaciones finales acerca de la intervención. Las arterias coronarias deberán definirse en el ecocardiograma. Estos son los patrones de arteria coronaria más comunes: coronarias derecha e izquierda (incluyendo descendente anterior izquierda y circunfleja) desde senos habituales (Yacoub A), circunfleja izquierda desde arteria coronaria derecha (Yacoub D), y origen único del sistema derecho o izquierdo (Yacoub B) (Cuadro 14-4).

- **Tomografía computarizada cardíaca.** Por lo general no es necesaria. Posterior a la operación, si hay preocupación por la permeabilidad de las arterias coronarias, el niño deberá someterse a cateterismo cardíaco o regresar al quirófano de inmediato.

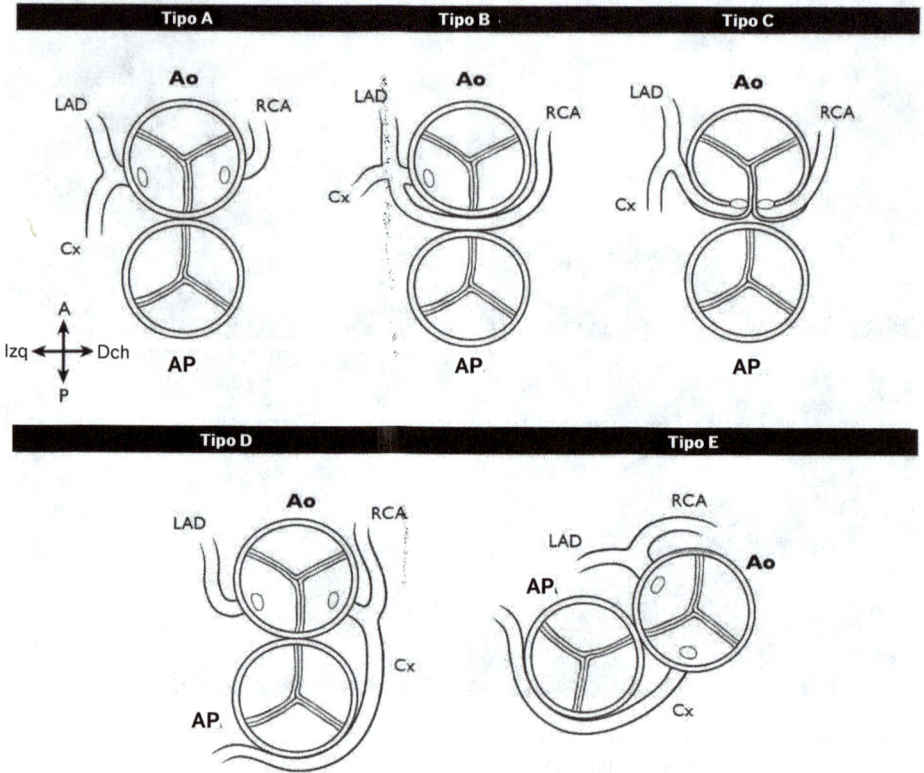

Cuadro 14-4. Patrones coronarios comunes en transposición de las grandes arterias (clasificación Yacoub y Radley-Smith). Ao: aorta, AP: arteria pulmonar, Cx: arteria circunfleja, LAD: arteria coronaria descendente anterior izquierda, RCA: arteria coronaria derecha.

- **Cateterismo cardíaco.** Aunque en términos hemodinámicos en la transposición de las grandes arterias la saturación en la arteria pulmonar es mayor a la de la aorta, rara vez se usa el cateterismo cardíaco para el diagnóstico. Al nacer, la mayoría de los niños son sometidos a septostomía auricular con balón para mejorar la mezcla a nivel auricular (a menos que el defecto sea grande y no restrictivo). Cuando hay dudas/preguntas en torno a la anatomía coronaria, se podría realizar un angiograma completo hasta la arteria sacra media, pero hoy día no hace falta una delineación precisa de la arteria coronaria antes de la cirugía.

Indicaciones / Sincronización de la intervención

En la mayoría de los pacientes se debería realizar una septostomía auricular con balón para permitir que haya una mezcla adecuada y la estabilización del recién nacido, a menos que el defecto sea grande y no restrictivo. Por lo general, se realiza a pie de cama o en el laboratorio de hemodinámica con catéter Rashkind o Braun. En el ecocardiograma

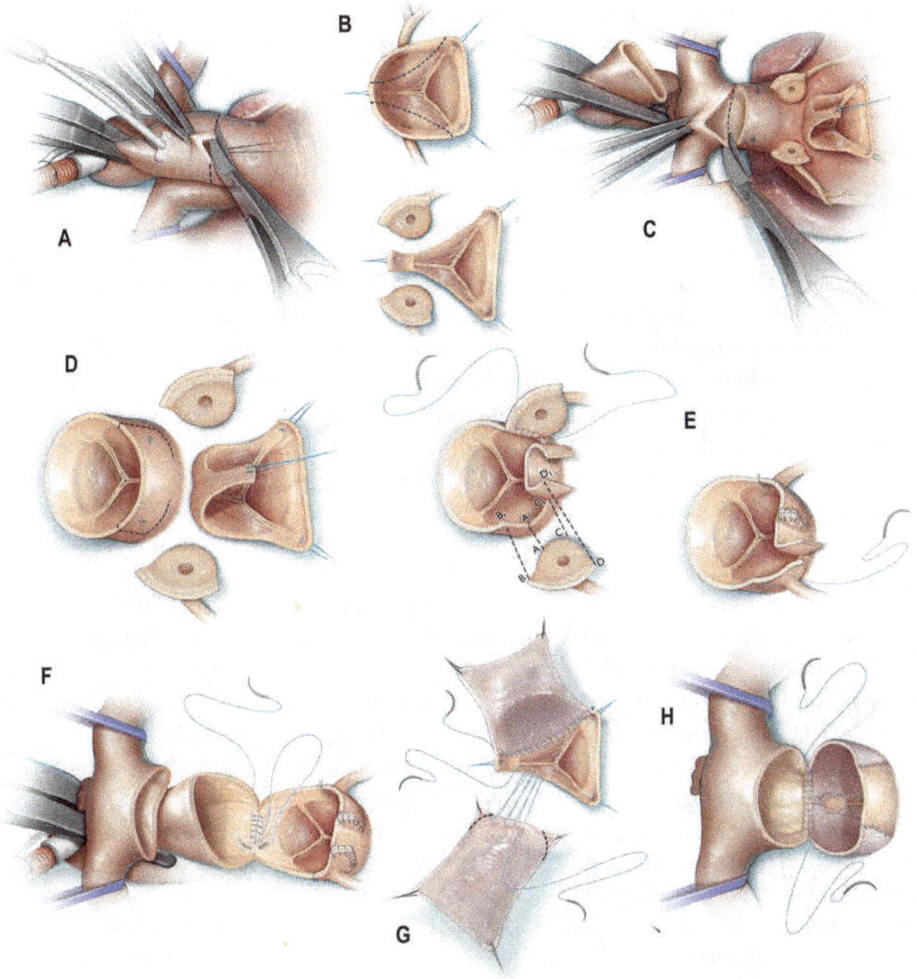

Cuadro 14-5. Operación de intercambio arterial. Detalles en el texto.

debería observarse una fisura en el septum primum que permita la moción bilateral del colgajo remanente y una mejora de las saturaciones de oxígeno.

Por lo general, la operación de intercambio arterial (ASO) se realiza después de que la resistencia vascular pulmonar haya bajado (>48 horas), sin embargo, en raras ocasiones la cianosis no cede y se requiere de una operación de intercambio arterial más urgente. La transición en la resistencia vascular pulmonar en niños con comunicación interauricular/foramen oval persistente restrictivos es más lenta y podrían presentar cianosis persistente aun después de la septostomía auricular con balón. La operación de intercambio arterial por lo general se realiza durante la primera semana de vida. En pacientes con saturaciones adecuadas y comunicación interventricular no restrictivas, el ventrículo morfológicamente izquierdo no se descondicionará y la operación de intercambio arterial podría postergarse a estatus semioptativo pero durante la misma estancia hospitalaria.

Consideraciones anestésicas

Entre los anestésicos típicos para la operación de intercambio arterial están el fentanilo a una dosis total de 25-100 mcg/kg, isoflurano en la dosis que se requiera, midazolam en baja dosis para un total de 0.2-1 mg/kg, y dexmedetomidina, ya bien iniciados antes de la incisión con una dosis de carga o después del pinzamiento aórtico cruzado, en dosis reducidas de 0.2-0.5 mcg/kg/hora debido a que en el neonato la apertura es reducida.

La estrategia anestésica dependerá de si hay la mezcla adecuada (p. ej., septostomía auricular con balón en presencia de comunicación interauricular grande, conducto arterioso permeable con prostaglandina en proceso de infusión, o comunicación interventricular). Cuando hay desaturación considerable de oxígeno (p. ej., SaO_2 <80 %) en línea base, existe el riesgo significativo de mayor desaturación, bajo gasto cardíaco, y disminución de la mezcla al inducirse la anestesia. De ser este el caso, normalmente es efectivo incrementar el gasto cardíaco con apoyo inotrópico (adrenalina 0.02-0.03 mcg/kg/min), incrementar FiO_2 a 1.0, e incrementar la hemoglobina a 13 g/dL o más mediante transfusión de concentrado eritrocitario. Los pacientes con fuentes múltiples de mezcla y SaO_2 >90 % por lo general requerirán FiO_2 baja de 0.21-0.3 antes de la circulación extracorpórea, y otras medidas para incrementar la resistencia vascular pulmonar, tales como la hipercapnia y presión positiva espiratoria al final de la espiración de 5-8 cm H_2O. Es importante establecer una línea de base de rSO_2 (oxigenación regional cerebral), y es efectivo tratar la rSO_2 cuando el valor absoluto es <50 %, o cuando hay una desviación negativa >20 % de la línea de base.

Durante la circulación extracorpórea de la operación de intercambio arterial, el anestesista trabaja en sintonía con el perfusionista y el cirujano para optimizar las condiciones de aporte de oxígeno al cerebro y a otros órganos vitales. Es habitual usar un flujo de 150 mL/kg/min, y la presión arterial media por lo general está alrededor de 40 mmHg durante la circulación extracorpórea en neonatos. A menudo se usa fentolamina a 0.05-0.15 mg/kg en dosis divididas para mantener flujos altos con presiones bajas de perfusión. La rSO_2 se monitorea bilateralmente y se usa estrategia de pH-stat en la circulación extracorpórea. El nivel deseado de hematocritos es cerca de 30 % para mantener la rSO_2 bien por encima de la línea de base durante la circulación extracorpórea. El retiro gradual de la circulación extracorpórea se hace con catéter en aurícula izquierda como guía, la presión auricular izquierda se mantiene a 0-5 mmHg durante el retiro, mientras que el objetivo es alcanzar gradualmente 4-8 mmHg justo después de la circulación extracorpórea. Debido a que la precarga excesiva no podrá ser tolerada, se deberá tener cuidado especial de evitar la distensión del ventrículo izquierdo (presión auricular izquierda >10 mmHg), en particular en el paciente con tabique interventricular intacto preoperatorio. Si durante el proceso gradual de retiro la presión auricular izquierda es >10 mmHg, se saca volumen intravascular del paciente, ya bien hacia el circuito de la circulación extracorpórea o mediante la retirada de sangre hecha por el cirujano o el anestesista.

Después de la circulación extracorpórea, las infusiones estándar son adrenalina a dosis baja (0.02-0.05 mcg/kg/min), nitroglicerina a 1 mcg/kg/min, y cloruro cálcico a 5-10 mg/kg/hr. Se puede usar vasopresina a 0.02-0.04 unidades/kg/hora para incrementar la presión de perfusión, y nitroprusiato sódico a 0.5-2 mcg/kg/min para disminuir la presión arterial. Se utiliza ventilación de presión controlada con FiO_2 de 1.0 para el retiro gradual del paciente de la circulación extracorpórea y, de ser necesario, más adelante se puede reducir la FiO_2.

A menudo se usa el ecocardiograma transesofágico para evaluar cualquier defecto residual como la comunicación interventricular, y evaluar la función miocárdica y las anomalías del movimiento de la pared del ventrículo izquierdo. Sin embargo, en recién nacidos más pequeños, el ecocardiograma transesofágico no siempre podría usarse y para juzgar la eficacia de la reparación, se evalúan la condición clínica, los cambios en el segmento ST, y la apariencia del corazón. En estos casos, se podría usar un ecocardiograma epicárdico si hay dudas con respecto a la anatomía de la función miocárdica.

Hay que ser meticulosos para lograr niveles deseados de baja presión auricular izquierda, presión arterial media entre 40 y 50, normocarbia, y niveles adecuados de gasto cardíaco. Después de administrarse la protamina, por lo general es suficiente una infusión de 10-15 mL/kg de plaquetas para disminuir el sangrado. Luego como coagulante se usa crioprecipitado a 5-10 mL/kg, seguido de plasma fresco congelado 10-20 mL/kg. La administración de coagulantes se puede guiar por ROTEM® durante el recalentamiento en la circulación extracorpórea. De continuar el sangrado después de descartar causas quirúrgicas y de la administración de 2 o más dosis de plaquetas, crioprecipitado y plasma fresco congelado, se podrá sopesar la administración de factor VII activado en dosis de 45-90 mcg/kg. Aunque en teoría este agente conlleva un riesgo de trombosis, en la práctica no se ha observado. Si el sangrado continúa, el factor VII activado puede repetirse en ~90-120 minutos.

Reparación quirúrgica

La reparación anatómica (obstrucción del arco aórtico) (Cuadro 14-5) es ahora el estándar para el manejo de la mayoría de las transposición de las grandes arterias con tabique interventricular intacto, comunicación interventricular, y obstrucción del arco aórtico (además del manejo de pacientes con la anomalía de Taussig-Bing, ver Capítulo 16). En países desarrollados, es muy poco común que un bebé con transposición de las grandes arterias se presente más allá del período neonatal para tratamiento primario, sin embargo, en algunas partes del mundo, es más común. En pacientes que presentan transposición de las grandes arterias/tabique interventricular intacto más allá de la semana 6 de vida, el ventrículo izquierdo podría haber involucionado y por lo tanto podría no ser capaz de aguantar una carga sistémica de trabajo justo después de la obstrucción del arco aórtico. Una opción es la de colocar un cerclaje de la arteria pulmonar para rehabilitar el ventrículo izquierdo con rapidez (en niños pequeños, esto por lo general ocurre en un período de aproximadamente 1 semana pero con frecuencia requerirá una anastomosis sistémico pulmonar para proveer un adecuado flujo sanguíneo pulmonar, seguida de una obstrucción del arco aórtico. La rehabilitación del ventrículo morfológicamente izquierdo, sin embargo, además de tomar tiempo también es riesgosa. Por lo tanto, algunos centros recomiendan una inversión auricular (Senning o Mustard) para los pacientes con presentación tardía de transposición de las grandes arterias/tabique interventricular intacto. Otra opción es la de proceder con una operación de intercambio arterial en los primeros 3 meses de vida teniendo presente que después de la operación se podría requerir asistencia mecánica temporal (dispositivo de asistencia ventricular).

Para el recién nacido típico con transposición de las grandes arterias/tabique interventricular intacto, la operación de intercambio arterial se realiza durante la primera semana de vida, aunque hemos tenido éxito en operaciones de intercambio arterial primarias hasta los 8 meses de vida. La operación de intercambio arterial se realiza mediante esternotomía media con apoyo de circulación extracorpórea. Le hemos dado preferencia a la canulación de la vena cava en todos menos en los niños más pequeños (<2 kg) con una sola cánula aórtica colocada en la aorta ascendente distal (en pacientes con obstrucción grave del arco aórtico podría necesitarse una segunda cánula arterial en el conducto para la perfusión del cuerpo inferior). En transposición de las grandes arterias/tabique interventricular intacto, usamos hipotermia leve (temperatura nasofaríngea de ~32 °C) como complemento para la preservación del miocardio y cerebro. Según lo indicado antes (ver Capítulo 6), preferimos una estrategia de alto flujo y perfusión de baja presión individualizada para cada paciente.

Durante la disección preliminar, se cultivan parches pericárdicos autólogos frescos y se preparan para su uso posterior en la reconstrucción de los senos de Valsalva neopulmonares. Se identifica la ubicación de los ostium coronarios y se colocan marcas de suturas en la raíz pulmonar (raíz neoaórtica) para ayudar en la translocación ostial coronaria. Este movimiento coronario es un elemento esencial de la operación de intercambio arterial y las maniobras han quedado bien descritas para facilitar una translocación precisa de todos los patrones de ramificación coronaria, incluyendo un ostium coronario único y las coronarias intramurales. El cirujano deberá estar preparado para cualquier contingencia.

Después de establecerse una circulación extracorpórea segura, se enfría al paciente de forma gradual. Durante esta fase, el conducto se liga y se divide, y las ramas de las arterias pulmonares se movilizan ampliamente para facilitar el posicionamiento anterior de las arterias pulmonares después de la reconstrucción (maniobra de LeCompte). Cumplido un paro cardioplégico estándar, la aorta ascendente se transecciona justo en o encima de la unión sinotubular (cuidando las inserciones aórticas anómalas y coronarias intramurales) y se inspeccionan los ostium (Cuadro 14-5, A). Luego se movilizan los ostium coronarios como botones amplios de la pared aórtica (Cuadro 14-5, B) y con mucho cuidado también se movilizan las coronarias proximales para no esqueletizar la arteria coronaria como tal. Luego se transecta la arteria pulmonar principal (también justo en o encima de la unión sinotubular) (Cuadro 14-5, C). Para la mayoría de los pacientes, creamos incisiones en los colgajos de los senos neoaórticos para facilitar la translocación ostial con rotación mínima sobre el eje (la principal preocupación es la transferencia ostial) (Cuadro 14-5, D). Los botones coronarios se anastomosan con una sutura de filamento muy fino (polipropileno de 7-0 u 8-0) (Cuadro 14-5, E). Después de la maniobra de LeCompte, se restablece la continuidad aórtica mediante una anastomosis entre la aorta ascendente y la raíz neoaórtica (Cuadro 14-5, F). Mientras esto ocurre, se inicia un calentamiento gradual del paciente y se desairea vigorosamente el corazón. Luego se cierra toda la comunicación interauricular (el cierre primario es común, aunque en algunos casos es necesario usar un parche). El corazón se ventila a través de la aorta ascendente anterior y se reperfunde. De forma espontánea debería resumirse un ritmo sinusal normal y el ECG debería normalizarse rápidamente. Los cambios persistentes del segmento ST podrían relacionarse con aire intracoronario o, peor aun, la posibilidad de que haya una mala colocación del ostium coronario. Este último caso es crítico y deberá evaluarse en ese momento. Una vez que el cirujano esté satisfecho con la translocación coronaria, los senos neopulmonares se reconstruyen de manera individual (deficiencias creadas por la movilización del ostium coronario) con parches generosos del pericardio autólogo fresco cultivado con anterioridad (Cuadro 14-5, G). Para finalizar, la continuidad de la arteria pulmonar se restablece mediante una anastomosis primaria entre la raíz neopulmonar y la bifurcación de la arteria pulmonar (Cuadro 14-5, H). En pacientes donde los grandes vasos están uno al lado del otro (como en la anomalía de Taussig-Bing), podría ser necesario colocar la anastomosis neopulmonar a la arteria pulmonar principal hacia donde está la arteria pulmonar derecha para prevenir la distorsión o compresión de los botones coronarios translocalizados.

En los casos en los cuales hay comunicación interventricular, nuestra práctica es la de cerrar la comunicación interventricular antes de la operación de intercambio arterial. Hay varias razones para seguir esta secuencia. Primero, en los casos en los cuales hay una mala alineación de los grandes vasos del tabique ventricular (muy importante en casos de anomalía de Taussig-Bing), es fundamental que el cirujano tenga la certeza de que cierre de la comunicación interventricular puede relacionarse con uno de los grandes vasos. Segundo, es mejor no generar tracción en los grandes vasos reconstruidos después de la operación de intercambio arterial. Otra preocupación es la del estatus de la válvulas semilunares o del tracto de salida del ventrículo izquierdo, lo cual por lo general se puede evaluar a través de la comunicación interventricular antes de iniciar la operación. Le damos preferencia al pericardio autólogo para los procedimientos de cierre de la comunicación interventricular. No es inusual que reperfundamos el corazón (mediante la retirada del pinzamiento cruzado, lo cual genera insuficiencia

---

Experiencia de TCH con operación de intercambio arterial (<18 meses de edad) (1995-2018)

Anatomía:

- Transposición de las grandes arterias/tabique interventricular intacto: 204 (52 %)
- Transposición de las grandes arterias/comunicación interventricular: 137 % (35 %)
- Transposición de las grandes arterias/comunicación interventricular/obstrucción del tracto de salida del ventrículo izquierdo: 17 (4 %)
- Anomalía de Taussig-Bing: 36 (9 %)

Edad promedio del operado: 8 días (1 día – 17 meses)

Estancia promedio en UTI: 6 días (5-8 días)

Estancia media hospitalaria: 11 días (9-16 días)

Mortalidad perioperatoria: 1.3 %

Supervivencia de 5 años: 98.2 %, Supervivencia de 10 años: 97.8 %, Supervivencia de 15 años: 97.8 %

Apoyo circulatorio mecánico posquirúrgico / ECMO: 2 %

tricuspídea, y la ventilación de la raíz aórtica) por 10-15 minutos entre el cierre de la comunicación interventricular y la operación de intercambio arterial para poder limitar la duración del pinzamiento.

En los casos de obstrucción del arco aórtico, se enfriará al paciente hasta un nivel más profundo (temperatura nasofaríngea ~18-20 °C) y luego se hace una reparación primaria del arco (ver Capítulo 25). Después de la reconstrucción del arco, el paciente se recalienta parcialmente mientras que se cierra la comunicación interventricular y se realiza la operación de intercambio arterial.

En pacientes con obstrucción del tracto de salida del ventrículo izquierdo considerable, todavía podría ser posible realizar la operación de intercambio arterial si el área subaórtica es reseccionable. En pacientes con válvulas pulmonares (neoaórticas) bicúspides de nacimiento, todavía es posible realizar la operación de intercambio arterial siempre que el calibre de la válvula sea el adecuado.

En pacientes con anomalía de Taussig-Bing, podría haber una enorme discrepancia de tamaño entre la raíz aórtica y la raíz pulmonar (donde la raíz pulmonar es mucho más grande). En este escenario, la reconstrucción de la aorta ascendente podría requerir un aumento de tamaño para que la anastomosis sea efectiva. Ya que estos pacientes también tienen obstrucción de tracto de salida del ventrículo derecho en curso o inminente, a menudo es aconsejable realizar una resección profiláctica de tracto de salida del ventrículo derecho antes de la reconstrucción de la raíz neopulmonar.

Antes del retiro gradual de la circulación extracorpórea, se coloca un catéter en la aurícula izquierda. Es fundamental tener información de los valores de presión auricular izquierda para el manejo individualizado de cada paciente. Para confirmar si hay un flujo sanguíneo coronario adecuado, se realiza una evaluación intraoperatoria de las arterias coronarias mediante ecocardiograma transesofágico o epicárdica. De rutina se coloca un catéter de diálisis peritoneal. La hemostasis deberá lograrse antes de salir del quirófano. Es poco usual que haya la necesidad de dejar abierto el esternón.

Manejo posoperatorio

Entre las principales preocupaciones posquirúrgicas tenemos la efectividad del flujo sanguíneo coronario y la habilidad del ventrículo izquierdo de acomodarse a la carga sistémica de trabajo. Los niños que antes de la operación tienen comunicación interauricular restrictiva tendrán un riesgo mayor de tener una resistencia vascular pulmonar persistentemente más alta y, en raras circunstancias, podrían requerir iNO al inicio del período postoperatorio.

Tratamiento general

- **Líquidos.** Procedimiento estándar: 25 % mantenimiento con D5 %/0.45 % solución salina. Hay que poner especial cuidado en manejar al paciente con la precarga mínima necesaria. Un incremento innecesario de la precarga podría producir un aumento en el estrés a las paredes del miocardio y resultar en disfunción ventricular e hipotensión. Esto podría ocurrir cuando se administran volúmenes muy pequeños de fluido adicional (incluso <5 mL en total para un solo bolo) y es otra razón por la cual se subraya el uso correcto de presión auricular izquierda en el manejo perioperatorio.

- **Analgesia y sedación.** Se pueden ajustar los analgésicos y sedantes para la comodidad del paciente. Es común usar la infusión de fentanilo (1-3 mcg/kg/hr) como analgésico. La *sedación* se logra mediante una combinación de dexmedetomidina (en ambos pacientes intubados y extubados) y/o la administración de benzodiazepinas. Se prefiere el midazolam en gotero, ya que los cambios considerables en la poscarga o presión arterial pueden producir inestabilidad.
- **Drogas vasoactivas.** La mayoría de los pacientes llegará del quirófano con tratamiento de milrinona (0.25-0.75 mcg/kg/min) y a veces adrenalina (0.02-0.05 mcg/kg/min). La hipotensión deberá manejarse a nivel primario con inotrópicos cuando la presión de llenado del ventrículo izquierdo sea mayor a 5-10 mmHg.
- **Ventilación mecánica.** Los pacientes por lo general se ventilan mediante SIMV-VC con apoyo de presión, volumen corriente de 8-10 ml/kg y presión positiva al final de la expiración de 5-7 mmHg, apuntando a un pH de 7.35-7.45, y SaO_2 >95 %. Después de la operación de intercambio arterial, se extuba al paciente en el primer día después de la operación si la hemodinámica es la adecuada.

¿Qué esperar durante las primeras 24 horas después de la operación?

- **Drogas vasoactivas.** Es razonable el uso de milrinona y adrenalina a dosis baja (<0.03 mcg/kg/min) durante la extubación para brindar apoyo al ventrículo izquierdo, ya que la extubación conlleva a una resistencia vascular sistémica alta, incremento de la presión transmural y, como resultado, una mayor poscarga.
- **Ventilación.** En la transición después del quirófano, los pulmones habrán mejorado mucho desde el período preoperatorio como resultado de la ultrafiltración continua.
- **Líquidos.** Homeostasis a balance ligeramente negativo. El catéter de diálisis peritoneal deberá usarse desde el día de la cirugía.
- **Nutrición.** Si se está considerando la extubación dentro de las próximas 24 horas, no es necesaria la nutrición parenteral total. Si se esperan períodos de ventilación mecánica extendidos, deberá pedirse la nutrición parenteral total. Una vez que se haya realizado la extubación exitosa, se reestablecerá la alimentación vía oral.

Complicaciones

Entre las complicaciones más comunes después de la reparación de transposición de las grandes arterias están el síndrome de bajo gasto cardíaco y las arritmias cardíacas.

- **Cuestiones de la arteria coronaria.** Aunque todos los patrones de las arterias coronarias se pueden manejar con la operación de intercambio arterial, varios estudios multicéntricos han demostrado que hay un aumento en la mortalidad por patrones complejos, en particular, de las coronarias intramurales. Hay que tener esto presente ya que podrían presentarse problemas coronarios junto a un incremento en la presión auricular izquierda y síndrome de bajo gasto cardíaco, sin cambios aparentes en ECG.
- **Síndrome de bajo gasto cardíaco** (ver Capítulo 71). Tratamiento primario con inotrópicos. Una combinación de adrenalina a dosis baja y dosis estándar de milrinona. Las dosis altas de inotrópicos aumentan la posibilidad de arritmias. Si son prolongadas, fuertes o están asociadas a un requerimiento considerable de

volumen, habrá que volver a abrir el esternón, visualización directa y ecocardio-gráfica de las arterias coronarias, y o bien regresar al quirófano o bien evaluar las arterias coronarias mediante cateterismo cardíaco.

- **Arritmias.** Las arritmias y el bloqueo cardíaco no son comunes. Una taquicardia auricular persistente o taquicardia de la unión (ver Capítulo 74) podría disminuir el gasto cardíaco.
- **Sangrado** (ver Capítulo 76).
- **Ventilación mecánica prolongada.**
- **Quilotórax** (ver Capítulo 77). Puede ocurrir por presiones altas en el ventrículo derecho, hipertensión pulmonar, o insuficiencia de la válvula tricúspide en presencia de estenosis de la rama de la arteria pulmonar.
- **Apoyo circulatorio mecánico.** Si hay necesidad de apoyo circulatorio mecánico después de la operación de intercambio arterial, se podría dar lugar a cateterismo cardíaco y evaluación de la arteria coronaria. Los pacientes que requieren de operación de intercambio arterial primaria después de las 6 semanas de vida en el escenario de transposición de las grandes arterias/tabique interventricular intacto, hay que prepararse para asistencia mecánica temporal de ventrículo izquierdo en el período perioperatorio agudo.

Seguimiento a largo plazo

A pesar de los excelentes índices de recuperación de ventrículo izquierdo y supervi-vencia después de la reparación de transposición de las grandes arterias, es necesaria una supervisión de por vida debido a complicaciones como dilatación de la raíz aór-tica, insuficiencia coronaria, y estenosis de la rama de la arteria pulmonar. Además, el tiempo prolongado de paro circulatorio hipotérmico profundo, la prematuridad, y los síndromes genéticos asociados pueden producir desarrollo neurológico subóptimo a corto y largo plazo.

Lectura recomendada

Dibardino DJ, Allison AE, Vaughn WK, et al. *Current expectations for newborns undergoing the arterial switch operation.* Ann Surg 2004;239:588-596.

Transposición congénitamente corregida de las grandes arterias

Nancy A. Ayres, Emad B. Mossad, Charles D. Fraser Jr.

Consideraciones anatómicas

La transposición congénitamente corregida de las grandes arterias (ccTGA) es una lesión cardíaca congénita rara que se caracteriza por discordancia auriculoventricular y ventriculoarterial («transposición discordante»). Aunque que la configuración segmental anatómica más frecuente en la transposición congénitamente corregida de las grandes arterias es la habitual configuración auricular, topología ventricular izquierda, y aorta en posición posterior izquierda con respecto a la arteria pulmonar (situs solitus auricular, ventrículos con asa en L, y grandes vasos levo-transpuestos [S,L,L] según la clasificación de van Praagh), esta condición también podría presentarse con anatomía de imagen espejo: configuración auricular en espejo, topología ventricular derecha, y aorta a la derecha de la arteria pulmonar (situs auricular inverso, ventrículos con asas en D, y dextrotransposición de grandes vasos [I,D,D]) (Cuadro 15-1).

La marca característica de la transposición congénitamente corregida de las grandes arterias es la asociación de un ventrículo *morfológicamente* derecho con la circulación sistémica. Aunque que la anatomía coronaria está en «imagen espejo» en la mayoría de los pacientes, el origen de las coronarias y ramas podría variar bastante. En la transposición congénitamente corregida de las grandes arterias, la válvula tricúspide morfológica (válvula tricúspide o válvula auriculoventricular sistémica) por lo general está desplazada en su punta con inserciones septales también conocidas como «ebsteinoideas». De hecho, esta es una designación incorrecta, ya que el desplazamiento apical no está asociado con la porción auriculizada del ventrículo morfológicamente derecho.

En la transposición congénitamente corregida de las grandes arterias, el sistema de conducción cardíaco es anómalo. En la mayoría de los pacientes, el nódulo auriculoventricular está desplazado en posición anterior y superior, y el haz de His está alargado. Podría haber dos nódulos auriculoventriculares y es muy probable que haya una ruta auriculoventricular accesoria (como en el síndrome de Wolff-Parkinson-White).

Fisiopatología y presentación clínica

La presentación clínica de la transposición congénitamente corregida de las grandes arterias es muy variable y tiene que ver con el substrato anatómico y la función ventricular. Esto conlleva a una compleja serie de consideraciones diagnósticas y de manejo. Históricamente, muchos individuos con transposición congénitamente corregida de las grandes arterias con tabique interventricular intacto han llegado hasta la edad adulta sin haber sido diagnosticados, y la presentación ocurre tardíamente con insuficiencia de la válvula auriculoventricular izquierda (tricúspide), función sistémica de ventrículo derecho deprimida, o bloqueo auriculoventricular espontáneo (muy frecuente). En la práctica actual, muchos pacientes se presentan para evaluación del manejo en ausencia de síntomas observables. Muchas veces el hallazgo se hace al practicarse un ecocardiograma fetal o alguna otra forma de evaluación postnatal profiláctica (evaluación de soplos, hallazgo fortuito de silueta cardíaca anormal en RxTórax, pesquisa en ECG).

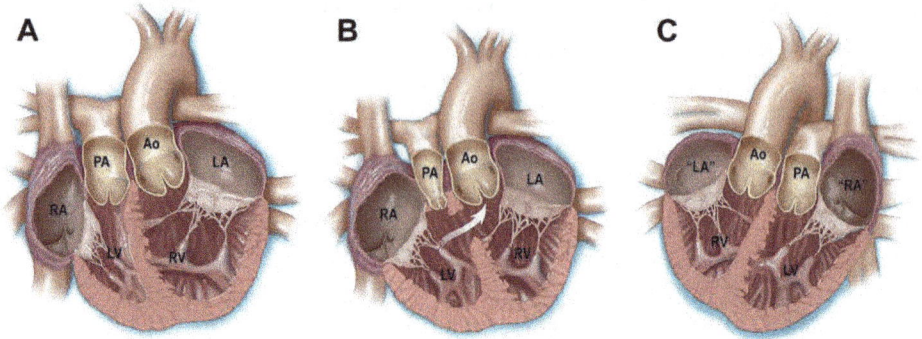

Cuadro 15-1. Variantes morfológicas en la transposición congénitamente corregida de las grandes arterias. A) Configuración usual en transposición congénitamente corregida de las grandes arterias con tabique interventricular intacto (levocardia). El ventrículo morfológicamente derecho está conectado al ventrículo morfológicamente izquierdo, el cual está conectado a la arteria pulmonar, y la aurícula morfológica está conectada al ventrículo morfológicamente derecho, el cual está conectado a la aorta. B) Transposición congénitamente corregida de las grandes arterias con comunicación interventricular y obstrucción del tracto de salida del ventrículo izquierdo (estenosis pulmonar). La flecha indica la dirección que debe tomar el túnel para conectarse con el ventrículo izquierdo y la aorta. C) Transposición congénitamente corregida de las grandes arterias con anatomía de imagen en espejo y dextrocardia. La aurícula morfológicamente derecha está a la izquierda, y la aurícula morfológicamente izquierda está a la derecha (situs auricular inverso). Ao: Aorta, ASD: comunicación interauricular, LA: aurícula izquierda, LV: ventrículo izquierdo, LVOTO: obstrucción del tracto de salida del ventrículo izquierdo, PA: arteria pulmonar, PDA: conducto arterioso permeable, RA: aurícula derecha, RV: ventrículo derecho, VSD: comunicación interventricular.

La presentación de síntomas por lo general incluye la presencia de defectos cardíacos asociados, lo cual ocurre en más del 85 % de los pacientes, o disfunción ventricular. Entre los defectos cardíacos más comunes están la comunicación interventricular perimembranosa (70 %), la estenosis pulmonar u obstrucción del tracto de salida del ventrículo izquierdo (56 %), o las anomalías en la conducción auriculoventricular (5 %). La válvula auriculoventricular izquierda (tricúspide) es anormal en más de la mitad de los pacientes y es común que haya desplazamiento apical.

Presentación de síntomas

Los pacientes con transposición congénitamente corregida de las grandes arterias y comunicación interventricular grande podrían presentar señales o síntomas de insuficiencia cardíaca congestiva al nacer. La comunicación interventricular puede ser no restrictiva o restrictiva de la presión. Esta última característica es de importancia para determinar la condición del ventrículo morfológicamente izquierdo (leer más adelante).

Entre las lesiones habituales asociadas a la transposición congénitamente corregida de las grandes arterias están la comunicación interventricular con algún grado de obstrucción del tracto de salida del ventrículo izquierdo, y también la atresia pulmonar clásica. En la ausencia de otras fuentes de flujo pulmonar, el grado de obstrucción del tracto de salida del ventrículo izquierdo está correlacionado con la desaturación arterial sistémica y cianosis. En pacientes (recién nacidos) con atresia pulmonar clásica, el flujo sanguíneo pulmonar es dependiente de la permeabilidad del ducto.

Podría haber insuficiencia sistémica de la válvula auriculoventricular (tricúspide) en asociación con otras lesiones cardíacas o como un fenómeno «aislado» en pacientes con transposición congénitamente corregida de las grandes arterias con tabique intacto. Una insuficiencia tricuspídea considerable conlleva a síntomas de insuficiencia cardíaca congestiva y es un indicio clínico importante (véase más abajo).

Podría haber disfunción ventricular derecha sistémica al nacer o posteriormente. Una reducción progresiva de la fracción de eyección del ventrículo derecho en presencia de una comunicación interventricular pequeña, o de un tabique interventricular intacto, conlleva a una dilatación del ventrículo derecho y dilatación anular tricuspídea, lo cual puede exacerbar la insuficiencia. Se cree que cuando hay ausencia de un problema morfológico en la válvula tricúspide, la insuficiencia tricuspídea se convierte en indicador temprano de disfunción ventricular derecha.

Presentación asintomática

Dado el uso generalizado del ultrasonido prenatal (y el consiguiente ecocardiograma fetal al detectarse un hallazgo anatómico), hay un número mayor de niños en los cuales se está considerando la intervención temprana por transposición congénitamente corregida de las grandes arterias. En individuos asintomáticos, el escenario es bastante complicado, en particular cuando la función de ventrículo derecho es «normal», hay tabique interventricular intacto o comunicación interventricular pequeña restrictiva de la presión, o la insuficiencia tricuspídea es leve.

Algunos individuos presentan síntomas mínimos o ninguno a pesar de tener lesiones hemodinámicas considerables en apariencia. Estos pacientes podrían presentar una reducción considerable en la función del ventrículo derecho, con o sin insuficiencia tricuspídea de importancia, antes de la aparición de síntomas patentes.

Diagnóstico

- **RxTórax.** Puede haber levocardia, mesocardia, o dextrocardia. Cuando la función del ventrículo derecho está deprimida y/o hay insuficiencia tricuspídea considerable, podría haber cardiomegalia y pulmones congestionados. Los pacientes con una obstrucción del tracto de salida del ventrículo izquierdo (estenosis pulmonar) podrían exhibir pulmones hipovolémicos.
- **ECG.** Puede haber una onda P anormal e intervalo P-R alargado. Una repolarización temprana (ondas delta) puede indicar ruta de conducción auriculoventricular accesoria. Un bloqueo auriculoventricular de tercer grado puede ocurrir espontáneamente o como resultado de la intervención quirúrgica o por catéter.
- **Ecocardiograma.** Base principal del diagnóstico. Entre los elementos importantes de un examen ecocardiográfico completo están:
  - Condición del tabique interauricular.
  - Conexiones venosas sistémicas y pulmonares.
  - Condición del tabique interventricular. Presencia, tamaño y ubicación de las comunicaciones interventriculares. Estimado del gradiente de presión entre ventrículos.

PRESENTACIÓN FETAL / NEONATAL

```
                            ┌──────────────────┐      ┌──────────────────┐
                       ┌───>│ FEVD normal Sin IT│─────>│   Seguimiento    │
                       │    └──────────────────┘      │   expectante     │
                       │                               └──────────────────┘
┌──────────────┐       │    ┌──────────────────┐      ┌──────────────────┐
│  ccTGA/IVS   │───────┼───>│   FEVD normal    │─────>│      Cer.AP      │
└──────────────┘       │    │    1-2+TR        │      │ Preparación para DS│
                       │    └──────────────────┘      └──────────────────┘
                       │    ┌──────────────────┐      ┌──────────────────┐
                       └───>│    FEVD <30 %    │─────>│  Cer.AP, puente a│
                            │     2+ IT        │      │ decisión (DS o Tx)│
                            └──────────────────┘      └──────────────────┘
```

```
                            ┌──────────────────┐      ┌──────────────────┐
                       ┌───>│    VP normal     │─────>│  +/- anastomosis,│
┌──────────────┐       │    └──────────────────┘      │ rscc subpulm + DS o│
│ ccTGA/CIV/   │───────┤                               │ reparación clásica│
│  OTSVI (EP)  │       │                               └──────────────────┘
└──────────────┘       │    ┌──────────────────┐      ┌──────────────────┐
                       └───>│   EP valvular    │─────>│ +/- anastomosis, puente│
                            └──────────────────┘      │ a Senning/Rastelli│
                                                       └──────────────────┘
```

```
┌──────────────┐    ┌──────────┐    ┌──────────────────┐    ┌──────────────────┐
│   ccTGA/     │───>│  Cer.AP  │───>│ FEVD normal Sin IT│───>│  DS o reparación │
│ CIV no restrictiva│└──────────┘    └──────────────────┘    │ clásica (según VP y│
└──────────────┘                                              │ anatomía coronaria)│
                                                              └──────────────────┘
```

PRESENTACIÓN EN LA INFANCIA / ADOLESCENCIA TEMPRANA

```
                            ┌──────────────────┐      ┌──────────────────┐
                       ┌───>│   FEVD normal    │─────>│   Seguimiento    │
                       │    │     Sin IT       │      │   expectante     │
                       │    └──────────────────┘      └──────────────────┘
┌──────────────┐       │    ┌──────────────────┐      ┌──────────────────┐
│  ccTGA/IVS   │───────┼───>│   FEVD >40 %     │─────>│      Cer.AP      │
└──────────────┘       │    │    +/- IT        │      │ Preparación para DS│
                       │    └──────────────────┘      └──────────────────┘
                       │    ┌──────────────────┐      ┌──────────────────┐
                       └───>│    FEVD <30 %    │─────>│ Reparación/reemplazo│
                            │     2+ IT        │      │ de VT o Cer.AP (? DS│
                            └──────────────────┘      │ posterior) o eval Tx│
                                                       └──────────────────┘
```

```
                            ┌──────────────────┐      ┌──────────────────┐
                       ┌───>│  CIV favorable   │─────>│ Senning / Rastelli│
┌──────────────┐       │    └──────────────────┘      └──────────────────┘
│ ccTGA/CIV/   │───────┤                               
│  OTSVI (EP)  │       │    ┌──────────────────┐      ┌──────────────────┐
└──────────────┘       └───>│  CIV no favorable│─────>│ Reparación clásica│
                            └──────────────────┘      │ Considerar Fontan │
                                                       └──────────────────┘
```

PRESENTACIÓN EN ADULTOS

```
                            ┌──────────────────┐      ┌──────────────────┐
                       ┌───>│   FEVD normal    │─────>│    Reparación/   │
┌──────────────┐       │    │     2+ IT        │      │  reemplazo de VT │
│  ccTGA/IVS   │───────┤    └──────────────────┘      └──────────────────┘
│   +/- IT     │       │    ┌──────────────────┐      ┌──────────────────┐
└──────────────┘       └───>│    FEVD <40 %    │─────>│ DAV o Tx o reparación/│
                            └──────────────────┘      │  reemplazo de VT │
                                                       └──────────────────┘
```

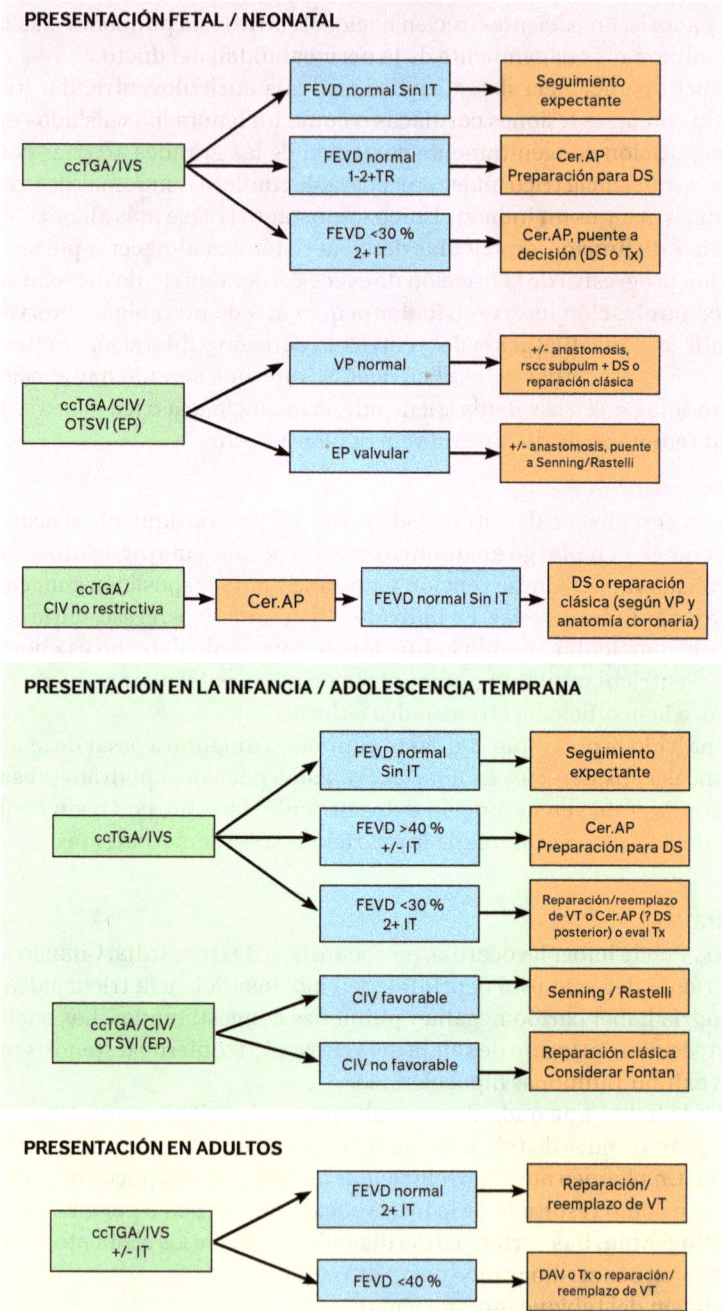

Cuadro 15-2. Algoritmo de tratamiento para pacientes con ccTGA según anatomía y edad de presentación. ccTGA: Transposición congénitamente corregida de las grandes arterias, Cer.AP: Cerclaje de la arteria pulmonar, CIV: Comunicación interventricular, DAV: Dispositivo de asistencia ventricular, DS: Intercambio arterial doble, EP: Estenosis pulmonar, FEVD: Fracción de eyección en ventrículo derecho, IT: Insuficiencia tricuspídea, IVS: Tabique interventricular intacto, OTSVI: Obstrucción del tracto de salida del ventrículo izquierdo, Tx: Trasplante, VP: Válvula pulmonar, VT: Válvula tricuspídea.

- Anatomía y función de la válvula auriculoventricular. Ante la presencia de insuficiencia tricuspídea considerable, la toma de decisiones depende de la delineación cuidadosa del substrato morfológico (valvas desplazadas, dilatación anular, valvas dismórficas, prolapso, rotura tendinosa). También es posible que haya insuficiencia mitral morfológica y hay casos muy infrecuentes de hendidura mitral en transposición congénitamente corregida de las grandes arterias. El estatus de la válvula mitral y la necesidad de repararla son críticos a la hora de considerar un «switch doble» (véase más abajo).
- Función ventricular. Fracción de eyección estimada (fracción de acortamiento) de ambos ventrículos. Mediante la ubicación/geometría del tabique interventricular se puede inferir el cociente de presión ventrículo derecho/ventrículo izquierdo (ver también «switch doble»). La condición (grosor) de la pared libre del ventrículo izquierdo puede ser útil cuando se requiere rehabilitación del ventrículo izquierdo.
- Evaluación del tracto de salida ventricular derecho e izquierdo. Es frecuente que haya obstrucción del tracto de salida del ventrículo izquierdo en presencia de una comunicación interventricular grande. La obstrucción orgánica del tracto de salida del ventrículo derecho podría estar asociada con hipoplasia/coartación del arco aórtico.
- Morfología y función de la válvula semilunar. Fundamental a la hora de considerar la reparación anatómica o fisiológica.
- Anatomía del arco aórtico y evaluación de obstrucción/coartación.
- **Cateterismo cardíaco.** El cateterismo *diagnóstico*, asociado a otras modalidades de diagnóstico, podría ser un complemento importante en la toma de decisiones. Cuando hay múltiples comunicaciones interventriculares musculares, el cateterismo podría ser muy útil para discernir detalles anatómicos (y también ofrece la opción del cierre por dispositivo, según corresponda). En la mayoría de los escenarios los estimados de los gradientes de presión por Doppler son adecuados para la toma de decisiones, pero cualquier duda deberá sopesarse en el laboratorio de hemodinámica. La evaluación de la resistencia vascular pulmonar es crítica cuando se sospeche su incremento. Este último escenario es de particular importancia si se está considerando una paliación por Fontan, o en casos de presentación tardía de un paciente con comunicación interventricular grande y vasculatura pulmonar no protegida. El cateterismo cardíaco diagnóstico también es un complemento útil para evaluar la condición de un ventrículo morfológicamente izquierdo que previamente requirió de rehabilitación a la hora de prepararse (cerclaje de la arteria pulmonar) para un «switch doble» o reparación anatómica (véase más abajo). El *cateterismo cardíaco* terapéutico puede ser útil en escenarios donde las comunicaciones interventriculares apicales musculares son de difícil acceso y en las que se puede hacer cierre por dispositivo. En el caso de pacientes que han sido sometidos a la inversión auricular, el cateterismo cardíaco complementario y la intervención pueden ser útiles y necesarias cuando hay obstrucción del parche para redireccionar el flujo o fuga.
- **RMN cardíaca.** Se puede discutir la utilidad la resonancia magnética para la mayoría de los pacientes con transposición congénitamente corregida de las grandes arterias; la mayoría de las dudas se pueden despejar con un ecocardiograma. Uno de los

escenarios que ha ganado popularidad es el de la evaluación en el tiempo del grosor de la pared del ventrículo izquierdo en pacientes que están siendo preparados para un intercambio doble. Como complemento al árbol de decisiones, los investigadores también se han valido de los estudios de viabilidad de la insuficiencia mitral.

Consideraciones quirúrgicas

Hay un fuerte debate entre cirujanos y centros en relación a la estrategia quirúrgica óptima para las varias formas de transposición congénitamente corregida de las grandes arterias. Entre las opciones categóricas están la reparación «clásica» en la cual el ventrículo morfológicamente derecho se mantiene como el único ventrículo sistémico, el «switch doble» en el cual el ventrículo morfológicamente izquierdo se alinea con la circulación sistémica, y la paliación de ventrículo único. Hasta la fecha, no hay datos definitivos para dilucidar el tema de cuál operación ofrece al paciente el mejor resultado a corto plazo y también una mejor solución a largo plazo. Sin embargo, está claro que cuando el ventrículo derecho está alineado con la circulación sistémica, la presencia de una insuficiencia tricuspídea considerable presagia una eventual insuficiencia ventricular derecha y como tal, requiere de mucho cuidado y justifica la intervención quirúrgica. Cuadro 15-2 muestra una guía general de la estrategia de manejo en TCH.

Reparación clásica

El término reparación «clásica» por lo común ha sido asociado a la reconstrucción biventricular en la cual el ventrículo morfológicamente derecho queda relegado como *ventrículo sistémico.* Esta disposición podría poner al paciente en riesgo de insuficiencia ventricular derecha sistémica temprana o tardía y/o insuficiencia tricuspídea morfológica progresiva. Como tal, la asignación del ventrículo morfológicamente derecho a la circulación sistémica tiene consecuencias importantes y a veces irreversibles. Hay ciertos escenarios en los cuales la reparación clásica puede ser la opción más sabia:

- En algunos pacientes con transposición congénitamente corregida de las grandes arterias/comunicación interventricular/obstrucción del tracto de salida del ventrículo izquierdo (estenosis o atresia pulmonar) con *comunicación interventricular del septo de entrada* o comunicación interventricular muscular *remota,* la construcción de una ruta sin obstrucciones a partir del ventrículo morfológicamente izquierdo a la aorta (Senning-Rastelli) puede ser problemática. Creemos que en dichos escenarios, si el ventrículo morfológicamente derecho y la válvula tricúspide tienen una función normal (sin insuficiencia tricuspídea o con insuficiencia tricuspídea mínima, y sin desplazamiento apical considerable), la reparación clásica es la mejor alternativa.
- En los casos de transposición congénitamente corregida de las grandes arterias con tabique interventricular intacto, el ventrículo morfológicamente izquierdo podría no ser capaz de soportar la circulación sistémica si no ha estado trabajando bajo la presión sistémica (ventrículo izquierdo involucionado). En este contexto, si el ventrículo izquierdo no ha respondido a la rehabilitación (cerclaje de la arteria pulmonar), es imprudente proceder con el «switch doble».
- En pacientes con válvula pulmonar (neoaórtica) anormal cuya función sería subóptima como válvula semilunar sistémica.

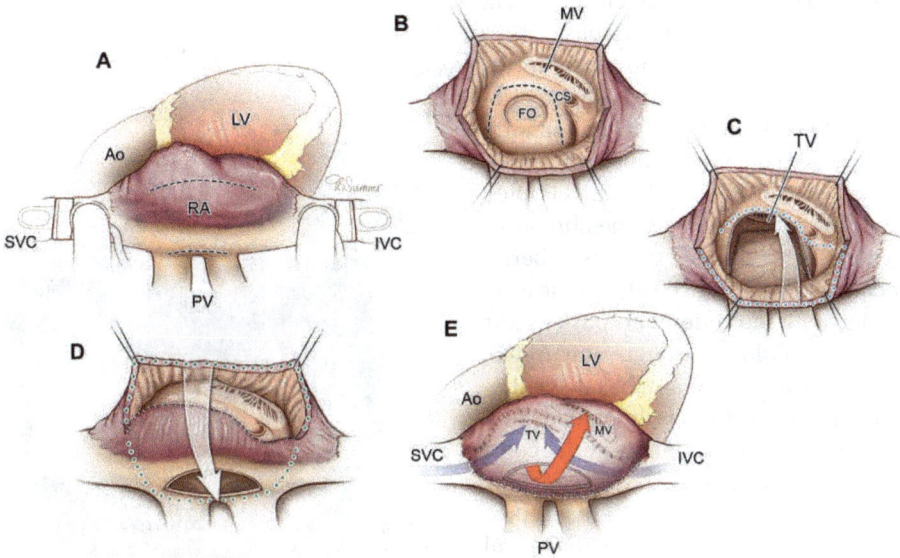

Cuadro 15-3. Inversión auricular de Senning. Mediante el uso de una serie de colgajos autógenos, el flujo venoso pulmonar se dirige hacia el ventrículo izquierdo en posición anterior, mientras que los flujos de la vena cava superior y vena cava inferior se dirigen hacia el ventrículo derecho en posición posterior. Se hacen incisiones en aurícula derecha y en la aurícula izquierda justo en posición anterior a las venas pulmonares (A), se crea un colgajo del tabique interauricular (línea discontinua en B) y se sutura posteriormente alrededor de las venas pulmonares (C). Se sutura el colgajo de la pared libre posterior de la aurícula derecha alrededor la comunicación interauricular (línea discontinua en C), lo cual redirige el flujo desde vena cava superior y vena cava inferior hacia abajo en dirección a la válvula tricúspide en posición posterior. Se sutura el colgajo de la pared libre anterior de la aurícula derecha alrededor de la incisión anterior a las venas pulmonares (D) para redirigir el flujo de las venas pulmonares hacia la válvula mitral en posición anterior. El panel E muestra la redirección resultante del flujo. Ao: aorta, CS: seno coronario, IVC: Vena cava inferior, FO: foramen oval, MV: válvula mitral, LV: Ventrículo izquierdo, PV: venas pulmonares, RA: Aurícula derecha, RV: Ventrículo derecho, SVC: Vena cava superior, TV: Válvula tricúspide

- Una consideración adicional y muy importante es la de si la familia está dispuesta a tomar el considerable riesgo perioperatorio que significa el intercambio doble. Existe suficiente documentación que indica que en series grandes, la capacidad para predecir la habilidad del ventrículo morfológicamente izquierdo de aguantar sostenidamente la circulación sistémica después de un intercambio doble, en particular si el ventrículo izquierdo pasó por un período de rehabilitación, no es perfecta. Las series aleccionadoras de Birmingham, Inglaterra (Winlaw et al. 2005) indican que después de un período de rehabilitación del ventrículo izquierdo y posterior intercambio doble, después de un seguimiento aproximado de 10 años, la probabilidad de estar a salvo de la muerte o de un trasplante es alrededor de 75 %. Por lo tanto, al orientar a las familias, el equipo tiene la justificación y, en específico, la responsabilidad de mostrarse prudente en torno a la opción del intercambio doble.

En el cierre de la comunicación interventricular como parte de la reparación clásica, el cirujano deberá tener conocimiento acerca del nódulo auriculoventricular anterior y el haz de His. En el típico defecto interventricular perimembranoso/del tracto de salida, las suturas deberán colocarse con cuidado en el tabique en el lado del ventrículo derecho para evitar bloqueo auriculoventricular quirúrgico. De ser necesario un conducto de ventrículo izquierdo a arteria pulmonar, deberá tenerse cuidado en evitar las arterias coronarias epicárdicas principales, y afectar o avulsionar músculos papilares importantes que le dan apoyo a la válvula mitral morfológica.

Intercambio doble

El término intercambio doble o «doble switch» ha sido usado ligeramente para dos situaciones que son muy distintas a nivel fisiológico y anatómico. La situación más clara es donde hay transposición congénitamente corregida de las grandes arterias, defecto interventricular del septo de salida/perimembranoso, estenosis o atresia pulmonar. En estas situaciones (con inclusión de pacientes con situs inverso), se puede realizar una operación de Senning-Rastelli para asignar al ventrículo morfológicamente izquierdo a la circulación sistémica. Los principios básicos incluyen una ventriculotomía estratégicamente ubicada, construcción de un túnel que va del ventrículo izquierdo a la aorta (le damos preferencia al pericardio autólogo), una inversión auricular de Senning (Cuadro 15-3), y colocación de un conducto valvulado desde el ventrículo derecho hasta las arterias pulmonares. Una variación a esta propuesta, promovida por Hanley, de la Standford University (Malhotra et al. 2011) es la de realizar una anastomosis de Glenn y una Hemi-Mustard Rastelli» (Cuadro 15-4). En cualesquiera de estos casos, se ha comprobado que los resultados de la operación son predecibles y duraderos.

El escenario más desafiante ocurre cuando en la transposición congénitamente corregida de las grandes arterias/tabique interventricular intacto o transposición congénitamente corregida de las grandes arterias/comunicación interventricular el

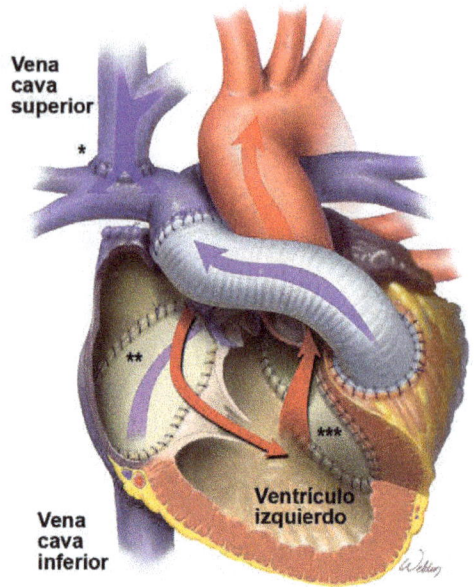

Cuadro 15-4. Operación de hemi-Mustard/Rastelli. Se crea un Glenn bidireccional al conectar la vena cava superior con la arteria pulmonar derecha (*), se crea un túnel para redirigir el flujo desde la vena cava inferior hasta la aurícula izquierda (**), y se crea un túnel para redirigir el flujo desde el ventrículo izquierdo que está a la derecha hacia la aorta (***). Luego se coloca un conducto para conectar el ventrículo derecho que está a la izquierda hacia la arteria pulmonar. La válvula pulmonar, de ser permeable, se cose. IVC: Vena cava inferior, LV: Ventrículo izquierdo, SVC: Vena cava superior.

objetivo es alinear el ventrículo morfológicamente izquierdo con la circulación sistémica. Esto se logra mediante una operación de intercambio arterial, intercambio arterial de Senning, y cierre de comunicación interventricular, en caso de que corresponda. A continuación, una descripción breve de cada escenario.

Transposición congénitamente corregida de las grandes arterias con ventrículo morfológicamente izquierdo «preparado»

Si el ventrículo morfológicamente izquierdo nunca ha tenido la oportunidad de involucionar, podría decirse que está bien preparado para soportar la circulación sistémica. Entre los escenarios tenemos transposición congénitamente corregida de las grandes arterias con comunicación interventricular no restrictiva donde el ventrículo morfológicamente izquierdo siempre ha trabajado bajo la presión sistémica, y el escenario más controversial de *recién nacidos* con transposición congénitamente corregida de las grandes arterias/tabique interventricular intacto. En el primer escenario, el cirujano necesita cerrar la comunicación interventricular, tomando en cuenta el nódulo auriculoventricular desplazado y el haz de His, según lo mencionado anteriormente, seguido de una obstrucción del arco aórtico y una Senning. El procedimiento es complejo y el corazón se para por largos períodos de tiempo. Como tal, por lo general hemos escogido períodos de pinzamiento cruzado intermitente de la aorta intercalados con períodos de reperfusión miocárdica como manera óptima de brindar una protección miocárdica predecible.

En el escenario de transposición congénitamente corregida de las grandes arterias/tabique interventricular intacto, el ventrículo morfológicamente izquierdo (ventrículo subpulmonar) comenzará a involucionar poco después del nacimiento cuando la resistencia vascular pulmonar y la tensión de la arteria pulmonar caen de forma natural. Este escenario es muy análogo al de la dextrotransposición de las grandes arterias (D-TGA) con tabique interventricular intacto. Por ese motivo, algunos cirujanos recomiendan un enfoque muy agresivo en recién nacidos con transposición congénitamente corregida de las grandes arterias/tabique interventricular intacto de alinear el ventrículo izquierdo con la circulación sistémica mediante una obstrucción del arco aórtico y Senning, antes de que el ventrículo pierda condiciones. Creemos que esta estrategia agresiva no tiene justificación. Aunque hay publicaciones dispersas indicando resultados favorables para el intercambio doble en recién nacidos, este enfoque no ha sido adoptado de forma generalizada y de momento no lo recomendamos para neonatos en TCH.

Transposición congénitamente corregida de las grandes arterias con ventrículo morfológicamente izquierdo «no preparado»

Se puede decir que este es el escenario más desafiante y controversial en el manejo de pacientes con transposición congénitamente corregida de las grandes arterias. Los pacientes con transposición congénitamente corregida de las grandes arterias/tabique interventricular intacto o comunicación interventricular restrictiva de presión, que se encuentren más allá del período neonatal, tendrán un ventrículo izquierdo incapaz de funcionar adecuadamente con la carga sistémica de trabajo si se les practica un intercambio doble. Por esta razón, la idea de «rehabilitar» o reacondicionar el ventrículo morfológicamente izquierdo mediante la colocación de un cerclaje de la arteria pulmonar ha sido aplicada a pacientes con transposición congénitamente corregida de las grandes arterias que puedan beneficiarse de un intercambio doble. Como premisa, creemos que embarcarse en el desafío de rehabilitar el ventrículo izquierdo mediante un cerclaje de la arteria pulmonar (por lo general, un cerclaje en serie) seguido del intercambio doble final ha de justificarse con evidencia de que el ventrículo morfológicamente derecho no es capaz de funcionar como ventrículo sistémico por un tiempo extendido. Como evidencia objetiva de dicha insuficiencia tenemos el declive en la fracción de eyección del ventrículo derecho, una insuficiencia tricuspídea más que leve (o en progresión), una válvula tricúspide muy desplazada, u otra evidencia que apunte a disfunción ventricular derecha.

La rehabilitación del ventrículo izquierdo es un tema muy controversial y hay mucho debate entre instituciones y cirujanos en torno a una estrategia óptima. No se puede predecir con certeza el resultado de la rehabilitación del ventrículo izquierdo y los resultados a largo plazo sobre el funcionamiento del ventrículo izquierdo rehabilitado después de un intercambio doble son inconsistentes. Por lo tanto, hemos adoptado un enfoque moderadamente conservador que incluye la consulta cuidadosa y exhaustiva con los padres para discutir los varios escenarios y riesgos. Si los padres dan su consentimiento ante la recomendación de rehabilitación del ventrículo izquierdo con cerclaje de la arteria pulmonar, se procede a evaluar al paciente mediante ecocardiograma transesofágico, RMN (para evaluar masa del ventrículo izquierdo, grosor de la pared del ventrículo izquierdo, y fracción de eyección), y cateterismo cardíaco (para evaluar hemodinámica del ventrículo izquierdo, incluyendo la presión diastólica máxima y la presión telediastólica en el ventrículo izquierdo). Hay que mencionar que no hace falta la angiografía coronaria, ya que la obstrucción del arco aórtico se puede realizar en todos los patrones de arteria coronaria y relaciones del ostium.

Después de la examinación diagnóstica, se lleva al paciente a cirugía para el cerclaje de la arteria pulmonar inicial. Bajo anestesia general y ventilación mecánica adecuada, y sin apoyo inotrópico, se abre el pericardio (por lo general solamente abrimos el pericardio superior para facilitar más tarde la reentrada al esternón) y, para monitorear la presión, en sentido retrógrado se introduce un catéter flexible desde la arteria pulmonar principal a través de la válvula pulmonar y hacia la cámara del ventrículo izquierdo. En el caso de transposición congénitamente corregida de las grandes arterias/tabique interventricular intacto, al inicio lo usual es toparse con una presión sistólica máxima en ventrículo izquierdo bien por debajo de 1/3 de la presión sistémica. Se hace pasar una cinta Dacron® alrededor de la arteria pulmonar principal (la cual ha de mantenerse por encima de la unión sinotubular para no pinzar o distorsionar la válvula pulmonar). El cerclaje de la arteria pulmonar se aprieta de forma secuencial mientras que el cirujano, anestesista, y ecocardiografista muy de cerca observan la función del ventrículo izquierdo, la hemodinámica sistémica, y la presión sistólica del ventrículo izquierdo. Nuestra experiencia indica que en el cerclaje primario, es común que en la mayoría de los casos el ventrículo izquierdo no pueda aguantar o producir una presión sistólica mayor a 50-60 % de la presión sistémica. Es común ver que el ventrículo izquierdo comience a fallar (dilatación, PA sistémica baja) con cerclajes apretados por encima de este nivel. Una vez que se logra apretar el cerclaje de la arteria pulmonar completamente, es prudente que el equipo observe con detenimiento al paciente en quirófano con el pecho abierto por durante al menos 30 minutos. Hemos visto situaciones en las cuales el ajuste inicial del cerclaje de la arteria pulmonar pareciera ser bien tolerado, pero después de cierto tiempo, la función del ventrículo izquierdo comienza a decaer.

La controversia se extiende a las preguntas básicas sobre cuán apretado debe quedar el cerclaje (nivel de la presión sistólica máxima en el ventrículo

Experiencia de TCH con transposición congénitamente corregida de las grandes arterias (1995-2016)
(De Leon et al. 2017)
Pacientes: 97
Edad promedio al presentarse: 2 meses (0 días – 69 años)
Tiempo de seguimiento promedio: 10 años
Supervivencia sin trasplante durante 10 años:
- Con o sin reparación clásica (ventrículo derecho sistémico) (n=45): 93 %
- Reparación anatómica (ventrículo izquierdo sistémico) (n=26): 86 %
- Operación de Fontan (n=9): 100 %
- Paliación en curso (cerclaje de la arteria pulmonar, anastomosis) (n=17): 79 %

izquierdo) y por cuánto tiempo hay que rehabilitar el ventrículo izquierdo. Estas preguntas reciben una considerable variedad de respuestas entre instituciones. Dada la incertidumbre que generan los métodos disponibles para evaluar la efectividad de la rehabilitación del ventrículo izquierdo (presión sistólica en el ventrículo izquierdo, fracción de eyección, grosor de la pared del ventrículo izquierdo), hemos preferido tener un enfoque conservador. Nuestro objetivo ha sido lograr una presión sistólica en ventrículo izquierdo de al menos 80 % de la presión sistémica por un mínimo de 6 a 12 meses. En este punto, si el ventrículo izquierdo parece poder manejar la carga de trabajo, ofrecemos hacer el intercambio doble.

Las cuestiones técnicas relacionadas con el intercambio doble en transposición congénitamente corregida de las grandes arterias son algo distintas a las de la obstrucción del arco aórtico para la dextrotransposición de las grandes arterias. Es común que en la transposición congénitamente corregida de las grandes arterias la aorta esté en una posición anterior y hacia la izquierda y no es inusual que los grandes vasos estén casi justo al lado del otro. Esto puede hacer que la translocación coronaria sea más difícil. Además, después de pasar un tiempo con el cerclaje, los senos pulmonares de Valsalva pueden dilatarse mucho. En esta circunstancia, puede que sea prudente extirpar del seno de la arteria pulmonar tanto como sea posible, mientras que se translocalizan los botones coronarios. El cirujano debe movilizar los ostium coronarios como botones muy amplios de la pared aórtica y deberá estar preparado para lidiar con cualquier variación en la inserción y ramificación de los ostium coronarios. Dada la relación entre los grandes vasos, podría ser necesaria una anastomosis, extendida hacia la arteria pulmonar izquierda para reconstruir la continuidad entre la raíz neopulmonar y las ramas de las arterias pulmonares. Los detalles de la inversión auricular van más allá del ámbito de este breve capítulo. Dado el hecho de que muchos cirujanos tienen poca experiencia con la operación de Senning, muchas unidades han preferido crear una anastomosis bidireccional de Glenn y una «conexión hemi-Mustard» bajo la premisa de que podrá ser construida con mayor facilidad y con menos probabilidades de obstrucción del parche para redireccionar el flujo.

Operación de Fontan

Dada la variedad de desafíos técnicos y de manejo descritos con anterioridad, muchos cirujanos sostienen que la operación de Fontan podría ofrecer una estrategia de tratamiento mucho más directa, en particular para pacientes con variantes cianóticas y en el escenario de una desalineación cardíaca (mesocardia o dextrocardia). No hay duda de que la operación de Fontan es menos exigente a nivel técnico y, en la era actual, *el riesgo operatorio inmediato es muy bajo*. Sin embargo, que la circulación de Fontan represente una estrategia más favorable a largo plazo, es debatible. Al exponer al hígado y vísceras abdominales a un incremento obligatorio en la presión venosa sistémica, se inicia una cascada de efectos secundarios, cuya sincronización y grado de alteración son muy variables de un individuo a otro. A pesar de ello, dado el alcance de la complejidad de las opciones de manejo en transposición congénitamente corregida de las grandes arterias, la operación de Fontan sigue siendo una opción viable para los individuos elegidos.

Lectura recomendada

DeLeon LE, Mery CM, Verm RA, et al. *Mid-term outcomes in patients with congenitally corrected transposition of the great arteries: a single center experience.* J Am Coll Surg 2017;224:707-715.

DiBardino DJ, Heinle JS, Fraser CD. *The hemi-Mustard, bidirectional Glenn, and Rastelli operations used for correction of congenitally corrected transposition, achieving a "ventricle and a half" repair.* Cardiol Young. 2004;14:330-332.

Malhotra SP, Reddy VM, Qiu M, et al. *The hemi-Mustard/bidirectional Glenn atrial switch procedure in the double-switch operation for congenitally corrected transposition of the great arteries: rationale and midterm results.* J Thorac Cardiovasc Surg 2011;141:162-170.

Rutledge JM, Nihill MR, Fraser CD, et al. *Outcomes of 121 patients with congenitally corrected transposition of the great arteries.* Pediatr Cardiol 2002;23:137-145.

Winlaw DS, McGuirk SP, Balmer C, et al. I*ntention-to-treat analysis of pulmonary artery banding in conditions with a morphological right ventricle in the systemic circulation with a view to anatomic biventricular repair.* Circulation 2005;111:405-411.

16 | Doble salida del ventrículo derecho

Wanda C. Miller-Hance, Antonio G. Cabrera, Carlos M. Mery

La doble salida del ventrículo derecho (DSVD) es una malformación congénita cardiovascular heterogénea donde las grandes arterias salen primordialmente (>50 %) desde el ventrículo derecho. En casi todos los casos, una comunicación interventricular (CIV) está presente. En general, también hay discontinuidad entre las válvulas auriculoventriculares (AV) y las válvulas semilunares, y hay una estructura muscular pequeña como delantal (cono) por debajo de las válvulas semilunares. La doble salida del ventrículo derecho encaja con el espectro de anomalías conotruncales que, por un lado, incluye las grandes arterias de relación normal y la tetralogía de Fallot (TOF) y, por el otro lado, la transposición de las grandes arterias (TGA). Esta anomalía también puede ocurrir dentro del contexto de un ventrículo único funcional y otras malformaciones complejas tales como síndromes de heterotaxia. La discusión a continuación principalmente tiene que ver con la doble salida del ventrículo derecho con circulación biventricular.

Clasificación

Según su anatomía y relación de la comunicación interventricular con las grandes arterias, la doble salida del ventrículo derecho puede clasificarse en (Cuadro 16-1):

- **CIV subaórtica.** La comunicación interventricular está relacionada principalmente con la válvula aórtica.
- **CIV subpulmonar (Taussig-Bing).** La comunicación interventricular está relacionada principalmente con la válvula pulmonar. Los grandes vasos por lo general están desalineados junto con la válvula aórtica, en posición anterior y hacia la derecha de la válvula pulmonar, o uno al lado del otro.
- **CIV doblemente relacionada.** El tabique infundibular está ausente, ambas válvulas aórtica y pulmonar están al mismo nivel y en continuidad, y la comunicación interventricular está relacionada con ambos grandes vasos.
- **CIV no relacionada.** La comunicación interventricular está lejos de las grandes arterias.

Fisiopatología y presentación clínica

En la doble salida del ventrículo derecho, la presentación clínica es extremadamente variable, y ello refleja la patología subyacente. La fisiología y los síntomas están determinados en gran parte por la relación anatómica de la comunicación interventricular con respecto a las grandes arterias y la presencia o ausencia de obstrucción del tracto de salida. Estos factores determinan la clasificación de las variantes morfológicas en cuatro tipos fisiológicos, cada uno con síntomas que se asemejan a los de otras malformaciones, como las que se describen a continuación:

- **Tipo CIV:** se asemeja a la comunicación interventricular (Capítulo 11)
- **Tipo TOF:** se asemeja a la tetralogía de Fallot (Capítulo 13)
- **Tipo TGA:** se asemeja a la transposición de las grandes arterias (Capítulo 14)

DSVD con CIV subaórtica

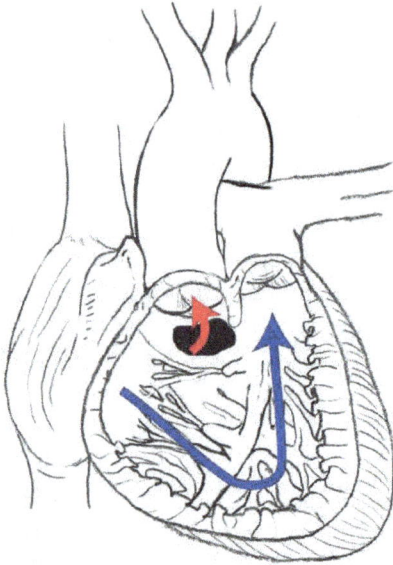

DSVD con CIV subpulmonar

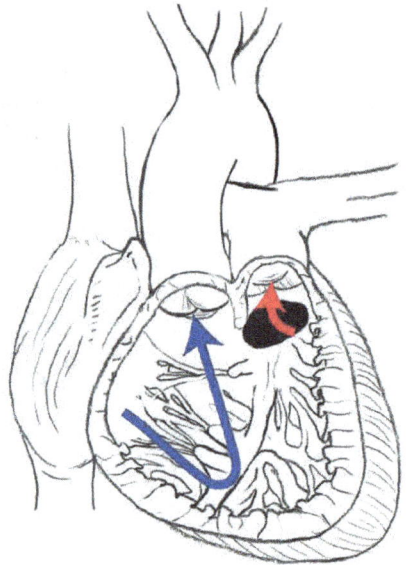

DSVD con CIV no relacionada

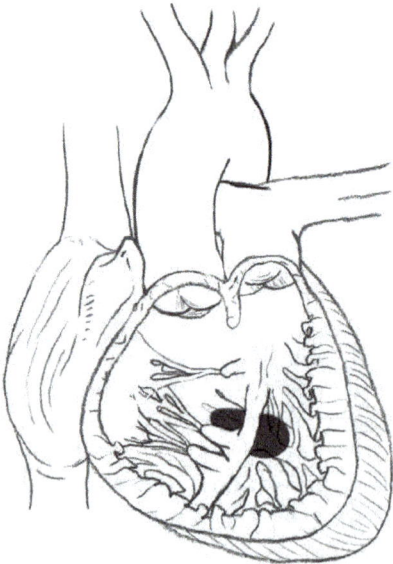

DSVD con CIV doblemente relacionada

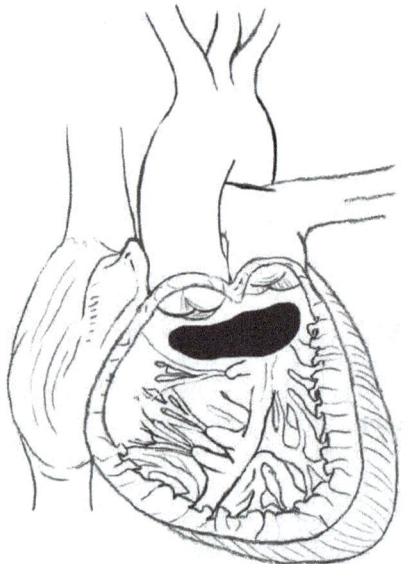

Cuadro 16-1. Clasificación anatómica de DSVD según la relación entre la CIV y los grandes vasos.

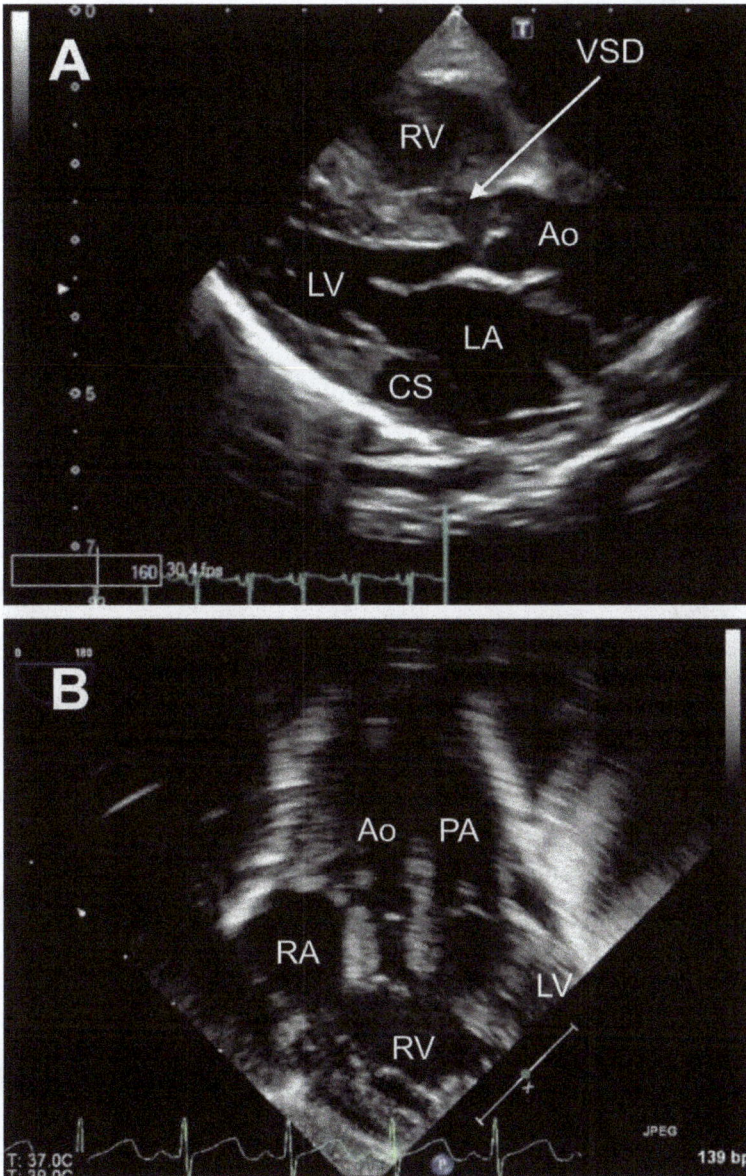

Cuadro 16-2. Ecocardiograma para diagnóstico de DSVD. A) Ecocardiograma transtorácico de eje paraesternal longitudinal de paciente con DSVD y CIV subaórtica muestra posición de la raíz aórtica sobre ambos ventrículos, CIV, y discontinuidad aortomitral relacionada con el tejido infundibular. Se observa seno coronario dilatado relacionado con vena cava superior izquierda que drena en el seno coronario. El paciente también tuvo estenosis pulmonar (no se muestra). B) Ecocardiograma transesofágico transgástrico profundo en paciente con DSVD y CIV subpulmonar (Taussig-Bing) muestra el origen de ambas grandes arterias en el ventrículo derecho, tejido infundibular bilateral, y estrechamiento de la región subaórtica. Hubo obstrucción del arco aórtico por asociación. Ao: aorta, CS: seno coronario, LA: aurícula izquierda, LV: ventrículo izquierdo, PA: arteria pulmonar, RA: aurícula derecha, RV: ventrículo derecho, VDS: comunicación interventricular.

Tabla 16-1. Clasificación clínica y anatómica de doble salida del ventrículo derecho.

Clasificación clínica	Clasificación anatómica	Estenosis pulmonar
Tipo CIV	CIV subaórtica CIV doblemente relacionada	-
Tipo TOF	CIV subaórtica CIV doblemente relacionada	+
Tipo TGA	CIV subpulmonar	+ / -
CIV lejana	CIV no relacionada	+ / -

- **CIV lejana:** se asemeja a la comunicación interventricular o a la la comunicación auriculoventricular no balanceada (Capítulos 11 y 12)

En la Tabla 16-1 se muestra la relación entre las clasificaciones fisiológicas y anatómicas.

La patología coexistente en la doble salida del ventrículo derecho también puede afectar la fisiología. Entre los defectos asociados están la estenosis pulmonar (hallazgo común a nivel valvular y/o subvalvular), comunicación interauricular tipo ostium secundum, conducto arterioso permeable, comunicaciones interventriculares adicionales, anomalías de la válvula auriculoventricular, estenosis subaórtica (p. ej., en la anomalía de Taussig-Bing), obstrucción del arco aórtico (podría estar asociada con estenosis subaórtica en la variante de Taussig-Bing), arco aórtico derecho, y anomalías de las arterias coronarias.

Diagnóstico

- **ECG.** A menudo muestra desviación del eje derecho, crecimiento de aurícula derecha, e hipertrofia ventricular derecha.
- **RxTórax.** Los hallazgos son variables y no tienen valor diagnóstico de importancia en términos de la patología subyacente. Incremento de las tramas vasculares pulmonares y cardiomegalia consistentes con una comunicación interventricular no restrictiva. En contraste, la presencia de pulmones hipovolémicos sugieren obstrucción del tracto pulmonar de salida.
- **Ecocardiograma (Cuadro 16-2).** En la mayoría de los casos, el ecocardiograma fetal es una prueba diagnostica. Un ecocardiograma transtorácico (ETT) inicial se enfoca en el tamaño y ubicación de la comunicación interventricular y su relación con las salidas arteriales, las relaciones de las grandes arterias, la morfología y permeabilidad de los tractos de salida, la evaluación de la válvulas auriculoventriculares, y la caracterización de anomalías asociadas. Los estudios de imágenes no invasivos sirven para guía de la septostomía auricular con balón cuando se indique. El ecocardiograma transesofágico se usa en la mayoría de los casos para el monitoreo intraoperatorio, asistir en la planificación quirúrgica, y para evaluar la eficacia de la reparación. Esta tecnología juega un rol importante en la exclusión de posibles lesiones residuales de importancia hemodinámica tales como flujos intracardíacos, obstrucción de túnel, e insuficiencia valvular. El ecocardiograma transtorácico sigue siendo el estudio primario para el seguimiento a largo plazo.

- **Cateterismo cardíaco.** En la mayoría de los casos no es necesario. Podría usarse para facilitar la septostomía auricular en la variante de Taussig-Bing. La angiografía puede ser útil en pacientes de compleja anatomía. Los mediciones hemodinámicas que incluyen la tensión de la arteria pulmonar y la resistencia vascular pulmonar rara vez hacen falta, a menos que haya una presentación tardía o preocupaciones clínicas después de un procedimiento paliativo.
- **AngioTAC/RMN.** Podrían asistir en la delineación de anomalías complejas asociadas del arco aórtico y, en casos menos comunes, en la caracterización de la anatomía y su impacto en el manejo quirúrgico (p. ej., relación de las válvulas semilunares con respecto a la comunicación interventricular). Después de la operación, puede ser útil para el seguimiento a largo plazo.

Tratamiento médico

El manejo preoperatorio del paciente con doble salida del ventrículo derecho está influenciado primordialmente por el tipo anatómico y la fisiología asociada.

CIV subaórtica y doblemente relacionada

Si la comunicación interventricular subaórtica o doblemente relacionada está presente y no hay estenosis pulmonar, es habitual que la presentación clínica dentro de las primeras semanas de vida sea el hiperflujo pulmonar. Después de una disminución gradual anticipada en la resistencia vascular pulmonar, la estenosis pulmonar podría hacerse aparente. Si la estenosis pulmonar es leve o inexistente, es muy probable que aparezcan taquipnea, retracciones intercostales, hepatomegalia y dificultades en la alimentación. La terapia con diuréticos está indicada en estos casos (furosemida 1 mg/kg/dosis cada 6-12 horas). El manejo de una comunicación interventricular grande estará seguido de hiperflujo (ver Capítulo 11).

Tipo TOF

Dependiendo del grado de estenosis pulmonar, los niños con una fisiología tipo TOF deben ser monitoreados de cerca. Podrían aparecer una cianosis progresiva relacionada con obstrucción subpulmonar o episodios hipercianóticos (ver Capítulo 13). Una crisis hipercianótica es indicativa de hospitalización con consideración a la intervención quirúrgica (reparación completa vs. paliación mediante anastomosis arterial sistémico-pulmonar).

Tipo TGA

El neonato con anatomía tipo TGA requiere evaluación para procurar que haya una mezcla intercirculatoria adecuada y permeabilidad del arco aórtico. Podría ser necesaria la terapia con PGE. Dado que por lo general la comunicación interventricular y el conducto arterioso permeable no son sitios adecuados para la mezcla, en la mayoría de los casos se recomienda una septostomía auricular antes de la intervención quirúrgica a menos que la derivación a nivel auricular sea no restrictiva.

CIV lejana

Estos pacientes por lo general presentan señas y síntomas de hiperflujo pulmonar. La comunicación interventricular tiende a ser lo suficientemente grande como para permitir flujo de salida desde el ventrículo izquierdo, y mezcla de la circulación sistémica y pulmonar. El hiperflujo se maneja con tratamiento médico hasta que se realice un cerclaje de la arteria pulmonar.

Indicaciones / Sincronización de la intervención

Todos los pacientes con doble salida del ventrículo derecho requieren de cirugía cardíaca. La mayoría de estos procedimientos se realiza durante el primer año de vida. Sin embargo, el tipo específico y el momento de la intervención quirúrgica dependen de la variante fisiopatológica de la doble salida del ventrículo derecho (ver «Intervención quirúrgica» y Cuadro 16-3).

Consideraciones anestésicas

El manejo anestésico durante el enfoque inicial a esta lesión depende primariamente de la variante fisiológica en particular y de la intervención quirúrgica planificada.

Entre los objetivos anestésicos podrían estar el balancear la circulación pulmonar y sistémica, y mantener la permeabilidad del ducto mediante infusión con PGE según lo requerido para apoyar el flujo sanguíneo pulmonar y sistémico. Los procedimientos paliativos en el neonato y en el lactante pequeño, tales como cerclaje de la arteria pulmonar o anastomosis aortopulmonar, podrían tener preferencia antes que las intervenciones correctivas iniciales. Estos paliativos requieren de monitoreo invasivo completo y preparación adecuada para el procedimiento respectivo, sin embargo, rara vez hay la necesidad de circulación extracorpórea. En contraste, las intervenciones correctivas implican el uso de circulación extracorpórea. Estos procedimientos pueden ser complejos y requieren períodos extensos de pinzamiento cruzado de la aorta. Entre las consideraciones principales durante la fase posterior a la circulación extracorpórea están el manejo de la hemodinámica y del sistema de coagulación. Los esfuerzos se centran en la optimización de: (1) precarga ventricular, con asistencia de ecocardiograma transesofágico y monitoreo de la presión auricular izquierda (PAI), (2) funcionamiento miocárdico y tono vascular sistémico mediante el uso de agentes inotrópicos/vasoactivos, (3) mecánica pulmonar, mediante la selección de estrategias adecuadas de ventilación, y (4) hemostasis, mediante la administración de hemoderivados.

Intervención quirúrgica

Tipo CIV

La reparación implica la creación de un túnel intracardíaco entre el ventrículo izquierdo y la aorta. Para las comunicaciones interventriculares del tipo *subaórtico*, debido a que el defecto está muy cerca de la válvula aórtica, la reparación es muy similar al cierre de una comunicación interventricular perimembranosa o del septo de salida. Idealmente, la reparación se realiza entre los 6 y 8 meses de edad, aunque podría hacerse antes (incluyendo en el período neonatal) si los síntomas no se controlan con el tratamiento médico. La reparación de una comunicación interventricular subaórtica se hace mediante una auriculotomía derecha. Como túnel se usa pericardio autólogo fijado

Clasificación anatómica	CIV subpulmonar	CIV doblemente relacionada	CIV subpulmonar	CIV no relacionada
Lesiones asociadas	¿Estenosis pulmonar?		+/-Coartación aórtica	Defecto septal AV, heterotaxia, etc.
	NO SÍ			
Clasificación clínica	Tipo CIV	Tipo TOF	Tipo TGA	CIV lejana
Tratamiento médico	Túnel intracardíaco a los 6-12 meses +/- cerclaje de AP antes de reparar	Reparación transauricular/ transpulmonar de tetralogía de Fallot >4-6 meses mBTTS de ser necesario <4 meses	Operación de intercambio arterial + túnel intracardíaco +/- avance de arco aórtico en primeras semanas de vida Cuando hay estenosis pulmonar: procedimiento de Rastelli, REV, Nikaidoh	Cerclaje de AP Reparación compleja >8 meses vs. Paliación de ventrículo único

Cuadro 16-3. Algoritmo para intervención quirúrgica en pacientes con doble salida del ventrículo derecho.

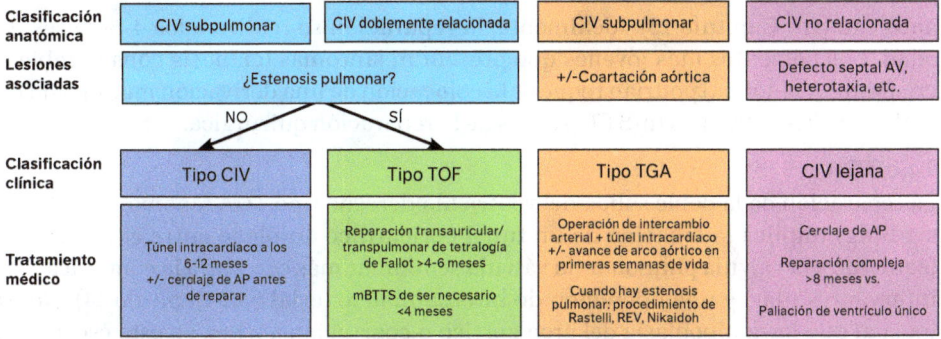

con glutaraldehído. El pericardio se sujeta al borde del defecto y de la válvula tricúspide con suturas interrumpidas de parches o una combinación de suturas continuas e interrumpidas con parche. De forma análoga a la comunicación interventricular perimembranosa, el sistema de conducción viaja a través del borde posteroinferior del defecto y hay riesgo de que se lesione durante la reparación.

La doble salida del ventrículo derecho con comunicación interventricular de *doble relación* es análoga a las comunicaciones interventriculares doblemente relacionadas yuxta-arteriales. Dado que el defecto está por debajo de las válvulas semilunares, la reparación por lo general se hace a través de una arteriotomía pulmonar transversal. Una serie de suturas interrumpidas con parches pericárdicos se colocan a lo largo del anillo de la válvula pulmonar y dentro del borde del defecto. El parche pericárdico autólogo fijado con glutaraldehído se usa para cerrar el defecto, lo cual crea un túnel intracardíaco entre el ventrículo izquierdo y la aorta. Por lo general, el sistema de conducción está lejos del borde de estos defectos a menos que estos se extiendan hacia el área perimembranosa. Debido a la ubicación de las válvulas semilunares, que principalmente surgen desde el ventrículo derecho, es posible que el túnel pince el ventrículo derecho y cause una obstrucción del tracto de salida del ventrículo derecho. Por lo tanto, idealmente el procedimiento se realiza entre los 8 y 12 meses de edad. Si debido a los síntomas se requiere intervenir antes, la colocación de un cerclaje de la arteria pulmonar podría ser útil para retrasar la reparación quirúrgica.

Tipo TOF

La reparación de la doble salida del ventrículo derecho tipo TOF es similar a la de una tetralogía de Fallot simple, aunque tiende a ser más difícil a nivel técnico debido a una ubicación más anterior de la aorta. El procedimiento implica la resección del fascículo ventricular derecho y la creación de un túnel pericárdico autólogo intracardíaco mediante auriculotomía derecha, seguido de una resección adicional del fascículo ventricular derecho mediante arteriotomía pulmonar longitudinal. Si el anillo de la válvula pulmonar presenta un alto grado de hipoplasia, la incisión se extiende por unos pocos milímetros a través del anillo hacia dentro del ventrículo derecho (incisión transanular). La arteriotomía pulmonar se cierra con un segundo parche pericárdico autólogo (ver Capítulo 13). Idealmente, la reparación se realiza a los 4-6 meses de edad. Los pacientes más jóvenes que presentan síntomas (cianosis considerable o crisis hipercianótica) podrían requerir la colocación de una derivación modificada de Blalock-Taussig-Thomas (mBTTS) antes de la reparación quirúrgica.

Tipo TGA

La reparación de la doble salida del ventrículo derecho tipo TGA (anomalía de Taussig-Bing) implica la creación de un túnel pericárdico autólogo entre el ventrículo izquierdo y la válvula pulmonar (la válvula semilunar más cercana a la comunicación interventricular) y una operación de intercambio arterial (ver Capítulo 14). No es inusual que haya hipoplasia del arco aórtico o coartación aórtica en este escenario, lo cual requiere de reconstrucción del arco en la forma de un avance de arco aórtico (ver Capítulo 25). Por lo general, la intervención quirúrgica se lleva a cabo durante las primeras semanas de vida.

Algunos pacientes con estenosis subpulmonar podrían todavía ser candidatos para una operación de intercambio arterial y resección subpulmonar. Sin embargo, puede que en algunos pacientes con estenosis pulmonar grave la operación de intercambio arterial no sea posible, ya que podría producir obstrucción del tracto de salida del ventrículo izquierdo. La estrategia preferida en estos casos consiste en un procedimiento de Rastelli que incluye la creación de un túnel intracardíaco entre la comunicación interventricular y la válvula aórtica, con inserción de un conducto de ventrículo derecho a arteria pulmonar. La válvula pulmonar natural se cose y se sutura completamente el muñón de la arteria pulmonar. El cono entre la válvula aórtica y pulmonar, el cual puede ser bastante prominente, podría extirparse para poder permitir una conexión más directa entre la comunicación interventricular y la aorta («reparation a l'etage ventriculaire» o procedimiento REV). En ciertas circunstancias, se podría realizar el procedimiento de Nikaidoh. La operación consiste en la translocalización posterior de la raíz aórtica (a la posición previa de la válvula pulmonar estenótica) y reestructuración del tracto de salida del ventrículo derecho con un conducto VD-AP o un parche. Por lo general, no se translocalizan las arterias coronarias y por lo tanto hay riesgo de que se tuerzan durante este procedimiento. Por lo general, la reparación de una doble salida del ventrículo derecho tipo TGA con estenosis pulmonar se realiza más adelante, idealmente, después de la lactancia.

CIV lejana

El manejo de pacientes con comunicación interventricular lejana o no relacionada se personaliza en función de la anatomía. Dado que la creación de un túnel intracardíaco muy complejo tiene resultados subóptimos, una gran proporción de estos pacientes podría manejarse con paliación de ventrículo único. De procederse con la paliación, para proteger el lecho vascular pulmonar, la colocación del cerclaje de la arteria pulmonar (ver Capítulo 39) se realiza dentro de las primeras semanas de vida, seguida de la creación de una conexión Glenn bidireccional con el objetivo de lograr una conexión cavopulmonar total (Fontan) (ver Capítulo 39).

Manejo posoperatorio

Tipo CIV

El manejo después de la cirugía de la doble salida del ventrículo derecho tipo CIV es similar a la del cierre de una CIV grande y sencilla (ver Capítulo 11).

Tipo TOF

Los pacientes sujetos a la reparación tipo TOF pueden presentar disfunción ventricular derecha después de la operación. Como apoyo en la optimización de los tiempos de llenado (precarga), se podría considerar iniciar con infusión de esmolol y evitar la administración de catecolamina. La terapia con esmolol tiene como objetivo mejorar el tiempo de llenado diastólico ya que la diastólica del ventrículo derecho es transitoria, y reducir el riesgo de obstrucción dinámica del tracto de salida del ventrículo derecho debido a la taquicardia (ver Capítulo 13). La disfunción diastólica podría requerir reposición de volemia. El volumen intravascular se puede evaluar mejor en función de la presión auricular izquierda, ya que la PVC podría estar alta debido a una distensibilidad pobre del ventrículo derecho. Por lo general, estos pacientes tienen un volumen intravascular de 200-300 mL después de la primera noche posquirúrgica.

Tipo TGA

Después de la operación de intercambio arterial, entre los valores de cuidado están una presión auricular izquierda alta, arritmias, o cambios en el segmento ST ya que esto podría sugerir disfunción miocárdica y/o insuficiencia coronaria (ver Capítulo 14). Por lo general, el manejo perioperatorio incluye infusión de inotrópicos, agentes que tienen efecto sobre el tono sistémico/pulmonar, y calcio. En la mayoría de los casos, la disfunción ventricular es del tipo sistólica y, por ende, se trata con apoyo inotrópico. Hay que minimizar la administración de volumen. De rutina se añade nitroglicerina con la expectativa de limitar la reactividad vascular coronaria por la manipulación necesaria de las arterias coronarias.

Después del Rastelli o la REV, podría haber disfunción sistólica o diastólica, lo cual tiende a mejorar después de 24-48 horas. En estos pacientes es habitual dar apoyo inotrópico con milrinona y catecolamina de baja dosis.

Si la operación fue mediante el procedimiento de Nikaidoh, hay que estar atentos a una posible torsión coronaria y/o insuficiencia aórtica. El apoyo inotrópico deberá mantenerse hasta que se resuelva el síndrome de bajo gasto cardíaco (por lo general, durante las primeras 24 horas después de la operación). El monitoreo de la presión auricular izquierda, PA diastólica y los segmentos ST puede ayudar a reconocer complicaciones posteriores.

CIV lejana

Cuando la operación fue un cerclaje de la arteria pulmonar, para obtener un equilibrio de las saturaciones de oxígeno arterial hay que minimizar la desaturación venosa pulmonar y mantener niveles moderados de oxígeno (<60 % FiO_2). Dado que la poscarga aumenta en ambos ventrículos en paralelo, esta tiende a tolerarse bien. En el Capítulo 39 puede se detalle el manejo del cerclaje de la arteria pulmonar y la paliación correspondiente.

Complicaciones

- **Derrame pleural.** Cuando el ventrículo derecho presenta una considerable disfunción diastólica, los incrementos en la PVC pueden prevenir que haya un vaciado adecuado del líquido pleural y drenaje de linfa/quilo hacia la vena innominada desde el conducto torácico. La acumulación de derrame pleural puede evitarse con diuresis inicial junto a la restricción de líquidos.

> **Experiencia del TCH con la reparación biventricular de doble salida del ventrículo derecho (1995-2016)**
>
> Pacientes: 151
> - Tipo CIV: 65
> - Tipo TOF: 46
> - Tipo TGA: 40
>
> Mortalidad perioperatoria: 1.3 %
> Supervivencia de 5 años: 95 %
> Incidencia de reintervención a 5 años: 20-25 %

- **Taquicardia de la unión.** Aunque la incidencia de taquicardia de la unión en TCH es muy baja (la taquicardia auricular es la arritmia posquirúrgica más común), esta puede afectar a algunos pacientes y, en particular, está asociada a reparaciones más considerables/complejas. Cuando se abordan todos los factores desencadenantes o agravantes puede «enfriar» la atención automática sobre la taquicardia de la unión. Si estas acciones no funcionan (incluyendo enfriamiento, disminución de las dosis de la infusión de catecolamina, sedación, administración de magnesio, sobreestimulación eléctrica), podría ser necesario administrar tratamiento antiarrítmico con amiodarona, esmolol, solatol, o procainamida.(ver Capítulo 74).

- **Problemas relacionados con la translocación/torsión coronaria.** Tienden a presentarse temprano junto anomalías en la motilidad de la pared segmentaria regional en el ecocardiograma, cambios en ECG (anomalías de la onda ST y T), e incremento en presión auricular izquierda, acompañados de alteraciones hemodinámicas y necesidad de apoyo inotrópico agudo. En este escenario, la administración de volumen aumentará la presión sobre la pared ventricular, lo cual incrementa la isquemia miocárdica. La primera opción es el uso de drogas inotrópicas / vasoactivas para optimizar la hemodinámica mientras se dilucida el diagnóstico o se considera la intervención para abordar el problema coronario.

- **Bloqueo cardíaco completo.** Esta es una complicación extremadamente rara. Cuando al inicio hay disociación auriculoventricular en el paciente que recibe dexmedetomidina, hay que descontinuar la infusión ya que esta podría causar o contribuir a que haya anomalías conductivas. Si a los 10 días después de la cirugía todavía hay bloqueo grave (Mobitz II o bloqueo auriculoventricular de tercer grado), hay que considerar la colocación de un marcapasos permanente (ver Capítulo 75).

- **Síndrome de bajo gasto cardíaco / disfunción del ventrículo izquierdo.** Por lo general es algo transitorio y se maneja con infusiones de adrenalina +/- milrinona. Rara vez hará falta que la dosis de adrenalina sobrepase 0.05 mcg/kg/min. (ver Capítulo 71).

Seguimiento a largo plazo

Es obligatorio hacerle seguimiento constante a pacientes con doble salida del ventrículo derecho que hayan sido sometidos a reparación biventricular o paliación de ventrículo único, ya que no es inusual la reintervención a largo plazo. La incidencia a 5 años de cualquier reintervención (quirúrgica o vía catéter) después de una reparación biventricular está entre 20 y 25 %. Entre las reintervenciones más comunes están la resección subaórtica, valvulotomía pulmonar/resección de tracto de salida del ventrículo derecho, reemplazo de conducto, e intervención de rama de la arteria pulmonar, según el tipo de reparación de doble salida del ventrículo derecho.

17 Atresia pulmonar, comunicación interventricular, colaterales aortopulmonares principales

Aimee Liou, Carlos M. Mery, Patricia Bastero, Pablo Motta

La atresia pulmonar con comunicación interventricular (AP/CIV) y arterias colaterales aortopulmonares principales (MAPCA, en inglés) es una cardiopatía congénita cianótica dentro del espectro de la tetralogía de Fallot (TOF) y cuya consecuencia final es la obstrucción pulmonar en la forma de atresia valvular, por lo tanto, también se le llama tetralogía de Fallot con atresia pulmonar. Es mucho más probable que el árbol de la arteria pulmonar sea anormal en AP/CIV que en la tetralogía de Fallot.

Hay una variabilidad amplia en la anatomía de pacientes con AP/CIV/MAPCA. En un extremo del espectro, el paciente tendrá ramas de las arterias pulmonares abastecidas por el conducto arterioso y sin arterias colaterales aortopulmonares principales, mientras que en el otro extremo, el paciente no tendrá arterias pulmonares nativas y todo el suministro pulmonar dependerá de las arterias colaterales aortopulmonares principales. El segmento de la arteria pulmonar principal podría estar ausente, o podría presentarse como una cuerda fibroelástica sin luz, o podría ser hipoplásico en varios grados. Las ramas nativas de las arterias pulmonares pueden ser confluentes o discontinuas, y pueden ser normales, hipoplásicas, o estar ausentes. Podría haber un origen ductal de una o más ramas de las arterias pulmonares. Las arterias segmentarias o subsegmentarias podrían a su vez estar presentes o ausentes.

Las arterias colaterales aortopulmonares principales surgen desde la aorta torácica descendente (o vasos braquiocefálicos) como vestigios del suministro de la arteria pulmonar primitiva y, en ausencia de las ramas nativas, son la única fuente de flujo sanguíneo hacia algunos segmentos pulmonares. En este enfermedad, algunos segmentos pulmonares podrían contar con un suministro desde la arteria pulmonar nativa, otros segmentos podrían contar con suministro desde las arterias colaterales aortopulmonares principales solamente, y otros podrían contar con suministro dual desde ambas, las arterias colaterales aortopulmonares principales y las ramas nativas de la arteria pulmonar. El conducto arterioso podría estar presente o ausente, rara vez hay conductos arteriosos permeables bilaterales. Por lo general, el ventrículo derecho es normal o está dilatado.

Al igual que otros defectos conotruncales, hay una fuerte asociación entre AP/CIV y síndrome de DiGeorge (deleción 22q11). Es común que la variante anatómica del arco aórtico derecho acompañe a este defecto.

Fisiopatología y presentación clínica

La sintomatología del paciente y presentación clínica dependen de la cantidad de flujo sanguíneo pulmonar que pasa por las arterias colaterales aortopulmonares principales y arterias pulmonares nativas (a través de un conducto arterioso permeable o una comunicación con las arterias colaterales aortopulmonares principales). En lactantes, el flujo pulmonar puede ser muy dinámico debido a cambios en la resistencia vascular

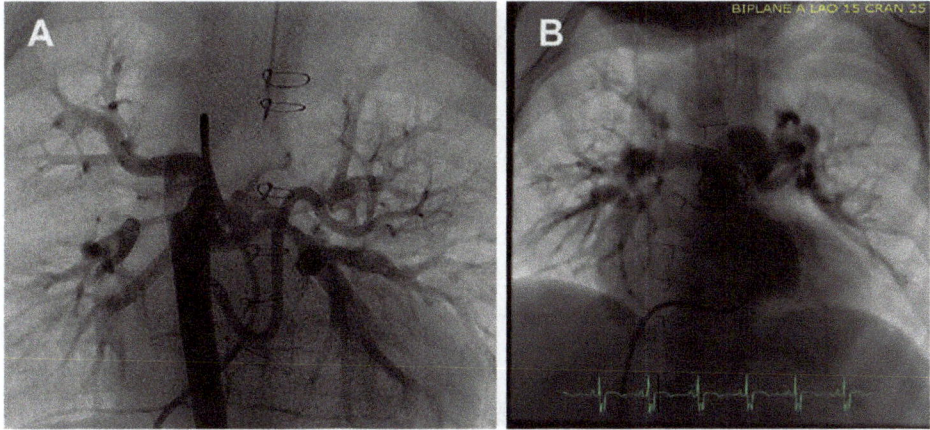

Cuadro 17-1. Cateterismo cardíaco en AP/CIV/MAPCA. A) Cateterismo muestra múltiples arterias colaterales aortopulmonares principales que surgen desde la aorta descendente. B) Cateterismo muestra arterias colaterales aortopulmonares principales unifocalizadas hacia las ramas de las arterias pulmonares con buena arborización pulmonar general.

pulmonar, cambios en la naturaleza de las arterias colaterales aortopulmonares principales, y al cierre del conducto (según corresponda).

Todos los lactantes con diagnóstico de AP/CIV ingresan a UTIC o UTIN y el manejo variará según el origen y cantidad de flujo pulmonar. Los pacientes dependientes de un conducto arterioso permeable para un flujo sanguíneo pulmonar adecuado reciben PGE hasta que se realice un procedimiento para garantizar una fuente de flujo pulmonar estable. Los pacientes con arterias colaterales aortopulmonares principales robustas podrían desarrollar síntomas de hiperflujo pulmonar, en especial, en la medida en que la resistencia vascular pulmonar cae durante las primeras semanas de vida y, por ende, requerirán de terapia con diuréticos. Si no hay conducto arterioso permeable y si las arterias colaterales aortopulmonares principales no son adecuadas, el paciente estará cianótico y requerirá un procedimiento precoz para mejorar el flujo sanguíneo pulmonar. Los pacientes con estenosis en las arterias colaterales aortopulmonares principales antes de la unifocalización experimentarán una caída en el flujo pulmonar total, lo cual empeorará la hipoxemia, y si tenían hiperflujo, habrá una mejoría en los síntomas.

Los hallazgos de la exploración física dependerán del flujo pulmonar en general y del estatus de las arterias colaterales aortopulmonares principales. Es posible que se escuche un soplo continuo en los segmentos pulmonares abastecidos por las arterias colaterales aortopulmonares principales. Los lactantes con hiperflujo pulmonar desarrollarán retraso del crecimiento, galope, edema pulmonar, y hepatomegalia. Los pacientes hipoxémicos presentarán las secuelas habituales, tales como cianosis y dedos hipocráticos.

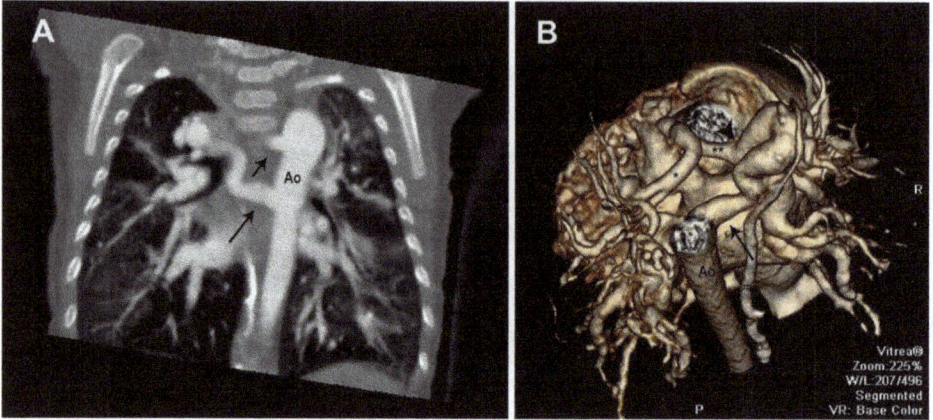

Cuadro 17-2. AngioTAC de paciente con AP/CIV/MAPCA. A) Plano frontal muestra 2 arterias colaterales aortopulmonares principales grandes (flechas) que surgen desde la aorta (Ao) torácica descendente. B) Reconstrucción en 3D muestra arteria colateral aortopulmonar principal grande (flecha) que surge desde la aorta torácica descendente y se bifurca hacia varias ramas grandes. Una de las ramas se anastomosa a la arteria pulmonar izquierda (punta de flecha). * indica arteria pulmonar derecha y ** es la arteria pulmonar izquierda.

Diagnóstico

- **RxTórax.** La silueta cardíaca adquiere forma de bota, como en la tetralogía de Fallot. La calidad de las tramas vasculares pulmonares refleja el suministro de la arteria pulmonar y de las arterias colaterales aortopulmonares principales.
- **ECG.** Es común que haya crecimiento de la aurícula derecha y predominio de fuerzas del lado derecho. En pacientes con grandes cantidades de flujo sanguíneo pulmonar se observa crecimiento del corazón izquierdo (p. ej., crecimiento de la aurícula izquierda, hipertrofia biventricular).
- **Ecocardiograma.** La anatomía cardíaca se ve similar a la tetralogía de Fallot, con una comunicación interventricular grande típica de los defectos conotruncales y del cabalgamiento de la aorta. La anatomía de la arteria pulmonar se puede delinear hasta cierto punto, pero con frecuencia las imágenes están limitadas a las arterias pulmonares nativas proximales (de haberlas) y las arterias colaterales aortopulmonares principales proximales. Hay que documentar la presencia o ausencia de un conducto arterioso permeable. Hay que evaluar la anatomía coronaria y del arco aórtico.
- **Cateterismo cardíaco (Cuadro 17-1).** Todo paciente con AP/CIV y arterias colaterales aortopulmonares principales es sometido a cateterismo cardíaco antes de la intervención quirúrgica. La angiografía es útil para mostrar el número, tamaño y distribución de las arterias colaterales aortopulmonares principales. La inyección selectiva de cada arteria colateral aortopulmonar principal individual es muy útil para hacer un mapa del suministro segmentario pulmonar. Cuando no hay conducto arterioso, una angiografía en cuña de la vena pulmonar es muy importante para definir la presencia y calidad de las arterias pulmonares nativas, ya que muchos

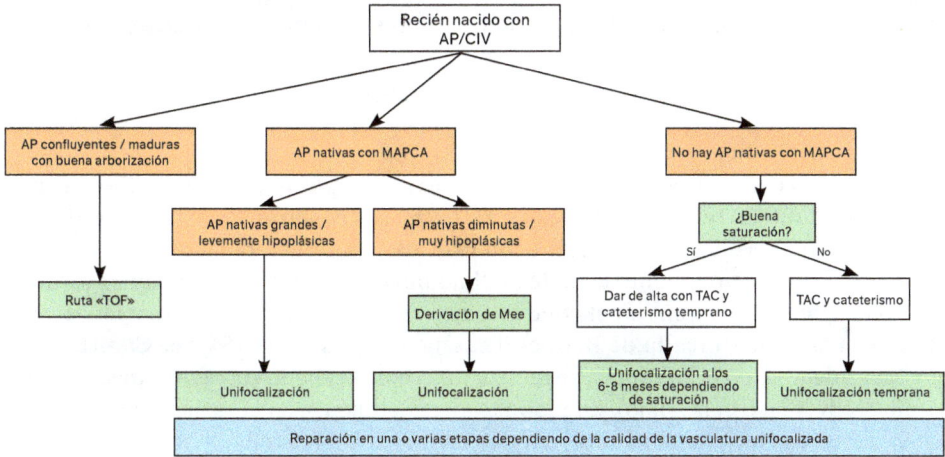

Cuadro 17-3. Algoritmo general para el manejo de pacientes con AP/CIV/MAPCA.

pacientes pueden tener ramas de las arterias pulmonares confluyentes, pero diminutas, que no apareen en el ecocardiograma o angioTAC. Hay que tomar en cuenta
el suministro de sangre de todos los segmentos pulmonares. Se pueden identificar
los segmentos pulmonares con suministro doble e intervenir las arterias colaterales
aortopulmonares principales asociadas. En algunos pacientes, en especial aquellos
que están entre etapas de intervención, el cateterismo cardíaco podría ser útil para
evaluar las presiones en varias arterias colaterales aortopulmonares principales.
A veces es difícil calcular el flujo pulmonar, la relación entre el flujo sanguíneo
pulmonar y el sistémico (Qp:Qs), y la resistencia vascular pulmonar debido a la
presencia de múltiples fuentes de flujo pulmonar.

- **AngioTAC (Cuadro 17-2).** Muy útil para mostrar la naturaleza, curso y distribución
de las arterias colaterales aortopulmonares principales y arterias pulmonares
nativas. En particular, la angioTAC es muy útil como complemento al cateterismo
cardíaco para la planificación quirúrgica, ya que muestra el curso de las arterias
colaterales aortopulmonares principales y las relaciones de estas con las estructuras
que las rodean (p. ej., traquea, bronquios, aurículas).

Estrategia de tratamiento

El objetivo final de la ruta de tratamiento para la mayoría de los pacientes con AP/CIV/
MAPCA es el de lograr una circulación biventricular con un árbol arterial pulmonar
único que surja del ventrículo derecho y que abastezca todos los segmentos pulmonares.
En algunos pacientes, no es posible obtener un árbol arterial pulmonar completamente
unifocalizado que suministre todos los segmentos pulmonares debido a la calidad pobre
de las ramas pulmonares o de las arterias colaterales aortopulmonares principales.
Con exclusión del cierre de la comunicación interventricular, una abundancia de vasos
pulmonares gravemente estenóticos, o un número limitado de segmentos pulmonares

171

incluidos en la circulación pulmonar, podría representar una poscarga excesiva para el ventrículo derecho.

Debido a la heterogeneidad de esta lesión, el manejo será individual en cada paciente en concreto. Sin embargo, el enfoque de manejo en TCH se basa en ciertas guías generales (Cuadro 17-3):

- **Pacientes con ramas confluentes de las arterias pulmonares abastecidas por un conducto arterioso permeable.** Estos pacientes son análogos a los que tienen tetralogía de Fallot. Se les tendrá con PGE y se les someterá a un procedimiento para procurar una fuente estable de flujo pulmonar. Entre las opciones están la colocación de un stent en el conducto arterioso permeable o la creación de una derivación modificada de Blalock-Taussig-Thomas (mBTTS) (ver Capítulo 38). Más adelante en la lactancia, se realiza una reparación biventricular mediante un Rastelli (véase más abajo). En algunas circunstancias, en el recién nacido podría hacerse una reparación de etapa única mediante un Rastelli.

- **Pacientes con ramas de las arterias pulmonares hipoplásicas y arterias colaterales aortopulmonares principales.** Una porción grande de pacientes con AP/CIV/MAPCA tendrán ramas diminutas que no salen en la angioTAC debido a la falta de flujo contrastante en ellas. Esta es la razón por la cual es muy importante lograr una buena angiografía pulmonar venosa en el laboratorio de hemodinámica. En estos pacientes la estrategia general es la de promover el crecimiento de las ramas confluentes para usarlas como andamio para unifocalizar las arterias colaterales aortopulmonares principales relevantes. En general, estos pacientes presentan una saturación de oxígeno que varía entre 70 y 90, dependiendo de la calidad de las arterias colaterales aortopulmonares principales. Por lo tanto, durante el período neonatal por lo general no es necesario realizar procedimiento alguno. Normalmente, al paciente se le da de alta y se somete a una evaluación de las arterias pulmonares y arterias colaterales aortopulmonares principales mediante una combinación de cateterismo cardíaco y angioTAC. Si las ramas de las arterias pulmonares son diminutas, se realiza una derivación central (derivación de Mee) (véase más abajo), por lo general a los 3-6 meses de edad. Se puede recurrir a una derivación modificada de Blalock-Taussig cuando el paciente tiene arterias pulmonares un poco más grandes para evitar hiperflujo y al mismo tiempo promover el crecimiento de la arteria pulmonar. En un período posterior de la lactancia, se vuelve a evaluar la anatomía de la arteria pulmonar y se prepara al paciente para una reparación quirúrgica en la forma de un Rastelli con o sin unifocalización (véase más abajo).

- **Pacientes sin arterias pulmonares centrales nativas y un solo suministro arterias colaterales aortopulmonares principales hacia los pulmones.** Este es el grupo más desafiante de pacientes con AP/CIV/MAPCA. A pesar de una falta de arterias pulmonares centrales, muchos pacientes de hecho tendrán arterias centrales diminutas que no aparecieron en el estudio preoperatorio, pero que todavía pueden usarse como parte de la estrategia quirúrgica. Después de una evaluación completa de las arterias colaterales aortopulmonares principales mediante angioTAC y angiografía, se lleva al paciente al quirófano, por lo general, hacia el final de la lactancia. Si durante la exploración del mediastino se consiguen arterias centrales diminutas, se podría realizar una derivación de Mee. De lo contrario, todas las arterias colaterales aortopulmonares principales unifocalizables se juntan para crear una confluencia central que luego se conecta o bien a una derivación modificada de Blalock-Taussig, o bien a un conducto no valvulado que surja desde el ventrículo derecho. Mas adelante se hace una reevaluación con cateterismo cardíaco y angioTAC, y dependiendo de la arborización pulmonar, se considera la viabilidad de proceder con un Rastelli.

Consideraciones anestésicas

Los pacientes con AP/CIV/MAPCA frecuentemente requieren de anestésicos para estudios diagnósticos, cateterismos cardíacos, y procedimientos quirúrgicos. Estos pacientes se manejan bajo anestesia general con intubación endotraqueal y ventilación mecánica debido a que un flujo pulmonar bajo genera una reserva pulmonar escasa.

Consideraciones preoperatorias

- **Dificultades en las vías respiratorias.** Los pacientes con el síndrome de deleción 22q11 tienen micrognatia, lo cual podría dificultar el acceso a las vías respiratorias. Además, la tráquea suele ser corta y es posible la intubación a través de un bronquio principal.
- **Cianosis.** En la evaluación preoperatoria es importante ver si hay policitemia. Un nivel de hematocritos mayor a 65 % está asociado a perfusión microvascular alterada, síndrome de hiperviscosidad, y trombosis.
- **Riesgo elevado de sangrado.** La cianosis está asociada a un mayor riesgo de sangrado debido a trombocitopenia y deficiencias de factores.

Consideraciones anestésicas generales

La velocidad de inducción de anestesia inhalada es más lenta en pacientes con cortocircuito derecha izquierda debido a un flujo pulmonar bajo. Por otro lado, la inducción i.v. elude el primer pase de absorción pulmonar, lo cual hace que la inducción i.v. sea más rápida. Debido a un flujo pulmonar disminuido, hay áreas del pulmón que se ventilan pero no se perfunden, lo cual hace que la ventilación y perfusión (V/Q) no estén emparejadas. El monitoreo de $EtCO_2$ (dióxido de carbono exhalado) para evaluar la ventilación podría no ser confiable debido a la discrepancia y resultar en acidosis respiratoria. Como tal, es importante monitorear la gasometría en procedimientos más largos.

Puede haber espasmos en las arterias colaterales aortopulmonares principales durante la manipulación quirúrgica y/o cateterismo, y ello puede producir cianosis profunda. El espasmo por lo general se alivia parando la estimulación, profundizando la anestesia, tratando la acidosis e incrementando la presión arterial.

Consideraciones anestésicas para el procedimiento

- **Cateterismo cardíaco.** La rehabilitación intervencionista de las ramas de la arteria pulmonar está asociada a 2 complicaciones muy temidas por el anestesiólogo: sangrado intrapulmonar y lesión pulmonar por reperfusión. El sangrado intrapulmonar se puede diagnosticar con facilidad por la presencia de sangre en vías respiratorias y una distensibilidad pulmonar reducida. La lesión por reperfusión pulmonar también se manifiesta por una distensibilidad pulmonar disminuida y secreciones espumosas, en su mayor parte rosadas. La mayor parte del tiempo, estas complicaciones son autolimitadas y pueden manejarse medicamente con 100 % FiO_2 y un incremento en la PEEP (presión espiratoria al final de la espiración). En ocasiones, se requiere la ventilación de un solo pulmón para proteger al pulmón sano. Como último recurso, cuando no se puede ventilar y oxigenar, se recurre a la ECMO de rescate.

- **Procedimientos de unifocalización.** Los procedimientos de unifocalización que se hagan por toracotomía requieren de técnicas de aislamiento pulmonar cuando sea posible (>10 kg). Esto puede conllevar a alteraciones en el espacio muerto y acidosis respiratoria. El uso de técnicas anestésicas regionales (p. ej., epidural torácica o bloqueo paravertebral) complementan la anestesia general para minimizar el dolor posquirúrgico.

- **Reparación completa y aumento de la arteria pulmonar. Hay un**alto riesgo de sangrado en estos procedimientos debido a las varias cirugías, líneas múltiples de sutura, y cianosis subyacente. La administración de antifibronolíticos y los análisis inmediatos de coagulación son útiles para minimizar el empleo de hemoderivados. La reparación posterior de la disfunción ventricular derecha es común a pesar del empleo de inotrópicos (milrinona y adrenalina a dosis baja) para el retiro gradual de la circulación extracorpórea. El iNO debe estar disponible, sobre todo en el caso de pacientes de alto riesgo. Además del ecocardiograma transesofágico, durante la cirugía por lo general se hace una medición directa de la presión de la arteria pulmonar.

Intervención por cateterismo

Según lo mencionado anteriormente, el cateterismo diagnóstico juega un rol importante para definir la anatomía de las arterias colaterales aortopulmonares principales, el suministro de cada uno de los segmentos pulmonares, y la anatomía de las arterias pulmonares (mediante angiografía pulmonar venosa en cuña).

El objetivo de la terapia por cateterismo en AP/CIV/MAPCA es el de procurar un flujo sanguíneo pulmonar adecuado y arquitectura de la arteria pulmonar. Antes de la intervención quirúrgica, se pueden identificar las áreas de suministro dual que involucran a las arterias colaterales aortopulmonares principales pequeñas y ocluirse.

El empleo de stent ductal podría ser lo indicado en pacientes con conducto arterioso permeable y evidencia clínica de un flujo pulmonar inadecuado durante un cierre ductal de ensayo (ver Capítulo 38).

Las arterias colaterales aortopulmonares principales pueden hacerse estenóticas antes o después de la unifocalización. La angioplastia o colocación de stent en las arterias colaterales aortopulmonares principales se indica cuando hay estenosis considerable, ya que esto puede generar cianosis (si la comunicación interventricular se mantiene permeable) o en hipertensión en ventrículo derecho (si la comunicación interventricular fue cerrada). Es fundamental que el equipo quirúrgico converse sobre cuál es la mejor estrategia para las arterias colaterales aortopulmonares principales estenóticas en un paciente en concreto. Muchos pacientes requieren cateterismos en serie para «rehabilitar» arterias colaterales aortopulmonares principales estenóticas unifocalizadas. La angioplastia con balón de corte a veces se usa en lesiones estenóticas que son muy resistentes a la angioplastia con balón estándar.

Los pacientes que reciben un conducto en la posición VD-AP por lo general requieren de intervenciones por cateterismo (angioplastia, colocación de stent, o colocación transcatéter de válvula) en el conducto.

En escenarios clínicos específicos, en paciente con variantes anatómicas raras con segmentos permeables de la arteria pulmonar principal, podría ser útil la perforación de la válvula pulmonar y la valvuloplastia.

Intervención quirúrgica

Según lo mencionado anteriormente, los pacientes con esta enfermedad se manejan de manera multidisciplinaria y el tratamiento es individualizado según la anatomía y fisiología. En estos pacientes se puede realizar una serie de procedimientos quirúrgicos, dependiendo de la estrategia general (Cuadro 17-3).

Derivaciones aortopulmonares

Los pacientes que tienen arterias pulmonares nativas diminutas se pueden beneficiar del crecimiento de dichas arterias al aumentarse el flujo mediante una anastomosis aortopulmonar. La derivación que usamos por lo general en pacientes con arterias pulmonares muy hipoplásicas es la de Mee. Esta derivación implica desprender la arteria pulmonar principal del corazón y crear una anastomosis entre la arteria pulmonar principal distal y la aorta ascendente. El procedimiento podría ser realizado a través de una esternotomía media o una toracotomía lateral. El pericardio se abre y la ubicación óptima para la derivación en la aorta ascendente se marca con una sutura fina. La arteria pulmonar principal proximal se liga y el vaso se divide después de controlar las ramas de las arterias pulmonares con torniquetes finos. En el sitio previamente seleccionado, se coloca una pinza lateral en la aorta ascendente, se hace una incisión y se agranda con una pinza aórtica y se realiza la anastomosis con una sutura fina continua o una serie de suturas interrumpidas. Las ramas de las arterias pulmonares se sueltan y se retira la pinza lateral de la aorta. Es importante mantener una buena orientación de las ramas de las arterias pulmonares para poder evitar torcer las arterias diminutas, en particular, la arteria pulmonar derecha. La ubicación de la derivación por lo general está en el aspecto posterior de la aorta y ligeramente a la izquierda.

La derivación de Mee no es una buena alternativa para pacientes que solamente tengan hipoplasia leve a moderada de las arterias pulmonares, ya que podría haber hiperflujo. Estos pacientes se benefician mejor de una derivación modificada de Blalock-Taussig (ver Capítulo 38).

Unifocalización

Una consideración importante en la evaluación diagnóstica de pacientes con arterias colaterales aortopulmonares principales es saber cuáles son relevantes y cuáles no. En general, el propósito es el de obtener un lecho vascular pulmonar que incluya todos o casi todos los segmentos pulmonares que sea posible. Una combinación de angioTAC y cateterismo cardíaco por lo general permite definir si cada uno de las 19 segmentos pulmonares está siendo abastecido por la arteria pulmonar nativa, por una arteria colateral aortopulmonar principal solamente, o si hay «abastecimiento doble», es decir, de ambas. En general, las arterias colaterales aortopulmonares principales que únicamente abastecen segmentos pulmonares deberían unifocalizarse (a menos que sean muy pequeñas y la unifocalización no sea técnicamente factible). Las arterias colaterales aortopulmonares principales que proveen abastecimiento doble a los segmentos pulmonares podrían unifocalizarse (de ser grandes y accesibles) u ocluirse (en el laboratorio de hemodinámica o por cirugía). Como regla, las arterias colaterales aortopulmonares principales grandes por lo general son una importante fuente de flujo pulmonar y uno debería pensarlo bien antes de ocluirlas. Es importante que el estudio de imágenes (cateterismo cardíaco o angioTAC) sea reciente (<3 meses) para poder reflejar con precisión el estado de las arterias colaterales aortopulmonares principales.

Su unifocalización se puede hacer como parte de una reparación completa o como procedimiento separado, ya bien por esternotomía media o toracotomía. Idealmente, las arterias colaterales aortopulmonares principales se unifocalizan en un andamio de la arteria pulmonar nativa después de permitir que las arterias pulmonares nativas crezcan. Sin embargo, podría haber la necesidad de unifocalizar las arterias colaterales aortopulmonares principales en una derivación o confluencia que sea abastecida por una derivación o conducto desde el ventrículo derecho. La decisión en torno a la estrategia más óptima se hace dependiendo de las características individuales del paciente y cómo esta operación encaje en la ruta quirúrgica e intervencionista general diseñada para un paciente en concreto. Otra consideración es si la oclusión temporal de las arterias colaterales aortopulmonares principales involucradas será posible sin necesidad de circulación extracorpórea.

Una angioTAC preoperatoria es muy útil para definir la ubicación particular y curso de las arterias colaterales aortopulmonares principales y su relación con las estructuras alrededor. Si el procedimiento se realiza como parte de una reparación intracardíaca, es útil disecar lo más posible antes de administrar heparina e iniciar la circulación extracorpórea. Sin embargo, una disección completa de las arterias colaterales aortopulmonares principales podría ser un desafío debido a la ubicación de los vasos, que por lo general están detrás de la masa cardíaca y vía respiratoria. Debido al tamaño de las arterias colaterales aortopulmonares principales, se quiere controlarlas con torniquetes finos inmediatamente después de iniciarse la circulación extracorpórea para poder reducir la habitual masiva cantidad de retorno venoso pulmonar. Si las arterias colaterales aortopulmonares principales no se han disecado completamente al iniciarse la circulación extracorpórea, el cuerpo se mantiene a temperatura normal para permitir que el corazón expulse sangre que está retornando a través de las venas pulmonares (el enfriamiento disminuye la efectividad de la contractilidad del corazón y puede conllevar a distensión cardíaca). Una vez que las arterias colaterales aortopulmonares principales están controladas, el paciente se enfría para la porción intracardíaca del procedimiento.

Reparación de Rastelli

El objetivo fundamental de la estrategia de tratamiento para estos pacientes es la reparación biventricular. La reparación de Rastelli implica la creación de un túnel entre el ventrículo izquierdo y la aorta (por lo tanto, se cierra la comunicación interventricular) y la colocación de un conducto VD-AP que permita que el ventrículo derecho expulse sangre hacia los pulmones. El procedimiento de Rastelli podría realizarse como una operación mayor que involucre la unifocalización de las arterias colaterales aortopulmonares principales o como un procedimiento por separado.

> **Experiencia del TCH con AP/CIV/MAPCA (1995-2013)**
>
> Pacientes: 107 (no incluye pacientes sin arterias colaterales aortopulmonares principales)
> - Paliación de ventrículo único: 9 (8 %)
> - Reparación de una etapa: 17 (16 %)
> - Reparación en etapas: 61 (57 %)
> - Esperando intervención: 20 (19 %)

El procedimiento de Rastelli se realiza a través de una esternotomía media con canulación aortobicava estándar, con hipotermia moderada (25-28 °C). Después del paro cardiopléjico, se realiza una auriculotomía derecha y el corazón izquierdo se ventila a través del tabique interauricular. Durante la auriculotomía, la comunicación interventricular se cierra mediante la creación de un túnel pericárdico autólogo (o Dacron®) entre el ventrículo izquierdo y la aorta. Es importante crear un túnel de forma tal que este pueda sobresalir para prevenir obstrucción del tracto de salida del ventrículo izquierdo. Esto se logra avanzando más en el parche y menos en el tejido cardíaco. Para colocar el conducto se realiza una ventriculotomía derecha. El cierre de la comunicación interventricular por auriculotomía permite que el conducto sea colocado más lateralmente en el corazón y lejos del esternón. La ventriculotomía deberá crearse cerca del hombro del corazón (margen obtuso) y lejos de la arteria coronaria descendente anterior izquierda y de cualquier ramificación cónica grande. Es importante extirpar el músculo ventricular derecho para permitir flujo irrestricto desde el ventrículo derecho hacia el conducto. Entre las opciones para conductos están los homoinjertos pulmonares y aórticos criopreservados, conductos de vena yugular bovina (Contegra®), y conductos valvulados porcinos compuestos de Dacron® (conductos de Hancock®). En el caso de niños pequeños, preferimos implantar homoinjertos criopreservados. En estos casos, proximalmente entre el ventrículo derecho y el homoinjerto se crea un capuchón pequeño con tejido de homoinjerto, pericardio autólogo, o Gore-Tex®. La colocación del conducto VD-AP se puede hacer o bien después del cierre de la comunicación interauricular y retirada de la pinza cruzada (mientras el corazón late), o antes de la retirada del pinzamiento cruzado (con el corazón paralizado), dependiendo de la dificultad esperada y la duración del período de pinzamiento. No solemos dejar la comunicación interauricular en su lugar. De rutina, se coloca una vía en la aurícula izquierda y catéter de diálisis peritoneal.

Las tensiones de la arteria pulmonar se miden después de retirar al paciente de la circulación extracorpórea. No es inusual que haya algún grado de hipertensión pulmonar. Sin embargo, si las tensiones de la arteria pulmonar aumentan de manera considerable a pesar del uso de iNO y no hay evidencia de obstrucción mecánica del conducto o de las ramas de las arterias pulmonares, hay que asumir que el lecho vascular pulmonar no es lo suficientemente adecuado para sostener la circulación biventricular en ese momento. Podría ser necesario crear una fenestración en la comunicación interventricular o retirar el parche de la comunicación interventricular (y posiblemente colocar un cerclaje en arteria pulmonar) para evitar insuficiencia ventricular derecha.

Manejo posoperatorio

El manejo posoperatorio depende del procedimiento realizado.

- **Derivaciones aortopulmonares.** Dependiendo del tamaño de la derivación, la resistencia vascular sistémica, resistencia vascular pulmonar, y las estrategias de control de volumen intravascular serán fundamentales para optimizar el cociente entre el flujo pulmonar y el flujo sistémico. Hay que poner especial cuidado en que haya un control de dolor adecuado en pacientes con toracotomías, ya que estas pueden ser más dolorosas que las esternotomías y tienen un riesgo mayor de atelectasis y posiblemente de requerimientos de respiración asistida más extendidos. Ver Capítulo 38 para el manejo posoperatorio específico de pacientes con derivaciones aortopulmonares.
- **Unifocalización**. Es importante conocer el tamaño y la anatomía de las arterias colaterales aortopulmonares principales para poder procurar un manejo adecuado para optimizar el flujo pulmonar. Para optimizar la resistencia vascular pulmonar, las arterias colaterales aortopulmonares principales largas y tortuosas que fueron unifocalizadas en arterias pulmonares pequeñas requerirán de maniobras tales como sedación, consideración de bloqueo neuromuscular, obtención de capacidad residual funcional, suministro de oxígeno, e iNO. La administración de volumen podría ser útil en algunas instancias. Si todas las arterias colaterales aortopulmonares principales no han sido unifocalizadas, podría ser necesario el uso de vasopresores para incrementar la presión de hacia los pulmones (TA sistólica).
- **Reparación completa (procedimiento de Rastelli, plastia de la arteria pulmonar).** La disfunción sistólica y diastólica ventricular derecha es común en las etapas tempranas posquirúrgicas. Se requiere de estrategias médicas para apoyar la función sistólica (infusiones de milrinona y/o adrenalina) y reducir la poscarga (obtención de capacidad residual funcional, suministro de oxígeno, e iNO). Estos pacientes también tienden a beneficiarse de una frecuencia cardíaca más baja y de un mayor llenado para manejar la disfunción diastólica ventricular derecha. Las interacciones cardiopulmonares y la interdependencia ventricular dependerán de la manipulación que se haga de la resistencia vascular pulmonar y resistencia vascular sistémica durante las primeras 24-48 horas después de la cirugía. La mayoría de los pacientes se mantendrán sedados la primera noche después de la operación. La presión auricular izquierda permite un manejo adecuado de fluidos durante los primeros días. Hay que iniciar la diálisis peritoneal en la primera noche después de la operación.

18 Obstrucción del tracto de salida del ventrículo derecho

Antonio G. Cabrera, Athar M. Qureshi, Charles D. Fraser Jr.

La atresia pulmonar con tabique (o septo) interventricular intacto (APSI) y la estenosis pulmonar aislada representan variaciones dentro del espectro de obstrucción del tracto de salida del ventrículo derecho. Estas lesiones varían considerablemente en cuanto a las características clínicas y morfológicas y, por ende, la estrategia de tratamiento. Por esa razón, en este capítulo hablaremos de la atresia pulmonar con tabique interventricular intacto y la estenosis pulmonar aislada en secciones separadas.

Atresia pulmonar con tabique interventricular intacto

La atresia pulmonar con tabique interventricular intacto es una lesión que se caracteriza por una válvula pulmonar atrésica, un ventrículo derecho muscularizado y de hipoplasia variable sin comunicación interventricular, y una válvula tricúspide anclada de hipoplasia variable. Para poder sobrevivir es obligatoria la presencia de una comunicación interauricular. Esta lesión está asociada a anomalías coronarias, lo cual hace que las intervenciones quirúrgicas y por cateterismo sean de riesgo considerable.

La atresia pulmonar con tabique interventricular intacto es una lesión muy heterogénea. Debido a ello, el proceso de toma de decisiones y manejo de estos pacientes es bastante complejo y ha estado rodeado de mucha controversia. Muchos pacientes pueden lograr circulación biventricular (a través de diferentes etapas) mientras que otros se podrían beneficiar de una paliación de ventrículo único. En algunas circunstancias, se puede lograr una «reparación 1.5 ventricular» en pacientes que de otro modo no serían candidatos para la circulación biventricular.

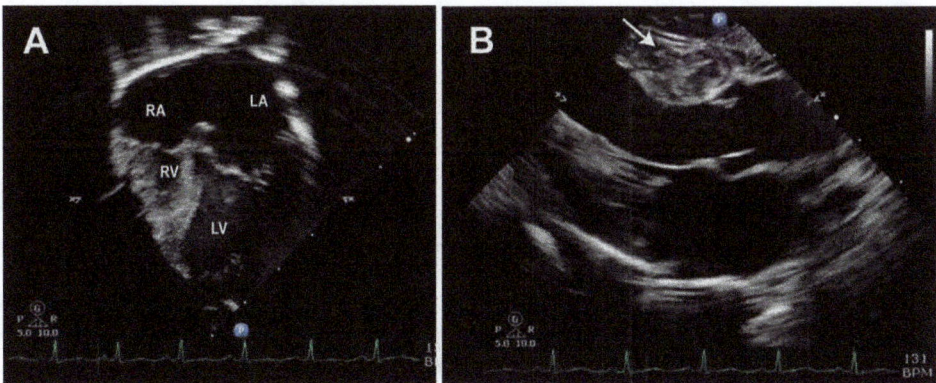

Cuadro 18-1. Ecocardiograma en atresia pulmonar con tabique interventricular intacto. A) Vista de 4 cámaras muestra ventrículo derecho pequeño, muscularizado e hipertrofiado con válvula tricúspide pequeña. B) Eje paraesternal longitudinal muestra ventrículo izquierdo de tamaño normal con ventrículo derecho pequeño y muscularizado (flecha). Imágenes por cortesía de Dr. Josh Kailin, www.pedecho.org.

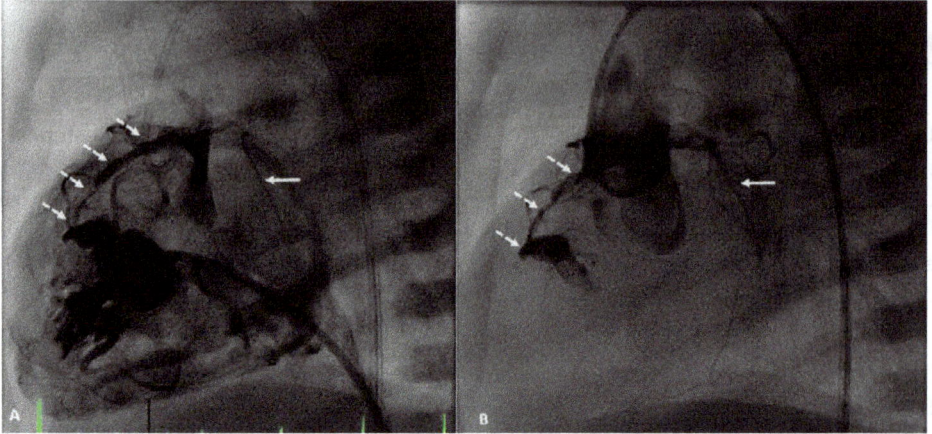

Cuadro 18-2. A) Angiograma del ventrículo derecho en recién nacido con atresia pulmonar con tabique interventricular intacto. Interrupción del segmento medio de la arteria coronaria descendente anterior izquierda (flechas discontinuas) con conexión fistulosa a ventrículo derecho. También se observa arteria coronaria circunfleja pequeña (flecha sólida). B) Angiografía directa en la arteria coronaria principal izquierda confirma interrupción de la arteria coronaria descendente anterior izquierda (flechas discontinuas) y una arteria coronaria circunfleja pequeña (flecha sólida).

Fisiopatología y presentación clínica

La atresia pulmonar con tabique interventricular intacto presenta grados variables de hipoplasia de válvula tricúspide y de ventrículo derecho. La dimensión anular de la válvula tricúspide está moderadamente asociada al grado de hipoplasia del ventrículo derecho. El grosor de las valvas tricuspídeas puede variar de normal a muy grueso junto a un aparato subvalvular entretejido con cuerdas tendinosas indistintas y con músculos papilares fibróticos que a veces están infartados. En un número pequeño de casos (5-10 %) hay displasia tricuspídea considerable con desplazamiento apical de la válvula (tipo Ebstein), lo cual puede conllevar a insuficiencia tricuspídea grave, dilatación masiva de la aurícula derecha, ventrículo derecho dilatado, y disfunción de ventrículo izquierdo concomitante. La mortalidad en estos pacientes puede exceder 50-55 %; hay que considerar el trasplante de corazón.

En atresia pulmonar con tabique interventricular intacto, debido a que hay algo de flujo entrando a través de la válvula tricúspide hacia el ventrículo derecho, pero sin salida, las presiones en el ventrículo derecho pueden ser muy altas. Este fenómeno puede llevar a un desarrollo anormal de la circulación coronaria y la presencia de senos coronarios o fístulas entre el ventrículo derecho y las arterias coronarias. La dinámica de flujo de estas fístulas puede resultar en la aparición proximal de estenosis en las coronarias, lo cual hace que la perfusión coronaria sea dependiente del flujo desde el ventrículo derecho hipertenso a través de las fístulas y hacia las arterias coronarias (circulación coronaria dependiente del ventrículo derecho, CCDVD). En específico, la circulación coronaria dependiente del ventrículo derecho se define como perfusión miocárdica dependiente, al menos de manera parcial, de fístulas ventriculares derechas debido

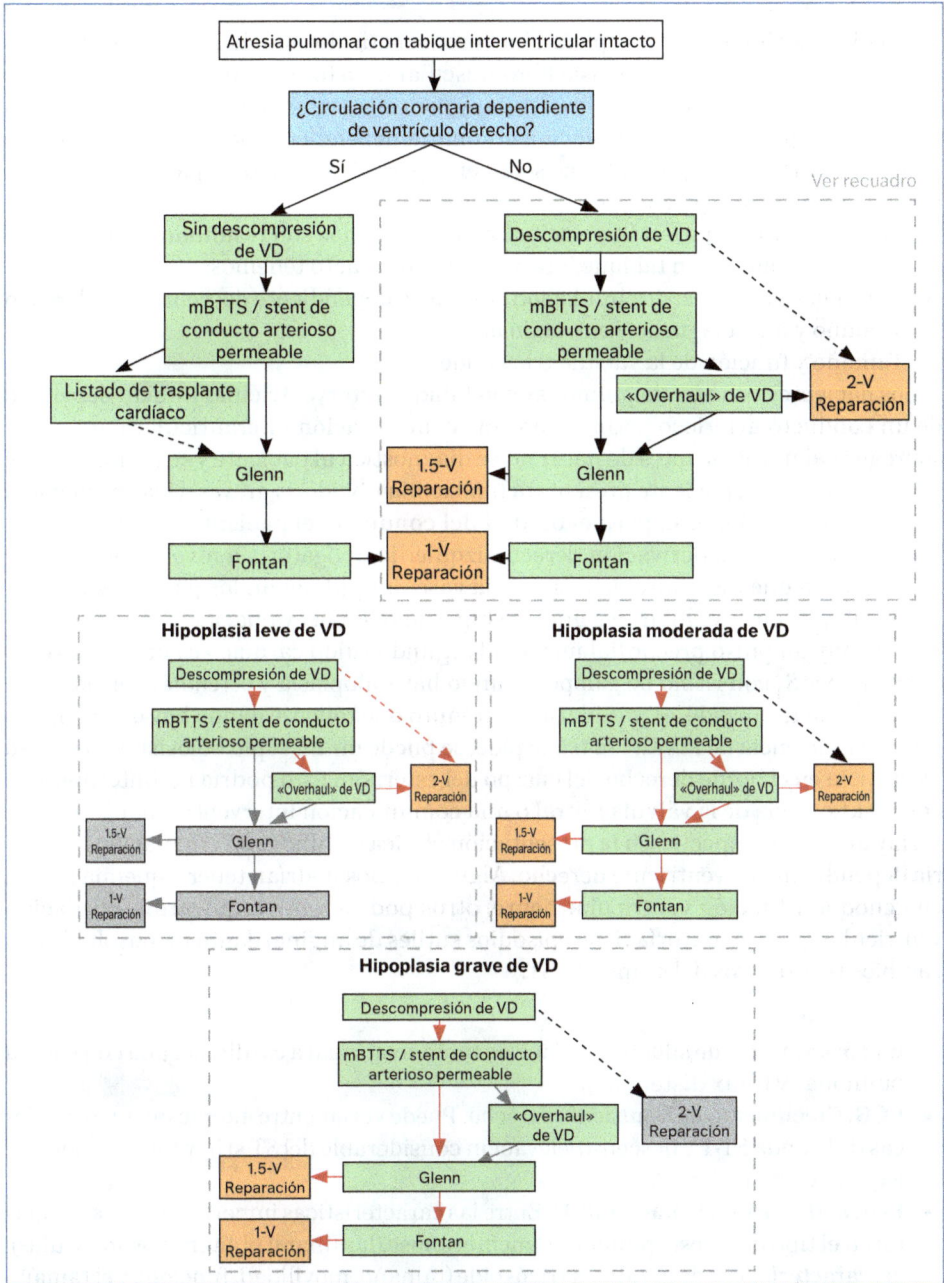

Cuadro 18-3. Algoritmo para el manejo de pacientes con atresia pulmonar con tabique inter-ventricular intacto. El manejo depende de si el paciente tiene circulación coronaria dependiente del ventrículo derecho y un grado de hipoplasia de ventrículo derecho y válvula tricúspide. El tratamiento se adapta a las necesidades de cada paciente. Las flechas sólidas rojas indican la dirección más común para cada escenario, seguidas de flechas rojas menos prominentes, y luego flechas discontinuas rojas. Las flechas grises indican direcciones poco probables para ese escenario en particular.

181

a una obstrucción proximal epicárdica coronaria de dos o más ramas coronarias o atresia del ostium. Una hiperplasia fibromuscular de la íntima a menudo ocurre en las arterias coronarias asociadas a las fístulas y podría ser causa de isquemia miocárdica e infarto. La presencia de circulación coronaria dependiente del ventrículo derecho tiene consecuencias importantes no solamente para el manejo sino que en la prognosis de esta lesión a largo plazo.

Entre los factores que están principalmente asociados con resultados a largo plazo en atresia pulmonar con tabique interventricular intacto tenemos:

- Presencia o ausencia de circulación coronaria dependiente del ventrículo derecho
- Tamaño y morfología del ventrículo derecho
- Tamaño y función de la válvula tricúspide

Los pacientes con atresia pulmonar con tabique interventricular intacto dependen de un conducto arterioso permeable y una comunicación interauricular para poder sobrevivir al nacer. Si antes de nacer no se diagnostica al paciente y se permite que el conducto cierre, el paciente presentará hipoxemia y acidosis graves. Una vez iniciada la PGE para mantener la permeabilidad del conducto, el paciente tendrá una leve cianosis (debido a la derivación derecha-izquierda obligatoria a nivel auricular). En la medida en que disminuye la resistencia vascular pulmonar, los pacientes estarán más taquipneicos y exhibirán signos de hiperflujo. En la evaluación cardíaca, por lo general hay un pulso precordial medio. El segundo ruido cardíaco es único y a veces puede haber S_3 con ritmo de galope. Cuando hay hipoplasia y estenosis considerable de la válvula tricúspide, es posible oír un frémito diastólico. Cuando hay una considerable insuficiencia de la válvula tricúspide, se puede oír un soplo holosistólico de alta frecuencia en el borde derecho del cuerpo del esternón. Esto podría malinterpretarse con insuficiencia de la válvula mitral o una comunicación interventricular.

Hay un amplio espectro en la presentación clínica de niños con circulación coronaria dependiente del ventrículo derecho. Algunos niños podrían tener isquemia franca con choque y función ventricular pobre, otros podría tener taquicardia/fibrilación ventricular, pero la mayoría tiene episodios sutiles de angina/llanto inconsolable con cambios transitorios del segmento ST.

Diagnóstico

- **RxTórax.** Va desde silueta cardíaca de tamaño normal a cardiomegalia con edema pulmonar y tórax distendido.
- **ECG.** Crecimiento de la aurícula derecha. Puede variar entre alteraciones inespecíficas de la onda ST-T y descenso/elevación considerable del ST si hay una cardiopatía isquémica considerable.
- **Ecocardiograma (Cuadro 18-1).** Entre las características importantes para evaluar están el tipo de atresia pulmonar (membranosa/laminar u obliteración muscular), las características de la válvula tricúspide (tamaño, movilidad, función), y el tamaño y morfología del ventrículo derecho. El tamaño y naturaleza del mecanismo de la válvula tricúspide son importantes, aunque en algunos casos, podría ser difícil determinar el tamaño real del orificio tricuspídeo en el escenario de un ventrículo derecho muy hipertenso. Mucho se ha dicho en cuanto a la necesidad de determinar si el ventrículo derecho es «tripartito» (con porción de entrada, trabecular,

infundibular), pero quizá se haya exagerado. El determinante más importante para predecir la efectividad a la largo plazo del ventrículo derecho es si el infundíbulo ventricular derecho está bien formado en el período neonatal. Es importante evaluar la función de ambos ventrículos y la presencia de cualquier anomalía en la motilidad de la pared segmentaria. También hay que evaluar la anatomía de la arteria coronaria. El flujo hacia y desde las arterias coronarias visto en el Doppler a color sugiere presencia de fístulas coronarias a ventrículo derecho y no establece si hay o no circulación coronaria dependiente del ventrículo derecho. Un plano subcostal/frontal demostrará la presencia de comunicación auricular con el obligatorio cortocircuito derecha-izquierda. Por lo general, el tabique interauricular parece alargado y aneurismático.

- **AngioTAC.** Rara vez hace falta a menos que haya cuestionamientos particulares a partir del ecocardiograma. La angioTAC no identifica la presencia o ausencia de circulación coronaria dependiente del ventrículo derecho.

- **Cateterismo cardíaco.** Es importante realizar un cateterismo cardíaco en todos los pacientes con atresia pulmonar con tabique interventricular intacto poco después del nacimiento para definir la presencia o ausencia de circulación coronaria dependiente del ventrículo derecho, evaluar el tamaño de la cavidad ventricular derecha, y posiblemente establecer la fuente de flujo pulmonar. El cateterismo cardíaco no solamente es diagnóstico sino que también juega un rol importante en la estrategia de tratamiento en estos pacientes. El cateterismo cardíaco con inyección en ventrículo derecho es fundamental para determinar la presencia y naturaleza de las comunicaciones entre el ventrículo derecho y las coronarias. Muchos pacientes tendrán conexiones entre el ventrículo derecho y senos coronarios y, como tal, cuando se inyecta el ventrículo derecho, se podría observar un llenado amplio de las arterias coronarias epicárdicas (Cuadro 18-2A). También es fundamental realizar una coronariografía anterógrada (idealmente, con inyección directa al ostium) para evaluar de manera crítica la naturaleza de la comunicación ventricular derecha y saber si hay atresia del ostium, determinar si hay interrupción de segmentos de las arterias coronarias epicárdicas (y si hay interrupción/estenosis proximal o distal de las arterias coronarias), y responder a la pregunta de si hay circulación coronaria dependiente del ventrículo derecho (Cuadro 18-2B). La presencia de comunicaciones amplias entre el ventrículo derecho y las coronarias (en ausencia de atresia del ostium y/o interrupción de segmentos en las coronarias epicárdicas) *no* se equipara con diagnóstico de circulación coronaria dependiente del ventrículo derecho. Más aún, cabe destacar que si uno deja al ventrículo derecho sin descompresión, a largo plazo estas comunicaciones sinusoides, las cuales por definición son hipertensas en relación a la presión normal de las arterias coronarias, a menudo conduce a una distorsión de lo que normalmente serían arterias coronarias normales y por último resultar en una circulación coronaria dependiente del ventrículo derecho adquirida.

Indicaciones / Sincronización de la intervención

Después de estabilizarse, todos los pacientes deberán someterse a un cateterismo cardíaco diagnóstico. Además, todos los pacientes requerirán una fuente estable de flujo pulmonar durante el período neonatal. Esto puede lograrse mediante perforación del tracto de salida del ventrículo derecho en el laboratorio de hemodinámica, colocación de stent en el conducto arterioso permeable, una anastomosis modificada de Blalock-Taussig, creación de un parche transanular en el tracto de salida del ventrículo derecho, o una combinación de estas técnicas (véase más abajo).

Manejo

El manejo de pacientes con atresia pulmonar con tabique interventricular intacto es complejo debido a la heterogeneidad de la enfermedad. Cuadro 18-3 muestra el algoritmo usado para la toma de decisiones en esta enfermedad.

Circulación coronaria dependiente del ventrículo derecho

En niños con circulación coronaria dependiente del ventrículo derecho verdadera, el ventrículo derecho no puede descomprimirse ya que esto conlleva a isquemia grave. Desafortunadamente, muchos de estos niños están en riesgo de estenosis progresivas de no sólo las conexiones sino también de las coronarias epicárdicas. Por lo tanto, la isquemia grave y paro cardíaco súbito son riesgos que hay que tener muy presentes. En estos niños, el próximo paso del manejo es establecer una fuente estable de flujo pulmonar. Por lo general, esto se logra colocando un stent en el conducto arterioso permeable o creando una derivación modificada de Blalock-Taussig (ver Capítulo 18). La colocación de un stent en el conducto arterioso permeable a menudo requiere suspender la PGE para permitir que haya constricción ductal antes de su colocación. Ya sea si uno coloca un stent en el conducto arterioso permeable o quirúrgicamente crea una derivación, es muy importante evitar la «sobrederivación», porque esto podría exacerbar la tendencia a la isquemia. Una ventaja que podría ofrecer el stent ductal es la opción de realizar una septostomía auricular con balón, lo cual puede ser un complemento importante en el manejo de bebés con comunicaciones marginales a nivel auricular. Es de suma importante destacar que en el caso de circulación coronaria dependiente del ventrículo derecho, intentar descomprimir el ventrículo derecho podría ser fatal.

En niños con circulación coronaria dependiente del ventrículo derecho verdadera, el paso siguiente en el algoritmo de tratamiento es considerar un trasplante cardíaco. Hay que destacar (y conversarlo con los padres del paciente) que la probabilidad de que haya disponibilidad de un donante adecuado para el trasplante neonatal es estadísticamente improbable. Esto *no* significa que el trasplante en neonatos no pueda tener éxito, pero sí que el listado no equivale a un trasplante exitoso. Por lo tanto, recomendamos solicitar la lista de candidatos adecuados lo más pronto posible. Mientras los candidatos esperan, casi siempre requerimos que los pacientes se queden en el hospital en una unidad de cuidados avanzados. Aunque pueden darse descompensaciones inesperadas (oclusión aguda de la derivación, arritmia), en la mayoría de los pacientes hay señales de alarma que pueden indicar descompensación inminente (disminución de NIRS, disminución de SaO_2, poco aumento de peso, cambios nuevos en ECG, etc.) que podrían revertirse si se atacan con rapidez. En la medida en que crecen, los niños pueden convertirse en candidatos para una segunda paliación (derivación bidireccional de Glenn) o incluso una tercera paliación (Fontan). Hemos tenido un número de niños con circulación coronaria dependiente del ventrículo derecho que han progresado de manera exitosa a través de todas las etapas de paliación. A nivel del manejo intraoperatorio, es importante saber

Experiencia del TCH con atresia pulmonar con tabique inter-ventricular intacto (1995-2017)

Pacientes: 89

Edad promedio en primera intervención: 4 días (0-64 días)

Peso promedio en primera intervención: 3 kg (1-5 kg)

Puntuación Z mediana para válvula tricúspide en presentación: -2.5 (-5.3 – -2.2)

Presencia de fístulas coronarias en VD: 42 (55 %)

Circulación coronaria dependiente del VD diagnosticada en presentación: 20 (22 %)

Estrategia final para pacientes (seguimiento promedio: 8 años):

- Reparación 1-V: 37 %
- Reparación 1.5-V: 17 %
- Reparación 2-V: 24 %
- Trasplante: 3 %
- Muerte: 20 %

Supervivencia de 10 años: 82 %

que los niños con circulación coronaria dependiente del ventrículo derecho por lo general no pueden tolerar una descompresión completa de aurícula derecha mientras están en circulación extracorpórea. Por lo tanto, las técnicas de perfusión diseñadas para mantener el llenado del ventrículo derecho (circulación extracorpórea parcial o derivación de vena cava superior a aurícula derecha con un oxigenador) son importantes junto con una evaluación intraoperatoria cuidadosa para saber si hay isquemia, según lo indicado primordialmente en los cambios en el ECG. También es importante reconocer que incluso después de la paliación circulatoria de Glenn y Fontan, estos pacientes están en riesgo de eventos coronarios, incluyendo muerte súbita, debido a una distorsión progresiva (o progresión de estenosis/oclusiones) de las arterias coronarias. Por lo tanto, es obligatorio hacer una rutina ambulatoria de seguimiento y pruebas a lo largo del tiempo con especial énfasis en las arterias coronarias.

Descompresión de ventrículo derecho

En pacientes sin evidencia de circulación coronaria dependiente del ventrículo derecho, hemos tenido avances en los esfuerzos de abrir la válvula pulmonar para ayudar a la eyección anterógrada ventricular derecha, incluso en presencia de sinusoides en ventrículo derecho. El primer paso por lo general es realizar una perforación por radiofrecuencia (o perforación mediante aguja guía para oclusión total crónica) de la válvula pulmonar atrésica en el laboratorio de hemodinámica, seguida de dilatación seriada con balón. En algunos casos, esto podría ser todo lo que se necesita y eventualmente se podría retirar de forma gradual la PGE, mientras que el ventrículo derecho provee un flujo sanguíneo pulmonar anterógrado adecuado. En pacientes en los cuales el ventrículo derecho no puede generar un flujo sanguíneo adecuado, se construye un stent para conducto arterioso permeable o una derivación modificada de Blalock-Taussig. En general, nuestro enfoque ha sido permitir que el conducto arterioso permeable se contraiga y acepte saturaciones ligeramente bajas en algunos pacientes en los que la remodelación del ventrículo derecho (con las consiguientes mejoras en saturación) puede llevar meses. Si se hace evidente que el paciente requiere de otra fuente de flujo pulmonar, esto se realiza comúnmente 1-2 semanas después de haberse descontinuado la PGE. Sin embargo, en algunos casos, en el cateterismo cardíaco inicial se hará evidente que falta otra fuente de flujo pulmonar. En esos casos, se podría colocar un stent para conducto arterioso permeable en el procedimiento inicial, o crearse una derivación modificada de Blalock-Taussig poco después en el quirófano. Si no se tiene éxito con la valvulotomía pulmonar percutánea, nuestro algoritmo de tratamiento indica realizar una valvulotomía pulmonar abierta con una incisión transanular mínima, cuando mucho. Aunque en ese momento pudiésemos resecar el tracto de salida del ventrículo derecho, no somos partidarios de una infudibulotomía transanular (incisión en el tracto de salida del VD), como es el caso en otros centros. En la operación inicial, normalmente hacemos una septectomía auricular e inspeccionamos la válvula tricúspide y, en la mayoría de los casos, en ese momento no intentamos una valvuloplastia tricuspídea.

«Overhaul» del ventrículo derecho

Cuando se está ante un infundíbulo bien formado, incluso un ventrículo derecho diminuto puede mejorarse y podría crecer considerablemente. En pacientes con derivaciones, la morfología del ventrículo derecho y de la arteria pulmonar se estudia muy bien en el ecocardiograma y cateterismo o angioTAC. Si el ventrículo derecho está restringido a nivel muscular y no progresa en tamaño, a menudo es necesaria una operación intermedia, por lo general alrededor de los 3-6 meses de vida. Al principio, esta operación fue descrita como «overhaul» del ventrículo derecho y consiste en valvuloplastia tricuspídea, resección endocardial y trabecular del ventrículo derecho, y resección del tracto de salida del ventrículo derecho. Esta operación se hace en circulación extracorpórea y temporalmente se ocluye la derivación sistémico-pulmonar. Luego se deja al paciente con circulación parcialmente dependiente de la derivación y se monitorea muy de cerca el progreso del ventrículo derecho.

Reparación 1.5 ventricular

En algunos pacientes, el ventrículo derecho nunca progresa hasta el punto que sea capaz de aguantar todo el gasto cardíaco. Hemos visto que a menudo la característica que limita el caudal es la dimensión de la válvula tricúspide. No es aconsejable intentar «forzar» más flujo de lo que la válvula tricúspide puede manejar. Si el orificio tricuspídeo verdadero (no la dimensión del anillo, sino la dimensión efectiva del orificio) es un 50 %, o menos, de lo que debería ser en función de la superficie corporal del paciente, habrá que considerar seriamente una reparación 1.5 ventricular. Esta operación incluye la resección endocardíaca/trabecular del ventrículo derecho, el cierre parcial o completo de la comunicación interauricular, la retirada de la derivación sistémica pulmonar, y la creación de una anastomosis bidireccional de Glenn. Esto puede ser una circulación muy efectiva que provee un flujo sanguíneo pulmonar razonable (por lo general una SaO_2 en el rango medio-alto de los 90, incluso si hay una pequeña comunicación interauricular izquierda), y presiones venosas hepáticas bajas. Hay que destacar que en la mayoría de los casos no hemos colocado una válvula pulmonar.

Reparación biventricular

La decisión de proceder con una circulación septada podría ser un desafío en el caso de un ventrículo derecho truncado o una válvula tricúspide marginal. Si se cree que las estructuras del lado derecho son eficientes, se cierra completamente la comunicación interauricular y se retira gradualmente de la circulación extracorpórea mientras se miden las presiones en aurícula derecha. Si la medición de la PVC es <10-12 mmHg con buen gasto cardíaco, se cierra el tórax. Si es mayor, se restituye la circulación extracorpórea y se crea una pequeña (4-5 mm) fenestración en el tabique interauricular. Más adelante en la vida del paciente, se puede practicar una prueba de oclusión con balón e incluso el cierre permanente de la comunicación interauricular en el laboratorio de hemodinámica.

Circulación de Fontan

Además de los pacientes con circulación coronaria dependiente del ventrículo derecho, hay algunos pacientes con ventrículo derecho previamente descomprimido en los cuales la operación de Fontan podría llegar a ser necesaria. Esto ocurre cuando hay una válvula tricúspide muy pequeña, un ventrículo derecho que no logra progresar, y flujo sanguíneo pulmonar incapaz para mantener una saturación de oxígeno adecuada. En tales casos, se justifica el flujo adicional provisto por la conexión cavopulmonar total de Fontan. En el escenario de insuficiencia valvular pulmonar, podría ser necesario colocar un parche sobre la válvula tricúspide (teniendo cuidado en evitar el nódulo auriculo-ventricular) para prevenir una derivación circular después de la conexión de Fontan.

Estenosis Pulmonar Valvular y Supravalvular Aislada

La estenosis pulmonar es la anomalía valvular más común donde se requiere intervenir en el período neonatal. La estenosis pulmonar valvular ha sido asociada con los síndromes de Allagille y DiGeorge, mientras que la estenosis pulmonar supravalvular ha sido asociada con los síndromes de Williams y Noonan.

Fisiopatología y presentación clínica

En total, hay 3 tipos distintos de estenosis pulmonar valvular: estenosis pulmonar neonatal grave, estenosis pulmonar típica, y estenosis pulmonar displásica. En el período neonatal la *estenosis pulmonar grave* se presenta como cianosis, y se define como estenosis pulmonar ducto-dependiente del flujo sanguíneo pulmonar. La cianosis es el resultado del cortocircuito derecha-izquierda a nivel auricular. Estos pacientes presentan flujo sanguíneo pulmonar disminuido y podrían mostrar grados variables de disfunción diastólica debido a hipertrofia ventricular derecha grave. Los pacientes que tienen *estenosis pulmonar típica* tienen valvas que se fusionan y la arteria pulmonar principal muestra dilatación posestenótica. Los pacientes con *válvula pulmonar displásica* tienen valvas más gruesas que aquellos con estenosis pulmonar típica, y poca o ninguna fusión. El segmento de la arteria pulmonar principal es pequeño y frecuentemente las ramas de las arterias pulmonares también lo son. Esta forma de estenosis pulmonar puede verse en pacientes con síndrome de Noonan, síndrome de Williams y otras condiciones genéticas.

En la evaluación clínica, se observará un pulso ventricular derecho prominente con o sin frémito, un clic en la eyección sistólica y un soplo de eyección sistólica áspero. La frecuencia del soplo varía dependiendo del grado de estenosis valvular y de la resistencia vascular pulmonar. Al nacer, es probable que el soplo sea de baja frecuencia y, en la medida en que la resistencia vascular pulmonar disminuye, la frecuencia del soplo se incrementará. En el caso de estenosis pulmonar supravalvular, la evaluación será

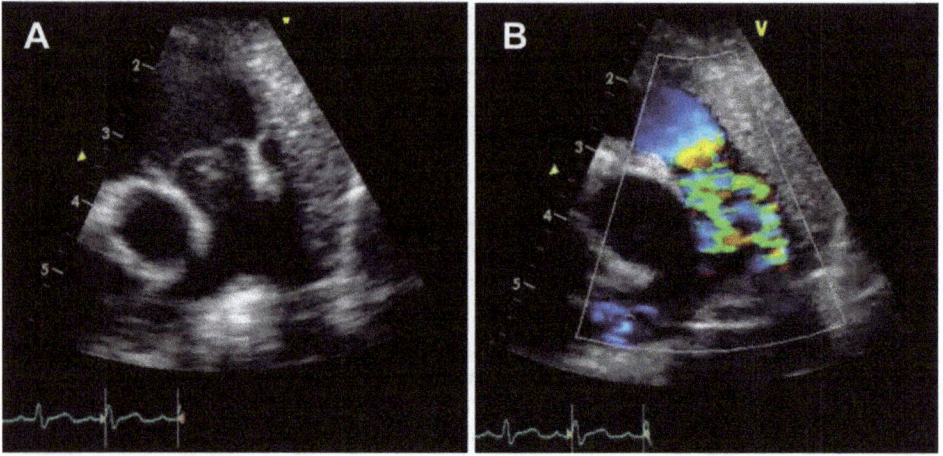

Cuadro 18-4. Ecocardiograma en eje transversal paraesternal en 2D (A) y Doppler a color (B) muestran válvula pulmonar en domo con estenosis pulmonar.

similar, con la excepción del clic de eyección sistólica, el cual podría estar ausente. Dependiendo del grado de obstrucción, puede haber hepatomegalia como resultado de una combinación de una alta poscarga ventricular derecha y disfunción diastólica.

Diagnóstico

- **ECG.** Hipertrofia ventricular derecha considerable y posible crecimiento de la aurícula derecha.
- **RxTórax.** Inespecífica. En casos graves, mostrará flujo sanguíneo pulmonar disminuido (pulmones hipovolémicos).
- **Ecocardiograma (Cuadro 18-4).** Por lo general hay fusión de las comisuras valvulares y esto previene que haya una apertura completa o «domo» durante la sístole, lo cual deja un orificio pequeño para la eyección de volumen durante la pulsación ventricular. Hay grados variables de hipertrofia ventricular derecha y/o hipoplasia. Es importante realizar una evaluación cuidadosa del tamaño y puntuación z de las ramas de las arterias pulmonares, la presencia o ausencia de colaterales, y la presencia de un conducto arterioso permeable.

Indicaciones / Sincronización de la intervención

Los pacientes con estenosis pulmonar grave (y algunos con estenosis pulmonar moderada) requieren ser intervenidos para aliviar la obstrucción. Entre las indicaciones para intervenir están los pacientes con estenosis pulmonar grave y pacientes con un gradiente máximo >40 mmHg según ecocardiograma transtorácico, o un gradiente sistólico pico-pico >40 mmHg en el laboratorio de hemodinámica. En presencia de disfunción ventricular derecha o gasto cardíaco pobre, un gradiente menor podría ser indicativo de intervención.

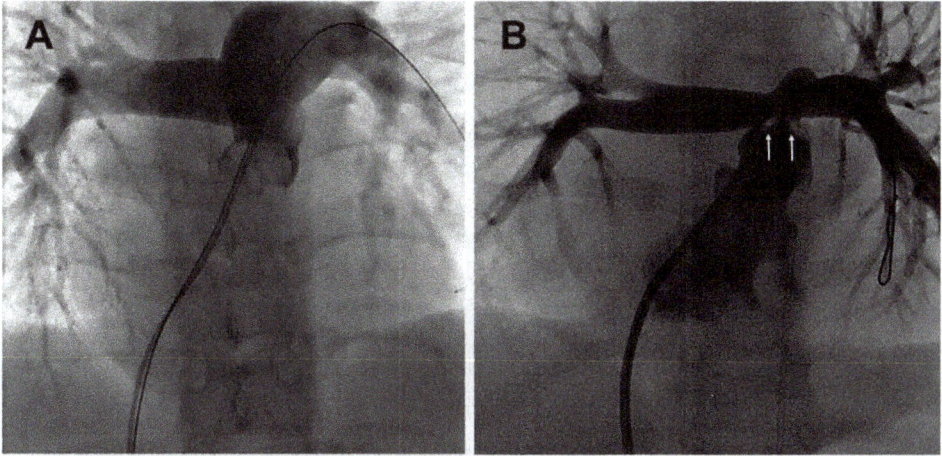

Cuadro 18-5. A) Angiograma de arteria pulmonar principal en joven de 15 años con estenosis pulmonar valvular típica. Obsérvese el segmento dilatado de la arteria pulmonar principal. B) Angiograma de arteria pulmonar principal en lactante con válvula pulmonar displásica. Puede verse una arteria pulmonar principal pequeña y una válvula pulmonar displásica con valvas muy gruesas (flechas).

Intervención por cateterismo

La valvuloplastia con balón percutánea es el tratamiento de preferencia para estenosis pulmonar valvular aislada. Los neonatos con estenosis pulmonar grave podrían requerir intervención para poder parar la administración de PGE y mejorar la saturación de oxígeno. En nuestra experiencia, aproximadamente 20-30 % de los pacientes con estenosis pulmonar grave necesitan ser reintervenidos después de una valvuloplastia con balón (bien sea como fuente alterna de flujo pulmonar, u valvuloplastia pulmonar con balón, o cirugía de tracto de salida del ventrículo derecho) durante los primeros 4 meses de vida. Una minoría de pacientes no llega a exhibir un crecimiento adecuado del ventrículo derecho y podría requerir un Glenn o un «overhaul» de ventrículo derecho más adelante.

Los pacientes con estenosis pulmonar típica con válvulas fusionadas son candidatos para la valvuloplastia con balón, siendo exitosos casi todos los procedimientos, ya que el balón puede rasgar las áreas de fusión con facilidad. Estos pacientes por lo general presentan una arteria pulmonar principal grande debido a una dilatación posestenótica (Cuadro 18-5A).

En el caso de pacientes con válvula pulmonar displásica (Cuadro 18-5B), la tasa de éxito para una valvuloplastia con balón es menor (aproximadamente 50 %). Estos pacientes podrían requerir más de un cateterismo, balones más grandes e inflados a presiones más grandes para aliviar la obstrucción. Aquellos que no respondan al cateterismo requieren que la obstrucción sea aliviada quirúrgicamente.

Procedimiento del cateterismo

Durante el cateterismo cardíaco, con cuidado se hacen mediciones de retirada para discernir el nivel exacto de obstrucción y para asegurar que no haya otras obstrucciones en las ramas de las arterias pulmonares o en el tracto de salida del ventrículo derecho. Se practica una angiografía para delinear la anatomía y el anillo de la válvula pulmonar. En general, se elige un balón que sea 1.2-1.3 veces más grande que el anillo de la válvula pulmonar. Una vez seleccionado el balón adecuado (con excepción de una válvula pulmonar displásica), se observará una cintura en el segmento angosto dentro de las valvas que cede con el inflado. Después del inflado, se hacen mediciones de presión para determinar si es necesario intervenir de nuevo. El objetivo del procedimiento no es eliminar el gradiente por completo, ya que podría aparecer una insuficiencia valvular pulmonar mayor a la deseada (lo cual requerirá de tratamiento posterior). Durante muchos años se puede tolerar una estenosis pulmonar leve a moderada, incluso toda la vida.

Manejo posterior al cateterismo

Se puede mantener PGE durante el período inmediatamente posterior a la valvuloplastia con balón. Todavía podría haber cianosis y desaturación como consecuencia de una disfunción diastólica del ventrículo derecho y cortocircuito derecha-izquierda a través del foramen oval persistente. La disfunción diastólica, en especial cuando hay hipoplasia ventricular derecha, tiende a mejorar después de varios días y de ir intentando dejar gradualmente la PGE.

Seguimiento después del cateterismo

En algunos pacientes podría ser necesario repetir la valvuloplastia con balón, en particular en pacientes más jóvenes o pacientes con válvula pulmonar displásica. Es común encontrar insuficiencia valvular pulmonar en la visita de control y un pequeño grupo de pacientes podría requerir reemplazo de la válvula pulmonar más adelante. En pacientes con estenosis pulmonar grave, se puede parar la PGE después del procedimiento, y hay que estar atentos si necesitan otra fuente de flujo pulmonar o reintervención del tracto de salida del ventrículo derecho. En estos pacientes, la remodelación del ventrículo derecho podría llevar meses y se espera que haya cierto grado de cianosis durante este período.

Intervención quirúrgica

La intervención quirúrgica está reservada para pacientes en los que no funciona la valvuloplastia percutánea con balón o aquellos en los que el anillo de la válvula pulmonar es muy hipoplásica. Los pacientes con estenosis pulmonar valvular aislada y un anillo adecuado podrían beneficiarse de la valvulotomía quirúrgica (se hace una incisión cuidadosa en cada una de las comisuras para agrandar el orificio efectivo de la válvula) y/o del desbridamiento de las valvas engrosadas y displásicas. Los pacientes con anillo pulmonar hipoplásico podrían requerir un parche transanular pulmonar para agrandar el tracto de salida del ventrículo derecho. En el caso de la estenosis pulmonar supravalvular, los pacientes podrían someterse al agrandamiento del parche en el área supravalvular, ya bien con un parche único o con un parche de ampliación en pantalón (análogo a la reparación de la estenosis supravalvular aórtica, ver Capítulo 24).

Los pacientes con estenosis pulmonar grave podrían requerir la colocación de una derivación aortopulmonar para complementar el flujo pulmonar (ver Capítulo 38).

En pacientes con estenosis pulmonar crónica, con el tiempo aparece una obstrucción muscular infundibular y como consecuencia podría haber obstrucción residual después de una valvulotomía abierta. Nuestro procedimiento, si pensamos que pueda haber una obstrucción muscular residual, consiste en una cuidadosa resección infundibular a través de la válvula pulmonar.

19 Síndrome de válvula pulmonar ausente

Judith A. Becker, Ashraf Resheidat, Carlos M. Mery

El síndrome de válvula pulmonar ausente (SVPA) es una cardiopatía congénita rara que se caracteriza por una comunicación interventricular conoventricular grande, cabalgamiento de la aorta, y bien la ausencia o el subdesarrollo extremo de las valvas de la válvula pulmonar, muchas veces con un anillo valvular pulmonar pequeño. Aunque algunas veces al síndrome de válvula pulmonar ausente se le describe como variante de la tetralogía de Fallot, la anatomía y la fisiopatología de estas enfermedades difieren mucho. Debido a la ausencia de una válvula pulmonar competente y la presencia de una válvula pulmonar con un anillo estenótico, es muy común que haya una obstrucción considerable e insuficiencia de la válvula pulmonar. En el caso clásico, estos pacientes no tienen conducto arterioso. El infundíbulo es largo y está muscularizado, y a diferencia de la tetralogía de Fallot, estos pacientes tienden a no tener una obstrucción infundíbular muscular considerable. En el útero, estos pacientes presentan un flujo en vaivén entre el ventrículo derecho y las arterias pulmonares, lo cual a su vez resulta en una dilatación aneurismática considerable de las arterias pulmonares principales y sus ramas. Debido al ensanchamiento de la arteria pulmonar, los pacientes pueden tener una considerable compresión extrínseca de tráquea y bronquios. La compresión crónica puede resultar en una traqueobroncomalacia considerable, la cual puede persistir por un largo tiempo después de la reparación, y puede influir en la supervivencia del paciente. El síndrome de válvula pulmonar ausente puede estar asociado a síndromes genéticos incluyendo el síndrome de DiGeorge y otras anomalías extracardíacas tales como arteria umbilical única, desarrollo cerebral anormal, onfalocele, anomalías esqueléticas, y polidactilia.

Fisiopatología y presentación clínica

La presentación clínica es variable. El indicador más importante es el grado de dilatación de la arteria pulmonar y la compresión del árbol traqueobronquial. Hoy día, una gran proporción de niños con síndrome de válvula pulmonar ausente es diagnosticada en el útero, lo cual permite que el parto se realice en un centro de atención terciaria donde pueda cumplirse una estrategia de tratamiento adecuada.

Los pacientes con dilatación considerable de la arteria pulmonar principal y sus ramas y compresión de las vías respiratorias presentan insuficiencia respiratoria, hipercarbia, y acidosis respiratoria en el período neonatal. Estos pacientes requieren de ventilación mecánica. Algunos pacientes requieren altas presiones ventilatorias para superar la compresión de las vías aéreas, o incluso podría requerir colocar al paciente en decúbito prono para ayudar a aliviar el efecto gravitacional que ejercen las ramas de la arteria pulmonar sobre estas. La distensión pulmonar puede ser considerable y puede causar desviación del mediastino o contribuir más a comprimir las estructuras mediastínicas. Los pacientes presentan grados variables de cianosis por cortocircuito derecha izquierda a través de la comunicación interventricular, en presencia de una resistencia vascular pulmonar alta e insuficiencia pulmonar. Con la ventilación adecuada, y en

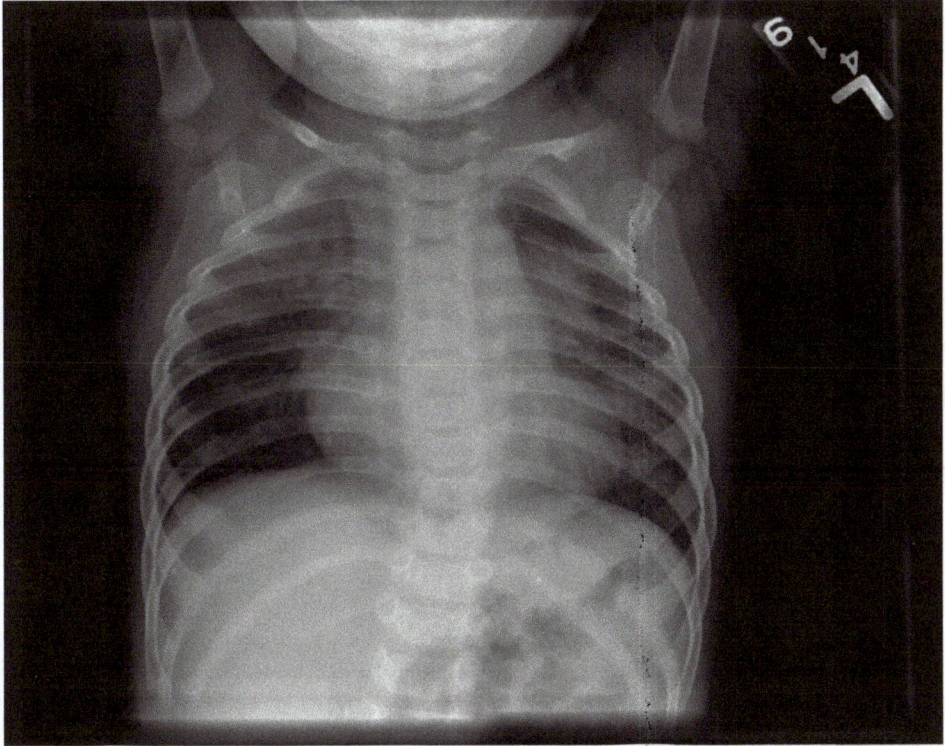

Cuadro 19-1. RxTórax muestra pulmones hiperinsuflados, corazón en forma de bota y ramas de las arterias pulmonares prominentes.

la medida en que la resistencia vascular pulmonar disminuye, en algunos de estos niños (en particular aquellos con anillos pulmonares más grandes) se aparecerá un cortocircuito izquierda derecha. Los pacientes con una menor dilatación de la arteria pulmonar podrían presentar síntomas respiratorios más leves.

En la exploración, el paciente tiende a tener un precordio hiperdinámico con un único S_1 y S_2. Hay un soplo sistólico y diastólico (en vaivén, en vez de continuo) que se escucha mejor en el borde esternal medio a superior izquierdo, de amplia radiación.

Diagnóstico

- **Ecocardiograma fetal.** La presencia de ramas de las arterias pulmonares dilatadas es indicativo de un posible síndrome de válvula pulmonar ausente. Además, el ventrículo derecho por lo general está dilatado, hay algo de estrechamiento a nivel del anillo pulmonar, y en el Doppler a color y espectral se puede observar un flujo en vaivén a través del tracto de salida del ventrículo derecho. Por lo general, no hay el conducto arterioso; la presencia de un conducto empeora la prognosis.
- **RxTórax (Cuadro 19-1).** Muestra distensión con aire atrapado difuso o localizado. Se pueden visualizar ramas de las arterias pulmonares prominentes y aneurismáticas

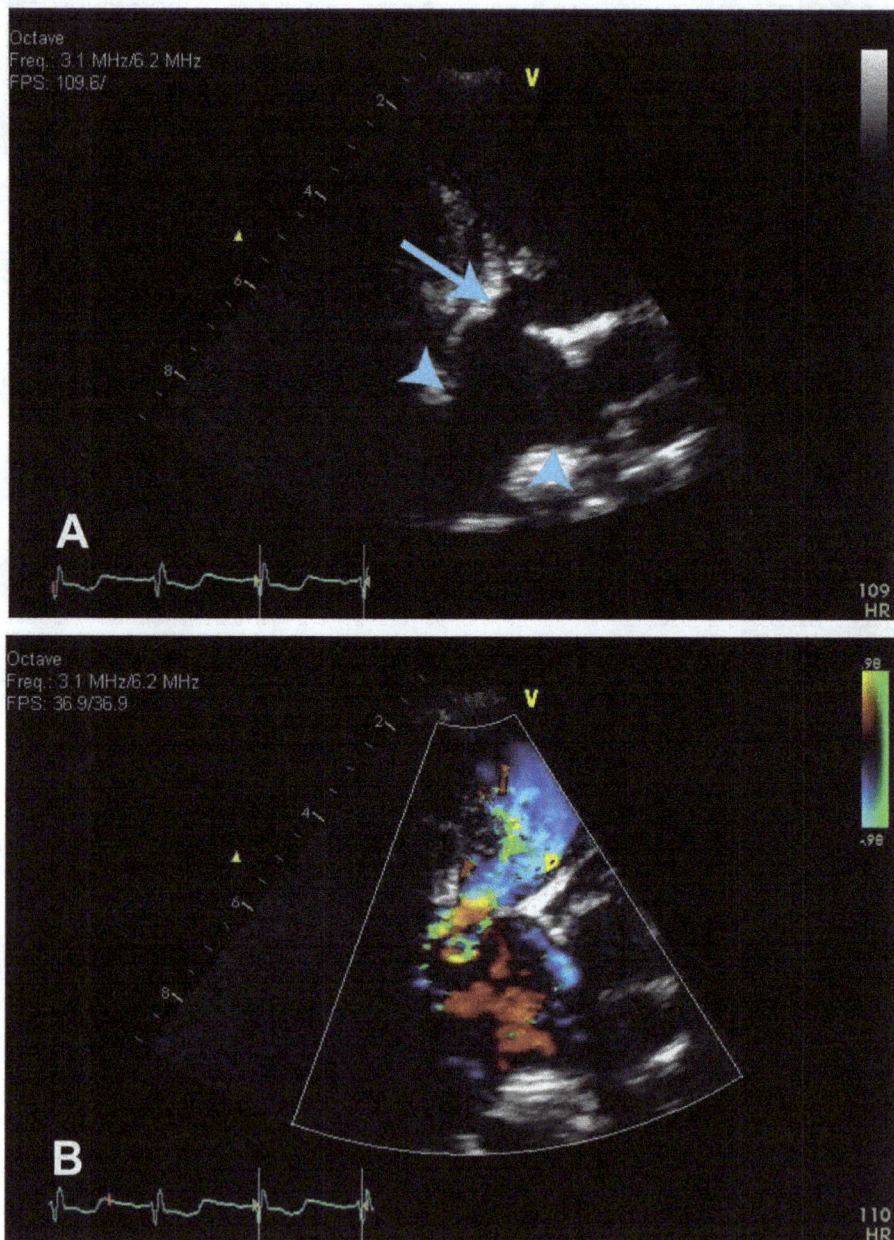

Cuadro 19-2. Eje transversal paraesternal en paciente con síndrome de válvula pulmonar ausente. Cuadro A muestra anillo estenótico (flecha) con válvula pulmonar ausente y ramas de las arterias pulmonares extremadamente dilatadas (cabezas de flecha). Cuadro B a color muestra incremento de velocidad a través del anillo.

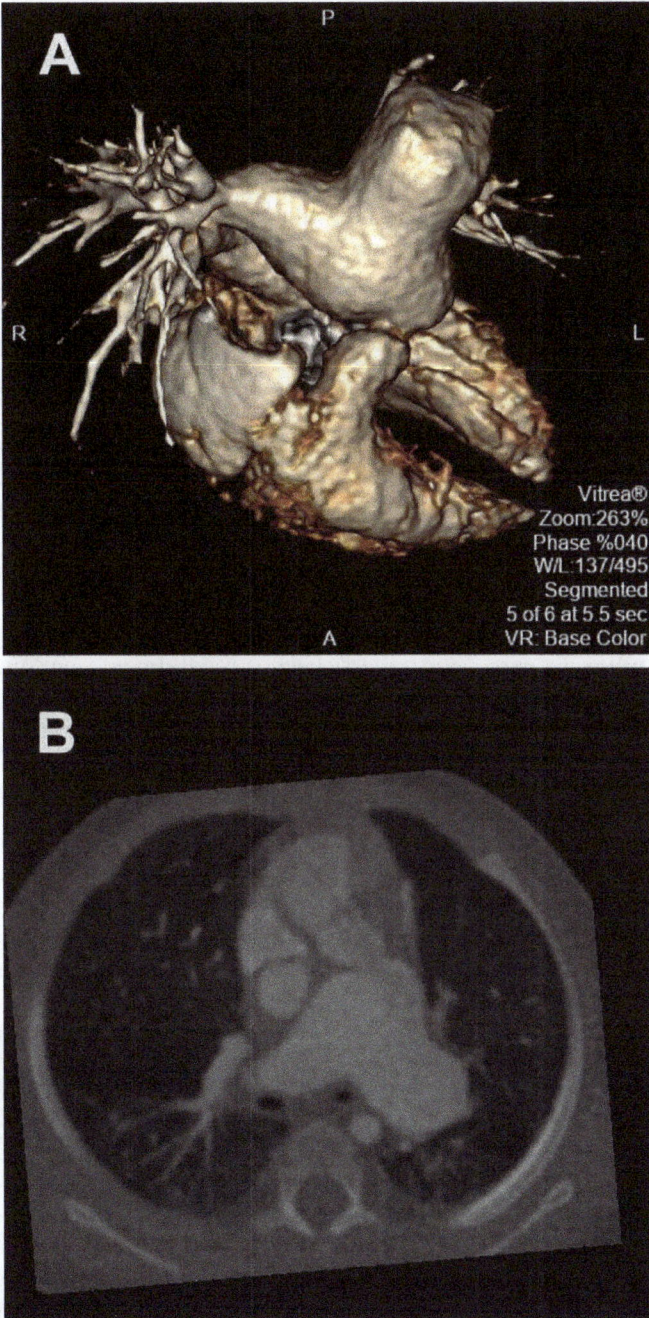

Cuadro 19-3. Reconstrucción en TAC de paciente con síndrome de válvula pulmonar ausente (A) muestra ramas aneurismáticas de las arterias pulmonares. Plano transversal (B) muestra compresión de bronquios por ramas dilatadas de las arterias pulmonares e hiperinsuflación de los lóbulos superior y medio a la derecha.

en el hilio. La silueta cardíaca tiene forma de bota debido a la hipertrofia ventricular derecha.

- **ECG.** Podría mostrar hipertrofia ventricular izquierda así como hipertrofia ventricular derecha a diferencia del niño con tetralogía de Fallot que por lo general no presenta hipertrofia ventricular izquierda.
- **Ecocardiograma (Cuadro 19-2).** Muestra comunicación interventricular grande conoventricular, infundíbulo estrecho y válvula pulmonar con flujo en vaivén a través de una válvula pulmonar rudimentaria o anillo engrosado. En el ecocardiograma se puede observar dilatación de la arteria pulmonar principal y de las ramas de las arterias pulmonares. Las vistas pueden verse limitadas por la distensión pulmonar. En la medida en que la resistencia vascular pulmonar cae, la velocidad anterógrada a lo largo del tracto de salida del ventrículo derecho se incrementa.
- **AngioTAC (Cuadro 19-3).** La angioTAC transversal (o RMN, aunque en menor medida) es útil para evaluar el grado de dilatación de la arteria pulmonar, la compresión del árbol traqueobronquial, y el grado de enfermedad en los espacios aéreos distales. La TAC dinámica de las vías respiratorias puede ayudar a documentar la presencia de traqueobroncomalacia dinámica además de la compresión fija de estas.
- **Laringoscopia y broncoscopia directa.** Utilizada a veces en la reparación para determinar el grado de estrechamiento de las vías respiratorias y la traqueobroncomalacia dinámica.
- **Otros estudios.** En caso de no haberse hecho prenatalmente, hay que realizar una evaluación genética en el período neonatal. Hay que conocer los valores de calcio ionizado ya que ~20 % de estos niños tiene síndrome de DiGeorge.

Indicaciones / Sincronización de la intervención

El momento óptimo para la reparación quirúrgica del síndrome de válvula pulmonar ausente depende de la condición clínica del paciente. Debido al grado de compresión traqueobronquial, la reparación quirúrgica se lleva a cabo durante el período neonatal en los pacientes que dependen de respiración asistida, o en aquellos con cianosis significativa. La reparación se pospone hasta más adelante en la lactancia (6-12 meses) en pacientes que se extubaron en el período neonatal y que tienen muy pocos síntomas respiratorios mínimos, o ninguno, y una saturación de oxígeno adecuada.

Consideraciones anestésicas

A nivel anestésico, hay que tomar muy en cuenta las vías respiratorias de estos pacientes. El bloqueo neuromuscular durante la entubación puede empeorar la compresión de las vías respiratorias y dificultar la respiración asistida. En el quirófano, la inducción se lleva a cabo con anestésicos inhalados y respiración espontánea para determinar el grado de obstrucción de las vías antes de la parálisis neuromuscular. Normalmente, se requiere de una mayor presión de las vías respiratorias para mantener una buena oxigenación. La ventilación se puede beneficiar de una fase espiratoria prolongada.

Reparación quirúrgica

La intervención quirúrgica implica reparar la comunicación interventricular, aliviar la obstrucción del tracto de salida del ventrículo derecho, y la reducción/plicatura de las ramas de las arterias pulmonares. La reparación se hace mediante una esternotomía media estándar y canulación bicava, normalmente bajo hipotermia moderada. Haciendo paso a través de una auriculotomía derecha, se usa pericardio autólogo para crear un deflector en la comunicación interventricular entre el ventrículo izquierdo y la aorta. Se tiene cuidado en no lesionar el sistema de conducción que viaja en el margen posteroinferior de la comunicación interventricular. Se realiza una incisión longitudinal en la arteria pulmonar principal y se extiende en dirección proximal hacia el infundíbulo. Los pacientes con síndrome de válvula pulmonar ausente tienden a tener un infundíbulo largo, angosto y muscular. Por lo tanto, la incisión por lo general se extiende más dirección proximal que en pacientes con tetralogía de Fallot. El objetivo es lograr que el orificio del tracto de salida del ventrículo derecho sea igual o más grande que la dimensión esperada de la válvula pulmonar en función de la superficie corporal.

La arterioplastia pulmonar implica una excisión anterior y plicatura posterior de las ramas de las arterias pulmonares. Se extirpa un segmento ovalado de tejido de la superficie anterior de cada rama de la arteria pulmonar. La excisión se extiende desde la arteriotomía pulmonar principal hasta el hilio de cada pulmón. Es útil marcar de antemano las ramas de las arterias pulmonares con suturas finas para definir la longitud de la incisión, ya que es difícil evaluar los vasos redundantes una vez que están abiertos y descomprimidos. Luego se realiza una sutura continua en la pared posterior de cada rama de la arteria pulmonar, justo en la sección proximal de las ramas segmentarias, mientras que gradualmente se agarra más tejido posterior para en efecto realizar una plicatura posterior. Los bordes anteriores se reaproximan con sutura continua. Es importante medir cada rama de la arteria pulmonar con un dilatador para asegurar que los vasos no se estrechen.

Tomando en cuenta una resistencia vascular pulmonar relativamente alta y consideraciones de las vías respiratorias, los pacientes con síndrome de válvula pulmonar ausente tienden a no tolerar una insuficiencia valvular pulmonar grave en el período postoperatorio inicial tan bien como los pacientes con tetralogía de Fallot. Por lo tanto, es importante proveer algo de competencia a la válvula pulmonar en el período postoperatorio inicial. En general, los recién nacidos que requieran ser intervenidos quirúrgicamente serán sometidos a reemplazo de la válvula pulmonar con un homoinjerto como conducto. Los pacientes de más edad podrían beneficiarse de un reemplazo de la válvula pulmonar o de la creación de una válvula monocúspide. Las válvulas monocúspides tienden a brindar competencia en el período postoperatorio inicial, pero con el tiempo es común que fallen.

Manejo posoperatorio / complicaciones

- **Insuficiencia respiratoria por compresión de las vías respiratorias.** A pesar de la plicatura de la arteria pulmonar y el alivio de la compresión de tráquea y bronquios, la traqueobroncomalacia tiende a persistir por algunas semanas o meses. Algunos pacientes requieren de asistencia respiratoria con presión positiva por tiempos prolongados, a veces con alta presión y maniobras frecuentes para despejar las vías. Estos pacientes están en alto riesgo de barotrauma. Hay que ajustar las estrategias de ventilación para evitar hiperinsuflación pulmonar y barotrauma, de ser posible. Es importante evaluar la configuración ideal del respirador con frecuencia durante los primeros día después de la operación, ya que, en especial, pueden variar los niveles de PEEP requeridos para evitar colapso de las vías. Algunos pacientes podrían requerir broncoscopia frecuente para despejar las vías de obstrucciones adicionales. Por lo general, los pacientes con síntomas respiratorios leves o ausentes pueden extubarse en el período postoperatorio inmediato. Los pacientes que tempranamente presenten síntomas respiratorios graves podrían requerir intubación prolongada y, un pequeño número de ellos, traqueostomía.

- **Disfunción del ventrículo derecho.** Al igual que los pacientes con tetralogía de Fallot y otras enfermedades acompañadas de hipertrofia ventricular derecha, los pacientes están en riesgo de presentar disfunción diastólica. Una insuficiencia valvular pulmonar considerable puede empeorar la disfunción ventricular derecha, en especial en recién nacidos. El uso de la válvula monocúspide u otro tipo de válvula competente en la posición pulmonar podría disminuir la sobrecarga de volumen en ventrículo derecho. La milrinona y el iNO pueden ayudar a reducir la poscarga en ventrículo derecho. El control de la frecuencia cardíaca puede ayudar a mejorar el llenado ventricular derecho cuando hay disfunción diastólica. La disfunción diastólica en ventrículo derecho también responde a la administración de volumen.

- **Arritmias.** No es inusual observar bloqueo de la rama derecha del haz de His debido a la sutura en la comunicación interventricular. Entre otras posibles arritmias están el retraso en la conducción auriculoventricular, el bloqueo auriculoventricular, o la taquicardia de la unión. Los cables de electroestimulación ayudan a manejar las arritmias posquirúrgicas.

20 Atresia tricuspídea

Elena C. Ocampo, Carlos M. Mery

La atresia tricuspídea es un tipo de cardiopatía congénita de ventrículo único caracterizada por la ausencia de válvula tricúspide, de forma tal que no hay comunicación directa entre la aurícula derecha y el ventrículo derecho. Obligatoriamente, en todos los casos hay una comunicación interauricular con un cortocircuito derecha izquierda y es fundamental para la supervivencia del paciente. Es común que haya otras anomalías cardíacas como la comunicación interventricular, transposición de las grandes arterias, atresia pulmonar o hipoplasia, estenosis de la válvula aórtica, coartación de la aorta, conducto arterioso permeable y vena cava superior izquierda. Es común que el ventrículo derecho sea hipoplásico, cuyo grado depende de la presencia y del tamaño de la comunicación interventricular. También podría haber otras anomalías extracardíacas.

Clasificación

La clasificación de la atresia tricuspídea se basa en la relación de los grandes vasos, la presencia y el tamaño de la comunicación interventricular, y la cantidad de flujo sanguíneo pulmonar:

- Tipo I: Arterias relacionadas normalmente (~70 %)
  - Ia: Sin CIV, atresia pulmonar
  - Ib: CIV pequeña, estenosis pulmonar
  - Ic: CIV grande, sin estenosis pulmonar
- Tipo II: Dextrotransposición de las grandes arterias (TGA) (~25 %)
  - IIa: CIV, atresia pulmonar
  - IIb: CIV, estenosis pulmonar o subpulmonar
  - IIc: CIV grande, sin estenosis pulmonar
- Tipo III: Levo-TGA (~5 %)
  - IIIa: CIV, estenosis pulmonar o subpulmonar
  - IIIb: Estenosis aórtica

Una manera de recordar la subclasificación de los tipos I y II es asociar «a» con atresia (atresia pulmonar), «b» con circulación balanceada (estenosis pulmonar), y «c» con la circulación excesiva o hiperflujo (sin estenosis pulmonar).

Fisiopatología y presentación clínica

Los lactantes pueden presentar cianosis, síntomas de insuficiencia cardíaca congestiva, o tener síntomas leves, dependiendo de la cantidad de flujo sanguíneo pulmonar y presencia de flujo de salida obstruido.

Los lactantes con flujo sanguíneo pulmonar disminuido (tipos Ia y IIa) presentan cianosis dentro de las primeras 24-48 horas de nacido al cerrarse el conducto arterioso permeable. Una cianosis grave puede resultar en acidosis y choque. Aquellos con flujo sanguíneo pulmonar no restringido (tipos Ic y IIc) presentan signos de insuficiencia cardíaca congestiva cuando cae la resistencia vascular pulmonar. La circulación balanceada podría ser posible en los tipos Ib y IIb.

199

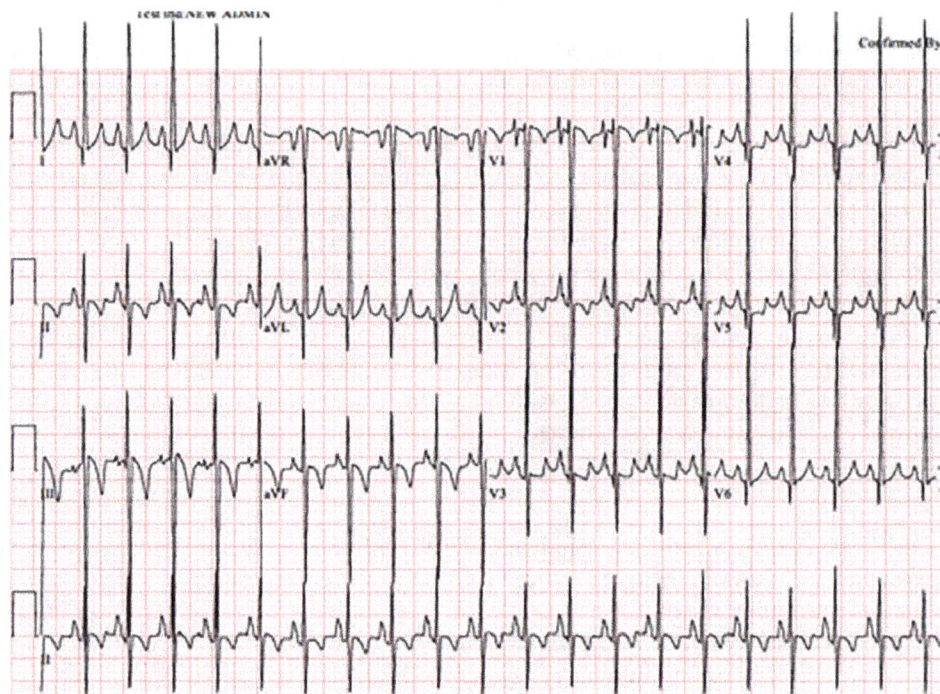

Cuadro 20-1. ECG en paciente con atresia tricuspídea.

En pacientes con atresia tricuspídea y transposición de las grandes arterias es importante tener en cuenta que la aorta surge desde un ventrículo derecho hipoplásico y el flujo hacia la válvula aórtica depende de la sangre que atraviesa la comunicación interventricular para llegar hasta la aorta. Es muy importante determinar el tamaño y tipo de comunicación interventricular (eventualmente, las CIV musculares tienden a reducirse en tamaño) para prevenir que haya obstrucción del flujo de salida. En general, si un paciente con atresia tricuspídea y transposición de las grandes arterias también tiene coartación aórtica y/o arco aórtico hipoplásico, es posible que la comunicación interauricular no sea lo suficientemente grande como para aguantar la circulación sistémica a largo plazo.

Cabe destacar que para sobrevivir es necesario que haya comunicación no restringida a nivel auricular y con urgencia se podría indicar una septostomía auricular con balón.

Diagnóstico

- **RxTórax.** La apariencia dependerá de la cantidad de flujo sanguíneo pulmonar. Los pacientes con flujo sanguíneo pulmonar disminuido tendrán una silueta cardíaca normal o ligeramente agrandada con tramas vasculares pulmonares reducidas. Los pacientes con flujo sanguíneo pulmonar elevado presentan cardiomegalia y congestión pulmonar.
- **ECG (Cuadro 20-1).** ECG típico muestra agrandamiento de aurícula derecha,

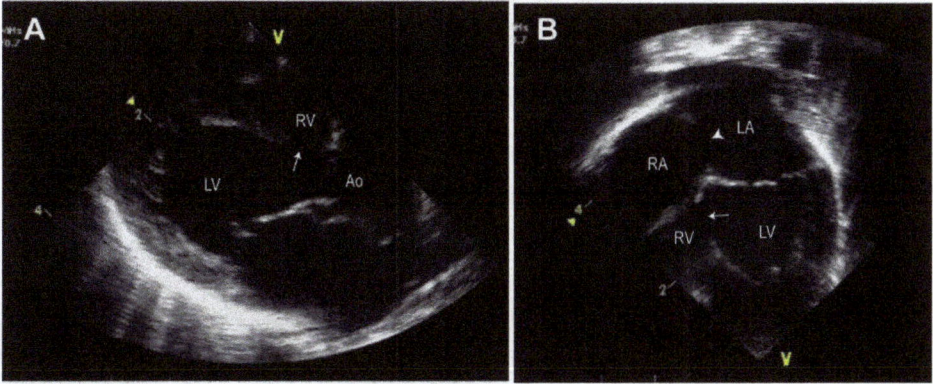

Cuadro 20-2. Eje paraesternal longitudinal (A) y vista de 4 cámaras (B) de paciente con atresia tricuspídea y grandes vasos de relación normal. No hay comunicación entre aurícula derecha y ventrículo derecho hipoplásico. Se observa una comunicación interauricular grande (cabeza de flecha) y una comunicación interventricular grande (flecha). Imágenes por cortesía de Dr. Josh Kailin, www.pedecho.org.

desviación hacia el eje izquierdo, y fuerzas ventriculares derechas disminuidas con hipertrofia ventricular izquierda.

- **Ecocardiograma fetal.** Se sospecha de atresia tricuspídea en el feto cuando se observa un ventrículo derecho hipoplásico en una típica vista de 4 cámaras de rutina. Un estudio completo demuestra la ausencia de flujo de entrada al ventrículo derecho y una válvula tricúspide en forma de plato. En la atresia tricuspídea con tabique interventricular intacto, hay una hipoplasia considerable de ventrículo derecho y arteria pulmonar, y el conducto arterioso permeable es pequeño. Es común que la aorta esté agrandada, ya que por ella fluye el gasto cardíaco combinado. Habrá que establecer de forma clara otras lesiones asociadas tales como comunicación interauricular, presencia y tamaño de comunicación interventricular, relación de los grandes vasos, y anomalías cardíacas asociadas. De esta manera se puede planificar la administración y necesidad de PGE.
- **Ecocardiograma posnatal (Cuadro 20-2).** El ecocardiograma es el estudio estándar para el diagnóstico, y en este se observa la ausencia de válvula tricúspide con ventrículo derecho hipoplásico. Hay que establecer muy bien la presencia y tamaño de la comunicación interventricular, las válvulas semilunares, la relación de los grandes vasos, el tamaño de la comunicación interauricular, y la presencia de otros defectos cardíacos.
- **AngioTAC.** Por lo general no se requiere angioTAC para diagnosticar la atresia tricuspídea. Sin embargo, podría ser útil si las anatomías de arteria pulmonar, conducto arterioso permeable, o arco aórtico no salen claras en el ecocardiograma.
- **Cateterismo cardíaco.** Rara vez hace falta para el diagnóstico. Podría usarse en ciertas circunstancias para la colocación de stents en conducto arterioso permeable (ver Capítulo 38).

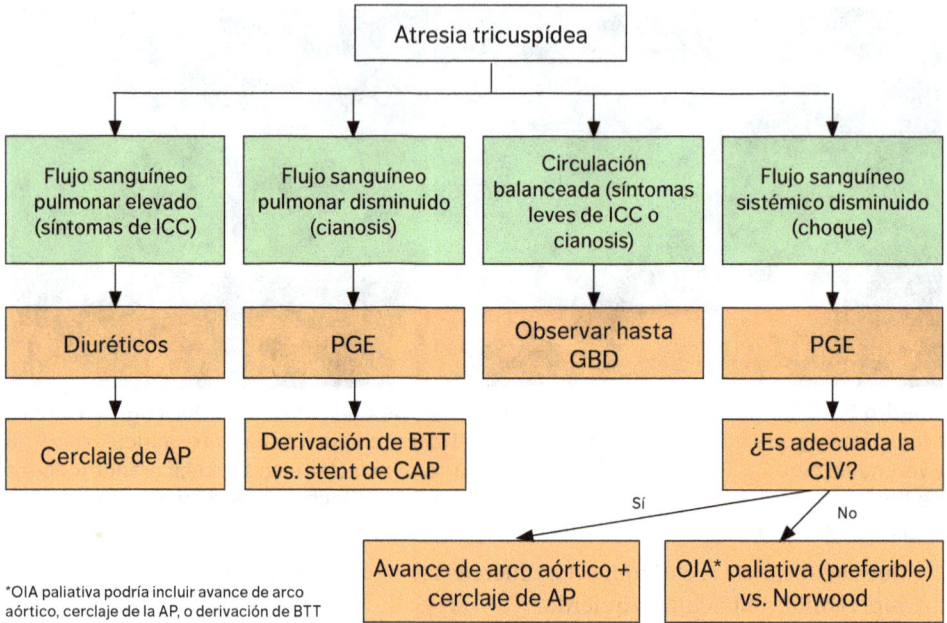

Cuadro 20-3. Algoritmo de tratamiento para pacientes con atresia tricuspídea según presentación clínica. AP: arteria pulmonar, BTT: Blalock-Taussig-Thomas, CAP: conducto arterioso permeable, CIV: comunicación interventricular, GBD: Glenn bidireccional, ICC: insuficiencia cardíaca congestiva, OIA: operación de intercambio arterial, PGE: prostaglandina.

Consideraciones quirúrgicas

Los pacientes con atresia tricuspídea requieren de paliación quirúrgica seriada para lograr una circulación de Fontan. El Capítulo 39 contiene los detalles del modelo del ventrículo único, de la sincronización de la intervención y las técnicas quirúrgicas.

Los detalles de manejo de pacientes con atresia tricuspídea dependen de la presentación clínica (Cuadro 20-3). Los pacientes con flujo sanguíneo pulmonar elevado y síntomas de insuficiencia cardíaca congestiva requieren la colocación de un cerclaje de la arteria pulmonar (ver Capítulo 39) para proteger la vasculatura pulmonar antes de la segunda etapa de la paliación (Glenn bidireccional). Los pacientes con flujo sanguíneo pulmonar disminuido y cianosis considerable podrían requerir PGE para mantener abierto el conducto arterioso, seguida de la colocación de una derivación o stent en conducto arterioso permeable (ver Capítulo 38) para proveer una fuente estable de flujo pulmonar antes de la segunda etapa. Algunos pacientes tendrán una circulación relativamente balanceada o síntomas leves de insuficiencia cardíaca congestiva o cianosis. Estos pacientes pueden observarse muy de cerca hasta la segunda etapa de la paliación, la cual por lo general se realiza entre los 4 y 6 meses de edad. Sin embargo, no es inusual que los pacientes con una circulación balanceada comiencen a presentar una cianosis considerable debido al cierre progresivo de la comunicación interventricular durante las primeras semanas de vida.

Los pacientes con atresia tricuspídea y transposición de las grandes arterias representan un desafío. Una evaluación cuidadosa es necesaria para decidir si la comunicación interventricular (la cual sirve como tracto de salida) y el arco aórtico son adecuados para aguantar la circulación sistémica. Si el arco es inadecuado y la comunicación interventricular lo suficientemente grande, se podría someter al paciente a una reconstrucción del arco aórtico (por lo general, un avance de arco aórtico, ver Capítulo 25) y colocación de un cerclaje de la arteria pulmonar en una primera etapa. Sin embargo, si la comunicación interventricular es marginal, es importante no proseguir con esta estrategia porque el paciente quedaría con un corazón con obstrucción doble. En la segunda etapa habrá de hacerse una evaluación cuidadosa para volver a medir el tamaño de la comunicación interventricular. Un estrechamiento adicional de la comunicación interventricular podría requerir la creación de una anastomosis de Damus-Kaye-Stansel (se anastomosa el segmento proximal de la aorta ascendente con el segmento proximal de la arteria pulmonar para proveer un flujo de salida sin restricciones) al momento de hacerse el Glenn. En esta etapa al momento de realizar el Glenn, una evaluación incorrecta de la comunicación interventricular que resulte en un sobrehilado de la válvula pulmonar y arteria pulmonar puede conllevar a una obstrucción subaórtica considerable a largo plazo, lo cual es difícil de tratar y cuyos resultados no son óptimos.

Si se considera que la comunicación interventricular (y, por ende, el flujo de salida no obstruido) no es adecuada en el período neonatal, hay dos opciones quirúrgicas: un procedimiento tipo Norwood y una operación de intercambio arterial. La mayoría de los centros sigue la estrategia tipo Norwood en estos pacientes (ver Capítulo 27). Sin embargo, la configuración anteroposterior de los vasos hace que la anastomosis de Damus-Kaye-Stansel sea insuficiente y puede resultar en compresión de la arteria pulmonar izquierda por la dilatación posterior en la Damus-Kaye-Stansel. Por lo tanto, la estrategia preferida en TCH en estos pacientes ha sido la de realizar una operación de intercambio arterial paliativa, siempre que la anatomía coronaria se presente para ello (Heinle et al. 2013). Al igual que en la operación de intercambio arterial (ver Capítulo 14), la aorta y la arteria pulmonar se intercambian, incluyendo la translocación de las arterias coronarias. En este procedimiento se alinea el ventrículo izquierdo (con el flujo sin obstrucción) con la aorta y el ventrículo derecho (con la comunicación interventricular y flujo de salida obstruidos) con la arteria pulmonar. La mayoría de estos pacientes también requerirá reconstrucción del arco aórtico. En estos casos, cuando hay una discrepancia considerable entre la arteria pulmonar proximal y la aorta ascendente de menor tamaño, se podría agrandar la aorta ascendente con un parche o homoinjerto autólogo de pericardio. Si la obstrucción a nivel de la comunicación interventricular no es tan considerable, el paciente podría además requerir la colocación de un cerclaje de la arteria pulmonar para limitar aún más el flujo sanguíneo pulmonar. En otras ocasiones, podría ser necesaria la colocación de una derivación de Blalock-Taussig-Thomas (ver Capítulo 38) para incrementar el flujo sanguíneo pulmonar.

Lectura recomendada

Heinle JS, Carberry KE, McKenzie ED, et al. *Outcomes after the palliative arterial switch operation in neonates with single-ventricle anatomy.* Ann Thorac Surg 2013;95:212-218.

21 Anomalía de Ebstein

Heather A. Dickerson, Stuart R. Hall, Charles D. Fraser Jr.

La anomalía de Ebstein es una cardiopatía congénita muy rara que constituye <1 % de todos los casos. Es una condición compleja que involucra la delaminación, durante la embriogénesis, de una valva de la tricúspide. Representa un amplio espectro de trastornos morfológicos cuya característica principal es el desplazamiento apical de la valva septal de la válvula tricúspide, en general asociado a insuficiencia tricuspídea grave. Aunque las valvas septales tienden a ser las más involucradas, es común que hasta cierto punto las 3 valvas estén involucradas, mientras que la valva anterior es la menos involucrada. Las valvas tienden a ser displásicas, musculares y a estar adosadas a cuerdas tendinosas cortas y músculos papilares que podrían estar insertados directamente en ellas. La valva está rotada en espiral mientras que las valvas septal y posterior están desplazadas hacia abajo del ventrículo derecho. Esto a su vez desplaza el anillo funcional de la válvula hacia abajo, lo cual deja una porción variable del ventrículo derecho del lado auricular de las valvas (porción «auriculizada» del ventrículo derecho). La porción auriculizada del ventrículo derecho tiende a ser delgada y discinética, y por lo general está muy dilatada debido a la insuficiencia tricuspídea. Esto también conlleva a una dilatación considerable del anillo verdadero de la válvula tricúspide.

Fisiopatología y presentación clínica

En la anomalía de Ebstein, el grado de flujo anterógrado a través del ventrículo derecho está limitado debido a una insuficiencia tricuspídea grave y una alteración variable de la función ventricular derecha. Además, la porción auriculizada del ventrículo derecho tiende a distenderse durante la contracción auricular, lo cual limita aún más el flujo anterógrado. Todas estas anomalías estructurales resultan en una dilatación masiva del corazón derecho. La dilatación masiva del corazón derecho puede conllevar al subdesarrollo de los pulmones en el útero debido a la falta de espacio físico. Los pacientes con la anomalía Ebstein por lo general tienen una comunicación interauricular que tiende a derivar de derecha a izquierda, lo cual causa cianosis en una variedad de grados.

La presentación clínica varía mucho dependiendo del grado de insuficiencia tricuspídea, grado de dilatación de la aurícula derecha, extensión de la auriculización del ventrículo derecho, función del ventrículo derecho, y grado de hipoplasia pulmonar. Puede variar desde el choque cardiogénico en el neonato hasta la presentación asintomática en el adulto.

En neonatos, una resistencia vascular pulmonar elevada y la presencia de un conducto arterioso conlleva a una poscarga mayor del ventrículo derecho, lo cual limita el flujo anterógrado. Por lo tanto, los neonatos tienden a presentar grados variables de cianosis y falla cardíaca.

Los pacientes con formas menos severas de la enfermedad, o aquellos que sobreviven al período neonatal sin ser intervenidos, podrían presentar cianosis más adelante, tolerancia disminuida al ejercicios, disnea de esfuerzo, o palpitaciones por arritmias. Por lo general se escucha un soplo sistólico en el borde esternal izquierdo, y hay un

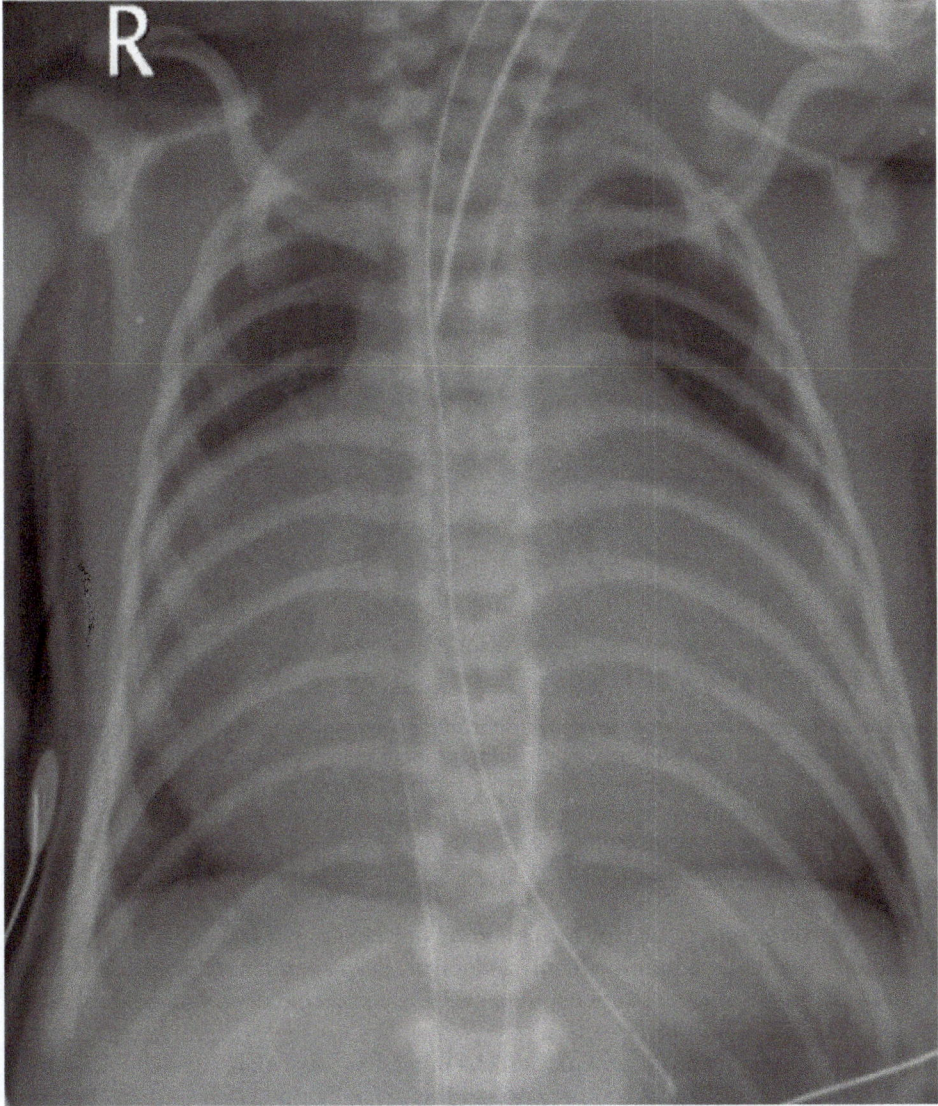

Cuadro 21-1. RxTórax en lactante con anomalía de Ebstein muestra cardiomegalia extensa debido a dilatación grave de aurícula derecha.

desdoblamiento ancho del primer y segundo ruido cardíaco. Podría haber distensión de la yugular interna.

Los niños y adultos con la anomalía de Ebstein están en alto riesgo de taquiarritmias auriculares (taquicardia auricular ectópica y aleteo auricular) debido a la dilatación de la aurícula derecha. Además, 15-20 % de los pacientes tienen rutas accesorias a lo largo del anillo de la válvula tricúspide y esto puede resultar en taquicardia supraventricular por reentrada.

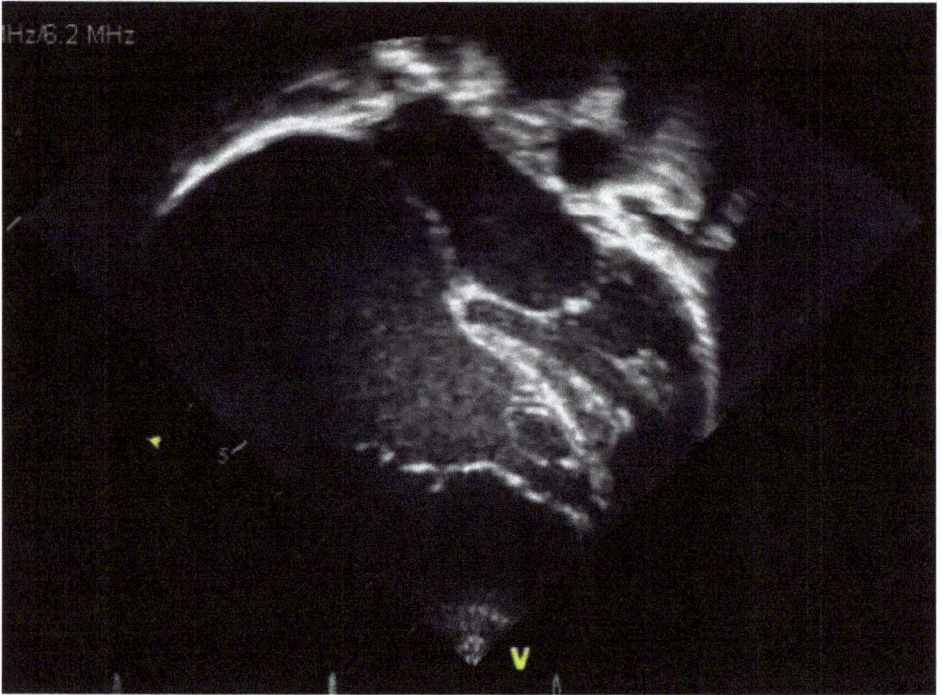

Cuadro 21-2. Ecocardiograma de 4 cavidades muestra desplazamiento apical considerable de la valva septal de la válvula tricúspide comparado con la inserción de la válvula mitral en paciente con anomalía de Ebstein. La imagen también muestra agrandamiento de aurícula derecha, auriculización de ventrículo derecho y su relativa hipoplasia. Imagen por cortesía de Dr. Josh Kailin, www.pedecho.org.

Diagnóstico

- **Ecocardiograma fetal.** Hoy día es común que la anomalía de Ebstein se diagnostique en el útero mediante la identificación del desplazamiento apical de la válvula tricúspide, insuficiencia tricuspídea grave, y ventrículo derecho auriculizado, y dilatación de aurícula derecha.
- **ECG.** Agrandamiento de aurícula derecha y fuerzas ventriculares derechas disminuidas. También puede mostrar preexitación ventricular (onda Delta) consistente con el síndrome de Wolff-Parkinson-White ya que es común que haya rutas accesorias.
- **RxTórax (Cuadro 21-1).** Como hallazgo patognómico en la anomalía de Ebstein tenemos cardiomegalia grave debido a insuficiencia tricuspídea grave y dilatación de la aurícula derecha. Hay 3 lesiones cardíacas presentes cuando hay tal grado de cardiomegalia: Anomalía de Ebstein, miocardiopatía dilatada, y derrame pericárdico extenso. La cantidad de pulmón visible puede estar muy limitada debido al grado de cardiomegalia e hipoplasia pulmonar.
- **Ecocardiograma.** Modalidad principal de diagnóstico. La anomalía de Ebstein se define formalmente como un desplazamiento apical de la valva septal de la válvula tricúspide >8 mm/m^2 (Cuadro 21-2). El desplazamiento se mide en comparación

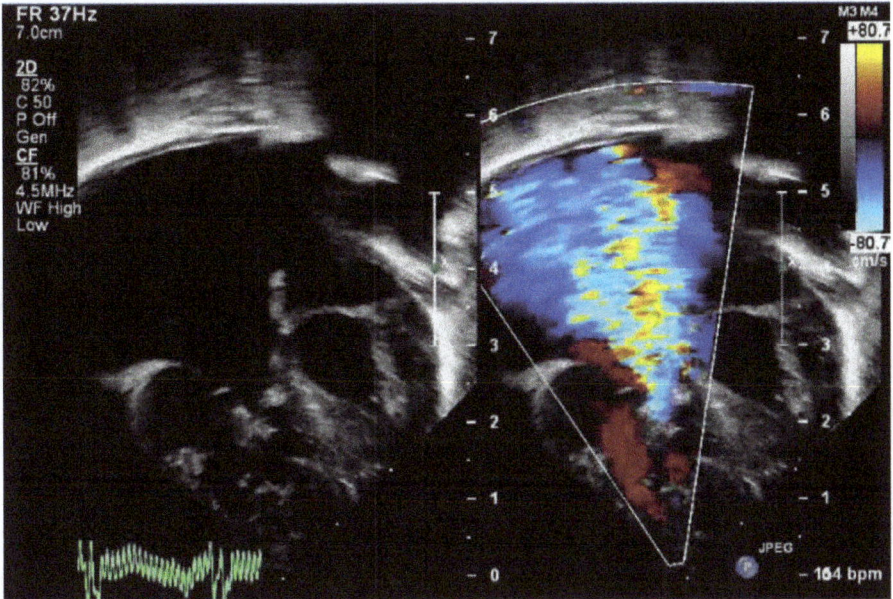

Cuadro 21-3. Comparación a color lado a lado de 4 cámaras en la anomalía de Ebstein con desplazamiento apical considerable de la valva septal de la válvula tricúspide e insuficiencia tricuspídea grave. Imagen por cortesía de Dr. Josh Kailin, www.pedecho.org.

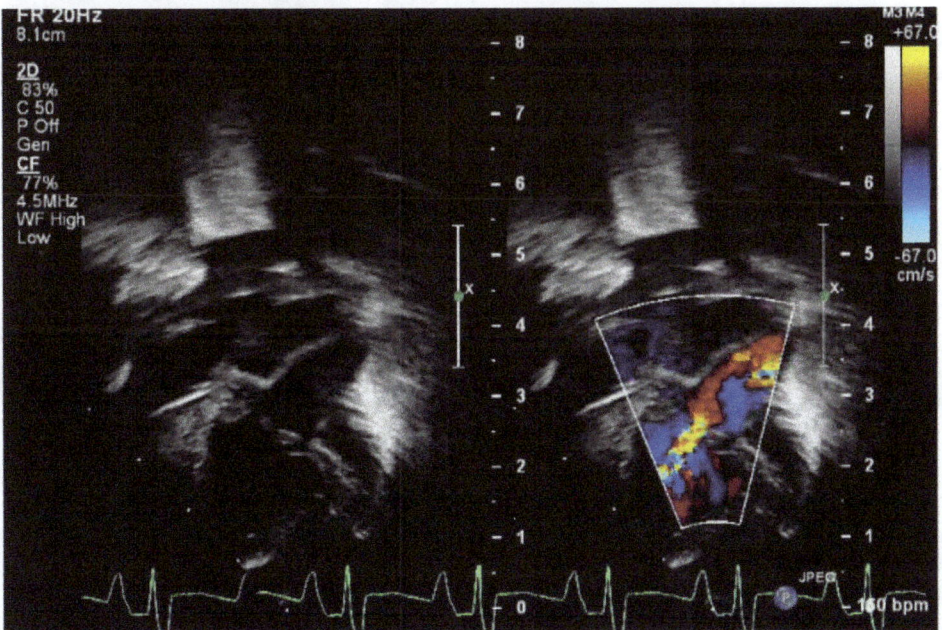

Cuadro 21-4. Comparación a color lado a lado de flujo a través de conducto arterioso permeable y luego retrógado a través de válvula pulmonar. Este paciente tenía atresia funcional de la válvula pulmonar debido a una falta de flujo anterógrado a lo largo de la válvula pulmonar, pero sin atresia anatómica o verdadera, según se observa por la presencia de insuficiencia valvular pulmonar.

con el nivel de adosamiento del anillo valvular mitral e indexa según la superficie corporal. Es importante definir el grado de insuficiencia tricuspídea y la extensión de la auriculización del ventrículo derecho (Cuadro 21-3). En neonatos, es imperante evaluar la permeabilidad de la válvula pulmonar, ya que una válvula pulmonar cerrada podría ser atrésica (Cuadro 21-4) en términos *anatómicos* o *funcionales*. Se puede predecir la permeabilidad de la válvula pulmonar en función de la insuficiencia valvular pulmonar, pero la falta de esta no siempre indica que haya atresia pulmonar anatómica. En neonatos con un conducto arterioso permeable grande, podría no haber flujo anterógrado a través del tracto de salida del ventrículo derecho debido a insuficiencia tricuspídea grave (flujo retrógrado) y resistencia vascular pulmonar elevada.

- **RMN cardíaca.** En años recientes se ha convertido en un complemento útil para el manejo de pacientes mayores. Permite realizar una evaluación adicional del tamaño y función del ventrículo derecho y el izquierdo.

Manejo preoperatorio

El tratamiento inicial en neonatos en estado crítico con atresia *funcional* de la válvula pulmonar tiene el objeto de disminuir la resistencia vascular pulmonar con ventilación, oxigenación, e iNO. Los paciente requieren sedación y posiblemente bloqueo neuromuscular para disminuir aún más la resistencia vascular pulmonar. Si la PA es adecuada, el flujo sanguíneo sistémico puede mejorar mediante la reducción de poscarga. En pacientes con gasto cardíaco pobre, se podría requerir apoyo inotrópico acompañado del conocido mayor riesgo de taquiarritmias en estos pacientes. En tales individuos (los cuales por lo general recibieron PGE al nacer ante un diagnóstico en el útero), la decisión de retirar gradualmente la PGE puede representar un desafío. La cuestión principal es si el ventrículo derecho puede generar fuerza necesaria para superar la resistencia vascular pulmonar y manejar el grado de insuficiencia tricuspídea. En muchos pacientes, es muy importante que el equipo sea persistente en este esfuerzo: a la larga, después de intentos fallidos iniciales, a muchos pacientes se les puede retirar la PGE (por ende, se evita la cirugía al nacer).

En neonatos, ocurre una situación particular ante la presencia de una insuficiencia valvular pulmonar considerable. En este escenario, la presencia de un conducto arterioso permeable permite que la sangre fluya a través de este en dirección retrógrada a través de una válvula pulmonar incompetente, luego retrógradamente a través de una válvula tricúspide insuficiente hacia la aurícula derecha y a través de la comunicación interauricular (cortocircuito derecha izquierda) al corazón izquierdo y hacia la aorta, para luego regresar a través del conducto arterioso permeable. Esta «derivación circular» (Cuadro 21-5) puede comprometer el flujo sanguíneo sistémico y el pulmonar. En estos pacientes profundamente cianóticos, el inicio de prostaglandinas puede ser perjudicial. La misma derivación circular puede ocurrir si la válvula pulmonar es atrésica y se dilata con balón, lo cual resulta en insuficiencia valvular pulmonar.

Además, el cuidado del neonato con anomalía de Ebstein en grado extremo se puede complicar por una hipoplasia pulmonar debido a un desarrollo limitado dentro del útero. La inhabilidad de ventilar por hipoplasia pulmonar extrema puede influir en la supervivencia de estos pacientes. La decisión de intervenir quirúrgicamente o de dar apoyo extracorpóreo habrá de tomar en cuenta el grado de hipoplasia pulmonar. Ante esta difícil situación, una TAC de los pulmones podría ayudar a delinear el grado de inmadurez parenquimatosa.

Indicaciones / Sincronización de la intervención

En el período neonatal, una evaluación inicial de saturaciones de oxígeno y gasto cardíaco determina si se requiere intervenir. A la final, en la mayoría de los niños con anomalía de Ebstein se logra una circulación balanceada con una saturación adecuada de oxígeno sistémico. Según lo anterior, se aconseja la continuación del tratamiento médico a menos que el lactante esté en estado crítico. Si el neonato presenta resistencia vascular pulmonar elevada, derivación circular, y gasto cardíaco alterado, la intervención tiene como objetivo ventilar y disminuir la resistencia vascular pulmonar para revertir el flujo retrógrado a través de la válvula pulmonar. Por lo general, la decisión de intervenir depende de la respuesta a estas terapias.

En pacientes con atresia pulmonar verdadera (*anatómica*), habrá la necesidad de establecer una fuente de flujo pulmonar. La mejor forma de obtenerla es después de que haya caído la resistencia vascular pulmonar, ya bien mediante una anastomosis deBlalock-Taussig modificada o un stent ductal (ver Capítulo 38) con o sin dilatación de la válvula pulmonar, dependiendo del tamaño observado en el cocardiograma. En neonatos con ventrículo derecho diminuto, hay que contemplar si se procede con un Starnes (véase más abajo). Cuando el ventrículo derecho es de buen tamaño pero el niño no puede mantener un buen gasto cardíaco debido a la cantidad de insuficiencia tricuspídea, se puede considerar intentar una reparación de la válvula tricúspide. En niños mayores con síntomas de falla cardíaca por insuficiencia tricuspídea grave también se puede considerar reparar la válvula tricúspide (véase más abajo).

Consideraciones anestésicas

Las consideraciones anestésicas deben reflejar una evaluación cuidadosa del estado actual del paciente y del tratamiento en curso. Se puede generar una inducción controlada y cuidadosa vía intravenosa con narcóticos y de benzodiazepinas con vapor anestésico para minimizar los cambios rápidos en la fisiología. Debe haber disponibilidad de iNO, inotrópicos y vasopresores, si no se ha iniciado ya su administración. Dada la propensión de los niños con anomalía de Ebstein a presentar taquiarritmias, esta es una situación en la cual un parche de desfibrilación podría ser útil, incluso en una primera esternotomía.

En recién nacidos en estado crítico con bajo gasto cardíaco y saturaciones de oxígeno arterial sistémico marginales, el manejo anestésico se enfoca en optimizar la ventilación y mantener el gasto cardíaco. Estos bebés podrían mostrarse muy inestables durante el transporte e inducción anestésica. Por lo tanto, es fundamental que todos los miembros del equipo quirúrgico y de quirófano estén presentes en la inducción.

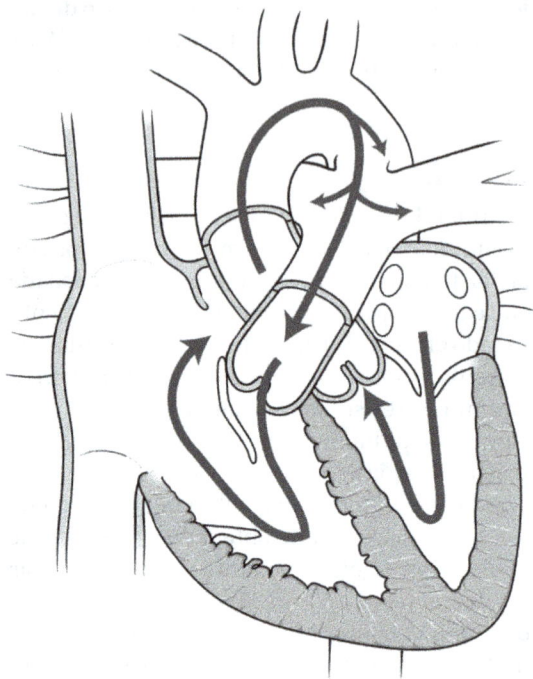

Cuadro 21-5. Derivación circular en la anomalía de Ebstein en presencia de insuficiencia valvular pulmonar y conducto arterioso permeable. La sangre fluye desde la aorta a través del conducto arterioso permeable, luego cursa retrógrada a través de la válvula pulmonar y la válvula tricúspide (con insuficiencia tricuspídea grave), y luego de derecha a izquierda a través de la comunicación interauricular, para regresar hacia la aorta. Un flujo mínimo va hacia la aorta para suplir la circulación sistémica y hacia las ramas de las arterias pulmonares para oxigenar la sangre. Esto da lugar a cianosis y gasto cardíaco pobre.

Intervención quirúrgica

La sincronización de la intervención quirúrgica y el modo de reparación ha evolucionado mucho durante las últimas 2 décadas en la medida en que han mejorado las técnicas. En la anomalía de Ebstein, el objetivo principal de la cirugía es mejorar la efectividad del corazón derecho en generar flujo anterógrado a través de la arteria pulmonar mediante la reparación de la válvula tricúspide, reducción/eliminación de las porciones no funcionales del ventrículo derecho (porción auriculizada), cierre parcial o completo de la comunicación interauricular y, cuando fuere necesario, reparación de la válvula pulmonar.

Según lo discutido anteriormente, los recién nacidos con Ebstein sintomático presentan un desafío quirúrgico e, históricamente, la operación está asociada a un alto riesgo de mortalidad. La decisión primordial en recién nacidos es la de proceder o no con una reparación de la válvula tricúspide. En aquellos individuos en los cuales se considera que la válvula es irreparable, la única opción viable podría ser la exclusión del ventrículo derecho a través de un cierre con parche del orificio tricuspídeo (operación de «Starnes»). En ese caso, es esencial fenestrar el parche de forma que el ventrículo derecho pueda descomprimirse hacia la aurícula derecha. La operación también incluye una septectomía auricular y la creación de una anastomosis de Blalock-Taussig modificada.

Varios investigadores han documentado resultados alentadores para la reparación de la válvula tricúspide en recién nacidos, pero estos resultados no son consistentes en la comunidad que realiza cirugías de cardiopatías congénitas en general. La reparación de válvula tricúspide en bebés pequeños se hace bastante difícil por la naturaleza delicada del tejido valvular tricuspídeo en estos niños. Por lo tanto, de ser posible, nuestro enfoque ha sido el de ofrecer una paliación intermedia de forma que la reparación tricuspídea sea hecha más tarde en la niñez cuando el tejido valvular sea más fuerte.

En niños mayores y en adultos, la operación de «Cono», descrita por primera vez e implementada por Da Silva, ha revolucionado la reparación quirúrgica de la anomalía de Ebstein. El principio fundamental de la operación de Cono es movilizar todo el tejido disponible de la válvula tricúspide (incluyendo la porción que no esté completamente delaminada de la pared libre del ventrículo derecho) de sus adosamientos anormales, y se deja solamente el soporte apical intacto. La válvula se separa del anillo anómalo tricuspídeo, se rota en sentido de las agujas del reloj y luego se crea un «cono» con tejido valvular mediante la suturación de todo el tejido valvular junto. El concepto de esta operación se puede entender con facilidad al pensar en un cono reconstruido parecido a la válvula larga de Heimlich. Una vez que el cono ha sido reconstruido, se realiza una plicatura longitudinal en la porción auricularizada del ventrículo derecho para crear una ventrículo derecho más eficiente y para construir un anillo tricuspídeo que quede en una posición normal. Luego se vuelve a adherir el cono a nivel del nuevo anillo con mucho cuidado de no tocar el nódulo auriculoventricular. La mayoría de los cirujanos luego añaden un anillo vía anuloplastia. Después de la reconstrucción de la válvula tricúspide, la comunicación interauricular se cierra parcial o completamente, dependiendo de la efectividad de la reconstrucción y el tamaño de la entrada tricuspídea. En pacientes donde nos preocupe la reparación, típicamente dejamos una fenestración en el tabique interauricular (4-5 mm). Cuando se piense que el orificio tricuspídeo es demasiado pequeño, añadimos una derivación bidireccional de Glenn para aumentar el flujo sanguíneo pulmonar y quitarle carga a la aurícula derecha.

En situaciones desesperadas donde ya hubo un intento fallido de reparación tricuspídea, podría ser necesario reemplazar la válvula tricúspide. Está claro que esta situación es problemática, ya que con el tiempo todos los tejidos protésicos disponibles se degenerarán y tendrán que ser reemplazados. Esta degeneración es mucho más rápida en niños. También es fundamental hacer todo el esfuerzo en prevenir el bloqueo auriculoventricular en el reemplazo de la válvula tricúspide y en pacientes con tejido deficiente en la región del anillo verdadero cerca del nódulo auriculoventricular. Como tal, la prótesis se coloca bien arriba en el cuerpo de la aurícula derecha, dejando el seno coronario debajo del anillo de sutura de la prótesis. En años recientes, con al advenimiento del reemplazo valvular transcateteriano, se podría considerar la opción de reemplazo «válvula en válvula» de prótesis degeneradas.

Manejo posoperatorio

El manejo posoperatorio depende del tipo de intervención realizada. En recién nacidos, gran parte del manejo posoperatorio implica lidiar con las ramificaciones de la inestabilidad preoperatoria, resistencia vascular pulmonar elevada, e hipoplasia pulmonar y cuestiones respiratorias. La sedación es esencial para poder manejar estos neonatos en estado crítico. A veces, también podrían requerir bloqueo neuromuscular en los primeros días después de la operación. En neonatos que fueron sometidos a Blalock-Taussig modificada o stent ductal, el manejo tiene como fin balancear el cociente entre el flujo pulmonar y el flujo sistémico, los cuales serán fluidos una vez que la resistencia vascular pulmonar caiga (ver Capítulo 38). En el caso de los que se sometieron al procedimiento de Starnes, además del manejo del cociente entre el flujo pulmonar y el flujo sistémico, están las consideraciones de rutina en neonatos que han estado con circulación extracorpórea y pinzamiento cruzado, tomando en cuenta el fluido intravenoso, apoyo inotrópico, y las consideraciones inflamatorias correspondientes. Las consideraciones para pacientes que se someten a reparación de la válvula tricúspide en el período neonatal son similares y estos se beneficiarán de intentos adiciona-

Pacientes con anomalía de Ebstein inicialmente diagnosticados en TCH (1995-2017)

Pacientes: 215

- Neonatos: 87 (40 %)
- Lactantes: 23 (11 %)
- Niños: 69 (32 %)
- Adultos: 36 (17 %)

De 87 neonatos diagnosticados, solo 15 (17 %) requirió cirugía en el período neonatal (13 con atresia pulmonar anatómica). Nueve de ellos se sometieron a paliación de ventrículo único y 6 a reparación biventricular.

les para disminuir la resistencia vascular pulmonar y mantener el gasto cardíaco. Es importante tomar en cuenta el riesgo de taquiarritmias, ya que muchos niños tienen rutas accesorias y aurículas irritables debido a la dilatación y suturas que aumentan dicho riesgo. Para evitar un incremento en la carga arrítmica, podría hacer falta ajustar la administración de inotrópicos mediante la disminución de agentes adrenérgicos.

En pacientes mayores, la extubación temprana (idealmente durante la operación) después de la reparación mitiga los efectos dañinos de la ventilación con presión positiva. El apoyo inotrópico deberá individualizarse para reducir la resistencia vascular pulmonar y minimizar la tendencia a que haya taquicardia auricular.

Tratamiento a largo plazo

Los pacientes pueden mostrarse asintomáticos si la insuficiencia tricuspídea es leve y la auriculización del ventrículo derecho es limitada. Las taquiarritmias pueden ser un signo diagnóstico en niños mayores con lesiones hemodinámicas de menor importancia.

En todos los pacientes con anomalía de Ebstein se deberá evaluar si hay rutas accesorias de conducción auriculoventricular y se prefiere que dichas rutas se extirpen en el laboratorio de electrofisiología antes de la intervención quirúrgica. En los raros casos donde hay rutas accesorias permeables después de la extirpación vía catéter, se realizará una división quirúrgica en el momento de realizarse la reparación de la válvula tricúspide. Además de las taquiarritmias, los pacientes con anomalía de Ebstein pueden presentar síntomas de falla cardíaca progresiva debido al grado de insuficiencia tricuspídea. Además de los síntomas de falla cardíaca derecha, también pueden presentar falla en ventrículo izquierdo debido a interacciones interventriculares pobres y a un desplazamiento septal que ocurre como resultado de una sobrecarga de volumen del lado derecho. Gran parte del tratamiento a largo plazo en pacientes con anomalía de Ebstein viene determinada por su curso inicial e intervenciones quirúrgicas requeridas.

22

Estenosis congénita de la válvula aórtica

Asra Khan, R. Blaine Easley, Charles D. Fraser Jr.

La estenosis aórtica congénita es una de las cinco cardiopatías congénitas más comunes y representa 5-10 % de todos los defectos cardíacos congénitos. Se puede clasificar en: valvular (70 %), subvalvular (10-20 %), supravalvular (5-10 %), o mixta (8 %) (Cuadro 22-1). La importancia de la estenosis aórtica es desproporcionada a su incidencia porque, o bien es crítica y requiere intervención de urgencia, o es progresiva y requiere de seguimiento frecuente toda la vida, sin importar el tipo de intervención. Este capítulo se enfoca en la estenosis aórtica valvular. En los Capítulos 23 y 24 se describen la estenosis aórtica subvalvular y supravalvular, respectivamente.

Fisiopatología y presentación clínica

Solo 2 % de las válvulas aórticas con anomalías congénitas terminan en estenosis aórtica o insuficiencia aórtica significativa al llegar la adolescencia. Sin embargo, la degeneración valvular y disfunción en válvulas congénitamente anormales progresan en el tiempo y el porcentaje de pacientes que requiere intervención aumenta más adelante. Aproximadamente 20 % de los pacientes tienen cardiopatías asociadas tales como coartación aórtica, comunicación interventricular, y conducto arterioso permeable.

Entre los pacientes con estenosis aórtica congénita, aproximadamente un tercio presenta válvulas tricúspides, dos tercios válvulas bicúspides (bicúspide verdadera o bicúspide funcional debido a fusión de una comisura), 8 % presenta válvulas monocúspides, y rara vez aparecerán cuatro válvulas. Los resultados y la respuesta a la terapia a largo plazo se correlacionan con la morfología valvular. La presencia de una válvula aórtica bicúspide (se cree que está presente en hasta 4 % de la población) también podría estar asociada con la dilatación de la raíz aórtica y el desarrollo de un aneurisma en la aorta ascendente («aortopatía bicúspide»). La incidencia y gravedad de la dilatación aórtica no está directamente correlacionada con el grado de estenosis aórtica.

Los pacientes con estenosis aórtica grave (aproximadamente 10 % de los pacientes con estenosis aórtica congénita) podrían presentar síntomas en el período neonatal o durante la lactancia. La estenosis aórtica grave se tolera bien en el útero desde el punto de vista del gasto cardíaco ya que el ventrículo derecho mantiene un gasto cardíaco adecuado a través del ducto arterial. Sin embargo, en casos graves, la función ventricular izquierda podría verse muy deprimida en la vida fetal. El manejo de estenosis aórtica grave en el feto es muy controversial y se escapa del ámbito de este capítulo, sin embargo, hay que destacar que, ante la detección de estenosis aórtica grave y función ventricular izquierda deprimida, el equipo de manejo posnatal deberá estar preparado para atender a un posible recién nacido inestable. En la vida posnatal, en la medida en que el conducto arterioso permeable se cierra, los pacientes podrían desarrollar síntomas de bajo gasto cardíaco e insuficiencia cardíaca congestiva. Si el grado de estenosis es grave junto a una función ventricular izquierda deprimida, la perfusión sistémica se ve afectada y esto conlleva a la progresión rápida de un choque cardiogénico después de cerrarse el conducto arterioso permeable. Las saturaciones previas y posteriores

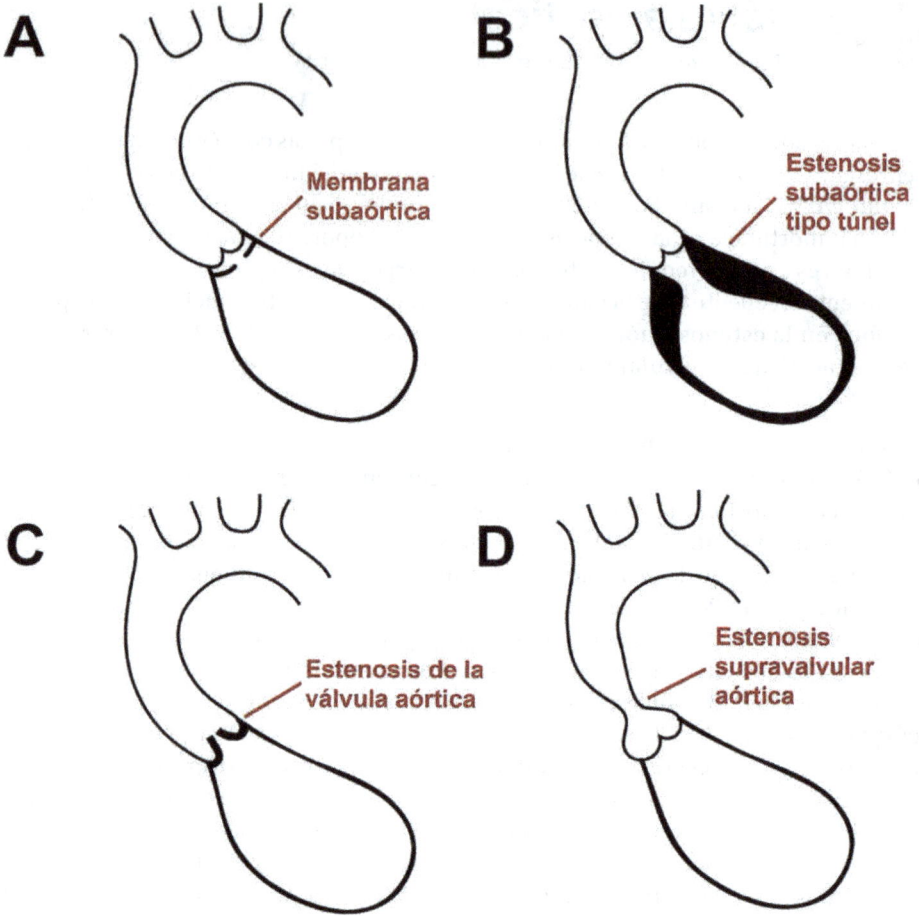

Cuadro 22-1. Niveles diferentes de obstrucción del tracto de salida ventricular: A) obstrucción subaórtica fija por membrana, B) estenosis subaórtica difusa tipo túnel, C) estenosis de la válvula aórtica, y D) estenosis supravalvular aórtica.

después del cierre ductal (saturaciones diferenciales con SaO_2 en las extremidades inferiores) son útiles para detectar dependencia ductal. En el recién nacido en estado crítico, la infusión de PGE para mantener o reestablecer la permeabilidad del ducto podría, temporalmente, salvarle la vida.

En pacientes mayores, en la medida en que la estenosis aórtica progresa, un 30 % se fatiga con facilidad y presenta fatiga de esfuerzo. Es raro observar angina, síncope, o muerte súbita después del ejercicio. Los pacientes con formas menos graves de estenosis aórtica se mostrarán asintomáticos al principio. Sin embargo, la estenosis aórtica tiende a progresar en el tiempo y hay que hacerle seguimiento de cerca.

En la exploración física, los pacientes con estenosis aórtica crítica podrían presentar choque cardiogénico con pulsos débiles y piel moteada. En general, los pacientes con

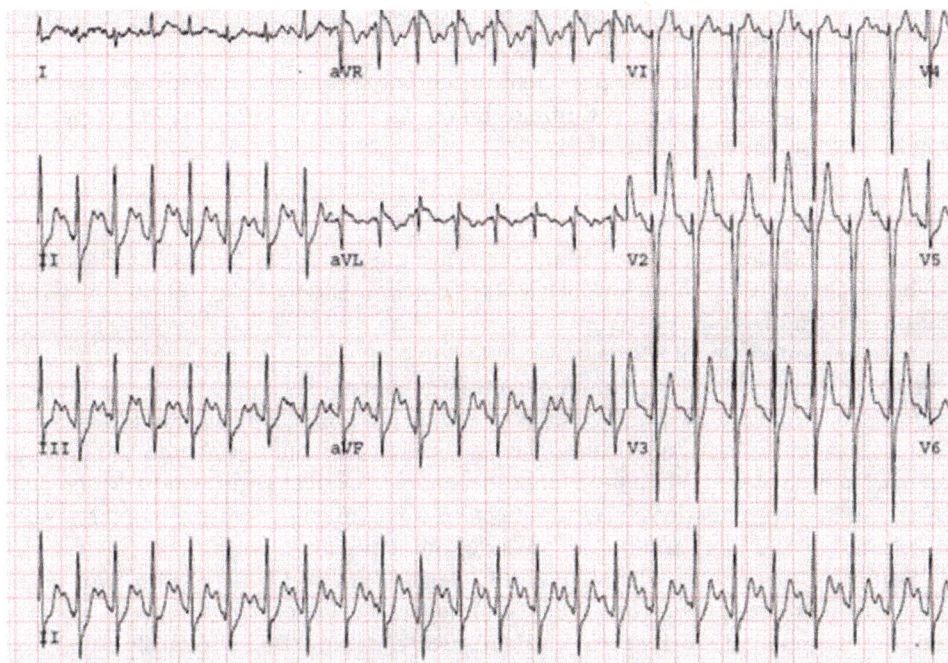

Cuadro 22-2. ECG muestra cambios considerables en el segmento ST durante el ejercicio.

estenosis aórtica tendrán un impulso apical incrementado con un soplo de eyección áspero en el borde esternal superior derecho que se irradia hacia ambas carótidas. Un frémito supraesternal junto a un clic de eyección sistólica es consistente con la estenosis valvular. Un frémito precordial y galope auricular (S_4) podrían estar presentes en la estenosis aórtica grave.

Diagnóstico

- **ECG.** Es común observar hipertrofia ventricular izquierda aunque el ECG podría salir normal aun cuando la estenosis aórtica sea considerable. Una hipertrofia ventricular izquierda con patrón de sobrecarga (descenso del segmento ST e inversión de onda T en derivaciones laterales) en línea de base o durante el ejercicio pueden indicar estenosis aórtica grave.
- **RxTórax.** Inespecífica. Podría haber un ápice redondeado, sombra aórtica prominente, dilatación de aurícula izquierda, y desplazamiento posterior en proyecciones laterales.
- **Ecocardiograma.** Útil en el diagnóstico definitivo, para evaluar morfología valvular, presencia de fibrosis miocárdica y defectos asociados. También podría realizarse un ecocardiograma fetal en útero para diagnosticar estenosis aórtica de grado considerable. Los gradientes observados a lo largo de la válvula aórtica podrían incrementarse falsamente como producto de taquicardia, contractilidad elevada,

o gasto cardíaco (incluyendo anemia). El ecocardiograma puede ayudar a definir el grado de estenosis aórtica (Tabla 22-1).

- **Prueba de esfuerzo.** Útil para determinar la tolerancia al ejercicio en estenosis aórtica moderada a grave. Cambios en el segmento ST ante el ejercicio pueden indicar isquemia (Cuadro 22-2).

Tratamiento médico

Los recién nacidos con estenosis aórtica grave que presentan choque cardiogénico deben recibir PGE (para darle apoyo a la circulación sistémica), apoyo inotrópico, ser intubados e intervenidos con urgencia.

A los pacientes con formas menos graves de estenosis aórtica congénita se les debe hacer un seguimiento riguroso. A pacientes con estenosis aórtica leve a moderada (gradiente promedio <30 mmHg), se les recomienda acudir a consulta cada 2 años. Los pacientes con estenosis aórtica moderada a grave (gradiente promedio >30 mmHg) deben acudir a consulta una vez al año. Se recomienda hacer seguimiento de por vida. El tratamiento profiláctico con antibióticos no se recomienda de forma regular hoy día (Nishimura et al. 2014), aunque hay variadas opiniones al respecto.

Según los lineamientos del ACC/AHA (Colegio Estadounidense de Cardiología y la Asociación Estadounidense de Cardiología), podría ser necesario restringir el ejercicios en pacientes con estenosis aórtica, de la siguiente manera (Bonow et al. 2015):

- Cuando la estenosis aórtica es leve, y la respuesta al esfuerzo máximo es normal, no se debería restringir al paciente
- Cuando la estenosis aórtica es moderada, y la tolerancia al esfuerzo es normal, el paciente puede participar en deportes competitivos estáticos y dinámicos de intensidad baja a media
- Los pacientes asintomáticos con estenosis aórtica grave no deberían participar en deportes competitivos
- Los pacientes sintomáticos con estenosis aórtica no deberían participar en deportes competitivos

Tabla 22-1. Gravedad de la estenosis aórtica según hallazgos ecocardiográficos y cateterismo cardíaco.

	Velocidad máxima[a]	Gradiente instantáneo máximo[a]	Gradiente promedio[a]	Gradiente ventricular aórtico máximo[b]	Área valvular[c]
Leve	3 m/s	<36 mmHg	<25 mmHg	<30 mmHg	>1.5 cm^2
Moderada	3-4 m/s	36-64 mmHg	25-40 mmHg	30-50 mmHg	1-1.5 cm^2
Grave	>4 m/s	>64 mmHg	>40 mmHg	>50 mmHg	<1 cm^2

[a] Por ecocardiograma.

[b] Por cateterismo cardíaco.

[c] En adolescentes y adultos, el área valvular normal es 3-4 cm^2. En niños, el área valvular normal es 2 cm^2/m^2 y con estenosis aórtica grave es 0.6 cm^2/m^2.

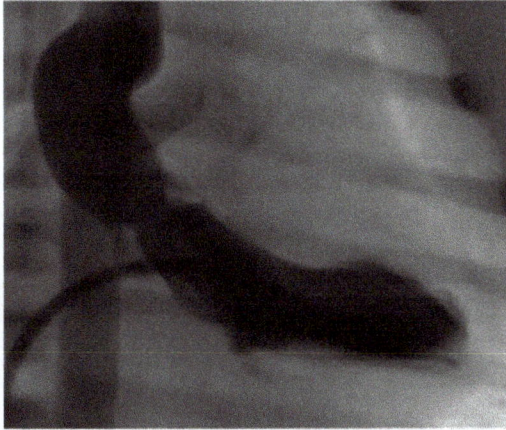

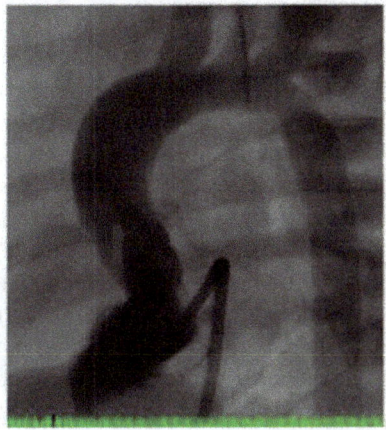

Cuadro 22-3. Angiograma muestra caso típico de válvula aórtica engrosada y displásica con pequeño orificio efectivo.

Indicaciones / Sincronización de la intervención

La estenosis aórtica progresa con el tiempo y el reemplazo valvular es la terapia fundamental en la mayoría de pacientes con una estenosis aórtica considerable. El momento de la intervención y el criterio de valoración están correlacionados con el gradiente inicial y el grado de displasia valvular. La valvuloplastia con balón y la reparación quirúrgica podrían postergar bastante el reemplazo valvular. En muchos pacientes aparece una insuficiencia aórtica progresiva, tanto en estado natural como después de la intervención.

Los recién nacidos y lactantes con estenosis aórtica grave y choque cardiogénico requieren ser intervenidos de urgencia mediante valvuloplastia aórtica con balón o valvulotomía quirúrgica. Los pacientes asintomáticos son candidatos a intervención cuando el gradiente máximo es >50 mmHg. En pacientes sintomáticos, o que muestran cambios isquémicos o repolarización en ECG en reposo o en ejercicio, o que tengan la intención de hacer deportes competitivos o quedar embarazadas, un gradiente máximo mayor a 40 mmHg es por lo general un indicador para la intervención.

Intervención por cateterismo

En muchos centros, la valvuloplastia con balón (Cuadro 22-3) constituye la terapia inicial para tratar la estenosis aórtica valvular aislada, aunque los datos son contradictorios en cuanto a si esta terapia es tan efectiva y duradera como la valvulotomía quirúrgica. La ausencia de reintervención después de una dilatación con balón es de aproximadamente 50 % a 10 años. Por lo general, la recuperación es rápida; a la mayoría de los pacientes con función ventricular normal se les podría dar de alta durante las siguientes 24 horas. Aunque es de alto riesgo, los neonatos con estenosis aórtica grave o con función ventricular deprimida pueden tolerar mejor la valvuloplastia con balón que la valvulotomía quirúrgica, y esto puede postergar la intervención quirúrgica.

Reparación quirúrgica

Reparación de la válvula aórtica

La valvulotomía a cirugía abierta es muy efectiva para la estenosis aórtica primaria, y varias series sugieren que este modo de tratamiento podría estar asociado a una durabilidad superior y menos insuficiencia aórtica, en comparación con la valvuloplastia con balón. Sin embargo, en el presente, la valvuloplastia con balón se ofrece con mayor frecuencia en la mayoría de los centros, incluyendo TCH.

La reparación quirúrgica primaria se ofrece con mayor frecuencia en pacientes con lesiones cardíacas, insuficiencia aórtica progresiva, o estenosis aórtica recurrente que no fueron tratadas de manera adecuada con la valvuloplastia con balón. Entre las técnicas para la reparación valvular están la comisurotomía precisa con reducción valvular. En los casos en los cuales el tejido de la valva es escaso, se podrían realizar extensiones de la valva con pericardio autólogo o pericardio bovino. Se han

Experiencia del TCH en reparación valvular aórtica (1995-2011) (Khan et al. 2013)

Procedimientos: 97

Edad promedio 2.6 años (1-18 años)

Peso promedio 11.6 kg (21-110 kg)

Mortalidad perioperatoria: 2 %

Ausencia de reintervención o muerte a 5 años:
- Reparación simple: 84 %
- Reparación compleja: 61 %

Experiencia del TCH en reemplazo valvular aórtico (1995-2011) (Khan et al. 2013)

Procedimientos: 188

Edad promedio 8.3 años (4 días – 18 años), peso promedio 25.4 kg (2-109 kg):

Tipos de reemplazo de válvula aórtica:
- Autoinjerto (Ross): 68 (36 %)
- Homoinjerto: 74 (39 %)
- Mecánico: 36 (19 %)
- Bioprotésico: 10 (6 %)

Mortalidad perioperatoria: 3 %

Ausencia de reintervención o muerte a 5 años:
- Autoinjerto (Ross): 91 %
- Homoinjerto: 52 %
- Mecánico: 95 %

desarrollado metodologías complejas de reparación de la válvula aórtica para abordar incluso las válvulas aórticas con deformaciones importantes, incluyendo la llamada valva monocúspide. Básicamente, estas técnicas equivalen a construir, en la mesa de operaciones, una válvula de tejido dentro de la raíz aórtica nativa del paciente y representan un desafío geométrico y técnico. Muchas unidades han reportado un éxito inicial con estos métodos, sin embargo, estas reparaciones tienden a no ser reemplazos duraderos, en particular, en niños pequeños (ver reemplazo de la válvula aórtica abajo).

También se podría considerar una segunda reparación valvular después de una valvuloplastia con balón. En pacientes sometidos a valvuloplastia con balón de estenosis aórtica primaria, no es posible rasgar la válvula de manera consistente a lo largo de las comisuras, al contrario, la valva por lo general no solo se rasga radialmente sino que podría extirparse del anillo a lo largo de la circunferencia. Por lo tanto, las estrategias de reparación después de dilataciones previas son por lo general complejas. Una característica limitativa fundamental en todas las reparaciones de estenosis aórtica grave es la dimensión del anillo. Ni la valvuloplastia con balón o la reparación quirúrgica aislada pueden de manera efectiva arreglar la hipoplasia del anillo. Es imprudente que un cirujano acepte un anillo hipoplásico al realizar una valvulotomía primaria abierta de estenosis aórtica. En este escenario, la estenosis aórtica volverá a aparecer rápidamente si el anillo no se trata de la forma debida (ver técnicas de agrandamiento del anillo abajo).

Reemplazo de la válvula aórtica

El tema concerniente al reemplazo de la válvula aórtica en niños es complejo y polémico. Nuestros propios datos (Khan et al. 2013), como los de otros centros que realizan numerosos reemplazo de la válvula aórtica en niños, parecen concluyentes en demostrar que el reemplazo de la raíz aórtica con autoinjerto pulmonar (operación de Ross) es la mejor opción para la mayoría de los niños. Sin embargo, hay instancias en las cuales se puede y debe considerar otras opciones. En el escenario de la disfunción ventricular izquierda profunda, se podría tolerar mejor una oportuna operación con isquemia miocárdica limitada que el procedimiento de Ross, que es de mayor duración y más exigente a nivel técnico. Por ende, entre las alternativas viables en niños están el reemplazo de la raíz aórtica con homoinjerto y la reemplazo de la válvula aórtica mecánica. Esta última es menos atractiva en la mayoría de pacientes debido a la necesidad y, por consiguiente, el riesgo de caer en la anticoagulación prolongada. El reemplazo de raíz con homoinjerto le ofrece al paciente la opción de un estilo de vida activo sin anticoagulación, pero los implantes se degeneran a una velocidad impredecible.

La operación de Ross ofrece al paciente la opción de tener una válvula semilunar natural, más duradera, y en la posición aórtica. La operación se aconseja en una válvula pulmonar satisfactoria, y no ofrecemos la operación de Ross si nos encontramos con una válvula pulmonar bicúspide o con fenestraciones múltiples profundas en la valva (vimos un caso de válvula pulmonar de cuatro valvas). El complejo de la válvula pulmonar se obtiene como manga muscular del infundíbulo ventricular derecho. Es importante recordar que la válvula pulmonar no tiene un «anillo» fibroso y, por ende, está sujeta a dilatación. Como tal, muchos cirujanos refuerzan el autoinjerto implantado (delantal muscular) con una cinta de Dacron® u otro material para «ajustar» la dimensión del anillo. En nuestra opinión, el método de raíz completa, el cual incluye la reimplantación directa de las arterias coronarias, es superior a la técnica subcoronaria.

En los casos donde al anillo aórtico es hipoplásico, el método de Ross-Konno es preferible para lograr una dimensión anular adecuada. La porción de la operación en la cual se agranda la raíz es de hecho facilitada por la obtención del autoinjerto. Una vez que se tiene el autoinjerto, el cirujano logra una vista directa del tabique ventricular, y procede a hacer una incisión de varios milímetros en este para incrementar la dimensión anular. Se repara el defecto del septo con un parche de Dacron® o pericárdico y se implanta el autoinjerto de la forma adecuada.

Según lo comentado, los pacientes con estenosis aórtica a menudo tendrán un aorta ascendente dilatada y en algunos pacientes, es francamente aneurismática. En el escenario anterior, la aorta ascendente tendrá que ser reemplazada y con frecuencia el reemplazo se extiende hasta el arco aórtico (reemplazo del «hemiarco») con una prótesis tubular de Dacron®. En el caso de un aorta ascendente distendida, algunos cirujanos prefieren una aortoplastia anterior para «adaptar» el tamaño de la aorta ascendente de forma que iguale al autoinjerto, mientras que otros no. En cualquier caso, el autoinjerto todavía tendrá la tendencia a dilatarse a nivel de la anastomosis aórtica y, con el tiempo, se generará una dilatación progresiva a nivel de los pilares de la válvula injerto e insuficiencia aórtica. Por lo tanto, es prudente reforzar la anastomosis entre la aorta ascendente y el autoinjerto con una cinta de fieltro Teflon™ u otro material duradero.

Manejo posoperatorio

El manejo posoperatorio de pacientes sometidos a cirugía de estenosis aórtica (la reparación o el reemplazo valvular) es más bien estándar en cuanto en asegurar una precarga (volumen) adecuada, controlar cuidadosamente la poscarga (para controlar la PA en el escenario de suturas aórticas múltiples y facilitar la función ventricular izquierda), y ser prudentes en el apoyo inotrópico y lusitrópico. En muchos casos, una extubación temprana facilita el manejo, pero en aquellos pacientes operados con una profunda disfunción ventricular izquierda, en particular, recién nacidos con estenosis aórtica grave, la sedación y la ventilación mecánica podrían ser útiles para reducir el consumo de oxígeno corporal en general y, por ende, la demanda miocárdica.

Los pacientes con estenosis aórtica crónica acompañada de hipertrofia ventricular izquierda severa, el ventrículo izquierdo a menudo parecerá «hiperdinámico» después de una intervención o cirugía exitosa. En estos casos, la administración de volumen es fundamental. En vista de que la taquicardia se tolera mal, la prudente adición intravenosa de betabloqueadores de acción corta (esmolol) podría facilitar el manejo perioperatorio.

Complicaciones

Las complicaciones después de la valvuloplastia con balón y de la cirugía abierta de estenosis aórtica son poco frecuentes. En lactantes muy pequeños, el acceso vascular podría ser difícil y, por ende, en el abordaje femoral la perfusión distal podría verse comprometida. Esto por lo general responde al tratamiento con anticoagulantes y manejo expectante, aunque ha habido raros casos de afectación profunda de las extremidades, lo cual requirió de revascularización quirúrgica (en bebés muy pequeños se podría necesitar la asistencia de cirujanos con experiencia en métodos microvasculares). En algunos bebés muy pequeños, se ha realizado un corte de arteria carótida para la inserción del catéter y, en estos casos, hay que realizar una reparación primaria de la arteria carótida después del procedimiento. Aunque es un evento raro, se ha asociado la valvuloplastia con balón en recién nacidos pequeños en condiciones críticas con la ruptura aórtica y el paro cardíaco repentino. Por lo tanto, es obligatorio que el equipo quirúrgico esté listo para cuando un recién nacido en estado crítico sea llevado de urgencia para una valvuloplastia con balón, en caso de que se requiera cirugía o ECMO.

Las complicaciones posquirúrgicas no son frecuentes pero podrían ser de importancia. En el caso de la operación de Ross, el autoinjerto hay que obtenerlo del infundíbulo del ventrículo derecho y, por lo tanto, la arteria principal izquierda, la arteria coronaria descendente anterior izquierda, y la primera septal perforante podrían estar en riesgo. Además, al realizar un reemplazo de la raíz, los ostium coronarios deber reimplantarse en el autoinjerto de raíz. Todas estas consideraciones subrayan la necesidad evaluar muy de cerca la posibilidad de que haya isquemia miocárdica en el período perioperatorio.

Entre otras posibles complicaciones quirúrgicas tenemos: falla de la valvuloplastia o autoinjerto (estenosis aórtica o insuficiencia aórtica persistente), estenosis aórtica recurrente, bloqueo auriculoventricular completo, disfunción miocárdica, y sangrado. Todos los pacientes afrontan un riesgo de por vida de necesitar otra cirugía o cateterismo y, por ende, requieren de un plan de seguimiento consistente y longitudinal.

Lectura recomendada

Bonow RO, Nishimura RA, Thompson PD, et al. *Eligibility and disqualification recommendations for competitive athletes with cardiovascular abnormalities: Task Force 5: Valvular heart disease.* Circulation 2015;132:e292-e297.

Khan MS, Samayoa AX, Chen DW, et al. *Contemporary experience with surgical treatment of aortic valve disease in children.* J Thorac Cardiovasc Surg 2013;146:512-521.

Morales DL, Carberry KE, Balentine C, et al. *Selective application of the pediatric Ross procedure minimizes autograft failure.* Congenit Heart Dis 2008;3:404-410.

Nishimura RA, Otto CM, Bonow RO, et al. *2014 AHA/ACC guideline for the management of patients with valvular heart disease.* J Thorac Cardiovasc Surg 2014;148:e1-e132.

Estenosis subaórtica

23

William Buck Kyle, Antonio G. Cabrera, Carlos M. Mery

Aunque la estenosis subaórtica comprende una porción relativamente pequeña de cardiopatías congénitas, esta puede representar un problema controvertido para los médicos porque no hay un consenso en cuanto al manejo para un subgrupo grande de pacientes. Aunque la estenosis subaórtica puede presentarse junto a otras lesiones cardíacas (p. ej., comunicación interventricular por defecto de alineación, cardiomiopatía hipertrófica), este capítulo se enfoca en la estenosis subaórtica en el corazón normal.

Fisiopatología y presentación clínica

Por lo general, la estenosis subaórtica se clasifica en aislada (p. ej., «membrana subaórtica») y tipo túnel. La primera es mucho más común y se caracteriza por un borde parcial o completamente circunferencial y fibroso en el tracto de salida del ventrículo izquierdo. En la estenosis subaórtica del tipo túnel el tracto de salida del ventrículo izquierdo se estrecha en un segmento largo (1-3 cm) circunferencial fibromuscular que podría estar asociado a hipoplasia de el anillo valvular aórtico.

La fisiopatología de la estenosis subaórtica no está definida. Sin embargo, se cree que la turbulencia y tensión por cizallamiento causado por patrones anormales de flujo provocan una reacción inflamatoria que podría ser causante de la aparición y progresión de esta enfermedad. En parte, el ángulo agudo del tracto de salida del ventrículo izquierdo o sus anomalías asociadas (p. ej., comunicación interventricular) podrían ser causantes del flujo turbulento. También es posible que algunos pacientes tiendan a desarrollar fibrosis y cicatrización, lo cual incrementa la incidencia y recurrencia de la estenosis subaórtica. La membrana fibrosa que se desarrolla como consecuencia de la reacción fibrótica tiende a crecer (empeorando la estenosis) y adherirse a las estructuras circundantes, incluyendo la válvula aórtica y mitral (causando insuficiencia aórtica).

En niños, la progresión está asociada a un gradiente mayor en el diagnóstico (gradiente promedio >30 mmHg), engrosamiento de la válvula aórtica en el diagnóstico, una distancia más corta desde la membrana hasta la válvula aórtica, y la adherencia de la membrana a la válvula mitral. Además de la estenosis, puede haber cierto grado de insuficiencia aórtica como probable consecuencia de la invasión de la membrana en la válvula, o por el efecto dañino que a lo largo del tiempo puede tener un chorro turbulento de alta velocidad. Es fundamental tener en cuenta la conservación a largo plazo de la válvula aórtica a la hora de definir el manejo. La hipertrofia ventricular izquierda, que al principio puede ser una respuesta compensatoria para disminuir el estrés de la pared, con el tiempo puede volverse patológica y generar falla cardíaca.

Los pacientes con estenosis subaórtica por lo general son jóvenes (<10 años de edad) y asintomáticos. El motivo más común para visitar al médico es por un soplo. En el caso típico, es un soplo romboidal áspero de alta frecuencia (sin clic) en el borde esternal medio que se irradia hacia las carótidas. Un soplo protodiastólico decreciente es indicativo de insuficiencia aórtica. Un galope auricular (S_4) podría sugerir obstrucción considerable y disfunción diastólica. Incluso en el caso de obstrucción considerable, es raro que los

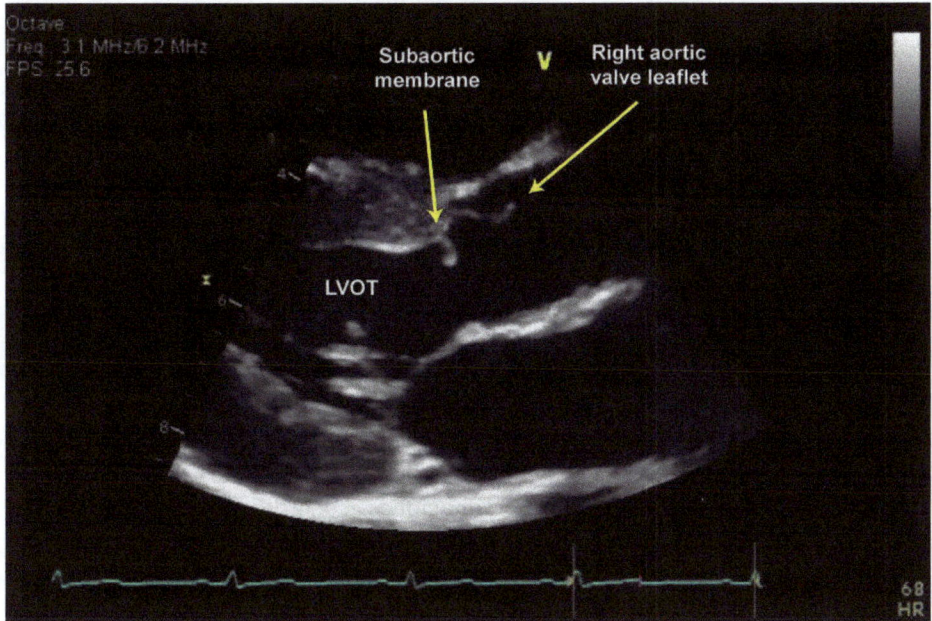

Cuadro 23-1. Eje paraesternal longitudinal en ecocardiograma de membrana subaórtica aislada. Imagen por cortesía de Dr. Josh Kailin, www.pedecho.org.

niños presenten síntomas. Entre los síntomas tenemos resistencia disminuida, dolor torácico, y presíncope o síncope.

Diagnóstico

- **ECG.** El grado de hipertrofia ventricular izquierda tiene poca relación con el grado de obstrucción. El descenso del segmento ST en las derivaciones laterales representa una sobrecarga miocárdica o isquemia, sin importar el gradiente, y puede indicar la necesidad de cirugía.
- **RxTórax.** Normal, por lo general.
- **Ecocardiograma (Cuadro 23-1).** En la estenosis subaórtica aislada, el eje paraesternal longitudinal muestra un borde que se extiende desde el tabique hacia dentro del tracto de salida del ventrículo izquierdo. Hay que buscar si se observa un tejido saliente que sale de la valva anterior de la válvula mitral. En la estenosis subaórtica del tipo túnel, el tracto de salida del ventrículo izquierdo luce difusamente estrecho. En este corte, al generar un artefacto a bajas velocidades en el Doppler a color se puede ver el nivel de obstrucción y mostrar la insuficiencia aórtica. El eje transversal paraesternal en 2D muestra arquitectura de la válvula aórtica y movilidad de la valva (a veces limitada por una membrana que invade), y la insuficiencia está localizada por el color. Las imágenes en la vista apical anterior muestran el lugar y extensión de la obstrucción, y el ángulo de incidencia del Doppler color en esta vista es bueno para estimar el grado de obstrucción e insuficiencia. Las vista subcostal

complementa los hallazgos de la vista apical y a menudo incluso provee una mejor resolución tanto en 2D como en color. No se puede dejar de recalcar la importancia de hacer barridos lentos y completos a través del tracto de salida del ventrículo izquierdo junto a una caracterización cuidadosa del tracto de salida del ventrículo izquierdo, de la membrana, y de las válvulas aórtica y mitral con el Doppler 2D, a color, y espectral. En la vista supraesternal a menudo se miden las velocidades más altas y debe hacerse de rutina. La sonda ecocardiográfica con la cual se obtiene la velocidad más precisa es la PEDOF (Doppler pulsado para medición de velocidad de flujo). Al determinar la gravedad de la obstrucción, hay que tener cuidado en considerar el ángulo de insonación como también los factores de confusión (comunicación interventricular, contaminación por insuficiencia mitral). Se piensa que el gradiente promedio debe aproximarse lo más posible al gradiente con catéter en esta lesión, y este valor debería graficarse en función del tiempo.

- **Prueba de esfuerzo.** Indicada cuando se plantea participar en deportes competitivos.
- **Cateterismo cardíaco.** Puede medir el gradiente con bastante precisión y a veces se usa para confirmar o suplantar estimaciones ecocardiográficas, en particular cuando la imagen es mala o se piensa intervenir. Sin embargo, la mayoría de los pacientes no requieren cateterismo antes de la intervención.

Indicaciones / Sincronización de la intervención

Muchas veces la estenosis subaórtica es progresiva en niños (ocurre menos en adultos) y la velocidad de progresión es muy variable. Se aconsejan las visitas y ecocardiogramas al menos una vez al año para monitorizar el progreso, y más a menudo cuando hay progresión. Los pacientes con síntomas (dolor torácico isquémico o desempeño deportivo disminuido), obstrucción grave, o disfunción ventricular izquierda deberán ser referidos para la intervención quirúrgica. En TCH, los pacientes con insuficiencia aórtica, en especial si es progresiva, por lo general son candidatos para intervención para evitar un daño mayor a la válvula aórtica. En pacientes asintomáticos sin insuficiencia aórtica, el momento ideal para la cirugía es un tema controversial. Se ha sugerido que un gradiente promedio de 30 mmHg o gradiente máximo de 40 mmHg es un indicativo razonable para la intervención. Sin embargo, no hay consenso al respecto y hay que sopesar bien la decisión en cada caso individual.

En el caso de atletas que tienen en mente participar en competencias muy estáticas o dinámicas, hay que tomar en cuenta los criterios de elegibilidad, como también los resultados de la prueba de esfuerzo. La intención de quedar embarazada influye en el manejo en mujeres en edad fértil. La tasa de recurrencia de estas membranas (hasta 20 %) y la necesidad de volver a operar (15 %) requieren de un abordaje bien pensado.

Reparación quirúrgica

El procedimiento se realiza vía esternotomía media y en circulación extracorpórea con canulación aortobicava. Después del paro cardiopléjico y de ventilar el corazón izquierdo a través del tabique interauricular o vena pulmonar superior derecha, se realiza una aortotomía oblicua. Con mucho cuidado se retrae la válvula aórtica para examinar el tracto de salida del ventrículo izquierdo. Por lo general, el grado de involucramiento de la membrana subaórtica es mucho mayor que lo que se aprecia en el ecocardiograma (Booth et al. 2010), y es común que la membrana afecte una o más valvas de la válvula aórtica.

Experiencia del TCH en estenosis subaórtica (1995-2018) (Binsalamah et al. 2019)
Pacientes: 84
Edad promedio: 6.6 años
Ausencia de reintervención a 5 años: 87 %

La resección se inicia con una incisión de la membrana en el tracto de salida del ventrículo izquierdo por debajo del nadir de la valva coronaria derecha. El área hacia la derecha de este sitio contiene el tejido conductivo y deberá tratarse con mucho cuidado. Dependiendo del grosor del tabique ventricular y del ángulo del tracto de salida del ventrículo izquierdo, la incisión podría extenderse por unos pocos milímetros dentro del tabique muscular y se ha sugerido que una miectomía realizada en el momento de resecar la estenosis subaórtica podría reducir la recurrencia al rectificarse el ángulo del tracto de salida del ventrículo izquierdo. Luego se continúa la resección de la membrana hacia la izquierda hacia la válvula mitral. Podría resecarse un poco más el tabique muscular justo en la cara anterior de la válvula mitral. Luego se retira la membrana de la válvula mitral y, con mucho cuidado, del área cerca del sistema de conducción. Cuando la membrana afecta la válvula aórtica, se retira con cuidado de no dañar la válvula. Algunas membranas están muy bien adheridas a la válvula y podría ser muy difícil retirarlas.

Si la estenosis subaórtica es más difusa o tipo túnel, podría ser necesaria una resección mayor en el cuerpo del ventrículo o una estrategia quirúrgica alterna (p. ej., operación de Kono modificada u operación de Ross-Kono si el anillo valvular es pequeño).

Manejo posoperatorio

Por lo general, los pacientes mayores se extuban en quirófano o poco después. El manejo posoperatorio de pacientes con estenosis subaórtica se enfoca en limitar la respuesta hiperdinámica después de la resección. Los pacientes podrían tener hipertrofia ventricular izquierda considerable y disfunción diastólica. Por lo tanto, podría ser beneficioso administrar una infusión de esmolol para reducir la frecuencia cardíaca en algunos pacientes. Podría haber un bloqueo de la rama izquierda del haz de His si la resección subaórtica implica una miectomía septal extensa. De haber dicho bloqueo, podría haber disfunción sistólica adicional.

Complicaciones

Por lo general, la resección de la estenosis subaórtica es una operación de baja morbilidad. Sin embargo, entre las posibles complicaciones están la creación de una comunicación interventricular a partir de una miectomía extensa (la cual habrá de identificarse y repararse durante la cirugía) y la presencia de bloqueo cardíaco completo debido a lesión del sistema de conducción auriculoventricular. El bloqueo cardíaco podría ser temporal pero si no se recupera la conducción a niveles normales al día 10 después de la operación, hay que considerar la colocación de un marcapasos (ver Capítulo 75).

Seguimiento a largo plazo

La incidencia de reintervención después de una resección de estenosis subaórtica en TCH es de aproximadamente 15 %. Por lo tanto, es obligatorio hacer seguimiento con cierta frecuencia después de la intervención quirúrgica. Entre los factores de riesgo de recurrencia de la membrana tenemos: un elevado gradiente máximo en el momento del diagnóstico (>60 mmHg), el grado de afectación de la válvula aórtica, una distancia corta entre la membrana y la válvula, y la corta edad al momento del diagnóstico. Se cree que la miectomía en el momento de la resección de la estenosis subaórtica previene la recurrencia. Los datos son divergentes en cuanto a si la intervención temprana reduce la progresión de la insuficiencia aórtica, en particular, en pacientes con insuficiencia más avanzada.

Lectura recomendada

Binsalamah ZM, Spigel ZA, Zhu H, et al. *Risk factors for reoperation after isolated subaortic membrane resection.* Presentación hecha en el 55vo Encuentro Anual de la Society of Thoracic Surgeons, San Diego, CA, 2019.

Booth JH, Bryant R, Powers SC, et al. *Transthoracic echocardiography does not reliably predict involvement of the aortic valve in patients with a discrete subaortic shelf.* Cardiol Young 2010;20:284-289.

Ezon DS. *Fixed subaortic stenosis: a clinical dilemma for clinicians and patients.* Congenit Heart Dis 2013;8:450-456.

24 Estenosis supravalvular aórtica

Lisa C. D'Alessandro, Antonio G. Cabrera, Zhe Amy Fang, Carlos M. Mery

La estenosis supravalvular aórtica es una lesión del tracto de salida del ventrículo izquierdo que presenta desafíos particulares y puede ser parte de una arteriopatía más difusa.

Fisiopatología y presentación clínica

La estenosis supravalvular aórtica es una cardiopatía congénita por deficiencia de elastina, resultante de la eliminación de una copia del gen ELN como parte del síndrome de Williams o por mutaciones en ELN (estenosis supravalvular aórtica no sindrómica). La deficiencia de elastina principalmente afecta las grandes arterias, y produce engrosamiento de la media y estrechamiento luminal. Por lo tanto, a menudo la estenosis supravalvular aórtica es vista como una arteriopatía difusa. Las lesiones cardiovasculares asociadas son comunes y entre ellas están la estenosis pulmonar valvular y supravalvular, estenosis de la rama de la arteria pulmonar, hipoplasia del arco aórtico y coartación, y el prolapso de la válvula mitral. También es común ver la estenosis supravalvular aórtica acompañada de estenosis del ostium coronario, la cual puede ser resultado del anclaje de las valvas de la válvula aórtica en la unión sinotubular. En cuanto a la clasificación anatómica clásica, la estenosis supravalvular aórtica puede ser de tipo membranoso, reloj de arena, o con hipoplasia difusa, siendo las dos últimas asociadas a la deficiencia de elastina. Desde el punto de vista quirúrgico, la estenosis supravalvular aórtica se clasifica en aislada o como parte de una arteriopatía difusa.

La presentación de síntomas depende de la gravedad de la obstrucción y presencia de lesiones cardiovasculares asociadas. La mayoría de las personas con estenosis supravalvular aórtica es asintomática en la presentación y se evalúa en función de los hallazgos en la exploración (p. ej., rasgos dismórficos, soplo cardíaco). En el síndrome de Williams, una obstrucción de moderada a grave tiende a progresar, pero la mayoría de las personas se mantienen estables. Las personas con síndrome de Williams tienden a no requerir intervención en comparación con los que tienen otro tipo de estenosis supravalvular aórtica (p. ej., estenosis supravalvular aórtica por mutaciones del ELN u otras causas no definidas). Las razones detrás de esto no están claras todavía.

Al igual que otras lesiones del tracto de salida del ventrículo izquierdo, en la estenosis supravalvular aórtica hay un soplo de eyección con radiación hacia las carótidas y un frémito en la escotadura supraesternal. Un hallazgo que podría definir el diagnóstico es una diferencia en la PA (mayor a aproximadamente 18 mmHg) entre el brazo derecho y el izquierdo. Se cree que esto surge por el efecto Coanda (flujo sanguíneo a lo largo de una pared limítrofe).

Diagnóstico

- **ECG.** Podría mostrar hipertrofia ventricular izquierda o hipertrofia biventricular dependiendo de la edad en el momento de la presentación y de la gravedad de la lesión.
- **RxTórax.** Podría sugerir hipertrofia ventricular izquierda o hipertrofia biventricular.

- **Ecocardiograma.** Base principal para hacer el diagnóstico. Una caracterización completa incluye mediciones en 2D de la unión sinotubular, Doppler a color de la estenosis, y evaluación de la velocidad máxima del Doppler espectral. El gradiente instantáneo máximo calculado a partir de la velocidad máxima es una sobrestimación del gradiente ventricular aórtico máximo (pico-pico) obtenido por cateterismo cardíaco; por lo tanto, el gradiente promedio también debe reportarse. El tamaño del anillo valvular aórtico y la morfología aórtica también son importantes en la planificación quirúrgica. Es esencial evaluar si hay lesiones cardíacas asociadas. Es importante tener en cuenta que la estenosis del ostium coronario no puede descartarse por ecocardiograma.
- **AngioTAC y RMN.** Se usan primordialmente como estudios de imágenes complementarios para evaluar coronarias y detectar estenosis distales en arteriopatía difusa. A menudo se incluye el abdomen para descartar síndrome de aorta media y estenosis de las ramas aórticas, en particular, estenosis de la arteria renal. La tomografía computarizada también es útil para evaluar las ramas de las arterias pulmonares.
- **Evaluación genética.** Se debe realizar durante el diagnóstico, incluyendo antecedentes familiares y evaluación de rasgos dismórficos y anomalías extracardíacas para poder proseguir con pruebas genéticas (p. ej., análisis de micromatrices cromosómicas para evaluar síndrome de Williams, secuenciación del gen de la elastina con análisis de eliminación/duplicación para evaluar estenosis supravalvular aórtica no sindrómica).

Indicaciones / Sincronización de la intervención

El tratamiento de la estenosis supravalvular aórtica es quirúrgico. Dado que la estenosis podría ser progresiva, en especial en pacientes con estenosis supravalvular aórtica moderada a grave, y ya que es común que haya coronarias afectadas, los pacientes van a cirugía más pronto que los que tienen estenosis aórtica subvalvular o valvular. En general, un gradiente ventricular aórtico máximo o un gradiente promedio de 50 mmHg es una indicación para la intervención quirúrgica. Los pacientes con gradientes menores podrían beneficiarse de la intervención quirúrgica si hay evidencia de cardiopatía isquémica en reposo o durante el ejercicio. La estenosis pulmonar aislada puede tratarse con angioplastia con balón en el laboratorio de hemodinámica a menos que la estenosis sea difusa.

Consideraciones anestésicas

Los pacientes con estenosis supravalvular aórtica están en alto riesgo de isquemia miocárdica, en especial durante la inducción de la anestesia. El objetivo hemodinámico es evitar taquicardia y mantener una presión de perfusión coronaria adecuada. Es fundamental que la precarga sea adecuada, mantener resistencia vascular sistémica, y evitar hipotensión. La combinación de taquicardia e hipotensión puede resultar en un rápido deterioro hemodinámico en un escenario comprometido en cuanto al suministro y la demanda de oxígeno. La combinación de hipertrofia ventricular izquierda

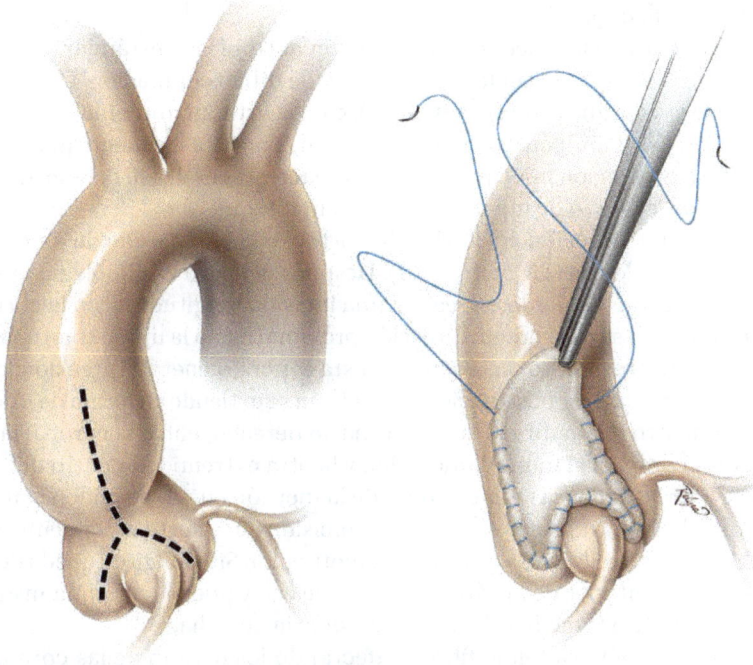

Cuadro 24-1. Reparación quirúrgica de estenosis supravalvular aórtica con el parche de Doty. Se hace una incisión en forma de «Y» a lo largo del área estenosada y se usa un parche de pericardio autólogo en forma de pantalón para agrandar la raíz aórtica.

y obstrucción coronaria pone al paciente en alto riesgo de paro cardíaco, en especial durante la inducción y hace que la RCP sea menos efectiva. Por esta razón, en TCH se acostumbra a que el cirujano y el perfusionista estén disponibles en quirófano durante la inducción.

Los medicamentos que aumentan la frecuencia cardíaca (p. ej., atropina, glicopirronio, ketamina), y los que disminuyen la resistencia vascular sistémica (p. ej., propofol, anestésicos volátiles) deber ser usados con precaución. Es común administrar vasopresores durante la inducción para mantener una resistencia vascular sistémica adecuada. Es importante notar que el grado de estenosis supravalvular aórtica no está correlacionado con la gravedad de la obstrucción coronaria. Los pacientes con estenosis supravalvular aórtica leve a moderada pueden tener una obstrucción coronaria considerable. La estenosis de la rama de la arteria pulmonar y la obstrucción del tracto de salida del ventrículo derecho también pueden generar hipertrofia ventricular derecha y disfunción ventricular derecha. Por lo tanto, es esencial evitar incrementos en resistencia vascular pulmonar y mantener una ventilación y oxigenación adecuadas.

Después de la reparación, a los pacientes con estenosis supravalvular aórtica les suele ir bien. Es importante evitar grandes cambios en la PA. Entre otras consideraciones anestésicas en pacientes con estenosis supravalvular aórtica asociada al síndrome de Williams están la hipertensión y la posibilidad de disfunción renal.

229

Reparación quirúrgica

El procedimiento se hace mediante canulación aortobicava estándar. Sin embargo, la aorta en estos pacientes tiende a ser gruesa y de difícil canulación. Una alternativa razonable es suturar una prótesis de Gore-Tex® en la arteria innominada para la canulación arterial. Esto también deja más espacio en la aorta ascendente para realizar la reparación. La protección miocárdica en estos pacientes es difícil debido a la obstrucción coronaria y el grado de hipertrofia ventricular izquierda.

La reparación de elección en TCH es la aortoplasia con parche de ampliación en pantalón (técnica de Doty) (Cuadro 24-1). Después del paro cardioplégico y de haber ventilado el corazón izquierdo, se realiza una incisión longitudinal en la aorta ascendente y con cuidado se extiende en dirección proximal hasta la unión sinotubular, justo arriba de la comisura no coronaria derecha. Esta es por lo general el área donde el anillo fibroso grueso crea la peor obstrucción. La incisión se extiende en forma de «Y» con una extremidad dentro del nadir del seno coronario derecho, entre la coronaria derecha y la comisura coronaria izquierda/derecha, y la otra extremidad dentro del nadir del seno no coronario. Todas las dimensiones de la incisión en «Y» se miden con cuidado, en particular, la longitud entre el ápice de la incisión en la aorta ascendente distal y el lugar de la bifurcación de la «Y» en la unión sinotubular. Si la longitud queda demasiado larga, el aspecto anterior de la válvula aórtica se cae y puede crear una insuficiencia aórtica importante o torsión de la arteria coronaria derecha.

No es inusual que haya tejido fibroso afectando los ostium de las coronarias, en particular, la izquierda, creándose así una «capucha». El tejido fibroso en la unión sinotubular se rebana y la capucha fibrosa se extirpa de los ostium coronarios. Luego se usa un parche ancho y corto en forma de pantalón, fijado con glutaraldehído, para reconstruir la raíz aórtica y la aorta ascendente y, por ende, se alarga la unión sinotubular.

En algunos pacientes, la extensión de la estenosis supravalvular aórtica podría ser más difusa y extenderse al arco y vasos braquiocefálicos. Estos pacientes requerirán de aortoplastias con parche más extensas y/o separadas. Si hay una estenosis importante de las ramas centrales de las arterias pulmonares, podría abordarse durante la cirugía con aloinjerto o parches pericárdicos autólogos.

Manejo posoperatorio

El manejo posoperatorio de pacientes con estenosis supravalvular aórtica se centra en los siguientes principios:

- **Preservación de la presión de perfusión coronaria.** Antes de la operación, las arterias coronarias se perfunden a presiones diastólicas mayores. Si las coronarias son de calibre pequeño y han sido destechadas, la hipertensión sistémica podría no ser necesaria, pero si son pequeñas y hay antecedentes de arritmia ventricular, podría ser útil administrar una combinación de adrenalina en dosis no mayores a 0.05 mcg/kg/min y vasopresina a baja dosis (no más de 0.03 u/kg/hr) dada la elasticidad anormal de la pared coronaria.
- **Desempeño ventricular adecuado.** Podría haber disfunción ventricular derecha o izquierda debido a insuficiencia coronaria por hipertrofia ventricular derecha o izquierda, y/o pinchamiento cruzado prolongado por reparaciones más extensas.

Dado el grado de hipertrofia ventricular izquierda y una pobre distensibilidad del ventrículo izquierdo, habrá más cambios importantes en las presiones de llenado ventricular con cambios pequeños en volumen. Se quiere tener las más bajas presiones de llenado para lograr una hemodinámica normal. Podrían usarse inotrópicos, de ser necesario, para incrementar la PA y perfusión. La descarga ventricular considerable con diuréticos podría fácilmente causar una hipotensión. La diuresis deber ser conservadora.

- **Identificación y tratamiento de arritmias.** La extrasístole auricular es infrecuente pero puede aparecer debido a presiones elevadas de llenado ventricular e insuficiencia valvular mitral o tricúspide más allá de niveles moderados. Las arritmias ventriculares podrían indicar cardiopatía isquémica y disfunción ventricular.

Complicaciones

Entre algunas de las complicaciones después de la reparación de la estenosis aórtica supravalvular están:

- **Aparición de insuficiencia aórtica.** Si durante la reparación no se logra obtener una geometría adecuada de la raíz aórtica y aorta ascendente, la válvula aórtica podría quedar distorsionada y favorecer la aparición de insuficiencia aórtica. Hay que tomar en cuenta esta complicación y corregirla en quirófano.
- **Insuficiencia coronaria.** Durante la reparación, una protección miocárdica adecuada es esencial para evitar la disfunción miocárdica. Además, una reparación ineficiente puede causar torsión de las arterias coronarias.

Seguimiento a largo plazo

Las personas con estenosis supravalvular aórtica requieren de seguimiento de por vida, ya que pueden desarrollar estenosis arterial en otros lugares, y también puede reaparecer la estenosis supravalvular aórtica después de la reintervención. Además, están en riesgo de hipertensión como resultado de lesiones estenóticas, rigidez vascular, o afectación renal. La hipertensión puede ser difícil de manejar y podría requerir un enfoque multidisciplinario. La estenosis supravalvular aórtica no sindrómica como resultado de la mutación del gen ELN es una condición autosómica dominante y, por lo tanto, debe informarse a las familias que hay un 50 % de probabilidad de que el rasgo se transmita a la descendencia.

25 Coartación aórtica y arco aórtico interrumpido

Keila N. Lopez, Sebastian C. Tume, Stuart R. Hall, Aimee Liou,
S. Kristen Sexson Tejtel, Carlos M. Mery

La coartación de la aorta, la hipoplasia del arco aórtico y el arco aórtico interrumpido son enfermedades en donde una porción de la aorta (sin incluir la válvula aórtica) es pequeña en relación a la superficie corporal, o un segmento del arco es atrésico o inexistente. Estas lesiones pueden presentarse en el período neonatal, la infancia o, rara vez, en la adultez. El momento de acudir a la primera consulta depende de la gravedad de la lesión (grado y extensión del estrechamiento del arco) como también de la presencia de conducto arterioso permeable y colaterales aortopulmonares. Las lesiones del arco también pueden aparecer junto a otras lesiones obstructivas del lado izquierdo, incluyendo anomalías en válvula aórtica y mitral, o en ventrículo izquierdo. Para información sobre la hipoplasia múltiple del corazón izquierdo, ver Capítulo 26. El arco aórtico por lo general se divide en diferentes segmentos (Cuadro 25-1):

- **Arco proximal:** entre la arteria innominada y la arteria carótida izquierda
- **Arco distal:** entre la arteria carótida izquierda y la arteria subclavia izquierda
- **Istmo:** entre la arteria subclavia izquierda y el conducto arterioso o ligamento arterioso

Las dimensiones de cada segmento del arco aórtico son importantes para definir la presentación clínica y el manejo de pacientes con hipoplasia del arco aórtico. La coartación de la aorta focal clásicamente se presenta con un estrechamiento considerable a nivel del istmo.

El arco aórtico interrumpido se clasifica en 3 tipos según el segmento donde ocurre la interrupción:

- **Tipo A:** la interrupción es distal con respecto a la arteria subclavia izquierda
- **Tipo B:** la interrupción está entre la arteria carótida común izquierda y la arteria subclavia izquierda
- **Tipo C:** la interrupción está entre la arteria innominada y la arteria carótida común izquierda

Fisiopatología y presentación clínica

Fetal

Las lesiones leves del arco aórtico a menudo son difíciles de detectar en el útero y podrían ser detectadas solo después de nacer, seguido al cierre del conducto arterioso permeable. En el caso contrario, si hay un considerable estrechamiento ascendente, transverso, o del istmo, habrá flujo retrógrado en el arco aórtico, lo cual se puede detectar en el ecocardiograma fetal.

El arco aórtico interrumpido también se puede detectar en el útero cuando el ecocardiograma fetal revela una falta de comunicación entre partes de la aorta transversa y descendente. Sin embargo, podría ser difícil determinar el tipo de interrupción dependiendo del tamaño, posición, y edad gestacional del feto.

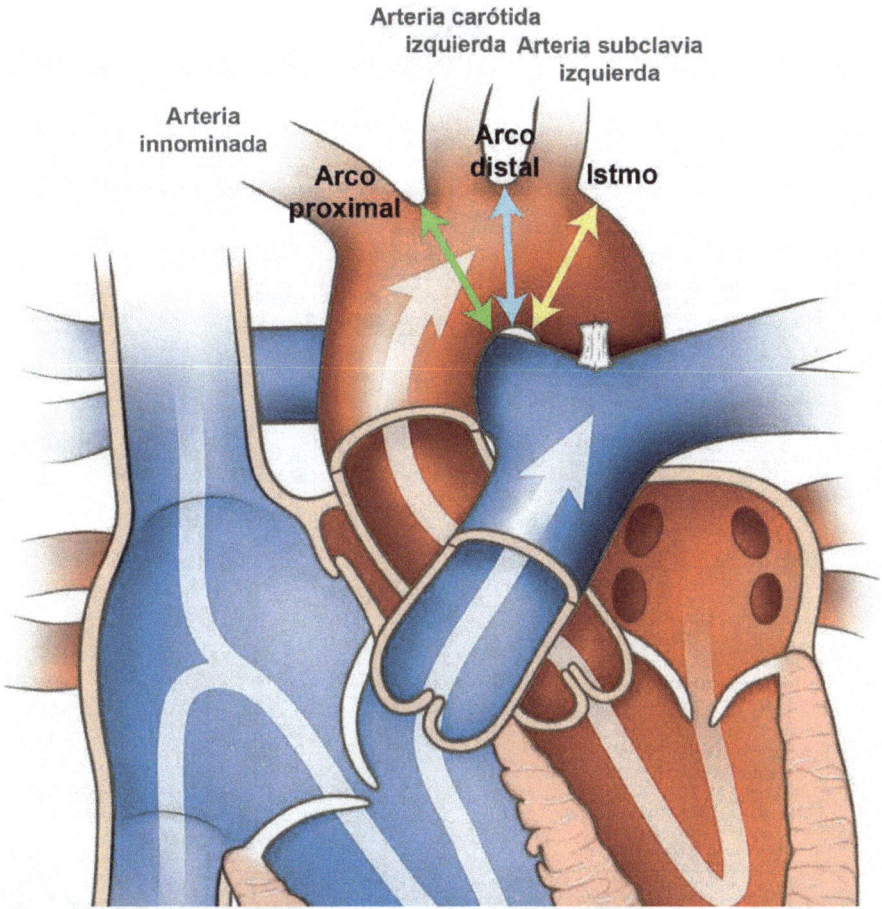

Cuadro 25-1. Segmentos del arco aórtico.

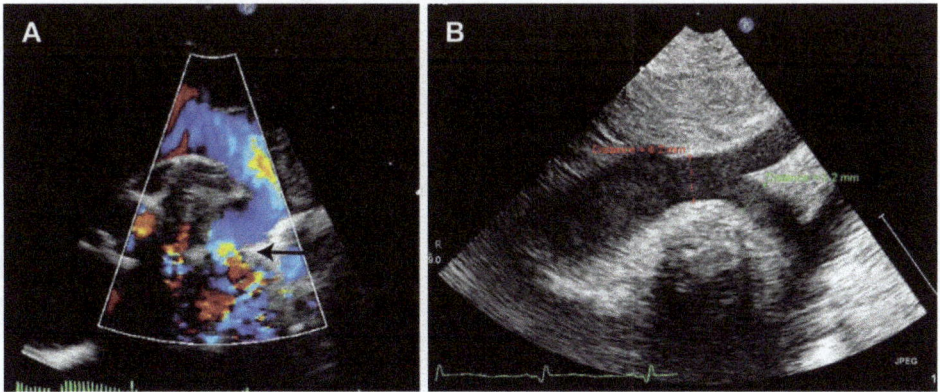

Cuadro 25-2. Ecocardiograma de paciente con coartación aórtica aislada (A, flecha) y paciente con arco aórtico hipoplásico (B).

Alerta de Arco aórtico
(pacientes con sospecha de coartación leve a moderada de la aorta)

¿Dónde llevar al bebé?

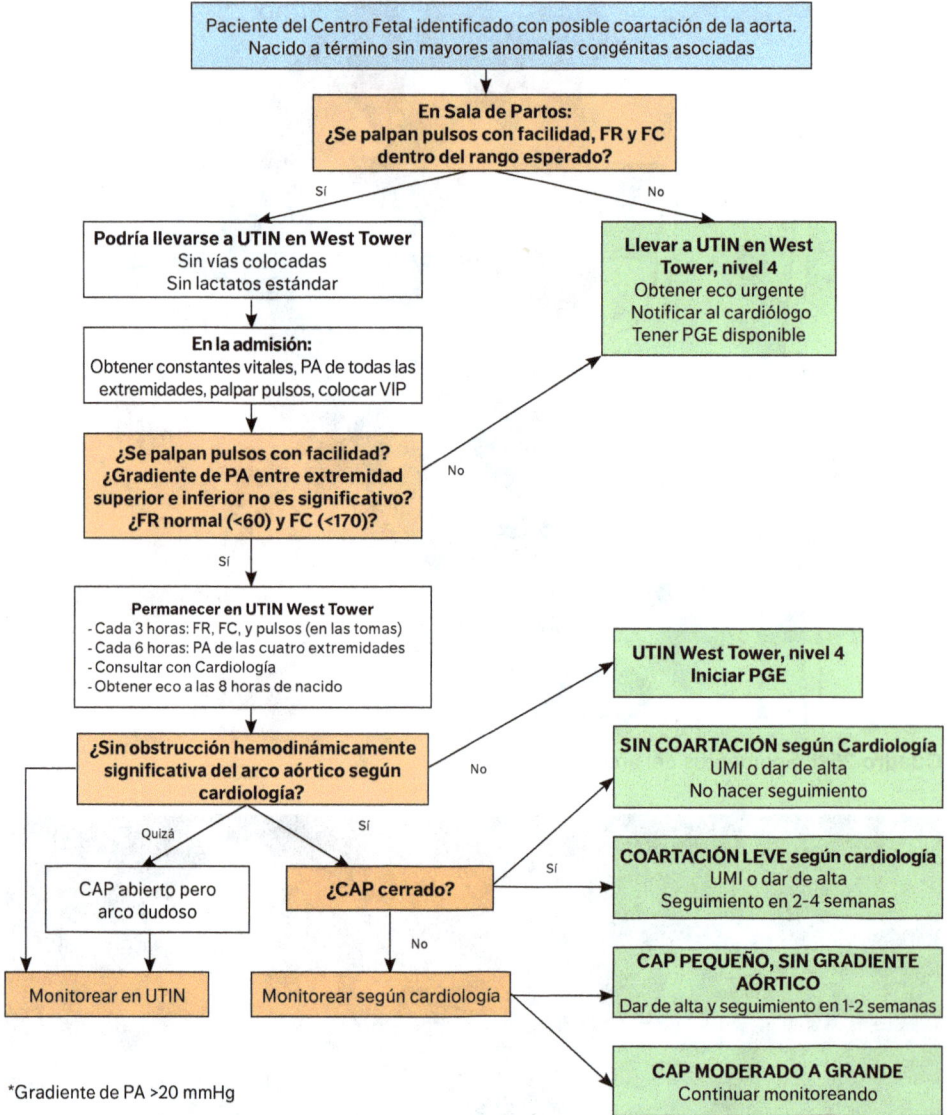

Paciente del Centro Fetal identificado con posible coartación de la aorta.
Nacido a término sin mayores anomalías congénitas asociadas

En Sala de Partos:
¿Se palpan pulsos con facilidad, FR y FC dentro del rango esperado?

Sí → **Podría llevarse a UTIN en West Tower**
Sin vías colocadas
Sin lactatos estándar

No → **Llevar a UTIN en West Tower, nivel 4**
Obtener eco urgente
Notificar al cardiólogo
Tener PGE disponible

En la admisión:
Obtener constantes vitales, PA de todas las extremidades, palpar pulsos, colocar VIP

¿Se palpan pulsos con facilidad?
¿Gradiente de PA entre extremidad superior e inferior no es significativo?
¿FR normal (<60) y FC (<170)?

No → (Llevar a UTIN en West Tower, nivel 4)

Sí → **Permanecer en UTIN West Tower**
- Cada 3 horas: FR, FC, y pulsos (en las tomas)
- Cada 6 horas: PA de las cuatro extremidades
- Consultar con Cardiología
- Obtener eco a las 8 horas de nacido

¿Sin obstrucción hemodinámicamente significativa del arco aórtico según cardiología?

No → **UTIN West Tower, nivel 4**
Iniciar PGE

Sí → **¿CAP cerrado?**

Quizá → CAP abierto pero arco dudoso → **Monitorear en UTIN**

SIN COARTACIÓN según Cardiología
UMI o dar de alta
No hacer seguimiento

Sí → **COARTACIÓN LEVE según cardiología**
UMI o dar de alta
Seguimiento en 2-4 semanas

No → Monitorear según cardiología

CAP PEQUEÑO, SIN GRADIENTE AÓRTICO
Dar de alta y seguimiento en 1-2 semanas

CAP MODERADO A GRANDE
Continuar monitoreando

*Gradiente de PA >20 mmHg

Cuadro 25-3. Protocolo de la «alerta de arco» en TCH. CAP: conducto arterioso permeable, FC: frecuencia cardíaca, FR: frecuencia respiratoria, PA: presión arterial, PGE: prostaglandina E, UMI: Unidad Materno Infantil, UTIN: Unidad de Terapia Intensiva Neonatal, VIP: vía intravenosa periférica, WT: West Tower.

```
┌─────────────────────────┐
│    Coartación aórtica    │
└─────────────────────────┘
             │
             ▼
┌─────────────────────────┐
│   ¿Anomalías cardíacas   │
│        asociadas?        │
└─────────────────────────┘
   No                   Sí
```

┌──────────────────────────────┐
│ ¿Arco arco aórtico hipoplásico? │
└──────────────────────────────┘
   No   Sí

┌──────────────────────────┐   ┌──────────────────────────────┐
│   Toracotomía   │   │   Esternotomía media   │
│ Anastomosis terminoterminal │   │ Avance del arco aórtico +   │
│   extendida   │   │ reparación de anomalías   │
│   │   │   cardíacas   │
└──────────────────────────┘   └──────────────────────────────┘

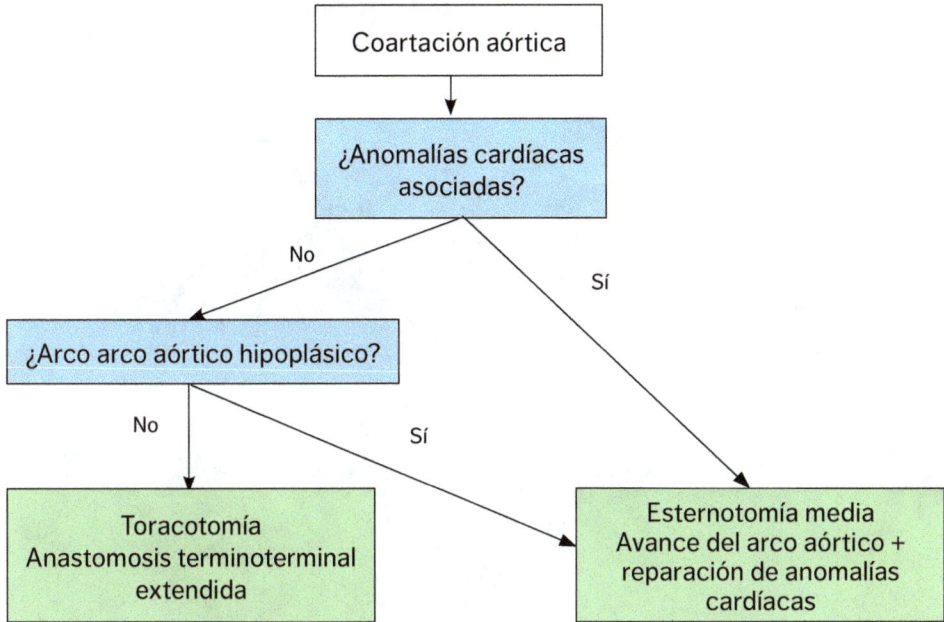

Cuadro 25-4. Algoritmo de manejo de coartación de la aorta y arco aórtico hipoplásico en recién nacidos y lactantes.

A pesar del nivel de gravedad, es normal que las manifestaciones clínicas de obstrucción del arco en el feto sean mínimas en el útero debido a la permeabilidad del conducto arterioso permeable. Aun sí, es fundamental que se determine cuáles lesiones del arco son graves o críticas (como en el caso del arco aórtico interrumpido), ya que ayudará a dictaminar el cuidado posnatal inmediato, incluyendo lugar del parto e inicio de PGE para mantener la permeabilidad del conducto.

Neonatal

La presentación clínica de las lesiones del arco aórtico después del nacimiento dependerán del grado de obstrucción. La coartación de la aorta leve podría no presentarse en el período neonatal, ya que por lo general esta permite que haya flujo sanguíneo adecuado en el cuerpo, por lo que no se hace evidente a nivel clínico. Estas lesiones más leves a menudo se descubren o se hacen aparentes a nivel clínico durante la infancia (ver Infancia/Adolescencia abajo).

Al contrario, la mayoría de los pacientes con coartación de la aorta y arco aórtico interrumpido graves tienden a presentar síntomas en las primeras 24-72 horas después de nacer, ya que el conducto arterioso permeable se cierra, a menos que se haya iniciado tratamiento con PGE inmediatamente después del nacimiento por haberse hecho un diagnóstico prenatal. El cierre del conducto arterioso permeable puede resultar en un estrechamiento considerable de cualesquiera de las múltiples partes del arco aórtico, además de impedir el flujo a través del conducto arterioso permeable

235

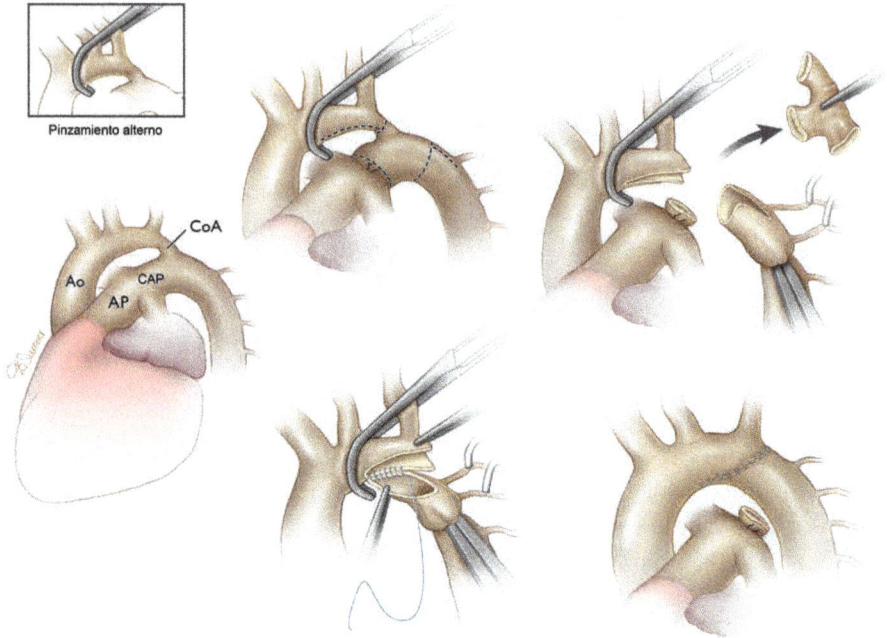

Cuadro 25-5. Reparación de coartación de la aorta por coartectomía y anastomosis termino-terminal extendida. Se hace un movimiento completo de arco aórtico, vasos braquiocefálicos, aorta descendente, y conducto arterioso / ligamento arterioso. Los vasos intercostales/colaterales se controlan con torniquetes finos. Con una pinza Castañeda prensan la arteria subclavia izquierda y en el arco aórtico. Se coloca una pinza angulada o recta en la aorta descendente. El conducto arterioso se divide y se retira el segmento coartado con todo el tejido ductal. La incisión proximal se extiende por debajo del arco aórtico. La incisión distal se extiende a la zona posterior. Se crea una anastomosis grande entre la aorta descendente y el arco aórtico con sutura de polipropileno (7-0 en recién nacidos). Se sueltan las pinzas.

hacia el resto del cuerpo. Además, el miocardio neonatal es particularmente sensible a una poscarga elevada y cualquier estrechamiento considerable del arco puede causar una fuerte tensión sobre el ventrículo izquierdo, lo cual podría resultar en disfunción ventricular izquierda.

Al inicio del cierre del conducto arterioso permeable (lo cual a menudo ocurre durante las primeras 12-24 horas), es posible notar una disminución del pulso femoral y pedio, o un diferencial entre la tensión sanguínea entre las extremidades superiores e inferiores. La alteración del flujo sanguíneo distal, con respecto al conducto arterioso permeable, podría no ser clínicamente obvio en este punto. Si se detecta más adelante (24-72 horas después de nacer), el paciente podría presentar un flujo sanguíneo bastante alterado distalmente con respecto al estrechamiento o conducto arterioso permeable, y podría

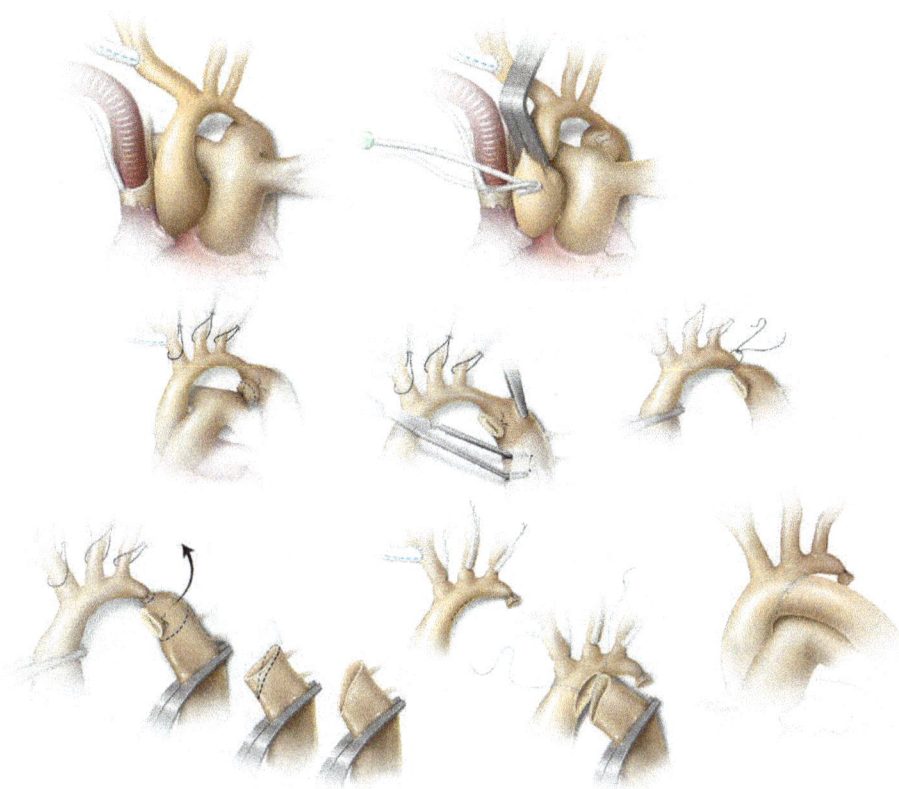

Cuadro 25-6. Uso del avance del arco aórtico para reparar el arco aórtico hipoplásico en recién nacidos y lactantes. Se inicia la circulación extracorpórea a través de una prótesis en la arteria innominada con canulación bicava. Se mueven el arco aórtico, los vasos braquioce-fálicos, y la aorta descendente tan distalmente como sea posible para procurar una movilidad adecuada. Después de la división del conducto arterioso/ligamento arterioso, se divide el istmo y se cierra con sutura. Se retira todo el tejido ductal y se espatula la aorta descendente. Se hace una incisión en arco aórtico proximal y se realiza una anastomosis terminoterminal entre la aorta descendente y el arco. Es importante alinear correctamente la anastomosis para evitar torsión de la aorta ascendente y la obstrucción resultante.

presentar mala alimentación, taquipnea, letargia, irritabilidad, y choque cardiogénico con acidosis e insuficiencia multiorgánica durante la primera semana de vida.

Infancia / Adolescencia

Las lesiones obstructivas del arco aórtico que se presentan en la infancia y adolescencia por lo general son menos graves y hay tiempo para que se desarrolle un flujo colateral para suplir de sangre al tren inferior a pesar de la obstrucción. Estas lesiones también pueden aparecer como resultado de lesión aórtica por trauma o procesos inflamatorios.

De lo contrario, el paciente asintomático podría presentar soplo o con hipertensión en la consulta. Los pacientes también podrían tener dolores de cabeza y estómago

Aortoplastia deslizante del arco

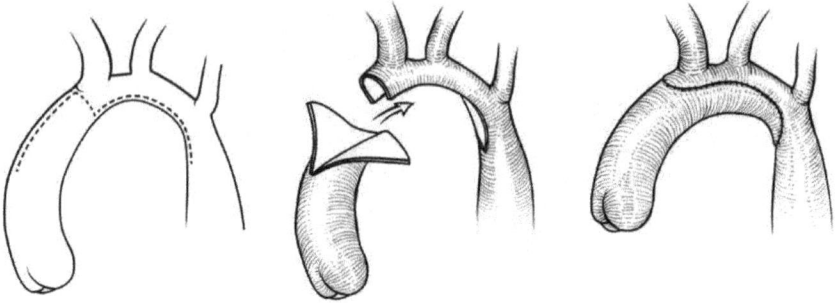

Aortoplastia
con parche

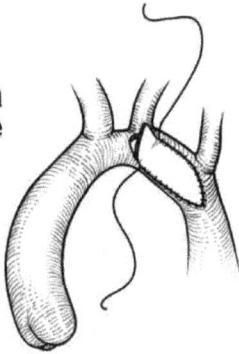

Interposición
con prótesis

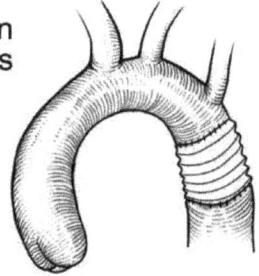

Cuadro 25-7. Cirugías alternativas para la reconstrucción del arco aórtico. La aortoplastia deslizante del arco es una reparación con material completamente autólogo en la cual una lengüeta de aorta ascendente se usa para agrandar el arco aórtico. Cuando la reparación con material completamente autólogo no es posible, podría recurrirse a una aortoplastia con parche o una interposición con prótesis.

frecuentes que empeoran con la actividad. En la evaluación, tendrán pulsos disminuidos o retardados, aunque la extensión de dicha disminución o retardo depende de la cantidad de flujo a través de vasos colaterales desarrollados durante la duración de la obstrucción. Estos pacientes también tendrán un gradiente considerable de la PA sistólica (>20 mmHg) en las cuatro extremidades. Se podría escuchar un soplo sistólico que permanece hacia la diástole en el área paravertebral izquierda e indica flujo a través del área de obstrucción. También podrían escucharse soplos continuos debido al flujo que corre por grandes vasos colaterales. La presentación en esta edad por lo general no está asociada con función cardíaca inadecuada o colapso cardiovascular.

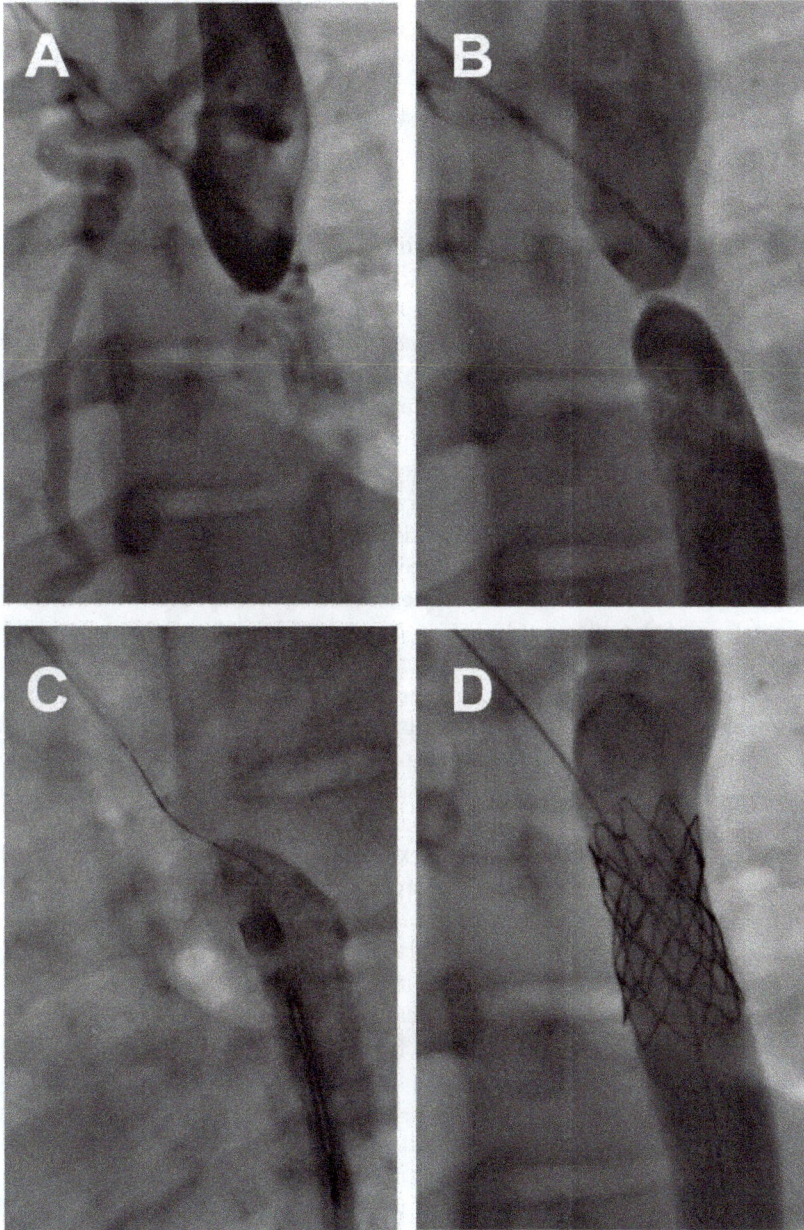

Cuadro 25-8. Angiogramas de un paciente con pseudoatresia de la aorta a nivel de la coartación de la aorta. A) Nótese la cantidad de colaterales arteriales típicos en la obstrucción grave de la aorta. B) Las inyecciones simultáneas arriba y debajo de la obstrucción muestran la gravedad de la coartación de la aorta. C) Se pasa un cable a través del segmento estrechado; el cable se atrapa desde abajo. D) Angiografía después de la colocación de un stent recubierto muestra calibre normal del área tratada.

Diagnóstico

- **Ecocardiograma fetal.**
  - *Coartación de la aorta leve.* En el ecocardiograma puede haber señales sutiles que podrían sugerir coartación de la aorta (a menudo leve) extrauterina, incluyendo flujo de color persistente en el área de estrechamiento leve del arco, y mediciones ligeramente pequeñas o fronterizas del arco aórtico para la edad gestacional en 2D. La presencia o la gravedad de una coartación de la aorta potencialmente leve en estos casos no puede determinarse hasta que se haga una evaluación posnatal cuando el conducto arterioso permeable se haya cerrado y se puedan evaluar los gradientes en los pulsos femoral y pedio.
  - *Coartación de la aorta grave, hipoplasia tubular moderada a grave, y arco aórtico interrumpido.* Estas lesiones pueden detectarse en el útero por ecocardiograma fetal. En el caso de la coartación de la aorta grave y la hipoplasia tubular del arco moderada a grave, las mediciones bidimensionales del arco son por lo general pequeñas para la edad gestacional y en el Doppler color y pulsado se nota un flujo retrógrado en la sección estrechada del arco aórtico. En la mayoría de los casos se puede determinar la lateralidad del arco. En el caso de un arco aórtico interrumpido, la aorta ascendente por lo general toma un curso muy lineal hacia arriba y no se conecta con la aorta descendente, la cual surge desde un conducto arterioso permeable grande. Puede ser muy difícil determinar la lateralidad del arco en un paciente con arco aórtico interrumpido antes de nacer.
- **Pulsioxímetro.** A diferencia de otras cardiopatías congénitas que se presentan en el período neonatal, la evaluación con pulsioxímetro no puede detectar con precisión la coartación de la aorta (ya sea leve o grave). Sin embargo, en el escenario del arco aórtico interrumpido, el pulsioxímetro puede detectar cianosis diferencial (niveles de SaO_2 mayores en los brazos que en las piernas).
- **RxTórax.** En el período neonatal, la RxTórax no es muy útil para diagnosticar la coartación de la aorta, aunque puede ayudar a determinar la lateralidad del arco. Durante la infancia/adolescencia, cuando la coartación de la aorta ha estado presente durante cierto tiempo y hay colaterales aortopulmonares, la RxTórax puede mostrar muescas proximales en las costillas a lo largo del borde esternal. Además, en la presentación tardía, en las muescas se puede observar la figura del «3» en la porción de la aorta donde está el estrechamiento.
- **ECG.** En la infancia/adolescencia podría haber hipertrofia del ventrículo izquierdo.
- **Ecocardiograma (Cuadro 25-2).** Base principal para hacer el diagnóstico. La evaluación deberá incluir la lateralidad del arco, su ramificación, y mediciones de la aorta ascendente, de las porciones proximal y distal del arco aórtico transverso, y del istmo aórtico. Hay que realizar una evaluación completa del arco aórtico. El objetivo principal es definir el sitio y la extensión de la obstrucción con énfasis en la evaluación de la función, cambios miocárdicos, y otras lesiones concomitantes (p. ej., válvula aórtica bicúspide, estructuras pequeñas del corazón izquierdo, comunicación interventricular). Hay que obtener vistas múltiples para brindar una definición adecuada. En el Doppler a color pulsado se podría observar flujo retrógrado en el arco aórtico estrechado cuando hay un conducto arterioso permeable,

o si hay colaterales supliendo el flujo en dirección retrógrada hacia una porción del arco aórtico transverso. El Doppler a color puede mostrar un incremento en la turbulencia en el sitio del estrechamiento y el Doppler espectral puede mostrar un incremento en la velocidad del flujo a través del área. Hay que evaluar la aorta abdominal para determinar si hay continuidad del flujo a lo largo del ciclo cardíaco. Una amplitud sistólica reducida o retardada junto a un flujo que continúa hacia la diástole podría indicar obstrucción del arco aórtico. Hay que obtener imágenes adicionales para evaluar la función cardiaca y proveer estimados de la función. También se puede definir la lesión al miocardio al buscar brillos en el eco que pueden sugerir fibroelastosis endocárdica. En pacientes mayores, el arco podría no verse bien y podría ser necesario el uso de estudios de imágenes alternos.

- **AngioTAC/RMN.** Puede ser útil cuando el grado de estrechamiento del arco no está definido, no se puede determinar la lateralidad del arco, o no se puede hacer una delineación completa de la anatomía del arco por ecocardiograma (como es común en el caso de coartación de la aorta de presentación tardía con colaterales aortopulmonares). En los pacientes con arco aórtico interrumpido y anatomía no definida en el ecocardiograma, una angioTAC/RMN puede ser útil para identificar tipo de interrupción, distancia entre el segmento proximal y distal, y otros defectos que pueden afectar la planificación quirúrgica (incluyendo arterias subclavias anómalas y lateralidad del arco).

- **Genética.** Las anomalías del arco pueden estar asociadas a anomalías genéticas tales como el síndrome de DiGeorge. En el Capítulo 50 se describen las pruebas genéticas.

Indicaciones / Sincronización de la intervención

En algunas situaciones, no está claro si habrá una coartación de la aorta considerable en el recién nacido después del cierre del conducto arterioso permeable. En dichos casos, hay que poner al paciente en «alerta de arco». El propósito de este «alerta de arco» es monitorear muy de cerca los parámetros hemodinámicos y anatómicos mientras se permite que el conducto arterioso permeable cierre al cesar la PGE. Si una vez cerrado el conducto arterioso permeable, aparece una coartación de la aorta de importancia, se inicia PGE y se refiere al paciente para intervención quirúrgica. El protocolo de «alerta de arco» en TCH se muestra en el Cuadro 25-3.

La presencia de coartación de la aorta grave y/o hipoplasia del arco aórtico que depende de la administración de PGE para mantener abierto el conducto arterioso permeable es una indicación para intervenir. De igual manera, un diagnóstico de arco aórtico interrumpido es una indicación de intervención en el período neonatal.

Los pacientes que presentan choque cardiogénico pocos días o semanas después del nacimiento debido al cierre del conducto arterioso permeable comienzan a recibir PGE como intento de reabrir el conducto arterioso permeable y/o relajar el tejido ductal del istmo y aliviar la obstrucción. Si con la PGE se logra restablecer el flujo sanguíneo hacia el tren inferior, el paciente se estabiliza médicamente durante unos días para permitir la recuperación de la función orgánica general antes de la intervención quirúrgica. Si con la administración de PGE no se logra restablecer un flujo sanguíneo adecuado, se lleva al paciente de urgencia para ser intervenido en quirófano.

Los pacientes que se presentan más allá del período neonatal con formas más leves de coartación de la aorta todavía se pueden beneficiar de la intervención con el fin de disminuir los riesgos asociados con la hipertensión crónica. Sin embargo, la intervención (vía cateterismo o quirúrgica) puede realizarse de forma electiva.

Consideraciones anestésicas

El manejo anestésico de pacientes con coartación de la aorta es sencillo, en particular en neonatos. Se acostumbra a tener la habilidad de monitorear la PA proximal y distal de la coartación de la aorta, ya bien con una línea arterial radial derecha y un brazalete de tensiómetro en la extremidad inferior, o una línea arterial radial derecha con una línea arterial umbilical o femoral. Estar al tanto de la anatomía del arco y de la posibilidad de un anómalo origen subclávico derecho (lo cual interfiere con la evaluación de las presiones aórticas proximales). Analizar con el cirujano la estrategia quirúrgica y la necesidad de la medición invasiva de la presión arterial distal a la coartación de la aorta: en niños muy pequeños, o en lactantes con síndrome de Down, el riesgo podría superar el beneficio.

En la reparación de coartación de la aorta por toracotomía izquierda al paciente se le deja enfriar durante la disección inicial. La temperatura central alcanza el rango de 34-35 °C. Los lactantes pequeños pueden enfriarse pasivamente en la sala, mientras que un paciente más grande podría requerir un enfriamiento más activo. Del mismo modo, en la medida en que el paciente es más grande y en función a su tolerancia, se pueden usar técnicas especializadas para las vías respiratorias para aislar el pulmón ipsilateral. Por lo general, el ecocardiograma transesofágico no está indicado para la reparación de coartación de la aorta vía toracotomía.

Reparación quirúrgica

El tipo de reparación quirúrgica ideal depende de la anatomía de cada paciente en concreto (Cuadro 25-4). En general, se prefiere una reparación con material completamente autólogo y se evita el uso de parches o prótesis. Si el arco aórtico proximal tiene un tamaño adecuado, el procedimiento se realiza por toracotomía izquierda. En el caso contrario, si el arco proximal es pequeño y se teme que la toracotomía izquierda resulte en un gradiente más proximal, o si hay lesiones intracardíacas concomitantes que deben tratarse, el procedimiento se realiza por esternotomía media con circulación extracorpórea. En general, en neonatos y lactantes el tamaño del arco proximal en centímetros debería ser igual o más grande que el peso en kilogramos del paciente más 1. Por ejemplo, se espera que un recién nacido de 3.5 kg tenga un arco proximal de al menos 4.5 cm.

Reparación de coartación por toracotomía izquierda

El procedimiento se realiza por toracotomía posterolateral izquierda, conservando el serrato, a través del tercer o cuarto espacio intercostal. La aorta descendente, el arco aórtico (hasta la arteria innominada), y el conducto arterioso/ligamento arterioso se disecan

Reparación de coartación de la aorta por toracotomía izquierda (1995-2013) (Mery et al. 2015)

- Promedio de procedimientos por año: 18 (0-26)
- Edad promedio del operado: 2 meses
- Estancia media hospitalaria: 7 días (2-194 días)
- Mortalidad perioperatoria: 1 %
- Tasa de reintervención (seguimiento promedio: 6 años): 4 %

Avance de arco aórtico (1995-2012) (Mery et al. 2014)

- Promedio de procedimientos por año: 14 (0-30)
- Edad promedio del operado: 14 días
- Disfunción de cuerda vocal en laringoscopia de rutina: 38 %
- Disfunción residual clínica de cuerda vocal en última consulta: <1 %
- Estancia media hospitalaria: 16 días (5-235 días)
- Mortalidad perioperatoria: 1 %
- Tasa de reintervención (seguimiento promedio: 6 años): 3 %

por completo con cuidado de no dañar el nervio vago y los nervios laríngeos recurrentes (los nervios laríngeos recurrentes rodean el conducto arterioso/ligamento arterioso) o los vasos intercostales y colaterales que pudiesen ser bastante prominentes en esta enfermedad. Se administran 100 unidades/kg de heparina 2-3 minutos antes del pinzamiento.

En recién nacidos y niños pequeños, la coartectomía y la anastomosis terminoterminal extendida (Cuadro 25-5) es la técnica quirúrgica preferida para reparar la coartación de la aorta. En niños mayores y adultos, la elasticidad disminuida de los tejidos excluye el uso de esta técnica. En estos casos, podría ser necesario el uso de otras técnicas tales como la anastomosis terminoterminal simple, la aortoplastia con parche, o la interposición con prótesis.

Reconstrucción del arco aórtico por esternotomía media

En la hipoplasia del arco aórtico o anomalías intracardíacas, los procedimientos se realizan por esternotomía media con circulación extracorpórea. Estos procedimientos por lo general se realizan con perfusión cerebral anterógrada con prótesis de Gore-Tex® (de 3 ó 3.5 mm en recién nacidos) suturada a la arteria innominada después de la administración de 100 unidades/kg de heparina. Se suele usar canulación bicava. Después de iniciarse la circulación extracorpórea, se enfría el paciente hasta 18 °C y completamente se disecan el arco aórtico, el conducto arterioso/ligamento arterioso, y la aorta descendente. Una vez que se alcanza la temperatura deseada, se hace un pinzamiento cruzado en la aorta y se administra cardioplejia anterógrada. Se abre la aurícula derecha y se ventila el corazón izquierdo a través del tabique interauricular.

El procedimiento preferido para recién nacidos y lactantes es el avance de arco aórtico (Cuadro 25-6), el cual implica una anastomosis terminolateral entre la aorta descendente y el arco aórtico proximal. Esta técnica no se usa en pacientes mayores debido a que los tejidos carecen de movilidad. En dichos pacientes, entre las técnicas alternativas tenemos la aortoplastia deslizante del arco, aortoplastia con parche, o la interposición con prótesis (Cuadro 25-7).

Arco aórtico interrumpido

Además de la interrupción del arco, muchas veces los pacientes con arco aórtico interrumpido tienen una comunicación interventricular del tipo de alineación anormal y un anillo aórtico hipoplásico. Sin embargo, en la mayoría de pacientes, en anillo valvular aórtico es suficiente para soportar la circulación sistémica (~5 mm en un recién nacido de 3 kg). La reparación quirúrgica se realiza en el período neonatal e implica un avance de arco aórtico, una resección del tabique ventricular con mala alineación posterior que causaba la obstrucción subaórtica, y una reparación transauricular con parche pericárdico autólogo de la comunicación interventricular. La distancia entre la aorta ascendente y la aorta descendente después de la resección del tejido ductal en estos pacientes puede ser considerable. Como tal, para reducir la tensión, en algunos pacientes podría ser útil realizar una anastomosis directa posterior entre la aorta ascendente y la descendente y colorar un parche anterior de pericardio u homoinjerto fijado con glutaraldehído.

Intervención por cateterismo

Las técnicas basadas en el cateterismo fungen un rol importante en el tratamiento de niños de todas las edades con obstrucción aórtica (Cuadro 25-8). En general, la intervención está indicada cuando el gradiente de presión es >20 mmHg. También está indicada para pacientes con un gradiente <20 mmHg cuando hay colaterales importantes, corazón univentricular, o disfunción ventricular.

Angioplastia con balón

La angioplastia con balón implica la dilatación de la coartación de la aorta y es efectiva en el alivio de la obstrucción. Sin embargo, en la coartación de la aorta nativa, la obstrucción puede reaparecer, en especial en pacientes más jóvenes (<6 meses), y puede ser necesario intervenir de nuevo. En la coartación de la aorta posquirúrgica (p. ej., después de reparación de la coartación de la aorta, del arco aórtico interrumpido, o del síndrome de corazón izquierdo hipoplásico mediante el procedimiento de Norwood), el alivio de la obstrucción dura más que en la coartación de la aorta nativa, y la angioplastia con balón es el método preferido. La angioplastia con balón también es útil para brindar un temprano alivio a la obstrucción aórtica en lactantes pequeños con otras cardiopatías congénitas asociadas, función ventricular deprimida, insuficiencia mitral grave, o bajo gasto cardíaco, y que se benefician de un retraso en la cirugía.

Stents metálicos sin revestimiento expandibles por balón

Los stents metálicos sin revestimiento expandibles por balón alivian la obstrucción de una forma más segura, efectiva y duradera que la angioplastia con balón estándar. Se usan cuando con la angioplastia con balón no se logra un resultado duradero, como puede ocurrir en el caso de la retracción de un vaso o la recurrencia rápida después de una angioplastia con balón estándar. En la medida en que crecen, los pacientes pediátricos más pequeños que reciben stents serán intervenidos nuevamente para la dilatación del stent. Se hace todo el esfuerzo en cumplir con el principio de implantar stents que puedan ser expandibles al tamaño adulto.

Se suele evitar la colocación de stents en lactantes y niños pequeños, ya que el pequeño tamaño de sus vasos podría impedir la fácil implantación de stents que puedan llegar hasta el tamaño adulto. La excepción puede darse cuando los factores clínicos individuales hacen que la implantación de stents más pequeños sea necesaria (p. ej., cirugía no deseable en paciente pequeño con coartación de la aorta recurrente, formación de colgajo de la íntima durante la angioplastia). En tales casos, estos stents más pequeños pueden sobredilatarse más adelante incluso con la intención de fracturarlos para poder ir a la marcha con el crecimiento somático. En la misma área se vuelven a colocar stents, esta vez con potencial de llegar al tamaño adulto.

Para lesiones cerca de los vasos de la cabeza y cuello, se pueden usar stents de celda abierta. Los stents de celda abierta que por necesidad se implantan cerca o a lo largo del orificio de una ramificación vascular permiten la dilatación selectiva de la celda adyacente al orificio vascular, de forma tal que el flujo a través del orificio se mantenga sin obstrucciones.

Stents recubiertos

Los stents recubiertos son stents metálicos recubiertos con tejido o material sintético como el politetrafluoroetileno (PTFE). Los stents recubiertos se usan con más frecuencia en pacientes que están a mayor riesgo de lesión a la pared aórtica, incluyendo pacientes pediátricos mayores y adolescentes/adultos con coartación de la aorta grave/interupción casi completa de la aorta. También se pueden usar en pacientes que ya han mostrado evidencia de lesión a la pared aórtica (p. ej., seudoaneurisma). El recubrimiento sirve para sellar el área afectada o potencialmente lesionada. Un beneficio adicional del recubrimiento es la prevención de la infiltración neointimal.

Manejo después del procedimiento

El cuidado posoperatorio depende del procedimiento realizado. En general, los objetivos más importantes son brindar apoyo a la perfusión de los órganos principales, controlar la hipertensión, y hacer un diagnóstico temprano de cualquier complicación posquirúrgica.

Después del cateterismo, los pacientes son admitidos en la UTIC para ser observados hasta el día siguiente con enfoque en el manejo de la hipertensión y complicaciones en el sitio de punción. En su lugar se mantienen los dispositivos de compresión, los cuales deberán ser desinflados de forma pasiva cada 2 horas y retirados para asegurar que haya una perfusión adecuada de las extremidades. Frecuentemente, hay que observar si hay signos de sangrado o perfusión insuficiente en la extremidad usada para el acceso arterial. Cuando la perfusión de la extremidad se ve comprometida, de inmediato hay que iniciar terapia anticoagulante con heparina o enoxaparina. Cuando la respuesta a la intervención sea inadecuada, hay que realizar un Doppler de los vasos para documentar el lugar y grado de obstrucción. Cualquier afectación a la perfusión que resulte en pérdida de pulsos, o cambio en color y apariencia, deberá tratarse como una emergencia. De inmediato hay que involucrar al equipo de Cirugía Vascular. Entre otras complicaciones en relación al cateterismo, aunque raras, están el neumotórax y el sangrado retroperitoneal.

La reparación quirúrgica por toracotomía implica una incisión a través de varias capas musculares como también la compresión física del pulmón para permitir la visualización. El manejo posoperatorio se enfoca en el monitoreo neurológico constante, control riguroso de la PA, síntomas de contusión pulmonar, sangrado, y manejo del dolor.

La hipertensión posquirúrgica requiere de tratamiento agresivo para evitar sangrado anastomótico y por lo general se debe a varios factores. La temprana hipertensión por tormenta de catecolaminas se trata con agentes tales como el nitroprusiato sódico y la nicardipina. En niños mayores, se deber considerar el gotero de esmolol o el labetalol intermitente. Se puede iniciar terapia adicional con agentes de largo plazo como el enalapril o captopril al día 1 ó 2 después de la operación para tratar los niveles elevados de renina reportados en estos pacientes. La perfusión y función renal tiene que ser óptima antes de iniciar tratamiento con estos agentes.

El dolor también es un contribuyente importante y común a la hipertensión posquirúrgica, en particular en pacientes sometidos a toracotomía izquierda. Recomendamos el uso de agentes no sedantes como el paracetamol intravenoso y la analgesia controlada por el paciente. Entre otros agentes posibles están la dexmedetomidina en gotero durante la primera noche después de la operación y el ketorolac para niños más grandes (>1 año) siempre que el conteo de plaquetas y la función renal sean óptimas.

El manejo de pacientes sometidos a reparación del arco aórtico por esternotomía media es similar al de otros pacientes en circulación extracorpórea. Los niños más grandes por lo general se extuban en quirófano a menos que haya reparaciones quirúrgicas concomitantes. Los recién nacidos y lactantes por lo general salen intubados del quirófano. Una vez que haya estabilidad hemodinámica durante las primeras 6-12 horas, se progresa hacia la extubación de los pacientes. Hay que observar si hay síntomas de obstrucción de las vías respiratorias superiores, ya que la manipulación de los nervios laríngeos recurrentes podría resultar en paresia temporal o lesión. La lesión a los nervios laríngeos recurrentes por lo general se presenta como estridor o incluso obstrucción considerable de las vías respiratorias superiores. Se recomienda evaluación por Otorrinolaringología.

Complicaciones

Reparación quirúrgica

Entre las complicaciones principales después de la reparación quirúrgica de la coartación de la aorta e hipoplasia del arco aórtico están:

- **Lesión a los nervios laríngeos recurrentes.** Si se realiza laringoscopia de rutina, aproximadamente 25-30 % de los pacientes sujetos a esternotomía media tendrán paresia de la cuerda vocal izquierda debido al estiramiento del nervio durante la disección (Dewan et al. 2012). La gran mayoría de estos pacientes recupera la función de la cuerda vocal en pocas semanas. Sin embargo, los recién nacidos con lesión a los nervios laríngeos recurrentes podrían exhibir dificultad al tragar y podrían necesitar fórmula espesa o alimentación nasoenteral hasta recuperarse.
- **Quilotórax.** La interrupción de los canales linfáticos en el tórax, en particular durante las reparaciones por toracotomía izquierda podrían resultar en quilotórax (ver Capítulo 77).
- **Síndrome poscoartectomía.** Se piensa que es una reacción de reperfusión de los órganos debajo de la coartación de la aorta previa y a menudo viene acompañado de abdomen doloroso a la palpación, intolerancia alimentaria, y leucocitosis a los

2-3 días de la reparación. Un control adecuado de la PA ayuda a prevenir estos síntomas en la mayoría de los pacientes.

- **Compresión del bronquio principal izquierdo.** La reconstrucción del arco aórtico reduce la ventana entre la aorta ascendente y la descendente, lo cual podría causar compresión del bronquio principal izquierdo. Sin embargo, es muy raro que la compresión del bronquio sea de importancia (<1 %).

Tratamiento por cateterismo

La lesión de la pared aórtica puede ocurrir en intervenciones por cateterismo. La lesión puede surgir como un seudoaneurisma temprano o tardío, o una disección; ambas pueden tratarse por cateterismo. La embolización del stent puede ocurrir durante el procedimiento o en el período inmediato después del cateterismo. El stent puede fracturarse más adelante y produce la recurrencia de la obstrucción. En este caso se vuelve a colocar el stent.

Los pacientes sujetos a angioplastia con balón por definición sufrirán algún grado de desgarro de la íntima. A veces se pueden visualizar estos desgarros terapéuticos en la angiografía. Estos desgarros son intrínsecos a la estrategia de tratamiento y, como tal, no son una complicación, sino que más bien evidencian la eficacia.

Seguimiento a largo plazo

La reparación de la obstrucción del arco aórtico conlleva riesgos a largo plazo. Es necesario hacer seguimiento de por vida con ecocardiograma para monitorear y tratar los problemas que puedan surgir. Entre las posibles complicaciones a largo plazo están:

- **Hipertensión.** Después de la reparación del arco aórtico, es muy frecuente la aparición a largo plazo de hipertensión por esfuerzo, y es probable que esté relacionada con una pared estructuralmente anómala, lo cual crea dureza y poca distensibilidad. La hipertensión posoperatoria aparece más en pacientes que la tenían antes de la intervención, sin embargo, la mayoría tendrá hipertensión independientemente de que fuera o no prexistente. Una PA normal durante la consulta no descarta la hipertensión, ya que una porción considerable de aquellos con PA normal en la clínica tendrá PA elevada durante la deambulación o ante el esfuerzo. La hipertensión por esfuerzo es un factor pronóstico de la misma en el futuro. Muchos de los que tienen hipertensión posterior mostrarán resistencia al tratamiento y requerirán una variedad de medicamentos para controlar o mejorar la PA.

- **Obstrucción recurrente del arco aórtico.** La obstrucción recurrente del arco requiere de seguimiento de por vida. Tanto el ecocardiograma como la RMN y angioTAC sirven para evaluar la recurrencia de la obstrucción y ayudan a determinar la necesidad de reintervenir. La incidencia de obstrucción recurrente del arco en TCH después de una reparación por toracotomía izquierda o esternotomía media es de aproximadamente 3-4 % con un seguimiento promedio de 6 años.

- **Aneurisma/disección del arco aórtico.** Los aneurismas del arco aórtico también pueden aparecer en pacientes sujetos a reparación del arco mediante aortoplastia con parche o colgajo subclavio.

- **Arteriopatía coronaria prematura.** Los pacientes sujetos a intervención del arco aórtico están en alto riesgo de tener arteriopatía coronaria temprana. La dinámica del flujo anómalo en arterias muscularizadas aumenta el riesgo de aterosclerosis. Además, debido a la dinámica del flujo anómalo, el incremento en la presión del ventrículo izquierdo puede resultar en la hipertrofia del mismo. Es importante hacer una evaluación continua de la hipertrofia y función cardíaca.

Lectura recomendada

Dewan K, Cephus C, Owczarzak V, et al. *Incidence and implication of vocal ford paresis following neonatal cardiac surgery.* Laryngoscopy 2012;122:2781-5.

Feltes TC, Bacha E, Beekman RH 3rd, et al. *Indications for cardiac catheterization and intervention in pediatric cardiac disease.* Circulation 2011;123:2607-2652.

McKenzie ED, Klysik M, Morales DL, et al. *Ascending sliding arch aortoplasty: a novel technique for repair of arch hypoplasia.* Ann Thorac Surg 2011;91:805-810.

Mery CM, Guzmán-Pruneda FA, Trost JG Jr, et al. *Contemporary results of aortic coarctation repair through left thoracotomy.* Ann Thorac Surg 2015;100:1039-1046.

Mery CM, Guzmán-Pruneda FA, Carberry KE, et al. *Aortic arch advancement for aortic coarctation and hypoplastic arch in neonates and infants.* Ann Thorac Surg 2014;98:625-633.

Mery CM, Khan MS, Guzmán-Pruneda FA, et al. *Contemporary results of surgical repair of recurrent aortic arch obstruction.* Ann Thorac Surg 2014;98:133-140.

Qureshi AM, McElhinney DB, Lock JE, et al. *Acute and intermediate outcomes, and evaluation of injury to the aortic wall, as based on 15 years experience of implanting stents to treat aortic coarctation.* Cardiol Young. 2007;17:307-318.

Richter AL, Ongkasuwan J, Ocampo EC. *Long-term follow-up of vocal cord movement impairment and feeding after neonatal cardiac surgery.* Int J Pediatr Otorhinolaryngol 2016;83:211-214.

26 Hipoplasia múltiple del corazón izquierdo

Shaine A. Morris, Erin A. Gottlieb, Carlos M. Mery

La hipoplasia múltiple del corazón izquierdo es una entidad heterogénea que implica un subdesarrollo variable de las siguientes estructuras: válvula mitral, ventrículo izquierdo, válvula aórtica, aorta ascendente, y arco aórtico. Ocurre dentro de un amplio espectro que cubre desde el síndrome de corazón izquierdo hipoplásico hasta la hipoplasia leve de las estructuras izquierdas. Es difícil determinar la estrategia óptima de tratamiento en pacientes con corazón izquierdo hipoplásico en el medio del espectro (p. ej., paliación de ventrículo único vs. reparación biventricular).

Fisiopatología y presentación clínica

Cuando no se diagnostica prenatalmente, por lo general este grupo de lesiones se presenta en la primera semana de vida en la medida en que se cierra el conducto arterioso permeable. Estas lesiones pueden presentarse con choque (perfusión deficiente, taquicardia, pulsos débiles). De forma alterna, pueden diagnosticarse más temprano junto a hallazgos más sutiles como el soplo cuando hay estenosis aórtica o comunicación interventricular, saturaciones posductales bajas de oxígeno en el recién nacido (al medirse con pulsioxímetro), galope cardíaco en el caso de estenosis aórtica, o pulsos diferenciales o gradiente de presión arterial en el caso de la coartación aórtica. Aunque la hipoplasia del corazón izquierdo a menudo se describe como una sola enfermedad como proceso continuo, la mayoría de las lesiones se presentan como uno de 3 patrones distintos, y es muy posible que cada uno de estos patrones tenga una causa diferente.

Patrón 1: Síndrome de corazón izquierdo hipoplásico con cavidad ventricular izquierda ausente

En contraste con otras formas de hipoplasia del corazón izquierdo con estructuras de corazón izquierdo hipoplásico, este patrón solo se presenta como síndrome de corazón izquierdo hipoplásico. En este patrón, se cree que el ventrículo izquierdo nunca se formó. Este es el mecanismo más común de síndrome de corazón izquierdo hipoplásico con atresia mitral/atresia aórtica y se discute con mayor detalle en el Capítulo 27.

- No hay cavidad ventricular izquierda, o solamente un ventrículo izquierdo en forma de hendidura de 1-3 mm
- No hay fibroelastosis endocárdica
- Atresia mitral y atresia aórtica
- Hipoplasia grave de la aorta ascendente y arco aórtico proximal con medidas más generosas del arco distal debido a que el flujo ductal llena el arco aórtico en dirección retrógrada durante la gestación

Patrón 2: Antecedentes de estenosis aórtica fetal

Después de un desarrollo relativamente normal del corazón en el útero, hay una aparición rápida de estenosis aórtica y fibroelastosis endocárdica y el ventrículo izquierdo se dilata y pierde funcionalidad. El ventrículo izquierdo y la aorta ascendente dejan de crecer y al momento de nacer son hipoplásicos. Esta presentación posnatal es muy variable, y depende de cuándo aparece la estenosis aórtica. En su forma más grave, el resultado es el síndrome de corazón izquierdo hipoplásico (por lo general con estenosis mitral/atresia aórtica). Se desconoce la causa de este patrón, pero se ha propuesto que sea una alteración primaria de la válvula aórtica o del miocardio.

- Ventrículo izquierdo globular, sin ápice, y muy disfuncional
- Fibroelastosis endocárdica
- Estenosis mitral con arquitectura de válvula mitral anómala o atresia mitral
- Estenosis de la válvula aórtica grave o atresia
- El arco por lo general es hipoplásico

Patrón 3: Ventrículo izquierdo largo y delgado con hipoplasia del arco/coartación

A este patrón a veces se le llama «patrón largo, delgado» o «complejo del corazón izquierdo hipoplásico» (síndrome de corazón izquierdo hipoplásico). También se le conoce como la «variante del complejo de Shone», aunque este nombre es inadecuado ya que el complejo de Shone describe un subgrupo único de estos casos con anillo supravalvular mitral, válvula mitral en paracaídas, estenosis subaórtica, y coartación. La presentación posnatal es muy variable. Se desconoce la causa de este patrón pero se ha propuesto que es el resultado de un flujo restringido hacia la válvula mitral y el ventrículo izquierdo en el útero.

- Ventrículo izquierdo con ápice formado o casi formado que luce comprimido, con función sistólica normal
- Sin fibroelastosis endocárdica
- Hipoplasia del anillo mitral e hipoplasia del anillo aórtico sin estenosis valvular aislada y flujo laminar
- Hipoplasia del arco aórtico moderada a grave con coartación de la aorta

Enfoque del tratamiento

En la hipoplasia del corazón izquierdo, el objetivo es practicar una reparación biventricular siempre que sea posible. Sin embargo, la reparación biventricular no se practica si se espera que el paciente tenga muchas dificultades o que se requiera una paliación de ventrículo único. Algunos pacientes califican para la intervención fetal y ello les hace mejores candidatos para la reparación biventricular. Después del nacimiento, la decisión final se toma después del ecocardiograma, de la presentación clínica y, en los casos en los cuales se considere seriamente la paliación de ventrículo único, de una exploración intracardíaca.

Imágenes del feto e intervención

A todos los pacientes con diagnóstico fetal de una posible hipoplasia del corazón izquierdo se les hace un seguimiento constante y se brinda asesoría sobre el rango posible de opciones después de nacer, incluyendo la paliación de ventrículo único. A algunas familias se les ofrece la intervención fetal para mejorar las posibilidades ante una reparación biventricular al nacer. En el patrón 2 (estenosis aórtica fetal), por lo general para el feto de 20 y 30 semanas de gestación se ofrece una valvuloplastia aórtica si se espera 1) que haya síndrome de corazón izquierdo hipoplásico al nacer y 2) que la valvuloplastia aórtica pueda frenar la interrupción del crecimiento del ventrículo izquierdo y mejorar su función. Los fetos con el patrón 3 (síndrome de corazón izquierdo hipoplásico) en los que se sospeche que requieran de una paliación de ventrículo único, a las madres se les puede ofrecer hiperoxigenación materna crónica como parte de un estudio para determinar si esta terapia puede ayudar a que el corazón izquierdo crezca y mejorar el desarrollo neurológico.

Ecocardiograma

Al nacer, todos los pacientes reciben PGE y se realiza un ecocardiograma. Hay que poner mucha atención a la morfología y función del ventrículo izquierdo, morfología de la válvula mitral, y puntaje Z de todas las estructuras izquierdas. Hay que considerar seriamente el tipo de patrón de hipoplasia del corazón izquierdo (2 ó 3) al determinar cuál tratamiento seguir. Los pacientes con el patrón 2 por lo general tienen una disfunción diastólica significativa y altas presiones telediastólicas del ventrículo izquierdo que por lo general no mejoran demasiado con el tiempo. En el pasado, se desarrolló una variedad de puntajes para este patrón, como el índice de Rhodes (Rhodes et al. 1991) para evaluar la candidatura para la reparación biventricular. Estos puntajes pueden usarse junto con la evaluación clínica y quirúrgica para determinar el tratamiento.

En pacientes con el patrón 3, la mayoría de los puntajes no funciona bien. De hecho, si se aplican, muchos pacientes quedarían bajo la categoría de los que necesitan paliación de ventrículo único cuando realmente tolerarían muy bien la reparación biventricular. En el patrón 3, el ventrículo izquierdo tiene una mayor posibilidad de crecimiento posnatal, y las mediciones ecocardiográficas podrían subestimar los tamaños anulares debido a la compresión del ventrículo derecho. La gran mayoría de estos pacientes pueden tolerar bien una reparación biventricular, incluso si el ecocardiograma muestra anillos mitrales muy hipoplásicos. En los casos en los que la válvula mitral o el ventrículo izquierdo lucen muy pequeños como para hacerse una reparación biventricular, podría ser mejor esperar al menos una semana y realizar otro ecocardiograma antes de intervenir. A menudo, el anillo valvular mitral arrojará una medición mayor, el ventrículo izquierdo será más grande, y el gradiente interauricular será más bajo en el segundo ecocardiograma debido a una mejora en el llenado ventricular izquierdo y una función diastólica mejorada. Esto podría brindar una mayor confianza para proceder con una reparación biventricular. La evaluación preoperatoria con RMN para medir el flujo en la aorta ascendente también podría ser útil para evaluar la capacidad de las estructuras del corazón izquierdo para suministrar el gasto cardíaco sistémico.

Consideraciones quirúrgicas

Una de las decisiones más importantes se toman en torno a si el paciente requiere una reparación biventricular o una paliación de ventrículo único. Es una decisión compleja que implica un análisis cuidadoso de todos los datos, incluyendo ecocardiograma y condición clínica. Sin embargo, las mediciones ecocardiográficas tienden a subestimar las dimensiones de las estructuras del corazón izquierdo en algunos pacientes debido a la compresión de un ventrículo derecho dilatado. Por lo tanto, cuando se confía solamente en las mediciones ecocardiográficas se podría colocar a un paciente en la ruta de la paliación de ventrículo único cuando la reparación biventricular podría haber sido más adecuada.

Normalmente, en TCH no se coloca a los pacientes con hipoplasia del corazón izquierdo en la ruta de la paliación de ventrículo único sin que se haya realizado una exploración interna del corazón izquierdo. La exploración intracardíaca incluye evaluar el tamaño de la válvula mitral, la morfología de las valvas mitrales, el aparato subvalvular mitral, el tamaño del ventrículo izquierdo y, en algunas situaciones, el tamaño de la válvula aórtica. El tamaño de la válvula se determina con el dilatador Hegar de mayor tamaño que pueda aceptar la válvula con facilidad. En general, la paliación de ventrículo único beneficia a neonatos con una válvula mitral de diámetro <8 mm y un aparato subvalvular anómalo. Un anillo valvular aórtico ≥5 mm es un recién nacido parece ser adecuado para suportar la circulación sistémica sin intervención.

En algunas situaciones, se realiza una evaluación hemodinámica mediante la oclusión temporal del conducto arterioso permeable (se elimina el cortocircuito izquierda derecha) y se analizan los cambios hemodinámicos, incluyendo la presión auricular izquierda. Una disminución en la presión auricular izquierda con un incremento en la presión sistémica favorece la reparación biventricular. En pacientes con una comunicación interventricular grande, es mejor evaluar la eficacia del tracto de salida del ventrículo izquierdo mediante la colocación de un cerclaje de la arteria pulmonar mientras se realizar el ecocardiograma transesofágico.

Estas estrategias nos han permitido ofrecer la reparación biventricular a la mayoría de los pacientes con hipoplasia del corazón izquierdo. En un estudio reciente de 42 pacientes en TCH con estructuras de corazón izquierdo hipoplásico, a 35 (83 %) de ellos se les hizo una reparación biventricular (Mery et al. 2017).

El tipo de intervención quirúrgica que se requiere para pacientes con estructuras de corazón izquierdo hipoplásico varía y depende de las particularidades de cada paciente. En la mayoría de los pacientes, el arco aórtico estará involucrado hasta cierto grado y requerirá de intervención en los primeros años. El tipo de intervención – reconstrucción del arco aórtico mediante esternotomía media (70 %) vs. reparación de la coartación aórtica por toracotomía izquierda (30 %) (ver Capítulo 25) – depende de la morfología del arco aórtico y de la necesidad de afrontar cualquier anomalía intracardíaca del momento. Entre las intervenciones requeridas en la operación inicial, además de la exploración intracardíaca y la reconstrucción del arco aórtico, están el cierre de la comunicación interventricular, valvulotomía aórtica, resección subaórtica, valvuloplastia mitral, reemplazo de la raíz aórtica o, en pacientes con un corazón izquierdo inadecuado, una operación tipo Norwood. Más adelante, es común que se vuelvan a operar las válvulas aórtica y mitral en pacientes sujetos a reparación biventricular.

Consideraciones anestésicas y posquirúrgicas

El manejo anestésico del paciente con hipoplasia del corazón izquierdo requiere flexibilidad y buena comunicación con el equipo quirúrgico. Antes de la operación, hay que deliberar sobre la necesidad de una evaluación hemodinámica durante la operación y como dichos hallazgos determinarán el plan quirúrgico. También hay que discutir sobre el lugar y plan de monitoreo invasivo de la presión arterial. A menudo se prefiere una línea arterial radial derecha durante el avance de arco aórtico para guiar la perfusión cerebral anterógrada, y el monitoreo de la tensión en el tren inferior (arteria umbilical y femoral) puede ser útil durante la reparación de la coartación. Debe haber una disponibilidad de transductores adicionales y cables de monitoreo directo de la presión.

Si durante la operación se decide proceder con una reparación biventricular, hay que estar conscientes que aunque es una reparación biventricular, el corazón izquierdo todavía no es normal. El ventrículo izquierdo es pequeño y no distensible y la disfunción diastólica es un problema a considerar. A menudo se coloca una línea de monitoreo en la presión auricular izquierda para guía el manejo, en especial el del volumen intravascular durante y después de la operación. Al poner especial cuidado en la presión auricular izquierda se puede prevenir la sobrecargsa de volumen y el edema pulmonar que puede surgir con rapidez con un ventrículo izquierdo pequeño y no distensible.

También es fundamental reconocer que las válvulas podrían no ser normales después de la circulación extracorpórea. En el período neonatal y al inicio de la lactancia, a menudo el objetivo es reparar la válvula, ya que las opciones de usar una válvula protésica son muy limitadas. Los pacientes podrían tener estenosis o insuficiencia de las válvulas mitral o aórtica después de la circulación extracorpórea. El objetivo hemodinámico para estas lesiones valvulares sigue en pie.

Ante la disfunción diastólica y una posible estenosis mitral y/o aórtica, hay que monitorear la frecuencia y ritmo cardíaco muy de cerca. Una diástole recortada junto a una taquicardia significativa limita el llenado, en especial si el paciente tiene un ventrículo no distensible o estenosis mitral. Del mismo modo, podría haber una intolerancia a las disritmias, ya que la contribución que tiene la contracción auricular al llenado es substancial en estas condiciones.

La hipertensión pulmonar debido a una hipertensión auricular izquierda preexistente también puede ser un problema a considerar en el perioperatorio. Incluso después de la reparación de las válvulas del lado izquierdo, todavía hay una propensión a la hipertensión pulmonar. Hay que tener cuidado en proveer un plano profundo de anestesia y evitar la hipercarbia, hipoxemia, y acidosis. Hay que considerar la administración de milrinona o iNO para reducir más aún la resistencia vascular pulmonar.

Lectura recomendada

Lara DA, Morris SA, Maskatia SA, et al. *Pilot study of maternal hyperoxygenation and effect on aortic and mitral valve annular dimensions in fetuses with left heart hypoplasia.* Ultrasound Obstet Gynecol 2016;48:365-372.

Mery CM, Nieto RM, De Leon LE, et al. *The role of echocardiography and intracardiac exploration in the evaluation of candidacy for biventricular repair in patients with borderline left heart structures.* Ann Thorac Surg 2017;103:853-861.

Moon-Grady AJ, Morris SA, Belfort M, et al. *International Fetal Cardiac Intervention Registry: A Worldwide Collaborative Description and Preliminary Outcomes.* J Am Coll Cardiol 2015;66(4):388-399.

Rhodes LA, Colan SD, Perry SB, et al. *Predictors of survival in neonates with critical aortic stenosis.* Circulation 1991;84:2325-2335.

27 Síndrome de corazón izquierdo hipoplásico

Judith A. Becker, Nancy S. Ghanayem, Ashraf Resheidat, Carlos M. Mery

Bajo el síndrome de corazón izquierdo hipoplásico se describen varios grados de subdesarrollo de las estructuras del lado izquierdo del corazón que no pueden de forma independiente mantener la circulación sistémica (Cuadro 27-1). Por lo general se clasifica en 4 tipos y esto depende de que las válvulas aórtica y mitral sean atrésicas o estenóticas: atresia aórtica/mitral, estenosis aórtica/mitral, atresia aórtica/estenosis mitral, y estenosis aórtica/atresia mitral. La variante más común de síndrome de corazón izquierdo hipoplásico es la de la atresia aórtica, la cual genera una hipoplasia significativa de la aorta ascendente y del arco aórtico. Los pacientes con estenosis mitral/atresia aórtica podrían tener fístulas coronarias, similar a la aparición de fístulas en pacientes con atresia pulmonar y tabique interventricular intacto (ver Capítulo 18).

Aunque el síndrome de corazón izquierdo hipoplásico constituye solamente 1-4 % de todas las cardiopatías congénitas, este causa un cuarto de todas las muertes de origen cardíaco durante la primera semana de vida y ~15 % de las muertes por cardiopatías congénitas en el primer mes de vida. No hay anomalías genéticas asociadas al síndrome de corazón izquierdo hipoplásico, sin embargo, aparece más en pacientes de sexo masculino. La mayoría de los pacientes nacen a término y rara vez tienen otras anomalías no cardíacas. Es inusual que haya malformaciones estructurales del cerebro pero la RMN preoperatoria mostrará que aproximadamente 20-25 % de los pacientes tendrá algún tipo de lesión cerebral con varios grados de inmadurez cerebral.

Fisiopatología y presentación clínica

En el síndrome de corazón izquierdo hipoplásico, el ventrículo izquierdo no es funcional, por lo tanto, el retorno venoso pulmonar deber ser dirigido hacia la aurícula derecha a través de un foramen oval persistente elongado o una comunicación interauricular. El retorno venoso pulmonar y el sistémico se mezclan en lado derecho del corazón. Entonces, el ventrículo derecho suministra el gasto cardíaco tanto para la circulación sistémica como la pulmonar al mismo tiempo. El flujo sanguíneo va desde el ventrículo derecho hacia la arteria pulmonar principal, la cual suministra sangre a los pulmones, y a través del conducto arterioso permeable hacia la aorta descendente, vasos braquiocefálicos, y arterias coronarias (en particular, en el caso de la atresia aórtica). Por lo tanto, la permeabilidad del ducto y la comunicación interauricular son cruciales para la supervivencia del neonato.

Hoy día el diagnóstico de síndrome de corazón izquierdo hipoplásico en la mayoría de los pacientes se hace antes de nacer. Esto permite que la familia reciba un mejor asesoramiento, coordinar el parto en un centro de atención especializada, y que la PGE se administre de inmediato al nacer para mantener la permeabilidad del ducto. Al nacer, la mayoría de los neonatos tienen una circulación balanceada. En la exploración, tienden a tener una temperatura tibia y estar bien perfundidos, pero con cierto grado de cianosis. En la auscultación, tienen un S_2 único. En los neonatos con comunicación interauricular restrictiva aparece una intensa cianosis/hipoxemia e insuficiencia

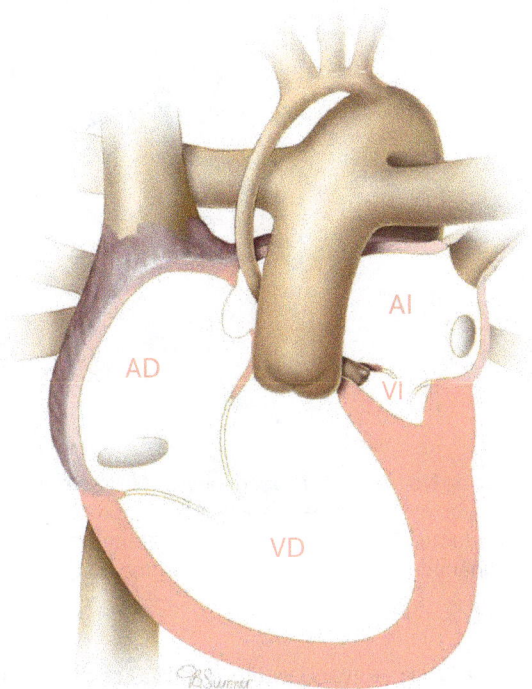

Cuadro 27-1. Anatomía del síndrome de corazón izquierdo hipoplásico con ventrículo izquierdo hipoplásico, válvula mitral estenótica o atrésica, y válvula aórtica estenótica o atrésica. Por lo general, la hipoplasia de la aorta ascendente no es significativa y hay varios grados de hipoplasia del arco aórtico. Para la supervivencia, es fundamental que haya un conducto arterioso permeable grande y una comunicación interauricular no restrictiva.

respiratoria debido a una congestión venosa pulmonar que no cede ante el tratamiento médico tradicional. Si no se mantiene la permeabilidad del ducto (p. ej., cuando no hay diagnóstico prenatal de síndrome de corazón izquierdo hipoplásico), los pacientes tendrán una perfusión sistémica insuficiente con signos de choque cardiogénico, incluyendo letargia, extremidades frías, pulsos disminuidos, hipotensión, insuficiencia respiratoria, y acidosis metabólica junto a isquemia de órganos principales.

La relación entre la cantidad de sangre que fluye hacia los pulmones (Qp) y la circulación sistémica (Qs) depende de un delicado balance entre la resistencia vascular pulmonar y la resistencia vascular sistémica. Después del nacimiento, en la medida en que la resistencia vascular pulmonar cae, el posterior desequilibrio en la circulación paralela generará un aumento del flujo sanguíneo pulmonar a través del conducto arterioso permeable. Durante el transcurso de pocos días, el paciente comenzará a tener hiperflujo pulmonar (flujo pulmonar>flujo sistémico), lo cual hace que aparezcan síntomas de insuficiencia cardíaca congestiva (p. ej., taquipnea, diaforesis, retraso del crecimiento, congestión pulmonar) y que tenga una circulación sistémica reducida.

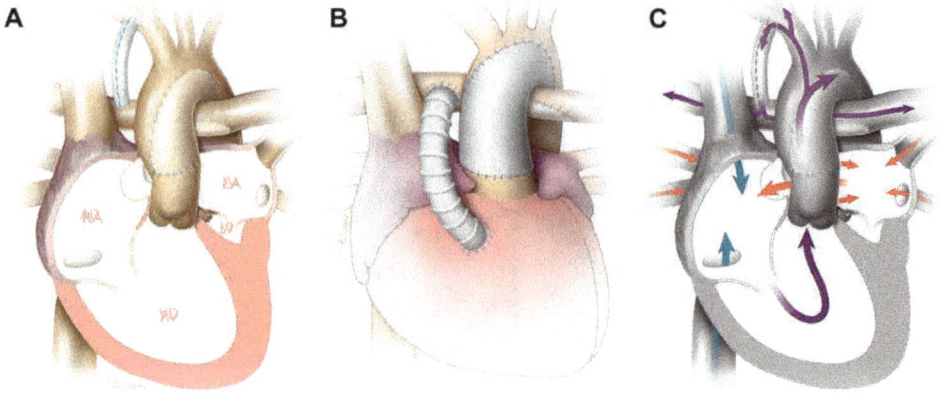

Cuadro 27-2. Procedimiento de Norwood. A) Procedimiento de Norwood con Blalock-Taussig modificada desde la arteria subclavia derecha hasta la arteria pulmonar derecha. B) Procedimiento de Norwood con conducto VD-AP llevado hacia la derecha de la aorta (modificación de Brawn). C) Flujos hemodinámicos después de un procedimiento de Norwood.

Diagnóstico

- **ECG.** En el caso clásico, muestra agrandamiento de la aurícula derecha e hipertrofia ventricular derecha.
- **RxTórax.** Puede mostrar cardiomegalia y en la medida en que el hiperflujo aumenta, mostrará signos de congestión pulmonar.
- **Ecocardiograma.** Base principal para hacer el diagnóstico. Es importante mostrar los detalles anatómicos, la comunicación interauricular, la permeabilidad del ducto, la función ventricular derecha, el grado de insuficiencia tricuspídea, y drenaje venoso pulmonar.
- **AngioTAC y cateterismo cardíaco.** Se usa muy poco. Sin embargo, en pacientes con estenosis mitral y atresia aórtica, la angioTAC y/o el cateterismo podrían usarse para descartar la presencia de fístulas coronarias importantes.

Manejo preoperatorio

El objetivo principal en el manejo del síndrome de corazón izquierdo hipoplásico es el de optimizar el suministro de oxígeno sistémico y la perfusión orgánica.

Inmediatamente al nacer, se obtiene acceso arterial y venoso en la sala de partos. Se inicia una infusión de PGE (0.01-0.1 mcg/kg/min) para mantener la perfusión sistémica. Es necesario hacer un ecocardiograma para descartar que haya una comunicación interauricular restrictiva. De haber una restricción considerable, se podría proceder con una septostomía auricular con balón. En estos pacientes por lo general hay que esperar varios días después de la septostomía auricular con balón para que se resuelva la disfunción orgánica (por la hipoxia grave) antes de realizarse cualquier paliación quirúrgica. Los pacientes con restricción leve a nivel auricular y sin premuras clínicas se pueden dejar tranquilos, ya que una septostomía auricular con balón podría conducir a un hiperflujo mayor.

El manejo preoperatorio implica la optimización del balance entre el flujo pulmonar y el sistémico. El exceso de uno comprometerá al otro. Pocos días después de nacer y mientras está recibiendo PGE, el paciente tendrá hiperflujo pulmonar con un incremento en SaO_2 y congestión pulmonar. Si no se trata, puede conducir a una hipoperfusión sistémica y, por ende, a una cardiopatía isquémica y disfunción de órganos principales. Se podría desencadenar una isquemia mesentérica (enterocolitis necrosante), lesión renal aguda, y encefalopatía hipóxico-isquémica. Por lo tanto, el objetivo del tratamiento médico implica limitar el flujo sanguíneo pulmonar. En parte, esto puede lograrse al evitar vasodilatadores pulmonares como el oxígeno y la alcalosis respiratoria. También puede recurrirse a la ventilación no invasiva para aumentar la resistencia vascular pulmonar. El uso de diuréticos puede disminuir la congestión pulmonar, ya que la taquipnea resultante puede generar alcalosis respiratoria. El uso cuidadoso de vasodilatadores sistémicos (tales como la infusión de nitroprusiato sódico o milrinona) también puede reducir el flujo pulmonar y mejorar el flujo sistémico. Finalmente, de no realizarse la paliación quirúrgica, estos pacientes podrían desestabilizarse y requerir intubación y ventilación mecánica.

La intubación está indicada cuando hay apnea o insuficiencia respiratoria grave, acidosis metabólica significativa, hiperflujo pulmonar significativo, o disfunción de órganos importantes como la disfunción miocárdica. El manejo de la ventilación deberá controlar la gasometría para limitar el flujo sanguíneo pulmonar: $PaCO_2$ 35-45 mmHg, pH 7.35-7.40, FiO_2 21 %, PEEP 4-5. El objetivo deber ser 75-85 % de SaO_2 (indicativo de una relación entre flujo pulmonar y sistémico cercana a 1:1 bajo esta fisiología), y la hemoglobina debe mantenerse en 14-16 g/dL.

En TCH, en todos los neonatos que requieran intervención quirúrgica se realiza una RMN cerebral antes de la cirugía (ver Capítulo 52).

Consideraciones anestésicas

Los principios que rigen el manejo intraoperatorio en estos pacientes permanece igual para que la circulación sistémica y pulmonar se mantengan «equilibradas». El procedimiento de rutina es el de usar monitores anestésicos y cardíacos estándar y Doppler transcraneal. Por lo general no se usa un ecocardiograma transesofágico.

La inducción intravenosa se hace con opioides sintéticos (fentanilo). Los anestésicos inhalados se mantienen al mínimo o se evitan antes de iniciar la circulación extracorpórea, ya que pueden perjudicar la hemodinámica del paciente. Se prefiere una intubación por la vía nasotraqueal. Inmediatamente después de intubar, de ser posible se reduce la FiO_2 a 21 %, para evitar hiperflujo. La estrategia de ventilación deberá ser la mencionada arriba, con una $PaCO_2$ de 35-45 mmHg, pH 7.35-7.40, FiO_2 21 %, y PEEP 4-5 cmH_2O. La SaO_2 deberá ser 75-85 %, aunque esto es tiende a ser difícil de lograr debido a la cantidad de hiperflujo. El nitrógeno mezclado, antes usado en estos pacientes, ya no se usa en TCH por razones de seguridad.

La línea arterial radial derecha es útil en la titulación de los flujos de la circulación extracorpórea una vez iniciada la perfusión cerebral anterógrada. Por lo general, también se coloca una línea arterial femoral o un acceso arterial para monitorear la perfusión distal durante la circulación extracorpórea y tener lecturas adecuadas después de la circulación extracorpórea, ya que la arteria radial tiende a sufrir espasmos. Además, si se realiza una anastomosis de Blalock-Taussig modificada en la arteria subclavia derecha, la línea arterial podría arrojar falsas cifras bajas debido a fugas hacia la circulación pulmonar. El procedimiento de rutina es el de colocar una línea central femoral para monitorear la presión venosa central y administrar medicamentos durante y después del procedimiento. El paciente podría requerir apoyo inotrópico o vasopresor antes de iniciarse la circulación extracorpórea para poder mantener una hemodinámica estable. Durante la disección inicial, un cirujano puede ensartar la arteria pulmonar derecha para mejorar la hemodinámica mediante la reducción del flujo pulmonar. Se administra una dosis inicial de 100 unidades/kg de heparina antes de suturar la prótesis a la arteria innominada/subclavia para la perfusión cerebral anterógrada, y se administran 400 unidades/kg adicionales de heparina antes de iniciarse la circulación extracorpórea.

Durante la circulación extracorpórea, se enfría el paciente a 18 °C y se usan vasodilatadores (p. ej., fentolamina, que es un alfabloqueador) para ayudar en la maximización de la perfusión durante el enfriamiento. Antes de la perfusión cerebral anterógrada, se establece una línea de base con mediciones por Doppler transcraneal (a través de la fontanela anterior) y NIRS bilateral. Durante la circulación extracorpórea, se titulan los flujos de la perfusión cerebral anterógrada en base a la presión arterial media (vía arterial radial derecha), Doppler transcraneal, y NIRS.

Los pacientes requerirán apoyo inotrópico para separarlos de la circulación extracorpórea. El apoyo por lo general incluye infusión de adrenalina y una infusión de cloruro de calcio. El nitroprusiato se usa para contrarrestar una PA elevada. Las plaquetas y el crioprecipitado se usan para ayudar a parar el sangrado después de administrarse la protamina. Los mismos principios usados para equilibrar el flujo pulmonar y el flujo sistémico se usan en los período inmediatamente posterior a la circulación extracorpórea y durante el período posquirúrgico.

Paliación quirúrgica

El diagnóstico de síndrome de corazón izquierdo hipoplásico es en sí un indicador para la intervención quirúrgica. El paradigma quirúrgico del síndrome de corazón izquierdo hipoplásico ha evolucionado mucho durante las décadas recientes. El objetivo es lograr una circulación de Fontan a través de una estrategia en series de 3 operaciones: procedimiento Norwood (realizado en el recién nacido), Glenn bidireccional (a los 4-6 meses de edad), y terminación de Fontan (por lo general, entre los 3 y 5 años de edad). En el Capítulo 39 se describe el Glenn bidireccional y la terminación de Fontan. Los efectos a largo plazo y el manejo de la circulación de Fontan se describen en el Capítulo 47.

Los objetivos del procedimiento de Norwood (Cuadro 27-2) son: 1) crear un flujo de salida sin obstrucciones hacia la circulación sistémica, 2) permitir un drenaje sin impedimentos de la circulación pulmonar, 3) proveer una fuente estable de flujo sanguíneo pulmonar, y 4) proveer una fuente confiable de flujo sanguíneo coronario. Estos objetivos se logran mediante la fusión de la aorta ascendente y la arteria pulmonar proximal (anastomosis de Damus-Kaye-Stansel), la reconstrucción del arco aórtico, una septectomía auricular, y la creación de una anastomosis modificada de Blalock-Taussig o la colocación de un conducto VD-AP (modificación de Sano). En TCH se usan tanto la Blalock-Taussig modificada como el conducto VD-AP. Los pacientes en los que se coloca el conducto VD-AP tienden a tener una mejor hemodinámica después de la operación debido a la ausencia de fuga diastólica que se observa en pacientes con Blalock-Taussig modificada. La fuga diastólica hace que la PA diastólica sea más baja, lo cual puede producir una cardiopatía isquémica. Al contrario, es más común que en los pacientes con conducto VD-AP aparezcan estenosis de las ramas de la arteria pulmonar, lo cual podría requerir intervención.

El procedimiento de Norwood se realiza por esternotomía media. En vista de que la aorta ascendente puede a veces ser diminuta, para facilitar la anastomosis de Damus-Kaye-Stansel, es habitual marcar con suturas finas el lugar donde la aorta ascendente toca la arteria pulmonar proximal. En ese momento, a veces es útil enlazar la arteria pulmonar derecha con un torniquete fino para mejorar la hemodinámica, ya que este reduce el hiperflujo (la FiO_2 se incrementa según sea necesario). El conducto arterioso permeable y los vasos braquiocefálicos se disecan y se sutura una prótesis de Gore-Tex® de 3.5 mm a la arteria innominada distal/arteria subclavia proximal derecha. Si se tiene pensado hacer una Blalock-Taussig modificada, se hace el esfuerzo en colocar la prótesis tan distalmente como sea posible en la arteria subclavia, ya que esta prótesis haría la función de derivación (ver Capítulo 38). Hay que poner especial cuidado en no dañar el nervio laríngeo recurrente derecho que recorre alrededor de la arteria subclavia, ya que la disfunción temporal del nervio laríngeo recurrente izquierdo no es infrecuente debido a la disección del arco aórtico y de la aorta descendente.

La circulación extracorpórea se inicia a través de la prótesis innominada/subclavia y una sola cánula venosa en la aurícula derecha. Se liga el conducto arterioso permeable con una sutura en bolsa de tabaco tipo Prolene 5-0. Se enfría al paciente hasta 18 °C. Mientras se enfría, se realiza una disección completa del arco aórtico, del conducto arterioso permeable, de los vasos braquiocefálicos y de la aorta descendente. En ese momento, se puede dividir la arteria pulmonar y cerrar completa o parcialmente el orificio distal, con o sin parche, dependiendo del plan que se tenga para suplir el flujo sanguíneo pulmonar. Es importante disecar bien las ramas de la arteria pulmonar, en particular si se espera colocar un conducto VD-AP. En este momento, se prepara un homoinjerto descelularizado como parche.

Un vez que se llega la temperatura deseada, la cabeza se coloca en hielo, los vasos braquiocefálicos y la aorta descendente se controlan con torniquetes finos y se reducen y paran los flujos de la circulación extracorpórea y, por ende, se inicia un período corto de paro circulatorio con hipotermia profunda. A través del puerto lateral se administra la cardioplejia en la rama arterial del circuito, por lo tanto, la cardioplejia se administra a través de la prótesis innominada/subclavia y hacia dentro de la aorta ascendente. Las próximas dosis de cardioplejia (cada 20 minutos a través del todo el pinzamiento) se administrarán directamente una vez que la aorta ascendente esté abierta. Después de que la cardioplejia haya sido administrada, se retira la cánula venosa de la aurícula derecha y, abriéndose paso a través del sitio de canulación, se realiza una septectomía auricular. Se reemplaza la cánula venosa y se inicia un período de perfusión cerebral anterógrada a través de la prótesis en la arteria innominada/subclavia. Los flujos se titulan mediante una combinación de Doppler transcraneal, NIRS, y monitoreo de la presión arterial radial derecha, y por lo general están entre 30 % y 40 % de los flujos de circulación extracorpórea (ver Capítulo 6).

El conducto arterioso permeable se divide y la aorta se abre de forma longitudinal desde la marca de sutura en la aorta ascendente proximal hasta la aorta descendente, pasando la inserción del conducto arterioso. El istmo se divide y todo el tejido ductal se extirpa a menos que la arteria subclavia izquierda se origine desde el conducto arterioso, en cuyo caso habría que dejar una pequeña cantidad de pared posterior en su lugar. Se realiza una anastomosis posterior de media circunferencia entre la aorta descendente y el istmo, la aorta ascendente y la arteria pulmonar se anastomosan con suturas finas y el remanente de la aorta ascendente y del arco aórtico se reconstruyen con el homoinjerto que se preparó con anterioridad como parche. Después de la reconstrucción de la aorta, se sueltan todos los torniquetes alrededor de los vasos braquiocefálicos, se reinicia la circulación extracorpórea y se entibia al paciente.

Cuando se vaya a colocar un *conducto VD-AP*, se corta al ras una prótesis anillada de Gore-Tex® con uno de los anillos y se «encesta» en el ventrículo derecho antes de terminar la reconstrucción aórtica. Por lo general, se encestan 2 anillos en el ventrículo derecho y el tercero se deja al ras fuera del ventrículo derecho. La prótesis se asegura a la superficie del ventrículo derecho con una sutura en bolsa de tabaco y algunas suturas interrumpidas. En general, se usa una prótesis anillada de 5 mm en pacientes por debajo de los 3 kg, y de 6 mm para los que pesan más de 3 kg. Se podría mover la prótesis hacia la izquierda de la aorta (Sano convencional) o hacia la derecha (modificación de Brawn). Si se va a recurrir a una *Blalock-Taussig modificada,* la rama arterial del circuito se cambia por una cánula que se inserta en la aorta reconstruida, se recorta la prótesis que se había colocado previamente en la arteria subclavia y se realiza una anastomosis entre la prótesis y la arteria pulmonar derecha.

De rutina se coloca un catéter de diálisis peritoneal en todos los pacientes sujetos al procedimiento de Norwood y también es común colocar cables para la electroestimulación auricular temporal. Si los valores hemodinámicos y de saturación de oxígeno son adecuados, no hay sangrado y no hay ninguna otra preocupación, como procedimiento de rutina se cierra el tórax.

Otras estrategias de tratamiento

Hay muchos factores de riesgo que de manera significativa aumentan el riesgo en la operación de Norwood. Entre estos factores tenemos prematuridad, bajo peso al nacer (<2.5 kg), disfunción ventricular derecha, e insuficiencia tricuspídea significativa. Aunque en TCH el procedimiento de Norwood se usa casi siempre para la paliación del síndrome de corazón izquierdo hipoplásico, algunos pacientes de alto riesgo podrían beneficiarse de estrategias alternativas según cada caso.

La *estrategia híbrida* se ha usado en algunos programas como alternativa a la operación de Norwood. En general, en TCH no favorecemos esta estrategia con la excepción de cuando la operación de Norwood está descartada. Los objetivos de la estrategia híbrida son los mismos de los de la operación de Norwood (flujo de salida no obstruido, retorno venoso pulmonar sin impedimentos, fuente estable de flujo pulmonar, y fuente confiable de flujo coronario) pero se logran por otra ruta. El procedimiento híbrido consiste de la colocación de cerclaje bilateral de las arterias pulmonares, una septostomía auricular, y la colocación de un stent en conducto arterioso permeable o la continua-

> **Experiencia reciente de TCH con Norwood (2017-2018)**
>
> Procedimientos de Norwood: 57 (49 primarios, 8 después de reparación biventricular o híbrida)
>
> Pacientes dados de alta entre la primera y segunda etapa: 60 %
>
> Supervivencia a la segunda etapa (Glenn bidireccional): 96 %
>
> Supervivencia general a 1 año: 93 %
>
> Supervivencia sin trasplante a 1 año: 89 %

ción de la PGE para mantener la permeabilidad del ducto (híbrido «químico»). A los pacientes sin flujo anterógrado a lo largo de la válvula aórtica, que se les haya colocado un stent ductal, hay que hacerles un estrecho seguimiento en caso de que surja una «perfusión retrógrada insuficiente del arco», p. ej., obstrucción del arco aórtico a nivel del stent que obstruye el flujo retrógrado hacia el arco, los vasos braquiocefálicos, y las arterias coronarias.

El *trasplante cardíaco del neonato también* es otra estrategia válida en pacientes de alto riesgo con síndrome de corazón izquierdo hipoplásico. Sin embargo, debido a la escasez general de donantes, esta estrategia está llena de riesgos y por lo tanto se reserva para circunstancias muy particulares. Debido al riesgo de hiperflujo, no es inusual que se proceda con cerclaje bilateral de las arterias pulmonares o un enfoque híbrido como intermediario al trasplante.

La estrategia de *los cuidados paliativos* puede usarse en algunas familias en caso de que el riesgo de la paliación sea alto en extremo. Sin embargo, hoy día esta estrategia se usa muy rara vez.

Manejo posoperatorio

El manejo posoperatorio de pacientes después del procedimiento de Norwood sigue algunas de las mismas directrices descritas en el manejo preoperatorio e intraoperatorio. En general, el objetivo es mantener un sistema adecuado para el aporte de oxígeno y la perfusión orgánica al permitir que haya un delicado equilibrio entre la circulación pulmonar y la sistémica.

Se hace un monitoreo cuidadoso de la hemodinámica y de las saturaciones de oxígeno. Por lo general, los pacientes llegan a la UTIC con una combinación de inotrópicos, incluyendo adrenalina a dosis baja y calcio. Se podría iniciar con milrinona en quirófano, y a veces se añade en la UTIC. Los pacientes con conducto VD-AP tienden a tener una mejor PA diastólica que los que tienen una Blalock-Taussig modificada debido a la falta de fuga diastólica. Como tal, algunos pacientes con Blalock-Taussig modificada podrían requerir que se añada vasopresina para poder mejorar la PA diastólica y, por ende, la perfusión coronaria. En el Capítulo 38 se describen los diferentes escenarios posquirúrgicos e intervenciones recomendadas en pacientes posquirúrgicos con circulación derivada, escenarios que tienen aplicación directa después de una operación de Norwood.

La ventilación mecánica se retira de forma gradual, teniendo como objetivo la extubación del paciente durante las primeras 24-48 horas. Sin embargo, algunos pacientes, en específico los que fueron intubados antes de la operación, podrían requerir un tiempo mayor de intubación. De rutina se inicia diálisis peritoneal el día de la cirugía y se continúa hasta que el paciente movilice fluidos y se incremente la producción de orina, por lo general durante los primeros días. Si no hay sangrado, se inicia la heparina profiláctica a 6 U/kg/h a las 6 horas después de la cirugía. Luego, una vez que el paciente comienza a utilizar la vía oral, se pasa a la aspirina.

Si se espera que el paciente esté intubado por un largo período de tiempo, se inicia lentamente la alimentación entérica vía sonda nasogástrica. En caso contrario, se inicia lentamente después de la extubación. No es inusual que los pacientes tengan algo de intolerancia alimentaria después de un procedimiento de Norwood, quizá debido a una circulación intestinal escasa. Esto requiere que la progresión alimentaria sea lenta siguiendo el protocolo (ver Capítulo 58). En general, después de una operación de Norwood la alimentación no se fortifica más allá de 24 kcal/oz.

En el Capítulo 39 se describen los requisitos de transferencia desde la UTIC a la unidad de hospitalización general, manejo entre etapas, planificación del alta hospitalaria, y monitoreo en casa.

28 Tronco arterioso y ventana aortopulmonar

Antonio G. Cabrera, Stuart R. Hall, Carlos M. Mery

El tronco arterioso es una rara anomalía cardíaca congénita donde hay un origen único de 3 estructuras vasculares: la aorta, las arterias pulmonares, y las arterias coronarias (Cuadro 28-1). La ventana aortopulmonar es una comunicación proximal entre la aorta y la arteria pulmonar, donde ambos vasos tienen orígenes separados debido a una división incompleta del tronco arterial común (Cuadro 28-2). Aunque ambas lesiones comparten características comunes, en el tronco arterioso solamente hay una válvula semilunar y un tronco arterial, mientras que en la ventana aortopulmonar hay dos. La válvula troncal por lo general es tricúspide, aunque también podría ser bicúspide o de cuatro valvas.

Como en el caso de otras anomalías conotruncales, el tronco arterioso está asociado al síndrome de DiGeorge. La ventana aortopulmonar también podría estar asociada a otras anomalías extracardíacas como la asociación VACTERL (deformaciones vertebrales, ano imperforado; anomalías cardíacas, fístula traqueoesofágica, anomalías renales, y deformaciones en las extremidades).

Clasificación

La clasificación más usada del tronco arterioso es la clasificación de Collet y Edwards (Cuadro 28-1):

- **I:** Una arteria pulmonar única surge desde el tronco común y se divide en 2 ramas
- **II:** Dos ramas separadas de la arteria pulmonar, posteriores o posterolaterales, salen desde el tronco común
- **III:** Dos ramas laterales de la arteria pulmonar salen desde el tronco común
- **IV:** Las ramas de la arteria pulmonar salen desde la aorta descendente (hemitronco). Esta clase ya no se usa, ya que es más adecuado clasificarla como atresia pulmonar con comunicación interventricular y colaterales aortopulmonares grandes (ver Capítulo 17).

La mayoría de los pacientes con tronco arterioso presentan el tipo llamado «uno y medio» ya que ambas ramas de las arterias pulmonares surgen muy juntas.

Una clasificación alterna es la de Van Praagh en la cual A1 equivale al tipo I, A2 combina los tipos II y III, A3 describe un origen único de una arteria pulmonar desde el tronco con un colateral o conducto arterioso permeable que perfunde en la otra arteria pulmonar, y A4 es un tronco arterioso con arco aórtico interrumpido.

Una clasificación más reciente de la STS (Sociedad de Cirujanos Torácicos) divide al tronco en aorta dominante o pulmonar dominante. La mayoría de los casos se caracterizan por dominancia aórtica con una aorta ascendente y arco aórtico grandes, y ramas de las arterias pulmonares más pequeñas que salen desde el tronco. En el tronco pulmonar dominante, la aorta ascendente es hipoplásica y la aorta descendente recibe flujo desde el conducto arterioso permeable. El tronco arterioso con el arco aórtico interrumpido es un ejemplo de dominancia pulmonar.

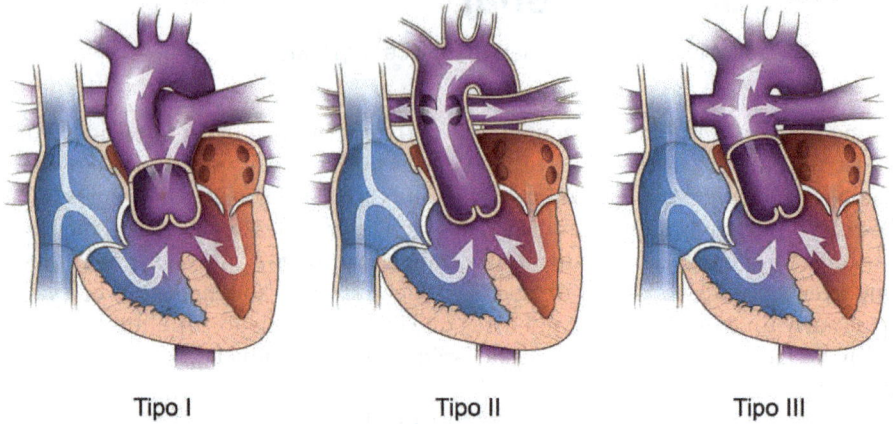

| Tipo I | Tipo II | Tipo III |

Cuadro 28-1. Clasificación del tronco arterioso por Collet y Edwards (detalles en texto).

Fisiopatología y presentación clínica

Tanto el tronco arterioso y la ventana aortopulmonar se caracterizan por un corto-circuito izquierda derecha significante que genera hiperflujo. Es obvio que el grado de hiperflujo en pacientes con ventana aortopulmonar depende del tamaño del defecto.

Los pacientes con tronco arterioso o una ventana aortopulmonar grande presen-tarán taquipnea y edema pulmonar poco después de nacer. El hiperflujo pulmonar y los síntomas de insuficiencia cardíaca congestiva empeoran en la medida en que la resistencia vascular pulmonar cae. Si la lesión está asociada a obstrucción del arco aórtico, podría haber choque y cianosis. Los pacientes con una ventana aortopul-monar pequeña podrían presentar síntomas más adelante y esta lesión podría no ser detectada en presencia de otras lesiones tales como tetralogía de Fallot, comunicación interventricular, y conducto arterioso permeable.

Si la lesión no se repara, la resistencia vascular pulmonar podría incrementarse lentamente y resultar en cambios vasculares pulmonares irreversibles (síndrome de Eisenmenger). Como resultado, la derivación disminuirá en el tiempo y una vez que la resistencia vascular pulmonar haya aumentado lo suficiente, habrá una reversión y se convertirá en cortocircuito derecha izquierda con cianosis.

En la exploración física, el niño presentará taquicardia y taquipnea. Podría haber quejido respiratorio debido a la circulación pulmonar y al edema pulmonar. El precor-dio es hiperactivo. Los pacientes con tronco arterioso tendrán un único S_2 y un clic de eyección sistólica. Los pacientes con ventana aortopulmonar tendrán un soplo continuo de frecuencia media, similar a un conducto arterioso permeable. En la presentación tardía, estos pacientes podrían presentar un único S_2 debido a una alta tensión de la arteria pulmonar y cierre prematuro de P_2.

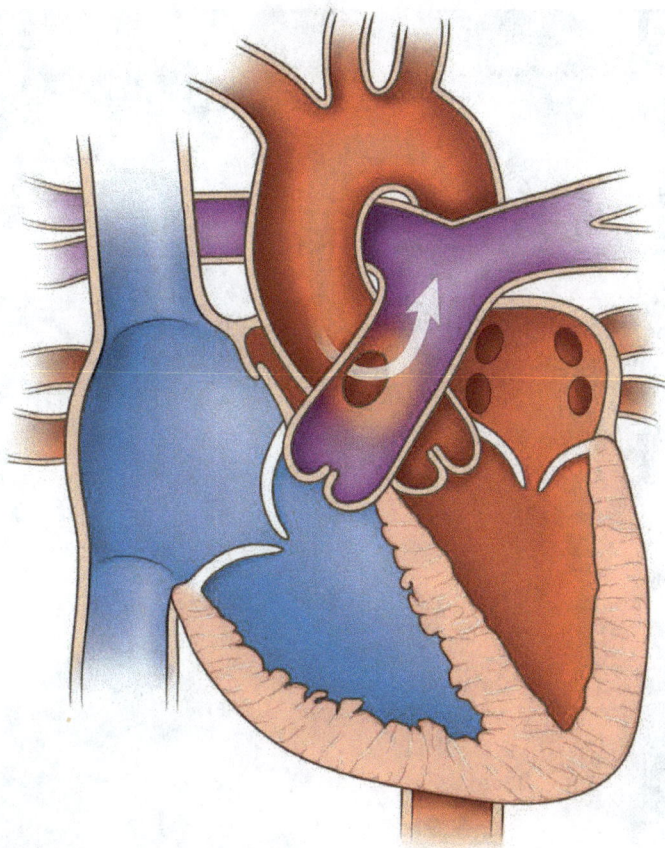

Cuadro 28-2. Ventana aortopulmonar.

Diagnóstico

- **RxTórax (Cuadro 28-3).** Cardiomegalia con edema pulmonar e hiperinsuflación pulmonar.
- **ECG.** Desviación del eje derecho. Puede haber hipertrofia biventricular con cambios no específicos de la onda ST-T. En casos de insuficiencia coronaria, podría haber descenso del segmento ST.
- **Ecocardiograma (Cuadro 28-4).** Entre las características importantes a evaluar en pacientes con tronco arterioso están la válvula troncal, la comunicación interventricular, las arterias coronarias y anomalías asociadas, incluyendo el arco aórtico. Debido a que el flujo de salida ventricular combinado sale a través de una única válvula troncal, habrá un incremento en la velocidad a través de este. Las velocidades mayores a 3-3.5 m/s podrían indicar que hay estenosis de la válvula troncal. Los estudios de imágenes en pacientes con ventana aortopulmonar deberían enfocarse en el lugar donde están la ventana y los defectos cardíacos tales como tetralogía, estenosis subaórtica, y conducto arterioso permeable.

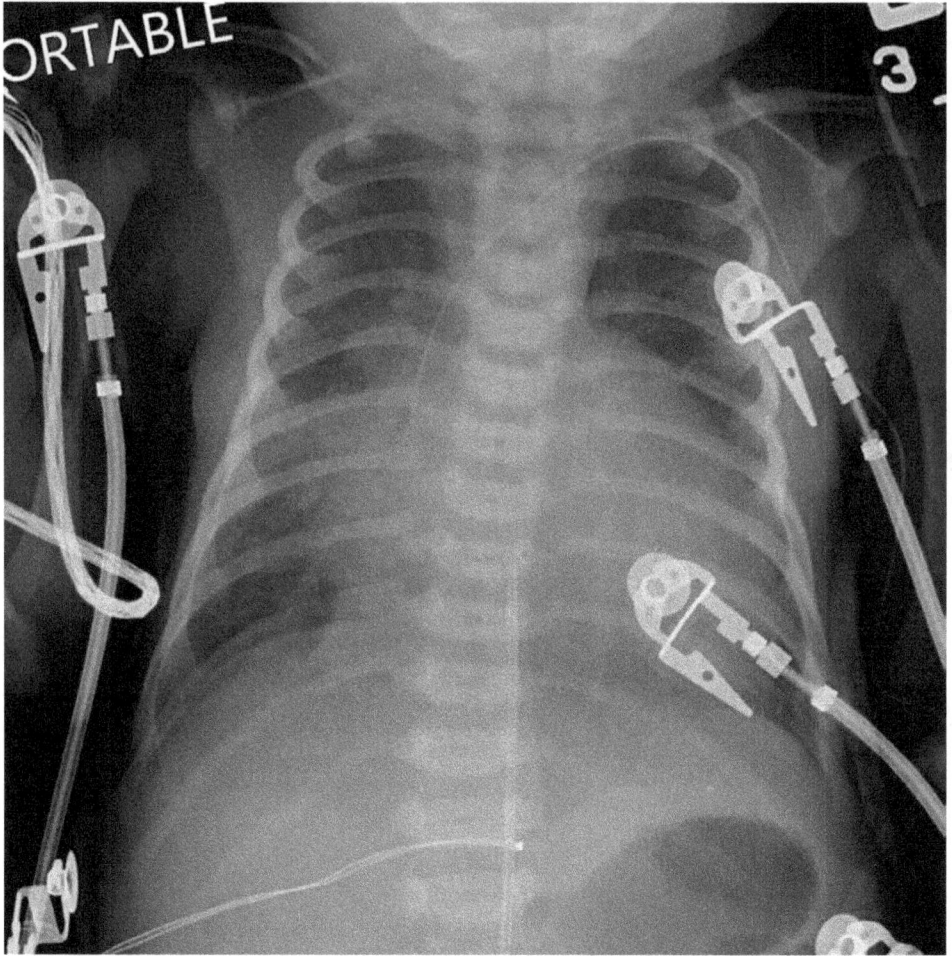

Cuadro 28-3. RxTórax de paciente con tronco arterioso muestra cardiomegalia significativa, congestión pulmonar, y un mediastino angosto debido a la ausencia de timus por síndrome de DiGeorge.

- **AngioTAC.** Por lo general, no es necesaria en pacientes con tronco arterioso. Sin embargo, puede ser útil si la anatomía no está completamente descrita en el ecocardiograma. También podría ser útil en pacientes con ventana aortopulmonar para evaluar lugar y extensión de la ventana, y para la planificación quirúrgica.
- **Cateterismo cardíaco.** Por lo general, no es necesario para el diagnóstico excepto en casos de presentación tardía para evaluar resistencia vascular pulmonar y operabilidad.

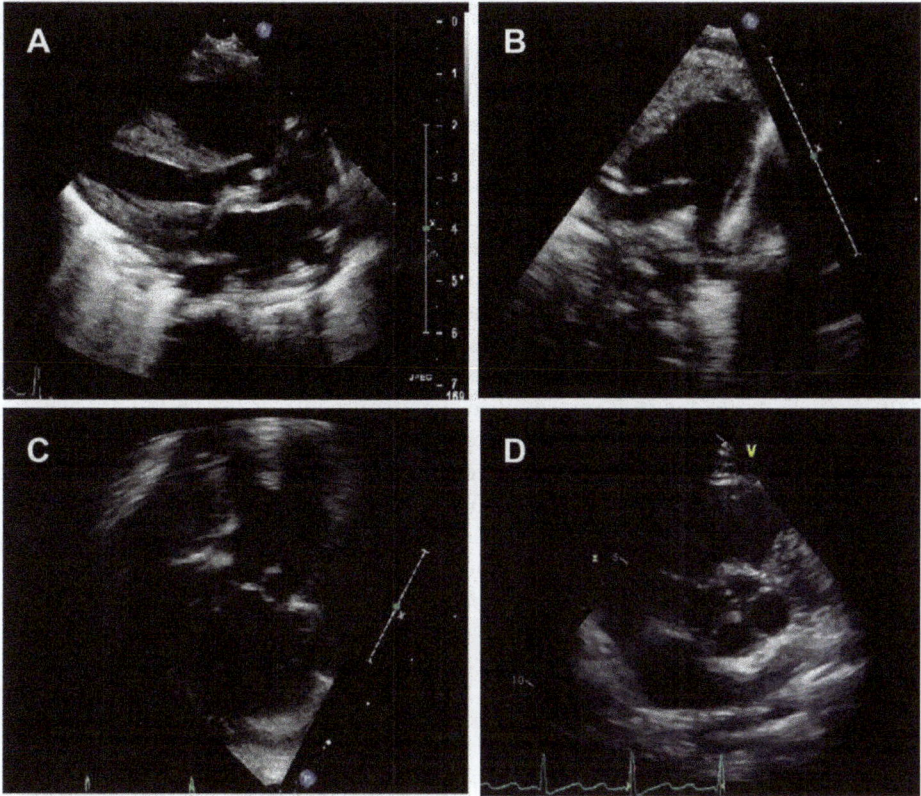

Cuadro 28-4. Ecocardiograma de pacientes con tronco arterioso. A) Eje paraesternal longitudinal muestra válvula troncal displásica y engrosada que cabalga una comunicación interventricular. B) Horquilla esternal de paciente con tronco arterioso tipo I muestra origen de la arteria pulmonar principal y las ramas de las arterias pulmonares que surgen del tronco común. C) Vista apical muestra tronco arterial común y segmento de la arteria pulmonar principal que surge desde el tronco ascendente. D) Eje paraesternal transversal muestra vista frontal de válvula troncal de cuatro valvas. Imágenes por cortesía de Dr. Josh Kailin, www.pedecho.org.

Indicaciones / Sincronización de la intervención

Un diagnóstico de tronco arterioso o de ventana aortopulmonar es motivo de intervención quirúrgica. El pronóstico no es bueno para pacientes con tronco arterioso sin reparar debido a la gravedad de los síntomas de insuficiencia cardíaca congestiva y al desarrollo rápido de enfermedad vascular pulmonar. Además, el retraso en la intervención quirúrgica no brinda ningún tipo de ventaja a la reparación. Por lo tanto, el tronco arterioso debe ser reparado durante el período neonatal. De igual manera, los pacientes con ventana aortopulmonar deberán ser intervenidos al ser diagnosticados a menos que la ventana sea pequeña, en cuyo caso se puede ofrecer una reparación programada.

Consideraciones anestésicas

La consideración principal para el manejo anestésico es la de equilibrar la circulación sistémica y pulmonar. La resistencia vascular pulmonar por lo general está muy por debajo de la resistencia vascular sistémica, lo cual hace que, en el mejor de los casos, estos pacientes sufran de hiperflujo pulmonar o de cardiopatía isquémica, en el peor de estos. Un monitoreo invasivo de la presión arterial puede ayudar a guiar una inducción lenta y controlada. El manejo de la ventilación deberá apuntar a mantener una resistencia vascular pulmonar elevada: aire ambiental con hipoventilación suave e hipercarbia. Tradicionalmente, el oxígeno subatmosférico (FiO₂ 18 %) ha sido usado pero en la estrategia de tratamiento de hoy día no está aceptado. Hay que observar muy de cerca el segmento ST y la PA diastólica por si hay una posible isquemia. La vasoconstricción con vasopresina puede ayudar a mantener la PA diastólica dentro de un rango cómodo con la advertencia de que un aumento de la resistencia vascular sistémica hará que la circulación sistémica disminuya. Una vez abierto el esternón, el cirujano puede enlazar las ramas de las arterias pulmonares para temporalmente crear una circulación «con bandas», lo cual mejora el gasto cardíaco sistémico y permite que haya más libertad de incrementar el oxígeno inspirado. Una evaluación de la función, resistencia vascular pulmonar, y resistencia vascular sistémica después de la circulación extracorpórea puede ayudar en la toma de decisiones sobre qué combinación farmacológica es mejor para el paciente.

Reparación quirúrgica

Tronco arterioso

El objetivo de la reparación quirúrgica del tronco arterioso es separar las arterias pulmonares del tronco común, repara la comunicación interventricular mediante un túnel entre el ventrículo izquierdo y la válvula troncal, y establecer una continuidad entre el ventrículo derecho y las arterias pulmonares con un conducto valvulado. El procedimiento se realiza vía esternotomía media y en circulación extracorpórea con canulación aortobicava e hipotermia leve a moderada. Las ramas de la arteria pulmonar se enlazan después de iniciarse la circulación extracorpórea para evitar fuga hacia los pulmones.

Después del paro cardiopléjico, la arteria pulmonar o las ramas se separan del tronco común. Según la anatomía, esto podría lograrse haciendo un corte transversal del tronco común y dejando un borde de tejido aórtico alrededor de las arterias pulmonares o extrayendo las arterias pulmonares como un botón, mientras que se visualiza la anatomía a través de una incisión aórtica anterior. Es importante reconocer la relación entre las arterias pulmonares y las arterias coronarias y la válvula aórtica para evitar lesiones, ya que estas podrían estar muy cercanas entre sí. Hay que inspeccionar la válvula troncal y repararla, de ser necesario. La reparación de la válvula troncal es difícil pero hay varias técnicas quirúrgicas disponibles. También hay que inspeccionar las arterias coronarias y estas podrían requerir intervención (p. ej., destechado en caso de coronarias intramurales).

Si se hace un corte transversal al tronco común, se vuelve a anastomosar la raíz aórtica y la aorta ascendente distal (podría hacer falta usar un parche de pericardio autólogo). Si las arterias pulmonares se extraen como un botón, el defecto por lo general se repara con parche de pericardio autólogo para evitar distorsión de las arterias coronarias y de la válvula aórtica.

Se realizar una ventriculotomía derecha y se cierra la comunicación interventricular hacia la válvula troncal con una porción de pericardio autólogo fijado con glutaraldehído mediante una serie de suturas interrumpidas con parche o una sutura continua. Luego se coloca un conducto VD-AP con homoinjerto. Debido a la ubicación de la ventriculotomía, el conducto tiende a sentarse directamente detrás del esternón y podría, por ende, ser más pequeño que el conducto usado para otras reparaciones.

De rutina, se colocan una línea auricular izquierda y un catéter de diálisis peritoneal. En estos pacientes no se acostumbra a dejar abierta la comunicación interauricular.

En el caso del tronco arterioso con arco aórtico interrumpido, la canulación arterial se logra usando una prótesis suturada a la arteria innominada (para el tren superior) y una segunda cánula se inserta en el conducto arterioso permeable. El arco aórtico se reconstruye usando la técnica de avance del arco aórtico (ver Capítulo 25). El resto del procedimiento se realiza según se describe para el tronco arterioso aislado.

Ventana aortopulmonar

El manejo quirúrgico de la ventana aortopulmonar depende del tamaño y ubicación de la ventana. En general, la canulación aórtica se realiza en la aorta ascendente distal o en el arco aórtico. Si la ventana aortopulmonar es muy distal, se podría requerir la colocación de una prótesis en la arteria innominada y que la reparación sea realizada usando perfusión cerebral anterógrada (ver Capítulo 6). Las ventanas aortopulmonares por lo general se reparan dividiendo la ventana y cerrando cada vaso con un parche de pericardio autólogo para evitar distorsión. Sin embargo, cada caso ha de analizarse según las características anatómicas individuales.

Manejo posoperatorio

Tratamiento general

- **Líquidos.** Procedimiento estándar: 25 % mantenimiento con D5 %/0.45 % solución salina. Hay que poner especial cuidado en manejar al paciente con la precarga más pequeña posible. Un incremento innecesario de la precarga podría producir un aumento en el estrés a la pared del miocardio y resultar en mayor disfunción ventricular e hipotensión. En los casos donde sea necesaria la reparación del arco, el tiempo en isquemia podría ser mayor, lo cual podría prolongar el tiempo con síndrome de bajo gasto cardíaco posquirúrgico.
- **Analgesia y sedación.** Se pueden ajustar los analgésicos y sedantes para la comodidad del paciente. Se usa la infusión de fentanilo como analgesia. Como adyuvante se programa el uso de paracetamol cada 6 h (entérico, rectal, o i.v.). La sedación se logra con una combinación de dexmedetomidina y midazolam en gotero.
- **Drogas vasoactivas.** La mayoría de los pacientes llegan al quirófano con milrinona 0.25-0.75 mcg/kg/min, adrenalina 0.02-0.05 mcg/kg/min, y cloruro cálcico 5-15 mg/kg/hr (en especial si se sospecha de DiGeorge). La hipotensión deberá manejarse a nivel primario con inotrópicos cuando la presión auricular izquierda sea mayor a 10 mmHg.

- **Ventilación mecánica.** Los pacientes por lo general se ventilan mediante SIMV-VC con apoyo de presión, volumen corriente de 8-10 ml/kg y PEEP de 5-7 cmH_2O, apuntando a un pH de 7.35-7.45, y SaO_2 >95 %.

¿Qué esperar durante las primeras 24 horas después de la operación?

Fundamentalmente, el manejo posoperatorio tiene como objetivo manejar la posible disfunción ventricular izquierda y derecha debido a una circulación extracorpórea prolongada e hipertensión pulmonar. Si hay insuficiencia coronaria antes de la operación y si hubo destechamiento coronario, podría haber más disfunción sistólica y diastólica. La hipertensión pulmonar debe manejarse con iNO y bajando el consumo de oxígeno con sedación y relajación muscular intermitente.

Reparación de tronco arterioso (1995-2016)

Reparaciones: 99

Edad promedio del operado: 17 días (4 días – 2.6 años)

Estancia promedio en UTI: 10 días (3-74 días)

Estancia media hospitalaria: 18 días (5-42 días)

Mortalidad perioperatoria: 8 %

Apoyo circulatorio mecánico: ninguno

Reparaciones de ventana aortopulmonar (1996-2016)

Reparaciones: 26

Edad promedio del operado: 22 días (6 días – 3 años)

Estancia media hospitalaria: 13 días (4-60 días)

Mortalidad perioperatoria: 4 %

Apoyo circulatorio mecánico: ninguno

- **Ventilación.** En la transición después del quirófano, los pulmones habrán mejorado mucho desde el período preoperatorio como resultado de la ultrafiltración continua. Podría haber hemorragia pulmonar leve, la cual ha de manejarse con PEEP de 5-10 cmH_2O.
- **Líquidos.** Homeostasis a balance ligeramente negativo. La diálisis peritoneal se inicia al entrar en la UTIC. Si se llegan a necesitar más líquidos/coloides, hay que titular con mucho cuidado bolos de pequeño tamaño (1-5 mL/kg/dosis), y la presión auricular izquierda no debe exceder 12 mmHg.
- **Nutrición.** Programar NPT para el día después de la cirugía. Si se sospecha de síndrome de DiGeorge, o de confirmarse, podría haber disfunción orofaríngea y hay que consultar con el terapeuta ocupacional antes de comenzar la alimentación (ver Capítulo 58).

Complicaciones

- **Síndrome de bajo gasto cardíaco.** Tratamiento primario con inotrópicos. Una combinación de adrenalina a dosis baja y dosis estándar de milrinona.
- **Hipertensión pulmonar.** Al principio debe manejarse con iNO y posiblemente con terapias más avanzadas (ver Capítulo 79).
- **Quilotórax.** Podría generarse por la combinación de hipertensión pulmonar, disfunción ventricular derecha, y estenosis de las ramas de la arteria pulmonar. También, los pacientes con síndrome de DiGeorge tienen una mayor incidencia de quilotórax. En el Capítulo 77 se describe el manejo del quilotórax.

- **Apoyo circulatorio mecánico.** No se acostumbra brindar asistencia mecánica después de la reparación del tronco arterioso, excepto cuando hay isquemia preoperatoria significativa y disfunción ventricular grave.
- **Estenosis de las ramas de la arteria pulmonar.** Debido al tamaño de la raíz troncal, la arteria pulmonar derecha podría comprimirse detrás de la raíz troncal reconstruida. Esta complicación puede ocurrir y habrá de monitorearse mediante ecocardiograma.

Seguimiento a largo plazo

Es obligatorio el seguimiento estrecho de pacientes con tronco arterioso y la vigilancia ecocardiográfica de rutina. El pronóstico a largo plazo estará determinado en parte por el estado de la válvula troncal. Los pacientes con insuficiencia de la válvula troncal, en particular aquellos que estuvieron sujetos a una reparación de la válvula troncal durante la operación inicial, están en alto riesgo de requerir reemplazo de la válvula troncal más adelante. La mayoría de los pacientes requerirá de reemplazo del conducto VD-AP durante los primeros 3-5 años de vida. Los conductos más largos colocados en operaciones posteriores tienden a ser más longevos.

29 Anillos vasculares

Iki Adachi, M. Regina Lantin Hermoso, Siddharth P. Jadhav, Lisa Caplan

Los anillos vasculares son un grupo de anomalías del arco aórtico (que a veces involucra a la arteria pulmonar) que pueden llegar a comprimir el tracto traqueoesofágico. Por definición, los anillos vasculares verdaderos («completos») consisten de estructuras vasculares que rodean por completo la tráquea y el esófago. Las 2 variantes más comunes son la del doble arco aórtico y la del arco aórtico derecho con arteria subclavia izquierda aberrante (que surge desde un divertículo de Kommerell) y un ligamento arterioso izquierdo (o conducto arterioso, de ser permeable) (Cuadro 29-1). Otras posibles causas de la compresión traqueobronquial tales como el síndrome de la arteria innominada (compresión anterior de la tráquea por la arteria innominada) y el cabestrillo de la arteria pulmonar (origen en la arteria pulmonar izquierda desde la arteria pulmonar derecha y trayecto entre tráquea y esófago, Cuadro 29-1, C) no son anillos vasculares verdaderos aunque a veces se les llama anillos vasculares «incompletos». Los cabestrillos de la arteria pulmonar podrían estar asociados con anillos traqueales completos, lo cual causa mayor obstrucción.

Fisiopatología, presentación clínica, y anomalías asociadas

Los anillos vasculares ocurren cuando se da una persistencia anómala o regresión de varios componentes del arco embriónico totipotencial. La ubicación y gravedad de la compresión traqueoesofágica determina el momento en que ocurre la presentación de síntomas. Con la excepción de la obstrucción crítica de las vías respiratorias, es raro que los neonatos muestren síntomas. Aquellos con doble arco aórtico podrían presentar síntomas antes, durante el primer año de vida. Muchos pacientes son asintomáticos, pero con el tiempo podrían presentar estridor, tos, distrés incrementado con enfermedades respiratorias intercurrentes y reflujo o disfagia al comenzar la dieta sólida. Algunos niños podrían preferir comidas no sólidas. La disfagia es más común en niños mayores y adolescentes.

Los anillos vasculares podrían estar asociados con anomalías cardíacas tales como tetralogía de Fallot, comunicación interventricular, y coartación de la aorta. Entre las anomalías no cardíacas están la fístula traqueoesofágica y el labio leporino y paladar hendido. Hay una mayor incidencia de anillos vasculares en niños con síndrome de DiGeorge y de Down.

Diagnóstico

- **Ecocardiograma fetal.** El Doppler a color podría revelar estructuras vasculares alrededor de la tráquea durante el barrido con transductor cefálico en una vista de tres vasos.
- **RxTórax (Cuadro 29-2).** Podría verse como una hendidura en el arco aórtico derecho en la tráquea distal y curvatura de la tráquea en la vista lateral debido al vaso retroesofágico (arteria subclavia aberrante).

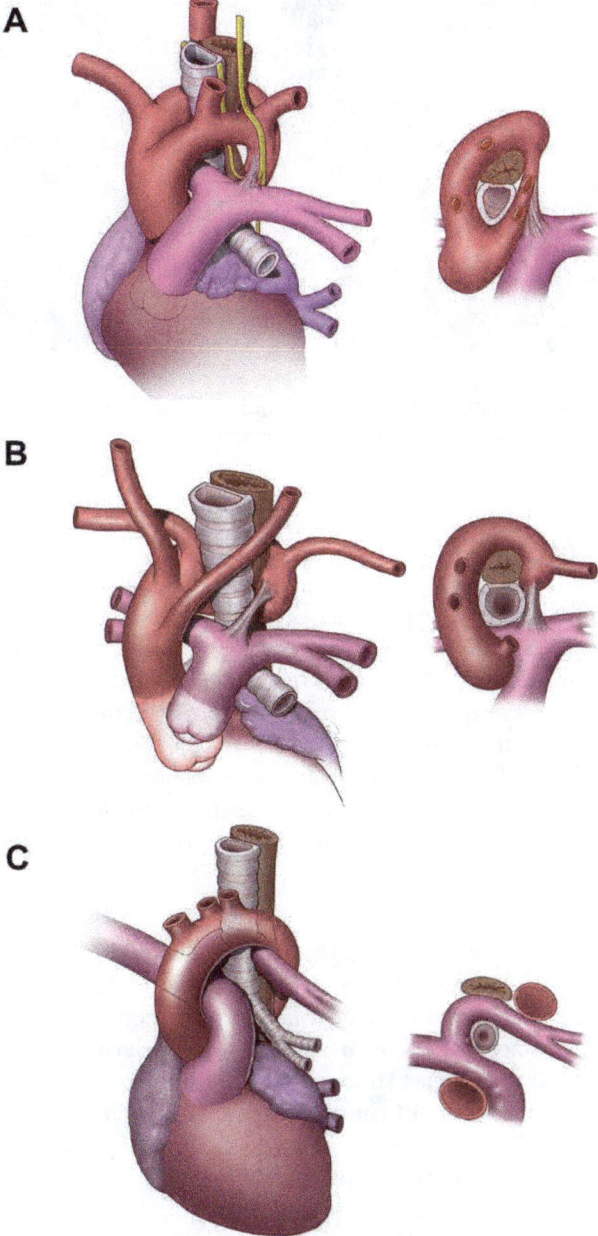

- **Esofagografía con bario (Cuadro 29-3).** No es necesaria pero podría mostrar hendidura posterior en el esófago debido a una arteria subclavia aberrante o hendidura anterior por un cabestrillo pulmonar.

- **AngioTAC/RMN (Cuadro 29-4).** El diagnóstico final de anillo vascular requiere una angioTAC o RMN. Se prefiere la angioTAC porque los tiempos de adquisición son rápidos sin necesidad de sedación, la resolución es superior, y la información sobre las vías respiratorias es mejor en comparación con la RMN. Permite la reconstrucción detallada en 3D y descripción del tipo de anillo vascular útil en la planificación quirúrgica. Podría ser difícil diferenciar el arco aórtico derecho con arteria subclavia izquierda aberrante de un doble arco aórtico con arco izquierdo atrésico (Adachi et al. 2011).

Cuadro 29-1. Anillos vasculares y otras causas vasculares de la compresión traqueobronquial. A) Doble arco aórtico. B) Arco aórtico derecho con arteria subclavia izquierda aberrante y ligamento arterioso izquierdo. C) Cabestrillo de arteria pulmonar izquierda.

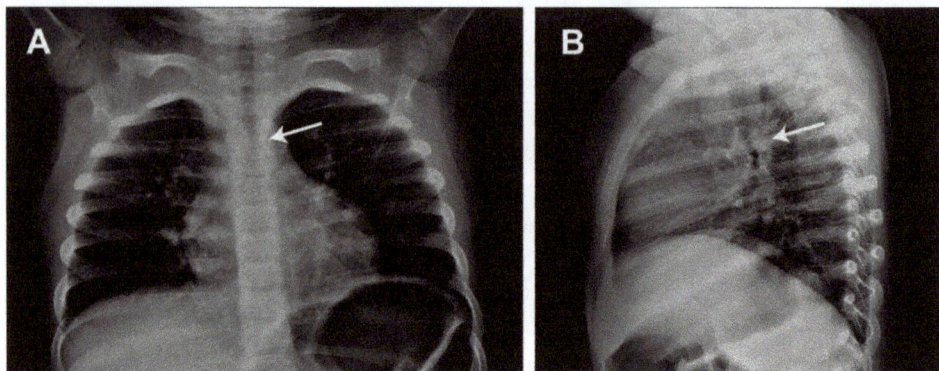

Cuadro 29-2. Vista anteroposterior (A) y lateral (B) de una RxTórax de paciente con anillo vascular (arco aórtico derecho con arteria subclavia izquierda aberrante) muestra compresión de la tráquea (flecha).

Indicaciones / Sincronización de la intervención

La presencia de un anillo vascular en sí no es necesariamente un indicativo de operación. En general, se aconseja intervenir si el paciente tiene síntomas atribuibles al anillo vascular (disfagia u obstrucción de las vías respiratorias) y si los estudios de imágenes son característicos (p. ej., esofagografía o angioTAC). Podría considerarse la intervención en pacientes asintomáticos que muestran una compresión considerable en las imágenes, ya que el riesgo de intervenir es relativamente bajo. Es importante descartar la presencia de anomalías cardíacas significativas que requieran de reparación intracardíaca. Un arco aórtico izquierdo con arteria subclavia aberrante derecha (p. ej., disfagia lusoria) no es un anillo vascular y rara vez (si acaso) requiere intervención.

Reparación quirúrgica

El tipo de intervención quirúrgica depende del tipo de anillo vascular. La mayoría de los procedimientos se hacen mediante toracotomía posterolateral izquierda por el 4to espacio intercostal. El objetivo de la operación es lograr la liberación completa de la compresión traqueoesofágica. Los pacientes podrían beneficiarse de una laringoscopia directa y broncoscopia por Otorrinolaringología al inicio del procedimiento y a veces de una broncoscopia flexible hacia el final para confirmar la liberación de la compresión. Los procedimientos quirúrgicos para los dos tipos más comunes de anillo vascular son:

- **Arco aórtico derecho con arteria subclavia izquierda aberrante.** El ligamento arterioso izquierdo (entre el origen de la arteria subclavia izquierda y la arteria pulmonar izquierda) se divide, y por lo tanto se libera el anillo. La aorta descendente podría fijarse posteriormente con respecto a la columna (p. ej., aortopexia) para aumentar el espacio. Si hay un divertículo de Kommerell grande en la base de la arteria subclavia izquierda o si una división sencilla del ligamento falla en crear un espacio lo suficientemente ancho, se extirpa el divertículo y se translocaliza la arteria subclavia izquierda hacia la arteria carótida izquierda (Cuadro 29-5).

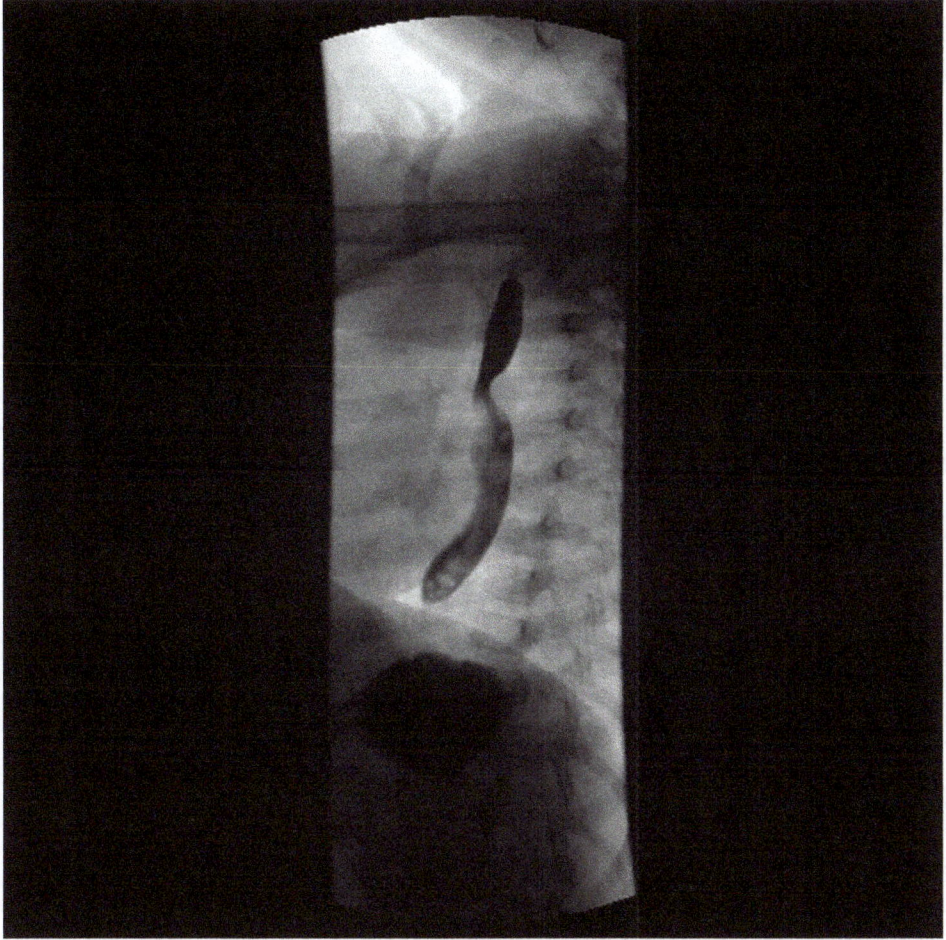

Cuadro 29-3. Esofagografía de paciente con anillo vascular (arco aórtico derecho con arteria subclavia izquierda aberrante) muestra hendidura posterior del esófago.

- **Doble arco aórtico.** La porción atrésica o más pequeña del doble arco (casi siempre el arco posterior izquierdo, inmediatamente distal al origen de la arteria subclavia izquierda) se divide y se cose. Es importante también dividir el ligamento arterioso que va desde esta porción del arco hacia la arteria pulmonar izquierda para no dejar un anillo residual.

Un arco aórtico circunflejo (arco aórtico que va por un lado de la tráquea, cruza por detrás de la tráquea y del esófago, y desciende por el otro lado) presenta un desafío. Los pacientes con arco aórtico derecho, arteria subclavia izquierda, y arco circunflejo (aorta descendente izquierda) podrían beneficiarse de una reparación simple del anillo vascular (división del ligamento arterioso izquierdo y translocación de la arteria subclavia izquierda hacia la arteria carótida izquierda). En algunos casos, el paciente podría requerir un procedimiento más complicado (p. ej., procedimiento de descruzado

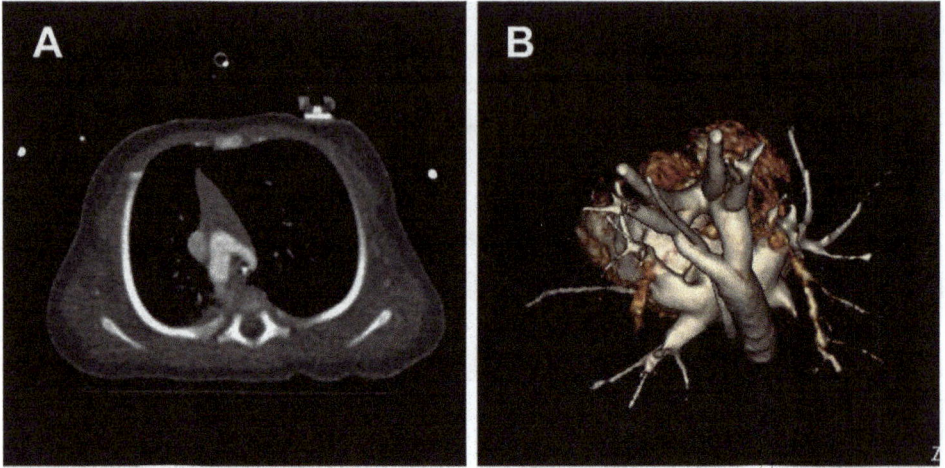

Cuadro 29-4. AngioTAC de paciente con doble arco aórtico con cortes transversales (A) y reconstrucción en 3D (B). El arco derecho es dominante en comparación con el arco izquierdo.

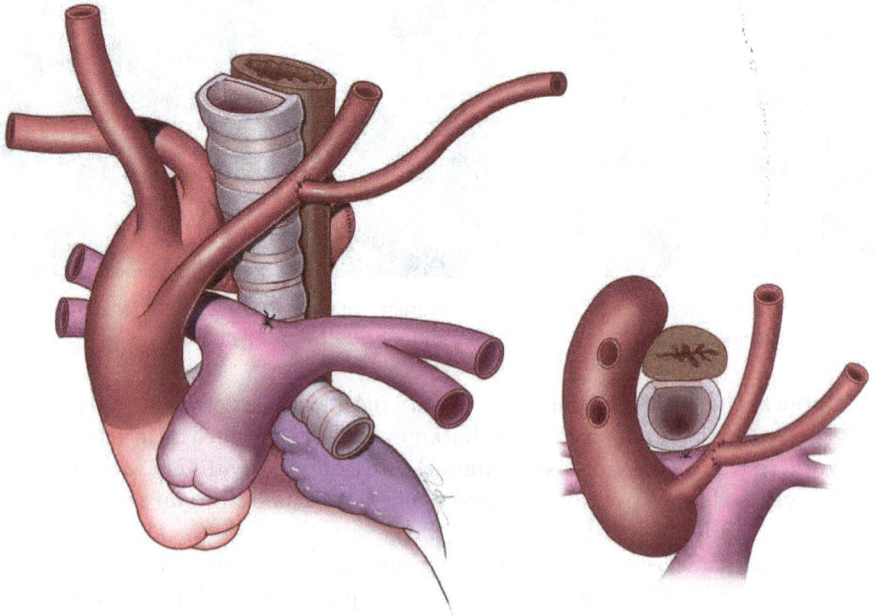

Cuadro 29-5. Reparación quirúrgica de un arco aórtico derecho con arteria subclavia izquierda aberrante, ligamento arterioso izquierdo, y divertículo de Kommerell prominente que consiste de división del ligamento, excisión del divertículo, y translocación de la arteria subclavia izquierda hacia la arteria carótida izquierda.

aórtico) por esternotomía media (Backer et al. 2016).

Consideraciones anestésicas

Antes de la operación, el manejo anestésico debe comenzar con una revisión exhaustiva de las imágenes radiológicas que definen la anatomía del anillo vascular). Debe haber una clara comunicación entre el equipo quirúrgico y anestésico en cuanto al aislamiento del pulmón, la anestesia regional, y las líneas invasivas de monitoreo, ya que es muy probable que se incluya la oclusión de vasos sanguíneos en el plan quirúrgico. La mayoría de los niños

Experiencia del TCH con anillos vasculares (1996-2018) (Binsalamah et al. 2019)

Pacientes: 148

Edad promedio: 1 año (rango intercuartílico 0.4-5.2 años)

Peso promedio: 12.8 kg (rango intercuartílico: 7.5-26.5 kg)

Tipos de anillo:

- Doble arco aórtico: 72 (49 %)
- Arco aórtico derecho con arteria subclavia izquierda aberrante: 69 (47 %)
- Otros: 7 (5 %)

Mortalidad perioperatoria: 0

Complicaciones:

- Quilotórax: 12 %
- Paresia de las cuerdas vocales: 1 (<1 %)

no será lo suficientemente grandes como para acomodar sondas de doble luz para el aislamiento pulmonar. Sin embargo, hay técnicas alternas para el aislamiento pulmonar en niños (Hammer et al. 1999), incluyendo el uso de bloqueadores bronquiales y la intubación del bronquio derecho principal.

La compresión traqueal por el anillo vascular rara vez impide la colocación de una sonda endotraqueal o la ventilación con resucitador desechable (*easy bag*) durante la inducción por inhalación. Sin embargo, se desaconseja el uso de sondas orogástricas o nasogástricas, en especial en pacientes con anillos vasculares apretados, para evitar perforar la tráquea. Si logra una analgesia adecuada, se podría considerar la extubación temprana, ya que rara vez hay disfunción cardíaca y sangramiento en esta cirugía.

Manejo posoperatorio

- **Líquidos.** Procedimiento estándar: 100 % mantenimiento con D5 %/0.45 % solución salina. Rara vez hace falta la administración de grandes volúmenes de fluidos.
- **Analgesia y sedación.** El uso de anestesia regional, incluyendo el bloqueo del nervio intercostal y paravertebral periférico y el bloqueo epidural torácico, podría usarse para el control del dolor posquirúrgico. El Acute Pain Service (Servicio de Apoyo al Dolor Agudo) prestará asistencia para manejar la analgesia en caso de colocarse un catéter. La analgesia controlada por el paciente con dosis continuas e intermitentes de opioides se usa muy a menudo con la inclusión de tratamiento complementarios con paracetamol y ketorolac, por ejemplo. Una analgesia adecuada es fundamental para lograr que las vías respiratorias estén libres.
- **Ventilación mecánica.** En la mayoría de los pacientes se realiza la extubación en quirófano, o se considera la extubación expedita, siempre que haya estabilidad hemodinámica. Es relativamente común la aparición de estridor posquirúrgico, lo cual por lo general se trata con esteroides. El tiraje y la «tos perruna» podrían

aparecer debido a una traqueobroncomalacia residual. Dependiendo del nivel de broncomalacia residual, los pacientes podrían necesitar ventilación con presión positiva no invasiva (NIMV) después de extubarse. En algunos casos, incluso una traqueobroncomalacia residual leve en asociación con dolor posquirúrgico de la pared torácica podrían necesitar NIMV temporal. Los esteroides pueden jugar un rol cuando hay inflamación secundaria.

- **Nutrición.** Se puede comenzar con líquidos transparentes 4 horas después de la extubación si el paciente está hemodinámicamente estable. De allí, se podría pasar a una dieta normal si no hay disfagia posquirúrgica. Hay que monitorear las sondas pleurales en caso de flujo quiloso, en particular si se introduce comida con grasa.

Complicaciones

- **Neuropatía.** Los nervios vago, laríngeo recurrente y diafragmático están cerca del área de disección quirúrgica. El nervio laríngeo recurrente podría lesionarse, a menudo de forma pasajera.
- **Quilotórax.** Complicación debido a la presencia de grandes nódulos y canales linfáticos en el área.

Lectura recomendada

Adachi I, Krishnamurthy R, Morales DL. *A double aortic arch mimicking a right aortic arch with an aberrant subclavian artery.* J Vasc Surg 2011;54:1151-1153.

Backer CL, Mongé MC, Popescu AR, et al. *Vascular rings.* Semin Pediatr Surg 2016;25:165-175.

Binsalamah ZM, Ibarra C, John R, et al. *Contemporary mid-term outcomes in pediatric patients undergoing vascular ring repair.* Presentación hecha en el 55vo Encuentro Anual de la Society of Thoracic Surgeons, San Diego, CA, 2019.

Hammer GB, Fitzmaurice BG, Brodsky JB. *Methods for single-lung ventilation in pediatric patients.* Anesth Analg 1999;89:1426-1429.

Ramos-Duran L, Nance JW, Schoepf UJ, et al. *Developmental aortic arch anomalies in infants and children assessed with CT Angiography* AJR Am J Roentgenol 2012;198:W466–W474.

Arteria coronaria izquierda anómala desde la arteria pulmonar

Antonio G. Cabrera, Stuart R. Hall, Charles D. Fraser Jr.

El origen anómalo de la arteria coronaria izquierda desde la arteria pulmonar (ALCAPA, por sus siglas en inglés) es una anomalía coronaria congénita asociada con una alta tasa de mortalidad infantil y muerte súbita en adultos. En esta cardiopatía, la arteria coronaria izquierda surge desde varios sitios en el sistema de la arteria pulmonar.

Fisiopatología y presentación clínica

En la ALCAPA, en la medida en que la resistencia vascular pulmonar disminuye después del nacimiento, la resistencia en el sistema arterial coronario se hace mayor que en la circulación pulmonar y el flujo sanguíneo en la arteria coronaria anómala se revierte, lo cual primordialmente genera un cortocircuito izquierda derecha. En el caso clásico, este robo coronario, en la ausencia de una colateralización adecuada, genera una grave isquemia miocárdica y disfunción entre las primeras semanas o meses de vida.

La arteria coronaria izquierda anómala desde la arteria pulmonar se caracteriza por un miocardio hipocontráctil y con isquemia crónica, pero con posibilidad de ser recuperado. El equilibrio variable entre el momento en que se cierra el conducto arterioso, la hipertensión pulmonar, y la velocidad de desarrollo de la circulación colateral preexistente entre las arteria coronaria derecha e izquierda definen la extensión de la necrosis miocárdica y la cicatrización del ventrículo izquierdo. La mortalidad es muy alta cuando no se corrige. Una red extensa de arterias colaterales podría permitir que ciertos pacientes sobrevivan más allá de la infancia. Sin embargo, la hipoperfusión crónica genera isquemia subendocárdica y luego fibrosis, lo cual aumenta el riesgo de muerte súbita por arritmia ventricular. Hay casos raros de pacientes de edad avanzada con ALCAPA.

Al presentarse en la lactancia (lo más común), es importante un antecedente de llanto durante la alimentación (angina de esfuerzo), diaforesis, y taquipnea con quejido intermitente, lo cual constituye una sintomatología conocida como el síndrome de Bland-White-Garland. En la medida en que progresa la isquemia, la sesiones de alimentación serán más breves (el lactante ahora come «meriendas») y aparecen la palidez, fatiga y quejidos. Cuando hay buena colateralización, los síntomas podrían ser más sutiles con retraso del crecimiento como la presentación clínica más representativa.

En la exploración física, por lo general el niño presentará taquicardia y taquipnea. Los quejidos podrían presentarse con angina cuando hay edema pulmonar establecido debido a una función ventricular insuficiente y presión auricular izquierda alta con o sin insuficiencia mitral. El precordio es hipoactivo. Podría haber un desdoblamiento muy corto del segundo ruido cardíaco debido a una tensión elevada de la arteria pulmonar y a veces podría haber un único S_2. Por lo general, hay un galope (S_3) y a veces un S_4 (patada auricular en ventrículo izquierdo poco distensible).

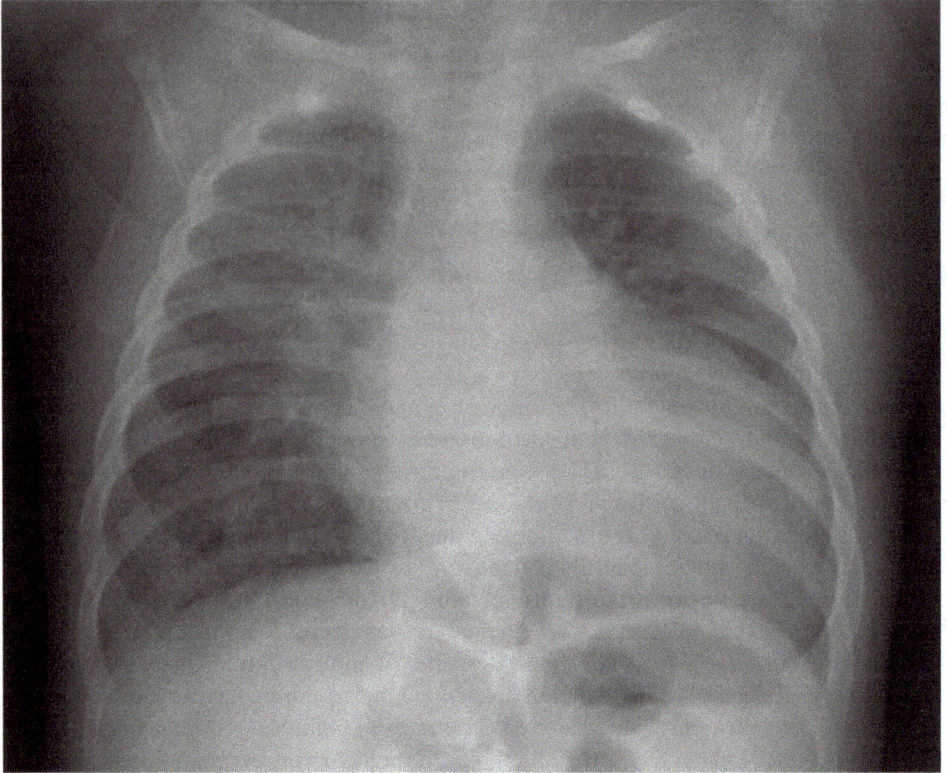

Cuadro 30-1. RxTórax anteroposterior de paciente de 5 meses de edad con ALCAPA muestra cardiomegalia con dilatación de ventrículo izquierdo y edema pulmonar bilateral.

Diagnóstico

- **RxTórax (Cuadro 30-1).** Es común encontrar cardiomegalia con edema pulmonar e hiperinsuflación pulmonar.
- **ECG (Cuadro 30-2).** Agrandamiento auricular (aurícula izquierda o biauricular). Un hallazgo que parece clásico es el de ondas Q anormales (profunda y ancha) en electrodos I y aVL. Cambios no específicos de la onda ST-T.
- **Ecocardiograma (Cuadro 30-3).** El ecocardiograma de superficie es el modo de diagnóstico principal. La característica más importante incluye una función ventricular izquierda muy deprimida con insuficiencia mitral. A menudo, en el eco el endocardio ventricular izquierdo parece brillante con depresión profunda de la contractilidad (fracción de eyección <10 %). En la mayoría de los casos, la arteria coronaria izquierda surge desde el tronco principal de la arteria pulmonar y la ubicación de los ostium es muy variable (a veces más arriba/posiciones más distales). El flujo sistólico y diastólico desde la coronaria que se tiene por anómala hacia la arteria pulmonar es patognomónico. Es importante resaltar que la apariencia en 2D de la arteria coronaria izquierda principal en relación con el seno aórtico que mira hacia la izquierda podría ser engañosa y *parecer* como si estuviera conectada a la

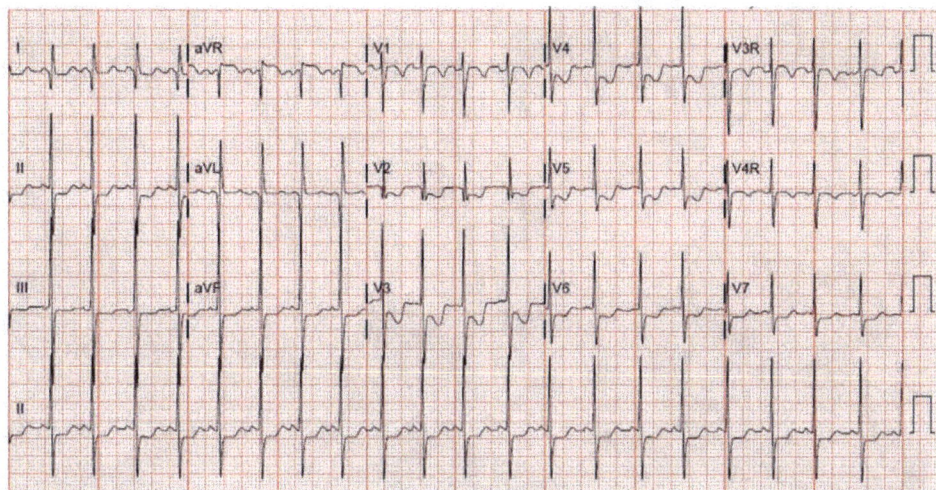

Cuadro 30-2. ECG de paciente con ALCAPA muestra ondas Q profundas y anchas en I y aVL (patognomónico de ALCAPA). Además, hay una depresión significativa del segmento ST en electrodos precordiales.

aorta. Hemos visto casos de técnicos experimentados que creen que la coronaria principal izquierda se originaba desde la aorta, *pero luego no pudieron demostrar el flujo anterógrado por Doppler a color en la coronaria.* Esta situación requiere de otro estudio de diagnóstico.

- **AngioTAC cardíaca.** Una angioTAC con contraste correctamente hecha de las coronarias es un complemento diagnóstico importante en casos sospechosos donde el ecocardiograma fue insuficiente o no mostró el defecto completo, pero hay alta sospecha clínica.
- **Cateterismo cardíaco.** Rara vez es necesario el cateterismo para el diagnóstico. Este podría ser útil en pacientes en los cuales una angioTAC no puede lograrse o si el diagnóstico sigue siendo errado y hay alta sospecha clínica. El cateterismo podría ser peligroso en pacientes con disfunción ventricular profunda y un miocardio muy irritable. En estos casos, el único objetivo del cateterismo es la angiografía coronaria.

Indicaciones / Sincronización de la intervención

Un diagnóstico de ALCAPA es indicación para la intervención quirúrgica. La intervención quirúrgica deberá realizarse una vez que se haya hecho el diagnóstico.

Manejo preoperatorio

Antes de la operación, estos lactantes podrían presentarse en un estado tibio/frío y húmedo. No todos los pacientes necesitarán apoyo inotrópico, pero casi todos necesitarán diuresis para disminuir los síntomas pulmonares por edema y congestión pulmonar. Uno debería apartarse del uso exclusivo de agentes vasoconstrictores, ya que podrían incrementar la poscarga y deteriorar aún más la función. Se debe considerar el uso de

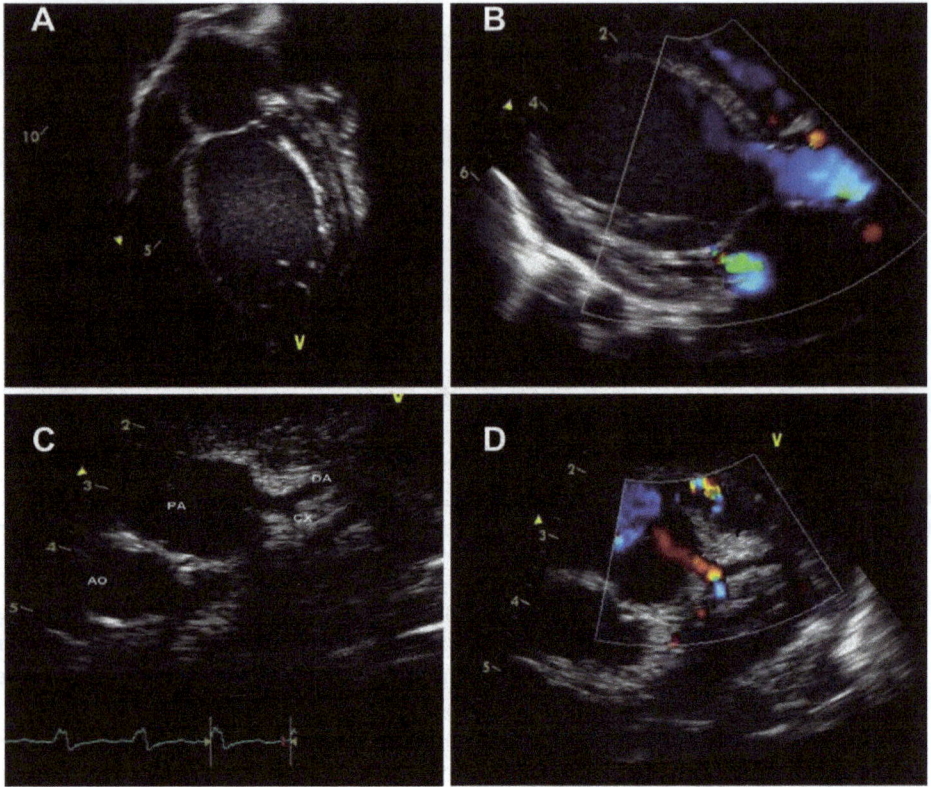

Cuadro 30-3. Ecocardiogramas en pacientes con ALCAPA. Vista apical de 4 cámaras (A) y el eje paraesternal longitudinal (B) muestra un ventrículo izquierdo muy dilatado y globular con insuficiencia mitral secundaria. Hay que destacar que esto puedo diagnosticarse erradamente como cardiomiopatía dilatada. Vista paraesternal del eje transversal en 2D (C) muestra cómo sale la coronaria izquierda anómala desde la arteria pulmonar. Imagen de Doppler a color (D) muestra flujo reverso desde la arteria coronaria izquierda hacia la arteria pulmonar. Ao: Aorta, CX: Coronaria circunfleja, DA: Coronaria descendente anterior, PA: Arteria pulmonar. Imágenes por cortesía de Dr. Josh Kailin, www.pedecho.org.

ventilación no invasiva con terapia por cánula nasal de alto flujo o presión positiva continua en vía aérea.

Consideraciones anestésicas

El objetivo principal del período previo a la circulación extracorpórea es el de mantener la perfusión miocárdica sin incrementar el consumo de oxígeno o reducir la PA de manera drástica. SI el paciente no está intubado, el proceso de intubación podría representar un alto riesgo de paro cardiaco. Hay que estar preparado para el inicio urgente de circulación extracorpórea con un circuito primado y listo y un cirujano presente para la inducción. La inducción por lo general se hace en incrementos, con dosis tituladas de ansiolíticos y narcóticos con o sin pequeñas dosis de vapor anestésico. El acceso arterial deberá obtenerse tan rápidamente como sea posible para facilitar un monitoreo estrecho de la hemodinámica. Hay que recordar que aunque es importante mantener una saturación normal de oxígeno, deben evitarse las maniobras que disminuyen la resistencia vascular pulmonar para poder mantener la presión de perfusión coronaria (izquierda) tan alta como sea posible.

Después de la circulación extracorpórea, incluso con una «revascularización» del sistema izquierdo, la función miocárdica, por lo general, no mejora de inmediato. A menudo se requieren dosis regulares de agentes inotrópicos (milrinona/adrenalina) para mantener un buen gasto cardíaco. Aunque se quiera la reducción de poscarga, no es infrecuente que se requiera de vasoconstricción para mantener una PA adecuada. Converse con el cirujano sobre la necesidad o intención de que un agente como la nitroglicerina, si el paciente lo tolera, se use para promover la dilatación de la coronaria reimplantada.

Reparación quirúrgica

En tiempos recientes, la reimplantación aórtica directa (Cuadro 30-4) o la creación de un túnel intrapulmonar (Cuadro 30-5) cuando la translocación coronaria no es factible (rara vez) son los modos principales de reparación. La ligación primaria se

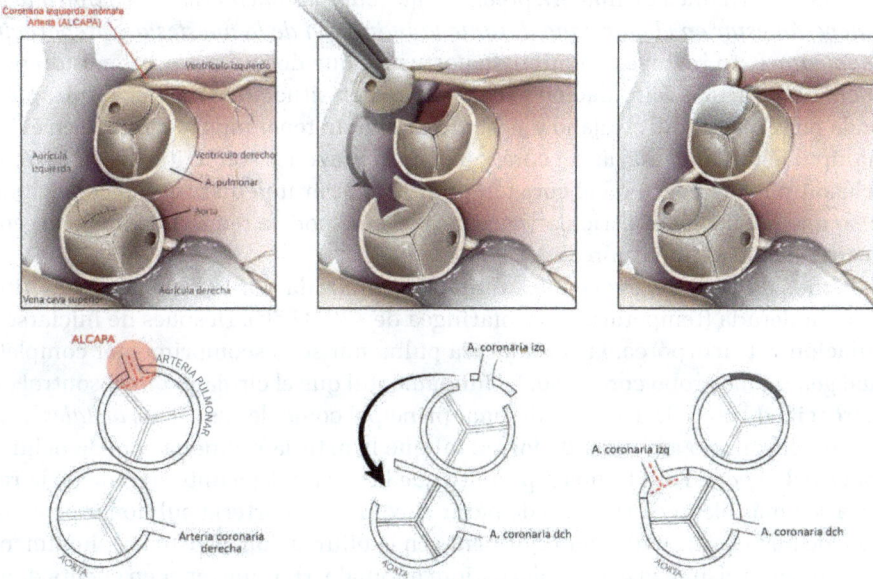

Cuadro 30-4. Translocación de arteria coronaria izquierda que surge desde el seno posterior izquierdo de la arteria pulmonar. Se extrae un botón generoso alrededor de la arteria coronaria, la arteria coronaria se moviliza ampliamente, se hace una incisión tipo «trapdoor» en el lugar óptimo de la raíz aórtica, y el botón se reimplante evitando toda torsión el vaso. El defecto de la arteria pulmonar se reconstruye con un parche pericárdico autólogo.

ha abandonado casi por completo ya que se ha establecido que incluso en el escenario de una profunda disfunción ventricular izquierda, el establecimiento de un sistema de dos coronarias por el método que fuere otorga una ventaja de supervivencia mayor a la ligadura. La conservación del sistema de dos coronarias conlleva a la recuperación de la función ventricular izquierda y a tasas de supervivencia a largo plazo mayores

Experiencia del TCH con la reparación de ALCAPA (1996-2011) (Cabrera et al. 2015)
Pacientes: 34
Edad promedio del operado: 5 meses (3 días – 39 años)
Estancia promedio en UTI: 7 días (1-26 días)
Estancia media hospitalaria: 16 días (3-540 días)
Mortalidad perioperatoria: 0
Apoyo circulatorio mecánico posquirúrgico: 0

a 80 % o más en pacientes con una falla cardíaca profunda en el momento de la presentación. Las operaciones tradicionales, incluyendo la «retirada» de la arteria subclavia izquierda y el *bypass* de la arteria coronaria con prótesis, ya casi nunca se indican. La insuficiencia mitral producto de la dilatación del ventrículo izquierdo, dilatación del anillo mitral, o de la isquemia del músculo papilar, y la disfunción secundaria también podrían ocurrir en paciente con ALCAPA y podría requerir un tratamiento quirúrgico concomitante.

El manejo intraoperatorio de estos pacientes deberá ser coreografiado con mucho cuidado. Se le informará al anestesiólogo que el paciente está en una condición bastante precaria y, por ende, evitará técnicas que incrementen la demanda miorcárdica o bajen la PA sistémica de manera precipitada. *Todos los miembros del equipo quirúrgico deberán estar en el quirófano durante la inducción de la anestesia y preparación del paciente.* Esto incluye el equipo de perfusión que deberá estar preparado para el inició urgente de la circulación extracorpórea en situaciones críticas. Durante la entrada por el esternón, cirujano y asistentes deberán tener mucho cuidado en evitar la manipulación innecesaria del corazón. Estos corazones son irritables en extremo e incluso un ligero roce con el corazón podría generar una disritmia incorregible o incluso una fibrilación ventricular, escenario el cual podría requerir el inicio urgente de la circulación extracorpórea.

Le hemos dado preferencia a la canulación separada por la vena cava y la hipotermia moderada (temperatura nasofaríngea de ~30-32 °C). Después de iniciarse la circulación extracorpórea, la vasculatura pulmonar se descomprime por completo, lo cual genera más robo coronario. Es fundamental que el cirujano tenga control circunferencial de tanto la arteria pulmonar principal como de sus ramas *distales* hasta el ostium coronario anómalo de forma tal que la arteria pulmonar pueda ocluirse después del *bypass*. Esto también permite que la cardioplejia anterógrada de la raíz aórtica sea más efectiva. Después de parar el corazón, la arteria pulmonar principal se abre de forma estratégica anteriormente en la bifurcación, o justo proximalmente a esta. Luego se visualiza el lugar del ostium anómalo. Hay que tener en cuenta que el ostium podría originarse desde cualquier sitio en la arteria pulmonar principal o en sus ramas. Dada la vasta y muy exitosa experiencia que los cirujanos de cardiopatías congénitas tienen con la operación de intercambio arterial para la transposición de las grandes arterias, la translocación de la arteria coronaria a la aorta ascendente se

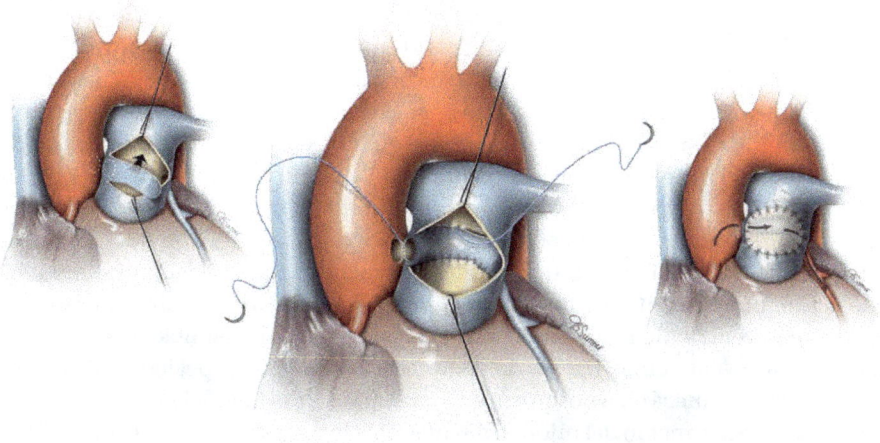

Cuadro 30-5. Reparación de Takeuchi para la ALCAPA. Se crea un túnel dentro de la arteria pulmonar con un colgajo anterior de tejido de arteria pulmonar u otro tipo de material, y se crea una ventana aortopulmonar para redirigir el flujo desde la aorta a través del túnel intrapulmonar y hacia la arteria coronaria izquierda. El segmento anterior de la arteria pulmonar se reconstruye con un parche generoso.

realiza ahora en casi todos los casos de recién nacidos y lactantes. En la medida en que el paciente crece, en particular en los raros casos de adultos, el ostium coronario no es tan elástico y la translocación podría no ser lo adecuado. Esta decisión ha de tomarse tras sopesar cada caso individual. Nuestra experiencia ha sido que, en niños pequeños, todas las ubicaciones ostiales, incluyendo una coronaria en posición anterior y hacia la izquierda, pueden ser translocalizadas a la aorta (Cuadro 30-4). El cirujano deberá movilizar el ostium como un «botón» muy liberal de la pared de la arteria pulmonar. En los ostium localizados en posición posterior, esto podría incluir la retirada de la comisura posterior de la válvula pulmonar. La coronaria luego se moviliza para optimizar la translocalización con mínima tracción y evitar la torsión transversal. El lugar de la translocación de la aorta es seleccionado en función de la mejor ubicación geométrica disponible, la cual no tiene que ser en todos los casos el seno coronario verdadero que mira hacia la izquierda. Hemo usado una incisión del tipo «trapdoor» en la aorta con un colgajo orientado adecuadamente para facilitar la anastomosis coronaria, la cual se logra con una sutura continua no absorbible. En algunos casos, los cirujanos han usado un pequeño parche anterior (por lo general de pericardio autólogo) para aumentar el nuevo ostium reconstruido, aunque no hemos encontrado que esto sea necesario. Es muy importante reconstruir el defecto del seno de la arteria pulmonar con la cantidad suficiente de parche pericárdico, tanto como lo que uno usaría en una operación de intercambio arterial, antes de retirar el pinzamiento aórtico.

En los casos donde no se crea posible la translocación de los ostium coronarios, se podría construir un túnel intrapulmonar (según lo descrito originalmente por Takeuchi y colegas) a lo largo de la pared posterior de la arteria pulmonar (Cuadro 30-5). Entre las opciones de reconstrucción del túnel están el colgajo anterior de la pared de la arteria pulmonar o algún tipo de material protésico. Se construye un nuevo ostium, el cual equivale a la creación de una ventana aortopulmonar. Es fundamental aumentar generosamente el déficit de la pared anterior de la arteria pulmonar con pericardio o algún otro tipo de parche. Cuando esto no se ha hecho, ha habido una alta incidencia de estenosis pulmonar supravalvular en pacientes que se someten a este tipo de operación.

Puede ser difícil tomar la decisión de intervenir o no en una insuficiencia mitral de importancia en la operación inicial de arteria coronaria. En pacientes con disfunción ventricular profunda, el tiempo obligatorio adicional en isquemia miocárdica para la reparación de la válvula mitral/anuloplastia mitral podría ser un factor fundamental. Por lo tanto, nuestro enfoque ha sido el de no proceder con la reparación mitral en pacientes con ventrículo izquierdo dilatado en extremo con insuficiencia mitral ante una disfunción ventricular izquierda profunda. En nuestra experiencia de evitar el apoyo circulatorio mecánico posquirúrgico, creemos que la insuficiencia mitral podría mejorar cuando la función del miorcardio mejora. De forma alterna, una insuficiencia mitral persistente de importancia podría manejarse con una operación posterior cuando la función ventricular izquierda haya mejorado.

A pesar de estar comprometidos, estos pacientes la mayor parte del tiempo manejan un gasto cardíaco adecuado cuando llegan a quirófano. Creemos que debemos, poniendo esmero en la protección miocárdica, ser capaces de completar la operación sin necesidad de dispositivo de asistencia ventricular o ECMO. En el caso de falla cardíaca persistente o inhabilidad de retirar la circulación extracorpórea, es probable que prefiramos un dispositivo de asistencia ventricular izquierda temporal (aurícula izquierda a aorta ascendente) en vez de la ECMO.

Aunque es raro, algunos pacientes pueden presentarse con ALCAPA en la edad adulta. Hemos vistos varios adultos con ALCAPA y una masiva colateralización coronaria derecha izquierda con una función ventricular izquierda normal. En general, todavía hemos preferido operar para crear un sistema de dos coronarias en dichos individuos, aunque esto podría ser una decisión controversial.

Manejo posoperatorio

El manejo posoperatorio va principalmente dirigido hacia la disfunción sistólica del ventrículo izquierdo, la identificación temprana de arritmias, y la transición de medicación vasoactiva intravenosa a las terapias orales descongestivas (p. ej., enzimas convertidoras de la angiotensina, betabloqueadores, diuréticos).

Tratamiento general

- **Líquidos.** Procedimiento estándar: 25 % mantenimiento con D5 %/0.45 % solución salina. Hay que poner especial cuidado en manejar al paciente con la precarga mínima necesaria. Una precarga innecesaria podría producir un aumento en el estrés a la pared del miocardio y resultar en mayor disfunción ventricular e hipotensión. La línea en la aurícula derecha facilita la confirmación del llenado intracardíaco.
- **Analgesia y sedación.** Se pueden ajustar los analgésicos y sedantes para la comodidad del paciente. Para la analgesia, se usa una infusión de fentanilo con paracetamol programado (entérico, rectal, o i.v.) como adyuvante. La sedación se logra

mediante una combinación de dexmedetomidina (en ambos pacientes intubados y extubados) y/o la administración de benzodiazepinas. Se prefiere el midazolam en gotero, ya que los cambios considerables en la poscarga o presión arterial pueden producir inestabilidad.

- **Drogas vasoactivas.** La mayoría de los pacientes llegan a quirófano con infusión de milrinona 0.25-0.75 mcg/kg/min e infusión de adrenalina 0.02-0.05 mcg/kg/min. La hipotensión se debe manejar primariamente con inotrópicos la presión de llenado ventricular izquierdo (PAI) es >5-10 mmHg.
- **Ventilación mecánica.** Los pacientes por lo general se ventilan mediante SIMV-VC con apoyo de presión, volumen corriente de 8-10 mL/kg y PEEP de 5-7 cmH$_2$O, apuntando a un pH de 7.35-7.45, y SaO$_2$ >95 %. Después de la operación, se espera que los pacientes de ALCAPA sean extubados cuando el edema pulmonar haya mejorado. La disfunción ventricular toma semanas a meses en mostrar mejoras observables en el ecocardiograma. La extubación no debería retrasarse siempre que los pacientes estén manejando un gasto cardíaco sistémico adecuado. La reducción activa de la precarga con diuréticos antes de la extubación tiende a atenuar los efectos de una insuficiencia mitral considerable.

¿Qué esperar durante las primeras 24 horas después de la operación?

- **Drogas vasoactivas.** Es razonable el uso de milrinona y adrenalina a dosis baja (<0.03 mcg/kg/min) durante la extubación para brindar apoyo al ventrículo izquierdo, ya que la extubación conlleva a un incremento de la presión transmural y, como resultado, una mayor poscarga.
- **Ventilación.** En la transición después del quirófano, los pulmones habrán mejorado mucho desde el período preoperatorio como resultado de la ultrafiltración continua. Todavía podría haber algún grado de lesión pulmonar debido al edema pulmonar, ya que no es probable que la presión telediastólica en ventrículo izquierdo haya cambiado mucho durante el período postoperatorio inmediato.
- **Líquidos.** Homeostasis a balance ligeramente negativo. Cuando se haya colocado un catéter de diálisis peritoneal, deberá usarse desde el día de la cirugía.
- **Nutrición.** Si se está considerando la extubación dentro de las próximas 24 horas, no es necesario pedir la NPT. Si se esperan períodos de ventilación mecánica extendidos, deberá pedirse la NPT. Una vez que se haya realizado la extubación exitosa, se reestablecerá la alimentación vía oral.

Complicaciones

Entre las complicaciones más comunes después de la reparación de la ALCAPA tenemos:

- **Síndrome de bajo gasto cardíaco.** Tratamiento primario con inotrópicos. Una combinación de adrenalina a dosis baja y dosis estándar de milrinona. Las dosis altas de inotrópicos aumentan la posibilidad de arritmias.
- **Arritmias.** La incidencia de arritmias después de la reparación de la ALCAPA en TCH es de 9 %. Cualquier arritmia (taquicardia auricular o taquicardia ventricular) deberá tratarse a tiempo y servirá para tener sospecha clínica de un deterioro de la función ventricular o empeoramiento de la insuficiencia mitral.

- **Apoyo circulatorio mecánico.** Aunque otras instituciones han usado apoyo circulatorio mecánico antes y después de la operación, en TCH hemos sido capaces de recuperar a todos estos pacientes sin asistencia mecánica.

Seguimiento a largo plazo

A pesar de una excelente recuperación del ventrículo izquierdo y tasas de supervivencia a largo plazo después de la reparación de la ALCAPA, las complicaciones posteriores tales como insuficiencia mitral persistente, insuficiencia cardíaca congestiva tardía, y estenosis de la arteria coronaria podrían requerir de otra intervención, incluyendo el trasplante de corazón. Como tal, es fundamental que haya un seguimiento a largo plazo junto a pruebas diagnósticas (incluyendo pruebas de provocación para isquemia más adelante).

El manejo ambulatorio de pacientes después de una reparación de ALCAPA requiere de evaluación continua de la función ventricular sistólica y diastólica. Los métodos convencionales se han apoyado fundamentalmente en parámetros ecocardiográficos, tales como fracción de acortamiento o fracción de eyección. La sobrecarga miocárdica ha sido una herramienta útil para detectar la disfunción miocárdica para identificar la disfunción a nivel subclínico antes de que el ecocardiograma pueda detectar diferencias significativas en la fracción de eyección y de acortamiento.

Lectura recomendada

Cabrera AG, Chen DW, Pignatelli RH, et al. *Outcomes of anomalous left coronary artery from pulmonary artery repair: beyond normal function.* Ann Thorac Surg 2015;99:1342-1347.

Anomalías Coronarias Congénitas

31

Silvana Molossi, S. Kristen Sexson Tejtel, Prakash M. Masand,
Athar M. Qureshi, Carlos M. Mery

Las anomalías coronarias congénitas son un grupo de anomalías de presentación clínica variable. Este capítulo se enfoca en la inserción aórtica anómala de una arteria coronaria (AAOCA, por sus siglas en inglés) y en el puente miorcárdico. En el Capítulo 30 se describe la arteria coronaria izquierda anómala que nace desde la arteria pulmonar (ALCAPA).

La AAOCA es una anomalía del origen o del trayecto de una arteria coronaria que surge desde la aorta (Cuadro 31-1). La prevalencia de la enfermedad no está definida, pero es probable que esté entre 0.2 % y 0.9 %. El puente miorcárdico es un segmento de la arteria coronaria que cursa dentro del miocardio en vez de tener el trayecto normal en el epicardio. La prevalencia del puente miorcárdico se estima alrededor de 25 % y, por ende, muchas veces se le considera como una variante normal.

Un número mayor de niños y adolescentes está siendo diagnosticado con AAOCA o puente miorcárdico después de los exámenes de rutina antes de participar en deportes, o una vez detectado un soplo, u obtenido un ECG anómalo. Debido a las múltiples controversias sobre la estratificación de riesgos y un entendimiento incompleto de la historia natural de estas condiciones, TCH creó el Programa de Anomalías Coronarias (CAP) en diciembre de 2012. Desde su inicio, más de 250 pacientes han sido evaluados y tratados en el programa.

Fisiopatología y presentación clínica

AAOCA

La AAOCA es la segunda causa de muerte súbita de origen cardíaco, en especial cuando la coronaria anómala se origina desde el seno de Valsalva opuesto y toma un trayecto *interarterial* (entre los grandes vasos) o *intramural* (el segmento proximal de la coronaria viaja dentro de la pared de la aorta antes de salir hacia el mediastino). Sin embargo, todavía no se tiene una noción completa de cuáles son los mecanismos fisiopatológicos que conllevan a la muerte súbita. Pareciera que la edad y la anatomía juegan un rol importante en el desarrollo de síntomas, signos de isquemia miocárdica, y/o muerte súbita. Los reportes sobre muerte súbita de origen cardíaco en niños menores de 10 años de edad no son comunes, y la mayoría de los episodios ocurre en individuos de entre 10 y 30 años de edad. Además, a pesar de que la arteria coronaria derecha anómala es alrededor de 4-6 veces más prevalente que la arteria coronaria izquierda anómala, esta está asociada al 85 % de las muertes súbitas relacionadas con la AAOCA y, por ende, es más letal que la arteria coronaria derecha anómala.

La oclusión y/o compresión de el vaso anómalo durante el ejercicio podría generar una reducción de la perfusión con isquemia miocárdica y, como consecuencia, una arritmia ventricular. Sin embargo, no se sabe por qué un atleta puede ejercitarse con intensidad por muchos años sin mostrar síntomas hasta que ocurre un episodio centinela. Se han propuesto varios mecanismos, incluyendo la compresión del segmento intramural de la

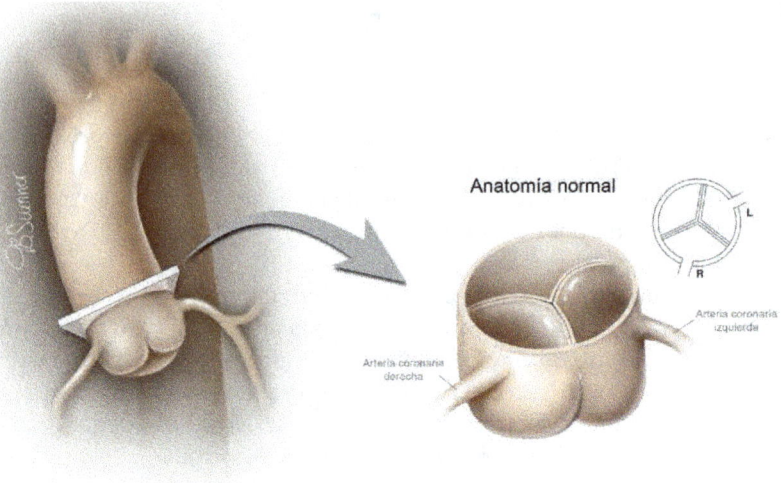

Anatomía normal

Arteria coronaria derecha

Arteria coronaria izquierda

Anomalía coronaria

Anomalía con segmento intramural

Arteria coronaria izquierda anómala

Arteria coronaria derecha anómala

Cuadro 31-1. Anatomía de la AAOCA con y sin segmento intramural.

coronaria durante el ejercicio vigoroso, compresión del segmento interarterial entre la aorta y la arteria pulmonar, y anomalías ostiales como ángulo de salida agudo, ostium en forma de rendija que puede colapsar ante la expansión aórtica, o la estenosis del ostium. El pilar intercoronario (engrosamiento de la pared de la aorta que se extiende

Algoritmo clínico para pacientes con inserción aórtica anómala o trayecto anómalo de arteria coronaria

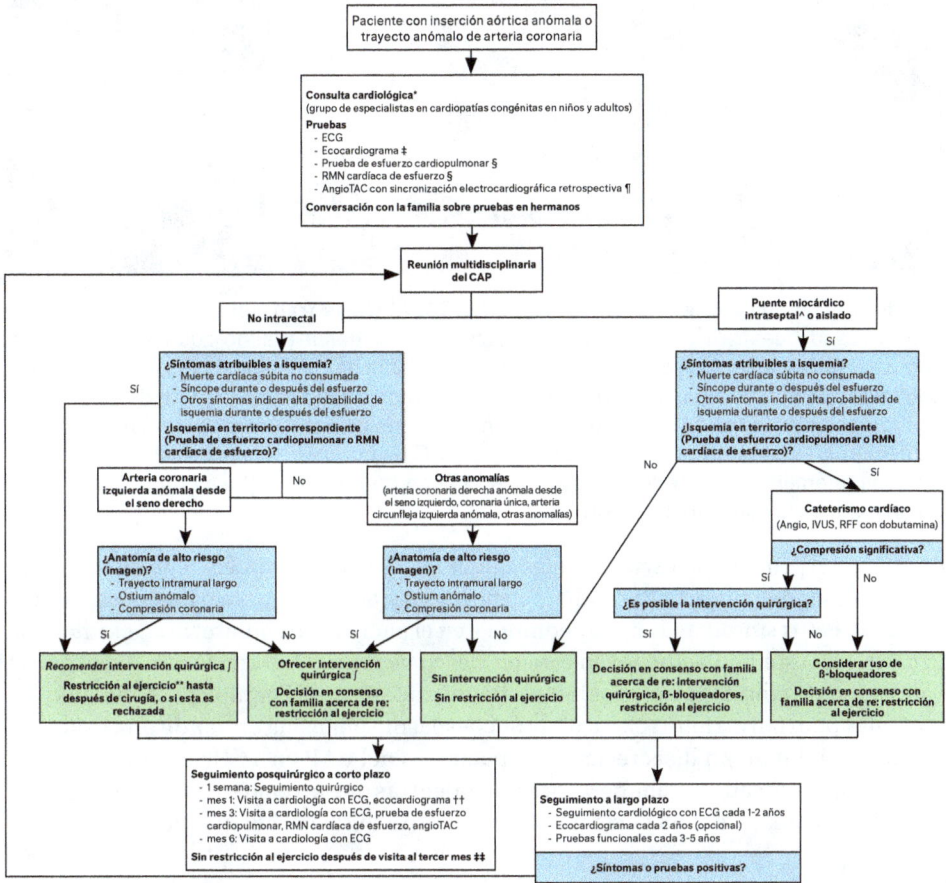

Paciente con inserción aórtica anómala o trayecto anómalo de arteria coronaria

Consulta cardiológica*
(grupo de especialistas en cardiopatías congénitas en niños y adultos)
Pruebas
- ECG
- Ecocardiograma ‡
- Prueba de esfuerzo cardiopulmonar §
- RMN cardíaca de esfuerzo §
- AngioTAC con sincronización electrocardiográfica retrospectiva ¶

Conversación con la familia sobre pruebas en hermanos

Reunión multidisciplinaria del CAP

No intrarectal / **Puente miocárdico intraseptal^ o aislado**

¿Síntomas atribuibles a isquemia?
- Muerte cardíaca súbita no consumada
- Síncope durante o después del esfuerzo
- Otros síntomas indican alta probabilidad de isquemia durante o después del esfuerzo

¿Isquemia en territorio correspondiente (Prueba de esfuerzo cardiopulmonar o RMN cardíaca de esfuerzo)?

Arteria coronaria izquierda anómala desde el seno derecho — No — **Otras anomalías** (arteria coronaria derecha anómala desde el seno izquierdo, coronaria única, arteria circunfleja izquierda anómala, otras anomalías)

¿Anatomía de alto riesgo (imagen)?
- Trayecto intramural largo
- Ostium anómalo
- Compresión coronaria

¿Anatomía de alto riesgo (imagen)?
- Trayecto intramural largo
- Ostium anómalo
- Compresión coronaria

¿Síntomas atribuibles a isquemia?
- Muerte cardíaca súbita no consumada
- Síncope durante o después del esfuerzo
- Otros síntomas indican alta probabilidad de isquemia durante o después del esfuerzo

¿Isquemia en territorio correspondiente (Prueba de esfuerzo cardiopulmonar o RMN cardíaca de esfuerzo)?

Cateterismo cardíaco (Angio, IVUS, RFF con dobutamina)

¿Compresión significativa?

¿Es posible la intervención quirúrgica?

Recomendar intervención quirúrgica ∫

Restricción al ejercicio** hasta después de cirugía, o si esta es rechazada

Ofrecer intervención quirúrgica ∫

Decisión en consenso con familia acerca de re: restricción al ejercicio

Sin intervención quirúrgica

Sin restricción al ejercicio

Decisión en consenso con familia acerca de re: intervención quirúrgica, ß-bloqueadores, restricción al ejercicio

Considerar uso de ß-bloqueadores

Decisión en consenso con familia acerca de re: restricción al ejercicio

Seguimiento posquirúrgico a corto plazo
- 1 semana: Seguimiento quirúrgico
- mes 1: Visita a cardiología con ECG, ecocardiograma ††
- mes 3: Visita a cardiología con ECG, prueba de esfuerzo cardiopulmonar, RMN cardíaca de esfuerzo, angioTAC
- mes 6: Visita a cardiología con ECG

Sin restricción al ejercicio después de visita al tercer mes ‡‡

Seguimiento a largo plazo
- Seguimiento cardiológico con ECG cada 1-2 años
- Ecocardiograma cada 2 años (opcional)
- Pruebas funcionales cada 3-5 años

¿Síntomas o pruebas positivas?

Arteria coronaria izquierda anómala desde el seno derecho: Coronaria izquierda anómala desde el seno derecho, arteria circunfleja izquierda anómala: Arteria circunfleja izquierda anómala, arteria coronaria derecha anómala desde el seno izquierdo: Coronaria izquierda anómala desde el seno izquierdo, CAP: Programa para anomalías coronarias.
* Consentimiento obtenido para participar en base de datos de CHSS y TCH.
† Estudios adicionales (Holter, cateterismo cardíaco, etc.) dependiendo de la evaluación clínica.
‡ No hace falta repetir ecocardiogramas externos si el estudio es adecuado.
§ Prueba de esfuerzo cardiopulmonar o RMN cardíaca de esfuerzo no son necesarios si la muerte cardíaca súbita no fue consumada. Estos estudios podrían diferirse en pacientes jóvenes.
¶ Puede usarse angioTAC externa si las imágenes se pueden visualizar en un equipo y el estudio provee toda la información necesaria para tomar una decisión. La angioTAC se debe diferir en pacientes <8 años, a menos que haya una sospecha clínica.
^ La coronaria intraseptal es un vaso anómalo (por lo general, una coronaria izquierda que surge desde el seno derecho) que viaja posteriormente hacia el tabique por debajo del nivel de la válvula pulmonar.
∫ Destechamiento si el segmento intramural es significativo, creación de nuevo ostium o translocación coronaria si el segmento intramural está detrás de comisura, translocación coronaria si el segmento intramural es corto o inexistente. Se ofrece intervención quirúrgica a pacientes de entre 10 y 35 años de edad. Otros pacientes se evalúan de manera individual. Se administra aspirina por 3 meses después de la cirugía.
** Restricción a participar en deportes competitivos y a hacer ejercicios con componente moderado a intenso (>40 % consumo máximo de oxígeno - p. ej., fútbol, tenis, natación, básquetbol, fútbol americano). (Mitchell et al, JACC 2005; 1364-7).
†† Paciente puede consultar con cardiólogo primario externo.
‡‡ Los pacientes posquirúrgicos tendrán permiso de participar en ejercicios y deportes competitivos según el hallazgo en visita posquirúrgica al mes tercero, incluyendo prueba de esfuerzo cardiopulmonar, RMN cardíaca de esfuerzo, y angioTAC.

Cuadro 31-2. Algoritmo actual de TCH para el diagnóstico y manejo de pacientes con AAOCA y coronarias intramiocárdicas.

hacia arriba desde la comisura intercoronaria de la válvula aórtica hacia la unión sinotubular) podría jugar un rol importante al comprimir la coronaria anómala que transite detrás de este, ya que puede ser bastante grueso en algunos pacientes.

La presentación clínica de la AAOCA es variable. Los síntomas por lo general no se presentan en la mitad de los pacientes y un episodio de muerte súbita no consumada

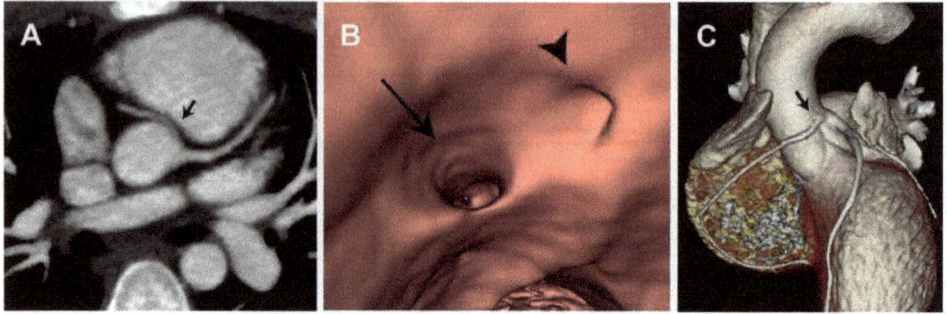

Cuadro 31-3. AngioTAC en pacientes con AAOCA. A) Corte transversal en paciente de 15 años de edad muestra arteria coronaria derecha anómala desde el seno izquierdo con calibre angosto del vaso en su trayecto interarterial proximal (flecha). B) Angioscopia virtual muestra configuración normal circular del ostium de la arteria coronaria principal izquierda (flecha) y la configuración en forma de rendija del ostium de la arteria coronaria derecha anómala (cabeza de flecha). C) Vista frontal volumétrica de angioTAC de coronaria muestra arteria coronaria derecha anómala desde seno izquierdo (flecha) con coronaria anómala con trayecto justo por encima de la comisura intercoronaria.

podría ser el primero de varios. La otra mitad de los pacientes pueden presentar dolor torácico, palpitaciones, falta de aliento, mareos o síncope durante o justo después del esfuerzo. Estos síntomas son muy comunes en el paciente ambulatorio en cardiología pediátrica y esta población joven está en riesgo de muerte súbita, lo cual hace que la validación de síntomas en relación al diagnóstico sea más compleja. A menudo los síntomas podrían atribuírseles a un broncoespasmo por asma en vez de una isquemia miocárdica. En un análisis reciente de pacientes del CAP en TCH, la mitad de estos fueron diagnosticados de manera fortuita, mientras que un cuarto presentó síntomas ante el esfuerzo, y 4 de 163 pacientes tuvo muerte súbita no consumada.

Puente miocárdico
Aunque el puente miorcárdico puede considerarse como una variante normal, las manifestaciones clínicas varían mucho. Se ha sugerido que los puentes miocárdicos que rodean la coronaria pueden comprimir y torcer el vaso, lo cual afecta el flujo. El significado funcional podría relacionarse con la longitud y profundidad del segmento incrustado en el miocardio, y la presencia de más de un segmento con puente.

La gran mayoría de los pacientes con puente miorcárdico son asintomáticos. Sin embargo, los pacientes podrían manifestar angina o síntomas similares, incluyendo dolor torácico ante el esfuerzo, disnea de esfuerzo, síncope, fuga de troponina, arritmia ventricular, infarto al miocardio, y muerte súbita.

Coronarias intraseptales
Algunos pacientes podrían tener una anatomía coronaria compleja en la cual la arteria coronaria izquierda anómala surge desde el seno de Valsalva derecho o desde una sola arteria coronaria derecha y se sumerge en el tabique ventricular dentro del tracto de salida del ventrículo derecho. La coronaria viaja dentro del miocardio y tabique en una longitud variable antes de llegar al epicardio. Aunque muchos pacientes con

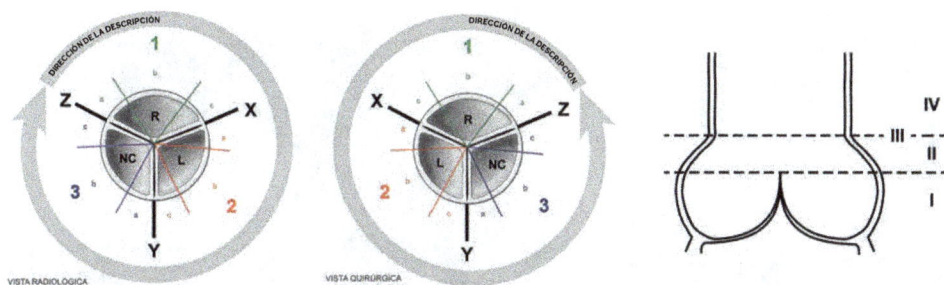

Cuadro 31-4. Mapa topográfico con descripción de ostium coronarios. Los cuadros a la izquierda describen el lugar de los ostium coronarios en base a la vista radiológica y quirúrgica. El cuadro a la derecha describe la altura de los ostium (I: ubicación central, II: encima de las comisuras de la válvula aórtica y debajo de la unión sinotubular, III: en la unión sinotubular, IV: arriba de la unión sinotubular).

esta anatomía son asintomáticos, estos pueden presentar una compresión coronaria significativa y síntomas.

Diagnóstico

En el Cuadro 31-2 se muestra nuestro algoritmo CAP más reciente para evaluar y manejar pacientes con anomalías coronarias. Un grupo especializado de cardiólogos evalúa a todos los pacientes y siguen un estudio preestablecido. Luego se analizan los datos en reuniones de equipos multidisciplinarios del CAP.

- **ECG.** Cuando no hay isquemia, el ECG en reposo será normal.
- **Ecocardiograma.** Podría apuntar a una posible AAOCA y en manos expertas podría servir de diagnóstico. Su utilidad es limitada en puente miorcárdico. Es importante documentar la función ventricular, la presencia de derivación intracardíaca, y otras anomalías cardíacas.
- **Prueba de esfuerzo.** La prueba de esfuerzo, que mide el MVO_2 (consumo miocárdico), se realiza en todos los pacientes. Aunque la prueba de esfuerzo es normal en la mayoría (incluso en los que más tarde presentan muerte súbita), podría revelar una isquemia miocárdica inducible. Una prueba de esfuerzo positiva es útil para la estratificación de riesgos, aunque un resultado normal no descarta una lesión de alto riesgo.
- **AngioTAC (Cuadro 31-3).** Una angioTAC con sincronización electrocardiográfica retrospectiva brinda una excelente resolución espacial y en TCH se usa de rutina para la evaluación no invasiva de la anatomía coronaria en niños. Las imágenes luego se procesan en una estación de trabajo 3D. La mayoría de los estudios se realizan sin el uso de agentes farmacológicos pero se podrían necesitar betabloqueadores cuando se evalúan los ostium coronarios en pacientes menores de 4-5 años de edad. El uso de escáneres de última generación ha disminuido en mucho la cantidad de radiación ionizante administrada (aproximadamente 2-5 mSv). El informe de la angioTAC viene en formato estándar e incluye información sobre la ubicación de

293

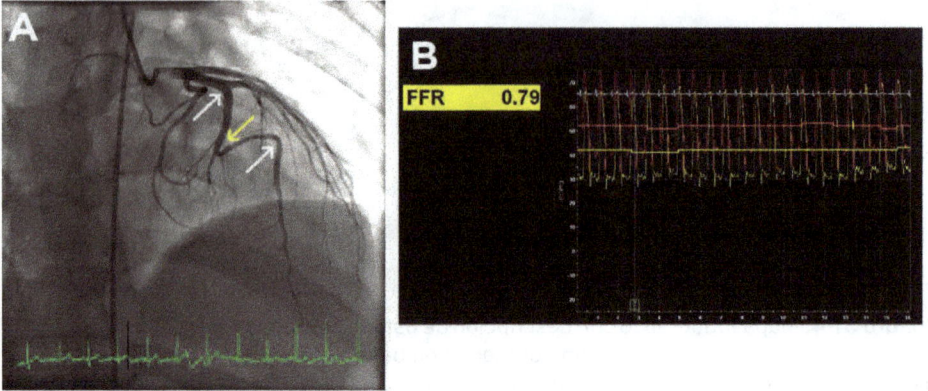

Cuadro 31-5. A) Angiograma de arteria coronaria izquierda en paciente de 15 años de edad con largo trayecto intramiocárdico de la arteria coronaria descendente anterior izquierda (que corresponde al segmento coronario entre las flechas blancas) con segmento intramiocárdico hipoplásico en forma de V de la arteria coronaria descendente anterior izquierda (flecha amarilla). La reserva fraccional de flujo (RFF) disminuyó desde un valor base de 0.92 a 0.79 con infusión de dobutamina (B).

todas las coronarias, la presencia de porciones interarteriales o intramurales (y su longitud), la morfología y relación ostial, y el trayecto coronario, incluyendo la relación con respecto a la comisura intercoronaria del pilar. Una mapa topográfico estándar sc usa para determinar la ubicación de los ostium (Cuadro 31-4).

- **RMN de esfuerzo cardíaco.** Debido a la excelente sensibilidad y especificidad para demostrar la presencia de isquemia miocárdica, en TCH la RMN cardíaca sustituyó a la gammagrafía de perfusión como método de estudio funcional. El estudio se realiza con dobutamina, la cual aumenta la contractilidad miocárdica mientras que disminuye la resistencia vascular sistémica y, de esa manera, se simula la fisiología del esfuerzo. Las secuencias de perfusión se realizan en reposo y en esfuerzo máximo. El gadolinio intravenoso se usa para evaluar anomalías en la perfusión miocárdica y la cicatrización miocárdica.

- **Cateterismo cardíaco.** El cateterismo cardíaco podría indicarse en: 1) pacientes en los cuales la anatomía coronaria no fue bien definida por exámenes no invasivos, 2) pacientes con puente miorcárdico con síntomas o con exámenes no invasivos dudosos, o 3) pacientes posquirúrgicos con síntomas y exámenes no invasivos dudosos. Se realizan una angiografía coronaria, una evaluación de la reserva fraccional de flujo (RFF), y un ultrasonido intravascular (IVUS). La RFF (cociente entre la presión distal y proximal a la lesión) se lleva a cabo con adenosina intravenosa (140 mcg/kg/min por 3 min) y/o dobutamina (20-40 mcg/kg/min) para lograr que la frecuencia cardíaca sea al menos 75 % de la frecuencia cardíaca en máximo ejercicio. Se estima que una RFF menor a 0.80 en la prueba provocativa es positiva (Cuadro 31-5).

Indicaciones / Sincronización de la intervención

Hay controversia en cuanto a la indicación para intervenir en la AAOCA y los puentes miorcárdicos. En general, las indicaciones dependen del tipo de anomalía identificado y la presencia de síntomas que apunten hacia una isquemia (p. ej., dolor torácico o síncope durante o inmediatamente después del esfuerzo), fuga de troponina, y/o evidencia de isquemia en los estudios de función miocárdica (p. ej., prueba de esfuerzo, gammagrafía de perfusión [en desuso en TCH], RMN cardíaca de esfuerzo (Cuadro 31-2). Además, la edad del paciente influye en la decisión. Es raro que se considere la intervención en pacientes menores de 10 años de edad dada la improbabilidad de muerte súbita, aunque se indica la intervención cuando hay evidencia de isquemia.

Debido a la controversia en torno a las indicaciones para intervenir en la AAOCA y la ansiedad asociada al diagnóstico, es fundamental que haya una larga conversación con la familia. Los pacientes con síntomas o evidencia de isquemia son referidos para la intervención quirúrgica. La mayoría de los pacientes asintomáticos con arteria coronaria derecha anómala no requiere intervención debido al bajo riesgo de muerte súbita. Sin embargo, se podría ofrecer la intervención quirúrgica a pacientes con estenosis significativa del ostium o hipoplasia, o un segmento intramural largo (>5 mm) con un vaso de calibre angosto. Debido al alto riesgo de muerte súbita, por lo general se ofrece la intervención a pacientes con arteria coronaria izquierda anómala desde el seno opuesto. No está claro si los pacientes con arteria coronaria izquierda anómala y sin segmento intramural deberían someterse a intervención quirúrgica. Es importante conversar con la familia. Una arteria coronaria izquierda anómala anterior o prepulmonar puede ser una variante benigna que no requiere intervención. También se considera que las coronarias circunflejas anómalas son variantes normales a menos que haya evidencia de isquemia.

En los pacientes con puentes miorcárdicos o coronarias intramiocárdicas, hay que considerar la intervención cuando hay evidencia de isquemia durante el cateterismo cardíaco con medición de la RFF. Cuando se estime que la intervención quirúrgica es de alto riesgo, se podría considerar el uso de betabloqueadores o antagonistas del calcio.

La estrategia de intervención deberá siempre ser el resultado de una decisión tomada en consenso entre todos los involucrados en el cuidado del paciente, incluyendo el cardiólogo, el cirujano y la familia. La intervención quirúrgica podría ser considerada u ofrecida si se teme que haya que imponer restricciones al ejercicio en estos pacientes. Hay varias razones para preocuparse ante estas restricciones, incluyendo la dificultad que pueden tener los niños y adolescentes en ceñirse a dichas recomendaciones, la posibilidad de que haya muerte súbita durante el reposo o durante la actividad mínima, las consecuencias psicológicas y emocionales de dicha restricción en niños y adolescentes, y los conocidos efectos en la salud por no hacer ejercicio. Por lo tanto, es raro que en TCH como estrategia se recomiende restringir el ejercicio.

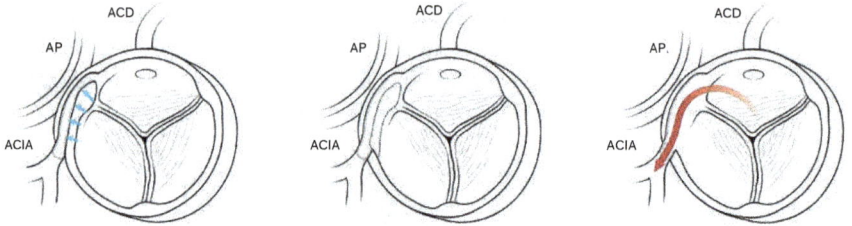

A Coronaria izquierda anómala con segmento intramural largo

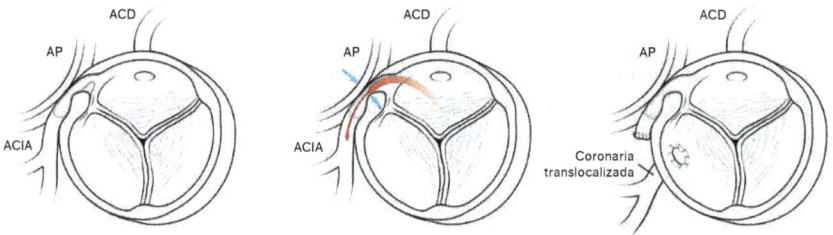

B Coronaria izquierda anómala con segmento intramural corto

Cuadro 31-6. Manejo quirúrgico de pacientes con AAOCA. A) Paciente con AAOCA y segmento intramural largo. Al destechar el segmento intramural largo, se agranda el ostium coronario y se mueve al seno correcto y lejos del grueso pilar intercoronario. El resultado es un ostium coronario sin obstrucción. B) Paciente con AAOCA y segmento intramural corto. El destechamiento del segmento corto podría mejorar el tamaño del ostium pero la coronaria anómala podría seguir surgiendo desde el seno incorrecto y/o en estrecha relación con el grueso pilar intercoronario, lo cual puede continuar comprimiendo la coronaria anómala. En este escenario, la translocalización coronaria podría brindar una mejor alternativa quirúrgica. ACD: arteria coronaria derecha, ACIA: arteria coronaria izquierda anómala, AP: arteria pulmonar.

Reparación quirúrgica

AAOCA

Se realiza un ecocardiograma transesofágico antes de la intervención quirúrgica para descartar la presencia de derivación intracardíaca (p. ej., foramen oval persistente) que requiera ser reparada durante la cirugía. Los procedimientos se realizan vía esternotomía media y en circulación extracorpórea con canulación aortobicava. Después del paro cardiopléjico y ventilación del corazón izquierdo a través de la vena pulmonar o del tabique interauricular, se realiza una aortotomía oblicua y se inspecciona la anatomía coronaria. Es fundamental documentar la ubicación de los ostium (Cuadro 31-4) y la longitud de la intramuralidad.

El *destechamiento quirúrgico* de la arteria coronaria anómala es el tratamiento preferido en TCH para pacientes con un largo segmento intramural que viaja por encima del nivel de la comisura intercoronaria (Cuadro 31-6). Se extirpa la pared entre la arteria

```
           ┌──────────────────────┐
           │   AAOCA que requiere │
           │  intervención quirúrgica │
           └──────────────────────┘
```

| Segmento intramural corto / inexistente | Segmento intramural largo |

Translocación coronaria
? Translocación coronaria
? Ostioplastia con parche

Segmento intramural largo

NO — SÍ

Translocalización coronaria
Creación de nuevo ostium

Destechamiento

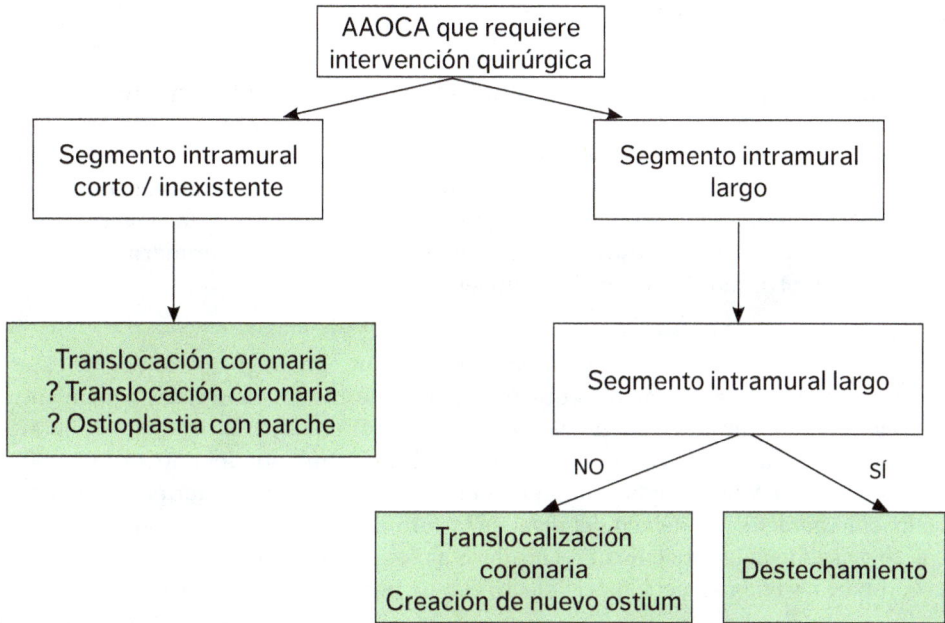

Cuadro 31-7. Algoritmo para la intervención quirúrgica de AAOCA.

coronaria y la luz aórtica y se anexan las íntimas de la pared aórtica y la coronaria con una serie de finas suturas interrumpidas para evertir los bordes, incrementar la luz coronaria, y excluir el tejido graso de la pared aórtica de la circulación. Al destechar el largo segmento intramural, el ostium se agranda y básicamente se mueve hacia el seno correcto, lejos del pilar intercoronario. El destechamiento de un segmento intramural corto podría aumentar el tamaño del ostium pero fallar en la reposición del ostium lejos del pilar intercoronario, lo cual podría causar un estrechamiento persistente de la coronaria en su recorrido por detrás del pilar intercoronario. En estos casos, o en pacientes donde el segmento intramural viaja por debajo del nivel de la válvula aórtica, una mejor alternativa (Cuadro 31-6) podría ser la *translocación coronaria*. Es importante notar que, a diferencia de la translocación coronaria en una operación de intercambio arterial, en la AAOCA se hace un corte transversal del vaso anómalo donde sale de la pared aórtica (sin botón aórtico) y se sutura circunferencialmente al seno correcto. Las consecuencias a largo plazo de la anastomosis circunferencial en una arteria coronaria pequeña no están claras.

Entre otros procedimientos quirúrgicos que podrían usarse para la AAOCA están la *creación de un nuevo ostium* en el seno correcto en pacientes con un segmento intramural muy largo que viaja por debajo del nivel de la válvula aórtica, y *la translocación pulmonar anterior o lateral* de la arteria pulmonar (no ha sido realizada en TCH) para en teoría prevenir que la arteria pulmonar comprima el segmento interarterial de la coronaria. Cuadro 31-7 muestra el algoritmo que indica cómo en TCH se elige el procedimiento quirúrgico óptimo.

Puente miocárdico

El manejo de los puentes miorcárdicos también se hace con circulación extracorpórea y paro cardioplégico y ventilando el corazón izquierdo. Es importante estudiar la anatomía de los puentes miorcárdicos y su relación con las distintas ramas coronarias en la angioTAC y/o cateterismo cardíaco para ayudar en la identificación intraoperatoria de los puentes miorcárdicos. Una vez que los puentes miorcárdicos han sido identificados, se hace una incisión cuidadosa del miocardio arriba de la arteria coronaria hasta que la coronaria intramiocárdica quede completamente destechada.

Coronarias intraseptales

La anatomía de las coronarias intraseptales hace que el manejo quirúrgico de estas sea difícil. Entre las intervenciones quirúrgicas propuestas tenemos: 1) destechamiento del segmento intramiocárdico detrás de la válvula pulmonar, 2) extirpación de la raíz pulmonar (similar al procedimiento de Ross), destechamiento del miocardio arriba de la coronaria, y la reimplantación de la raíz pulmonar en el tracto de salida del ventrículo derecho por debajo del nivel de la coronaria; y 3) apertura transversal del tracto de salida del ventrículo derecho, destechamiento del miocardio por encima de la coronaria, y reconstrucción del defecto con un parche.

Manejo posoperatorio

Por lo general, los pacientes se extuban en quirófano y luego se transfieren a la UTIC. No es habitual que se requiera el uso de inotrópicos en estos pacientes. Hay que obtener un ECG el día de llegada y 1 día después de la operación. Aproximadamente 70-80 % de los pacientes tendrá cambios difusos en ST compatibles con una repolarización precoz. Entre los cambios clásicos están la elevación del punto J y el descenso difuso de los segmentos ST. La intervención no está requerida siempre que los cambios sean difusos y consistentes con la repolarización precoz («pericarditis»). Hay que investigar los cambios localizados del segmento ST, en particular los relacionados con la región de la coronaria en cuestión.

Por lo general, los pacientes se transfieren a la sala de cuidados agudos al día siguiente de la operación. Se inicia aspirina a bajas dosis y se continúa por 3 meses para evitar la formación de trombos en el área de manipulación quirúrgica (suturas temporales). Al paciente se le da de alta una vez que las sondas pleurales se hayan retirado y se hayan realizado los estudios correspondientes (ecocardiograma y RxTórax), normalmente a los 4-7 días después de la operación. El paciente debe visitar la clínica quirúrgica 1 semana después haber sido dado de alta, y luego debe ser revisado por un cardiólogo al mes 1, acompañado de ECG y ecocardiograma. Al mes 3 después de la operación, se realiza un ecocardiograma, ECG, prueba de esfuerzo, RMN cardíaca de esfuerzo, y angioTAC para evaluar los resultados de la cirugía.

Complicaciones

- **Derrame pericárdico.** La aparición de derrame pericárdico después de la cirugía de anomalías coronarias ocurre en aproximadamente 10 % de los pacientes. La causa no ha sido definida con claridad. Para estos pacientes hemos decidido abrir el espacio pleural derecho y dejar abierto el pericardio para evitar la aparición de derrames importantes.
- **Cardiopatía isquémica.** Es muy raro que haya isquemia pero hay que considerarla si se observan cambios localizados en el ECG o anomalías en la movilidad de la pared en el ecocardiograma.

Seguimiento a largo plazo

A todos los pacientes se les hace seguimiento de por vida. Los pacientes por lo general vienen a consulta y se someten a un ECG cada año. En pacientes quirúrgicos, los estudios de la función miocárdica se realizan al año 3-5 después de la cirugía para reevaluar los posibles efectos a largo plazo del procedimiento quirúrgico. El seguimiento a largo plazo de pacientes con AAOCA es fundamental para poder definir un manejo óptimo.

Lectura recomendada

Agrawal H, Mery CM, Krishnamurthy R, Molossi S. *Anatomic types of anomalous aortic origin of a coronary artery: A pictorial summary.* Congenit Heart Dis 2017;12:603-606.

Agrawal H, Molossi S, Alam M, et al. *Anomalous coronary arteries and myocardial bridges: Risk stratification in children using novel cardiac catheterization techniques.* Pediatr Cardiol 2017;38:624-630.

Agrawal H, Qureshi AM, Alam M, et al. *Anomalous aortic origin of a coronary artery with an intraseptal course: novel techniques in hemodynamic assessment.* BMJ Case Rep 2018;pii:bcr-2018-225707.

Doan TT, Wilkinson JC, Agrawal H, et al. *Instantaneous wave-free ratio (iFR) correlates with fractional flow reserve (FFR) assessment of coronary artery stenoses and myocardial bridges in children.* J Invasive Cardiol 2020;32:176-179.

Doan TT, Zea-Vera R, Agrawal H, et al. *Myocardial ischemia in children with anomalous aortic origin of a coronary artery with intraseptal course.* Circ Cardiovasc Interv 2020; 13(3):e008375. doi: 10.1161/CIRCINTERVENTIONS.119.008375. Epub 2020 Feb 27.

Mery CM, De Leon L, Molossi S, et al. *Outcomes of surgical intervention for anomalous aortic origin of a coronary artery: A large contemporary prospective cohort study.* J Thorac Cardiovasc Surg 2018;155:305-319.

Mery CM, Lopez KN, Molossi S, et al. *Decision analysis to define the optimal management of athletes with anomalous aortic origin of a coronary artery.* J Thorac Cardiovasc Surg 2016;152:1366-1375.

Molossi S, Agrawal H. *Clinical evaluation of anomalous aortic origin of a coronary artery (AAOCA).* Congenit Heart Dis 2017;12:607-609.

Molossi S, Agrawal H, Mery CM, et al. *Outcomes in anomalous aortic origin of a coronary artery following a prospective standardized approach.* Circ Cardiovasc Interv 2020;13: e008445. doi: 10.1161/CIRCINTERVENTIONS.119.008445. Epub 2020 Feb 13.

Qureshi A, Agrawal H. *Catheter-based anatomic and functional assessment in anomalous aortic origin of a coronary artery, myocardial bridges and Kawasaki disease.* Congenit Heart Dis 2017;12:615-618.

32 Miocarditis y miocardiopatía

Susan W. Denfield, Jack F. Price, Iki Adachi

Miocarditis

La miocarditis es una inflamación del miocardio cuya causa más común son los virus cardiotrópicos, la mayoría de los cuales no tiene remedio antiviral. Las terapias en su mayor parte son de apoyo farmacológico o circulatorio mecánico para permitirle al miocardio que se recupere. El diagnóstico de miocarditis es difícil debido a que los síndromes virales son muy comunes en niños y puede ser difícil determinar si un niño con un pródromo viral o una enfermedad viral en curso y falla cardíaca de hecho tiene un proceso agudo o una miocardiopatía subclínica crónica (por lo general, miocardiopatía dilatada que ha sido «llevada al límite» por un aumento en el estrés y exigencias metabólicas de una enfermedad infecciosa intercurrente.

Diagnóstico

Entre los estudios de laboratorio que se suelen indicar están la velocidad de sedimentación (VSG), proteína C-reactiva, hemograma completo con diferencial, troponinas y reacción en cadena de la polimerasa (PCR) para virus cardiotrópicos en sangre, lavado nasal y/o aspirado traqueal si está entubado. Se prefieren las PCR virales a las serologías virales. Se analizan electrolitos, nitrógeno ureico en sangre, creatinina, lactato, análisis de la función hepática, amilasa y lipasa para estimar el grado de afectación del órgano principal. También se mide el péptido natriurético cerebral. Un aumento significativo en VSG, proteína C reactiva, troponinas, y una PCR positiva es indicativo de miocarditis, en vez de miocardiopatía dilatada.

En la miocarditis, el ECG a menudo muestra cambios en el segmento ST y onda T que se parecen a una isquemia (Cuadro 32-1). Se podrían observar voltajes muy bajos. Es más común que la miocardiopatía dilatada muestre hipertrofia ventricular izquierda con cambios no específicos en ST, inversión de onda T, o un patrón de sobrecarga.

El ecocardiograma muestra varios grados de disfunción pero a menudo la función ventricular izquierda está muy deprimida. Una dimensión telediastólica más normal en ventrículo izquierdo con disfunción grave favorece el diagnóstico de miocarditis mientras que un ventrículo izquierdo muy dilatado de pared fina favorece la miocardiopatía dilatada.

La RMN cardíaca se ha vuelto una herramienta muy usada para evaluar si hay inflamación cardíaca. La cicatrización podría indicar un proceso más bien crónico. Sin embargo, la RMN cardíaca a menudo requiere anestesia, cuyo riesgo por lo general supera el beneficio en un niño muy enfermo con disfunción cardíaca grave. Los hallazgos a menudo no cambian el tratamiento, lo cual reduce aún más el cociente riego-beneficio.

La biopsia endomiocárdica es el estándar de preferencia para el diagnóstico de miocarditis; sin embargo, también conlleva riesgos significativos, incluyendo la anestesia en un niño enfermo de gravedad. Un error de muestreo reduce la confiabilidad de esta prueba, ya que los cambios histopatológicos de la miocarditis son desiguales y no aparecen en las muestras. Al igual que la RMN cardíaca, los hallazgos por lo general no cambian el tratamiento.

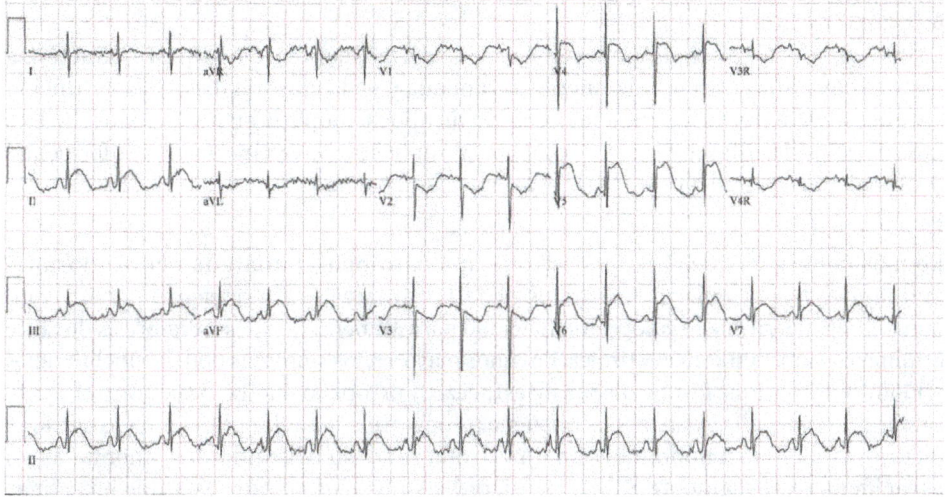

Cuadro 32-1. ECG de paciente con miocarditis muestra elevación marcada del segmento ST en los electrodos inferiores y V4 a V7 «en lápida», en el caso clásico más visto en electrodos V5 y V6. Se depresión del segmento ST en aVR, aVL, y de V1 a V3.

Tratamiento

La terapia es en gran parte de apoyo. Si se encuentra un virus que tiene una terapia específica, se usará el agente antiviral. Se titulan los diuréticos, inotrópicos y vasopresores según el estado cardiorespiratorio. Aunque la milrinona (cuando la PA es la adecuada) y/o adrenalina se usan bastante, otras instituciones podrían usar otros agentes. A menudo se requiere apoyo con ventilación y hasta cierto punto brinda apoyo cardíaco. El uso de la inmunoglobulina intravenosa (IgIV) y otras drogas inmunomoduladoras ha arrojado resultados diversos en una variedad de estudios. La IgIV se usa en pacientes con un cuadro predominante de miocarditis, en contraposición de un cuadro descompensado con miocardiopatía dilatada. El uso de corticoides está reservado para aquellos donde el ECG muestre segmentos ST «en lápida».

En pacientes que siguen desmejorando y con oxigenación insuficiente a pesar de una terapia médica completa, se podría necesitar ECMO con ventilación de la aurícula izquierda o septostomía auricular. Si el estado pulmonar no se ve gravemente comprometido, se prefiere el uso temporal de un dispositivo de asistencia ventricular izquierda para lograr una mejor descompresión del ventrículo izquierdo, lo cual es importante para apoyar la recuperación de este. Si la recuperación del miocardio no ocurre, o es muy limitada, se podría necesitar hacer la transición al apoyo prolongado con dispositivo de asistencia ventricular izquierda y esperar el trasplante cardíaco.

Resultados

Aquellos con presentación fulminante, son los que frecuentemente tienen más posibilidad de recuperarse con un apoyo temprano y agresivo. La probabilidad de estar a salvo de la muerte o de un trasplante varía bastante entre 50 y 90 %, mientras que 75-80 % es una cifra razonable.

Miocardiopatía dilatada

La miocardiopatía dilatada es una enfermedad del músculo cardíaco que se caracteriza por una cavidad ventricular izquierda agrandada y, en la mayoría de los casos, función sistólica deficiente. Es la forma más común de miocardiopatía en niños en los EE. UU. Los síntomas de falla cardíaca podrían progresar hasta convertirse en una enfermedad terminal que requiere apoyo circulatorio mecánico como puente al trasplante.

Diagnóstico

Lo más común es que el diagnóstico de miocardiopatía dilatada ocurra durante la infancia. Por lo general, los signos de falla cardíaca están presentes, incluyendo hepatomegalia, ritmo de galope, incapacidad para aumentar de peso, diaforesis durante la alimentación, taquipnea, y tirajes. En niños mayores, los síntomas podrían incluir dolor abdominal, vómitos, fatiga, disnea de esfuerzo, y ortopnea. La RxTórax normalmente revela cardiomegalia y con menos frecuencia congestión vascular pulmonar y/o derrame pleural. El ECG a menudo muestra hipertrofia ventricular izquierda y anomalías no específicas en el segmento ST. La taquicardia sinusal es común. Hay que investigar cuando haya taquicardia fija en caso de que haya una miocardiopatía inducida por taquicardia. Esta podría ser una causa reversible. Puede haber alteraciones en la conducción. El ecocardiograma revela un ventrículo izquierdo dilatado con función sistólica deprimida, con o sin insuficiencia mitral.

Causas

La mayoría de los casos son de índole «idiopática». Hay que evaluar si hay causas metabólicas, metabolopatía congénita y síndromes de deformidades, en particular en lactantes. Se deben descartar las enfermedades neuromusculares. Otras casusas incluyen mutaciones hereditarias o genéticas y posibles enfermedades infecciosas o inflamatorias. Se recomienda hacer pruebas genéticas.

Tratamiento

Cuando se presenten con falla cardíaca, el objetivo primario del tratamiento es aliviar los síntomas y corregir el trastorno hemodinámico. Por lo general, la administración de diuréticos por vía intravenosa es necesaria y efectiva. Los agentes inotrópicos tales como la milrinona y adrenalina son útiles para tratar el bajo gasto cardíaco. Una vez que se alivian los síntomas y se restaura el balance, se inician las terapias orales. Si los toleran, la mayoría de los pacientes ambulatorios deberían ser tratados con betabloqueantes (carvedilol o metoprolol de acción prolongada), enzima convertidora de la angiotensina y un antialdosterónico (espironolactona). Si los síntomas no se pueden controlar y hay evidencia de daño progresivo a los órganos principales, habrá que considerar el apoyo circulatorio mecánico. En aquellos sin evidencia de recuperación ventricular se puede realizar la transición desde el apoyo ventricular izquierdo temporal al apoyo prolongado con dispositivo de asistencia ventricular izquierda. Rara vez se necesita la asistencia mecánica prolongada del ventrículo derecho.

Resultados

La supervivencia después del diagnóstico de miocardiopatía dilatada varía bastante. Para todas las causas de miocardiopatía dilatada, la probabilidad a 5 años de estar a salvo de la muerte o trasplante es alrededor de 50 %.

Miocardiopatía hipertrófica

La miocardiopatía hipertrófica es la segunda forma más común de miocardiopatía en niños en los EE. UU. Se caracteriza por unas paredes ventriculares anormalmente gruesas, por lo general con función sistólica conservada o hiperdinámica. En algunos casos, podría aparecer una fisiología restrictiva y, en un subgrupo de pacientes, una fase dilatada de «burnout». La miocardiopatía hipertrófica es la causa más común de muerte cardíaca súbita en atletas jóvenes en los EE. UU.

Diagnóstico

Los signos y síntomas de miocardiopatía hipertrófica podrían ser sutiles o estar ausentes. Los síntomas podrían incluir fatiga, disnea de esfuerzo, dolor torácico, palpitaciones, y mareos. La muerte súbita podría ser el primer síntoma, con diagnóstico en autopsia. Los hallazgos durante la exploración podrían incluir pulso paraesternal, soplo de eyección que aumenta con la maniobra de Valsalva, y un ruido cardíaco adicional. El ECG por lo general muestra hipertrofia ventricular izquierda con o sin patrón de sobrecarga. La RxTórax podría mostrar una silueta cardíaca normal o un poco agrandada. En el ecocardiograma, es común que una hipertrofia septal asimétrica esté presente, con o sin obstrucción del tracto de salida del ventrículo izquierdo. El ventrículo derecho por lo general permanece conservado, pero podría estar hipertrofiado. Hay que considerar las pruebas genéticas en casos nuevos de miocardiopatía hipertrófica, en especial cuando otro miembro de la familia está afectado. Las pruebas de esfuerzo están indicadas para nuevos casos de miocardiopatía hipertrófica si el gradiente instantáneo máximo en reposo es <50 mmHg para la evaluación de riesgo de muerte súbita (p. ej., respuesta anómala de PA al esfuerzo).

Causas

La mayoría de los casos de miocardiopatía hipertrófica se debe a mutaciones genéticas en las proteínas sarcoméricas. Los familiares de primer grado deberán hacerse un ecocardiograma para descartar miocardiopatía hipertrófica ya que esta podría ser genética. Si se identifica un gen en el probando, se les debe ofrecer la prueba a los miembros de la familia. Entre otras casusas están los trastornos metabólicos y síndromes genéticos, los cuales por lo general se diagnostican en la lactancia, y trastornos neuromusculares.

Tratamiento

No hay terapia médica para la miocardiopatía hipertrófica en donde se remodele el miocardio ventricular. El tratamiento de la miocardiopatía hipertrófica se enfoca en el alivio de síntomas e incluye betabloqueadores y antagonistas del calcio. A estos pacientes se les restringe la educación física y los deportes. Los pacientes que continúan sintomáticos con obstrucción grave del tracto de salida del ventrículo izquierdo por lo general se benefician de la miectomía quirúrgica. Aquellos en riesgo elevado de muerte súbita podrían postularse para la implantación de un cardiodesfibrilador como prevención primaria. Los pacientes que estén en mayor riesgo son aquellos con un pariente de primer grado que murió repentinamente, taquicardia ventricular comprobada, síncope, e hipertrofia ventricular grave. En la miocardiopatía hipertrófica por lo general no se necesitan el apoyo circulatorio mecánico y trasplante cardíaco, sin embargo, aquellos con arritmias controladas y potencialmente mortales, fisiología restrictiva progresiva, formas en fase «burnout», u otros síntomas persistentes podrían beneficiarse del trasplante.

Miocardiopatía no compactada del ventrículo izquierdo

La miocardiopatía no compactada del ventrículo izquierdo es una miocardiopatía menos común y se caracteriza porque el ventrículo izquierdo, más que el ventrículo derecho, tiene una apariencia esponjosa hipertrabeculada. Puede manifestarse en forma dilatada, hipertrófica, y restrictiva. El tratamiento se basa en el fenotipo. Estos pacientes también tienden a tener arritmia, coágulos, y accidentes cerebrovasculares, lo cual requiere de vigilancia y el inicio de terapias antitrombóticas, en particular en los fenotipos dilatados y restrictivos. Las terapias antiarrítmicas podrían ser necesarias en algunos pacientes en riesgo, incluyendo la implantación de un cardiodesfibrilador.

Miocardiopatía restrictiva

La miocardiopatía restrictiva genera disfunción diastólica grave con llenado cardíaco limitado y, por ende, bajo gasto cardíaco e hipertensión pulmonar. No hay terapias médicas buenas para la miocardiopatía restrictiva. El tratamiento consiste del uso prudente de diuréticos para la franca congestión venosa pulmonar o sistémica y aspirina u otro anticoagulante para prevenir trombosis. El pronóstico es malo. Aproximadamente 50 % de los pacientes muere o es sometido a trasplante cardíaco durante los primeros 3 años a partir del diagnóstico. Se aconseja la consideración temprana y la inclusión en la lista para trasplante cardíaco, ya que es difícil brindar apoyo farmacológico y mecánico a estos pacientes una vez que están estado crítico.

Miocardiopatía arritmogénica ventricular derecha

La miocardiopatía arritmogénica ventricular derecha por lo general se presenta tarde en adolescentes o adultos jóvenes con síntomas relacionados con arritmias ventriculares, antes de presentar franca miocardiopatía. Sin embargo, en la infancia temprana, se puede presentar como una forma dilatada de miocardiopatía con una taquicardia ventricular de mayor carga que la vista en niños con miocardiopatía dilatada. También puede haber rasgos de miocardiopatía restrictiva. El tratamiento se enfoca en el control de la arritmia y el fenotipo cardíaco, usando terapias estándar para la falla cardíaca.

Endocarditis infecciosa

Claire E. Bocchini, Thomas J. Seery, Carlos M. Mery

La endocarditis infecciosa es rara pero de importante diagnóstico en niños con un factor predisponente de lesión cardíaca o antecedente de cirugía cardíaca. El uso prolongado y específico de antibióticos por vía intravenosa constituye la terapia principal, mientras que en ciertas situaciones se aconseja la intervención quirúrgica agresiva y temprana.

Fisiopatología

El flujo sanguíneo turbulento por lesiones cardíacas lesiona la superficie endocárdica y como resultado se forman trombos. La superficie endocárdica dañada y el trombo se infectan como consecuencia de una bacteriemia transitoria muy común en estos niños por lo demás sanos. Las complicaciones no cardíacas por endocarditis infecciosa ocurren como resultado de fenómenos embólicos o inmunitarios.

Aunque la endocarditis infecciosa es causada por una variedad de microorganismos, la bacteria grampositiva es, por mucho, la más común. Los estreptococos, en especial los del grupo viridans, son los que más se han visto en niños con cardiopatía congénita. *El Staphylococcus aureus* también es causa importante de endocarditis infecciosa en niños con o sin cardiopatía congénita, y su presentación clínica con frecuencia es

Tabla 33-1. Microorganismos identificados en 67 niños con endocarditis infecciosa en TCH, 2011-2016

Microorganismo	Pacientes con cardiopatía congénita N=51	Pacientes sin cardiopatía congénita N=16	p
Staphylococci	**9 (18 %)**	**8 (50 %)**	
S.aureus resistente a la meticilina	0	6	
S.aureus sensible a la meticilina	7	1	<0.01
Staphylococcus coagulasa negativo	2	1	
Streptococci	**28 (55 %)**	**6 (38 %)**	
Streptococci viridans	24	2	
Gemella spp.	1	1	
Granulicatella adiacens	1	1	<0.05
Streptococcus pneumoniae	1	1	
Streptococcus grupo A/G	1	1	
HACEK	**6 (12 %)**	**1 (6 %)**	
Haemophilus spp.	3	1	sin
Aggregatibacter spp.	2	0	especificar
Cardiobacteria hominis	1	0	
Otros	**2 (4 %)**	**1 (6 %)**	
Neisseria gonorrhoeae	0	1	sin
Enterococcus faecalis	1	0	especificar
Candida tropicalis	1	0	

Tabla 33-2. Lineamientos de la Asociación Estadounidense de Cardiología para Prevenir la Endocarditis Infecciosa (Wilson et al. 2007)

Condiciones cardíacas que requieren profilaxis con antibióticos antes de procedimientos dentales (implica manipulación de tejido gingival o perforación de la mucosa oral) o cirugías que implican piel infectada o tejido musculoesquelético

- Válvula cardíaca protésica, uso de material protésico en reparación de válvula cardíaca
- Antecedente de endocarditis infecciosa
- Ciertos tipos de cardiopatías congénitas
  - Cardiopatía congénita cianótica no reparada, incluye derivaciones paliativas y conductos
  - Cardiopatía congénita reparada con material o dispositivo protésico (colocado en cirugía o cateterismo) durante los primeros 6 meses después del procedimiento
  - Cardiopatía congénita reparada con defectos residuales en el lugar o adyacencia del parche protésico o dispositivo protésico
- Receptor de corazón con valvulopatía cardíaca
 	
No se indica la profilaxis:
- Antes de radiografías dentales, inyecciones anestésicas de rutina en tejido no infectado, colocación o retirada de ortodoncia, desprendimiento de dientes y sangrado por trauma en labios o mucosa oral.
- Antes de procedimientos genitourinarios o gastrointestinales, incluyendo endoscopia diagnóstica.

más fulminante. Entre otros organismos que causan endocarditis infecciosa están los HACEK (*especies de* Haemophilus, *especies de* Aggregatibacter, *Cardiobacteria hominis, Eikenella corrodens,* y *Kingella kingae*). Entre los patógenos menos comunes están especies de *Bartonella, Coxiella burnetti,* especies de *Brucella,* y especies de *micoplasma.* La endocarditis infecciosa también puede provenir de especies de *cándida,* en particular en lactantes.

Tabla 33-1 muestra los microorganismos identificados en nuestros pacientes según una revisión reciente de casos en TCH desde 2011 hasta 2016.

Prevención

El paso más importante para el manejo de la endocarditis infecciosa es la prevención. Por esta razón, cualquier paciente con antecedente de cardiopatías congénitas deberá observar una higiene dental cuidadosa y visitas regulares al dentista. La Guía de la AHA (Asociación Estadounidense de Cardiología) 2007 para la Prevención de la Endocarditis Infecciosa (Tabla 33-2) fue diseñada para asegurar el uso profiláctico adecuado de antibióticos en ciertos grupos de alto riesgo mientras que se minimiza el uso innecesario en aquellos en los cuales el riesgo no amerita la profilaxis.

Prevención clínica y diagnóstico

La presentación clínica de la endocarditis infecciosa en niños con cardiopatías congénitas es variable y depende de un número de factores como los microorganismos en cuestión, el grado de cardiopatía local, y si hay complicaciones no cardíacas embólicas o inmunitarias. Es común que la presentación clínica en niños con endocarditis infecciosa sea subaguda o aguda.

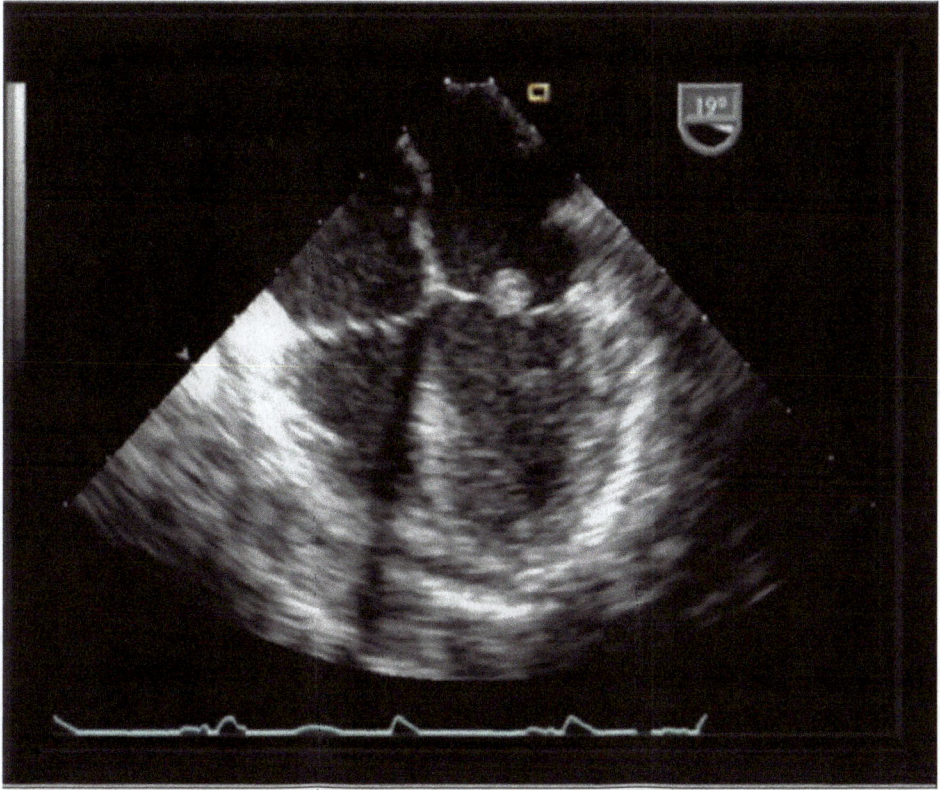

Cuadro 33-1. Ecocardiograma transesofágico muestra bulto grande en valva anterior de la válvula mitral.

Los niños con endocarditis infecciosa *subaguda* pueden presentar fiebre baja crónica (semanas a meses) y quejas somáticas no específicas como fatiga, debilidad, mialgias, artralgias, pérdida de peso, sudoraciones nocturnas, rigores e intolerancia al ejercicio. La endocarditis infecciosa subaguda es probable que esté asociada a complicaciones no cardíacas de origen inmunitario tales como glomerulonefritis, manchas de Roth, nódulos de Osler, aunque estos hallazgos se encuentran menos en niños que en adultos. Los niños con estreptococos del grupo Viridans por lo general tienen una presentación más subaguda. Además, también se ha descrito que las infecciones asociadas con conductos VD-AP valvulados de yugular bovina son más indoloras y subagudas.

Al contrario, los niños con endocarditis infecciosa *aguda* por lo general tienen síntomas más fuertes y pueden experimentar un rápido deterioro clínico que requiera de una intervención urgente en terapia intensiva. Los síntomas incluyen fiebre alta, taquicardia y una apariencia enferma en general. Estas infecciones están asociadas con una enfermedad más agresiva localizada en el corazón (incluyendo vegetaciones) así como también embolia no cardíaca, la cual puede resultar en acv/lesión neurológica, embolismo pulmonar/neumonía, osteomielitis, lesión renal y lesión gastrointestinal.

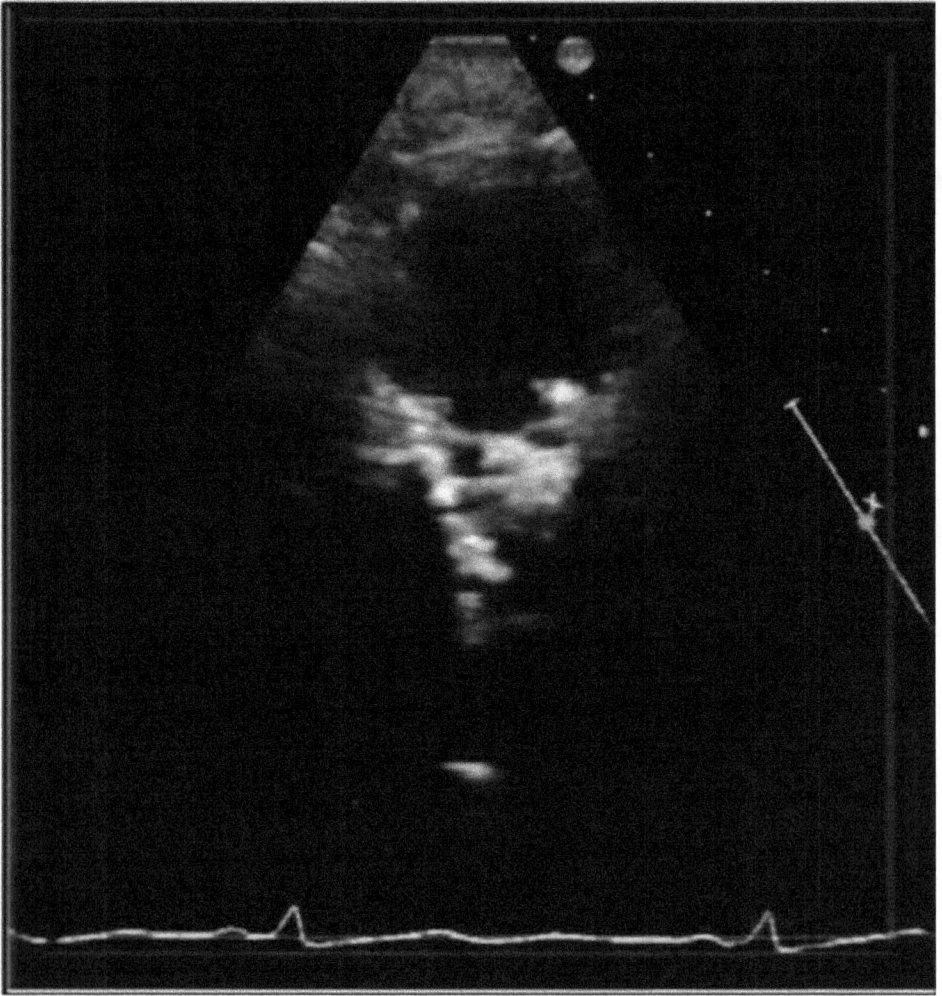

Cuadro 33-2. Vegetación dentro de conducto VD-AP de yugular bovina.

Entre los organismos asociados con la presentación aguda de la endocarditis infecciosa y grandes vegetaciones están *S. aureus*, *Streptococcus pneumoniae*, y hongos patógenos.

El diagnóstico de endocarditis infecciosa se apoya en los criterios modificados de Duke (Tabla 33-3). Los signos clínicos se complementan con ecocardiograma (Cuadro 33-1, Cuadro 33-2, y Cuadro 33-3) o TAC (Cuadro 33-4).

En el caso de niños que están clínicamente estables, hay que hacer todo lo posible por tener 3 grupos de hemocultivos antes de iniciar la terapia antimicrobiana (en el curso de 24-48 horas). Para maximizar la sensibilidad del hemocultivo, es fundamental que cada frasco sea inoculado con el volumen de sangre adecuado en base al peso del paciente. Cuando sea clínicamente factible, los grupos de hemocultivos deberán incluir cultivos para aerobios y anaerobios.

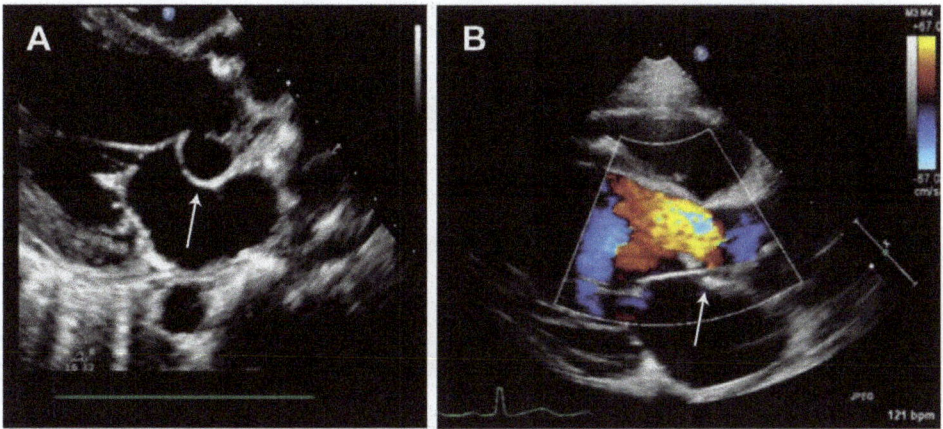

Cuadro 33-3. Eje paraesternal longitudinal (2D y Doppler a color) muestra absceso en raíz periaórtica. (flecha) e insuficiencia aórtica grave. Imágenes por cortesía de Dr. Josh Kailin, www.pedecho.org.

En el caso de niños cuya condición sea más grave, hay que obtener 3 grupos de hemocultivos de 3 sitios separados de venopunción tan pronto como sea clínicamente factible (dentro del curso de una hora), y hay que empezar la terapia empírica con antibióticos tan pronto como sea posible.

Cuando se sospeche de endocarditis infecciosa, hay que hacer ecocardiograma en dichos pacientes. En niños, por lo general es adecuado realizar un ecocardiograma transtorácico, pero en niños mayores o con sobrepeso, se podría requerir un ecocardiograma transesofágico. El ecocardiograma transesofágico también se prefiere en niños con prótesis/conductos o en los que se sospeche que haya lesiones de la válvula aórtica.

En TCH, en niños en proceso de evaluación de endocarditis infecciosa también podrían realizarse estudios de la cabeza (TAC o RMN con contraste) y la obtención de imágenes del tórax/abdomen (TAC de alta resolución de tórax, TAC abdominal con contraste, o ultrasonido abdominal) para ver si hay émbolos sépticos. Se podría realizar una consulta oftalmológica para ver si la oftalmoscopia muestra manchas de Roth. El laboratorio podría incluir un perfil sanguíneo completo (con fórmula leucocitaria), proteína C-reactiva, velocidad de sedimentación globular (VSG), factor reumatoide, concentración sérica y análisis de orina.

En niños que requieran manejo quirúrgico también se deben enviar muestras diagnósticas desde quirófano. Las vegetaciones y cualquier otro material infectado se envían para preparar cultivos aeróbicos, anaeróbicos, fúngicos, y quizá también micobacterianos. Además, se debe considerar el uso de técnicas más recientes como la PCR bacteriana de amplio espectro (16S rRNA) y fúngico (28S rRNA), en especial si los cultivos iniciales son negativos.

Tabla 33-3. Criterios modificados de Duke para diagnóstico de endocarditis infecciosa (Li et al. 2000).

Criterios modificados de Duke para diagnóstico de endocarditis infecciosa	
Criterios principales	Criterios secundarios
1. Hemocultivo positivo de endocarditis infecciosa A) Microorganismo típico consistente con endocarditis infecciosa en ≥ 2 hemocultivos: - Strep viridans, Strep bovis, o grupo HACEK o - Staph aureus o enterococos extrahospitalarios, en ausencia de foco primario B) Microorganismos consistentes con endocarditis infecciosa en hemocultivos con resultado positivo recurrente: - 2 hemocultivos positivos de muestras tomadas en espacio >12 h o - Los 3 o la mayoría de ≥ 4 hemocultivos (sin importar cuándo se hizo la toma) o - 1 hemocultivo positivo de Coxiella burnetti o titulación de anticuerpos antifase I >1:800 para la inmunoglobulina G 2. Evidencia de afectación endocárdica A) Ecocardiograma positivo - Masa intracardíaca oscilante en válvula o estructuras de apoyo en el trayecto de eyecciones de reflujo (Cuadro 33-1) o en material implantado (Cuadro 33-2) en ausencia de otra explicación anatómica o - Absceso (Cuadro 33-3) o - Nueva dehiscencia parcial de válvula protésica B) Nueva insuficiencia valvular	1. Condición cardíaca predisponente o uso i.v. de drogas 2. Fiebre ≥38°C 3. Fenómenos vasculares • Lesiones de Janeway • Hemorragia intracraneal • Hemorragias conjuntivales • Embolismo séptico pulmonar • Émbolos arteriales grandes • Aneurisma micótica 4. Fenómenos inmunitarios • Nódulos de Osler • Manchas de Roth • Glomerulonefritis • Factor reumatoide 5. Hemocultivo no satisface criterios principales Endocarditis infecciosa confirmada Criterios patológicos - Cultivo de vegetación / absceso positivo o - Vegetación / absceso confirmado por antecedente que muestra endocarditis activa Criterios clínicos - 2 criterios principales o - 1 criterio principal + 3 criterios secundarios o - 5 criterios secundarios Sospecha de endocarditis infecciosa Hallazgos consistentes con endocarditis infecciosa no confirman pero tampoco descartan el diagnóstico

Tratamiento médico

Los niños con endocarditis infecciosa por lo general requieren de una prolongada terapia con antibióticos por la vía intravenosa. La elección del antibiótico, dosis, y duración dependen del microorganismo responsable de la infección como también de

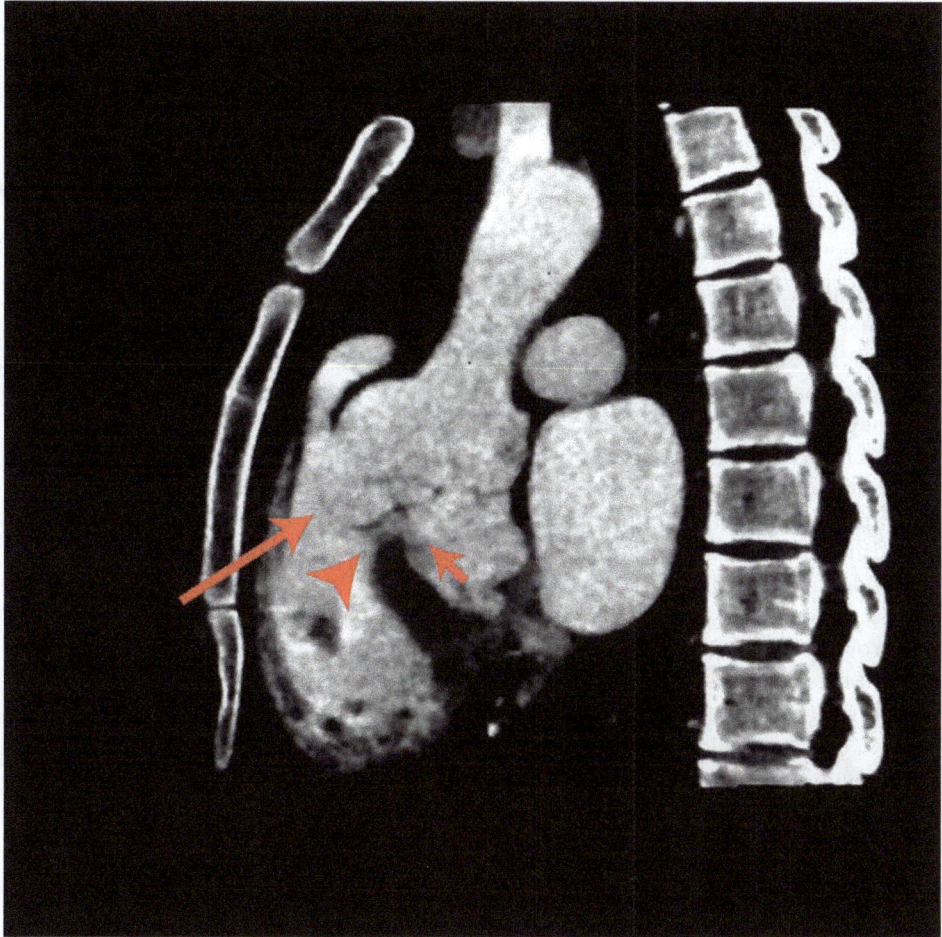

Cuadro 33-4. TAC de paciente con comunicación interventricular doblemente relacionada yuxta-arterial, endocarditis mitral y de válvula aórtica, e insuficiencia aórtica grave. Imágenes muestran prolapso de valva coronaria derecha (flecha larga) a través de la comunicación interventricular (cabeza de flecha) y masas irregulares consistentes con vegetaciones en el lado ventricular de las valvas de la válvula aórtica (flecha corta).

si la infección involucra material protésico. Las recomendaciones actualizadas para el tratamiento médico de endocarditis infecciosa se publicaron en 2015 (Baddour et al. 2015).

La mayoría de los niños con endocarditis infecciosa van a requerir la colocación de una vía central de inserción periférica (VCIP) para el acceso prolongado para completar la terapia con antibióticos. Hay que postergar la colocación de las VCIP hasta que hayan pasado 48-72 horas de hemocultivos con resultados negativos.

Hay que monitorear muy de cerca los niños que reciben terapia prolongada con antibióticos para la endocarditis infecciosa. En TCH, los exámenes de sangre por lo general incluyen hemograma completo con fórmula leucocitaria, proteína C reactiva y VSG. También hay que monitorear la función renal una o más veces por semana dependiendo del riesgo de nefrotoxicidad por antibióticos. Además, cada semana hay que revisar los niveles basales en niños que reciben terapia con aminoglucósidos (y posiblemente con vancomicina).

Indicaciones / Sincronización de la intervención

La endocarditis infecciosa tiene un riesgo alto de mortalidad y muchas veces no se aprecia en toda su extensión en las imágenes. Por lo tanto, en TCH le damos preferencia a la intervención quirúrgica temprana. Hay que considerar la cirugía temprana en pacientes si: tienen insuficiencia cardíaca congestiva o la válvula está muy comprometida, se sospecha que hay afectación perianular, hay vegetaciones en riesgo de embolización (>1 cm, móvil) y sobre todo si hay evidencia de émbolos sistémicos previos, hay organismos virulentos (*S. aureus* u hongos), hay bloqueo cardíaco (que por lo general indica invasión del sistema conductivo entre la válvula aórtica y tricúspide), hay endocarditis de válvula protésica, endocarditis previa, o respuesta insuficiente a la terapia antimicrobiana.

Es difícil determinar cuándo es el momento adecuado para intervenir en pacientes con endocarditis infecciosa y accidente cerebrovascular por embolización. No hay estudios adecuados para evaluar el riesgo de la conversión hemorrágica del accidente cerebrovascular en función de la heparinización necesaria en la circulación extracorpórea. En general, los pacientes con accidente isquémico transitorio y una indicación significativa para la intervención temprana deberán someterse a intervención quirúrgica. En pacientes con accidente cerebrovascular de importancia y sin evidencia de hemorragia, de ser posible se podría postergar la cirugía por 2-4 semanas. De igual manera, en pacientes estables con hemorragia intracerebral, la cirugía se debería postergar por 4 semanas, de ser posible. Sin embargo, el estado clínico del paciente podría requerir una intervención quirúrgica temprana a pesar de la presencia de apoplejía o hemorragia intracerebral. En estos casos, la cirugía se realiza teniendo en cuenta que el riesgo de deterioro neurológico es quizá mayor ante la posibilidad de postergar el procedimiento.

Intervención quirúrgica

El manejo quirúrgico es individual en cada caso según la anatomía del paciente y la extensión de la infección. La mejor forma de describir la intervención quirúrgica en la endocarditis infecciosa es viéndola como dos procesos separados: *desbridamiento* y *reconstrucción*. El desbridamiento implica la retirada de todo el tejido infectado y deberá ser la prioridad principal en la intervención quirúrgica. Esto podría implicar la retirada parcial o total de las valvas de las válvulas, el desbridamiento de los anillos valvulares o de la pared aórtica, la retirada del sistema tendinoso subvalvular de la válvula mitral y tricúspide, etc. Una vez terminado el desbridamiento del tejido, se inicia la reconstrucción. Como material para parches, en particular se usa el pericardio autólogo para reparar defectos pequeños o moderados en tejido valvular, comunicación interventricular, defectos de la pared libre auricular o ventricular, o raíz aórtica. Como escenarios particulares tenemos:

- **Endocarditis de la válvula aórtica.** Si la infección está confinada a una porción pequeña de una valva de la válvula aórtica, en especial en niños, el defecto podría reconstruirse con pericardio autólogo. Sin embargo, no es inusual que la válvula aórtica o raíz aórtica estén bastante afectadas y esto hace que la reconstrucción no sea adecuada o duradera. En dichos casos, hay que contemplar un reemplazo de la válvula aórtica. Hay preferencia por el uso de homoinjertos a partir de válvulas aórticas aunque el reemplazo con bioprótesis o prótesis mecánica podría ser apropiado en niños mayores o adultos cuya raíz aórtica no esté afectada. Si la raíz aórtica está parcialmente afectada, podría reconstruirse con un parche para permitir la colocación de una prótesis. De forma alterna, se podría realizar un reemplazo de la raíz aórtica con homoinjerto aórtico. Existe la posibilidad de realizar un procedimiento de Ross aunque, en muchos casos, el largo período de pinzamiento cruzado debido al desbridamiento adicional, podría excluirlo en ese momento.
- **Endocarditis de la válvula mitral.** La reconstrucción de la válvula mitral podría ser posible, en especial si el proceso está confinado a una parte de una valva. Las cuerdas tendinosas mitrales extirpadas podrían tratarse con varias técnicas tales como la transferencia de cuerdas, cuerdas artificiales, o el anclaje de la valva al tejido valvular circundante, según corresponda. Es importante evaluar la integridad de la unión auriculoventricular. De estar afectada, el área podría requerir la colocación de un parche antes de reemplazar la válvula. De ser necesario, por lo general se reemplaza la válvula con una prótesis mecánica aunque también se puede optar por colocar una bioprótesis.
- **Endocarditis de la válvula tricúspide.** Es muy raro que haya la necesidad de reemplazar la válvula tricúspide, en especial en niños. La reconstrucción podría incluir material de parche y otras técnicas quirúrgicas. Se puede tolerar bien cierto grado de insuficiencia tricuspídea.

Estadísticas

Según un estudio retrospectivo reciente de TCH, que abarcó 15 años y 76 casos de endocarditis infecciosa, 46 (61 %) de los pacientes requirió intervención quirúrgica dentro de las primeras 6 semanas del diagnóstico (Shamszad et al. 2016). La edad promedio al presentarse fue 8.3 años. Los organismos principales involucrados fueron *S. aureus* (24 %), *Streptococcus* (22 %), y *Staphylococcus* coagulasa negativos (10 %). Entre los pacientes quirúrgicos, el intervalo promedio para cirugía fue 3 días. Hubo una 1 muerte perioperatoria de un paciente que tuvo un accidente cerebrovascular importante debido a un coágulo previo. De los 38 pacientes con afectación de la válvula nativa que pasaron por cirugía, 50 % tuvo reparación valvular y 50 % tuvo reemplazo valvular:

- 12 aórticos (8 homoinjertos aórticos, 3 Ross, 1 bioprótesis)
- 5 mitrales (4 prótesis mecánicas)
- 2 pulmonares

Lectura recomendada

Baddour LM, Wilson WR, Bayer AS, et al. *Infective endocarditis in adults: Diagnosis, antimicrobial therapy, and management of complications: A Scientific Statement for Healthcare Professionals from the American Heart Association.* Circulation 2015;132:1435-1486.

Li JS, Sexton DJ, Mick N, et al. *Proposed modifications to the Duke criteria for the diagnosis of infective endocarditis.* Clin Infect Dis 2000;30:633-638.

Mery CM, Guzmán-Pruneda FA, De León LE, et al. *Risk factors for development of endocarditis and reintervention in patients undergoing right ventricle to pulmonary artery valved conduit placement.* J Thorac Cardiovasc Surg 2016;151:432-439.

Shamszad P, Khan MS, Rossano JW, et al. *Early surgical therapy of infective endocarditis in children: a 15-year experience.* J Thorac Cardiovasc Surg 2013;146:506-511.

Wilson W, Taubert KA, Gewtiz M, et al. *Prevention of infective endocarditis: guidelines from the American Heart Association.* Circulation 2007;116:1736-1754.

34 Arritmias

Javier J. Lasa, Jeffrey J. Kim

Las arritmias son anomalías en la conducción eléctrica y ritmo cardíaco y abarcan un amplio espectro de enfermedades congénitas y adquiridas. Aunque son relativamente raras en la población pediátrica general, las arritmias pueden conducir a una morbilidad y mortalidad significativas, en especial cuando ocurren durante el período de cuidados posquirúrgicos de niños con cardiopatías congénitas. En el Cuadro 34-1 y Cuadro 34-2 están los algoritmos para el diagnóstico de taquiarritmias de complejo estrecho y ancho, respectivamente.

Anomalías del ritmo sinusal

El ritmo sinusal ocurre cuando los impulsos eléctricos originados en el nódulo sinoauricular (nódulo SA) se propagan a través de las aurículas y fusionan en el centro del corazón en el nódulo auriculoventricular antes de continuar por el haz de His y fibras de Purkinje hacia cada haz individual en ambos ventrículos. Estos impulsos eléctricos son los que comúnmente se traducen en un ECG como ondas P, Q, R, S, y T. Las ondas brindan una descripción visual del nódulo SA/impulso auricular (onda P) y de la posterior despolarización (ondas Q, R, y S) y repolarización (onda T) ventricular.

Se denomina *taquicardia sinusal al* ritmo que ocurre de forma sinusal pero más rápido que los límites superiores establecidos como normal para la edad. Muchas veces aparece como respuesta al estrés o a estímulos dolorosos, fiebre, anemia, hipovolemia, niveles altos de catecolamina, o medicamentos. El tratamiento se enfoca en la causa. En el caso opuesto, se le llama *bradicardia sinusal* a la frecuencia cardíaca lenta por debajo de los niveles inferiores para la edad. Esta baja frecuencia es por lo general benigna y sin importancia hemodinámica. La bradicardia sinusal puede observarse durante el sueño pero también en condiciones de alto tono vagal, hipotermia, hipotensión, hipoxemia, acidosis, drogas, anomalías electrolíticas, o presión intracraneal elevada. El tratamiento, de ser necesario, por lo general está enfocado en la causa originaria. Los pacientes que tienen ciertas formas de cardiopatías congénitas, incluyendo el síndrome de heterotaxia, podrían tener una predisposición a la bradicardia que puede tener importancia clínica.

La disfunción del nodo sinusal (también conocida como síndrome del seno enfermo) también podría presentarse con una baja frecuencia cardíaca a menudo alternándose con períodos de taquicardia y por lo general se debe a causas secundarias como cirugía cardíaca, infección (miocarditis), trauma, isquemia, o drogas cardioactivas en vez de la arritmia primaria. En casos sintomáticos, podría ser necesario colocar un marcapasos como terapia final.

La ausencia de actividad del nódulo SA podría contribuir a la aparición de *ritmo nodal*, condición la cual se caracteriza por complejos QRS que tienen morfología idéntica a la del ritmo sinusal pero sin las ondas P precedentes. La electroestimulación auricular a 10-20 lpm por arriba de la frecuencia nodal demuestra conducción normal del nódulo

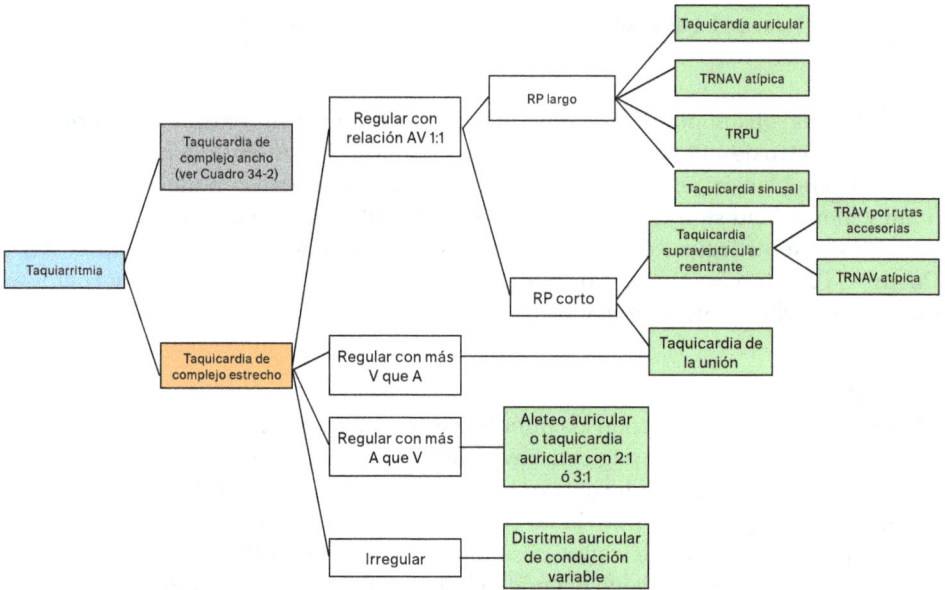

Cuadro 34-1. Algoritmo de diagnóstico para taquiarritmias de complejo estrecho. TRAV: Taquicardia de reentrada auriculoventricular, TRNAV: Taquicardia de reentrada del nódulo auriculoventricular, TRPU: Taquicardia reciprocante permanente de la unión.

auriculoventricular, restaura la sincronía auriculoventricular, y conlleva a una mejora en el volumen sistólico y gasto cardíaco.

Anomalías conductivas

Una conducción auriculoventricular anómala ocurre cuando la transmisión de impulsos normales del nódulo SA se retrasa o bloquea debido a una anomalía en el sistema de conducción, en específico, del nódulo auriculoventricular o sistema de His-Purkinje. En el Capítulo 75 se describen los déficits en la conducción auriculoventricular. Aquí se les hace una breve mención.

El bloqueo auriculoventricular de primer grado resulta en una prolongación estable del intervalo PR por encima de los límites superiores de lo normal para la edad y frecuencia cardíaca, y es una consecuencia de un retraso anómalo en la conducción a través del nódulo auriculoventricular. Por lo general, este es un fenómeno benigno.

El bloqueo auriculoventricular de segundo grado es el resultado de una falla intermitente en la conducción auriculoventricular y comúnmente se clasifica de dos maneras: Mobitz tipo I (fenómeno de Wenckeback) y Mobitz tipo II. En el bloqueo auriculoventricular de segundo grado tipo I, que ocurre a nivel del nódulo auriculoventricular, hay un alargamiento progresivo del intervalo PR hasta que deja de conducir el impulso auricular hacia el ventrículo. El bloqueo auriculoventricular de segundo grado tipo II ocurre debajo del nivel del haz de His y se define como la pérdida súbita de conducción auriculoventricular después de un ritmo sinusal normal (no hay evidencia de prolongación del intervalo

```
                                              ┌─────────────┐      ┌──────────────┐
                                              │ Taquicardia │      │ Taquicardia  │
                                              │ ventricular │      │supraventricular│
                                              └─────────────┘      │  con BRH     │
                                                                   └──────────────┘
                          ┌─────────┐         ┌─────────────┐      ┌──────────────┐
                          │ Regular │         │   Ritmo     │      │ Taquicardia  │
                          └─────────┘         │supraventricular│    │ auricular con│
                                              │  aberrante  │      │  BRH o PE    │
┌─────────────┐  ┌──────────────┐             └─────────────┘      └──────────────┘
│Taquiarritmia│  │ Taquicardia de│                                 ┌──────────────┐
└─────────────┘  │ complejo ancho│            ┌─────────────┐      │ Taquicardia  │
                 └──────────────┘             │ Taquicardia │      │ sinusal con BRH│
                                              │supraventricular│    │   o PE       │
                 ┌──────────────┐             │ antidrómica /│     └──────────────┘
                 │ Taquicardia de│            │   Mahaim    │
                 │complejo estrecho│          └─────────────┘
                 │ (Ver Cuadro 34-1)│                                ┌───────────────────┐
                 └──────────────┘                                    │ Taquicardia auricular│
                                              ┌───────────┐          │ de conducción variable│
                                              │ Irregular │          │ aberrante (incluyendo PE)│
                                              └───────────┘          └───────────────────┘
                                                                     ┌───────────────────┐
                                                                     │ Salvas de arritmia ventricular│
                                                                     └───────────────────┘
```

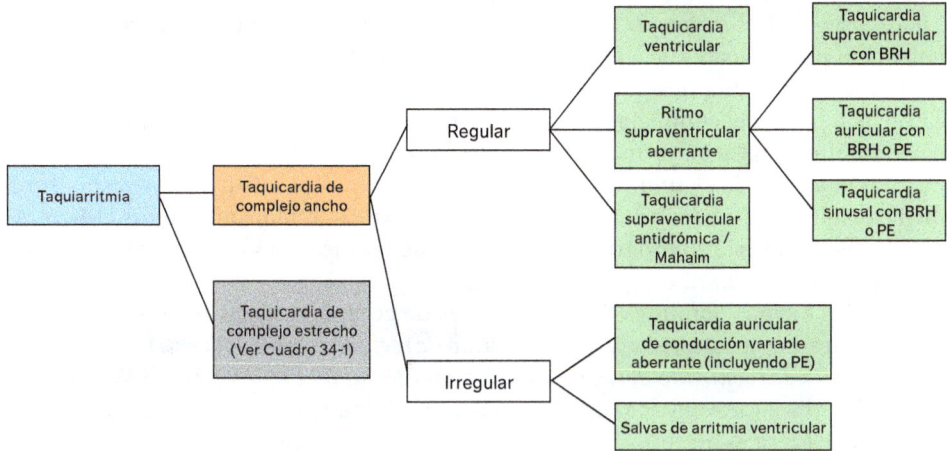

Cuadro 34-2. Algoritmo de diagnóstico para taquiarritmias de complejo ancho. BRH: Bloqueo de la rama del haz, PE: Preexitación.

PR). Aunque menos común que el tipo I, el bloqueo auriculoventricular de segundo grado tipo II es un trastorno de conducción auriculoventricular más grave y en la cual la progresión hacia un bloqueo cardíaco completo con alteración hemodinámica es más probable. Hay grados mayores de bloqueo auriculoventricular de segundo grado en donde dos ondas P consecutivas no son seguidas de complejos QRS.

El bloqueo auriculoventricular (completo) de tercer grado se define como la interrupción completa en la transmisión del impulso auricular y ello conlleva a que la actividad auricular sea independiente de la ventricular (disociación auriculoventricular). La morfología del ECG de superficie mostrará ondas P regulares a una frecuencia apropiada para la edad pero con complejos QRS independientes que aparecen a frecuencias regulares y más lentas que la frecuencia auricular (escape nodal). El bloqueo cardíaco completo congénito ocurre en 1/20,000 nacimientos vivos asociado a una cardiopatía estructural (p. ej., levotransposición de los grandes vasos, síndrome de heterotaxia con poliesplenia/isomerismo auricular izquierdo) o a anomalías vasculares del colágeno materno (p. ej., lupus sistémico eritematoso, síndrome de Sjögren). Después de cierto tipo de cirugías, podría haber bloqueo auriculoventricular. Más del 60 % de los pacientes recupera la conducción normal dentro de los primeros 10 días de operado. La electroestimulación cardíaca permanente está indicada en pacientes que no se han recuperado después de 7 a 10 días de operados.

Arritmias supraventriculares

Las contracciones auriculares prematuras son relativamente comunes en lactantes y niños pequeños y con un fenómeno benigno. Cada complejo QRS viene precedido por una onda P que podría tener un eje normal o sugerir un eje dirigido desde fuera del nódulo SA.

La *taquicardia supraventricular* representa el tipo más común de arritmia en la población pediátrica y suele clasificarse en dos categorías: reentrante y automática. Ambas formas de taquicardia supraventricular se caracterizan por una morfología estrecha o basal del complejo QRS y puede darse en corazones de estructura normal como también en varias formas de cardiopatías congénitas. La evaluación incluye un ECG de 15 electrodos y una tira larga para evaluar inicio, terminación y respuesta a medicamentos como adenosina o maniobras de electroestimulación. Cuadro 34-1 muestra un algoritmo estándar para la clasificación de taquicardias de complejo estrecho, incluyendo la taquicardia supraventricular.

Entre las formas comunes de taquicardias de complejo estrecho en niños, como también en adolescentes, tenemos *taquicardia de reentrada auriculoventricular* (TRAV) y *taquicardia de reentrada del nódulo auriculoventricular* (TRNAV). La TRAV es el tipo de taquicardia supraventricular más común en la lactancia/infancia y es el resultado de señales eléctricas que cruzan vías de tejido conductivo accesorio entre las aurículas y los ventrículos. Un ciclo de conducción que se propaga normalmente hacia abajo en dirección al nódulo auriculoventricular, pero que regresa a las aurículas por vías accesorias, crea un circuito reentrante que puede terminarse con maniobras del vago, adenosina o, en casos de perfusión insuficiente y deterioro hemodinámico, cardioversión sincronizada (0.5-1 julio/kg). El ECG de superficie por lo general de inmediato mostrará ondas P después de los complejos QRS o dentro del segmento u onda T (p. ej., taquicardia de intervalo RP corto). La TRNAV por lo general ocurre en adolescentes y adultos jóvenes y se caracteriza por un circuito reentrante similar que aparece primariamente dentro del nódulo auriculoventricular. En el ECG de superficie es difícil discernir las ondas P ya que están enterradas dentro del complejo QRS. La estrategia de tratamiento para la TRNAV es similar a la usada para la TRAV.

Las taquicardias de complejo estrecho que se originen de focos automáticos de actividad eléctrica (p. ej., *taquicardia auricular ectópica, taquicardia auricular multifocal*) no ceden ante la cardioversión eléctrica y por general requieren terapia farmacológica además de evitar estimulantes simpáticos como fiebre, dolor/agitación, agentes inotrópicos, y la corrección de desequilibrios electrolíticos.

La taquicardia ectópica de la unión es una taquicardia de complejo estrecho que puede ocurrir junto a disociación auriculoventricular. Los complejos QRS estrechos ocurren a una frecuencia más rápida que las ondas P debido a un enfoque automático de la actividad eléctrica dentro del nódulo o unión auriculoventricular. Esta arritmia con frecuencia ocurre en escenarios perioperatorios como resultado de la manipulación cardíaca y disección alrededor de la aurícula derecha. La distinción con respecto al ritmo nodal acelerado se basa en la frecuencia cardíaca (comúnmente mayor a 160 ó 170 lpm) y el estado hemodinámico del paciente. Cuando aparece en el período posoperatorio, la taquicardia de la unión tiende a ser transitoria y autolimitante con una duración de 24 a 72 horas, pero puede generar inestabilidad hemodinámica, morbilidad significativa y podría contribuir a la mortalidad. El manejo por lo general es multimodal con énfasis en la minimización de la estimulación del paciente, el evitar la hipertermia, el uso de medicamentos antiarrítmicos, y la electroestimulación auricular para sobrestimular la frecuencia nodal. El uso de ECMO será contemplado como opción de rescate en casos donde la taquicardia de la unión no cede ante la terapia tradicional.

Tanto *la fibrilación auricular* como el *aleteo auricular* son menos comunes en la población pediátrica general pero sí aparecen más en pacientes con cardiopatías congénitas. Ambas condiciones podrían beneficiarse del uso de adenosina como maniobra diagnóstico para descubrir la actividad auricular subyacente (ondas de aleteo vs. actividad auricular irregularmente irregular). El manejo agudo de la fibrilación auricular cuando hay estabilidad hemodinámica debe enfocarse en el control de la frecuencia ventricular y en determinar la causa subyacente. El ritmo sinusal normal también podría recuperarse con la cardioversión sincronizada después de una búsqueda adecuada de trombo intracardíaco. La cardioversión sincronizada también puede terminar el aleteo auricular aunque la sobrestimulación auricular puede ser efectiva.

Arritmias ventriculares

Las contracciones ventriculares prematuras generan complejos QRS adelantados y anchos sin ondas P que les precedan debido a una activación temprana del miocardio ventricular por un enfoque ectópico. En el paciente con corazón estructuralmente normal, a las contracciones ventriculares prematuras con QRS único (uniforme), en ausencia de síntomas asociados, se les considera benignas por lo general. Las contracciones ventriculares prematuras podrían tener más importancia si son multifocales, aparecen con una muy alta frecuencia, con síntomas de síncope, vienen acompañadas de antecedentes familiares de muerte súbita, o están asociadas a una cardiopatía subyacente.

La taquicardia ventricular ocurre cuando hay 3 o más contracciones ventriculares prematuras en serie, con una frecuencia cardíaca >120 lpm en adultos, o 20 % mayor a la frecuencia sinusal anterior. La aparición aguda de taquicardia ventricular podría deberse a hipoxia, acidosis, trastornos electrolíticos/metabólicos, o en el contexto de una función miocárdica deprimida, hemodinámica alterada, cirugías anteriores, tumores miocárdicos, miocardiopatías, miocarditis, lesión aguda (trauma), y canalopatías primarias. La taquicardia ventricular polimorfa en la forma de «torsades de pointes» se manifiesta como oscilaciones positivas y negativas del complejo QRS alrededor de una línea isoeléctrica. La taquicardia ventricular polimorfa puede generarse por fármacos, cardiopatía isquémica, lesión neurológica, o por síndrome de QT largo. La cardioversión de la torsades de pointes debe hacerse en casos prolongados, aunque hay riesgo de degradación a fibrilación ventricular. El sulfato de magnesio se administra como primera línea de terapia.

La fibrilación ventricular se origina por despolarizaciones ventriculares asíncronas que generan caos y contracciones musculares inefectivas y pérdida de gasto cardíaco. Es esencial prestarle atención inmediata al estado hemodinámico de pacientes con taquicardia ventricular y/o fibrilación ventricular. La RCP se inicia en el paciente inestable mientras que se colocan parches de desfibriladores para preparar la cardioversión/desfibrilación (2-4 julios/kg). Las terapias farmacológicas, incluyendo amiodarona y lidocaína, podrían indicarse en el paciente con taquicardia ventricular estable o como parte del manejo de taquicardia ventricular/fibrilación ventricular sin pulso, según el algoritmo en el Apoyo Vital Avanzado Pediátrico (lineamientos de la Asociación Estadounidense de Cardiología).

Lectura recomendada

Valdes SO, Kim JJ, Miller-Hance WC. *Arrhythmias: Diagnosis and management.* In: Andropoulos DB, Stayer SA, Mossad EB, Miller-Hance WC (eds). *Anesthesia for Congenital Heart Disease.* 3rd ed. John Wiley and Sons; 2015.

Síndromes de arritmia congénita

Christina Y. Miyake, Santiago O. Valdes, Jeffrey J. Kim

Los síndromes de arritmia primaria congénita incluyen el síndrome de QT largo, la taquicardia ventricular polimorfa catecolaminérgica, y el síndrome de Brugada. Estos síndromes por lo general son causados por mutaciones génicas. Las alteraciones genéticas también pueden resultar en miocardiopatías primarias que pueden asociarse a arritmias. Entre las miocardiopatías están la miocardiopatía arritmogénica, hipertrófica y dilatada, y la no compactación del ventrículo izquierdo. Los hallazgos genéticos ayudan en el diagnóstico, en la asesoría y en ciertas enfermedades, sirven para el manejo de los pacientes.

Los pacientes en los cuales se sospeche un síndrome de arritmia congénita primaria, o en pacientes con antecedentes de paro cardiaco abortado, deberán ser evaluados completamente junto a una historia clínica, ECG, ecocardiograma, y un árbol genealógico de 3 generaciones. Los pacientes en los cuales se sospeche síndrome de Brugada deben ser sometidos a un ECG de Brugada modificado. Ante cualquier fiebre hay que realizar un ECG. El equipo de Electrofisiología está a cargo del estudio diagnóstico y de la evaluación genética.

Síndrome de QT largo

Este síndrome es una condición genética que, por lo general, es causada por mutaciones heterocigóticas en el gen cardíaco del canal de potasio (*KCNQ1, KCNH2*) o de sodio (*SCN5A*). Estas mutaciones resultan en una repolarización retrasada y constituyen un riesgo para una forma específica de taquicardia ventricular llamada torsade de pointes.

El manejo de pacientes con síndrome de QT largo o de pacientes con una marcada prolongación QT incluye:

- Monitoreo de pacientes.
- Evitar fármacos que prolonguen el intervalo QT (referirse a crediblemeds.org), en particular en pacientes con síndrome de QT largo.
- En pacientes con QT prolongado en los cuales se desconozca un síndrome de QT largo, hay que sopesar los riesgos y beneficios del uso de drogas que prolonguen el QT.
- En el caso en cual se deba administrar el fármaco en cuestión (p. ej., tratamiento oncológico), hay que hacer seguimiento de ECG y QTc durante el inicio del medicamento y cuando se haya alcanzado el estado nivelado del fármaco. Si el QTc sobrepasa los 480 mseg, hay que parar el fármaco y consultar con Cardiología.
- Continuar terapia con betabloqueadores una vez admitido el paciente.
- Mantener los electrolitos en rango normal, en particular el potasio, calcio y magnesio. La hipopotasemia, hipocalcemia, e hipomagnesemia pueden exacerbar la arritmia.
- En el caso de torsade de pointes, administrar magnesio 25-50 mg/kg, esmolol, y desfibrilar de ser necesario. Evitar cualquier antiarrítmico que prolongue el QTc, como lo es la amiodarona y el sotalol.

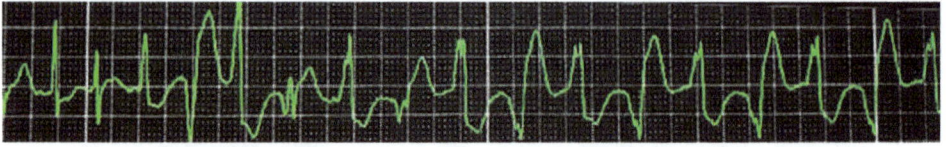

Cuadro 35-1. Se observa taquicardia ventricular bidireccional en el monitor a pie de cama. Este patrón es patognomónico de la taquicardia ventricular polimorfa catecolaminérgica cuando se observa durante estimulación adrenérgica solamente.

Taquicardia ventricular polimorfa catecolaminérgica

La taquicardia ventricular polimorfa catecolaminérgica con frecuencia la causan mutaciones heterocigóticas en el receptor de la rianodina (*RYR2*) aunque hay una forma rara causada por mutaciones homocigóticas en *CASQ2*. Estos genes son responsables por el procesamiento del calcio en la célula cardíaca. La estimulación adrenérgica (como el esfuerzo o el estrés emocional y la ansiedad) genera una liberación anómala de calcio durante la diástole, lo cual puede disparar arritmias ventriculares peligrosas. Las arritmias incluyen las taquicardias ventriculares de tipo polimorfo y bidireccional (Cuadro 35-1), como también la fibrilación ventricular. Las arritmias auriculares también son comunes. Tanto la arritmia supraventricular como la ventricular ocurren solamente bajo estimulación adrenérgica. En el hospital, esto podría incluir agitar o incluso infligir dolor en el niño durante los cuidados de rutina (p. ej., extracción de sangre, colocación de i.v. periférica).

Aunque la taquicardia ventricular polimorfa catecolaminérgica es rara, la tasa de mortalidad es la más alta de todos los trastornos de arritmia congénita con un riesgo de episodio cardíaco de 30-50 % hacia la edad de 30 años. La edad de presentación más común es 8-12 años, por lo tanto, se debe evaluar cualquier niño con síncope de esfuerzo o emocional para ver si tiene taquicardia ventricular polimorfa catecolaminérgica. El tratamiento de pacientes con este tipo de taquicardia incluye:

• Hacer el esfuerzo en minimizar las subidas de catecolamina, incluyendo estímulos dolorosos durante los cuidados de rutina, de ser posible. Evitar inotrópicos adrenérgicos o bolos de adrenalina, de ser posible.

• Monitorear la ectopia ventricular, los dobletes, o la taquicardia ventricular bidireccional con estimulación (puede definir el diagnóstico cuando todavía no se había hecho).

• Tratar las arritmias ventriculares agudas con esmolol y sedación, de ser necesario. El nadolol oral o flecainida también pueden usarse para prevenir arritmias durante la estimulación adrenérgica.

Síndrome de Brugada

El síndrome de Brugada genera arritmias ventriculares que normalmente se disparan con el sueño, la fiebre, el exceso de calor, grandes comidas, o medicamentos específicos. La edad más común de presentación es 20-40 años y la presentación de muerte más común es durante el sueño. Los niños, incluso los lactantes, pueden verse afectados siendo muy jóvenes. En niños, es común ver arritmias durante la fiebre. Los pacientes

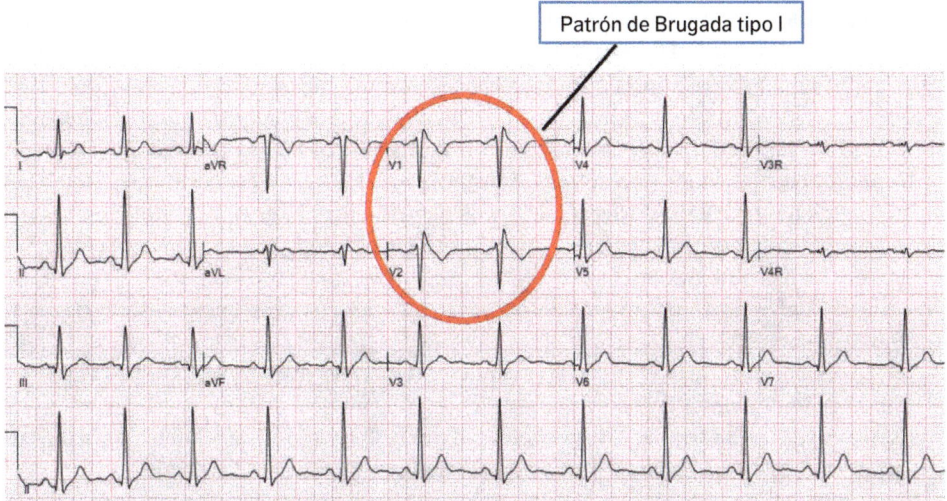

Cuadro 35-2. ECG de paciente con patrón de Brugada tipo I observado en electrodos precordiales derechos (V1 y V2). Hay elevación de ST con inversión de onda T. Este patrón puede aparecer y desaparecer y, en niños, es más probable observarlo durante la fiebre.

del género masculino muestran una mayor tendencia a ser afectados. La mutación genética más común es la pérdida heterocigótica de la función en el gen *SCN5A*. El tratamiento de estos pacientes incluye:

- Atacar agresivamente la fiebre con antipiréticos y evitar el exceso de calor (Bair Hugger™).
- Evitar fármacos que provoquen el síndrome de Brugada (referirse a brugadadrugs. org), incluyendo difenhidramina (Benadryl®), fexofenadina (Allegra®), amiodarona, amitriptilina, clomipramina, desipramina, litio, loxapina, nortriptilina, oxcarbazepina, trifluoperazina, bupivacaína, procaína, propofol, disopiramida, lidocaína, propranolol, verapamilo, vernakalant, bupropión, carbamazepina, clotiapina, ciamemazina, dosulepina, doxepina, fluoxetina, fluvoxamina, imipramina, lamotrigina, maprotilina, paroxetina, perfenazina, fenitoína, tioridazina. ketamina, tramadol, dimenhidrinato, difenhidramina, edrofonio, indapamida, and metoclopramida.
- El diagnóstico se efectúa ante la presencia del patrón tipo I de Brugada en el ECG (Cuadro 35-2). Este patrón puede aparecer y desaparecer y un ECG normal no descarta la enfermedad. Hay que realizar un protocolo específico de ECG de Brugada modificado. Ayuda realizar el ECG durante la fiebre.
- En caso de taquicardia ventricular, las opciones de tratamiento incluyen isoproterenol o esmolol. Si no cede, se recomienda la sedación e intubación.

Estudio diagnóstico cuando hay paro cardiaco

En casos de paro cardiaco, hay que realizar un estudio diagnóstico completo. Se debe obtener un ECG para observar si hay prolongación de QTc, cambios de Brugada, patrón anómalo de repolarización (como ondas T invertidas en los electrodos precordiales

[V1-V3] en adolescentes), e isquemia. Hay que realizar un ECG bajo el protocolo de Brugada. Debido a que el intervalo QTc por lo general se prolonga después del paro, se recomienda hacer varios ECG para hacerle seguimiento a los ECG en el tiempo.

Se deber realizar un ecocardiograma para evaluar miocardiopatía hipertrófica/dilatada, no compactación del ventrículo izquierdo, anomalías coronarias, e hipertensión pulmonar. El ecocardiograma deberá incluir protocolos para evaluar miocardiopatías arritmogénicas en ventrículo derecho, lo cual debe incluir mediciones de flujo del tracto de salida en ventrículo derecho en el eje paraesternal longitudinal y transversal. Consideraciones adicionales:

- Antecedentes de ahogamiento en paciente que puede nadar requiere investigar si hay síndrome de QT largo.
- Obtener antecedentes completos del paciente con detalles exactos sobre el paro y árbol genealógico de 3 generaciones.
- Revisar todas las tiras de ritmo desde el paro. Si se usó un desfibrilador externo automático, deberá traerse junto con el paciente y revisarse las tiras.
- Se aconseja una consulta con electrofisiología para una evaluación adicional y una posible prueba genética, en particular, si la causa concreta no se ha identificado.

Enfermedad de Kawasaki

S. Kristen Sexson Tejtel, Carolyn A. Altman

Aunque es una vasculitis sistémica aguda, la morbilidad y mortalidad de la enfermedad de Kawasaki están relacionadas con la aparición de aneurismas de arteria coronaria. Los aneurismas coronarios pueden aparecer en hasta 25 % de aquellos no tratados en los primeros 10 días de la enfermedad; por lo tanto, es esencial hacer de inmediato un reconocimiento e implementar la terapia adecuada.

Se desconoce la causa concreta de la enfermedad de Kawasaki. Sin embargo, la teoría que ha prevalecido es que hay un disparador (probablemente una infección viral o bacteriana, o exposición a algún tipo de agente ambiental) que provoca una respuesta inmunitaria en individuos con predisposición genética. La edad más común de presentación de enfermedad de Kawasaki es cuando los niños tienen entre 2 y 8 años de edad, aunque se han reportado casos en niños de 1 mes y de 18 años.

Prevención clínica y diagnóstico

En 2017, la Asociación Estadounidense de Cardiología publicó la Declaración Científica sobre el Diagnóstico, Tratamiento y Manejo a Largo Plazo de la Enfermedad de Kawasaki (McCrindle et al. 2017). Esta declaración contiene la mayor parte de las bases para el cuidado descrito en este capítulo. El diagnóstico de esta enfermedad se basa en criterios clínicos.

Tabla 36-1 es una lista de criterios para el diagnóstico de enfermedad de Kawasaki completa e incompleta. En pacientes que no satisfacen los criterios de enfermedad de Kawasaki completa, se puede considerar la enfermedad de Kawasaki incompleta (también conocida como atípica). La enfermedad de Kawasaki incompleta ocurre con más frecuencia en lactantes muy pequeños, y en aquellos en la edad mayor del espectro.

Signos, síntomas y otras infecciones

Puede haber infecciones respiratorias concurrentes en la enfermedad de Kawasaki completa y en la incompleta, por lo cual no descartan su diagnóstico. Pero, si el paciente tiene faringitis exudativa o conjuntivitis exudativa, es poco probable que haya enfermedad de Kawasaki. La enfermedad de Kawasaki puede aparecer en pacientes con infección de estreptococos del grupo A. Se sospecha de Kawasaki si el paciente tiene algunas de las principales características de esta y hay fiebre que persiste atípicamente después del tratamiento adecuado con antibióticos. También se debe sospechar de enfermedad de Kawasaki en lactantes o niños con fiebre prolongada o choque con cultivo negativo, o adenitis cervical que no cede ante terapia con antibióticos.

Aunque no se le considera una de los principales 5 rasgos clínicos, una marcada irritabilidad es muy característica del paciente que padece la enfermedad. Otros síntomas no específicos pueden ocurrir, como por ejemplo, dolor abdominal, vómitos, diarrea, ictericia, artralgias, artritis, y meningitis aséptica. También pueden observarse edemas en vesícula biliar.

Tabla 36-1. Criterios de diagnóstico para la enfermedad de Kawasaki completa e incompleta (McCrindle et al. 2017)

Enfermedad de Kawasaki completa

Se diagnostica enfermedad de Kawasaki completa si la fiebre dura ≥5 días (a partir del día de inicio de la fiebre como el primer día) y se cumplen al menos 4 de los siguientes rasgos clínicos principales:

- Conjuntivitis bulbar bilateral no exudativa
- Erupción (maculopapuloso, eritrodermia difusa, o parecido al eritema multiforme)
- Cambios en la membrana mucosa oral (lengua color cereza, labios secos, agrietados, eritema de boca, labios, faringe)
- Cambios en las extremidades
  - Eritema y edema de manos y pies (puede haber dolor)
  - Descamación periungueal de dedos en manos y pies (ocurre en fase subaguda, 2-3 semanas después del inicio de la fiebre)
- Limfadenopatía cervical (>1.5 cm, típicamente unilateral)

El diagnóstico de enfermedad de Kawasaki puede hacerse al 4.º día de fiebre si ≥4 de estos rasgos están presentes, en particular si el paciente tiene eritema y edema de manos y pies. Es importante destacar que los rasgos clínicos principales, además de la fiebre, podrían no darse de forma simultánea o continua (y a menudo es así), por lo tanto, son datos que podrían recogerse por medio de la observación rigurosa de los familiares, pediatra, u profesional de la salud.

Enfermedad de Kawasaki incompleta

El diagnostico de enfermedad de Kawasaki incompleta puede hacerse en niños con fiebre por ≥5 días con 2-3 rasgos clínicos principales con apoyo de exámenes de laboratorio y/o ecocardiograma positivo. En lactantes <6 meses de edad con fiebre por ≥7 días e irritabilidad, se debe contemplar la enfermedad de Kawasaki incluso en ausencia de otros rasgos clínicos.

- **Criterios de laboratorio.** Reactantes elevados en fase aguda (velocidad de sedimentación globular [VSG] ≥40 mm/hr y proteína C-reactiva ≥3 mg/dl) y 3 o más de lo siguiente:
  - Anemia para la edad
  - Conteo de plaquetas ≥450,000 después del 7.º día de fiebre
  - Hipoalbuminemia ≥3 g/dL
  - ALT (alanina transaminasa) elevada
  - Leucocitos >15,000 /uL
  - Piuria estéril: orina con ≥10 leucocitos/hpf
- **Criterios ecocardiográficos**
  - Dilatación coronaria: puntuación Z de arteria coronaria descendente anterior izquierda o arteria coronaria derecha ≥2.5
  - Aneurisma de la arteria coronaria
  - ≥3 de estos rasgos
    - Función ventricular izquierda disminuida
    - Insuficiencia mitral
    - Derrame pericárdico
    - Puntuación Z de arteria coronaria descendente anterior izquierda o arteria coronaria derecha ≥2 pero <2.5

Tabla 36-2. Exámenes de laboratorio recomendados para el estudio diagnóstico y seguimiento de pacientes con enfermedad de Kawasaki

Análisis recomendados
• Pruebas iniciales: Hemograma completo con fórmula leucocitaria, hepatograma, proteína C reactiva, velocidad de sedimentación globular (VSG), dímero D, perfil metabólico básico, y análisis de orina.
• Se recomienda repetir marcadores inflamatorios (proteína C reactiva, dímero D, hemograma completo) antes de dar de alta en casos no complicados para asegurar la esperada mejoría y ayudar a determinar la necesidad de tratamiento adicional. Advertencias: La VSG será alta por 4-6 semanas después de la IgIV y en ese momento no será usada para evaluar la mejora. Se espera que el conteo de plaquetas suba después del 7.º día y durante los 14 días de enfermedad.
• Repetir laboratorio temprano y a menudo si el cuadro se complica o no es típico.
• Podría ser necesario repetir laboratorio ~1 semana después del alta hospitalaria si los resultados fueron anómalos en ese momento.
• Si las pruebas siguen anómalas después de 1 semana, consultar con Reumatología.

Síndrome de choque por enfermedad de Kawasaki

Se sospecha de choque por enfermedad de Kawasaki en pacientes que requieren bolos líquidos o apoyo inotrópico y en aquellos con hipotensión y taquicardia en exceso de lo que se espera para el grado de fiebre, presencia de galope, o hepatomegalia. El ecocardiograma por lo general mostrará una función ventricular disminuida. Los pacientes en choque por enfermedad de Kawasaki por lo general tienen antecedentes clínicos y de laboratorio de inflamación prolongada. Tienden a tener resistencia a la inmunoglobulina intravenosa (IgIV) y exhiben un mayor riesgo de cambios coronarios. El ecocardiograma para evaluar la función ventricular en este escenario es importante antes de comenzar tratamiento con IgIV para determinar si es necesario disminuir la velocidad de infusión.

Manejo

El tratamiento de pacientes con enfermedad de Kawasaki requiere de un enfoque global y multidisciplinario durante el estudio diagnóstico y seguimiento. Este enfoque incluye una combinación de exámenes de laboratorio, imágenes, consultas y plan de seguimiento.

En la Tabla 36-2 hay una lista de exámenes de laboratorio recomendados durante el estudio diagnóstico y seguimiento de pacientes con enfermedad de Kawasaki. Hay que obtener un ECG para tener una línea de base durante la fase aguda de la enfermedad en el hospital. A continuación, se obtienen ECG según la evolución clínica. Para aquellos donde hay afectación grave o compleja de coronarias, hay que obtener ECG con frecuencia ya que puede haber cardiopatía isquémica o infarto silente en enfermedad de Kawasaki.

El objetivo de la terapia durante la fase aguda es reducir la inflamación y, por ende, lograr una reducción de daño arterial y formación de trombo.

Medicamentos en enfermedad de Kawasaki no complicada

IgIV (2 g/kg durante 10-12 horas) es la primera línea de terapia para esta enfermedad y se debe administrar tan pronto como se haya hecho el diagnóstico. Se puede administrar antes del ecocardiograma si el paciente satisface los criterios clínicos. Sin embargo, incluso con tratamiento durante los primeros 10 días de fiebre, 20 % de los pacientes presenta cambios en las arterias coronarias y un número menor todavía presenta aneurismas.

Se administra *aspirina* en dosis media (30-50 mg/kg) o dosis alta (80-100 mg/kg) hasta que la fiebre haya desaparecido por 48 horas. Los datos no son significativos a la hora de decidir entre dosis altas o medias como prevención de aneurismas. Luego, hay que cambiar a una dosis baja de aspirina como antiagregante plaquetario (3-5 mg/kg/día una vez al día). Se continúa con aspirina a dosis baja durante 6-8 semanas en casos sin complicaciones y se obtiene un ecocardiograma al final de la fase subaguda. Se continúa con aspirina si hay una dilatación considerable de arteria coronaria o aneurismas.

Medicamentos en enfermedad de Kawasaki complicada

El *clopidogrel* (Plavix®) se puede usar como complemento antiagregante plaquetario si el conteo de plaquetas excede 1,000,000 /mcL, si hay dilatación coronaria de ≥6 pero <8 mm, si hay arteriopatía coronaria compleja con alto riesgo de estasis y trombosis, si hay trombo coronario no oclusivo, o si el individuo no responde al tratamiento con aspirina.

Se inicia anticoagulación en presencia de aneurismas gigantes (puntuación Z ≥8 mm o ≥10). La *enoxaparina* (Lovenox®) es el agente de elección para asegurar los niveles más estables y consistentes de anticoagulación, ya que hay cierta evidencia de una mejor remodelación coronaria con enoxaparina que con warfarina. Es importante mantener los niveles del antifactor Xa en 0.8-1.0 IU/mL.

Después del segundo año de enfermedad, en los pacientes que requieran anticoagulación a largo plazo (p. ej., si hay aneurismas gigantes persistentes o antecedentes de trombosis) se hace una transición a *warfarina*, con un INR de 2-3 como objetivo.

Reumatología podrá considerar el uso de antiinflamatorios adicionales (p. ej., metilprednisolona, infliximab, etanercept, anakinra, y ciclosporina) si:

- Hay fiebres recurrentes o persistentes 36 horas después de finalizarse la IgIV (en esta situación también podría emplearse una segunda ronda de IgIV)
- Hay marcadores de inflamación presentes o en aumento o signos clínicos persistentes de la enfermedad (rasgos clínicos primarios o irritabilidad)
- Hay alto riesgo de arteriopatía coronaria grave
- Hay dilatación coronaria considerable o aneurismas en el ecocardiograma inicial (puntuación Z >4 o tamaño >6 mm)

Las *estatinas* se contemplan para pacientes de enfermedad de Kawasaki >6 años (en el presente se investiga en los de menor edad) con enfermedad coronaria grave debido a las propiedades pleiotrópicas (no son hipolipemiantes) antiinflamatorias y posibles efectos sobre la función endotelial arterial.

Los *betabloqueadores* se pueden usar en pacientes con estenosis coronaria, isquemia o infarto.

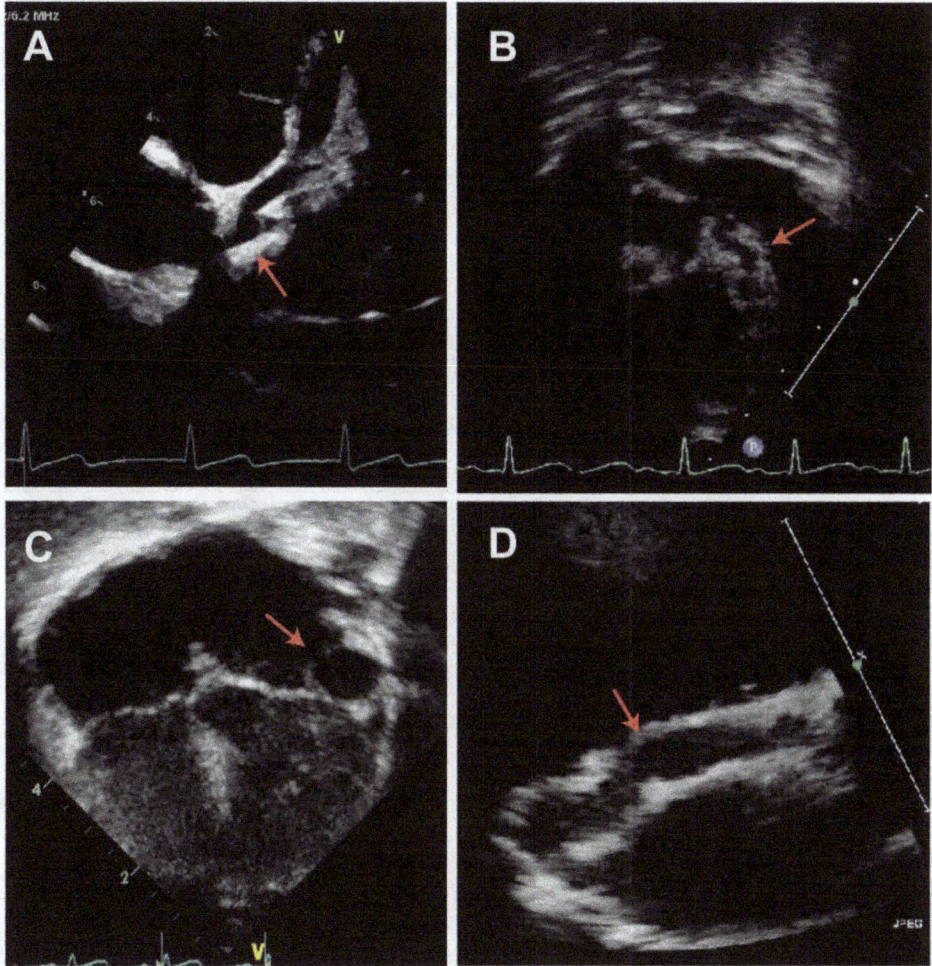

Cuadro 36-1. Imágenes ecocardiográficas de pacientes con Kawasaki muestran dilatación de la arteria descendente proximal anterior izquierda (A, flecha), arteria descendente media anterior izquierda (B, flecha), arteria circunfleja (C, flecha), y arteria coronaria derecha (D, flecha).

El *activador tisular del plasminógeno (tPA)* se puede usar después de consultar con hematología, cardíaca de adultos, equipo de cateterismo cardíaco, y la UTI cuando hay oclusión de arteria coronaria completa o casi completa, o evidencia de isquemia considerable (troponina elevada, cambios en el segmento ST, cambios en la función segmentaria).

Recomendaciones ecocardiográficas

El ecocardiograma provee información diagnóstica esencial y los hallazgos a menudo guían la terapia de pacientes con enfermedad de Kawasaki (Cuadro 36-1). Es importante que las coronarias sean evaluadas en detalle a través de múltiples vistas para observar

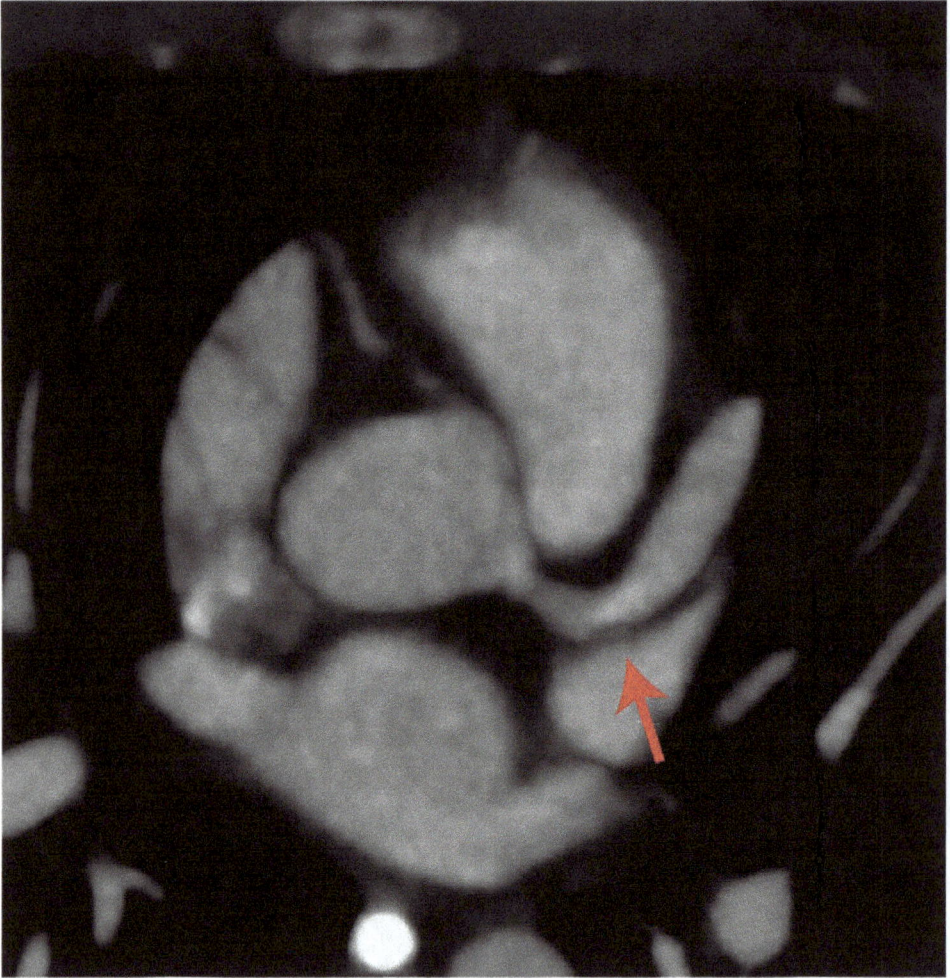

Cuadro 36-2. AngioTAC de paciente con enfermedad de Kawasaki muestra dilatación proximal significativa de arteria coronaria izquierda (flecha).

la evolución de la dilatación o de aneurismas, o la presencia de trombo. Hay que considerar la sedación en estos irritables lactantes menores y mayores para poder obtener estudios completos de calidad. A continuación se dan los lineamientos de diagnóstico y manejo en estos pacientes:

- Se debe realizar un ecocardiograma inicial dentro de un período de 24 horas después del diagnóstico. Si el paciente satisface los criterios de la enfermedad de Kawasaki, no hay necesidad de postergar el tratamiento mientras se espera el ecocardiograma.
- Si el paciente responde a la IgIV:
  - Programar un segundo ecocardiograma y visita a consulta cardiológica para 14 días después del inicio de la fiebre (esto marca el inicio de la fase subaguda).

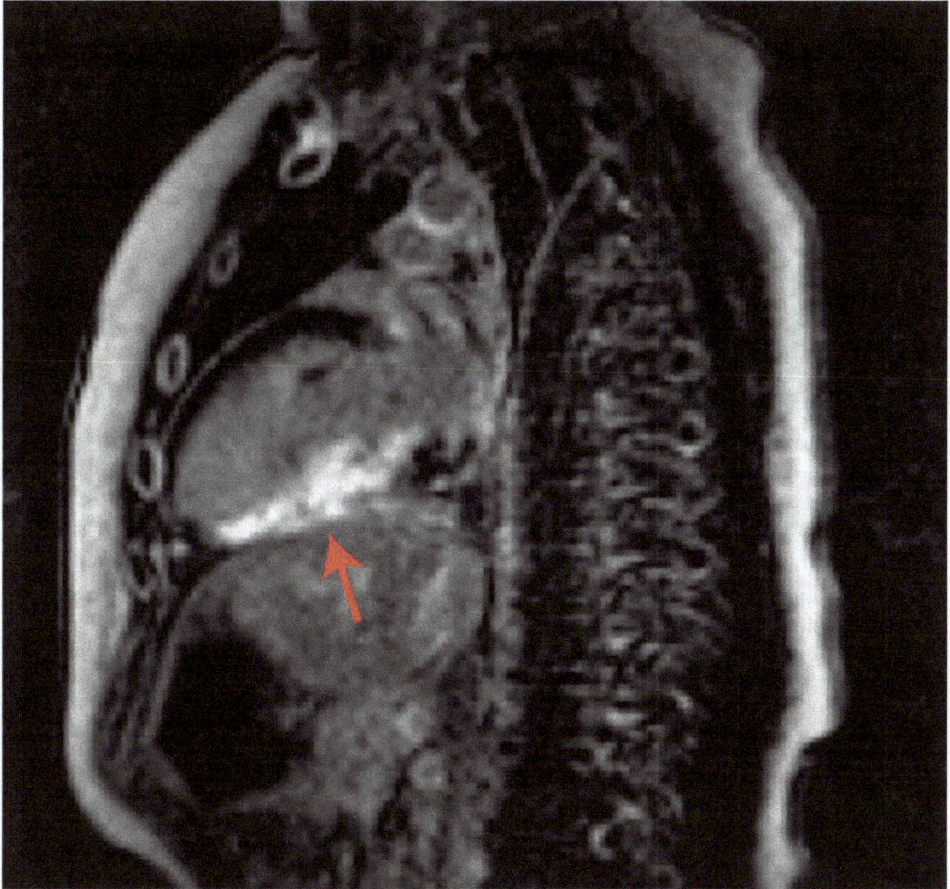

Cuadro 36-3. RMN cardíaca con realce tardío de gadolinio en paciente con enfermedad de Kawasaki muestra infarto difuso inferior de ventrículo izquierdo (flecha).

- Programar un tercer ecocardiograma y visita a consulta cardiológica dentro de 6-8 semanas después del inicio de la fiebre (esto marca el final de la fase subaguda y el inicio de la fase convaleciente).
- Si el paciente no responde ante la IgIV y requiere terapia adicional, hay que obtener otro ecocardiograma a los pocos días y antes de darle de alta.
- Si el paciente tiene anomalías coronarias significativas, incluyendo aneurismas o dilatación con puntaje Z >4:
  - Dado que las coronarias podrían estarse expandiendo rápidamente, repetir ecocardiograma cada 2-4 días en consulta con Cardiología hasta obtener evidencia de estabilización de arteria coronaria o evidencia de disminución de la inflamación, como también una mejora o terminación de la irritabilidad y de los rasgos clínicos principales.

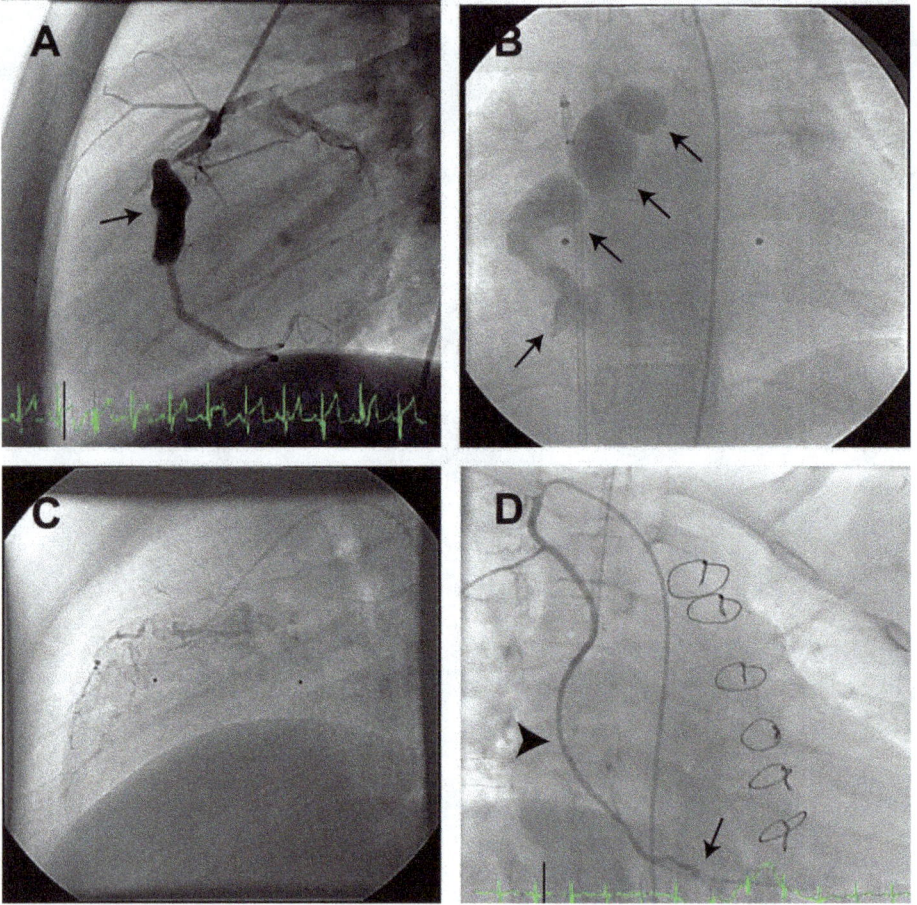

Cuadro 36-4. Imágenes obtenidas por cateterismo cardíaco en pacientes con enfermedad de Kawasaki. A) Paciente con aneurisma grande en arteria coronaria derecha (flecha). B) Paciente con aneurismas complejos en arteria coronaria derecha (flechas). C) Paciente con arteria coronaria derecha ocluida y múltiples vasos colaterales alrededor del área de obstrucción. D) *Bypass* coronario persistente con arteria mamaria interna (cabeza de flecha) suministra circulación coronaria distal derecha (flecha).

- En los que tienen aneurismas gigantes, obtener ecocardiogramas dos veces a la semana para observar si hay trombo hasta que se haya estabilizado el tamaño coronario. Después de esto, el paciente requerirá de supervisión ecocardiográfica cada semana por al menos 1 mes, luego cada dos semanas por al menos otro mes, luego mensualmente por hasta 3 meses, y luego al menos cada 3 meses durante el primer año. El Doppler a color es esencial para evaluar el flujo de coronarias.

Estudios adicionales

La angioTAC brinda información valiosa y completa acerca de la distribución coronaria (Cuadro 36-2). Una angioTAC inicial está indicada en pacientes con afectación

Tabla 36-3. Consejos importantes para la familia de paciente con enfermedad de Kawasaki

Orientación familiar
• La arteriopatía coronaria puede empeorar durante las primeras 8 semanas de la enfermedad – un primer ecocardiograma normal no es garantía de que las coronarias permanezcan normales durante la evolución de la enfermedad.
• Los niños PUEDEN enfermarse de enfermedad de Kawasaki otra vez, por lo general durante los primeros 2 años después del diagnóstico inicial.
• Los hermanos/as tienen un riesgo levemente mayor de tener enfermedad de Kawasaki al igual que los hijos/as de progenitores que han tenido esta enfermedad.
• Hay que hacer seguimiento con Cardiología al menos durante toda la infancia, pero de manera infrecuente si las arterias coronarias se mantienen normales.
• Los signos y síntomas de la enfermedad de Kawasaki por lo general no ocurren de manera simultánea. Por lo tanto, los profesionales de la salud examinan al paciente con frecuencia varias veces antes de obtener un diagnóstico.
• Los adultos que han tenido enfermedad de Kawasaki tienen un riesgo un poco mayor de tener una enfermedad autoinmune/inflamatoria.

significativa coronaria a nivel proximal. La angioTAC también puede ampliarse para investigar otras afectaciones vasculares en caja torácica, abdomen, y pelvis. Las siguientes angioTAC se obtienen en consulta con Cardiología en aquellos con afectación grave o compleja de arteria coronaria para evaluar si hay cambios en el tamaño de la coronaria o evolución de estenosis coronaria o trombosis.

La *RMN cardíaca* se usa para evaluar la perfusión y cicatrización miocárdica en pacientes a los que se les hace seguimiento por antecedentes de dilatación significativa o aneurismas. La RMN bajo estrés farmacológico se usa para evaluar isquemia miocárdica inducible (Cuadro 36-3).

Una vez que el niño es lo suficientemente mayor para cooperar, se pueden añadir *pruebas nucleares o ecocardiográficas de esfuerzo* como métodos adicionales para evaluar el miocardio en riesgo o cicatrización. Estas pruebas muestran una respuesta fisiológica más cercana al «ejercicio real».

La necesidad de usar *angiografía invasiva* (Cuadro 36-4) está guiada por síntomas que sugieran isquemia o hallazgos de isquemia o estenosis coronaria significativa en angioTAC, RMN u otras pruebas de esfuerzo. El cateterismo es siempre la mejor manera de visualizar el suministro colateral. La evaluación de la reserva funcional de flujo (RFF) puede ayudar a determinar la importancia hemodinámica de las estenosis coronarias.

Consultas hospitalarias

La consulta con Cardiología deber hacerse bajo los siguiente escenarios:
- Todos los niños con o con sospecha de enfermedad de Kawasaki <1 año
- Se observan anomalías en el ecocardiograma inicial y posterior (incluyendo dilatación de arteria coronaria o aneurisma, trombo, disfunción ventricular o cambio de la función, derrame pericárdico, valvulitis)
- Preocupación en cuanto a la lectura ecocardiográfica

- Fiebre prolongada (≥10 días al presentarse)
- Evolución clínica atípica (p. ej., recurrencia o persistencia de fiebre, dosis repetida de IgIV, uso de terapia antiinflamatoria complementaria)
- Se requiere ayuda en el diagnóstico o tratamiento incluyendo la necesidad de usar enoxaparina o clopidogrel
- Síndrome de choque por enfermedad de Kawasaki

Se pueden realizar otras consultas con Reumatología (para lactantes <6 meses de edad, evolución clínica atípica, fiebre prolongada al presentarse, síndrome de choque por enfermedad de Kawasaki, o anomalías coronarias significativas), Hematología (para ayudar con la anticoagulación), y con el Departamento de Enfermedades Infecciosas.

Seguimiento

Todos los pacientes pasan por consulta cardiológica 1-2 semanas después del alta hospitalaria (dependiendo de la evolución clínica y afectación coronaria), 6-8 semanas después de las fiebres iniciales y al menos 1 año después del inicio de la enfermedad. Los pacientes de enfermedad de Kawasaki con antecedentes de aneurismas persistentes o en regresión requieren de seguimiento continuado por tiempo indefinido. Tabla 36-3 es una lista de consejos importantes para la familia.

Es importante llevar un registro de los diámetros más grandes de dilatación coronaria y puntajes Z correspondientes, ya que esto tiene implicaciones importantes para resultados a largo plazo. Los pacientes con enfermedad de Kawasaki y dilatación/aneurismas moderadas a grandes están en riesgo de vasculopatía continua para los años siguientes. Esto puede resultar en estenosis coronaria, trombosis, isquemia, infarto, disfunción ventricular, arritmias, y la eventual necesidad de intervención.

Por lo general, el pronóstico a largo plazo para aquellos que nunca presentan aneurismas o dilatación significativa, y para aquellos cuyas dilataciones/aneurismas entraron en regresión apreciable o desaparecieron, es excelente.

En todos los casos, los médicos deben brindar asesoría frecuente sobre un régimen saludable de vida, incluyendo mantener un peso saludable, PA normal, alimentación saludable, y niveles normales de colesterol para evitar otros factores de riesgo de arteriopatía coronaria. También es esencial evitar el tabaquismo y participar en actividades físicas y ejercitarse con frecuencia.

La intervención por lo general está restringida a aquellos con isquemia demostrada o miocardio en riesgo por RFF o estudios de imágenes en esfuerzo, o aquellos con estenosis coronarias y posibles síntomas de isquemia. El *bypass* coronario con una arteria mamaria interna puede brindar beneficios a largo plazo en niños pequeños a partir de los 2 años de edad. Sin embargo, esto depende de tener la ubicación distal del tamaño adecuado para la anastomosis. La intervención por cateterismo, incluyendo con balón o colocación de stent en estrechamientos, podría contemplarse en raras ocasiones cuando los vasos no sean los ideales para un *bypass* u otra intervención posterior a la enfermedad de Kawasaki. Sin embargo, es de esperar que haya la necesidad de reintervención frecuente. Los pacientes de enfermedad de Kawasaki también podrían presentar flujo colateral alrededor o a través de vasos trombosados lo cual puede contribuir bastante en la perfusión miocárdica.

Lectura recomendada

Giglia TM, Massicotte MP, Tweddell JS, et al. *Prevention and treatment of thrombosis in pediastric and congenital heart disease: A scientific statement from the AHA.* Circulation 2013;128:2622-2703.

Manlihot C, Brnadao LR, Somji Z, et al. *Long-term anticoagulation in Kawasaki disease: initial use of low molecular weight heparin is a viable option for patients with severe coronary artery abnormalities.* Pediatr Cardiol 2010;31:834-842.

McCrindle BW, Rowley AH, Newburger JW, et al. *Diagnosis, Treatment, and Long-Term Management of Kawasaki Disease: A Scientific Statement for Healthcare Professionals from the American Heart Association. Circulation.* 2017;135:e927-e999.

37 Pericarditis

Alan F. Riley, Aimee Liou

El pericardio sirve como barrera física ante procesos neoplásicos e infecciones, limita la distensión del miocardio, y es probable que ayude en el acoplamiento diastólico de los ventrículos. Normalmente lubricado con una pequeña cantidad de linfa, el espacio pericárdico incluye la masa cardíaca y se extiende para contener los grandes vasos proximales (aorta ascendente hasta el arco aórtico transversal y ramas de las arterias pulmonares justo más allá de la bifurcación), la vena cava superior proximal a la vena ácigos, el aspecto proximal de la vena cava inferior, y las venas pulmonares proximales. El pericardio es susceptible a infecciones e inflamación autoinmunitaria debido a una amplia variedad de causas; también en asociación puede haber irritación o inflamación del miocardio. La inflamación pericárdica puede resultar en la acumulación de líquido en el espacio pericárdico y, por ende, en derrame pericárdico.

La acumulación de líquido pericárdico puede aumentar la presión dentro del saco pericárdico, lo cual es insignificante en condiciones normales. El saco pericárdico puede distenderse lentamente durante períodos prolongados para acomodar la acumulación crónica de líquido, pero durante la acumulación aguda, el saco pericárdico podría actuar como estructura no distensible y esto produce un rápido aumento de las presiones pericárdicas. En las etapas iniciales, la presión pericárdica en aumento puede exceder de forma intermitente las presiones intracardíacas durante los valles de presión en las cavidades durante el ciclo cardíaco. Esto deviene en el colapso transitorio de las cavidades. En una especie de verdadero taponamiento, las presiones pericárdicas al final vencen y equilibran todas las presiones en las cavidades intracardíacas. Esto hace que se precipite un colapso cardiovascular.

Presentación clínica

Es común que la pericarditis se presente con el inicio gradual de dolor torácico subesternal con posibilidad de irradiarse hacia la espalda superior izquierda. En el caso tradicional, el dolor empeora al acostarse de espaldas y aminora con la elevación en cama o inclinación hacia delante. En la presentación es común que haya fiebre y taquicardia sinusal. El grado y los patrones de la fiebre a menudo están relacionados con la causa (véase más abajo) y puede ayudar en el diagnóstico diferencial del proceso subyacente. En la exploración física puede haber un roce pericárdico y debe sospecharse de derrame pericárdico cuando hay ruidos cardíacos apagados.

Diagnóstico

- **ECG.** A menudo se observan elevaciones difusas en el segmento ST con depresiones del intervalo PR. Típicamente, los cambios en el segmento ST no son segmentarios, lo cual, en caso de haberlos, podría indicar arteriopatía coronaria, en especial si siguen un patrón de distribución coronaria y hay un factor de riesgo subyacente de arteriopatía coronaria precoz.

- **Laboratorio.** Las enzimas cardíacas pueden estar ligeramente elevadas debido a la irritación directa, o podrían estar muy elevadas si hay una miocarditis asociada.
- **RxTórax.** Podría haber cardiomegalia dependiendo de si hay derrame pericárdico asociado.
- **Ecocardiograma.** El ecocardiograma puede identificar si hay un derrame pericárdico asociado, pero en cuanto a la inflamación pericárdica o «brillo del eco», no es confiable.

Derrame pericárdico y taponamiento

Dependiendo de la causa, la pericarditis puede estar asociada al derrame pericárdico, el cual podría tener o no tener importancia hemodinámica. El paciente podría presentar taquicardia y disnea cuando hay taponamiento o taponamiento inminente, pero una RxTórax anómala con agrandamiento de la silueta cardíaca podría ser el primer signo clínico de alerta.

Aunque el taponamiento es un diagnóstico clínico, la estratificación de riesgos para taponamiento o deterioro hemodinámico inminente puede apoyarse de un Doppler transtorácico en 2D. Hay que evaluar si hay colapso de cavidades durante períodos específicos del ciclo cardíaco (p. ej., colapso de aurícula derecha durante la sístole ventricular y/o colapso de ventrículo derecho durante la diástole ventricular). Las imágenes del Doppler pueden ayudar a identificar si hay una excesiva variabilidad respiratoria del volumen sistólico, lo cual puede observarse al inicio del taponamiento. El patrón de flujo disponible más consistente como factor de evaluación es la velocidad de flujo de entrada en válvula mitral. Una disminución inspiratoria >30 % de la velocidad de flujo de entrada de la onda A en válvula mitral sugiere insuficiencia en el llenado de ventrículo izquierdo y taponamiento temprano. Un exceso de variabilidad en la velocidad del flujo de salida de la válvula aórtica (incremento inspiratorio >10 %) y del flujo de entrada de la válvula tricúspide (incremento inspiratorio >50-70 %) también puede apoyar el diagnóstico. Sin embargo, es importante que el diagnóstico de taponamiento temprano se haga a pie de cama basado en factores clínicos que incluyen antecedentes, tendencias en la frecuencia cardíaca, estado respiratorio, mediciones de PA (preferiblemente por la línea arterial), y examen físico. Por lo general, la taquicardia sin causa aparente es uno de los signos clínicos más indicativos de una fisiología de taponamiento inminente. Sin embargo, hay que tener cuidado al usar esto como signo de manera aislada, en particular cuando pudiese haber una disfunción patológica del nodo sinusal, ya bien intrínseca o inducida por medicamentos.

Diagnóstico diferencial

Es importante identificar la causa para ayudar a determinar las estrategias de manejo médico e intervención. Se cree que la pericarditis *idiopática* (y el derrame pericárdico asociado) es la enfermedad más común en el mundo desarrollado donde se presume que la causa sea viral y, en general, benigna y de resolución espontánea. Historia clínica de fiebre baja, apariencia no tóxica, y una evolución benigna que se resuelve en el transcurso de varios días, indican una probable causa idiopática o de inducción viral; también podría haber enfermedades respiratorias o gastrointestinales previas o concurrentes. Si se sospecha de pericarditis de índole idiopática o de inducción viral, por lo general solamente se requiere una evaluación diagnóstica limitada a los exámenes básicos de laboratorio (p. ej., hemograma completo, electrolitos, función renal y marcadores inflamatorios). También hay que realizar un ecocardiograma para evaluar si hay derrame pericárdico asociado.

Cuando hay fiebres altas, niveles altos de leucocitos, y/o presentación tóxica se debe sospechar de otras causas específicas tales como *pericarditis bacteriana, trastorno autoinmunitario* o *paraneoplásicas*. En estas situaciones, hay que ampliar la evaluación diagnóstica de procesos sistémicos y basarse en la historia clínica y hallazgos de la exploración física.

La pericarditis bacteriana es secundaria o bien una prolongación directa de infecciones torácicas y/o pulmonares o de bacteriemia. A menudo se le asocia con choque séptico. La causa bacteriana de la pericarditis se debe contemplar ante un escenario de fiebre alta, apariencia enferma, o leucocitos con cifras muy elevadas. El *S. aureus* es la causa más común.

Los episodios prolongados o recurrentes de pericarditis deberían motivar hacer una búsqueda de enfermedades autoinmunitarias. La muestra de líquido pericárdico para fines diagnósticos, en ausencia de otras indicaciones, podría ser útil en casos persistentes o recurrentes, pero muchas veces no revela nada. Los antecedentes de malignidad también deberían motivar la evaluación del líquido para descartar pericarditis neoplásica.

La presentación tardía de pericarditis y/o derrame pericárdico después de una lesión pericárdica reciente, como cirugía cardíaca, colocación de electrodos, o traumatismo torácico, debería generar sospecha clínica de *síndrome poscardiotomía*.

Tratamiento

El manejo de la pericarditis está impuesto en gran parte por el mecanismo subyacente y, de haber alguna enfermedad autoinmunitaria o infecciosa, su tratamiento. En la mayoría de los casos de presunta pericarditis viral o idiopática, los AINE, y posiblemente la colchicina, ayudan a disminuir la intensidad y duración de los síntomas. Se deben evitar los esteroides sistémicos para el episodio inicial de pericarditis idiopática, ya que hay indicios de que puedan aumentar el riesgo de recurrencia. El manejo de la pericarditis recurrente puede ser difícil y se recomienda consultar con el Servicio de Reumatología. Hay que volver a evaluar si hay alguna causa subyacente identificable. De nuevo, en lo posible hay que evitar los esteroides durante las recurrencias iniciales porque podrían requerirse más adelante para el control de síntomas en casos recalcitrantes. Hay inmunomoduladores nuevos, como el Anakinra (inhibidor de la interleucina 1), que han demostrado una posible utilidad en estudios iniciales sobre el tratamiento de la pericarditis idiopática recurrente o casos donde hay resistencia a esteroides.

Los derrames pericárdicos asociados pueden resolverse con la terapia médica adecuada pero todavía podrían persistir. Entre las indicaciones para iniciar un procedimiento intervencionista, mediante el drenaje percutáneo con o sin colocación de tubo de drenaje, o mediante cirugía, están el taponamiento clínico y la necesidad de obtener una muestra del derrame para análisis.

Por lo general, se deben evitar la intubación y ventilación con presión positiva cuando hay taponamiento clínico, ya que el resultante incremento en la presión intratorácica puede adicionalmente entorpecer el llenado cardíaco y por lo tanto precipitar el colapso cardiovascular. También se debe evitar la diuresis agresiva cuando hay taponamiento. La administración intravenosa de líquidos podría ser necesaria para asegurar que haya una precarga adecuada.

Los antibióticos son el tratamiento principal para la pericarditis bacteriana. Una consulta con el departamento de enfermedades infecciosas puede ayudar a definir el antibiótico, tratamiento el cual por lo general se prolonga durante varias semanas. A menudo, la pericarditis bacteriana está asociada a un derrame pericárdico hemodinámicamente activo o a taponamiento; ello requiere intervención. Sin embargo, todos los derrames pericárdicos deber drenarse si se confirma o se tienen fuertes sospechas de que la causa es bacteriana para reducir los riesgos de una pericarditis constrictiva a largo plazo. El exudado pericárdico purulento a menudo puede ocluir drenajes poco invasivos y podría hacer falta un drenaje quirúrgico.

Pericarditis constrictiva

La pericarditis constrictiva es una complicación de gravedad que aparece tarde y cuya causa, por lo general, es de índole infecciosa. A nivel mundial, es muy común asociar la tuberculosis con la pericarditis constrictiva, pero cualquier causa infecciosa o bacteriana puede resultar en engrosamiento pericárdico y cicatrización, lo cual conlleva al desarrollo de una fisiología constrictiva. Primordialmente, la diástole se ve afectada por un pericardio rígido que entorpece el llenado cardíaco, mientras que la función diastólica y sistólica del miocardio permanece intacta. Al principio, el paciente puede presentar intolerancia al esfuerzo y luego progresar hacia signos de insuficiencia del corazón derecho con hepatoesplenomegalia, ascitis, y enteropatía perdedora de proteínas.

La pericarditis constrictiva puede detectarse mediante ecocardiograma transtorácico, el cual puede mostrar la marcada variación respiratoria del flujo de entrada mitral y tricuspídea en ausencia de un derrame pericárdico. Además, la presencia de rebote pericárdico (en el cual el tabique interventricular se mueve hacia la izquierda con rapidez en el momento del llenado diastólico del ventrículo derecho, por lo general, durante la inspiración) debería generar la sospecha clínica de una fisiología pericárdica constrictiva cuando viene acompañado del típico escenario clínico. De nuevo, los parámetros ecocardiográficos de la sístole y diástole ventricular por lo general son normales. La TAC o la RMN pueden revelar engrosamiento pericárdico o calcificaciones. Un cateterismo cardíaco típicamente muestra un cuasi equilibrio de las presiones auriculares y las presiones telediastólicas ventriculares. Este cuasi equilibrio debería persistir con sobrecarga líquida. La presencia de una fisiología pericárdica constrictiva, al estar acompañada de síntomas, puede ser una indicación para la extirpación quirúrgica de pericardio como forma posible de tratamiento efectivo.

38 Derivaciones aortopulmonares y stents ductales

Alexia B. Santos, Athar M. Qureshi, Carlos M. Mery, Lara S. Shekerdemian

Las derivaciones aortopulmonares y los stents para el conducto arterioso permeable son herramientas importantes para la paliación de cardiopatías congénitas. Se usan principalmente para aumentar o mantener una fuente estable de flujo pulmonar como parte de la estrategia de paliación de fisiologías de ventrículo único, o para posponer una reparación biventricular final en pacientes con enfermedades concurrentes o en aquellos en los cuales el crecimiento somático podría permitir una mejor reparación. También pueden usarse para promover el crecimiento de las ramas de las arterias pulmonares en algunos pacientes al aumentar el flujo (p. ej., pacientes con una arteria pulmonar de origen ductal o con atresia pulmonar, comunicación interventricular, y colaterales aortopulmonares grandes). Además, los stents para conducto arterioso permeable se usan de forma selectiva como parte de una paliación híbrida en pacientes con síndrome de corazón izquierdo hipoplásico.

La selección entre stents para conducto arterioso permeable y los diferentes tipos de derivaciones aortopulmonares depende de la situación clínica particular del paciente y se sale del ámbito de este capítulo.

Derivaciones aortopulmonares

Desde la descripción original de la anastomosis de Blalock y Taussig, se han ingeniado una cantidad de anastomosis de varios tipos para la derivación entre la circulación pulmonar y la sistémica. Entre algunas de estas derivaciones tenemos:

- **Anastomosis clásica de Blalock-Taussig-Thomas.** Se hace un corte transversal en la arteria subclavia y luego esta se sutura directamente a la arteria pulmonar para incrementar el flujo sanguíneo pulmonar. Esta anastomosis se usa rara vez hoy día pero podría ser útil en pacientes en los cuales el crecimiento de la arteria subclavia (y de la derivación) es necesario (p. ej., la paliación a futuro no está prevista). La medición de la PA en una extremidad en la cual se haya realizado una anastomosis de Balock-Taussig clásica será imprecisa, por obvias razones.
- **Anastomosis modificada de Blalock-Taussig-Thomas.** Ver abajo.
- **Anastomosis de Mee (o anastomosis de Melbourne).** Se usa en pacientes con atresia pulmonar, comunicación interventricular, y colaterales aortopulmonares grandes con arterias pulmonares diminutas. La arteria pulmonar principal se desconecta del corazón y se crea una anastomosis terminolateral con la aorta ascendente para promover el crecimiento de las ramas de las arterias pulmonares y permitir una futura reconstrucción. El procedimiento puede ser realizado a través de una esternotomía media o una toracotomía izquierda.
- **Anastomosis de Waterston-Cooley.** Anastomosis entre la aorta ascendente y la arteria pulmonar derecha. Hoy día se usa en raras ocasiones.
- **Anastomosis de Potts.** Anastomosis entre la aorta descendente y la arterial pulmonar izquierda. Se usa en raras ocasiones, pero recientemente se usó en pacientes con hipertensión pulmonar resistente para descomprimir la circulación pulmonar.

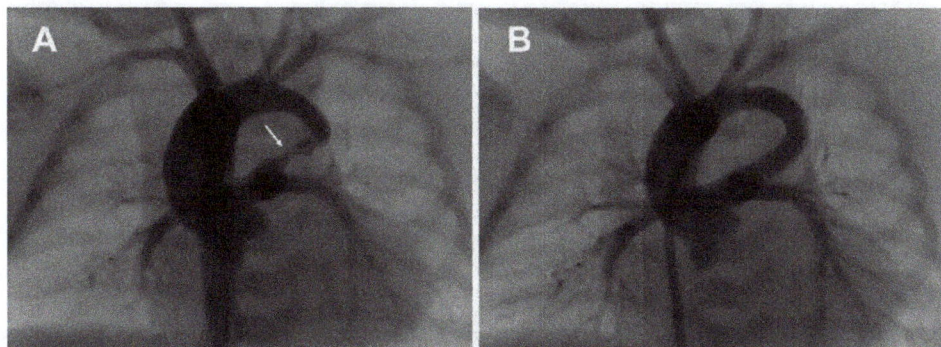

Cuadro 38-1. Angiograma en neonato con tetralogía de Fallot, arco aórtico derecho y cianosis. A) Se observa conducto arterioso permeable que surge desde la arteria innominada izquierda con constricción (flecha). B) Después de la colocación del stent, se observa un conducto arterioso permeable de amplia permeabilidad.

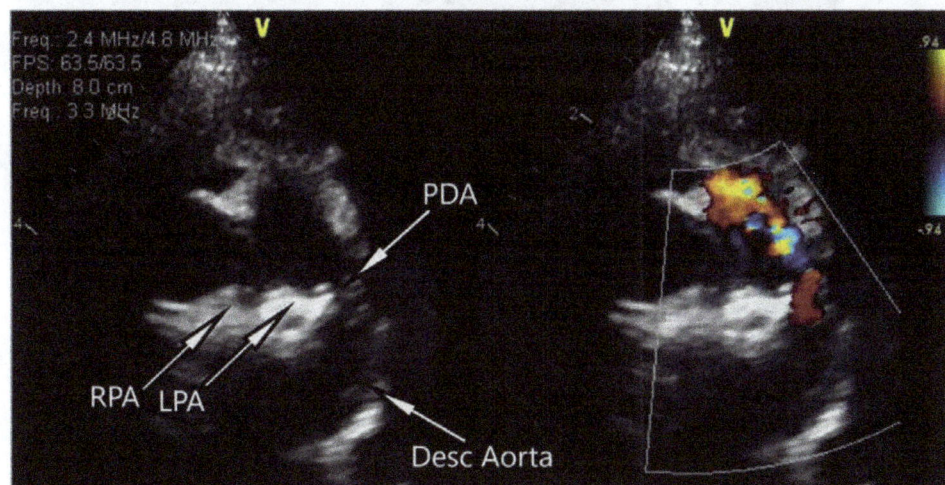

Cuadro 38-2. Ecocardiograma paraesternal transversal a color («vista de 3 dedos») muestra conducto arterioso permeable pequeño.

La anastomosis que más se usa hoy día es la anastomosis modificada de Blalock-Taussig-Thomas. Esta derivación requiere la colocación de un tubo de Gore-Tex® desde la arteria innominada o arteria subclavia hasta una de las ramas de las arterias pulmonares. La cantidad de flujo que pasa por este tipo de anastomosis es fundamental, ya que ello determina el grado de hiperflujo o cianosis que va a experimentar el paciente. Este flujo es una interacción compleja de múltiples factores incluyendo el tamaño y longitud de la derivación, el lugar de salida de la circulación sistémica, y la diferencia entre la resistencia sistémica y la pulmonar.

La anastomosis modificada de Blalock-Taussig se puede realizar a través de una esternotomía media o una toracotomía posterolateral. Es fundamental tener un claro entendimiento de la anatomía del arco aórtico (p. ej. lateralidad del arco, patrón de las

343

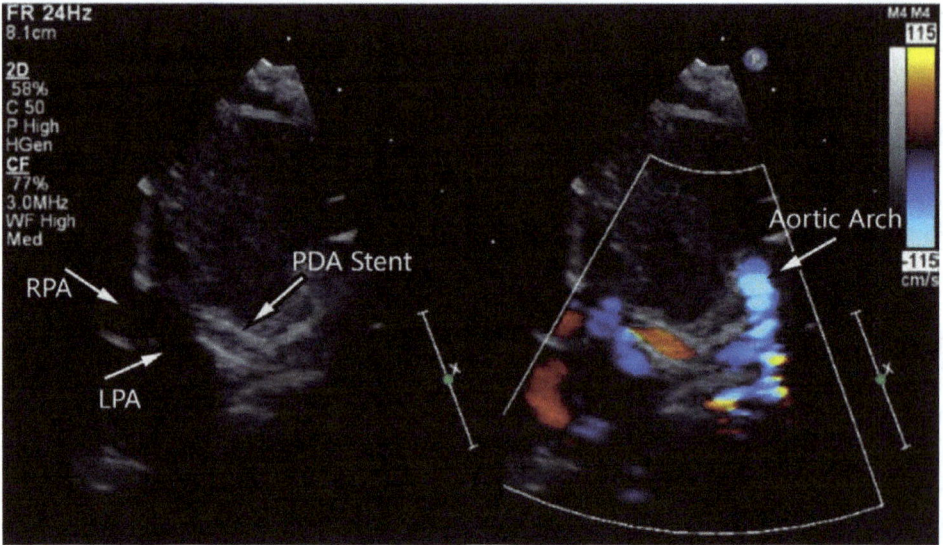

Cuadro 38-3. Imagen ecocardiográfica para comparación a color muestra stent permeable en conducto arterioso permeable.

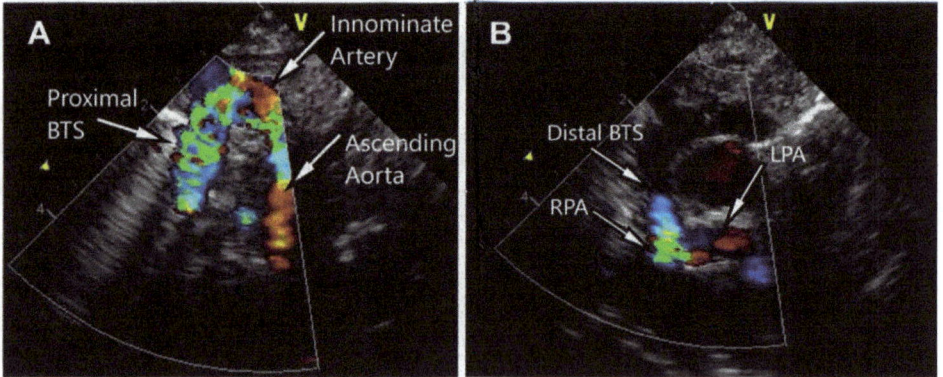

Cuadro 38-4. Vista ecocardiográfica a través de la horquilla esternal muestra los extremos proximal (A) y distal (B) de una anastomosis de Blalock-Taussig modificada permeable.

ramas braquiocefálicas, lateralidad del conducto arterioso permeable) y de la arteria pulmonar para planificar la operación. En pacientes con anatomía ordinaria, para el procedimiento le hemos dado preferencia a la toracotomía posterolateral derecha. Mediante esta técnica, la derivación se coloca en la arteria subclavia distal derecha (lateral al nervio laríngeo recurrente), la cual sirve para restringir el flujo. Esto permite la colocación de una derivación más grande (comúnmente un injerto de Gore-Tex® de 4 mm) que perdura más en la lactancia mientras que la arteria subclavia aumenta de tamaño lentamente. Además, esto disminuye la posibilidad de hiperflujo al permitir que la arteria subclavia module el flujo. La lateralidad de la toracotomía (derecha o izquierda) está determinada mayormente por la ubicación del conducto arterioso

Tabla 38-1. Escenarios clínicos posquirúrgicos e intervenciones recomendadas.

Escenario clínico	Causa posible	Intervenciones
SaO$_2$ alta (>95 %) y marcadores tempranos de flujo de salida sistémica bajo (valores de NIRS en caída, acidosis metabólica, lactato en aumento)	Flujo sanguíneo pulmonar en exceso con o sin vasoconstricción sistémica	Revisar gasometría arterial, evitar alcalosis, de ser posible una FiO$_2$ reducida, contemplar aumentar sedación para superar taquipnea intrínseca. Cuando hay hipertensión (o si lo permite la PA sistémica), contemplar uso de vasodilator sistémico de acción corta. Optimizar hemoglobina.
Como en (1) con marcadores adicionales de lesión orgánica (p. ej., elevación de creatinina, oliguria, disfunción hepática, irritabilidad)	Flujo sanguíneo pulmonar en exceso con «robo» sistémico considerable	Además de las intervenciones en (1), proveer tratamiento de apoyo para la disfunción orgánica, contemplar bloqueo neuromuscular. Conversar con Cardiología y equipo de Cirugía Cardíaca sobre la necesidad de intervenciones adicionales para limitar el flujo sanguíneo pulmonar, incluyendo ligadura del conducto si el conducto arterioso permeable todavía está presente, o eventualmente achicar la derivación.
Hipotensión diastólica con o sin signos de isquemia en ECG	Flujo sanguíneo pulmonar en exceso con «robo» coronario considerable	Esto requiere un delicado equilibrio en manejar la perfusión sistémica sin empeorar la presión diastólica. Entre las intervenciones están la optimización de la ventilación, infusión de coloides, y adición de infusión de baja dosis de vasopresina o noradrenalina.
Flujo diferencial aparente en RxTórax	Hallazgos posquirúrgicos normales (lado derivado pletórico) o flujo obstruido hacia el pulmón no derivado (hipovolémico)	Optimizar ventilación. Conversar con Cardiología y Cirugía Cardíaca. Requiere evaluación adicional con ecocardiograma / angioTAC / cateterismo.
Desaturación e hipoxemia arterial sin patología pulmonar focalizada que lo explique	Causa pulmonar o falla de la derivación (obstrucción u oclusión)	RxTórax inmediata. En ausencia de una causa respiratoria, esto sugiere *falla de la derivación* hasta demostrarse lo contrario. Pulmones hipovolémicos o sin ruidos o, incluso sin ruido en la derivación, apoyan esto pero, la ausencia de lo anterior no excluye falla de la derivación. Después de optimizar la ventilación, de inmediato debería haber una conversación con Cirugía Cardíaca y Cardiología. Hay que solicitar un ecocardiograma de urgencia y, dependiendo de los hallazgos, podrían hacer falta estudios de imágenes adicionales, como angioTAC o cateterismo cardíaco. Dependiendo del estado clínico del paciente, hay que contemplar la asistencia quirúrgica inmediata a pie de cama y estar listos para brindar apoyo urgente con ECMO.

345

permeable (toracotomía derecha para un conducto arterioso permeable izquierdo, y toracotomía para un conducto arterioso permeable derecho) para permitir que el conducto arterioso permeable suministre sangre al pulmón contralateral durante el procedimiento. Luego se deja que el conducto arterioso permeable cierre de manera espontánea después del procedimiento.

En pacientes con anatomía inusual, o en aquellos que requieran otros procedimientos, la derivación se crea por esternotomía media. Aun cuando se realiza por esternotomía, hay que procurar colocar la derivación lo más distalmente posible en la arteria subclavia para modular el flujo. Al realizar el procedimiento por esternotomía media, se usa un injerto de Gore-Tex® de 3.5 mm.

Stents de conducto arterioso permeable

La implantación percutánea del stent se puede realizar para mantener la permeabilidad del ducto en pacientes con flujo sanguíneo pulmonar dependiente del conducto. Es vital obtener detalles de la anatomía ductal antes del procedimiento. Mediante un ecocardiograma transtorácico, se determina el origen e inserción del conducto, además de la anatomía de la arteria pulmonar. De no ser posible el ecocardiograma transtorácico, podría hacer falta obtener imágenes mediante una TAC.

Debido a que estos lactantes se mantienen con infusión de PGE, con frecuencia el tamaño del conducto arterioso permeable es demasiado grande para permitir la colocación de un stent del tamaño adecuado (p. ej., un tamaño de stent que no genere hiperflujo pulmonar significativo). Por lo general, se detiene la PGE el día antes del procedimiento (para permitir que haya constricción con un nivel seguro de desaturación) para proveer un estimado por cuánto tiempo hay que detener la PGE antes del cateterismo cardíaco. Excepciones a este protocolo son los pacientes en los cuales una arteria pulmonar es de origen ductal. Estos pacientes podrían no exhibir un cambio en la saturación de oxígeno si se para la PGE (la otra arteria pulmonar por lo general está en continuidad con la arteria pulmonar principal). En esta instancia, la constricción ductal se puede medir mediante ecocardiograma transtorácico.

El cateterismo cardíaco se realiza bajo anestesia general. Dependiendo del origen del conducto (p. ej., desde la aorta descendente, por debajo del arco aórtico, arteria innominada, arteria subclavia, o aorta ascendente), se escoge el sitio de acceso que ofrezca la trayectoria más directa. El acceso podría ser percutáneamente desde una arteria femoral, carótida, axilar, umbilical, o ruta transvenosa. Los pacientes reciben heparina durante el procedimiento para mantener tiempos de coagulación activados de >250 segundos.

Después de la colocación del stent (Cuadro 38-1), se inicia la administración de aspirina y, en algunos casos, heparina hasta que se puede dar aspirina. Además de buscar signos de permeabilidad del stent ductal durante el examen físico, es importante evaluar el conducto con stent mediante un ecocardiograma transtorácico. Si el paciente presenta saturaciones más bajas que las normales para una fisiología dada, o si el ecocardiograma arroja signos de que el stent se está estrechando, se aconseja referir pronto al paciente y se podría indicar un cateterismo o una intervención quirúrgica de urgencia.

Estudios de imágenes

El trayecto de un conducto arterioso permeable por lo general va desde debajo del arco aórtico hasta la arteria pulmonar principal. La mejor y más confiable vista ecocardiográfica es la de un corte transversal paraesternal alto modificado teniendo en la misma imagen a ambas ramas de las arterias pulmonares y la aorta descendente («vista de 3 dedos») (Cuadro 38-2). Este corte brinda la mejor vista del conducto arterioso en toda su extensión, incluyendo su lado aórtico y pulmonar, así como también la dirección del flujo sanguíneo. También es una vista confiable para descartar la presencia de un conducto arterioso permeable.

Si no se puede obtener la vista ductal ideal debido a unas ventanas ecocardiográficas inadecuadas, o por una anatomía inusual (como la del arco aórtico derecho), se puede usar una combinación de una vista de arco aórtico desde la horquilla esternal (con la aorta ascendente y el istmo aórtico presentes) y una vista transversal paraesternal alta con ambas ramas de la arteria pulmonar. Es importante tener en mente que la dirección del flujo sanguíneo podría revertirse (derecha a izquierda), en cuyo caso podría ser fácil no detectar un conducto arterioso permeable grande si uno se enfoca solamente en el flujo de izquierda a derecha.

Se espera que el stent del conducto arterioso permeable cubra toda la extensión del conducto sin obstrucción del flujo sanguíneo en la aorta descendente proximal y arteria pulmonar izquierda proximal. Se debe obtener un Doppler a color y espectral no solamente dentro del conducto arterioso permeable, sino que también en la aorta descendente y ramas proximales de las arterias pulmonares (Cuadro 38-3).

La anastomosis modificada de Blalock-Taussig en un paciente con arco aórtico izquierdo se colocará en el lado derecho del paciente desde la arteria subclavia derecha a la arteria pulmonar proximal derecha. La horquilla esternal es el mejor lugar para observar el origen de la derivación en el arco aórtico (Cuadro 38-4, A). El ángulo de la sonda ultrasonido deberá estar por encima y hacia el hombro derecho, y seguir el trayecto de la arteria innominada. Una vez que se haya encontrado la derivación del lado aórtico, se deberá seguir el trayecto del flujo sanguíneo hacia abajo, idealmente hasta su entrada en la arteria pulmonar proximal derecha (Cuadro 38-4, B). La imagen ecocardiográfica deberá mostrar la arteria subclavia/innominada hacia arriba y la arteria pulmonar derecha hacia abajo, y mostrar la extensión completa de la anastomosis modificada de Blalock-Taussig en sentido vertical.

Una evaluación completa de la anastomosis incluye evidencia de cualquier estrechamiento obvio o aceleración del flujo sanguíneo por Doppler a color, así como también un Doppler espectral. El Doppler pulsado deberá usarse antes y después de cualquier grado de obstrucción. Hay que obtener un Doppler de onda continua, idealmente a lo largo de toda la derivación, o en la porción proximal, media, y distal, si no es posible lograr una correcta alineación de la derivación completa.

Después de la colocación del stent en una anastomosis modificada de Blalock-Taussig, es importante evaluar si hay evidencia de obstrucción en la arteria innominada y arteria pulmonar proximal derecha. También hay que reportar el hallazgo de cualquier velocidad final dentro del stent.

Cuidados perioperatorios

Se espera que una anastomosis modificada de Blalock-Taussig o un stent para conducto arterioso permeable colocado durante el período neonatal o de lactancia inicial provea, en general, flujo sanguíneo pulmonar adecuado y oxigenación adecuada, entrega de oxígeno sistémico, y crecimiento somático por al menos un período de varios meses o más. Hay un buen dicho que reza que el lactante pequeño podría tener que «crecer dentro» de la derivación, ya que la derivación perfecta para un recién nacido de 3 kg podría no ser perfecta por mucho tiempo. Por lo tanto, la «derivación ideal» podría no ser ideal en términos fisiológicos al principio, lo cual quiere decir es muy importante que durante los primeros días después de la cirugía, o colocación del stent en el conducto arterioso permeable, los cuidados intensivos y la atención a los detalles sean de primera.

La base principal del manejo preoperatorio y posoperatorio en los lactantes sometidos a derivación o colocación de stent en conducto arterioso permeable es la optimización cuidadosa de la entrega de oxígeno sistémico mientras que se evita un flujo sanguíneo pulmonar excesivo. El tratamiento médico incluye observar la ventilación e intercambio de gas para evitar un exceso en el flujo sanguíneo pulmonar y, al mismo tiempo, poner atención al manejo de fluidos, titulación de agentes vasoactivos y la optimización de los hematocritos para maximizar el aporte de oxígeno sistémico y miocárdico. Para concluir, es fundamental evitar la coagulación excesiva y proveer una anticoagulación adecuada para mantener la permeabilidad de la derivación. La Tabla 38-1 ilustra varios escenarios clínicos posquirúrgicos y las intervenciones recomendadas.

Ventilación

En general, para cumplir con el principio básico que dicta que una derivación, o un stent, debe proveer una fuente estable y controlada de flujo pulmonar, la ventilación deber titularse solamente para evitar cambios no deseados en la resistencia vascular pulmonar. Los principales promotores de la resistencia vascular pulmonar son el pH y la tensión de oxígeno.

Todos los recién nacidos y la mayoría de los bebés pequeños permanecen intubados y con ventilación mecánica inmediatamente después de la cirugía. La duración de la ventilación es variable y depende principalmente de la hemodinámica y entrega de oxígeno sistémico, como también de otros factores tales como la condición pulmonar y otras enfermedades concurrentes. En general, los pacientes deberían progresar a la extubación dentro de las primeras 48 horas de haber regresado a la UTI.

Por lo general recomendamos mantener un pH normal y evitamos la alcalosis (respiratoria o metabólica) con una $PaCO_2$ normal. La fracción de oxígeno inspirado debe titularse para obtener la PaO_2 deseada. En parte, esto depende de la anatomía subyacente, pero por lo general es <50 mmHg, aunque esta cifra no deber ser interpretada de forma aislada. Mientras que en teoría la ventilación puede ser usada para «controlar» el flujo sanguíneo pulmonar mediante el uso de hipoventilación o acidosis respiratoria para producir una elevación de la resistencia vascular pulmonar, no recomendamos esta estrategia ya que la acidosis puede tener efectos no deseados en otros órganos tales como el cerebro y el miocardio.

Manejo hemodinámico

Las primeras horas después de la cirugía representan un período crítico en términos de establecer una perfusión sistémica y miocárdica adecuada. Durante este período, hay que realizar evaluaciones frecuentes con énfasis en la entrega de oxígeno sistémico y función orgánica. Una derivación fisiológicamente generosa que no esté acompañada de un manejo cuidadoso y preventivo en terapia intensiva puede producir un «robo» sistémico que puede resultar en la disfunción de otro órgano. Muy a menudo esto se traduce en una lesión renal aguda. De igual manera, el «robo» coronario puede llevar a una isquemia miocárdica. En esta etapa temprana se recomienda la atención rigurosa a la PA sistémica (incluyendo la tensión diastólica), equilibrio ácido-básico incluyendo lactato, balance hidroelectrolítico, y otros marcadores no invasivos de aporte de oxígeno, incluyendo mediciones vía NIRS. También es importante recordar que la hemoglobina es un factor determinante en la entrega de oxígeno sistémico y por lo general se mantiene en ~12-14 g/dL. Los medicamentos vasoactivos vía intravenosa por lo general se usan poco después de la cirugía. Entre las consideraciones que hay que tener presente están el uso de milrinona para optimizar la poscarga sistémica, vasopresina, o noradrenalina para optimizar la PA diastólica y perfusión coronaria, y adrenalina a dosis baja (<0.04 mcg/kg/min), en particular en presencia de cualquier disfunción ventricular.

Balance hidroelectrolítico

No hay «metas» específicas para el manejo inicial de fluidos que no sean evitar la sobre-carga de fluidos (esto puede retrasar la recuperación posquirúrgica) y la hipovolemia. En particular, la hipovolemia puede ser inconveniente justo después de la anastomosis, o incluso en cualquier etapa después de la cirugía, ya que esto puede alterar el flujo de la derivación y contribuir a su oclusión. Recomendamos el uso concienzudo de diuréticos para evitar la sobrecarga de líquidos, pero no necesariamente como rutina.

Permeabilidad de la derivación

Se recomienda el uso de la infusión de baja dosis de heparina sistémica no fraccionada durante el período postoperatorio inicial. Por lo general, recomendamos iniciar con heparina una vez que los estudios de coagulación sean normales, o casi normales y, en general, alrededor de 4 horas después de haber regresado a la UTI. Acostumbramos a administrar la infusión a razón de 10 unidades/kg/hora y no tenenos parámetros de coagulación específicos. De hecho, a esta baja dosis, no esperamos que haya muchos cambios, de haberlos, en el TTP. El tratamiento antiagregante plaquetario con aspirina (~5 mg/kg/día) se inicia un día después de la operación. El grado de respuesta ante la aspirina se evalúa después de 3 dosis y, de ser adecuado, se descontinúa la heparina (ver Capítulo 59).

III. Consideraciones especiales

39 Paliación de ventrículo único

Elena C. Ocampo, Angela Gooden, Heather A. Dickerson,
Nancy S. Ghanayem, Peter Ermis, Carlos M. Mery

Los defectos cardíacos asociados con el ventrículo único son parte de un grupo heterogéneo caracterizado por estenosis y/o atresia de las válvulas semilunares y/o auriculoventriculares, hipoplasia de los ventrículos, y/o configuración cardíaca segmentaria
donde la reparación biventricular no es propicia. El resultado es un ventrículo único
«funcional» que provee un soporte paralelo a la circulación pulmonar y sistémica. Entre
ellos, por mencionar algunos, tenemos el síndrome de corazón izquierdo hipoplásico,
la atresia tricuspídea, el ventrículo izquierdo de doble entrada, y la comunicación
auriculoventricular no balanceada. Aunque la presentación inicial y el manejo varía,
la mayoría requiere paliaciones realizadas en etapas para permitir que haya un flujo
sanguíneo libre desde el ventrículo hacia el cuerpo, proteger los pulmones de la alta
presión y del flujo sanguíneo adicional, y crear rutas separadas de flujo sanguíneo
hacia los pulmones y el cuerpo.

Consideraciones anatómicas

Hay varias combinaciones posibles de defectos de ventrículo único y contamos con
descripciones anatómicas precisas para guiar el manejo. Entre las consideraciones
iniciales y actuales en la evaluación de la anatomía de un paciente con ventrículo
único funcional tenemos:
- Morfología y función ventricular
- Conexiones y función auriculoventricular
- Conexiones ventriculoarteriales
- Fuente del flujo sanguíneo sistémico y pulmonar
- Fuente del retorno venoso sistémico y pulmonar
- Comunicación interauricular

La clasificación anatómica de la mayoría de los defectos es la siguiente:
- **Los defectos auriculoventriculares de entrada única** se caracterizan por la atresia
  de una válvula auriculoventricular que resulta en un ventrículo único funcional
  con una sola válvula auriculoventricular. Entre los ejemplos específicos tenemos el
  síndrome de corazón izquierdo hipoplásico, la doble salida del ventrículo derecho
  con atresia mitral y atresia tricuspídea (ver Capítulo 27 acerca del síndrome de
  corazón izquierdo hipoplásico y Capítulo 20 acerca de la atresia tricuspídea).
- **Los defectos de ventrículo único con entrada común** se caracterizan por una
  válvula auriculoventricular común que se conecta a los ventrículos de forma no
  balanceada. Aunque por lo general hay dos ventrículos completos, la distribución
  de la válvula auriculoventricular común podría ser tal que no sea posible realizar
  una reparación biventricular. La ruta adecuada del ventrículo único será determinada por los defectos asociados y la obstrucción del flujo sanguíneo. Estos defectos a menudo vienen acompañados de anomalías en el retorno venoso sistémico
  y pulmonar. Aquellos con retorno venoso pulmonar anómalo y comunicación

auriculoventricular no balanceada son un grupo de alto riesgo y en el pasado se consideró que muchos casos eran inoperables.

- **Los defectos de doble entrada** se caracterizan por un ventrículo único que recibe a ambas válvulas auriculoventriculares. El ventrículo podría ser de morfología izquierda (común), derecha, o intermedia (muy poco común). Típicamente, hay un ventrículo rudimentario o incompleto que se conecta a la cavidad dominante mediante una comunicación interventricular (o foramen bulboventricular). Un ejemplo típico es el ventrículo izquierdo de doble entrada. A menudo hay lesiones asociadas tales como la transposición de grandes vasos, la doble salida del ventrículo derecho, la coartación aórtica, y grados varios de obstrucción subvalvular o valvular.
- **Entre otros defectos de ventrículo único funcional** podrían incluir situaciones en las cuales la configuración biventricular no es deseable como en los pacientes con ventrículo derecho de doble salida y comunicación interventricular remota.

Fisiopatología y presentación clínica

La fisiología asociada con los defectos de ventrículo único dependen de la relación entre el flujo pulmonar y sistémico y la relativa resistencia de cada ruta. Muchos lactantes con defectos de ventrículo único tienen flujo sanguíneo sistémico o flujo sanguíneo pulmonar dependiente del conducto y requieren infusión de PGE antes de la paliación inicial. Por lo general, presentan síntomas de insuficiencia cardíaca congestiva como resultado de un exceso de flujo sanguíneo pulmonar en la medida en que la resistencia vascular pulmonar cae. Los lactantes con flujo sanguíneo sistémico dependiente del conducto también podrían tener signos de perfusión sistémica disminuida. Los síntomas empeoran si hay una derivación restrictiva a nivel auricular que cause congestión venosa pulmonar y que limite que el retorno venoso sistémico desoxigenado y el retorno venoso pulmonar oxigenado se mezclen completamente.

Los lactantes con defectos de ventrículo único y flujo sanguíneo pulmonar dependiente del conducto entran a la UTIN para evaluación y manejo preoperatorio, mientras que aquellos con flujo sanguíneo sistémico dependiente del conducto y/o heterotaxia con problemas de la vena pulmonar son admitidos en la UTIC. La dieta preoperatoria varía según el tipo de defecto de ventrículo único y la condición clínica. Sin embargo, la mayoría permanecerá en dieta absoluta con nutrición parenteral total. Para los que les está permitido alimentarse antes de la operación, se prefiere una alimentación en pequeñas cantidades vía oral (20-40 mL/kg/día) con leche materna. Hay que monitorear la condición respiratoria, gastrointestinal y circulatoria del lactante ya que el riesgo de enterocolitis necrosante es mayor en el escenario de un flujo sanguíneo pulmonar y flujo sanguíneo sistémico no equilibrados.

Diagnóstico

- **Ecocardiograma fetal.** El diagnóstico prenatal de defectos de ventrículo único es común durante los escaneos anatómicos de rutina, por lo general en las semanas 18-20. La mayoría de las familias reciben orientación prenatal de parte de una variedad de especialistas pediátricos en base a las necesidades posnatales percibidas.

El cardiólogo también determinará si el lactante requiere infusión de PGE posnatal para lesiones dependientes del conducto o la intervención posnatal urgente como una septostomía para aliviar la restricción a nivel auricular. En pacientes de alto riesgo que puedan requerir intervención inmediata, el cardiólogo atiende el parto y coordina la transferencia al laboratorio de hemodinámica para realizar una septostomía auricular y colocación de stent.

- **RxTórax.** Útil para mostrar posición y tamaño del corazón, y marcadores de la vasculatura pulmonar (sobrecirculación o subperfusión).
- **ECG.** Útil para evaluar el ritmo y medir eje e intervalos. Es común hallar hipertrofia ventricular, a veces son patrón de sobrecarga.
- **Ecocardiograma transtorácico posnatal.** Se usa para confirmar la anatomía además de obtener información sobre la función ventricular y valvular, y derivaciones ductales y auriculares. En algunos casos, se hacen estudios adicionales como la angioTAC para confirmar retorno venoso sistémico y pulmonar, anatomía del arco, y origen de coronarias.
- **Cateterismo cardíaco.** Por lo general no es necesario a menos que se requiera una septostomía auricular o si hay preocupación por anomalías coronarias y/o fístulas.
- **Ecografía renal.** Se practica de rutina para evaluar anomalías renales. Se realiza consulta con nefrología para recién nacidos sujetos a cirugía con circulación extracorpórea ya que podría necesitarse diálisis peritoneal.
- **RMN preoperatoria de cerebro.** Se realiza para evaluar lesiones isquémicas o anomalías de la materia cerebral que a veces se observan en lactantes con cardiopatías congénitas.
- **Pruebas genéticas.** Personalizadas según los rasgos sindrómicos y asociaciones conocidas. Por ejemplo, se sabe que el síndrome de corazón izquierdo hipoplásico está asociado al síndrome de Turner, síndrome de Jacobsen, y a las trisomías 13 y 18. Sin embargo, muchos defectos de ventrículo único no están asociados a una anomalía genética identificada o la importancia es desconocida. El análisis de micromatrices cromosómicas es común, ya que permite la detección de una gama amplia de ganancias y pérdidas cromosómicas. La secuenciación del exoma completo puede obtenerse si la micromatriz cromosómica sale negativa y se tiene fuerte sospecha de síndrome genético. En el Capítulo 50 hay más información sobre pruebas genéticas.

Indicaciones / Sincronización de la intervención

Los síntomas varían según los defectos, pero la mayoría requiere un monitoreo estrecho en caso de cianosis, insuficiencia cardíaca congestiva, o choque cardiogénico. Los síntomas pueden empeorar en la medida en que la circulación fetal hace transición en el neonato.

El paradigma actual para la paliación de ventrículo único en general incluye 3 etapas: paliación inicial en el período neonatal que varía dependiendo del grado de flujo sanguíneo pulmonar y sistémico, una segunda etapa de paliación que consiste en una derivación cavopulmonar superior (Glenn bidireccional) a los 4-6 meses de edad, y una tercera etapa de paliación donde se completa una anastomosis total cavopulmonar (Fontan) a los 3-5 años de edad.

Primera etapa de la paliación

La mayoría de los defectos de ventrículo único se agrupa en 1 de 4 categorías: flujo sanguíneo pulmonar incrementado, flujo sanguíneo pulmonar disminuido, flujo sanguíneo sistémico disminuido, y circulación balanceada. Los pacientes que están dentro de las primeras 3 categorías por lo general requieren de un procedimiento de primera etapa con el objetivo de suministrar un adecuado flujo sanguíneo sistémico y pulmonar, y al mismo tiempo proteger/preparar los pulmones para una paliación en segunda etapa. Aquellos con circulación balanceada se pueden observar por un tiempo y más adelante someterse a una Glenn bidireccional como paliación inicial.

Flujo sanguíneo pulmonar incrementado

Los pacientes con flujo sanguíneo pulmonar incrementado podrían requerir cerclaje de la arteria pulmonar para limitar el flujo y presión a los pulmones. El manejo médico de un paciente con ventrículo único y un hiperflujo considerable no es deseable, ya que el flujo excesivo hacia los pulmones podría alterar la reactividad vascular pulmonar y eso hace que el paciente sea un candidato menos adecuado para la segunda etapa de paliación.

El cerclaje de la arteria pulmonar por lo general se coloca por esternotomía media. El pericardio superior se abre y se envuelve la arteria pulmonar principal. Se inserta un catéter pequeño en la arteria pulmonar principal distal para medir la presión y ayudar en el ajuste del cerclaje de la arteria pulmonar. Tradicionalmente, la tensión de la arteria pulmonar inicial será igual a la presión sistémica. Se corta una pieza de cinta umbilical y se marca a la distancia que corresponde a la regla de Trussler (20 mm más el peso en kg del paciente). El cerclaje de la arteria pulmonar se coloca alrededor de la arteria pulmonar principal con cuidado de no pinchar la arteria pulmonar derecha o la válvula pulmonar y se asegura con una fina sutura colchonera horizontal que pasa a través de ambos lados del cerclaje. Luego se ajusta el cerclaje con la colocación de suturas o clips adicionales mientras que se monitorea la tensión de la arteria pulmonar, saturación de oxígeno, y PaO_2. También se usa el ecocardiograma transesofágico para monitorear la velocidad a lo largo del cerclaje de la arteria pulmonar, y en caso de que haya insuficiencia valvular pulmonar o se presenten alteraciones en la función ventricular. En general, el cerclaje de la arteria pulmonar se ajusta para lograr aproximadamente 1/3 de tensión de la arteria pulmonar y una saturación de oxígeno (SaO_2) en el rango de los 80 y PaO_2 en los 40, con una FiO_2 de 40-50 %. En el caso de pacientes con circulación biventricular (p. ej., pacientes con múltiples comunicaciones interventriculares), el cerclaje de la arteria pulmonar se deja un poco más suelto, con una tensión de la arteria pulmonar que sea aproximadamente 35-50 % de la sistémica.

El manejo posoperatorio después de la colocación de un cerclaje de la arteria pulmonar sigue principios posquirúrgicos similares a la paliación de Norwood (ver Capítulo 27) debido a la necesidad de hacer una partición del gasto cardíaco pero sin la agresión de una circulación extracorpórea o, en algunas circunstancias, sin depender

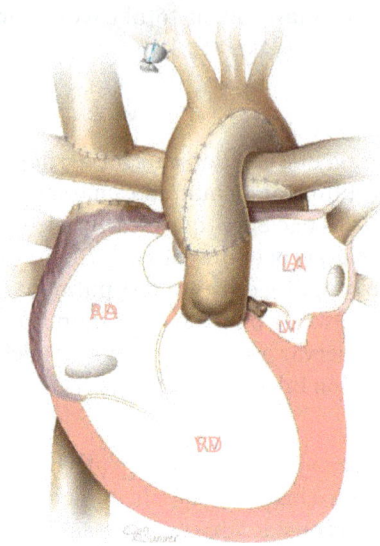

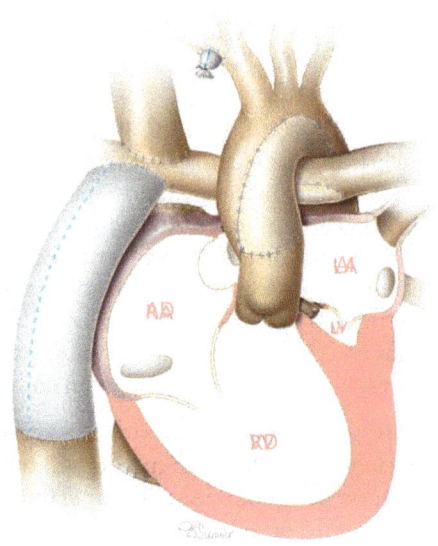

Cuadro 39-1. Anastomosis bidireccional de Glenn en paciente después del procedimiento de Norwood.

Cuadro 39-2. Procedimiento de Fontan extracardíaco sin fenestración en paciente con Norwood y anastomosis bidireccional de Glenn previos.

de un ventrículo derecho sistémico inferior. El monitoreo estándar para la evaluación del bienestar circulatorio, apoyo vasoactivo y manejo de la ventilación es similar al de la paliación de Norwood, aunque los niveles fisiológicos deseados podrían varían dependiendo del defecto subyacente. Por ejemplo, después de la paliación de Norwood, se espera que cuando la SaO_2 excede 90 %, el paciente entra en alto riesgo de hipoperfusión sistémica e insuficiencia respiratoria persistente. Mientras que en el caso del defecto de ventrículo único con entrada común, con un cerclaje de la arteria pulmonar colocado para limitar el flujo sanguíneo pulmonar, la SaO_2 podría mantenerse en los 90 con función pulmonar conservada y buen gasto sistémico. Por lo tanto, los objetivos terapéuticos deberían incluir la resolución de síntomas asociados con insuficiencia cardíaca congestiva y edema pulmonar en vez alcanzar una SaO_2 específica. Aunque el ajuste intraoperatorio del cerclaje de la arteria pulmonar tiene como objetivo la mencionada SaO_2 y PaO_2, la oxigenación a menudo mejora durante el período posoperatorio debido a la resolución de la desaturación venosa pulmonar inducida por el edema pulmonar preoperatorio. Idealmente, en términos de oximetría se quiere una reducción diferencial en la $SaO_2 - rSO_2$ cerebral (por NIRS) de <40 %; y en la $SaO_2 - rSO_2$ somática de <20 % (ver Capítulo 69). Una ampliación de estos gradientes oximétricos más allá del período postoperatorio inicial es indicación para reducir la poscarga y, por ende, optimizar la entrega de oxígeno sistémico y brindar protección adicional a los pulmones ante un exceso en el flujo sanguíneo pulmonar, y evitar la aparición de una enfermedad vascular pulmonar irreversible.

Flujo sanguíneo pulmonar disminuido

Los pacientes con flujo sanguíneo pulmonar disminuido requieren una fuente adicional de flujo sanguíneo pulmonar mediante una anastomosis modificada de Blalock-Taussig o un stent de conducto arterioso permeable. En el Capítulo 38 se describen estos procedimientos y el manejo posoperatorio.

Flujo sanguíneo sistémico disminuido

Los pacientes con un flujo de salida sistémico insuficiente por lo general requieren una operación tipo Norwood que incluya:

- **Creación de un flujo de salida no obstruido.** Ello por lo general implica la creación de una anastomosis de Damus-Kaye-Stansel entre el tronco aórtico y el pulmonar y una reconstrucción del arco aórtico. Para pacientes con una aorta ascendente muy pequeña (como los que tienen síndrome de corazón izquierdo hipoplásico y atresia aórtica), la aorta ascendente y el arco aórtico se abren longitudinalmente, se crea una anastomosis entre la arteria pulmonar transectada y el lado de la aorta ascendente, y se reconstruye toda la aorta ascendente y el arco aórtico con un parche de homoinjerto después de haberse retirado todo el tejido ductal (ver Capítulo 27). En los pacientes con una aorta ascendente de tamaño considerable se puede realizar un procedimiento de Norwood modificado (modificación de Lamberti). En estos pacientes, tanto la aorta ascendente como la arteria pulmonar se transectan y anastomosan lado a lado, creándose así un barril doble. El arco aórtico y la aorta ascendente se reconstruyen con la técnica del avance de arco aórtico (ver Capítulo 25) y un parche pequeño. Se crea un anastomosis terminoterminal entre la aorta ascendente reconstruida y el doble barril. La ventaja de este enfoque es que se disminuye el tiempo de perfusión cerebral anterógrada, ya que la anastomosis de Damus-Kaye-Stansel y a veces la anastomosis que va desde la aorta ascendente hasta el doble barril, se realizan bajo circulación extracorpórea a flujo completo.
- **Colocación de una derivación o conducto para suplir el flujo sanguíneo pulmonar.** Por lo general, esto se logra ya bien con una anastomosis modificada de Blalock-Taussig o con un conducto VD-AP (Sano). En pacientes con síndrome de corazón izquierdo hipoplásico, se prefiere un conducto VD-AP a menos que haya arterias coronarias prominentes en la pared libre del ventrículo derecho. El conducto podría traerse hacia la izquierda (Sano tradicional) o hacia la derecha (modificación de Brawn) de la aorta. En los pacientes con otra anatomía de ventrículo único, como el ventrículo izquierdo de doble entrada, por lo general se coloca una anastomosis modificada de Blalock-Taussig.
- **Septectomía auricular** para suministrar una derivación sin obstrucción a nivel auricular.

En el Capítulo 27 se describe el manejo posoperatorio de pacientes después del procedimiento de Norwood.

Los pacientes con ventrículo izquierdo de doble entrada o atresia tricuspídea con transposición de las grandes arterias podrían tener una comunicación interventricular restrictiva, lo cual conlleva a un flujo sanguíneo sistémico insuficiente e hipoplasia del arco aórtico. Aunque la mayoría de los centros usan estrategias tipo Norwood para tratar estos pacientes, la configuración anteroposterior de estos vasos hace que la anastomosis de Damus-Kaye-Stansel no sea óptima y esto puede resultar en una compresión considerable de la arteria pulmonar izquierda por la eventual dilatación de la Damus-Kaye-Stansel. En estos pacientes, si la anatomía coronaria lo permite, se practica una operación de intercambio arterial paliativa, por lo general con una reconstrucción del arco aórtico y a veces con la colocación de un cerclaje de la arteria pulmonar en el tronco neopulmonar si la restricción en la comunicación interventricular no es grande.

Período entre etapas

El período entre etapas es el que transcurre entre la primera y la segunda paliación, y está asociado con una morbilidad y mortalidad significativa. Entre los problemas usuales están la dificultad para alimentarse, incapacidad de crecimiento, defectos residuales y dificultad en alcanzar una circulación balanceada. El manejo posoperatorio varía según cada defecto de ventrículo único específico, pero, en general, hay que lograr los siguientes hitos clínicos antes de transferir al paciente fuera de la UTIC:

- Retiro de infusiones intravenosas continuas
- Retirada de todos los electroestimuladores y sondas (excepto la vía central de inserción periférica o acceso i.v. periférico)
- Saturaciones estables en aire ambiental o mínimo soporte con cánula nasal
- Arritmias bien controladas con registro preciso del plan de manejo
- TA bien controlada con registro preciso de objetivos y plan de medicamentos
- Todas los medicamentos por vía oral, excepto terapia i.v. con antibióticos según se requiera
- Tolerancia al plan de retiro gradual de narcóticos
- Tolerancia de al menos 100 mL/kg/día de alimentación enteral sin signos de intolerancia alimentaria (vómito, deposición sanguinolenta, etc.) y ganancia de peso
- Ecocardiograma posquirúrgico reciente con hallazgos estables y sin lesiones residuales de importancia

Los lactantes que hayan pasado por una operación tipo Norwood o que han sido seleccionados para monitoreo del ventrículo único en casa serán admitidos al equipo de Enfermería Cardiológica. En general, se deben evitar las transferencias nocturnas o del fin de semana y el pase de guardia debe hacerse de manera presencial con miembros del equipo quirúrgico, cardiológico o de UTIC. Hay que mantener un umbral bajo para la readmisión a UTIC ante episodios de alerta, entre los cuales están:

- Desaturación y/o cianosis
- Taquipnea y respiración fatigosa
- Intolerancia alimentaria (vómito, heces con sangre, diarrea)
- Irritabilidad elevada, nerviosismo, o fatiga
- Fiebre u otros signos de enfermedad

Después de haberle dado de alta, la supervisión deber incluir ecocardiograma cada dos semanas para evaluar función ventricular, estenosis/insuficiencia de la válvula auriculoventricular, flujo en la derivación/conducto, derivación a nivel auricular, y

POD	Meds CV	Diuréticos	Líquidos	Nutrición	Respiratorio	Sondas pleurales	Movilización	Para el dolor	Destino
0	Inotrópicos	Ninguno	Cristaloide / reemplazar hemoderivado	Dieta absoluta, luego líquidos si estable	Extubación en quirófano vs <6 hrs en UTI		30 grados en cabecera	ACP paracetamol i.v.	UTIC
1	Retiro gradual de inotrópicos	Furosemida i.v. (1 mg/kg cada 12, máx 20 mg/dosis)	50 % mantenimiento	Iniciar vía enteral	Min: 0.5 L/min	Retiro del mediastinal	Promover mayor grado de movilización	ACP paracetamol i.v. Considerar ketorolac	UTIC
2	Iniciar ASA Considerar retomar meds en casa	Furosemida i.v. (1 mg/kg cada 8, máx 20 mg/dosis) clorotiazida PO	75-80 % mantenimiento	Se recomienda PO	Min: 0.5 L/min	Retiro del mediastinal Pleural a perilla	Caminar en la UTI al menos 1 vez por guardia	opioide PO + paracetamol Considerar ketorolac	Transferir a sala de cuidados agudos
3	ASA Considerar retomar meds en casa	furosemida PO (1.5 mg/kg cada 8, máx 20 mg/dosis) clorotiazida PO	75-80 % mantenimiento	Todo PO	Min: 0 .5 L/min	Pleural a perilla	Caminar x3	opioide + paracetamol PO AINE PO	Transferir a sala de cuidados agudos
4	ASA	Optimizar diuréticos PO	75-80 % mantenimiento	Todo PO	Parar O$_2$ si sats >94 %	Retirar si <2 mL/kg/d c/u	Movilización completa como en casa (min 3x)	AINE PO PRN opioide PO	
5	ASA	Disminuir o mantener	75-80 % mantenimiento	Todo PO	Parar O$_2$ si sats >94 %	Retirar si <2 mL/kg/d c/u	Movilización completa como en casa (min 3x)	AINE PO PRN opioide PO	¿Cumple criterios de alta?
6	ASA	Disminuir o mantener	75-80 % mantenimiento	Todo PO	Parar O$_2$ si sats >94 %	Retirar si <2 mL/kg/d c/u	Movilización completa como en casa (min 3x)	AINE PO PRN opioide PO	¿Cumple criterios de alta?

Cuadro 39-3. Protocolo posquirúrgico para manejo de Fontan. Desarrollado por TCH Heart Center y TCH Evidence-Based Outcomes Center. ASA: aspirina, Meds: medicamentos, AINE: antiinflamatorios no esteroideos, ACP: analgesia controlada por paciente, PO: por vía oral, POD: día después de la operación, PRN: según necesidad.

Texas Children's Hospital
Heart Center
Fontan Pathway Care Plan

Nombre del paciente:
N.º de historia clínica:
Nacimiento: Fecha del Fontan:

Año posqui-rúrgico	Visita	ECG	Eco	Holter	Labs	Hepáticas*	Ácido úrico	Esfuerzo	RMI cv	LUSwE	Cat	Otro
1	•	•	•		•							
2	•	•			•							
3	•	•	•	•	•							
4	•	•	•									
5	•	•	•		•‡					•		Neuropsiquiatría***
6	•	•	•				•					Estudio de sueño
7	•	•	•		•‡	•						
8	•	•							•			
9	•	•	•		•‡			•				
10	•	•	•								•**	
11	•	•	•		•‡							
12	•	•						•				
13	•	•	•		•‡				•			
14	•	•	•									
15	•	•	•		•‡	•		•				Hepatitis + anticuerpos hep A
16	•	•	•				•					Densidad ósea
17	•	•	•		•‡				•			
18	•	•						•	•			
19	•	•	•		•‡	•						
20	•	•			•							
21	•	•	•		•‡	•						

Oximetría en cada consulta clínica. TA en 4 ext en paciente con cirugía aórtica.
Laboratorio de rutina: Hemograma completo, panel metabólico completo, Retic, Mg, IgG cuantitativa en suero, BNP, cistatina C, análisis de orina, microalbúmina en orina, pruebas de coagulación.
† Hepatograma inicial: AFP, GGT-p, ANA, inmunoglobulinas, vitamina D-25, PTH, iCa, transtirretina, hepatitis.
‡ Hepatograma de rutina: AFP, GGT-p.
LUSwE: Elastografía hepática por ultrasonido

* Referir a Hepatología si hay anomalías en hepatograma. Niños referir a TCH (T Miloh o R Hilmes). Adultos referir a Baylor Clinic Hepatology.
** Decisión de actualización a discreción del cardiólogo y cirujano cardiovascular primarios.
*** Pruebas de neuropsiquiatría se posponen dependiendo de capacidad del espacio físico.

Cuadro 39-4. Heart Center Fontan Pathway Care Plan.

flujo en tracto de salida sistémica/arco aórtico. Además, hay que obtener un ECG al mes, y RxTórax según sea necesario.

Al transferir al paciente fuera de la UTIC, se inicia la planificación del alta junto a la implementación de una lista de verificación estándar para tal fin. Un alta hospitalaria exitosa requiere una colaboración multidisciplinaria:

- Entre los equipos de cardiología, cirugía de cardiopatía congénita, y ventrículo único para el plan de tratamiento y quirúrgico
- Nutricionista para las metas de crecimiento e instrucciones para mezclar la fórmula
- Manejo del cuidado de equipos del hogar (pulsioxímetro, equipos de alimentación, Lovenox®, etc.)
- Trabajadores sociales para apoyo familiar y recursos
- Pediatría del desarrollo para la evaluación y seguimiento del desarrollo neurológico

Antes del alta hay que identificar recursos para medicamentos y fórmulas difíciles de conseguir. Las inmunizaciones se deben administrar antes del alta, si >6 semanas después de la operación. También hay que dar Pavlizumab (Synagis®) durante la temporada del virus sincicial respiratorio. Hay que hacer un seguimiento completo de los estudios genéticos y pruebas en el recién nacido de cualquier anomalía, y debe haber un plan registrado.

El equipo de ventrículo único y el programa de monitoreo en casa ayudan a las familias a cuidar a sus lactantes con el apoyo, recursos y experiencia clínica necesaria para una transición satisfactoria a la etapa 2. Antes del alta, los progenitores aprenden a hacer las mediciones diarias de peso, saturaciones y frecuencia cardíaca. Se encargan de registrar la información en un cuaderno, junto con información sobre la alimentación. Una vez que se han familiarizado con el plan acción ante alertas y para el cuido diario, se procede con el alta hospitalaria. De forma tentativa, hay que decidir la planificación del estudio pre-Glenn (cateterismo cardíaco vs. angioTAC) y agendar momento para la etapa 2 de la paliación. También se deben agendar las visitas a control por Cardiología y con el equipo de ventrículo único, pediatra, y consultas generales. No es inusual que haya un reingreso durante el período entre etapas.

Segunda etapa de la paliación

Evaluación preoperatoria

La segunda etapa de la paliación por lo general ocurre a los 4-6 meses. El equipo de ventrículo único está a cargo de obtener y revisar las imágenes pre-Glenn y colaborar con el equipo quirúrgico en cuanto al tipo de imágenes, y de agendar la paliación. Entre las imágenes que se quieren evaluar están las del arco aórtico (en particular si se realizó un procedimiento tipo Norwood), la morfología y dimensiones de las ramas de las arterias pulmonares, y la anatomía de las venas sistémicas, en particular de la vena cava superior.

La angioTAC por lo general es adecuada y casi siempre se puede realizar de forma ambulatoria sin anestesia. El cateterismo cardíaco está reservado para pacientes con defectos residuales que requieren intervenciones para la coartación recurrente, estenosis de la derivación o del conducto, estenosis venosa pulmonar, o comunicación interauricular restrictiva, o aquellos en los que se tenga preocupación con respecto a la resistencia vascular pulmonar (p. ej., pacientes con reparación de venas pulmonares anómalas o prematuros con neumopatía crónica). La RMN también es una opción pero requiere anestesia. Hay que realizar un Holter preoperatorio para evaluar extrasístoles y arritmias. Los estudios se deben revisar antes de la consulta quirúrgica.

Estrategia quirúrgica

La segunda etapa de la paliación por lo general implica la creación de una conexión cavopulmonar (vena cava superior a arteria pulmonar) junto a la retirada de derivaciones o conductos previos (Cuadro 39-1). Si el paciente tiene venas cavas superiores bilaterales, se crean anastomosis de Glenn bidireccionales bilaterales a menos que el paciente tenga una vena innominada emisaria que sea al menos del mismo tamaño que la vena cava superior contralateral. Como procedimiento de rutina, se ligan y dividen las venas ácigos y hemiácigos. Cualquier estenosis en ramas de las arterias pulmonares o hipoplasia se trata generosamente con parches.

A veces, se deja una fuente adicional de flujo sanguíneo pulmonar en pacientes con heterotaxia, anomalías en venas sistémicas, síndromes genéticos, o aquellos en los cuales no se sepa si van a ser candidatos para un Fontan más adelante. Esta fuente adicional de flujo sanguíneo pulmonar se logra dejando algo de flujo anterógrado a través del tracto de salida del ventrículo derecho. Se podría apretar un cerclaje de arteria pulmonar existente o, si la obstrucción en tracto de salida del ventrículo derecho no es suficiente, se coloca un cerclaje de arteria pulmonar. Al suplir el flujo sanguíneo pulmonar adicional a través del tracto de salida del ventrículo derecho, estos «Glenns pulsátiles» podrían permitir que los pacientes estén menos desaturados durante el crecimiento, que se postergue la próxima etapa de paliación, y podría disminuir la aparición de malformaciones arteriovenosas pulmonares al permitir el flujo hepático hacia las arterias pulmonares.

El procedimiento de Glenn se realiza bajo circulación extracorpórea con el corazón latiendo excepto en pacientes que hayan requerido reparaciones intracardíacas, reconstrucción del arco, o exclusión de válvula pulmonar. Si el tracto de salida del ventrículo derecho es permeable y no se planifica una Glenn pulsátil, se para el corazón, se transecta la arteria pulmonar principal, se sobrecose la válvula pulmonar, y se cierra la arterial pulmonar cardíaca en el muñón. Si no se sobrecose la válvula pulmonar (o no se realiza una valvectomía si la válvula es muy pequeña) se podrían formar trombos entre la válvula pulmonar y el muñón de la arteria pulmonar principal que luego pueden entrar al ventrículo y generar una embolización sistémica.

Es habitual colocar catéteres en yugular interna y femoral para el procedimiento de Glenn. Esto permite la medición posquirúrgica de las presiones de un Glenn y de los gradientes transpulmonares. Hacia el final del procedimiento de Glenn, una presión adecuada por lo general está entre 13 y 16, mientras que el gradiente transpulmonar está entre 3 y 8 mmHg. Por lo general, se retira la «línea de Glenn» en la yugular interna en el primer día después de la operación. Unas pocas horas después de la operación se podría iniciar heparina a baja dosis y continuar hasta que la vía de Glenn se haya retirado si la vena cava superior es pequeña, en especial en pacientes con vena cava superior bilateral.

359

Manejo posoperatorio

Para el manejo posoperatorio después de un procedimiento de Glenn, se deben conocer las interacciones cardiopulmonares. Debido a que la ventilación con presión positiva después de realizarse la conexión cavopulmonar está asociada con una disminución del flujo sanguíneo pulmonar y, por ende, del gasto cardíaco, es ideal que haya respiración espontánea y la extubación a menudo se hace en quirófano o poco después de llegar a la UTIC. En pacientes que se benefician más de la ventilación con presión positiva en el período postoperatorio inicial (incluso en presencia de sangramiento, enfermedad en vía respiratoria, o función miocárdica deprimida), es óptimo usar una estrategia de ventilación que permita una hipercarbia indulgente con la más mínima presión posible (un solo dígito) en vías respiratorias. Aunque se ha demostrado que la hipo-carbia aguda y la alcalosis reducen drásticamente la resistencia vascular pulmonar, el beneficio no justifica el impacto negativo de tener una presión intratorácica elevada en la circulación de Glenn después de la operación. De forma alterna, se ha demostrado que la hipercarbia (pCO_2 45-55 mmHg) aumenta el flujo sanguíneo pulmonar y las mediciones del oxímetro probablemente debido a los incrementos que genera en el flujo sanguíneo cerebral (interacción cardio-pulmonar-cerebral). En circunstancias en las cuales el gradiente transpulmonar es amplio y, en cuanto a la oxigenación, se podría indicar iNO.

El cambio de una circulación de doble distribución a una conexión cavopulmonar superior, por lo general, genera hipertensión después de la operación. El control de la PA a través de infusiones con vasoactivos (milrinona + nitroprusiato o nicardipina) en el período postoperatorio inicial sirve para aumentar el gasto cardíaco a través de una reducción de poscarga como también para bajar las presiones telediastólicas. Ello permite que haya una circulación transpulmonar óptima. Es probable que todos los pacientes comiencen su transición a la enzima convertidora de la angiotensina (ECA) al primer día después de la operación. El uso de diuréticos es necesario para mantener presiones bajas en la circulación de Glenn y para reducir el riesgo de derrame pleural. Aunque es habitual retirar la «línea de Glenn» en la yugular interna al primer día después de la operación, la titulación de diuréticos debe apoyarse en una exploración física rigurosa, poniendo atención a la fontanela anterior y edema facial.

Es común que después del procedimiento de Glenn los pacientes tengan algún grado de edema transitorio en la parte superior del cuerpo, lo cual puede producir dolor de cabeza. Un estrategia efectiva para manejar el dolor es la de alternar paracetamol con antiinflamatorios no esteroideos.

Tercera etapa de la paliación

Evaluación preoperatoria

La operación de Fontan es la tercera paliación y por lo general se realiza a los 3-5 años de edad. El momento de la operación varía en base al grado de cianosis en cada caso. La evaluación incluye:

- **ECG y Holter.** Los pacientes con circulación de Fontan se benefician de una sincronía AV adecuada. Por lo tanto, es importante descartar arritmias o bloqueo AV que puedan requerir tratamiento.
- **RxTórax.** Evaluar cardiomegalia y anomalías pulmonares.
- **Ecocardiograma.** Es fundamental tener un ecocardiograma completo para evaluar anomalías que podrían hacer que la circulación de Fontan fallen. Entre estas lesiones tenemos la insuficiencia de las válvulas auriculoventriculares, lesión a la función ventricular, al arco aórtico, obstrucción del tracto ventricular de salida, y otras lesiones residuales.
- **Cateterismo cardíaco.** El éxito de una circulación de Fontan depende de una resistencia vascular pulmonar baja. Por esta razón, antes del Fontan, todos los pacientes se someten a un cateterismo cardíaco para evaluar hemodinámica y tratar lesiones residuales. Entre los valores hemodinámicos importantes tenemos presiones en la circulación de Glenn, resistencia vascular pulmonar, cociente entre el flujo pulmonar y el flujo sistémico, presión telediastólica, gradiente transpulmonar, y otros gradientes intracardíacos y aórticos. Además, es importante evaluar la morfología y orientación de la IVC (en particular en pacientes con heterotaxia), anatomía de las ramas de las arterias pulmonares, permeabilidad de la anastomosis de Glenn, presencia de colaterales (venovenososos y arteriovenosos) y malformaciones arteriovenosas. Los colaterales significativos se podrían ocluir en el laboratorio de hemodinámica.

Estrategia quirúrgica

La completación del Fontan implica la creación de un conducto extracardíaco (casi siempre un injerto de Gore-Tex® de 18 o 20 mm) que conecta la vena cava inferior a la arteria pulmonar (Cuadro 39-2). El procedimiento se realiza bajo circulación extracorpórea con canulación bicava y el corazón palpitando, a menos que sea necesario hacer alguna reparación intracardíaca. Cualquier estenosis o hipoplasia de las ramas de las arterias pulmonares se arregla con parche. Si el tracto de salida del ventrículo derecho es permeable (Glenn pulsátil), se sobrecose la válvula pulmonar y se cierra la arteria pulmonar principal con sutura durante un episodio breve de paro cardíaco.

Selectivamente en pacientes de alto riesgo con arterias pulmonares hipoplásicas o resistencia vascular pulmonar alta, se crea una fenestración (comunicación entre el conducto de Fontan y la aurícula) que pueda fungir de escape a las elevadas presiones de la Fontan. Actualmente, en TCH se practica la Fontan (sin fenestración) en más de 75 % de los pacientes.

Ya que en el circuito de Fontan se espera que la presión venosa sea más alta, podría haber una descarga considerable por la sonda pleural después de la operación. Por lo tanto, de rutina se abren ambos espacios pleurales y se colocan sondas pleurales bilaterales además de la sonda pleural en el mediastino. Por lo general, la sonda pleural mediastinal se retira en el día 2 después de la operación, mientras que las sondas pleurales se quedarán en su lugar hasta que la descarga disminuya. Habitualmente, se extuba a los pacientes en quirófano ya que la ventilación con presión positiva no es favorable para el circuito de Fontan.

Manejo posoperatorio

En el Cuadro 39-3 se muestra el protocolo de manejo posoperatorio para pacientes de Fontan en TCH. El procedimiento de Fontan «tabica» la circulación en pacientes con fisiología de ventrículo único. El flujo sanguíneo pulmonar es un fenómeno diastólico pasivo (ocurre durante la inspiración negativa y se ve impedido con la ventilación de presión positiva) y el gasto cardíaco es dependiente del retorno venoso pulmonar. Este fenómeno rige el manejo posoperatorio de pacientes con circulación de Fontan, ya que la mecánica pulmonar y el grado de volumen determinarán el gasto cardíaco.

El gradiente transpulmonar (PVC [igual a la presión de la AP] menos presión auricular izquierda [PAI]) es un concepto importante en el manejo del Fontan y ha de ser bajo para que haya un buen gasto cardíaco. Las estrategias que disminuyan la resistencia vascular pulmonar mejorarán el flujo sanguíneo pulmonar y, por ende, el retorno venoso pulmonar y gasto cardíaco. Una fisiología óptima de Fontan incluye:

- PVC / tensión de la AP: 10-15 mmHg (en general >12 mmHg)
- PAI: 5-10 mmHg
- Gradiente transpulmonar: 5-10 mmHg
- Sincronía AV
- Poca hipertensión sistémica

Entre algunos de los principios fundamentales del manejo posquirúrgico del Fontan tenemos:

- La ventilación con presión negativa mejora la hemodinámica; por lo tanto, es importante extubar pronto.
- En el período postoperatorio inicial (primeros 1-2 días) es necesario el volumen para mantener el gasto cardíaco. Evitar diuresis durante este período. La vasopresina de baja dosis podría ayudar a minimizar excesos de volumen.
- Eventualmente, los pacientes van a requerir una restricción de líquidos y diuresis para disminuir la descarga por la sonda torácica (días 2-3 hasta el alta hospitalaria). La restricción de líquidos y diuresis se mantiene en el momento del alta.
- La sincronía AV es importante para mantener el gasto cardíaco y evitar aumentos en la presión auricular que puedan impedir el retorno venoso pulmonar.
- Evitar catecolaminas significativas ya que la taquicardia disminuye el tiempo de llenado y puede causar arritmias.
- La fenestración permite mantener el gasto cardíaco cuando hay una hemodinámica pulmonar por debajo de niveles óptimos. Por lo tanto, se usa en TCH en pacientes de alto riesgo con resistencia vascular pulmonar elevada.
- Los pacientes con fisiología de ventrículo únicotienen una resistencia vascular sistémica alta y es importante tratar esto con el objetivo de aumentar la perfusión sistémica.
- Si hay derrames pleurales persistentes, es importante observar que no sean quilosos (en el Capítulo 77 se describe el manejo del quilotórax).
- Si de repente el paciente presenta cianosis después del procedimiento de Fontan, la evaluación debe incluir:
  - Función ventricular/insuficiencia de la válvula auriculoventricular (oxigenación venosa mezclada disminuida)

- Derivación a través de una fenestración o fuga a través de túnel por injerto
- Colateralización de venas sistémicas
- Malformaciones arteriovenosas intrapulmonares
- Patología pulmonar/paresia diafragmática
- Conexión de la vena hepática a la aurícula (no incorporada en el circuito de Fontan)
- Flujo de seno coronario

Seguimiento a largo plazo

La naturaleza particular de la fisiología de Fontan hace que los pacientes tengan que encarar una multitud de problemas a largo plazo. El Heart Center Fontan Pathway Care Plan (Cuadro 39-4) fue desarrollado para la realización de pruebas longitudinales estandarizadas que puedan usarse para monitorear complicaciones específicas y comunes en relación al Fontan. Entre ellas tenemos:

- **Cardíacas**
  - *Estructurales* – Hay una disfunción diastólica universal ante cualquier elevación de las presiones telediastólicas y esto genera un aumento adicional en las presiones de Fontan. Una insuficiencia considerable de la válvula auriculoventricular de forma independiente predice malos resultados. La disfunción sistólica es menos común, pero también hay que prestarle atención.
  - *Eléctricas* – La bradicardia es común (principalmente disfunción del nodo sinusal). La taquicardia es común (auricular > ventricular), en especial, taquicardia por reentrada intrauricular.
- **Hepáticas.** Como regla, puede haber hepatopatía congestiva crónica y la mayoría de los pacientes tendrá algún grado de cirrosis. Se han reportado raros casos de carcinoma hepatocelular.
- **Obstrucción del trayecto de Fontan.** Hay que corregir cualquier obstrucción en el trayecto de Fontan, ya que de lo contrario se genera una elevación de las presiones del circuito.
- **Pulmonares.** Hay que corregir cualquier estenosis de las ramas pulmonares. Los vasos venovenosos colaterales (desde las venas sistémicas hasta las pulmonares) pueden generar desaturaciones. Una resistencia vascular pulmonar elevada es rara pero de difícil tratamiento.
- **Vascular.** El diagnóstico de enteropatía perdedora de proteínas se hace por sospecha clínica y se puede confirmar con la prueba para alfa-1 antitripsina fecal. El tratamiento es personalizado (a menudo el tratamiento médico no funciona) y abarca desde medicamentos (esteroides vía oral, vasodilatadores pulmonares) hasta la intervención por cateterismo (fenestración del circuito de Fontan) y la cirugía (conversión de Fontan, trasplante).
- **Hematológicas.** Los pacientes pueden presentar coagulopatía. Es común que haya tromboémbolos con alto riesgo de tromboémbolos venosos, émbolos pulmonares, o accidente cerebrovascular.
- **Renales.** Las enfermedades renales crónicas muchas veces pasan inadvertidas.

En una serie de 610 pacientes sometidos al procedimiento de Fontan en TCH con un seguimiento promedio de 7 años, el tiempo transcurrido sin falla por el procedimiento (muerte, trasplante cardíaco, retirada o revisión del circuito, creación de fenestración, reintervención de importancia, o aparición de bronquitis plásica o enteropatía perdedora de proteínas) fue de 5 años en un 91 % de los casos, y de 10 años en un 89 % de los casos (Mery et al. 2019).

Lectura recomendada

Castellanos DA, Ocampo EC, Gooden A, et al. *Outcomes associated with unplanned interstage cardiac interventions after Norwood palliation.* Ann Thorac Surg 2019;108:1423-1429.

Chacon-Portillo MA, Zea-Vera R, Zhu H, et al. *Pulsatile Glenn as long-term palliation for single ventricle physiology patients.* Congenit Heart Dis 2018;13:927-934.

Heinle JS, Carberry KE, McKenzie ED, et al. *Outcomes after the palliative arterial switch operation in neonates with single-ventricle anatomy.* Ann Thorac Surg 2013;95:212-218.

Mery CM, De León LE, Trujillo-Diaz D, et al. *Contemporary outcomes of the Fontan operation: a large single-institution cohort.* Ann Thorac Surg 2019;108:1439-1446.

40 | Reemplazo de la válvula pulmonar

Varun Aggarwal, Henri Justino, Charles D. Fraser Jr.

La estenosis del tracto de salida del ventrículo derecho y la insuficiencia son comunes en los pacientes con anomalías congénitas relacionadas con el tracto de salida del ventrículo derecho. Hay dos grupos relativamente distintos de pacientes que requieren intervención del tracto de salida del ventrículo derecho. El primer grupo consiste en pacientes que fueron sometidos a intervención quirúrgica o vía catéter de la válvula pulmonar (VP) o del tracto de salida del ventrículo derecho y que ahora padecen de un *tracto de salida del ventrículo derecho nativo disfuncional.* (p. ej., sin un conducto o válvula artificial preexistentes). El otro grupo incluye pacientes que tienen un conducto VD-AP o una válvula pulmonar bioprotésica y ahora tienen un *conducto o una válvula pulmonar bioprotésica disfuncionales.*

En el escenario de una tetralogía de Fallot reparada, una insuficiencia pulmonar crónica genera dilatación y disfunción del ventrículo derecho, lo cual está asociado con intolerancia al ejercicio, arritmias y muerte. Las técnicas actuales de intervención de tracto de salida del ventrículo derecho incluyen la opción transcatéter y la quirúrgica.

Indicaciones para el reemplazo de la válvula pulmonar

Los criterios para el reemplazo de la válvula pulmonar se mantienen en continua actualización en la medida en que surge información sobre los efectos a largo plazo de una función ventricular derecha insuficiente. En el presente, el ecocardiograma de superficie sigue siendo la herramienta primaria de evaluación y, en la mayoría de pacientes, puede proveer información semicuantitativa acerca del tamaño y función del ventrículo derecho. Entre otros datos importantes tenemos el nivel de obstrucción del tracto de salida del ventrículo derecho, presencia/grado de la insuficiencia tricuspídea (y evaluación de causa) y la presencia de derivaciones intracardíacas. La RMN anatómica y funcional se ha convertido en la modalidad de diagnóstico primaria para evaluar si el paciente es candidato a reemplazo de la válvula pulmonar, y se puede realizar en la mayoría de los pacientes. Como dato pertinente tenemos el volumen telesistólico del ventrículo derecho indexado a la superficie corporal (REVEDVi), la fracción de eyección de ventrículo derecho e izquierdo, fracción de insuficiencia pulmonar, distorsiones en ramas de la arteria pulmonar, y evaluación de derivaciones intracardíacas. Con menos frecuencia, el cateterismo cardíaco puede ser útil como complemento al proceso de toma de decisiones. Por último, en pacientes con dispositivos de electroestimulación no compatibles con la RMN, la antioTac puede facilitar la decisión de realizar un reemplazo de la válvula pulmonar.

Las indicaciones específicas para el reemplazo de la válvula pulmonar en pacientes con un conducto o una válvula pulmonar bioprotésica disfuncionales siguen siendo objeto de debate. En general, el reemplazo de la válvula pulmonar está indicado en las siguientes circunstancias (Tretter et al. 2016):

- Presencia de síntomas por tracto de salida del ventrículo derecho disfuncional

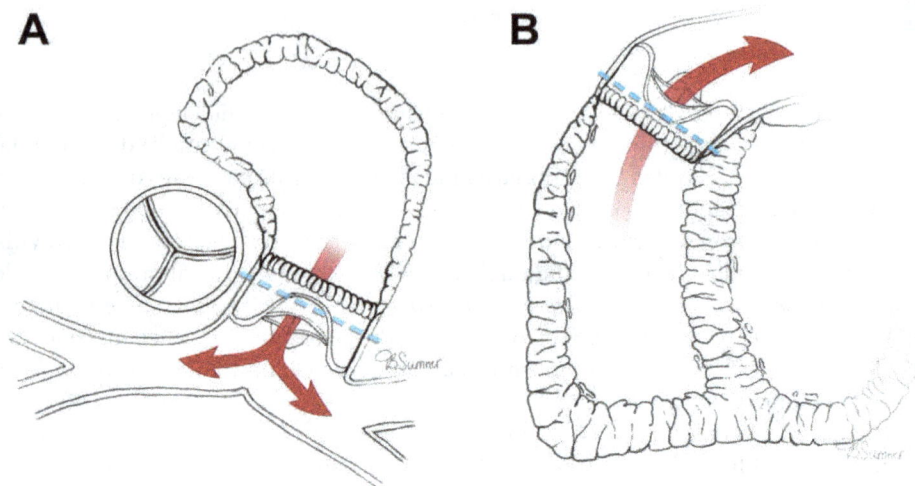

Cuadro 40-1. Corte transversal y sagital muestra la orientación correcta de una válvula pulmonar para evitar obstruir las ramas de la arteria pulmonar en una implantación quirúrgica.

- En pacientes con insuficiencia pulmonar predominante: un RVEDVi >150 ml/m2, ± fracción de insuficiencia pulmonar > 40 %, o un volumen telesistólico de ventrículo derecho indexado (RVESVi) >80 ml/m2
- En pacientes con estenosis pulmonar predominante: Estenosis del tracto de salida del ventrículo derecho con gradiente promedio por Doppler mayor a 35 mmHg

Entre los criterios adicionales se pueden incluir tracto de salida del ventrículo derecho con insuficiencia tricuspídea moderada a severa o el riesgo de arritmia a largo plazo (QRS ≥180 mseg) y disfunción ventricular izquierda progresiva.

Indicaciones para el reemplazo de la válvula pulmonar transcatéter (TPVR)

Desde su primera descripción en 2000, el reemplazo de la válvula pulmonar transcatéter ha ganado amplia aceptación como alternativa no quirúrgica entre pacientes que tienen conductos VD-AP disfuncionales o válvulas bioprotésicas disfuncionales. Con el advenimiento de válvulas transcatéter más grandes, el uso también se ha extendido a ciertos pacientes con tracto de salida del ventrículo derecho nativo disfuncional sin conducto o válvula bioprotésica preexistentes. Las 2 válvulas aprobadas por la FDA para el implante pulmonar son la Melody™ (Medtronic, Minneapolis, Minnesota, EE. UU.) y la Sapien™ XT (Edwards Lifesciences Inc., Irvine, CA).

Válvula Melody™

El primer implante en los Estados Unidos de la Melody™ fue en 2007. La FDA aprobó el uso de la válvula Melody™ bajo excepción humanitaria en enero de 2010 y su uso comercial fue aprobado en febrero 2015. Las válvulas pulmonares transcatéter Melody™ disponibles actualmente en los EE. UU. consisten en venas yugulares bovinas de 16 mm o 18 mm dentro de un stent Cheatham-Platinum. Estas válvulas pueden desplegarse usando sistemas de entrega de 18 mm, 20 mm, o 22 mm. Es importante destacar que el diámetro de la Melody™ representa un *diámetro interno* de 18, 20, ó 22 mm.

En un metanálisis reciente (Virk et al. 2015), la mortalidad perioperatoria total fue 1.4 % y entre las complicaciones durante el procedimiento se reportó ruptura del conducto (2.6 %), embolización de la válvula (2.4 %), compresión de arteria coronaria (1.2 %), y obstrucción de la arteria pulmonar (1.2 %). En un 2.8 % de pacientes hubo conversión a cirugía. La incidencia de fractura de stent y endocarditis infecciosa fue 12.4 % y 4.9 %, respectivamente. El resultado a largo plazo del estudio de excepción de dispositivos para la Melody™ (Cheatham et al. 2015) demostró que 76±4 % y 92±3 % de los pacientes no requirió reintervención o explantación por durante 5 años, respectivamente. La fractura del stent fue la causa principal de disfunción de la válvula. Cabe señalar que el índice de fractura de la Melody™ disminuyó en 65 % cuando los conductos fueron tratados con la colocación de stents de metal sin recubrimiento antes de la implantación de la Melody™, práctica conocida como «prestenting», que se convirtió en el procedimiento estándar para la colocación de válvulas Melody™ dentro de conductos.

Válvula Sapien™

Aunque su uso inicial fue para el reemplazo de válvula aórtica, el primer uso de la Sapien™ en la posición pulmonar se reportó en 2006. El estudio COMPASSION (Kenny et al. 2011) demostró la colocación exitosa de la válvula Sapien™ en 34 intentos en 33 pacientes. Se observó migración de la válvula en 3 pacientes. El 97 % de los pacientes no necesitó reintervención, y 1 paciente fue sometido a la colocación electiva de una segunda válvula debido a una distorsión en el implante inicial.

Al principio, la válvula Sapien™ estuvo disponible en los EE. UU. en tamaños de 23 mm y 26 mm para un tracto de salida del ventrículo derecho en el rango de 18-25 mm. En marzo 2016, la FDA aprobó el uso de la Sapien™ XT (disponible en diámetros de 23, 26, y 29 mm) para la posición pulmonar en pacientes con conductos VD-AP disfuncionales. La Sapien-3™ está disponible en diámetros de 20, 23, 26, y 29 mm y es una iteración posterior de la familia Sapien™. Aunque no ha sido aprobada por la FDA para la implantación pulmonar, a menudo se está usando extraoficialmente en dicha posición. Hay que destacar que las válvulas Sapien™ están etiquetadas por sus *diámetros externos* y no los internos. Ya que están disponibles en diámetros mayores que los de la Melody™, también se les está dando uso extraoficial en el tracto de salida del ventrículo derecho nativo en pacientes en los que se hizo un aumento de parche del tracto de salida del ventrículo derecho como parte de la reparación de la tetralogía de Fallot.

Evaluación antes del procedimiento

El ecocardiograma transtorácico (Doppler 2D, color, espectral) es la primera línea de estudio para todos los pacientes. La evaluación de la función biventricular, del grado de estenosis o insuficiencia del tracto de salida del ventrículo derecho/conducto, y la evaluación de las ramas de las arterias pulmonares es importante. Mientras que los gradientes de presión promedio del tracto de salida del ventrículo derecho obtenidos por Doppler se correlacionan bastante bien con los gradientes obtenidos por catéter, el ecocardiograma es a menudo menos precisa en estimar la gravedad de la insuficiencia pulmonar y el tamaño y función del ventrículo derecho en comparación con la RMN cardíaca. Por lo tanto, en pacientes con insuficiencia pulmonar predominante, la RMN cardíaca es en general un componente importante de evaluación antes del procedimiento.

Evaluación dentro del procedimiento

Se practica un cateterismo completo del corazón derecho y se documenta rigurosamente el grado y nivel de obstrucción del tracto de salida del ventrículo derecho. Por lo general también se realiza un cateterismo retrógrado de corazón izquierdo. Las mediciones angiográficas del conducto o de la válvula protésica han de hacerse en varios planos (idealmente, en laboratorio de hemodinámica biplanar). En general, un conducto deteriorado que se haya encogido considerablemente en comparación con el diámetro original (nominal) requiere angioplastia con balón para restaurar los conductos a un diámetro adecuado para el reemplazo de la válvula pulmonar transcatéter. En general, la angioplastia de balón se realiza con balones no distensibles en incrementos de 2 mm, con una angiografía después de cada angioplastia para buscar signos de disrupción del conducto. Es común que aparezcan pequeños seudoaneurismas como consecuencia de la angioplastia del conducto. Idealmente, los conductos deber restituirse a un diámetro adecuado para el tamaño del cuerpo del paciente y para el reemplazo de la válvula pulmonar transcatéter. Por lo general, esto implica un diámetro mínimo de 18 mm para implantar una válvula Melody^{TM}. Cabe destacar que incluso un conducto relativamente pequeño con diámetro nominal menor a 16 mm puede con frecuencia ser sobrexpandido para llevar a cabo el reemplazo de la válvula pulmonar transcatéter.

Hay que realizar una angiografía coronaria para establecer una línea de base y luego otra vez después de la angioplastia del conducto antes del reemplazo de la válvula pulmonar transcatéter. Con el balón inflado a lo largo del conducto y con contraste diluido, luego se practica la angiografía coronaria para determinar si hay compresión coronaria durante la expansión del balón del conducto. La compresión coronaria es una contraindicación total de la colocación del stent en el conducto y del reemplazo de la válvula pulmonar transcatéter. Hay que realizar una angiografía distal de la raíz aórtica durante la prueba de dilatación del conducto para determinar si hay una distorsión significativa de la raíz aórtica, ya que esto podría contraindicar la colocación del stent en el conducto o el reemplazo de la válvula pulmonar transcatéter. Si no hay compresión coronaria o de la raíz aórtica, se hace un *prestenting* del conducto con 1-3 stents pesados de acero inoxidable para prevenir que el conducto retroceda, luego se hace el reemplazo de la válvula pulmonar transcatéter. El *prestenting* no es necesario para las válvulas de Sapien^{TM} porque allí los stents son menos propensos a fracturarse. La colocación de un stent recubierto con politetrafluoroetileno (PTFE) podría ser necesaria para sellar cualquier seudoaneurisma apreciable o extravasación clara de contraste antes de hacer el *prestenting* y el reemplazo de la válvula pulmonar transcatéter.

El reemplazo de la válvula pulmonar transcatéter dentro de válvulas bioprotésicas es similar al que se hace dentro de conductos, pero con la ventaja de que el marco de la válvula bioprotésica brinda suficiente resistencia al retroceso del conducto. Como consecuencia, a menudo no es necesario el *prestenting* y la aparición de seudoaneurismas es menos común.

Se ha reportado que el uso extraoficial de las válvulas transcatéter actuales ha tenido éxito en el tracto de salida del ventrículo derecho nativo disfuncional. En este caso, se usa un balón de tamaño bastante distensible para determinar si en el tracto de salida del ventrículo derecho nativo hay una zona de llegada adecuada. En general, una zona de llegada adecuada debería ser varios milímetros más pequeña que la válvula que se quiere colocar. También es necesario tener precauciones similares al buscar signos de compresión coronaria y de la raíz aórtica antes del reemplazo de la válvula pulmonar transcatéter en el tracto de salida del ventrículo derecho nativo.

Cuidados posquirúrgicos

En el hospital, hay que observar los pacientes hasta el día siguiente en caso de arritmia y para monitorear la hemodinámica. Al día siguiente se les hace una RxTórax de doble vista y un ecocardiograma para evaluar la posición de la válvula y si hay cualquier estenosis residual o insuficiencia, fugas perivalvulares, o derrame pericárdico. Se monitorea el acceso vascular en caso de cualquier sangramiento o hematoma en vista del gran calibre de las envolturas usadas en estos procedimientos. Se inicia tratamiento con aspirina 81 mg todos los días por tiempo indefinido y también se indica observar buena higiene bucal y tomar precauciones profilácticas contra la endocarditis bacteriana.

Reemplazo quirúrgico de la válvula pulmonar

Según lo anterior, todos los pacientes con conexiones anómalas entre el ventrículo derecho y la arteria pulmonar eventualmente enfrentan la necesidad de un reemplazo quirúrgico de la válvula pulmonar. El reemplazo de la válvula pulmonar transcatéter se ha convertido en una opción muy atractiva y relativamente segura de *postergar* la eventual necesidad de un reemplazo quirúrgico. Desafortunadamente, ninguno de esos métodos brinda garantía de por vida de que no habrá necesidad de reintervención, ya bien quirúrgica o transcatéter. El objetivo debería ser coordinar las alternativas tecnológicas actuales dentro de un plan estratégico que busque optimizar la función del ventrículo derecho y minimizar la morbilidad.

Evaluación preoperatoria

Muchos pacientes sometidos al reemplazo quirúrgico de la válvula pulmonar han pasado por una cirugía cardíaca previa. Podrían tener conexiones VD-AP externas con conductos calcificados, material de stent permanente, y otras asociaciones complejas. Las estructuras cardíacas como la aorta, arteria pulmonar, conductos, cavidades cardíacas de alta tensión, y parches podrían estar adheridos densamente al esternón y/u otros aspectos de la caja torácica. En la era presente, incluso en el escenario de múltiples cirugías cardíacas previas, se debe tener la expectativa de que la reentrada al esternón sea segura y una planificación rigurosa es fundamental. La angioTAC y RMN son muy útiles para determinar la relación de las estructuras cardíacas del esternón. Hay que evaluar con cuidado las opciones de canulación periférica para la circulación extracorpórea y preparar al paciente adecuadamente. Para lograr el éxito de la operación, tanto el equipo quirúrgico como el de perfusión deben prepararse ante variadas contigencias. En situaciones complejas, algunos cirujanos promueven el uso habitual de la canulación femoral antes que la reentrada al esternón. En la mayoría de los casos hemos visto que con una planificación cuidadosa esto no es necesario.

Procedimiento quirúrgico

La reentrada al esternón está facilitada por el uso de una sierra oscilante que sirve para dividir la superficie externa y la corteza, pero que *deja intacta la mayor parte de la superficie interna*. Mediante una tracción gentil hacia arriba y con una vista directa, con cuidado se diseca la estructura cardíaca adyacente y se separa de la superficie interna del esternón, y progresivamente se divide la superficie interna desde abajo hacia arriba. Una vez que se logra reentrar al esternón, la disección meticulosa facilita la operación y optimiza la hemostasis.

En el presente hay numerosas opciones para la colocación quirúrgica de una válvula pulmonar competente con o sin conducto. No hay datos disponibles para demostrar de manera definitiva la superioridad de alguna técnica específica. En nuestra experiencia, en *niños pequeños y adolescentes jóvenes*, cuando todavía se espera que haya un crecimiento somático significativo, los homoinjertos en forma de conductos valvulados provenientes de cadáveres humanos criopreservados (conductos valvulados pulmonares) o conductos de vena yugular bovina (conductos Contegra®) son opciones atractivas. Sin embargo, en nuestra experiencia, los conductos de vena yugular bovina tienen una mayor probabilidad de riesgo de endocarditis tardía 7 años después del implante (Mary et al. 2016). Entre otras opciones están los conductos valvulados de compuesto porcino y Dacron®, los cuales tienen una característica atractiva adicional que consiste en un anillo de soporte en el anillo valvular. Algunos centros han usado conductos valvulados de Gore-Tex® de pared delgada, construidos quirúrgicamente, pero nosotros no hemos tenido experiencia con ellos. En situaciones extraanatómicas donde la distancia del ventrículo derecho a las arterias pulmonares puede ser bastante larga, en ocasiones hemos usado conductos valvulados de homoinjerto aórtico, o hemos construido extensiones mixtas de homoinjerto con tubos de Gore-Tex®. Por último, en raras circunstancias los cirujanos contemplan el uso de válvulas mecánicas en la posición pulmonar. Hemos sido consistentes en evitar esta alternativa debido a la necesidad de usar anticoagulación en cantidades significativas.

Para el reemplazo de la válvula pulmonar en *pacientes lo suficientemente grandes como para recibir una válvula tamaño adulto,* por lo general, hemos usado heteroinjertos como válvulas en la posición ortotópica. Le hemos dado preferencia a las válvulas de heteroinjerto (como las válvulas Epic™ y Epic™ Supra, de tejido con stent) ya que sus valvas delgadas cierran mejor que las valvas pericárdicas bovinas ante las presiones menores habidas en la arteria pulmonar en comparación con la aorta. Para implantar este tipo de válvula, se hace una incisión longitudinal en el parche previo, o se retira el parche. Luego, se suturan los dos tercios posteriores de la circunferencia de la válvula al tracto de salida del ventrículo derecho a nivel del anillo, y se usa un parche de Dacron® para cubrir el tercio anterior de esta al tracto de salida del ventrículo derecho. Hay que tener cuidado en alinear la válvula de manera correcta para evitar la obstrucción de las ramas de las arterias pulmonares (Cuadro 40-1). Aunque con el tiempo se deterioran, estas válvulas además tienen la atractiva característica de actuar como «zona de llegada» ideal para las futuras válvulas transcatéter.

Con frecuencia realizamos el reemplazo de la válvula pulmonar con apoyo de circulación extracorpórea mientras el corazón late. Por lo tanto, es muy importante que no haya derivaciones intracardíacas residuales. En todos los pacientes se realiza un eco-cardiograma transesofágico de contraste con burbujas antes de la operación. Cualquier derivación intracardíaca residual invalida el reemplazo de la válvula pulmonar con el corazón latiendo. En la medida de lo posible, se deben cerrar todas las derivaciones intracardíacas. El tema de la reparación de la válvula tricúspide se contempla a menudo en el escenario de la dilatación del ventrículo derecho asociada a estenosis pulmonar o insuficiencia valvular pulmonar. La reparación tricuspídea se realiza para cualquier insuficiencia tricuspídea de grado leve en adelante.

Lectura recomendada

Cheatham JP, Hellenbrand WE, Zahn EM, et al. *Clinical and hemodynamic outcomes up to 7 years after transcatheter pulmonary valve replacement in the US Melody valve investigational device exemption trial.* Circulation 2015;131:1960-1970.

Kenny D, Hijazi ZM, Kar S, et al. *Percutaneous implantation of the Edwards SAPIEN transcatheter heart valve for conduit failure in the pulmonary position: early phase 1 results from an international multicenter clinical trial.* J Am Coll Cardiol. 2011;58:2248-2256.

McKenzie ED, Khan MS, Dietzman TW, et al. *Surgical pulmonary valve replacement: a benchmark for out-comes comparisons.* J Thorac Cardiovasc Surg 2014;148:1450-1453.

Mery CM, Guzmán-Pruneda FA, De León LE, et al. *Risk factors for development of endocarditis and rein-tervention in patients undergoing right ventricle to pulmonary artery valved conduit placement.* J Thorac Cardiovasc Surg 2016;151:432-439.

Tretter JT, Friedberg MK, Wald RM, et al. *Defining and refining indications for transcatheter pulmonary valve replacement in patients with repaired tetralogy of Fallot: Contributions from anatomical and functional imaging.* Int J Cardiol 2016;221:916-925.

Virk SA, Liou K, Chandrakumar D, et al. *Percutaneous pulmonary valve implantation: A systematic review of clinical outcomes.* Int J Cardiol 2015;201:487-489.

Warnes CA, Williams RG, Bashore TM, et al. *ACC/AHA 2008 guidelines for the management of adults with congenital heart disease: a report of the American College of Cardiology/American Heart Association Task Force on Practice Guidelines (Writing Committee to Develop Guidelines on the Management of Adults With Congenital Heart Disease).* J Am Coll Cardiol 2008;52:e143-e263.

41 Marcapasos y Desfibriladores

Santiago O. Valdes, Iki Adachi, Christina Y. Miyake

Los marcapasos y cardiodesfibriladores implantables (CDI) están hechos de dos componentes principales: el generador (batería) y los conductores que conectan el generador al corazón. Los conductores se pueden atornillar al miocardio desde adentro (endocardio) con una aproximación transvenosa o se pueden suturar a la parte externa del corazón (epicardio) por aproximación epicárdica. La anatomía y tamaño de los pacientes son las consideraciones principales a tener en cuenta a la hora de decidir cuál aproximación usar. Los pacientes con derivaciones sistémicas, o en quienes no hay acceso a las cavidades intracardíacas desde un acceso subclavio (fisiología de Fontan o de Glenn), requerirán de una aproximación epicárdica. La aproximación transvenosa se puede considerar en pacientes sin lesiones por derivaciones que en general pesen al menos 20 kg, para el marcapasos, y 30 kg para el cardiodesfibrilador implantable.

Después de un implante transvenoso, los pacientes ingresan y se mantienen con antibióticos vía intravenosa hasta el alta hospitalaria. Hay que limitar el movimiento del brazo del lado donde se colocó el dispositivo. No se debe permitir que los pacientes suban el brazo por encima de 90° o que lo lleven hacia atrás. En la noche del procedimiento, se realiza una RxTórax para evaluar la presencia de neumotórax o hemotórax y para colocar el conductor (Cuadro 41-1). Durante la mañana del día de alta, se hará una exploración física en todos los pacientes, incluyendo una evaluación de la cavidad donde se va a colocar el dispositivo, además de una RxTórax anteroposterior (AP) y lateral, una prueba de comunicación con el dispositivo, y demostración del dispositivo al personal de enfermería electrofisiológica. Al paciente se le da de alta con la indicación de antibióticos por vía oral por 3-7 días.

Con los cardiodesfibriladores implantables se pueden tratar las taquiarritmias por cardioversión o a través de la electroestimulación antitaquicárdica. Las zonas de frecuencia cardíaca se programan para indicarle al cardiodesfibrilador implantable cuándo administrar la estimulación. Los cardiodesfibriladores implantables constan de varios discriminadores para diferenciar entre taquicardia supraventricular, ventricular y sinusal.

El número y tipo de conductor a colocar depende de la indicación de electroestimulación y el tamaño del paciente. Las indicaciones para electroestimulación se basan en lineamientos publicados. Independientemente de la aproximación del implante, es importante que las ondas P y R detectadas tengan el tamaño suficiente para la vida útil del conductor. Los conductores epicárdicos bipolares se deben colocar a una distancia de <5 cm entre sí. La amplitud mínima de la onda P es 1.5 mV, siendo el objetivo al menos 2 mV. Para las ondas R, la amplitud mínima es 6 mV con un valor óptimo de 10 mV. Los umbrales de captura deberían ser <1 V a 0.5 mseg con un valor máximo de 2.5 V a 0.5 mseg. La duración de la batería depende de la cantidad de electroestimulación y del umbral de captura. Mientras mayor sea el umbral, más rápida la descarga de la batería.

Todos los equipos médicos que atienden al paciente con marcapasos o cardiodesfibrilador implantable deben estar al tanto del tipo de dispositivo implantado y de la programación del mismo. La programación del dispositivo debería aparecer en la

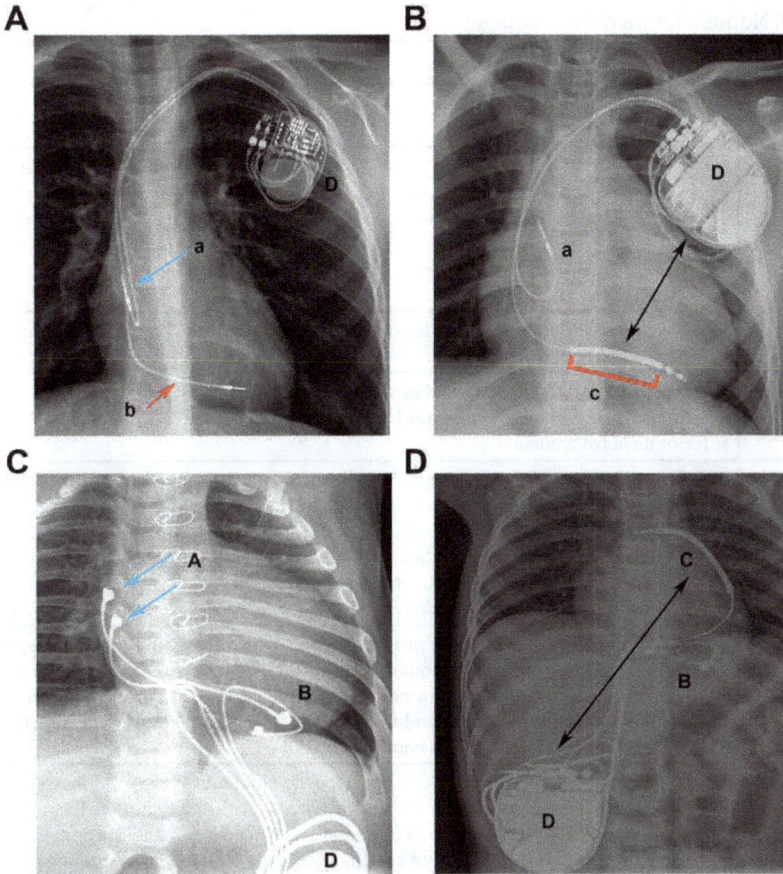

Cuadro 41-1. Imágenes A-D muestran vistas anteroposterior de RxTórax de sistemas de cardiodesfibrilador implantable y electroestimulación transvenosa (A-B) y epicárdica (C-D). Las letras en minúsculas señalan los conductores transvenosos, en mayúsculas señalan los conductores epicárdicos. A) Marcapasos transvenoso bicameral. B) Cardiodesfibrilador implantable transvenoso bicameral. C) Marcapasos epicárdico bicameral. D) Cardiodesfibrilador implantable epicárdico unicameral. Los sistemas transvenoso y epicárdico se pueden diferenciar con imágenes del conductor y sistema. Los sistemas transvenosos usan venas subclavias para llegar al corazón. Los conductores tienen un tornillo para conectar el conductor a la superficie endocárdica (a: conductor transvenoso auricular en la orejuela auricular, b: conductor ventricular transvenoso en el ápice ventricular derecho). Las puntas de los conductores epicárdicos se ven como botones que están cosidos a la parte externa del corazón (la letra A con flechas azules muestra cada botón). Cuando hay un solo botón, quiere decir que el sistema es unipolar (no se muestra) y el otro polo es el generador. Si hay dos botones significa que el conductor es bipolar. El generador (D) en sistemas transvenosos está ubicado en la zona prepectoral (por lo general del lado izquierdo, aunque el generador también puede colocarse a la derecha del pecho). En sistemas epicárdicos, el generador por lo general está en el abdomen. Se puede distinguir un conductor de cardiodesfibrilador implantablede un conductor electroestimulador por la presencia de un cable más grueso (ver barra roja etiquetada como la letra «c» y comparar con el conductor electroestimulador «b»). El cable del cardiodesfibrilador implantable se puede colocar por la vía transvenosa (c) o por el epicardio (C). El vector para el sistema de cardiodesfibrilador implantable es importante y hay que imaginar el cable como una pala de desfibrilador y el generador como la otra. Cada «pala» debe rodear al corazón para desfibrilar. Las flechas negras representan el vector de choque para el sistema de cardiodesfibrilador implantable.

373

Tabla 41-1. Nomenclatura del marcapasos.

	1°	2°	3°
	Estímulo en cámara	Detección en cámara	Modo de respuesta
	A = aurícula V = ventrículo D = ambas	A = aurícula V = ventrículo D = ambas O = ninguno	I = inhibir (se inhibe la estimulación al detectar) T = activador (se activa la estimulación al detectar) D = ambos (inhibe y activa la estimulación) O = ninguno
AAI	En este modo se detecta la actividad auricular y se estimula la aurícula en el límite inferior de la frecuencia (LRL).		
VVI	En este modo se detecta la actividad ventricular y se estimula el ventrículo en el límite inferior de la frecuencia a menos que la frecuencia ventricular esté por encima del límite inferior de la frecuencia.		
DDD	En este modo se detecta tanto la aurícula como el ventrículo. Puede realizar 4 funciones distintas: AsVs = detecta ambos A y V AsVp = detecta aurícula y estimula ventrículo ApVs = estimula aurícula y detecta ventrículo ApVp = estimula aurícula y ventrículo		
AAI→ DDD	En este modo (por lo general viene programado en dispositivos Medtronic) el dispositivo funciona en AAI pero si hay 2 de 4 ondas p sin QRS, el dispositivo cambiará al modo DDD para permitir la estimulación bicameral, de ser necesario. Esta programación es para pacientes que en general tienen conducción AV intacta y bloqueo cardíaco intermitente. Estimula la conducción AV tanco como sea posible.		
AOO/ VOO DOO	En este modo se estimula la aurícula (AOO) o el ventrículo (VOO) o ambas cavidades (DOO) a la frecuencia prefijada y no buscará otros latidos detectados. Es importante que mientras se esté estimulando en este modo, se esté bien por encima de la frecuencia cardíaca normal. De lo contrario, una estimulación inadecuada puede inducir arritmias auriculares o ventriculares.		
VDI	Este es un modo inusual de programación. El dispositivo detecta tanto la aurícula como el ventrículo pero solamente estimula el ventrículo.		

historia del paciente. La programación del dispositivo se indica mediante un código de tres letras y, adicionalmente, la letra «R» en dispositivos con modulación de frecuencia cardíaca (Tabla 41-1). La primera letra se refiere a la cámara estimulada. La segunda letra se refiere a la cámara donde se detecta la actividad. La tercera letra se refiere al modo de acción del dispositivo. La cuarta letra «R» es el modo de electroestimulación conocido como «modulación de la frecuencia» que a menudo se usa en pacientes con disfunción del nodo sinusal. Ello permite que el generador detecte la actividad o movimiento de la caja torácica en función de la actividad física. Como respuesta, el marcapasos de forma automática incrementa la frecuencia de estimulación de la cámara programada.

Cuando se coloca un imán sobre el marcapasos, el dispositivo opera en modo asíncrono: DOO en un dispositivo bicameral, o VOO/AOO en un dispositivo unicameral. Al colocarse un imán sobre un cardiodesfibrilador implantable, se desactivan las estimulaciones.

La taquicardia inducida por marcapasos (PMT) se refiere a la taquicardia provocada por la interacción del sistema de electroestimulación con el paciente. En el caso clásico, esto equivale a una taquicardia en bucle continuo en un sistema bicameral cuando una contracción ventricular prematura, una pérdida de la captura auricular, un PR prolongado, o una sobre o subdetección auricular resultan en una conducción auricular retrógrada, lo cual es interpretado por el marcapasos como un episodio y, por ende, se activa la estimulación en modo DDD.

Electroestimulación transesofágica

La electroestimulación transesofágica (TEP) puede usarse para el diagnóstico y la intervención terapéutica. Se coloca el catéter bipolar suave de 5 Fr a través de los orificios nasales hasta el esófago, de forma similar a la sonda nasogástrica. La colocación se puede hacer a pie de cama. Una vez colocado el conductor, se confirma la ubicación mediante ECG estándar. La electroestimulación transesofágica es útil para diagnosticar las relaciones entre el electrocardiograma auricular y el ventricular y se puede usar para estimular la aurícula con el fin de eliminar la taquicardia supraventricular por reentrada. En particular, este método puede ser muy útil en neonatos con taquicardia supraventricular por reentrada o en el caso de cardiopatía congénita con taquicardia por reentrada intrauricular.

Electroestimulación temporal

Después de ciertas operaciones cardíacas, se colocan cables para la electroestimulación temporal. Por convención, los cables auriculares por lo general salen hacia la derecha del esternón y los cables ventriculares hacia la izquierda. Los cables para la electroestimulación temporal por lo general son unipolares, tienen un sólo electrodo y requieren de un segundo electrodo para poder realizar la estimulación. Esto se puede lograr con un segundo conductor temporal o con un cable subcutáneo que haga tierra. La energía proviene desde el terminal negativo del marcapasos temporal. El cable se coloca en el terminal negativo y el segundo cable que hace tierra se coloca en el terminal positivo. Entre los elementos programables disponibles en un generador temporal externo tenemos: frecuencia de electroestimulación, amplitud de salida auricular y/o ventricular (miliamperios, mA), sensibilidad auricular y/o ventricular (milivoltios, mV) o modo asíncrono, intervalo A-V (milisegundos, mseg), período auricular refractario posventricular (PVARP), y seguimiento de frecuencia superior. La programación de un marcapasos temporal debe estar guiada por el escenario clínico y probando los umbrales de detección y estimulación:

- **Frecuencia.** De acuerdo a la edad y hemodinámica posquirúrgica, se fija a la frecuencia fisiológica que genere un gasto cardíaco adecuado. Para la supresión de una arritmia por sobreestimulación, la frecuencia se fija de 10 a 20 % más alta que la frecuencia de la arritmia.
- **Retraso auriculoventricular.** Este es el intervalo PR y por lo general se fija de forma automática en base a la frecuencia, o entre 100 y 150 mseg.

- **Frecuencia superior.** Representa la frecuencia superior que el marcapasos detecta en la aurícula en modo DDD. Cuán alta es la frecuencia está determinado por el escenario clínico y por el período auricular refractario (TARP) (retraso AV + PVARP). La frecuencia superior máxima posible es 60,000/TARP.
- **Sensibilidad.** El umbral de sensibilidad es la actividad eléctrica mínima que el marcapasos *puede detectar*. Mientras más baja sea la configuración de la sensibilidad, menor será la actividad eléctrica necesaria para detectar (es decir, mayor sensibilidad). Para determinar la sensibilidad, el paciente debe tener una frecuencia subyacente en la cámara que está siendo probada. El marcapasos se configura en un modo de estimulación síncrona (AAI, VVI, o DDD) y se fija una frecuencia menor que la subyacente. La configuración de la sensibilidad se aumenta (es decir, la sensibilidad disminuye) hasta que el marcador deja de detectar y comienza a estimular. La configuración de la sensibilidad se incrementa (es decir, la sensibilidad aumenta) hasta que cada despolarización cardíaca es detectada. Esto es el umbral de sensibilidad. Luego, la sensibilidad se configura a la mitad de dicho umbral. En los pacientes sin ritmo subyacente, por lo general la sensibilidad se fija en 2 mV. Si la configuración está muy alta, el marcapasos podría no detectar la actividad eléctrica y sobreestimular, lo cual puede resultar en arritmia inducida por marcapasos. Si la configuración está muy baja, el marcapasos podría subestimular debido a la inhibición de las señales.
- **Umbrales de captura.** Es la cantidad mínima de energía requerida para estimular el miocardio. Para determinar el umbral, la frecuencia se fija por encima de la frecuencia subyacente de forma tal que el marcapasos estimule de manera consistente. Luego se disminuye la salida hasta que se pierda la captura. Para poder proveer un margen de seguridad, la salida debe fijarse al doble del umbral de captura.

Para pacientes que requieran de estimulación temporal, la configuración debe comprobarse a diario. Esto debe incluir la determinación del ritmo subyacente y la necesidad continua de estimulación. Siempre tiene que haber disponible un segundo generador de pulso y batería.

Un ECG auricular que se obtenga usando cables de estimulación auricular temporal puede brindar información diagnóstica para ciertas arritmias. Para realizar un ECG auricular, el cable auricular temporal se puede conectar hasta V1 ó, si hay dos conductores disponibles, se conecta hasta el «brazo derecho» y «brazo izquierdo», lo cual se observa en la derivación I.

Lectura recomendada

Valdes SO, Kim JJ, Miller-Hance WC. *Arrhythmias: Diagnosis and management.* In: Andropoulos DB, Stayer SA, Mossad EB, Miller-Hance WC (eds). *Anesthesia for Congenital Heart Disease.* 3rd ed. John Wiley and Sons; 2015.

42 Dispositivos de asistencia ventricular

Sebastian C. Tume, Hari P. Tunuguntla, Jack F. Price, Barbara A. Elias,
Robin Rae Schlosser, Iki Adachi

El tratamiento de niños con falla cardíaca terminal fue revolucionado por el desarrollo de dispositivos de asistencia ventricular (VAD) duraderos y cada vez más pequeños. El Texas Medical Center ha tenido un rol decisivo en el desarrollo de los dispositivos de asistencia ventricular. El primer implante exitoso de un dispositivo de asistencia ventricular fue realizado por el doctor DeBakey en 1966 y, en 1969, el doctor Cooley por vez primera implantó un corazón artificial total (TAH). Este antecedente histórico ha tenido un profundo impacto en el desarrollo del programa VAD en TCH, el cual está reconocido como el más grande en su género a nivel mundial. El apoyo mediante dispositivos de asistencia ventricular se ha convertido en el tratamiento estándar en adultos con falla cardíaca terminal. Esto ha resultado en un incremento exponencial en el número de implantes a nivel mundial durante la última década. Del mismo modo, el tratamiento con dispositivos de asistencia ventricular se ha vuelto un estándar en la rama pediátrica, aunque todavía hay una «demora» importante con respecto a la aplicación en adultos.

Selección del paciente

La decisión de ofrecer apoyo con dispositivos de asistencia ventricular implica una rigurosa evaluación clínica y una excelente comunicación interdisciplinaria dentro de un lapso de tiempo por lo general muy corto. El tratamiento se debe ofrecer si se considera que los beneficios superan los riesgos. Sin embargo, los perfiles de alto riesgo varían a lo largo de los distintos grupos etarios, diagnósticos cardíacos e instituciones. El momento de inicio del apoyo con dispositivo de asistencia ventricular es decisivo para asegurar que haya un resultado exitoso en todos los aspectos de los cuidados posquirúrgicos. La decisión de brindar apoyo circulatorio mecánico, en el escenario de un choque cardiogénico que no responde al tratamiento, no debe postergarse. A veces, esta evaluación debe venir acompañada de la colocación rápida de un dispositivo de asistencia ventricular de corta duración seguida de la evaluación rigurosa de un dispositivo duradero una vez que el choque se haya revertido y se observe una recuperación de los órganos principales.

Entre las indicaciones comunes para un apoyo duradero con dispositivos de asistencia ventricular están: puente a la recuperación, puente al trasplante y, algunas veces, terapia final. El no haber logrado determinar si el paciente es candidato a trasplante, no es necesariamente una contraindicación al apoyo con dispositivo de asistencia ventricular.

Los pacientes dependientes de inotrópicos con circulación subóptima deben evaluarse para el apoyo con dispositivo de asistencia ventricular. El peso del paciente (<5 kg) y la anatomía podrían limitar las opciones de asistencia mecánica a largo plazo. Es importante identificar a los pacientes que requieren de apoyo invasivo a largo plazo (ventilación mecánica invasiva o soporte circulatorio) antes de que surja una insuficiencia orgánica significativa. La disfunción de órganos principales es el factor pronóstico más importante de mortalidad a la hora de implementarse el dispositivo

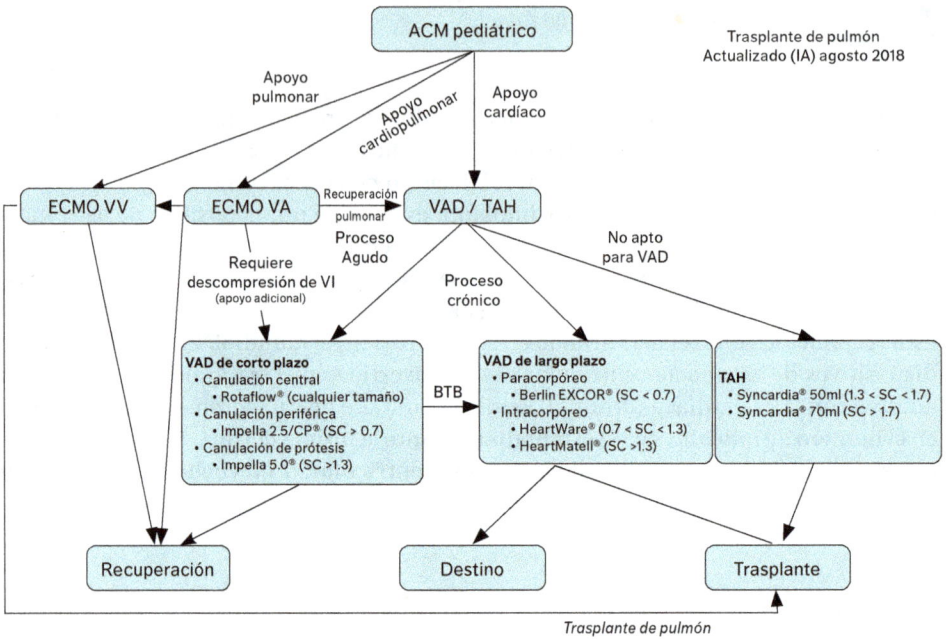

Cuadro 42-1. Algoritmo de selección de TCH para apoyo circulatorio mecánico. ACM: apoyo circulatorio mecánico, SC: superficie corporal, BTB: «puente a puente», ECMO: membrana de oxigenación extracorpórea, LV: ventrículo izquierdo, TAH: corazón artificial total, VA: venoarterial, VAD: dispositivo de asistencia ventricular, VI: ventrículo izquierdo, VV: venovenoso.

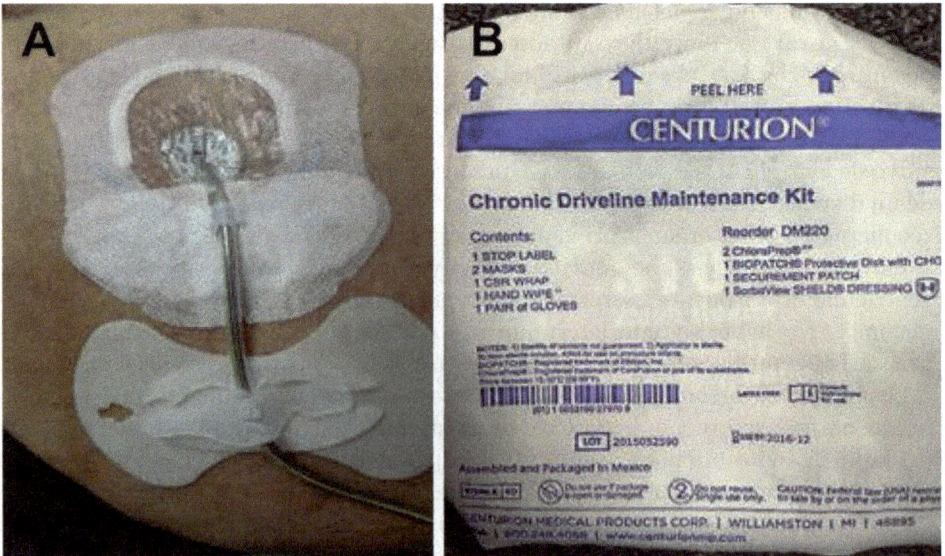

Cuadro 42-2. Vendaje adecuado del cable percutáneo y técnicas de fijación. A) Vendaje y fijación del dispositivo. B) Kit para mantenimiento y vendaje de cable percutáneo.

Tabla 42-1. Perfiles INTERMACS. Por Stevenson LW, Pagani FD, Young JB, et al. *INTERMACS Profiles of Advanced Heart Failure: The Current Picture*. J Heart Lung Transplant 2009;28:535-541.

Perfil INTERMACS	Descripción del perfil
1	Choque cardiogénico de gravedad
2	Declive progresivo
3	Estable pero dependiente de inotrópicos
4	Síntomas en reposo
5	Intolerante al ejercicio
6	Ejercicio limitado
7	NYHA (Asociación Neoyorquina de Cardiología) avanzada, clase III

de asistencia ventricular. Hay que recalcar la importancia de un riguroso monitoreo de la función de los órganos principales.

Entre las condiciones más mencionadas que impiden que el tratamiento con dispositivo de asistencia ventricular sea duradero están la prematuridad extrema, un bajo peso corporal (<2.5 kg), insuficiencia multiorgánica, infección diseminada activa, coagulopatía que no responde a tratamiento anticoagulante, hemorragia intracraneal, lesión neurológica grave irreversible, anomalías cromosómicas importantes, e hipertensión pulmonar irreversible. Además, hay otros factores a contemplar a la hora de brindar apoyo a niños con dispositivos de asistencia ventricular. Las variaciones anatómicas representan desafíos técnicos y los procedimientos quirúrgicos previos tales como derivaciones sistémicas a la arteria pulmonar, o venas cavas desconectadas después de las operaciones de Glenn o Fontan, pueden poner en riesgo la aplicación de la terapia con dispositivo de asistencia ventricular.

El momento de la implantación del dispositivo es crucial y tiene un impacto determinante en la trayectoria posquirúrgica y recuperación del paciente. Sigue habiendo una falta de herramientas clínicas precisas para la estratificación de riesgos antes de la implantación. Los perfiles INTERMACS (Tabla 42-1) se usan con frecuencia para detectar la gravedad de la enfermedad antes de tomar decisiones. Las bases de datos tales como PediMACS muestran que los pacientes con un perfil INTERMACS más bajo son candidatos para dispositivos de asistencia ventricular con alto riesgo. En TCH hemos dejado de ofrecer apoyo mediante dispositivos de asistencia ventricular duradero a niños con un perfil INTERMACS 1 y 2, y nuestra elección es la de primero estabilizar la circulación del paciente con dispositivos de aplicación a corto plazo. Los criterios INTERMACS tampoco prevén la evaluación de la función de órganos principales y fallan en incorporar otras comorbilidades que son fundamentales para evaluar si el paciente es candidato para dispositivo de asistencia ventricular y cuál es la tecnología óptima de apoyo. El Cuadro 42-1 muestra el algoritmo de TCH para seleccionar la asistencia mecánica.

Tabla 42-2. Selección de dispositivos de asistencia ventricular disponible en TCH para apoyo circulatorio en niños.

Tipo de dispositivo	Nombre del dispositivo	Características	Selección del paciente	Consideraciones
Corto plazo	RotaFlow	LVAD o BiVAD de flujo centrífugo continuo	Sin límite de tamaño	Usado como puente a la decisión
	Impella*	Flujo axial continuo Percutáneo RVAD: Impella* RP LVAD: Impella* 2.5, CP, 5.0* **Flujo del dispositivo, tamaño de la camisa:** **RP:** 4 L/min, 11 Fr **2.5:** 2.5 L/min, 13 Fr **CP:** 4 L/min, 14 Fr **5.0*:** 5 L/min, 21 Fr Una falla en el ventrículo derecho o una posición incorrecta puede limitar los flujos *Impella* 5.0 requiere implante quirúrgico	**Selección del paciente:** según tamaño del ventrículo y del vaso de acceso, y causa de la falla cardíaca **Requisitos anatómicos:** Diámetro mayor de ventrículo izquierdo >7 cm Anillo aórtico >1.5 cm Hemólisis grave puede restringir flujo completo/ soporte	**Usos comunes:** Cateterismos de alto riesgo Apoyo circulatorio agudo Ejemplos: miocarditis, falla de prótesis, arritmia persistente o como ventilación de aurícula izquierda con ECMO-VA **No usar con:** válvulas mecánicas Insuficiencia aórtica o estenosis aórtica moderada a grave enfermedad aórtica Trombo en VI derivación intracardíaca
Pulsátil largo plazo	Berlin EXCOR*	Paracorpóreo LVAD o BiVAD	**Tamaño del paciente:** >5 kg, SC <0.7 m^2 **Tamaños disponibles:** Bombas de 10, 15, 25, 30, 50, y 60 mL cánulas de 5, 6, 9, 12 mm	**Uso:** Puente a trasplante **Evitar:** Insuficiencia aórtica grave Estenosis mitral grave Cardiopatía congénita
	SynCardia (Corazón Artificial Total)	Intracorpóreo	**Tamaño del paciente:** 50cc: SC 1.2-1.7 m^2 70cc: T10 al esternón >10 cm, SC >1.7 m^2	**Uso:** Puente a trasplante Insuficiencia biventricular Ejemplos: vasculopatía coronaria **Evitar:** RVP alta
Flujo continuo a largo plazo	HeartMate II	Intracorpóreo Flujo axial LVAD o BiVAD	**Tamaño del paciente:** SC ≥1.2 m^2 **Parámetros de soporte:** 6000-15000 RPM, hasta 10 L/min	**Uso:** Puente a trasplante o destino
	HeartWare	Intracorpóreo Flujo centrífugo LVAD o BiVAD	**Tamaño del paciente:** SC ≥0.7 m^2 **Parámetros de soporte:** 1800-3200 RPM, hasta 10 L/min	**Uso:** Puente a trasplante o destino

BiVAD: dispositivo de asistencia biventricular, LVAD: dispositivo de asistencia ventricular izquierdo, RVAD: dispositivo de asistencia ventricular derecho, SC: superficie corporal, VA: Venoarterial

Tabla 42-3. Diferencias estructurales y fisiológicas entre dispositivo de asistencia ventricular de flujo pulsátil y continuo

Dispositivos de flujo pulsátil	Dispositivos de flujo continuo
Bombas de desplazamiento positivo para llenado y eyección Mecanismo neumático propulsa el llenado y la eyección Flujo (salida) = FC x VS (volumen de cámara) Trazado de presión arterial refleja sístole y diástole con pulsos palpables	Flujo continuo depende de la velocidad de rotación del propulsor y diferencial de presión (aorta a ventrículo) a lo largo de la bomba Sensible a los flujos de entrada (precarga) y de salida (poscarga) Presencia de pulsatilidad depende de la eyección intrínseca del ventrículo nativo

FC: frecuencia cardíaca, VS: volumen sistólico

Selección del dispositivo

Para poder lograr un buen resultado, es fundamental seleccionar el dispositivo óptimo y evitar el emparejamiento incorrecto entre paciente y dispositivo. El dispositivo de asistencia ventricular funciona como una bomba mecánica que aumenta la función intrínseca del ventrículo izquierdo y ventrículo derecho para mantener el gasto cardíaco. Además de generar el gasto cardíaco, el dispositivo debe mantener la función a un nivel adecuado de presión de precarga y poscarga con un consumo mínimo de energía, activación mínima del sistema antiinflamatorio, hematológico e inmunitario, permitir la movilidad y rehabilitación del paciente, y la resistencia a largo plazo. A pesar de la variedad de dispositivos disponibles para adultos, las opciones para niños todavía son limitadas.

El arsenal terapéutico del dispositivo disponible en TCH se muestra en la Tabla 42-2. Entre los dispositivos a corto plazo están RotaFlow® (implantable por cirugía) e Impella® (percutáneo). Hay que tener cuidado al contemplar el uso de Impella® debido a que podría tener una capacidad limitada de flujo en pacientes con falla cardíaca crónica, ya que por lo general requieren flujos bastante más altos para facilitar la recuperación de los órganos principales. El Berlin EXCOR® es un dispositivo de asistencia ventricular de flujo pulsátil (PF-VAD) y es el dispositivo primario para lactantes y niños pequeños con superficie corporal <0.7 m^2. El HeartWare™ HVAD™ es un dispositivo de asistencia ventricular de flujo continuo (CF-VAD) y sigue siendo nuestra primera elección en niños con superficie corporal >0.7 m^2. El apoyo biventricular puede lograrse con cualesquiera de los dispositivos como apoyo biventricular (BiVAD) o SynCardia TAH (cuando lo permita el tamaño).

Implantación quirúrgica

El principio clave de la implantación quirúrgica de un dispositivo de asistencia ventricular, sin importar el tipo de dispositivo, es completar el procedimiento de implante mientras se preserva la función de los órganos principales y del ventrículo derecho. Si los órganos principales están gravemente comprometidos, el paciente podría no tolerar la operación invasiva, incluso cuando el gasto cardíaco es óptimo. Esta es la razón por la cual el momento de implantación del dispositivo es tan importante. En adultos, ha habido un cambio dramático durante la última década. Ante la muerte inminente se ha dejado de realizar el implante o la disminución progresiva de inotrópicos (p. ej., perfil INTERMACS 1 ó 2) y ahora se usa la cirugía electiva en pacientes ambulatorios más estables con falla cardíaca crónica (p. ej., perfil INTERMACS 3 ó 4). Como el campo pediátrico todavía está atrasado con respecto al de los adultos, los pacientes pediátricos por lo general son sometidos a cirugía en una etapa más avanzada, lo cual requiere de un manejo más cuidadoso y conservación de los órganos principales.

El monitoreo intraoperatorio es crucial para determinar la configuración adecuada del dispositivo y optimizar su función. Las líneas en la aurícula izquierda y los catéteres venosos centrales (CVC) se insertan en todos los pacientes, y las presiones se monitorean para evaluar el grado de descarga ventricular y la evidencia de falla cardíaca derecha. En el momento de titularse el apoyo del dispositivo, se usa la presión auricular izquierda (LAP) para establecer el grado intraoperatorio de descarga en el ventrículo izquierdo. El ecocardiograma transesofágico durante y después de la operación permite evaluar si hay insuficiencia aórtica en la válvula aórtica, posición de la cánula de flujo de salida, y presencia de comunicación interauricular (CIA). El ecocardiograma transesofágico también se usa para medir los efectos de la función del dispositivo de asistencia ventricular como el grado de insuficiencia mitral, posición ventricular septal, y gravedad de la disfunción ventricular derecha, lo cual ayuda a guiar el manejo posquirúrgico en la Unidad de Terapia Intensiva Cardíaca (UTIC).

Manejo posoperatorio

El conocimiento profundo de la función básica y estructura de los dispositivos de asistencia ventricular es esencial para un óptimo manejo posquirúrgico del paciente y resolución de problemas relacionados con los dispositivos de asistencia ventricular. La Tabla 42-3 describe las diferencias estructurales y fisiológicas principales entre los dispositivos pulsátiles y de flujo continuo. En general, un dispositivo de asistencia ventricular tiene 5 elementos: bomba, cánulas de flujo de entrada y de salida, controlador, y conexión a la fuente de energía (batería o adaptador de corriente).

El curso posquirúrgico puede venir acompañado de numerosas complicaciones relacionadas con el estado clínico preoperatorio del paciente como también de cambios fisiológicos/hemodinámicos asociados con apoyo mediante dispositivo de asistencia ventricular. La Tabla 42-4 contiene una lista con algunos de los escenarios posquirúrgicos más comunes y su efecto en la función del dispositivo de asistencia ventricular. El monitoreo hemodinámico es esencial para brindar un cuidado óptimo y prevenir algunas de las complicaciones más comunes. Se debe monitorear la presión en ambos corazones en cada paciente para brindar información precisa en caso de cambios hemodinámicos agudos. También hay que monitorear la PA (presión arterial) en todos los pacientes. En pacientes con dispositivos de asistencia ventricular de flujo continuo que tienen pulsatilidad mínima, la presión con esfigmomanómetro y el pulsioxímetro no son confiables y la PA debe medirse manualmente vía Doppler y con esfigmomanómetro. También aconsejamos monitorear el aporte de oxígeno con NIRS.

Hay que recalcar la importancia del manejo adecuado de la ventilación mecánica y optimización del volumen pulmonar para reducir la resistencia vascular pulmonar

Tabla 42-4. Escenarios comunes de dispositivo de asistencia ventricular de flujo continuo

Cambio de flujo de la bomba	Condición clínica	Cambios hemodinámicos				Parámetros de la bomba		
		PVC	PAI/PCWP	PAM	SvO₂/NIRS	Potencia	Pulsatilidad/llenado	Flujo
Índice de flujo disminuido	Insuficiencia del corazón derecho	←	→	↔	→	↔	→	→
	Taponamiento	←	↑ o sin cambio	→	→	→	→	→
	Hipovolemia	→	→	→	↔	↔	→	→
	Hipertensión	↔	← o sin cambio	←	↔	↔	←	→
	Obstrucción de la entrada o trombo en entrada	←	←	→	→	→ menos de la esperada	→	↔
Índice de flujo incrementado	Sobrecarga de líquido	←	←	←	←	←	←	←
	Vasodilatación	→	→	→	↔	↔	→	←
	Insuficiencia aórtica	↔	←	→	→	←	→	←
	Trombo de la bomba	←	←	→	→	←	→	alto (lectura falsa)

PAI: presión auricular izquierda, PAM: presión arterial media, PCWP: presión del enclavamiento capilar pulmonar, PVC: presión venosa central; SVO₂: aaturación venosa mixta

(RVP). La resistencia vascular pulmonar puede elevarse debido a atelectasis, derrame pleural, o edema pulmonar, lo cual debe tratarse de forma inmediata. Típicamente, los pacientes se extuban dentro de las primeras 48 horas después de la operación a menos que hayan llegado ventilados por un tiempo prolongado antes de la colocación del dispositivo.

El sangramiento posquirúrgico podría ser un problema después de la colocación del dispositivo. Además del sangrado quirúrgico, la terapia con dispositivo de asistencia ventricular predispone al paciente al sangramiento adicional por el uso de anticoagulantes para el dispositivo, o a coagulopatías como la enfermedad de Willebrand o a la disfunción hepática. También hay que monitorear muy de cerca el drenaje de la sonda pleural, en especial, al titular la anticoagulación. Un sangramiento significativo que sea constante (>2 mL/kg/hr) debe manejarse con urgencia, ya que puede resultar en una fisiología de taponamiento, lo cual resulta en una precarga subóptima del dispositivo de asistencia ventricular y flujos insuficientes.

La falla cardíaca derecha después del implante del dispositivo de asistencia ventricular está asociada con una morbilidad y mortalidad significativas. Con frecuencia, la disfunción del corazón derecho podría ser observada en el quirófano, donde las terapias iniciales tales como iNO y medicamentos inotrópicos se inician y el tórax podría dejarse abierto. En un intento en prevenir el empeoramiento de la falla cardíaca derecha, hay que tener cuidado en controlar la frecuencia y el ritmo cardíaco y optimizar la poscarga ventricular derecha, evitar la sobrecarga de volumen e iniciar terapia con inotrópicos cuando sea adecuado. El monitoreo de la presión venosa central (PVC) es muy útil. Una presión venosa central en ascenso ante una presión auricular izquierda baja sugiere una falla cardíaca derecha y debe tratarse con urgencia. Si se sospecha de una resistencia vascular pulmonar elevada, se debe usar iNO y/o prostaciclina nebulizada. Algunos pacientes de alto riesgo o aquellos con falla cardíaca derecha significativa podrían requerir una transición a sildenafilo para permitir la extubación temprana y prevenir una posible exacerbación de la enfermedad. El apoyo mediante dispositivo de asistencia ventricular es rara vez necesario pero podría contemplarse en casos de falla cardíaca derecha grave persistente.

Los eventos cerebrovasculares son causa importante de morbilidad y mortalidad en pacientes con dispositivo de asistencia ventricular. En la medida en que se hace una transición completa a anticoagulantes, hay que tener en cuenta que la lesión neurológica es más común en dispositivos de asistencia ventricular de flujo pulsátil que en los de flujo continuo. Los pacientes con dispositivos con salida deficiente y eventos de succión están en mayor riesgo de trombo debido a estasis y turbulencia. Es esencial un cercano monitoreo neurológico y cualquier cambio neurológico, o en el comportamiento, debe manejarse de inmediato. La TAC craneal es la modalidad de imágenes primaria, ya que las tecnologías actuales de dispositivos de asistencia ventricular no son compatibles con la RMN. La TAC podría carecer de sensibilidad para identificar eventos isquémicos, en especial al inicio del curso del evento, pero debería servir para identificar eventos hemorrágicos.

Las infecciones son frecuentes en los pacientes pediátricos con dispositivo de asistencia ventricular. Las infecciones no relacionadas con el dispositivo son comunes y puede tratarse con facilidad con terapia médica. Las infecciones relacionadas con el dispositivo podrían requerir el reemplazo del mismo. La fiebre se debe evaluar de inmediato con hemocultivos y requiere terapia con los antibióticos adecuados. La entrada del cable percutáneo requiere cambios frecuentes del vendaje ya que hay que minimizar la irritación del punto de entrada para facilitar la cicatrización de la herida.

La falla renal aguda está muy relacionada con la lesión renal preoperatoria. La circulación extracorpórea, el uso de diuréticos, y una presión venosa central elevada debido a falla cardíaca derecha pueden exacerbar aún más la lesión renal. Con la optimización de las presiones de perfusión y manteniendo una presión venosa central baja se ayuda a optimizar las presiones renales de perfusión y se facilita la recuperación renal. De llegar a presentarse, la hemólisis deber tratarse con urgencia ya que los niveles elevados de hemoglobina sérica pueden empeorar la lesión renal.

Cuidado del cable percutáneo y transición al hogar

Al principio, el cuidado del cable percutáneo se maneja con el coordinador del dispositivo de asistencia ventricular y luego por los miembros de la familia. Se hacen cambios diarios de vendaje para procurar un cable percutáneo estéril hasta que las suturas sean retiradas y luego se hacen cambios cada lunes, miércoles y viernes, según sea necesario, después de bañarse. Los kits de vendaje más convenientes son los que usan BIOPATCH® y Tegaderm™. El Cuadro 42-2 muestra los vendajes y anclajes más adecuados para el cable percutáneo. Aquacel® Ag se usa en aquellos pacientes con signos de infección en el cable percutáneo o con esteatonecrosis. Hay que minimizar la movilidad del cable percutáneo y la irritación de la piel para una cura óptima. Acostumbramos a documentar los sitios donde se coloca el cable percutáneo, con fotos para hacerle seguimiento a la cicatrización.

La terapia física y ocupacional son parte integral de un equipo multidisciplinario. Tan pronto como sea médicamente tolerable, se empieza la movilización del paciente, haciendo énfasis en las actividades diarias comunes, el fortalecimiento y la movilidad. El progreso se monitorea con una prueba de caminata de 6 minutos y de movilidad funcional. En todas las sesiones de terapia se educa al paciente y a la familia, y se aconseja visitar otros pisos del hospital y las áreas de juego.

La educación sobre el dispositivo de asistencia ventricular comienza antes del implante y se incrementa después. Los nuevos conceptos y la terminología se refuerzan con manuales educativos, incluyendo vídeos. El aprendizaje avanzado debe concentrarse en el cuidado del cable percutáneo, en entender cómo funciona el controlador y la conexión a batería/fuente de electricidad, en recrear escenarios comunes de alarmas, y en la realización de sesiones donde se cambia el controlador con la participación de los cuidadores. La carpeta de alta contiene números de emergencia, notificación para los servicios médicos de emergencia (EMS), copia de la lista de medicamentos, citas médicas, registro de anotaciones del dispositivo, manual del paciente, bitácora de cambios de controlador, y etiqueta del equipaje del dispositivo de asistencia ventricular. Además, los pacientes reciben una bolsa para guardar las baterías, cargador, adaptadores eléctricos, y equipo de vendaje. La lista de revisión de capacidades es útil para documentar el progreso y adherencia a los protocolos y para asegurar el éxito de la comunidad y que el paciente sea dado de alta de forma adecuada.

Se aconseja que la comunidad completa se involucre. El coordinador del dispositivo de asistencia ventricular está a cargo de implementar la enseñanza del dispositivo en el cuerpo local de bomberos, servicios de emergencia, recintos de culto y en las escuelas. Debe haber una línea telefónica fija para emergencias. Hay que establecer números de emergencia e incluir un número para emergencias para estos dispositivos. Se requiere que los pacientes que vivan fuera de la ciudad residan cerca de TCH por al menos 3 meses, y que acudan a consulta con regularidad. Una vez que el equipo médico les haya dado la aprobación, los pacientes podrán regresar a sus hogares. Las consultas deben continuar una vez por mes. El objetivo principal es que el usuario del dispositivo de asistencia ventricular regrese a una «nueva normalidad y estilo de vida» en el cual la calidad y la seguridad son prioridad.

Lectura recomendada

Adachi I. *Continuous-flow ventricular assist device support in children: A paradigm change.* J Thorac Cardiovasc Surg 2017;154:1358-1361.

Adachi I, Khan MS, Guzmán-Pruneda FA, et al. *Evolution and impact of ventricular assist device program on children awaiting heart transplantation.* Ann Thorac Surg 2015;99:635-40.

Rich JD, Burkhoff D. HVAD flow waveform morphologies: *Theoretical foundation and implications for clinical practice.* ASAIO J 2017;63:526-535.

Rosenthal DN, Almond CS, Jaquiss RD, et al. *Adverse events in children implanted with ventricular assist devices in the United States: Data from the Pediatric Interagency Registry for Mechanical Circulatory Support (PediMACS).* J Heart Lung Transplant 2016;35:569-577.

43 Oxigenación por membrana extracorpórea

Patricia Bastero, James A. Thomas, Cole Burgman, Aimee Liou, Iki Adachi

La oxigenación por membrana extracorpórea (ECMO) se refiere a varias tecnologías interdependientes que operan en sintonía para mantener la respiración celular en pacientes con insuficiencia respiratoria, insuficiencia cardíaca, o ambas. Consiste en retirar la sangre desoxigenada a través de una cánula insertada en una vena (o reservorio venoso como la aurícula derecha), y conducir la sangre a través de un oxigenador que retira CO_2, oxigena la sangre y la bombea de regreso al cuerpo a través de una cánula colocada en una arteria (ECMO venoarterial [VA]) o en una vena o reservorio venoso (ECMO venovenosa [VV]).

ECMO cardíaco (ECMO VA)

Indicaciones

La ECMO VA sustituye la función de intercambio de gas que tienen los pulmones y la distribución sanguínea sistémica que tiene el corazón. Se usa para enfermedades cardiovasculares aisladas (p. ej., derivación ventricular, arritmias, miocardiopatías) o la combinación de enfermedades respiratorias y cardiovasculares (p. ej., sepsis) que no responden ante el tratamiento médico.

El gasto cardíaco (GC) en la ECMO VA se define mediante la fórmula siguiente:

$$GC = \text{flujo del circuito} + GC \text{ intrínseco residual}$$

El flujo en la ECMO depende de:

- Tamaño de la cánula (mientras más grande, mejor el flujo)
- Ubicación de la cánula
- Volumen intravascular
- Resistencia vascular sistémica (RVS)

Estrategias de canulación

La estrategia de canulación está basada en los requisitos de flujo del paciente y el tamaño del vaso. Los pacientes con requisitos metabólicos normales necesitan un flujo normal o ligeramente incrementado (por lo general 75-110 % de su gasto cardíaco estimado), mientras que los pacientes con necesidades metabólicas que se hayan incrementado de forma dramática (p. ej., choque séptico de alto gasto) podrían necesitar flujos que

---

Cálculo de flujos y diluciones

UTIC/UTIP:

Peso del paciente <10 kg
Flujo = Peso (kg) x 150 mL/min

Peso del paciente >10 kg
Flujo = SC x Índice cardíaco

UNCI:
Todos los pacientes
Flujo = Peso (kg) x 100 mL/min

$$SC = \sqrt{\dfrac{\text{Altura(cm) x Peso(kg)}}{3600}}$$

Nota: Si no se puede tener la altura para calcular la SC, usar mL/kg/min hasta que se determine la altura. Ver columna para mL/kg/min.

Índice cardíaco		mL/kg/min	
0-2 años:	3.0	0-10 kg:	150
2-4 años:	2.8	10-15 kg:	125
4-6 años:	2.6	15-30 kg:	100
6-10 años:	2.5	30-50 kg:	75
>10 años:	2.4	>50 kg:	65

Cuadro 43-1. Usar tabla para calcular el flujo de ECMO indicado según edad y tamaño.

excedan 200-300 % del gasto cardíaco normal. El tamaño de la cánula (tanto el diámetro como la longitud) determina las velocidades de flujo a través del circuito de ECMO, pero el diámetro del vaso dictamina el tamaño de la cánula.

La canulación VA (venosa) puede realizarse de 2 formas:

- **Canulación periférica.** La canulación venosa se realiza principalmente a través de la vena yugular derecha o de la vena femoral, y la canulación arterial se realiza a través de la arteria carótida derecha o de la arteria femoral. Es más común el uso del acceso femoral en niños más grandes (>30 kg), adolescentes, y adultos.
- **Canulación central.** Se usa cuando los requisitos de flujo del paciente exceden los límites de flujo de las cánulas periféricas o cuando se requiere hacer una canulación directa y ventilar la aurícula izquierda. Se colocan cánulas cortas y de calibre ancho directamente en la aurícula derecha y aorta ascendente mediante esternotomía media.

Es importante evitar la distensión del corazón izquierdo, en especial al tratar de optimizar la recuperación miocárdica. Una descompresión inadecuada del corazón izquierdo puede también resultar en edema pulmonar. Por lo tanto, la descompresión cardíaca

Guía General de TCH para la canulación de ECMO VA

Peso del paciente	Cuello (Medtronic Biomedicus)		Ingle (Maquet HLS)		Central (Medtronic DLP)			Tubo
	Venosa	Arterial	Venosa	Arterial	Auricular derecha	Auricular izquierda	Arterial	
< 2 kg	8/10	8			14	12	8	1/4
2-2.9 kg	10	8			16	12	8	1/4
3-3.9 kg	12	10			16	12	10	1/4
4-4.9 kg	12	10			18	14	10	1/4
5-5.9 kg	12	10			20	14	12	1/4
6-6.9 kg	14	10			20	14	12	1/4
7-7.9 kg	14	10			20	16	12	1/4
8-8.9 kg	14	12			20	16	12	1/4
9 9.9 kg	14	12			20	16	12	1/4
10-12 kg	14	12			20	16	14	3/8
13-14 kg	14	14			22	18	14	3/8
15-16 kg	14	14			22	18	14	3/8
1/-18 kg	Puede requerir cánula de cuello por el tamaño		19	15	22	18	14	3/8
19-20 kg			19	15	24	18	14	3/8
21-25 kg			19	15	24	18	16	3/8
26-30 kg			21	15	24	18	16	3/8
31-35 kg			21	15	24	18	16	3/8
36-40 kg			23	17	26	18	16	3/8
41-45 kg			25	17	26	20	16	3/8
46-50 kg			25	17	26	20	16	3/8
51-60 kg			29	19	28	20	18	3/8
61-65 kg			29	21	28	20	20	3/8
66-70 kg			29	21	28	20	20	3/8
>70 kg			29	21	30	20	22	3/8

Cuadro 43-2. Selección de cánula y circuito para ECMO VA.

Componentes del primado

CV/UTIP Neonato/lactante - 200 mL (1/4-1/4) **<10 kg**

1. Glóbulos rojos recientes	2 unidades
2. PFC	1 unidad
25 % albúmina	100 mL (si no hay PFC)
3. Heparina	200 unidades
4. NaH$_2$CO$_3$	25 mEq*
5.CaCl$_2$	500 mg*

UTIN neonato - 200 mL (1/4-1/4) **<10 kg**

1. Glóbulos rojos recientes	2 unidades
2. Heparina	200 unidades
3. NaH$_2$CO$_3$	15 mEq*
4. Gluconato de Ca	200 mg*

CV/UTIP Pediátrico/Adulto - 500 mL (3/8-3/8) **>10 kg**

Sin sangre:		Con sangre solamente:		Con sangre y PFC:	
1. Plasmalyte	400 mL	1. Glóbulos rojos	2 unidades	1. Glóbulos rojos	2 unidades
2. 25 % albúmina	200 mL	2. Heparina	1000 unidades	2. PFC	1 unidad
3. Heparina	1000 unidades	3. NaH$_2$CO$_3$	15 mEq	3. Heparina	1000 unidades
4. NaH$_2$CO$_3$	10 mEq	4. CaCl$_2$	200 mg	4. NaH$_2$CO$_3$	25 mEq
5. CaCl$_2$	200 mg			5. CaCl$_2$	500 mg

*Cantidades con las que se debe comenzar. Después de la mezcla de gas, podría necesitarse más.

Cuadro 43-3. Componentes de primado para diferentes pacientes.

activa es de particular importancia cuando la función cardiaca está tan deprimida que el corazón no puede bombear contra la presión generada por el circuito de ECMO. Entre las opciones para la descompresión cardíaca están: creación de una comunicación interauricular en el laboratorio de hemodinámica (para pacientes con ECMO VA periférica), colocación de un conducto de respiración en la aurícula izquierda (para pacientes con ECMO central), o inserción de un dispositivo Impella® en el laboratorio de hemodinámica a través de la arteria femoral o de la axilar (para pacientes con más de 30 kg).

Manejo

ECMO VA para apoyo cardíaco

La ECMO VA para apoyo cardíaco busca optimizar el aporte de oxígeno a los tejidos (DO$_2$) para satisfacer las exigencias metabólicas y disminuir el trabajo del miocardio. La ECMO VA ayuda en la recuperación miocárdica al «descargar» el corazón. Esto se

389

logra al: 1) disminuir la presión telediastólica ventricular, la cual optimiza la presión de perfusión coronaria y disminuye la sobrecarga de la pared, 2) mejorar la presión arterial, y 3) disminuir el trabajo miocárdico al absorber la mayor parte de la función de «bombeo» del corazón. La perfusión coronaria ocurre en dirección retrógrada con sangre que regresa hacia la aorta ascendente a través de la cánula arterial, y en dirección anterógrada si hay un orificio en la válvula aórtica. La oxigenación adecuada de esa sangre es importante para prevenir una cardiopatía isquémica.

El gasto cardíaco (GC) que brinda la ECMO VA por lo general se aproxima a 80 % del GC total ya que siempre hay algo de retorno sanguíneo hacia las venas pulmonares desde los vasos bronquiales y colaterales, y luego sale a través de la válvula aórtica (siempre que haya suficiente función cardiaca). Este gasto cardíaco residual endógeno ayuda a prevenir la estasis sanguínea y la descarga cardíaca inadecuada. A veces, para lograr un orificio en la válvula aórtica, podría requerirse el uso de agentes inotrópicos y/o vasodilatadores para disminuir la RVS. De ser inadecuado, será necesaria la descompresión cardíaca activa.

El gasto cardíaco en la ECMO VA depende de la precarga (volumen circulante), de los flujos (depende del tamaño y de la ubicación de la cánula), y de la poscarga (depende de la RVS y del tamaño y de la posición de la cánula de retorno). El DO_2 depende de todos estos factores además de la capacidad de transporte de oxígeno, la cual está determinada por la concentración de hemoglobina (Hb). Como tal, se puede aumentar el DO_2 en la ECMO optimizando el volumen intravascular, incrementando los flujos de la ECMO, controlando la RVS, y aumentando la concentración de Hb por encima de 10 g/dL.

ECMO-RCP

La ECMO-RCP se refiere a la canulación de ECMO-VA mientras se provee RCP debido a una falta de retorno de la circulación espontánea. Los mejores resultados se obtienen cuando la ECMO se inicia 25-30 minutos después de haberse observado el paro cardíaco. La estrategia de canulación más común es la ECMO VA periférica, ya que este procedimiento es más rápido que la canulación central (a menos que haya una esternotomía reciente). El Capítulo 72 describe la ECMO-RCP.

Apoyo circulatorio cuando hay sepsis

La ECMO VA se usa como terapia de rescate en ciertos casos de choque séptico resistente. Los pacientes que tengan vasoplejía grave y disfunción miocárdica provocada por sepsis se pueden canular por la vía central y colocar en ECMO VA de alto flujo. Las tasas de supervivencia en estos pacientes son mejores que lo esperado en comparación con lo reportado con la ECMO VA periférica para esta condición. Por lo general, estas tandas de ECMO son cortas. Hay recuperación circulatoria 2-4 días después de la canulación.

Apoyo respiratorio durante la ECMO VA

La ECMO toma el control de la función ventilatoria y oxigenante de los pulmones. Por lo tanto, el suministro de ventilación mecánica solamente es necesario para prevenir el colapso del pulmón. La estrategia usada en TCH es la de minimizar la lesión pulmonar asociada al ventilador limitando la frecuencia a 8-10 respiraciones por minuto, optimizando la PEEP (presión espiratoria al final de la espiración) para prevenir el colapso del pulmón (8-10 cmH_2O), y minimizando la PIMax (presión inspiratoria máxima de

20-25 cmH$_2$O). El uso de ventilador para optimizar la retirada de CO$_2$ y la oxigenación está limitado a aquellas circunstancias en las cuales hay una significativa precarga y gasto del ventrículo derecho, ya que el intercambio de gas de esa sangre dependerá de las condiciones parenquimatosas del pulmón y por lo tanto se verá afectado por las estrategias de ventilación mecánica.

En general, los flujos de la ECMO-VA se fijan a capacidad máxima y con una mínima precarga del ventrículo derecho (indicado por un bajo CO$_2$ al final de la espiración) y se procede con una estrategia de protección pulmonar con los siguientes parámetros: PIP 20-25 cmH$_2$O, tiempo de inspiración 1 seg, PEEP 8-12 cmH$_2$O, FiO$_2$ 30-40 %. El reclutamiento pulmonar es seguido de placas diarias de tórax y el apoyo ventilatorio se titula para optimizar la resistencia vascular pulmonar y lograr capacidad funcional residual (ver Capítulo 56).

En situaciones donde hay edema pulmonar cardiógeno significativo (p. ej., insuficiencia mitral grave) y/o hemorragia pulmonar, podría ser necesario incrementar los niveles de PEEP para brindar un efecto de «taponamiento». La PEEP ayuda al abrir las vías respiratorias, reclutando alvéolos y, posiblemente, redistribuyendo el exceso de agua en pulmones hacia sitios donde interfiera menos con el intercambio de gas.

Retirada

La retirada de la ECMO VA en pacientes recibiendo apoyo cardíaco requiere que haya evidencia de una mejoría en la función cardiovascular. El retorno de la variabilidad de la frecuencia cardíaca, una disritmia controlada, la disminución en la medicación de agentes vasoactivos, y una mejora en la presión del pulso indican que el miocardio se está recuperando. Para evaluar si el paciente está listo para la retirada se podrían disminuir los flujos de la ECMO a 30-50 % del gasto cardíaco previsto. Esto incrementa la precarga cardíaca y permite evaluar la respuesta de contracción del miocardio a dicha carga incrementada. Si se presenta taquicardia, hipotensión, y/o acidosis láctica, el paciente podría no estar listo para la retirada y podría necesitar apoyo inotrópico adicional para una separación exitosa de la ECMO. Para ayudar a predecir cómo funcionará el corazón sin asistencia mecánica, se evalúa la función contráctil mediante ecocardiograma mientras la ECMO funciona con flujos disminuidos.

Es importante preparar al paciente para una retirada exitosa. Para lograrlo, es esencial optimizar la asistencia ventilatoria, iniciar un tratamiento adecuado con inotrópicos antes de la retirada (para darle tiempo a que el agente vasoactivo haga efecto), optimizar el nivel de hematocritos (>30 %), y minimizar el exceso de consumo de oxígeno con una adecuada sedación y analgesia.

ECMO respiratoria (ECMO VV)

Por lo general, en la Unidad de Terapia Intensiva Cardíaca (UTIC) se usa la ECMO venovenosa (VA). La ECMO VA brinda apoyo cardiovascular y respiratorio. Rara vez el paciente presenta problemas aislados de intercambio de gas (oxigenación o ventilación). En esas instancias, se le puede colocar bajo ECMO VV hasta que la enfermedad respiratoria mejore lo suficiente como para continuar tratamiento con ventilación mecánica y terapias médicas complementarias.

En la UTIC, los pacientes que necesitan ECMO VV llegan por una de dos rutas. Primero, al principio podrían haber sido tratados con ECMO VA por alguna enfermedad multisistémica, incluyendo cardiopatías y neumopatías. En la medida en que la disfunción cardíaca se resuelve pero la enfermedad respiratoria persiste, el paciente se cambia de ECMO VA a VV hasta que se recupere la función pulmonar. De forma alterna, los pacientes en la UTIC que estén en recuperación por cirugía o cardiopatía contraída presentan una nueva insuficiencia respiratoria o esta empeora, y necesitan canulación venovenosa primaria.

Indicaciones

La indicación para la ECMO respiratoria es la insuficiencia respiratoria progresiva grave que no responde a la ventilación mecánica convencional o no convencional. Se pueden seguir varios criterios para determinar la gravedad de la insuficiencia respiratoria:

- Índice de oxigenación (OI) >30-40. El OI se calcula mediante la siguiente fórmula:

$$OI = (FiO_2 \text{ x presión promedio de las vías respiratorias x } 100) / PaO_2$$

- Índice de saturación de oxígeno (OSI) >12.3. En la fórmula para OSI, SaO_2 sustituye a PaO_2:

$$OSI = (FiO_2 \text{ x presión promedio de las vías respiratorias x } 100) / SaO_2$$

- Cociente P/F <70. Se calcula así: PaO_2 / FiO_2.
- La insuficiencia respiratoria hipercápnica se manifiesta por un pH <7.2 o $PaCO_2$ >90 mmHg en dos o más gasometrías
- Defectos más leves en oxigenación o ventilación en combinación con síndrome grave de fuga de aire

En general, se prefiere tomar el OI como referencia para medir defectos de oxigenación en pacientes con ventilación invasiva (el OSI sería una alternativa, aunque no hay umbrales aceptados en la ECMO) ya que toma en cuenta la presión promedio de las vías respiratorias y no solamente la FiO_2 del ventilador y la PaO_2 del paciente.

Estrategias de canulación

Cuando sea posible, los candidatos a ECMO respiratoria deben canularse en un solo sitio. Como punto de canulación se prefiere la vena yugular derecha con una cánula de doble vía para ECMO-VV con o sin un drenaje venoso cefálico en el mismo vaso. En esta configuración, se drena la sangre desoxigenada desde la vena cava inferior, o bien la aurícula derecha o vena cava inferior intrahepática (como también el bulbo yugular con un drenaje craneal), y la sangre oxigenada regresa a la aurícula derecha hacia la válvula tricúspide para luego entrar al ventrículo derecho y ser eyectada hacia los pulmones.

Otra opción es la canulación de ECMO-VV en dos sitios. Las venas yugular y femoral son los vasos que más se canulan con la punta del catéter en la aurícula derecha y la vena cava inferior intrahepática. El circuito de ECMO por lo general se configura de forma tal que la sangre desoxigenada drene desde la aurícula derecha y retorne hacia la vena cava inferior aunque hay circunstancias en las que esto puede revertirse.

Manejo

Cómo asegurar un adecuado aporte de oxígeno a los tejidos (DO_2)

Las tandas de ECMO-VV tienden a ser más largas que las de ECMO-VA porque los pulmones toman más tiempo en recuperarse. Como tal, es importante maximizar las condiciones que aseguran un DO_2 adecuado, favorecen la recuperación pulmonar y evitar la toxicidad por sedación.

Los factores principales que determinan el DO_2 son el contenido de oxígeno arterial (CaO_2) y el gasto cardíaco. El CaO_2 se calcula según la siguiente fórmula:

$$CaO_2 \text{ (mL/100 mL de sangre)} = 1.34 \times [Hb] \times SaO_2 + 0.003 \times PaO_2$$

El DO_2 es el producto de multiplicar CaO_2 por gasto cardíaco, según la siguiente fórmula:

$$DO_2 \text{ (mL/min)} = 10 \times GC \times CaO_2$$

En la ECMO VV, la SaO_2 será – y *deber ser* – menor que en pacientes en ECMO-VA, por lo general en el rango de 70-80 %. La forma más común de incrementar el DO_2 en pacientes bajo ECMO VV es incrementar la concentración de Hb mediante la transfusión de glóbulos rojos. No es inusual mantener a los pacientes con Hb de 13-15 g/dL y SaO_2 de 70-75 %, siempre que la SvO_2 sea >60 %, el lactato se mantenga en niveles bajos y la NIRS cerebral sea estable. De forma menos frecuente, se puede incrementar el DO_2 añadiendo apoyo inotrópico (para incrementar el gasto cardíaco) o, incluso en casos más raros, reduciendo el consumo de oxígeno (mediante sedación, bloqueo neuromuscular, o enfriamiento leve).

Manejo de la recirculación

La recirculación ocurre cuando la línea venosa del circuito captura la sangre oxigenada y esta pasa nuevamente a través del circuito de ECMO. Entre los signos de recirculación están la caída en las saturaciones arteriales y el aumento de las saturaciones del drenaje venoso. La sangre en el lado venoso del circuito tendrá casi el mismo color rojo brillante que el posoxigenador de sangre. La recirculación se cuantifica mediante la siguiente ecuación:

$$\text{Recirculación (\%)} = (S_{pre}O_2 - SvO_2) / (S_{pos}O_2 - SvO_2) \times 100$$

$S_{pre}O_2$ y $S_{pos}O_2$ se refieren a las saturaciones de oxígeno preoxigenador y posoxigenador, respectivamente.

El manejo de la recirculación podría requerir múltiples maniobras para asegurar un DO_2 adecuado, incluyendo la disminución del bombeo de flujo, la adición de apoyo inotrópico, infusión de volumen, corrección de la anemia, reposición de cánulas, reducción de las presiones intratorácica e intraabdominal, y la adición de drenajes venosos en diferentes sitios.

Cómo fomentar la recuperación pulmonar

La optimización de las condiciones que permitan la recuperación pulmonar es un objetivo importante al manejar pacientes bajo ECMO VV. Entre algunas de las estrategias importantes para lograrlo tenemos:

- **Reducir las variables del ventilador**. En la UTIC, una neumopatía que requiera ECMO VV es por lo general el resultado de infección o inflamación y algún tipo de lesión producida por el ventilador. No se sabe cuánto contribuye el ventilador a la lesión del pulmón. Sin embargo, parece razonable asumir que las presiones y velocidades más altas, y más días con el ventilador causan más daño que las presiones más bajas y menores ciclos de distensión y relajación. El objetivo terapéutico debe ser el de minimizar o eliminar la contribución iatrogénica a la lesión pulmonar. En general, si el paciente permanece intubado o ventilado durante la ECMO VV, se reduce la PEEP a 8-10 cmH_2O, se limita la PIMax a 20-25 cmH_2O, la frecuencia respiratoria se fija en 8-12 respiraciones por minuto, y la FiO_2 se reduce a 21-30 % hasta que los pulmones comiencen a mostrar recuperación de manera espontánea.

- **Mantenimiento de unas vías respiratorias despejadas.** Es importante maximizar los esfuerzos para mantener despejadas las vías respiratorias, incluyendo la descontinuación del bloqueo neuromuscular, tratamientos de limpieza mecánica, y broncoscopia directa frecuente para poder prevenir la obstrucción masiva de las vías y fomentar la retirada de secreción distal en las vías.
- **El umbral es bajo para la curiosidad diagnóstica.** Muchos pacientes bajo ECMO VV presentarán un pulmón completamente «blanco». La falta de aire en los alvéolos hace que las estructuras intratorácicas sean indistinguibles en la placa y podría ocultar procesos que prevengan la reaireación espontánea de los pulmones, tales como derrame pleural o hematoma intraparenquimatoso. Si los pulmones permanecen consolidados más tiempo del esperado para el proceso en cuestión es razón para buscar causas probables incluyendo procesos intrapleurales (mostrado en ultrasonido o tomografía) o la obstrucción grande de las vías respiratorias (identificada en broncoscopia).

Retirada

La retirada de la ECMO VV es diferente de la retirada en ECMO VA. La pregunta a responder es clara: «¿Se han recuperado los pulmones lo suficiente como para soportar una oxigenación y ventilación adecuadas?». Idealmente, el paciente debería permanecer en ECMO VV hasta que la recuperación pulmonar permita el regreso a la configuración «no tóxica» del ventilador. Un paciente que esté empezando a mejorar experimentará reaereación de pulmones con consolidaciones, incremento de SaO_2 sin cambios en la FiO_2 de la ECMO, y una mejora en los volúmenes corrientes ante una configuración de presión estable.

Para determinar la disposición del paciente a ser retirado de la ECMO, la configuración del ventilador debe incrementarse a los niveles máximos de soporte y desconectarse el oxigenador. Para lograrlo, se destapan los puertos de entrada y de gas residual de escape. Si el paciente tolera esta «prueba de destape» por 1-2 horas, entonces de retira la canulación.

Circuito de ECMO y monitoreo

Antes de iniciar la ECMO, es importante determinar: 1) el rango óptimo de flujo sanguíneo para optimizar el DO_2 para el paciente, 2) la cánula óptima y el tamaño del circuito, y 3) los hemoderivados y soluciones requeridas para primar la bomba. Las cantidades adecuadas de flujo sanguíneo se calculan en base a mL/kg/min en pacientes que pesen menos de 10 kg, o según la superficie corporal (SC) e índice cardíaco (IC) en pacientes con más de 10 kg (Cuadro 43-1). Una vez que se haya calculado el flujo sanguíneo necesario, se selecciona la cánula óptima y tamaño del circuito según la tabla en el Cuadro 43-2. Los hemoderivados y medicamentos necesarios para primar el circuito de ECMO se detallan en el Cuadro 43-3. Todas estas tablas y fichas de flujo van colocadas en cada bomba de ECMO.

Habitualmente, durante la ECMO se usan dispositivos de apoyo renal. El tipo de asistencia renal más común es la ultrafiltración. Este proceso consiste en una pequeña cantidad de líquido proteico que pasa a través de una membrana semipermeable por medio de un diferencial de presión hidrostática. El subproducto es el movimiento pasivo de solutos por convección. La retirada de líquidos en el ultrafiltrador está controlada por la presión de la transmembrana y el flujo sanguíneo. Se puede aumentar la retirada de líquidos incrementando la presión de la transmembrana, incrementando el flujo sanguíneo hacia el ultrafiltrador, restringiendo el flujo sanguíneo de salida, o cambiando la presión residual lateral. El uso del ultrafiltrador debe ser monitoreado muy de cerca. Si se retira mucho líquido, el paciente puede presentar falla renal aguda.

Si el paciente tiene falla renal, podría ser necesario hacer transición de ultrafiltración a diálisis. Si el paciente pesa menos de 20 kg, la diálisis se puede realizar con el mismo ultrafiltrador haciendo pasar el dializado en dirección contraria a la sangre. Los pacientes más grandes requieren de una bomba de diálisis separada, la cual puede colocarse en línea con el circuito de ECMO o insertando un catéter de diálisis separado en el paciente.

Estrategias de canulación y técnica

La decisión sobre cuál técnica de canulación (p. ej., central vs. periférica) ofrecer debería hacerse de forma individual en cada caso tomando en cuenta el objetivo de la ECMO y la condición general del paciente (p. ej., coagulopatía). En el caso de la ECMO VA periférica, en niños pequeños (<30 kg) la vía usual de canulación es por el cuello (arteria carótida común y vena yugular interna), y en niños más grandes es por la femoral. Todavía hay cierta discusión con respecto a la canulación de la carótida en pacientes mayores debido al riesgo de apoplejía ipsilateral, sin embargo, los grandes estudios retrospectivos no han podido encontrar evidencia que respalde esa aseveración.

La canulación venovenosa puede lograrse mediante abordaje percutáneo guiado por ultrasonido: técnica «percutánea abierta» (exposición vascular quirúrgica seguida de punción con aguja bajo visualización directa y dilatación y canulación del vaso con la técnica Seldinger), o la retirada quirúrgica con venesección/arteriotomía e inserción directa de la cánula. Ninguna técnica se ha mostrado superior a la otra y cada operador tiene su preferencia. Las dos técnicas anteriores le permiten al cirujano asegurar la cánula directamente a los vasos. Esto disminuye el riesgo de desplazamiento de la cánula pero podría complicar la descanulación y a veces requerir que se vuelva a abrir la incisión.

En caso de la canulación venovenosa, preferimos la colocación de una cánula de doble vía en la yugular derecha. Al igual que la canulación venoarterial, esto puede lograrse por la vía percutánea o quirúrgica. Es fundamental optimizar la profundidad y dirección de la cánula de forma que el puerto de salida de la cánula (p. ej., por donde sale la sangre oxigenada) apunte hacia la válvula tricúspide. Esta optimización puede hacerse mediante guía ecocardiográfica (a pie de cama) o fluoroscopia (a pie de cama, en quirófano o en el laboratorio de hemodinámica).

Anticoagulación

En el presente, para anticoagular preferimos la heparina intravenosa. En el momento de la canulación, el bolo de heparina intravenosa se administra (50-100 unidades/kg), lo cual producirá una elevación transitoria del tiempo de coagulación activado (ACT). Por lo general se inicia un gotero continuo de heparina cuando el ACT es <200 seg. El plan de anticoagulación debería hacerse cuando el paciente está estable bajo ECMO hacia el final de la canulación. Para cada paciente se fija el rango de parámetros para ACT, nivel de heparina, TTP, y fibrinógeno y se deja un registro a pie de cama. En general, los parámetros deseados son 180-220 seg para el ACT, 0.2-0.4 U/mL para los niveles de heparina, 60-80 seg para la TTP, y >250 mg/dL para el fibrinógeno. Además, se quiere una antitrombina (AT) ≥80 %, un conteo de plaquetas >100,000 /mcL, y un INR normal. Las pruebas de la ECMO incluyen todas las pruebas anteriores como también los niveles del dímero D y TP (tiempo de protrombina). Las pruebas de ECMO se revisan cada 6 horas, excepto el ACT, que se mide cada 1-2 horas. Todos los días se hace una ROTEM® para tener un mejor entendimiento de la homeostasis en cada paciente en ECMO. Cada día se revisan los niveles de Hb sérico, lo cual es un marcador para hemólisis, siendo el objetivo mantenerlos por debajo de 150 mg/dL, ya que un nivel mayor podría dañar los riñones. Si los niveles de Hb en suero son superiores a 150 mg/dL, podría ser necesario cambiar el circuito de ECMO, o parte de este. Obviamente, estos valores son de referencia y podrían variar según las necesidades específicas de cada paciente.

La bivalirudina es un anticoagulante opcional que está ganando amplia aceptación para el manejo de dispositivos de asistencia ventricular en TCH, como también en otros centros de cardiología pediátrica en América del Norte. En TCH también hemos usado la bivalirudina en ciertos pacientes bajo ECMO. La ventaja de la bivalirudina sobre la heparina se basa en el hecho de que la primera es mucho menos dependiente del estado inflamatorio del paciente, lo cual resulta en una fluctuación menor en los efectos anticoagulantes.

El equipo de Medicina Transfusional en TCH, junto al equipo de la UTIC, hace rondas diarias para cada paciente bajo ECMO para ayudar a optimizar el manejo anticoagulante.

Sedación en la ECMO

Poco después de iniciarse la ECMO, o después de un cambio en el circuito, el paciente requerirá sedación adicional y bolos de analgesia, ya que las concentraciones de sedante en el primado son mucho más bajas que las que había en la sangre antes de la canulación (o en el circuito anterior). Entre los agentes de inicio están las infusiones continuas de benzodiazepinas (p. ej., midazolam) y opioides como la morfina o hidromorfona (menor adherencia al circuito de ECMO, según el estudio farmacológico de TCH).

Durante la ECMO VA, es común observar una subida aguda de la RVS justo después de iniciarse los flujos. Una sedación adecuada es fundamental para manejar la RVS y para que los flujos brinden el apoyo adecuado y optimizar el DO_2.

Debido a que las tandas de ECMO respiratoria son por lo general más largas que las cardíacas, los pacientes intubados presentan complicaciones derivadas de la sedación como habituación, tolerancia, delirio, y la necesidad de múltiples medicamentos con diferentes mecanismos de acción. La retirada de grandes irritantes como el tubo endotraqueal (por extubación o haciendo una traqueostomía) podría ser más efectiva para prevenir complicaciones por sedación que tratarlas con polifamarcia.

La sedación se monitorea cada hora en base a una escala objetiva de sedación, la Escala de Estado del Comportamiento (SBS) (ver Capítulo 55). Los objetivos de la sedación se conversan durante rondas diarias y varían en función de la condición del paciente. Los recesos diarios, el cese breve de las infusiones continuas, deben ser parte del régimen de sedación durante la ECMO respiratoria.

Procedimientos por la vía del cateterismo en pacientes que requieren de asistencia mecánica

Impella®

El dispositivo Impella® es un catéter que contiene una bomba propulsora. Se puede colocar por la vía percutánea o quirúrgica y dirige la sangre hacia adelante coaxialmente a través del vaso en el cual está situada. Le brinda asistencia al paciente al aumentar el gasto cardíaco y promover la descarga ventricular, lo cual permite que mejore la perfusión de órganos principales y disminuya la carga de trabajo del miocardio.

Las distintas versiones del dispositivo Impella® se pueden usar para asistir en la circulación sistémica y pulmonar. Los catéteres Impella® diseñados para el soporte circulatorio sistémico (2.5, CP, 5.0, LD) se colocan a través de la válvula aórtica de forma que extraigan sangre a través de un puerto de entrada en el ventrículo izquierdo y la impulsen por un puerto de salida hacia la aorta ascendente. El Impella® RP está diseñado para el soporte circulatorio pulmonar y se coloca de forma que extraiga sangre de la vena cava inferior y la impulse a través del puerto de salida en la arteria pulmonar.

La función del catéter Impella® se monitorea y controla mediante una consola de control al lado del paciente. La consola permite titular el gasto y muestra información sobre la posición del catéter y hemodinámica en tiempo real. Según se requiera, se puede obtener información adicional sobre la posición del catéter mediante el ecocardiograma a pie de cama.

En el presente, el Impella® se usa primordialmente para apoyar el gasto cardíaco a corto plazo, aunque se ha reportado éxito con el uso a medio plazo. Los dispositivos Impella® también pueden usarse para brindar soporte temporal durante cateterismos. La colocación percutánea rápida del catéter Impella® puede hacerse en escenarios clínicos que requieran de soporte urgente al gasto cardíaco. También se puede usar como coadyuvante a la descompresión del corazón izquierdo mientras que se está en ECMO VA.

El dispositivo Impella® se puede colocar en la arteria femoral, arteria axilar, aorta ascendente, o en la vena femoral (para RP).

Creación de una comunicación interauricular

En varios escenarios clínicos, los pacientes que tengan un tabique interauricular intacto y que estén recibiendo apoyo con ECMO VA podrían presentar hipertensión en la aurícula izquierda y edema pulmonar como resultado de una descarga incompleta del corazón izquierdo. En estos casos, se realizan intervenciones por cateterismo del tabique interauricular para descomprimir el corazón izquierdo. En raras ocasiones, se puede realizar una septostomía auricular convencional con balón al estilo del procedimiento de Rashkind. En muchos pacientes, sin embargo, el tabique interauricular es demasiado grueso para esta técnica. Por lo tanto, se crea una comunicación interauricular por uno de varios métodos, incluyendo la punción transeptal seguida de dilatación estática con balón, septostomía con cuchilla, o la colocación de stent interauricular.

Lectura recomendada

Coleman RD, Goldman J, Moffett B, et al. *Extracorporeal membrane oxygenation mortality in high-risk populations: an analysis of the Pediatric Health Information System Database.* ASAIO J 2019; doi: 10.1097/MAT.0000000000001002.

Philip J, Burgman C, Bavare A, et al. *Nature of the underlying heart disease affects survival in pediatric patients undergoing extracorporeal cardiopulmonary resuscitation.* J Thorac Cardiovasc Surg 2014;148:2367-2372.

Trasplante de corazón

Pablo Motta, Iki Adachi, William J. Dreyer

TCH realizó su primer trasplante exitoso de corazón en un bebé de 8 meses con miocardiopatía dilatada en noviembre de 1984. Desde ese entonces, el programa de trasplante cardíaco ha crecido hasta convertirse en el programa más grande y exitoso en su estilo a nivel mundial. En 2018, el programa rebasó los 400 trasplantes.

Indicaciones y contraindicaciones

El trasplante de corazón surge como una opción para cualquier paciente que tenga una enfermedad cardíaca terminal que no tenga tratamiento médico o quirúrgico. Ello incluye cualesquiera de las miocardiopatías (dilatada, hipertrófica, restrictiva, no compactación del ventrículo izquierdo) o cardiopatías congénitas. La mayoría de los pacientes con cardiopatías congénitas ha tenido una paliación quirúrgica previa que no funcionó. En otros pacientes, la cardiopatía congénita es tal que no existe una buena paliación quirúrgica disponible. El retrasplante del corazón podría indicarse para pacientes cuyos injertos primarios no funcionan. La causa más común del injerto fallido es la vasculopatía coronaria asociada al trasplante.

En TCH consideramos que hay ciertas contraindicaciones para el trasplante cardíaco (Tabla 44-1).

Evaluación del receptor

Los posibles candidatos a trasplante cardíaco se someten a un proceso evaluativo exhaustivo. El proceso comienza con una conversación extensa con los miembros de la familia para discutir la evaluación, inclusión lista de espera, la cirugía en sí, y el seguimiento posquirúrgico. También se conversa sobre las indicaciones, riesgos y beneficios del trasplante como también sobre el estilo de vida que se espera y pronóstico para el paciente. También se hace una revisión de la carga asistencial en nuestra institución y los resultados de otros centros en el país.

El proceso de evaluación incluye un extenso grupo de pruebas sanguíneas para determinar la función de los órganos principales del paciente, hacer un compendio de infecciones previas, y evaluar la condición inmunitaria actual del paciente y su sensibilización ante el antígeno leucocitario humano (HLA). Se podrían requerir estudios más allá de la radiografía y ecocardiograma estándar. Los estudios de imágenes se personalizan según las necesidades individuales del paciente pero podrían incluir tomografía o resonancia magnética de tórax, como también cateterismo cardíaco. Hay que establecer una línea de base con ECG y Holter. Además de las evaluaciones cardiológicas y del equipo de cirugía cardiovascular, el paciente es evaluado por los servicios de inmunología del trasplante y de enfermedades infecciosas por trasplante. El paciente también es evaluado por los especialistas en farmacia, terapia ocupacional y física, y nutrición. Se requiere consultar con nuestro servicio de trabajos sociales, atención emocional pediátrica, y asesor financiero. De ser posible, también se obtienen pruebas neuropsicológicas y del desarrollo. Si esta evaluación inicial arroja cuestionamientos

Tabla 44-1. Contraindicaciones del trasplante cardíaco.

Contraindicaciones terminantes	Comentarios
• Malignidad resistente al tratamiento	
• Hepatopatía progresiva y resistente al tratamiento	
• RVP elevada, grave y constante	RVP >6 unidades Woods por m² medidas en el laboratorio de hemodinámica a pesar de terapia vasodilatadora pulmonar
• Neumopatía obstructiva grave crónica	
• Trastorno psiquiátrico	Hace que el paciente no cumpla o no sea capaz de entender los cuidados postrasplante
• Deterioro hemodinámico	Insuficiencia multiorgánica por la cual es probable que el paciente no se recupere a pesar del trasplante
Contraindicaciones relativas	Comentarios
• Infección activa	
• Infarto pulmonar reciente	
• Infección por SIDA	
• Enfermedad vascular periférica	
• Enfermedades multiorgánicas crónicas	
• Antecedentes de no cumplimiento	
• Ausencia de un cuidador responsable	
• Drogadicción y/o alcoholismo en curso	El paciente o cuidador
• Falta de recursos para soportar el trasplante y los seguimientos posteriores	Incluye medicamentos, manutención y/o mantenimiento adecuado de un ambiente para el trasplante, transporte y cuidados médicos
• IMC >35 kg/m²	
• Trastorno neurológico severo	
• Embarazo	

IMC: índice de masa corporal, IM: insuficiencia multiorgánica

adicionales, se podrían realizar otras consultas. Por lo general, para poder completar la evaluación los pacientes pasan por los servicios de nefrología, neurología y neumología. Después de haber adquirido toda esta información, la junta multidisciplinaria de revisión médica se reúne. Cada consultor presenta sus hallazgos al grupo general y, finalmente, se realiza una votación en cuanto a la candidatura.

Estado de la lista de espera

La United Network of Organ Sharing (UNOS: red unida para el intercambio de órganos) documenta el estado de la lista de espera de todos los pacientes (pediátricos y adultos) que esperan trasplante de órganos sólidos. Tienen una página web protegida cuyo acceso se hace por Internet. Los receptores potenciales de corazón se colocan en una de 3 categorías distintas:

- **Estado 1A.** La categoría de más alta prioridad es el estado 1A. El requisito para entrar al listado 1A se cumple si el paciente 1) requiere de ventilación mecánica continua; 2) requiere asistencia con balón de contrapulsación aórtica; 3) tiene circulación sistémica o pulmonar dependiente del conducto cuya permeabilidad se mantiene mediante stent o infusión de prostaglandina; o 4) tiene una cardiopatía congénita de hemodinámica significativa y requiere de la infusión intravenosa de múltiples inotrópicos o altas dosis de un solo inotrópico intravenoso. Cualquier paciente que requiera la asistencia de apoyo circulatorio mecánico, ya bien temporal o por un tiempo prolongado, califica para el estado 1A.
- **Estado 1B.** El paciente califica para el estado 1B si requiere infusión de uno o más agentes inotrópicos pero no califica para el estado 1A pediátrico, o si el paciente tiene menos de 1 año de edad al momento de registrarse y ha sido diagnosticado con miocardiopatía hipertrófica o restrictiva.
- **Estado 2.** Todos los pacientes que estén activos en la lista, pero que no llenen los requisitos del estado 1A o 1B, califican para el estado 2.

Los pacientes son aptos para el trasplante ABO incompatible si tienen menos de 2 años de edad y sus títulos de isohemaglutinina son ≤1:16. Cuando un paciente reúne los requisitos para recibir la oferta de un posible donante, nuestro centro es contactado para revisar la oferta y determinar si esta es aceptable en términos médicos y quirúrgicos. Nuestro centro está abierto para recibir ofertas 24 horas al día, todos los días.

Evaluación del donante

El proceso de evaluación del donante comienza con una revisión rigurosa de sus antecedentes médicos. En particular, es importante evaluar la causa de muerte y la presencia o ausencia de tiempo inactivo/RCP. Los antecedentes de infecciones, malignidad, antecedentes sociales y comportamientos riesgosos también son importantes. Sin embargo, esta información vital muchas veces no es precisa. También es fundamental tener datos objetivos (p. ej., ecocardiograma, uso de inotrópicos, sodio en plasma, troponinas). La decisión final en cuanto a la idoneidad del órgano la toma el cirujano que lo procura bajo supervisión directa. Por lo general, la cirugía en el receptor comienza solamente después de que se haya tomado la decisión final.

Técnica quirúrgica

En TCH preferimos usar la técnica bicava, en la cual el retorno venoso sistémico se reconstruye a nivel de las venas cavas (p. ej., vena cava superior e inferior). Ese método es superior a la técnica «biauricular» clásica donde el donante y las aurículas nativas derechas se cosen juntas para preservar la competencia valvular tricuspídea así como

Tabla 44-2. Consideraciones anestésicas y perioperatorias después del trasplante cardíaco.

	Mecanismo	Consideración	Tratamiento
Consideraciones tempranas			
Disfunción sinoauricular	Interrupción del nódulo sinoauricular	Bradiarritmias graves	Estimulación temporal, agonista α1 (e.g., isoproterenol o adrenalina)
Disfunción ventricular	Daño por reperfusión después de isquemia Hipertensión pulmonar del receptor Conservación deficiente del órgano	Disfunción diastólica Disfunción del ventrículo derecho	Inodilatadores (milrinona) Adrenalina Optimizar ventilación con 100 % FiO_2 iNO Dispositivo de asistencia ventricular o ECMO temporal
Consideraciones tardías			
Denervación del corazón del donante	Interrupción del reflejo barorreceptor	FC con respuesta mínima a: - Hipovolemia - Cambios ortostáticos - Anticolinérgicos	Uso de fenilefrina como agonista directo para incrementar resistencia vascular sistémica Adrenalina para incrementar el gasto cardíaco y FC
Disfunción del injerto	Rechazo crónico	Disfunción ventricular	Requiere inotrópicos Dispositivo de asistencia ventricular temporal
Vasculopatía de arteria coronaria		Perfusión coronaria dependiente de la presión	Mantener PPC Fenilefrina Corregir anemia, de haberla Dispositivo de asistencia ventricular temporal

PPC: presión de perfusión coronaria, FR: frecuencia cardíaca.

también la conducción eléctrica. La desventaja reside en que puede haber estenosis anastomótica, en particular, en la vena cava superior de receptores pequeños. En pacientes con una cardiopatía congénita compleja hay desafíos técnicos considerables que podrían requerir modificaciones a la técnica estándar. Por ejemplo, cuando hay anastomosis bilaterales de Glenn, en ciertas situaciones el Glenn izquierdo se deja en su lugar mientras que el Glenn derecho se quita para reconstruirlo con la vena cava superior derecha del donante.

Manejo anestésico y circulación extracorpórea

El curso de la anestesia varía en función de la causa de la falla cardíaca (con y sin cardiopatía congénita) y/o la necesidad de apoyo mediante dispositivos de asistencia ventricular antes del trasplante. Los pacientes con dispositivo de asistencia ventricular por lo general tienen una fisiología más estable y toleran mejor la inducción anestésica. En los casos donde ya se haya realizado una esternotomía (p. ej., previa paliación de cardiopatía congénita y colocación de dispositivo de asistencia ventricular) la duración del procedimiento intraoperatorio es mayor debido a una mayor complejidad quirúrgica y mayor riesgo de sangrado posquirúrgico.

Debido a la gran sensibilidad observada en las enfermedades cardíacas terminales a cambios en las condiciones de carga y contractilidad, los objetivos de la inducción anestésica son mantener la precarga, poscarga, frecuencia cardíaca, y la contractilidad. La mayoría de los pacientes con enfermedad cardíaca terminal cuentan con acceso i.v. a largo plazo (p. ej., línea central de inserción periférica) debido a la necesidad de apoyo inotrópico crónico. La ruta habitual para lograr los objetivos hemodinámicos es la inducción por vía intravenosa con etomidato (0.3 mg/kg), ketamina (1-2 mg/kg), o la combinación de fentanilo (5-10 mcg/kg) y midazolam (0.05-0.1 mg/kg). La terapia preoperatoria con inotrópicos, que por lo general es milrinona, se continúa durante la inducción y el período previo a la circulación extracorpórea. La necesidad de aumentar inotrópicos, como lo es la adición de adrenalina, está indicada para pacientes con evidencia de perfusión sistémica insuficiente (p. ej., baja SvO$_2$, baja oximetría cerebral, o acidosis láctica). El mantenimiento de la anestesia se logra mediante una técnica balanceada de opioides sintéticos, inhalación de anestésicos de baja dosis, y relajantes musculares no despolarizantes.

Además de los monitores estándar de la ASA (Sociedad Estadounidense de Anestesiólogos), los pacientes de trasplante cardíaco requieren de un monitoreo hemodinámico invasivo (línea arterial y central), oximetría cerebral, monitoreo de diuresis cada hora, y ecocardiograma transtorácico (ETT). En pacientes con dispositivo de asistencia ventricular de flujo continuo, se requiere acceso vascular guiado por ultrasonido debido a la falta de pulsatilidad. Además, el ultrasonido es invaluable para diagnosticar la permeabilidad de los vasos.

La circulación extracorpórea se realiza con canulación bicava y aórtica, hipotermia leve y pinzamiento cruzado aórtico para las anastomosis auricular izquierda y aórtica. Mediante ecocardiograma transesofágico como guía, el corazón izquierdo se desairea y el pinzamiento cruzado aórtico por lo general se retira después de estas anastomosis. Después retirar el pinzamiento de la aorta y mientras se eleva la temperatura, se anastomosan la vena cava inferior, la arteria pulmonar y la vena cava superior. En pacientes con incompatibilidad ABO se realiza una exanguinotransfusión. Los pacientes con cardiopatía congénita que tengan hipoplasia del arco aórtico, o a quienes se les haya practicado un procedimiento previo de Norwood, requieren de hipotermia profunda y reconstrucción aórtica teniendo al arco del donante bajo paro circulatorio o perfusión cerebral anterógrada. El objetivo es minimizar los tiempos de isquemia cardíaca del donante y mantenerla por debajo de 4 horas.

Una vez que todas las anastomosis sean completadas y se haya iniciado la administración de inotrópicos (milrinona y adrenalina a dosis baja), se retira al paciente de la circulación extracorpórea. El ecocardiograma transesofágico es útil para evaluar la función ventricular (en especial, la función del ventrículo derecho), visualizar las anastomosis venosas (excluir estenosis de vena cava inferior y superior), y descartar anomalías valvulares de importancia. El iNO se usa en pacientes con evidencia de insuficiencia ventricular derecha y en riesgo de hipertensión pulmonar. Rara vez se

Tabla 44-3. Protocolo de esteroides en trasplante cardíaco.

Intraoperatorio	Metilprednisolona[a] 10 mg/kg/dosis	Cada 12 horas mientras está en quirófano
POD # 1	Metilprednisolona[a] 5 mg/kg/día	Dividida en 3 dosis
POD # 2	Metilprednisolona[a] 2.5 mg/kg/día	Dividida en 3 dosis
POD # 3-6	Metilprednisolona[a] o prednisona oral[b] 1 mg/kg/día	Dividida en 2 dosis
POD # 7-13	Metilprednisolona[a] o prednisona oral[b] 0.8 mg/kg/día	Dividida en 2 dosis
POD # 14	Prednisona 0.5 mg/kg/día	Una dosis
	SIN RECHAZO	**RECHAZO (solamente una)**
1 mes	Prednisona[b] 0.4 mg/kg por día	0.5 mg/kg por día
2 meses	Prednisona[b] 0.3 mg/kg por día	0.4 mg/kg por día
3 meses	Prednisona[b] 0.2 mg/kg por día	0.3 mg/kg por día
4 meses	Prednisona[b] 0.2 mg/kg por día	0.2 mg/kg por día
6 meses	Prednisona[b] 0.1 mg/kg por día	0.1 mg/kg por día
8 meses	Prednisona[b] 0.05 mg/kg por día	
9 meses	Prednisona[b] 0.05 mg/kg por día o cada dos días	
10 meses	PARAR	

Dosificación de esteroides: Usar 50 kg como peso máximo – dosis posquirúrgica inicial no debe exceder 250 mg. El rechazo crónico/recurrente durante el primer año requiere una retirada individualizada.
[a] Administración intravenosa. [b] Administración oral.
POD: día después de la operación.

requiere un dispositivo de asistencia ventricular y/o ECMO temporal cuando hay disfunción primaria del injerto. La mayoría de los pacientes se mantienen intubados después de la operación hasta que la función del corazón trasplantado sea estable y se hayan corregido anomalías en la coagulación. Por lo general, la dexmedetomidina se usa para la sedación posquirúrgica. Aunque llegó a usarse como medicamento estándar, el isoproterenol ha estado en desuso debido a su escasez, pero podría ser un coadyuvante en la cronotropía o, incluso, como inotrópico cuando la estimulación y los inotrópicos habituales son insuficientes.

Tabla 44-2 contiene algunas de las consideraciones anestésicas y posquirúrgicas después del trasplante cardíaco.

Supervisión después del trasplante

Después del trasplante, el paciente se recupera como cualquier otro paciente quirúrgico. El paciente está inmunodeprimido, y esto aumenta el riesgo de infección y cambia el uso de otros medicamentos que podrían interactuar con los inmunosupresores usados. A menos que el donante y receptor no estén infectados por citomegalovirus (CMV), se requiere de profilaxis para dicha infección. Esto incluye la administración de

Tabla 44-4. Protocolo de medicación postrasplante en TCH.

Tacrolimús Iniciar 48 horas postrasplante. Dosis comienza en: 0.08/mg/kg/día BID PO/NG. Niveles terapéuticos: • 0-12 meses: 10-12 ng/mL • 1-2 años: 8-10 ng/mL • >3 años: 6-8 ng/mL
Ciclosporina (CYA) Iniciar 48 horas postrasplante si no es posible tomar Tacrolimús PO/NG o ya está tomando CYA. Dosis i.v. continua empieza en 1 mg/kg/24hrs (niveles normalmente ~200 ng/mL). Al usarse como inmunosupresor oral crónico, niveles terapéuticos: • Primeros 3 meses: 300-350 ng/mL • 3-12 meses: 250-300 ng/mL • 1-2 años: 200-250 ng/mL • >3 años: 150-200 ng/mL
Micofenolato Iniciar inmediatamente antes del trasplante y continuar postrasplante. Dosis comienza en: 20 mg/kg/dosis IV/PO cada 12 horas. Dosis máxima: 1500 mg. Si los glóbulos blancos están a 4,000-5,000 /mcL, reducir terapia en 50 %.
Esteroides Iniciar intraoperatorio y luego continuar postrasplante según protocolo.
Tratamiento de citomegalovirus Solamente en el donante y recipiente si son positivos y cuando hay incompatibilidad entre ellos. • **Cytogam**. Administrar dentro de 24-48 horas postrasplante. Dosis: 150 mg/kg/dosis cada 2 semanas por los primeros tres meses. • **Ganciclovir.** Administrar 48-72 horas postrasplante (1 día después del Cytogam). Dosis: 5 mg/kg/dosis i.v. cada 12 horas. Ajustar dosis ante una función renal anómala.
Sirolimús No inmediatamente después del trasplante. Por lo general se añade cuando hay vasculopatía postrasplante de arteria coronaria o para proteger el riñón. Nivel normal: 2-5 ng/mL Cuando se usa con CYA o tacrolimús: • CYA: administrar a 80-120 ng/mL. • Tacrolimús: administrar Tacrolimús + Sirolimús (combo) a 10-12 ng/mL

BID: bis in die (dos veces al día), CMV: citomegalovirus, CYA: ciclosporina, NG: nasogástrica, PO: per os (vía oral).

inmunoglobulina anticitomegalovirus (Cytogam®) poco después del trasplante y cada 2 semanas después del trasplante durante los 3 primeros meses. Los pacientes también reciben ganciclovir i.v. diario y luego se hace transición a valganciclovir oral, cuando corresponda, y se continúa por los primeros 3 meses.

Se debe vigilar al paciente en caso de rechazo. La vigilancia implica hacer biopsias en la semana 2, 4, 8 y 12 después del trasplante. Se realiza una biopsia adicional a los 6 meses después del trasplante y luego al año, comenzando al primer año después del trasplante. Los pacientes que pesen menos de 7 kg se vigilan de forma no invasiva sin biopsia.

Las biopsias de vigilancia en pacientes más jóvenes por lo general se hacen bajo anestesia general. A los pacientes mayores de 8-12 años de edad se les hace cateterismo bajo sedación con ventilación espontánea. Por lo general, esto se logra con una combinación de propofol, ketamina, y/o dexmedetomidina.

Mediante microscopia óptica, el patólogo determina si hay rechazo celular agudo y asigna los siguientes puntajes según el sistema revisado de puntuación de la International Society for Heart and Lung Transplantation (ISHLT): 0R (sin rechazo), 1R (rechazo leve), 2R (rechazo moderado), o 3R (rechazo grave). Los puntajes de 2R o 3R requieren tratamiento con inmunosupresores reforzados. El rechazo humoral o por anticuerpos se determina mediante inmunotinción para depósitos de C4d en un patrón vascular en la biopsia y por corroboración de anticuerpos específicos del donante cuando hay depósito de C4d.

Los pacientes también se examinan entre biopsias durante el primer año después del trasplante en intervalos variables. Después del primer año del trasplante, los pacientes se examinan cada cuatro meses, dos veces durante el primer año en consulta clínica, y una vez para cateterismo cardíaco y biopsia.

Inmunosupresión y manejo del rechazo

En TCH la administración de inmunosupresores incluye el micofenolato mofetilo (Cellcept®) 20 mg/kg i.v. antes del trasplante y cada 12 horas después del trasplante, como también metilprednisolona 10 mg/kg/dosis intraoperatorio y cada 12 horas. Después de la operación, se retiran los esteroides según protocolo (Tabla 44-3). Una vez que el paciente pueda tolerar la vía enteral, se inicia tratamiento con tacrolimús (Prograf®). La dosificación es muy variable y depende de la absorción y del metabolismo. La dosis inicial es de 0.08 a 0.1 mg/kg/día cada 12 horas y hay que medir niveles para establecer la dosis terapéutica. La dosis de tacrolimús depende mucho de otros medicamentos, en particular, de antibióticos. Los niveles terapéuticos de tacrolimús están basados en el tiempo transcurrido después del trasplante (Tabla 44-4). Al principio, intentamos lograr niveles en plasma de 10 a 12 ng/mL. Debido a su capacidad de reducir el número de leucocitos, la dosis de Cellcept® se obtiene en base al número de leucocitos (objetivo >4,000 células/µL) en vez de su concentración sérica.

A nivel empírico, el tratamiento para el rechazo se inicia con metilprednisolona 10 mg/kg/dosis para un total de 4 dosis (cada 8 horas). El tratamiento adicional que se requiera para el rechazo viene determinado por los resultados de la biopsia endomiocárdica. En el grado 2R, el rechazo celular agudo con función cardiaca normal no requiere terapia adicional. Si el paciente tiene rechazo celular de grado 2R con deterioro hemodinámico, o rechazo celular agudo grado 3R, por lo general es necesario el tratamiento con globulina antitimocítica de 3 a 7 días. Si alguna de las biopsias sugiere que hay rechazo humoral o por anticuerpos, se requiere terapia adicional con el objetivo de reducir los anticuerpos anti-HLA circulantes (plasmaféresis) y prevenir la producción adicional de anticuerpos anti-HLA (inmunoglobulina G intravenosa). Para prevenir la producción aún más, los pacientes por lo general reciben rituximab, el cual es un anticuerpo monoclonal dirigido a los linfocitos B con la proteína CD20. La eliminación de linfocitos B circulantes se logra con 1 a 4 dosis administradas cada semana. Para determinar el efecto terapéutico, por lo general se repite una biopsia después del tratamiento del rechazo celular agudo o del rechazo humoral o por anticuerpos. En casos de un rechazo humoral o por anticuerpos persistente, se podría usar eculizumab (bloqueador de la proteína del complemento C5) o bortezomib (inhibidor del proteasoma que ataca las células plasmáticas).

Resultados y complicaciones

Entre los resultados del trasplante se incluye la mortalidad en la lista de espera y los resultados postrasplante. En general, mientras más complejo sea el proceso antes del trasplante, mayor el riesgo de la mortalidad en lista de espera. En TCH ha habido una mejora considerable en la supervivencia de los pacientes en lista de espera una vez introducido el apoyo con dispositivo de asistencia ventricular como puente al trasplante. Hay dos grupos de pacientes en los cuales la mortalidad en lista de espera sigue siendo mayor: un subgrupo de neonatos/lactantes con ventrículo único complejo en quienes las opciones de apoyo con dispositivo de asistencia ventricular son limitadas, y el otro son lactantes pequeños con miocardiopatías en los cuales el apoyo con dispositivo de asistencia ventricular se ha ofrecido con menos frecuencia.

En términos de resultados después del trasplante, ha habido una mejora considerable en la mortalidad temprana. Es probable que este avance se deba a factores varios como mejor selección del donante, conservación del órgano, y manejo perioperatorio. Hubo una mejora dramática en los resultados a largo plazo después de introducirse la ciclosporina en la década de los 80, pero no ha habido avances similares desde entonces. El rechazo crónico y/o la vasculopatía coronaria por trasplante son las razones principales detrás del arrepentimiento tardío. Los datos sobre resultados en TCH están disponibles en línea al público (https://www.srtr.org/transplant-centers/texas-childrens-hospital-txtc/?organ=heart&recipientType=adult&donorType=).

45 Síndrome de heterotaxia

Heather A. Dickerson

El síndrome de heterotaxia constituye un conjunto de defectos basados en problemas de lateralidad en los órganos del cuerpo. Se han identificado varios locus genéticos y debería ofrecerse una selección genética inicial a todos los niños diagnosticados con síndrome de heterotaxia. El síndrome de heterotaxia afecta a muchos órganos, pero los más relevantes clínicamente en la infancia son los defectos cardíacos, que pueden ser graves.

En general, el síndrome de heterotaxia puede clasificarse en isomerismo auricular derecho (IAD; asplenia) o isomerismo auricular izquierdo (IAL; poliesplenia), dependiendo de si predominan las estructuras del lado derecho o del lado izquierdo, respectivamente. Los pacientes con isomerismo auricular derecho tienen 2 aurículas derechas morfológicas y pulmones, y normalmente no tienen bazo. Por el contrario, los pacientes con isomerismo auricular izquierdo tienen 2 aurículas izquierdas morfológicas y pulmones, además de poliesplenia. Esta clasificación, aunque no es 100 % específica, puede ayudar a categorizar los defectos cardíacos, ya que las anomalías rítmicas y venosas siguen a las aurículas «duplicadas» y «ausentes». Los pacientes con isomerismo auricular derecho tienen una mayor probabilidad de sufrir problemas venosos pulmonares y taquiarritmias. Las personas con isomerismo auricular izquierdo tienen más probabilidades de carecer de nodos sinusales y auriculoventriculares y tienen un mayor riesgo de sufrir bradiarritmias. También es más probable que tengan una vena cava inferior interrumpida con inserción de vena hepática separada.

Afectación cardíaca

El tratamiento inicial de los pacientes con síndrome de heterotaxia se centra en paliar sus defectos cardíacos. Con mucha frecuencia, estos pacientes tienen lesiones cardíacas de un solo ventrículo, en la mayoría de los casos, las comunicaciones auriculoventriculares no balanceadas con doble salida del ventrículo derecho y malposición de los grandes vasos. El tratamiento quirúrgico/interventivo inicial se basa en si la válvula pulmonar es normal, estenótica o atrésica, y si el paciente precisa un cerclaje de la arteria pulmonar o una fuente adicional de flujo pulmonar. Hay que tener cuidado con la evaluación de las venas pulmonares, ya que es frecuente la presencia de venas anómalas que pueden requerir una reparación urgente si están obstruidas. Es importante, ante las venas pulmonares obstruidas, no sobrestimar ni subestimar la cantidad de obstrucción a través de la válvula pulmonar. Los pacientes estarán más cianóticos debido a la elevada resistencia vascular pulmonar y, por tanto, es más útil evaluar la válvula pulmonar anatómicamente que por el gradiente obtenido por ecocardiograma. Debido a que muchos de estos pacientes tienen un solo ventrículo derecho y una válvula atrioventricular de tipo comunicación auriculoventricular, son menos capaces de manejar la sobrecirculación pulmonar, lo que conduce a la dilatación ventricular y al aumento de la insuficiencia de la válvula auriculoventricular. Por esta misma razón, se debe tener cuidado para garantizar una adecuada reducción de poscarga y diuresis.

La reparación del retorno venoso pulmonar anómalo total (TAPVR) en pacientes con síndrome de heterotaxia puede plantear importantes retos para la futura paliación de ventrículo único. En particular, el lugar de anastomosis de las venas pulmonares a las aurículas puede estar en el recorrido de un procedimiento de Fontan futuro. Los pacientes con dextrocardia y una vena cava inferior derecha (o venas hepáticas) pueden requerir la creación de un conducto de Fontan extracardíaco detrás de la masa del corazón (normalmente con un injerto Gore-Tex® anillado reforzado).

Los pacientes con síndrome de heterotaxia son especialmente propensos a tener arritmias (Niu et al. 2018). Las personas con isomerismo auricular derecho suelen tener doble nódulo sinusal y auriculoventricular, lo que puede predisponerlos a taquicardia supraventricular reentrante y a taquicardia auricular. Muchos pacientes también tendrán líneas de sutura auriculares (tras la reparación del retorno venoso pulmonar anómalo total) que también pueden ponerlos en riesgo de taquicardia auricular. Es posible que las personas con isomerismo auricular izquierdo presenten un bloqueo cardíaco completo que deberá estimularse de forma temprana debido a sus anormalidades cardíacas asociadas.

Afectación extracardíaca

Los pacientes con síndrome de heterotaxia tienden a tener afectados los órganos extracardiacos. Se debe suponer que todos los pacientes con síndrome de heterotaxia son funcional, si no anatómicamente, asplénicos. Incluso las personas con poliesplenia deben ser tratadas con antibióticos profilácticos, ya que los esplénulos son generalmente hipofuncionales. Los pacientes son especialmente susceptibles a las infecciones por organismos encapsulados. Las publicaciones respaldan el tratamiento profiláctico al menos hasta los 5 años de edad. Los pacientes también deben recibir la vacuna neumocócica. En el TCH, el tratamiento habitual consiste en tratar con amoxicilina durante este período. La ausencia de cuerpos de Howell-Jolly (especialmente en la infancia) puede ser engañosa y puede ser útil explorar la medicina nuclear para evaluar la función esplénica más allá de la infancia, pero no es fiable antes de este momento.

Se debe evaular la inversión de los órganos abdominales y puede afectar a la colocación adecuada de una sonda nasogástrica/orogástrica. Hay que tener cuidado con la localización de la masa hepática y la burbuja estomacal en la radiografía inicial. La malrotación se diagnostica con frecuencia y todos los pacientes deben someterse a una serie gastrointestinal superior para confirmar este diagnóstico. Inicialmente en el TCH, todos los pacientes con malrotación fueron sometidos a un procedimiento electivo de Ladd después de haberse estabilizado su paliación de Glenn o de cualquier cirugía requerida en la infancia. El enfoque ha cambiado recientemente tras revisar a todos los pacientes y concluir que las complicaciones postoperatorias tras el procedimiento de Ladd (principalmente la obstrucción intestinal) superaban el riesgo de desarrollar un vólvulo (Abbas et al. 2016). Ahora no se ofrece a los pacientes una intervención quirúrgica de forma profiláctica. En la actualidad, se indica a todos los padres que los niños con síndrome de heterotaxia deben ser evaluados ante cualquier dolor abdominal, sintomatología obstructiva y/o vómitos para descartar el vólvulo como causa. En estos niños también es importante recordar que su apéndice no suele estar en posición «normal» y que la apendicitis puede presentarse sin el clásico dolor en el cuadrante inferior derecho. Cualquier dolor abdominal asociado a fiebre se debe revisar en detalle. Si los pacientes se someten a cualquier cirugía intrabdominal, deben someterse a una apendicectomía incidental en ese momento por esta misma razón.

Luego se produce anatomía de los bronquios si los pacientes tienen isomerismo auricular derecho o isomerismo auricular izquierdo. Los pacientes con isomerismo auricular derecho tienen pulmones bilobulados y bronquios eparteriales, mientras que los pacientes con isomerismo auricular izquierdo tienen pulmones bilobulados y bronquios hiparteriales. Por lo general, estos cambios anatómicos en los pulmones no tienen consecuencias clínicas, aunque deben tenerse en cuenta en las personas con isomerismo auricular derecho, ya que pueden presentar un colapso bilateral del lóbulo superior. Los pacientes con síndrome de heterotaxia también pueden tener problemas de discinesia ciliar y deben ser evaluados por esto, especialmente si tienen infección u obstrucción pulmonar recurrentes.

Seguimiento a largo plazo

El seguimiento a largo plazo de los pacientes con síndrome de heterotaxia debe tener en cuenta la naturaleza sistémica del síndrome y que pueden estar implicados múltiples sistemas orgánicos. En los pacientes con reparaciones de las venas pulmonares, se debe prestar especial atención a la evaluación de la reobstrucción y, si está presente, a proceder con una intervención temprana. La reducción de la poscarga es importante, ya que las válvulas auriculoventriculares tienen más probabilidades de generar insuficiencia que las válvulas mitral o tricúspide normales.

Es importante controlar las alteraciones del ritmo en estos pacientes. Debe realizarse una monitorización Holter frecuente para evaluar las arritmias ocultas, ya que son más frecuentes que en otras lesiones cardíacas. El momento de realizar el procedimiento Glenn bidireccional debe basarse en la saturación de oxígeno y en si los pacientes tienen o no disfunción ventricular y/o insuficiencia de la válvula auriculoventricular, ya que estas pueden mejorar con la descarga ventricular. Algunos de estos pacientes pueden someterse a la creación de un «pulsátil» Glenn (dejando cierto grado de flujo anterógrado a través del tracto de salida del ventrículo derecho) debido a la mayor probabilidad de que la anatomía venosa sistémica o la resistencia vascular pulmonar les impidan una mayor paliación de un solo ventrículo.

La evaluación previa a la intervención de Fontan se centra en la valoración de la hemodinámica, pero también en la evaluación de las variaciones anatómicas que pueden dificultar la finalización del procedimiento de Fontan, en particular las anomalías venosas sistémicas y pulmonares. Nosotros recomendamos retrasar la realización del procedimiento de Fontan en estos pacientes hasta que lo requieran sintomáticamente y no a una determinada edad, ya que normalmente se requiere el desvío de las estructuras venosas anómalas y puede ser menos difícil en los pacientes de mayor tamaño. La evaluación preoperatoria debe incluir también la evaluación de las malformaciones arteriovenosas y las derivaciones portosistémicas que pueden provocar cianosis después del procedimiento de Fontan. Las derivaciones portosistémicas se deben ocluir.

En estos pacientes no se excluye automáticamente el trasplante, ya que algunos pueden tener resultados razonables. Sin embargo, las anomalías en la anatomía venosa sistémica y pulmonar pueden impedir el trasplante de corazón desde un punto de vista técnico.

En general, el tratamiento de los pacientes con síndrome de heterotaxia implica una delimitación anatómica temprana y paliaciones quirúrgicas por etapas. Es imprescindible una vigilancia adecuada para el desarrollo de alteraciones del ritmo, disfunción ventricular, insuficiencia significativa de la válvula auriculoventricular u obstrucción venosa pulmonar. Además, el clínico debe ser consciente de las anomalías de los sistemas orgánicos asociados que pueden afectar a la vida de estos niños.

Lectura recomendada

Abbas PI, Dickerson HA, Wesson DE. *Evaluating a management strategy for malrotation in heterotaxy patients.* J Pediatr Surg 2016;51:859-862.

Broda CR, Salciccioli KB, Lopez KN, et al. *Outcomes in adults wiht congenital heart disease and heterotaxy syndrome: a single-center experience.* Congenit Heart Dis 2019;doi: 10.1111/chd.12856.

Niu MC, Dickerson HA, Moore JA, et al. *Heterotaxy syndrome and associated arrhythmias in pediatric patients.* Heart Rhythm 2018;15:548-554.

46 Trastornos del tejido conectivo

Taylor Beecroft, Lisa C. A. D'Alessandro, Justin Zachariah, Shaine A. Morris

El TCH tiene una completa Clínica de Genética Cardiovascular para evaluar, diagnosticar y tratar a los niños con trastornos del tejido conectivo que afectan al corazón, así como otras afecciones asociadas a una enfermedad aórtica o arterial importante. La evaluación inicial de un paciente en esta clínica incluye lo siguiente:

- Antecedentes familiares completos, incluidos antecedentes familiares detallados y la creación de un estudio genealógico genético de 3 generaciones
- Revisión de cualquier imagen, intervención y prueba genética previa
- Un examen físico completo, que incluya:
  - Una evaluación cardiovascular y pulmonar estándar
  - Una evaluación de los rasgos dismórficos
  - Un puntaje sistémico del síndrome de Marfan (véase más abajo)
  - Un puntaje de Beighton para la hipermovilidad articular

Si no se han realizado las pruebas genéticas apropiadas, se ordenarán según lo indicado. Debido a la similitud fenotípica y a la heterogeneidad genética observada en muchos de estos síndromes, la prueba más solicitada es un despistaje de aortopatías, que suele incluir la secuenciación y el análisis de deleción/duplicación de los genes que causan el síndrome de Marfan, los síndromes de Loeys-Dietz, los síndromes de Ehlers-Danlos clásico y vascular, las enfermedades del músculo liso *ACTA2* y *FLNA* y el síndrome de tortuosidad arterial, entre otros. Para facilitárselo a la familia, para esta prueba se obtiene una muestra de saliva en la consulta. Como sabemos que es posible que los niños no cumplan los criterios clínicos para las pruebas genéticas y que algunos trastornos del tejido conectivo no están bien caracterizados en los niños, el umbral para las pruebas suele ser bajo. Las pruebas se realizan si se sospecha de una de las afecciones que se indican a continuación, o si existe una dilatación aórtica significativa en presencia de al menos uno de los siguientes factores: características esqueléticas compatibles con un trastorno del tejido conectivo, un puntaje de Beighton >4, antecedentes familiares de una afección similar o un prolapso significativo de la válvula mitral. Los resultados los comenta con la familia el asesor genético y/o el cardiólogo una vez que estén disponibles. Si las pruebas genéticas identifican una variante patógena, se recomienda el asesoramiento genético y la realización de pruebas en cascada a todos los familiares de primer grado que correspondan para evaluar la necesidad de pruebas de detección y vigilancia cardiovascular.

Síndrome de Marfan

El síndrome de Marfan es el trastorno del tejido conectivo más frecuente. Se trata de un trastorno genético multisistémico causado, en la mayoría de los casos, por mutaciones patógenas autosómicas dominantes de sentido erróneo, terminación prematura o variante de empalme en el gen *FBN1*, aunque las supresiones de exones de *FBN1* también pueden causar la enfermedad. Las personas con síndrome de Marfan presentan una importante variabilidad en sus características y gravedad, incluso entre familiares que

Tabla 46-1. Cálculo del puntaje sistémico para el síndrome de Marfan de según la nosología de Gante revisada de 2010. Un puntaje ≥7 es un puntaje sistémico positivo (Loeys et al. 2010).

Característica	Valor en puntos
Signo de la muñeca y del pulgar	3
Signo de la muñeca o del pulgar	1
Deformación del *pectus carinatum*	2
Pectus excavatum o asimetría torácica	1
Deformación del retropié	2
Pie plano	1
Neumotórax espontáneo	2
Uctasia dural	2
Protucio acetabulae	2
Escoliosis o cifosis toracolumbar	1
Reducción de la extensión del codo	1
Tres de estos 5 rasgos faciales: hipoplasia malar, fisuras palpebrales inclinadas hacia abajo, retrognatia, enoftalmos y dolicocefalia	1
Estrías cutáneas	1
Miopía severa	1
Prolapso de la válvula mitral	1
Reducción de la relación segmento superior/segmento inferior y aumento de la relación brazo/altura	1

comparten la misma variante patógena, y la correlación genotipo-fenotipo es mínima. Los rasgos distintivos son una estatura alta con extremidades desproporcionadamente largas, dedos de las manos y de los pies largos, *pectus excavatum* o *carinatum*, escoliosis progresiva, miopía, *ectopia lentis*, dilatación de la raíz aórtica y prolapso de la válvula mitral. Las manifestaciones cardiovasculares son el principal factor de mortalidad temprana en el síndrome de Marfan, pero los recientes avances en el tratamiento están mitigando el exceso de riesgo hasta aproximarlo al de la población general.

Al evaluar el síndrome de Marfan en la población pediátrica, es importante recordar que las características de este síndrome suelen ser más sutiles en los niños, y que los hallazgos clínicos adicionales pueden evolucionar con el tiempo. El diagnóstico del síndrome de Marfan puede establecerse en un probando con 1) una variante patogénica confirmada en *FBN1* además de dilatación de la raíz aórtica (puntaje z ≥2,0) o ectopia lentis; o 2) dilatación de la raíz aórtica además de ectopia lentis o un puntaje sistémico ≥7 (Tabla 46-1). También es crucial evaluar los antecedentes familiares en busca de signos de otros familiares afectados, ya que el síndrome de Marfan se hereda en aproximadamente el 75 % de los casos.

El tratamiento de los pacientes con síndrome de Marfan en el TCH incluye:
- Seguimiento cardiológico y diagnóstico por la imagen.

- Seguimiento cardiológico de por vida con al menos una evaluación cardiovascular anual y un ecocardiograma.
- En el caso de los pacientes con una dilatación grave o una medida absoluta de la raíz ≥4 cm, solemos realizar una resonancia magnética cardíaca con angiografía (RMA) para evaluar mejor la aorta. También evaluaremos el índice de tortuosidad de las arterias vertebrales para contribuir a la estratificación de riesgos.

- Inicio del tratamiento médico con betabloqueantes y/o bloqueantes de los receptores de la angiotensina (BRA, normalmente losartán) en el contexto de la dilatación de la raíz aórtica; debe considerarse el inicio del tratamiento médico profiláctico en el momento del diagnóstico incluso con una dimensión radicular normal.
  - En cuanto a los betabloqueantes, el propranolol se prescribirá a los bebés y niños pequeños, el atenolol a los niños de primaria y adolescentes, y el metoprolol XL a los adolescentes y adultos.
  - Para la mayoría de los pacientes con dilatación grave, o con un crecimiento más rápido de lo esperado, se recomendará una terapia doble con un betabloqueador y un bloqueante de los receptores de la angiotensina, si se tolera.
  - Durante el seguimiento, se aumentarán gradualmente las dosis de medicación para lograr un bloqueo beta adecuado (descenso de la frecuencia cardíaca de al menos un 20 % con respecto al valor inicial o 70 lpm en los niños más pequeños, 60 lpm en los niños mayores/adolescentes), y la dosis máxima de bloqueante de los receptores de la angiotensina (objetivo 1-1.5 mg/kg de losartán en la mayoría de los pacientes), según se tolere, hasta que se observe un crecimiento mínimo de la aorta. Definimos el tratamiento óptimo en los niños en crecimiento como una dimensión aórtica invariable y un puntaje z decreciente.

- Los familiares de primer grado deben someterse a pruebas de mutaciones familiares conocidas siempre que sea posible, ya que tienen un 50 % de posibilidades de estar afectados. Si no se pueden realizar pruebas genéticas, pediremos un ecocardiograma a los familiares potencialmente afectados, aunque los afectados pueden pasar desapercibidos solo con el ecocardiograma.

- Se debe fomentar el ejercicio aeróbico rutinario con un asesoramiento cercano para evitar los deportes de competición y de contacto y las actividades de alto esfuerzo dependiendo de la gravedad de las manifestaciones cardiovasculares.

- La indicación de intervención quirúrgica en la dilatación de la raíz aórtica es una dimensión aórtica absoluta >5.0 cm. En la población pediátrica, esto puede no ser aplicable y la tasa de cambio de la dimensión de la raíz aórtica es una consideración importante. Se asesora a las familias sobre la sustitución de la raíz aórtica sin válvula frente a la sustitución de la raíz con válvula (procedimiento Bentall). La mayoría de las familias de pacientes jóvenes optan por la cirugía sin válvula para evitar complicaciones hemorrágicas y la anticoagulación de por vida. La intervención puede estar indicada en >4.0 cm en cualquiera de las siguientes situaciones:
  - Cuando es una mujer que quiere quedar embarazada
  - Cuando está prevista otra cirugía cardíaca
  - Cuando se observan antecedentes familiares de disección en una dimensión de la raíz aórtica <5.0 cm

- Cuando hay tortuosidad severa de la arteria vertebral, definida como índice de tortuosidad de la arteria vertebral (≥50).
- Cuando el paciente alcanza los 4.0 cm a una edad muy temprana (es decir, <5 años)

Síndromes de Ehlers-Danlos

Los síndromes de Ehlers-Danlos son un grupo de trastornos del tejido conectivo genética y fenotípicamente heterogéneos que se caracterizan principalmente por la hipermovilidad articular y la hiperextensibilidad de la piel. En la actualidad existen más de 10 subtipos reconocidos de síndromes de Ehlers-Danlos, que se distinguen por el genotipo y la presencia de características fenotípicas adicionales específicas. Hay tres subtipos de síndromes de Ehlers-Danlos que se presentan con mayor frecuencia en la clínica cardiológica: síndrome de Ehlers-Danlos clásico, vascular e hipermóvil.

Síndrome de Ehlers-Danlos clásico

El síndrome de Ehlers-Danlos clásico es una afección autosómica dominante causada por variantes patógenas en *COL5A1* (y menos comúnmente en *COL5A2* y *COL1A1*). Las características clínicas del síndrome de Ehlers-Danlos clásico incluyen una piel hiperelástica y frágil, blanda y pastosa al tacto, una mala cicatrización de las heridas con cicatrices atróficas, una importante hipermovilidad articular (y complicaciones de la hipermovilidad articular, como esguinces, subluxaciones, etc.), facilidad para la aparición de hematomas, hernias y fatiga. Aunque las manifestaciones cardiovasculares son poco frecuentes, se ha informado de la dilatación de la raíz aórtica y del prolapso de la válvula mitral. Solo se suele hacer un seguimiento de estos pacientes en la Clínica de Genética Cardiovascular si se presentan manifestaciones cardiovasculares.

El tratamiento de los pacientes con síndrome de Ehlers-Danlos clásico incluye lo siguiente:

- Seguimiento cardiológico y diagnóstico por la imagen.
  - Si no se observan características cardiovasculares en el ecocardiograma inicial, no se realiza ningún seguimiento o se realiza un seguimiento ecocardiográfico intermitente (cada 5 años con ecocardiograma).
  - Si hay dilatación aórtica o prolapso significativo de la válvula mitral, se realiza una evaluación anual con ecocardiograma.
  - Con una dilatación grave o una medida absoluta de la raíz ≥4 cm, podemos realizar una resonancia magnética cardíaca con angiografía para evaluar mejor la aorta.
- Terapia médica
  - Los pacientes no suelen ser tratados con terapia médica a menos que la dilatación aórtica sea moderada, ya que la disección aórtica es muy poco frecuente en el síndrome de Ehlers-Danlos clásico.
  - Si la dilatación es de moderada a grave, puede iniciarse la monoterapia con un betabloqueante o un bloqueante de los receptores de la angiotensina, con los mismos objetivos que en el tratamiento del síndrome de Marfan.
- Los familiares de primer grado deben someterse a pruebas de mutaciones familiares conocidas siempre que sea posible, ya que tienen un 50 % de posibilidades de estar afectados.

- Por lo general, no se prescriben limitaciones de la actividad desde el punto de vista cardíaco, aunque a veces se desaconsejan los deportes de contacto y el levantamiento de pesas para proteger de nuevo las subluxaciones, las hernias y las lesiones cutáneas en los pacientes más gravemente afectados.
- La cirugía aórtica rara vez está indicada en el síndrome de Ehlers-Danlos clásico. Si la dilatación aórtica está presente cerca de la consideración quirúrgica, deben considerarse otros diagnósticos adicionales/alternativos.

Síndrome de Ehlers-Danlos de tipo vascular

El síndrome de Ehlers-Danlos de tipo vascular abarca un espectro más grave de características cardiovasculares, incluido un riesgo sustancial de aneurisma arterial, disección y ruptura. Se trata de un raro trastorno autosómico dominante causado por variantes patógenas en el gen *COL3A1*. La importante fragilidad de la vasculatura en el síndrome de Ehlers-Danlos de tipo vascular puede conducir a la rotura incluso aunque no exista dilatación/aneurisma o traumatismo. Otros rasgos comunes son la piel fina y translúcida con propensión a la formación de hematomas con facilidad, la hipermovilidad articular, la subluxación y luxación articular crónica, la luxación congénita de cadera y el neumotórax, así como la fragilidad y la rotura del tracto gastrointestinal, el útero y otros órganos. La vida media de las personas con vEDS es de 48 años.

El tratamiento de los pacientes con síndrome de Ehlers-Danlos de tipo vascular incluye lo siguiente:
- Seguimiento cardiológico y diagnóstico por la imagen.
  - Es necesario un seguimiento cardiológico de por vida. En nuestra clínica, realizamos al menos una evaluación cardiovascular anual. La mayoría de los años se incluye una resonancia magnética con angiografía desde la cabeza hasta la pelvis o un ecocardiograma, aunque en algunos pacientes muy estables sin eventos cardiovasculares aparentes o aneurisma, las evaluaciones intermitentes pueden incluir únicamente una exploración física y la monitorización de la PA.
  - Para los pacientes con dilatación/aneurismas conocidos, o que han tenido un evento vascular, se realiza al menos una resonancia magnética con angiografía o angioTAC anual desde la cabeza hasta la pelvis.
  - La arteria pulmonar debe controlarse regularmente y la hipertensión debe tratarse con prontitud.
- Se recomienda el inicio del tratamiento médico con betabloqueantes para todos los pacientes con síndrome de Ehlers-Danlos de tipo vascular, teniendo en cuenta un ensayo europeo que mostró una reducción de los eventos tras la administración de celiprolol, un betabloqueante. El celiprolol, un betabloqueante de tercera generación, no está disponible en los Estados Unidos. Por lo tanto, recomendamos betabloqueantes similares, como el labetalol y carvedilol, incluso en ausencia de dilatación aórtica/arterial o hipertensión.
- Los familiares de primer grado deben someterse a pruebas de mutaciones familiares conocidas siempre que sea posible, ya que tienen un 50 % de posibilidades de estar afectados.
- Todos los pacientes reciben un amplio asesoramiento sobre los riesgos del síndrome de Ehlers-Danlos de tipo vascular, y para tener información de contacto del proveedor

de servicios médicos de emergencia y planes de emergencia. A los pacientes se les proporciona material escrito para que lo lleven consigo e informen al personal de emergencias sobre el síndrome de Ehlers-Danlos de tipo vascular.

- Se debe fomentar el ejercicio aeróbico rutinario con un asesoramiento cercano para evitar los deportes de competición y de contacto y las actividades de alto esfuerzo.
- Las intervenciones vasculares y la cirugía se evitan en la medida de lo posible, ya que muchas de las muertes registradas en el síndrome de Ehlers-Danlos de tipo vascular son resultado de intervenciones diagnósticas y profilácticas, incluido el cateterismo cardíaco. La cirugía y la intervención arterial solo deben considerarse en colaboración/comunicación con un equipo familiarizado con las complicaciones del síndrome de Ehlers-Danlos de tipo vascular o en caso de emergencia vital absoluta. La colonoscopia también debe evitarse por el riesgo de ruptura del colon.
- Las mujeres afectadas deben ser asesoradas ampliamente en relación con el embarazo, ya que este confiere al menos un 5.3 % de riesgo de muerte como resultado de una rotura uterina o arterial.

Síndrome de Ehlers-Danlos hipermóvil

En contraste con el síndrome de Ehlers-Danlos de tipo vascular, las características del síndrome de Ehlers-Danlos hipermóvil se encuentran en el extremo más leve del espectro fenotípico en términos de características cardiovasculares. Se desconoce la etiología genética del síndrome de Ehlers-Danlos hipermóvil y, por lo tanto, *no están indicadas* las pruebas genéticas para esta enfermedad, excepto en circunstancias en las que es necesario descartar síndrome de Ehlers-Danlos de tipo vascular o síndrome de Ehlers-Danlos clásico. En el síndrome de Ehlers-Danlos hipermóvil, las articulaciones son hipermóviles y, aunque la piel puede seguir siendo blanda y pastosa, suele ser menos hiperextensible que otros subtipos de síndrome de Ehlers-Danlos. Las personas afectadas también pueden presentar subluxaciones y dislocaciones espontáneas, hematomas fáciles y trastornos intestinales, así como disfunción autonómica cardiovascular con frecuentes episodios de síncope o casi síncope. El síndrome de taquicardia ortostática postural es frecuente y puede ser necesario tratarlo. El dolor crónico secundario a la enfermedad articular degenerativa también es una manifestación común y puede ser debilitante. Aproximadamente entre el 11 y el 33 % de las personas tienen una leve dilatación de la raíz aórtica, pero el riesgo de disección es muy bajo y el tamaño suele permanecer estable. Por lo tanto, la dilatación radicular leve rara vez se trata con terapia médica en pacientes con síndrome de Ehlers-Danlos hipermóvil.

Loeys-Dietz Syndromes

Los síndromes de Loeys-Dietz son otro grupo de trastornos multisistémicos del tejido conectivo que presentan características esqueléticas, craneofaciales, cutáneas y cardiovasculares similares. Todos los subtipos de síndromes de Loeys-Dietz conocidos son autosómicos dominantes y se heredan de un progenitor afectado en aproximadamente el 25 % de los casos. Se han implicado varios genes, pero se han observado variantes patogénicas en *TGFBR2* (causante del síndrome de Loeys-Dietz 2) y *TGFBR1* (síndrome de Loeys-Dietz 1) en el 55 % y el 20 % de los casos, respectivamente. Con menor frecuencia, también se han notificado variantes patógenas en *SMAD3* (síndrome de Loeys-Dietz 3), *SMAD2* (síndrome de Loeys-Dietz 5), *TGFB2* (síndrome de Loeys-Dietz 4), y *TGFB3* (síndrome de Loeys-Dietz 5), pero el fenotipo cardíaco en estos pacientes parece más leve que en los síndromes de Loeys-Dietz 1 y 2. Dada esta heterogeneidad genética, son más apropiadas las pruebas de panel cuando se sospecha un diagnóstico de síndrome de Loeys-Dietz.

Al igual que otros trastornos, el síndrome de Loeys-Dietz se presenta en un espectro fenotípico que va de leve a grave, y se observa una expresividad variable incluso entre familiares con la misma variante patógena. Los hallazgos físicos del síndrome de Loeys-Dietz incluyen el *pectus excavatum* o *carinatum*, la hipermovilidad articular, la escoliosis, los ojos muy separados y prominentes, la úvula bífida, el paladar hendido, la craneosinostosis, la facilidad para hacerse hematomas y la piel translúcida y aterciopelada con ocasionales cicatrices distróficas. Pueden observarse manifestaciones cardiovasculares graves, como aneurismas arteriales abdominales, torácicos y cerebrales generalizados con un riesgo significativo de disección y ruptura. Más del 95 % de las personas afectadas presentan algún grado de dilatación de la raíz aórtica. También es frecuente la tortuosidad de los vasos de la cabeza y el cuello. La enfermedad inflamatoria es otro síntoma común, que incluye manifestaciones como el eczema, el asma, la enfermedad inflamatoria intestinal y el aumento de las reacciones alérgicas a los alérgenos alimentarios y ambientales. También puede producirse un neumotórax espontáneo, hernias recurrentes y miopía.

Los aneurismas arteriales en el síndrome de Loeys-Dietz pueden ser más agresivos que los observados en el síndrome de Marfan. En particular, la aorta tiene un mayor riesgo de disecarse a diámetros más pequeños, y las disecciones suelen tener una edad de inicio más temprana, al menos en los subtipos de síndrome de Loeys-Dietz 1 y 2.

- Seguimiento cardiológico y diagnóstico por la imagen.
    - Seguimiento cardiológico de por vida con al menos una evaluación cardiovascular anual.
    - Se recomienda una resonancia magnética con angiografía de cabeza a pelvis (o un angioTAC ocasional) cada 1-3 años. En los años sin resonancia magnética con angiografía/angioTAC, se realiza un ecocardiograma. También evaluaremos el índice de tortuosidad de la arteria vertebral en la resonancia magnética con angiografía o angioTAC para contribuir a la estratificación de riesgos.
- Los pacientes deben ser tratados con betabloqueantes y/o bloqueantes de los receptores de la angiotensina para disminuir el estrés de las paredes arteriales y reducir el riesgo de disección. En nuestra clínica, los pacientes suelen recibir una terapia doble.
- Los familiares de primer grado deben someterse a pruebas de mutaciones familiares conocidas, siempre que sea posible.
- Se debe fomentar el ejercicio aeróbico rutinario. Deben evitarse estrictamente los deportes de competición y de contacto, así como los ejercicios isométricos, incluido el levantamiento de pesos de más de 30 libras (14 kg).
- La cirugía de la raíz aórtica está indicada cuando las dimensiones de la aorta alcanzan los 4.0-4.4 cm en los pacientes con síndrome de Loeys-Dietz 1/2. Se sabe menos sobre otros síndromes de Loeys-Dietz; evaluamos caso por caso, y recomendamos la cirugía entre 4.0 y 5.0 cm.

- El embarazo puede ser peligroso en las mujeres con síndrome de Loeys-Dietz, ya que existe riesgo de disección o rotura aórtica, así como de rotura uterina y muerte, aunque muchas mujeres toleran el embarazo sin problemas. El asesoramiento exhaustivo debe realizarse antes de la planificación del embarazo, y debe depender de los riesgos individuales de cada paciente. Las personas afectadas que queden embarazadas deben hacer un seguimiento estrecho con un obstetra de alto riesgo y recibir imágenes aórticas frecuentes tanto durante como después del embarazo.

Síndrome de tortuosidad arterial

El síndrome de tortuosidad arterial es un trastorno raro del tejido conectivo. A diferencia de la mayoría de los trastornos del tejido conectivo, el síndrome de tortuosidad arterial presenta un patrón de herencia autosómico recesivo y requiere un cambio patógeno en ambas copias del gen *SLC2A10*. Por lo tanto, es probable que ambos progenitores del paciente afectado sean portadores no afectados, y cada uno de sus hijos tiene un 25 % de probabilidades de tener síndrome de tortuosidad arterial, un 50 % de probabilidades de ser portador no afectado y un 25 % de probabilidades de ser no portador no afectado.

Como su nombre indica, provoca una grave tortuosidad arterial vascular. Además de los hallazgos cardiovasculares significativos, el síndrome de tortuosidad arterial también se caracteriza por rasgos esqueléticos, craneofaciales y de tejido conectivo generalizados. Las características cardiovasculares incluyen una grave elongación y tortuosidad de la aorta y otras arterias de tamaño medio, un riesgo significativo de aneurisma y disección, y estenosis de la aorta y las arterias pulmonares. También existe un mayor riesgo de prolapso de la válvula mitral, insuficiencia valvular, dilatación de las grandes venas y eventos isquémicos que afectan a la circulación cerebrovascular y abdominal. Como ocurre con la mayoría de los trastornos del tejido conectivo, las características cardiovasculares son la principal causa de morbilidad y mortalidad en el síndrome de tortuosidad arterial. Las manifestaciones extracardíacas del síndrome de tortuosidad arterial incluyen escoliosis, laxitud articular y/o contracturas, aracnodactilia, camptodactilia, *pectus carinatum* o *excavatum*, paladar alto, apiñamiento dental, miopía, hipotonía, así como hernia abdominal, inguinal y/o diafragmática.

Los pacientes con síndrome de tortuosidad arterial confirmado deben ser controlados estrechamente por un cardiólogo. El tratamiento depende de los hallazgos cardiovasculares específicos. En los casos de dilatación aórtica, la terapia médica suele limitarse a un betabloqueante, ya que el riesgo de estenosis de la arteria renal puede limitar el uso de los bloqueantes de los receptores de la angiotensina. Deben realizarse ecocardiogramas periódicos, así como resonancias magnéticas con angiografía de la cabeza a la pelvis o angioTAC con reconstrucción 3D para evaluar las dimensiones y estenosis aórticas.

Enfermedad aórtica torácica hereditaria causada por *ACTA2*

La enfermedad aórtica torácica hereditaria es un grupo de trastornos caracterizados por la predisposición genética a los aneurismas y disecciones de la aorta torácica. Aunque hay varios genes implicados en la enfermedad aórtica torácica hereditaria, esta sección describirá las características específicas de esta enfermedad causada por variantes patógenas autosómicas dominantes en *ACTA2,* la causa más frecuente de enfermedad aórtica torácica hereditaria familiar no sindrómica. Las personas con este tipo de enfermedad aórtica torácica hereditaria suelen tener aneurismas aórticos fusiformes que afectan a la raíz aórtica, la aorta ascendente y el arco aórtico. La hipoplasia del arco y la coartación son frecuentes, al igual que el conducto arterioso permeable. Aunque los aneurismas aórticos descendentes y abdominales también son posibles con las variantes patógenas *ACTA2,* estas son menos comunes. También se han observado formas sindrómicas de enfermedad aórtica torácica hereditaria en asociación con *ACTA2,* con algunas variantes patógenas que confieren un mayor riesgo de accidente cerebrovascular de aparición temprana, enfermedad arterial coronaria y/o enfermedad cerebrovascular. Una variante patógena recurrente que altera el residuo de arginina 179 (R179) en *ACTA2* presenta anomalías sindrómicas que incluyen coartación aórtica, hipertensión pulmonar, gran conducto arterioso permeable, malrotación intestinal, vejiga hipotónica, midriasis congénita y enfermedad cerebrovascular tipo Moyamoya.

El tratamiento es un reto para los aneurismas causados por *ACTA2.* La eficacia del tratamiento aún no se ha estudiado hasta el momento, pero tradicionalmente se utilizarán bloqueantes de los receptores de la angiotensina o betabloqueantes. Sin embargo, los pacientes son propensos a tener una presión diastólica inicial baja y un alto riesgo de accidente cerebrovascular, especialmente si tienen la variante patógena R179. Para ellos, la hipotensión puede ser bastante arriesgada, y a menudo se evitan estrictamente los medicamentos antihipertensivos. La anestesia necesaria para la cirugía cardíaca también puede introducir un riesgo significativo. Por lo tanto, el tratamiento es individualizado y se basa en los riesgos y morbilidades coexistentes.

Heterotopía nodular periventricular relacionada con el *FLNA*

Mientras que la heterotopía nodular periventricular relacionada con el *FLNA* se caracteriza por ser un trastorno convulsivo causado por una migración neuronal anormal, existen manifestaciones asociadas del tejido conectivo y cardiovasculares. Como su nombre indica, la heterotopía nodular periventricular relacionada con el *FLNA* está causada por variantes patógenas en el gen *FLNA.* Además de las convulsiones, que no suelen observarse en otros trastornos del tejido conectivo, otra característica distintiva de la heterotopía nodular periventricular relacionada con *FLNA* es su patrón de herencia. Se trata de una enfermedad ligada al cromosoma X que suele ser letal prenatal o neonatal en los varones. Por ello, la mayoría de las personas afectadas son mujeres. Unos antecedentes familiares de anomalías cardíacas y/o convulsiones que afecten principalmente a las mujeres de forma ligada al cromosoma X debería indicar la necesidad de *FNLA* o pruebas de panel.

Las manifestaciones cardiovasculares de esta enfermedad incluyen el aneurisma y la disección de la aorta torácica, la coartación de la aorta, el conducto arterioso permeable, las comunicaciones interventriculares e interauriculares, así como la insuficiencia de las válvulas mitral y aórtica. La hipertensión pulmonar también es frecuente. La combinación única de hipertensión pulmonar y dilatación de la aorta ascendente debe hacer sospechar de la enfermedad de *FLNA.* Las características extracardíacas de este trastorno incluyen convulsiones, estrabismo congénito, laxitud articular, dedos cortos y dislexia. El fenotipo puede variar de leve a grave. Aunque históricamente se ha considerado que las convulsiones son la característica de presentación de la heterotopía nodular periventricular relacionada con el *FLNA*, los datos recientes sugieren que estos pacientes pueden presentarse al cardiólogo mucho antes de recibir el diagnóstico de Neurología. Esto indica la necesidad de un reconocimiento y un diagnóstico más tempranos de este trastorno, a lo que puede contribuir el reconocimiento de características clave en los antecedentes familiares junto con las manifestaciones cardíacas mencionadas.

No se han estudiado los tratamientos para la aortopatía y la arteriopatía asociadas a *FLNA* ni se han establecido directrices. Para la mayoría de los pacientes, dada la dilatación a menudo grave, utilizamos una combinación de bloqueantes de los receptores de la angiotensina y betabloqueantes en las niñas afectadas. Dado que muchos pacientes pueden haber sido sometidos a un trasplante de pulmón por las manifestaciones pulmonares, a veces graves, debe vigilarse la función renal cuando se toman medicamentos postrasplante y bloqueantes de los receptores de la angiotensina. En este momento no existen directrices quirúrgicas para los aneurismas de *FLNA*.

Lectura recomendada

Loeys BL, Dietz HC, Braverman AC, et al. *The revised Ghent nosology for the Marfan syndrome.* J Med Genet 2010;47:476–485.

47 El procedimiento de Fontan en adultos

Peter Ermis, Wilson Lam, David F. Vener, Charles D. Fraser Jr.

El tratamiento coordinado de los pacientes con anatomía y fisiología de ventrículo único ha mejorado notablemente los resultados en las últimas décadas. Por lo tanto, se espera que la gran mayoría de los pacientes con un solo ventrículo sobrevivan hasta la edad adulta tras la última fase de la paliación, la cirugía de Fontan. La naturaleza inusual de la fisiología de Fontan, así como los cambiantes modos de paliación de Fontan, presentan una multitud de desafíos en el cuidado del paciente adulto con un procedimiento de Fontan. A la mayoría de los pacientes que se han sometido a una paliación de Fontan en los últimos 20 años se les ha hecho una operación de Fontan «moderna» en forma de conexión cavopulmonar total. Esto se ha logrado más comúnmente a través de la construcción de un túnel auricular lateral o, más recientemente, mediante el uso de conductos extracardíacos. Esto contrasta claramente con las conexiones de Fontan hechas hace más de 25-30 años, que eran predominantemente conexiones atriopulmonares (A-P) de Fontan. Dadas las necesidades de atención a largo plazo y la frecuente naturaleza transitoria de muchos pacientes, corresponde al equipo sanitario obtener los registros de los cirujanos de las operaciones de Fontan anteriores (o, si no están disponibles, mediante el uso de imágenes avanzadas) para determinar el tipo exacto de conexión de Fontan en un paciente determinado. En general, los pacientes con conexiones atriopulmonares de Fontan tienden a presentar arritmias auriculares más frecuentes, en particular taquicardias de reentrada, que los pacientes con conexión cavopulmonar total de Fontan, aunque esto puede ser una característica de la duración del seguimiento. Incluso cuando no hay arritmias, la mayoría de los pacientes con conexiones atriopulmonares de Fontan se deben considerar para la cirugía de conversión de Fontan (véase más adelante).

Complicaciones de Fontan

La paliación de Fontan presenta muchos retos relacionados con las complicaciones cardíacas y no cardíacas crónicas. Aproximadamente a los 20-25 años después de la paliación de Fontan, muchos pacientes empiezan a mostrar algunos signos de estos problemas. Como se comenta en el Capítulo 39, se debe realizar un seguimiento estrecho y pruebas longitudinales para controlar a los pacientes de Fontan. El TCH ha desarrollado un plan de atención a largo plazo para estos pacientes (Cuadro 39-4).

Complicaciones cardíacas

Las complicaciones cardíacas pueden dividirse en varias categorías: estructurales, funcionales y eléctricas. En la compleja constelación de variantes anatómicas que se someten a las operaciones de Fontan, hay muchas posibilidades de que se produzcan anomalías estructurales residuales o nuevas. Estos pueden incluir la insuficiencia de la válvula semilunar, la obstrucción de la salida sistémica, la obstrucción del drenaje venoso pulmonar, la obstrucción del seno coronario, insuficiencia o estenosis de la válvula auriculoventricular, las estenosis anastomóticas u otras distorsiones de las vías. Cualquiera de estos problemas puede dar lugar a una fisiología de Fontan comprometida y puede ser indicación suficiente para una operación de revisión. La insuficiencia de la válvula auriculoventricular es un predictor independiente de mal pronóstico.

Los pacientes de Fontan desarrollan con frecuencia una disfunción diastólica que a menudo da lugar a presiones telediastólicas elevadas. Esto agrava una multitud de problemas que conducen a elevadas presiones de Fontan. La disfunción sistólica tiende a ser menos frecuente pero, si está presente, debe tratarse con la optimización de los medicamentos para la insuficiencia cardíaca y considerar el apoyo mecánico/quirúrgico en casos extremos.

Desde el punto de vista eléctrico, la bradicardia se produce finalmente en muchos pacientes adultos de Fontan debido a la disfunción del nodo sinusal. Esto puede conducir a un marcado declive del estado funcional debido a la incompetencia cronotrópica y debe abordarse, en muchos casos, con la implantación de un marcapasos. La taquicardia es común, especialmente la taquicardia por reentrada intrauricular. A menudo es difícil de diagnosticar, ya que la telemetría parece similar a una taquicardia sinusal con una frecuencia cardíaca de 120-130 s. Sin embargo, siempre que se observe que un paciente de Fontan tiene una frecuencia cardíaca relativamente fija por encima de 110 s, debe considerarse la posibilidad de una taquicardia por reentrada intrauricular.

Complicaciones no cardíacas

En los pacientes adultos de Fontan pueden producirse multitud de complicaciones no cardíacas derivadas de las elevadas presiones venosas sistémicas. Cualquier obstrucción en la vía de Fontan o en las ramas de la arteria pulmonar se debe tratar de forma enérgica. La hepatopatía congestiva es la regla, y a menudo provoca signos de cirrosis. La vigilancia rutinaria del hígado es obligatoria y a la mayoría de los pacientes adultos con un procedimiento de Fontan les debería hacer un seguimiento un equipo de Hepatología, con especial conocimiento y experiencia de la fisiología de Fontan. Aunque es común observar fibrosis hepática, es relativamente raro ver cualquier hallazgo clásico de hipertensión portal, y la disfunción sintética hepática no está típicamente presente, sobre todo en las etapas iniciales.

Los pacientes de Fontan también tienen un riesgo elevado de sufrir eventos tromboembólicos tanto en el lado sistémico como en el pulmonar de la circulación. La mayoría de los profesionales creen que los pacientes de Fontan deben ser tratados, como mínimo, con aspirina diaria y muchos de los pacientes más complejos pueden requerir una anticoagulación oral completa. Otras complicaciones que deben vigilarse, y tratarse si están presentes, son: enteropatía pierdeproteínas, enfermedad renal crónica, colaterales venovenosas pulmonares y coagulopatía.

El procedimiento de Fontan fallido

El término «Fontan fallido» abarca un amplio espectro de afecciones, que van desde diversas anomalías hemodinámicas y de conducción hasta problemas de órganos finales extracardiacos, sobre todo el tracto gastrointestinal. El útil acrónimo **FACET** ayuda a abordar cuestiones relacionadas con la **F**unción, **A**rritmia, **C**ianosis, **E**nteropatía, y **T**rombosis:

- **Función.** La disfunción sistólica y diastólica se desarrolla en muchos pacientes y es razonable el tratamiento médico anticongestivo inicial con datos limitados que demuestran su beneficio.
- **Arritmia.** Las bradiarritmias y taquiarritmias son frecuentes en los pacientes adultos de Fontan. Los medicamentos antiarrítmicos pueden retrasar la necesidad de procedimientos de ablación o de Maze. La mayoría de los desfibriladores se colocan por vía epicárdica, pero puede también utilizarse tecnología subcutánea.
- **Cianosis.** La cianosis puede desarrollarse a partir del aumento de las presiones de Fontan que conducen a colaterales venosas sistémicas-pulmonares o debido a una fenestración quirúrgica previa, ambas susceptibles de ser ocluidas con catéter. Sin embargo, la cianosis puede reaparecer con la elevación de la presión de Fontan. La enfermedad hepática o la desviación del flujo venoso hepático pueden contribuir al desarrollo de malformaciones arteriovenosas intrapulmonares y a la derivación intrapulmonar, lo que también provoca cianosis. Todo esto puede requerir redireccionar el deflector de la vena cava inferior o el trasplante de hígado.
- **Enteropatía.** Si se produce una enteropatía pierdeproteínas, deben abordarse las causas hemodinámicas reversibles, como la obstrucción del circuito de Fontan o la valvulopatía que provoca hipertensión auricular. Sin embargo, esto puede ser insuficiente en las etapas avanzadas. Se ha informado de la utilidad de múltiples terapias médicas y de la creación de fenestraciones en algunos pacientes, pero el trasplante de corazón sigue siendo el pilar del tratamiento de la enteropatía pierdeproteínas.
- **Trombosis.** Como se ha mencionado anteriormente, los pacientes de Fontan tienen un mayor riesgo de sufrir eventos tromboembólicos. El tratamiento antiplaquetario y la anticoagulación se utilizan habitualmente.

Algunos pacientes con insuficiencia de la circulación de Fontan pueden beneficiarse de las intervenciones quirúrgicas:

- La conversión de Fontan (revisión de la antigua conexión atriopulmonar a las nuevas versiones extracardiacas o de túnel lateral, combinada con el Maze auricular y la implantación de un marcapasos epicárdico) es una cirugía antiarrítmica para las arritmias auriculares refractarias a la medicación que se realiza mejor cuando la función ventricular está preservada y en ausencia de cianosis.
- Con los nuevos dispositivos de estimulación antitaquicardia reactiva, un marcapasos epicárdico bicameral sin conversión de Maze o Fontan puede beneficiar a los pacientes con incompetencia cronotrópica, mala hemodinámica por falta de sincronía auriculoventricular y/o arritmias auriculares refractarias a la medicación.
- En el caso de la insuficiencia cardíaca sistólica refractaria a la medicación, puede considerarse un dispositivo de asistencia ventricular sistémica como puente al trasplante o al tratamiento de destino, tras sopesar los riesgos de trombosis, anticoagulación e infección.
- El trasplante de corazón es beneficioso para la insuficiencia de bomba, la insuficiencia cardíaca diastólica, la enteropatía pierdeproteínas o la fibrosis hepática significativa previa a la cirrosis.

Consideraciones sobre la anestesia en el paciente de Fontan

La anestesia para el paciente adulto de Fontan tiene como objetivo asegurar la estabilidad cardiopulmonar durante todo el período intraoperatorio hasta la transición a la UTI. Dado que estos pacientes han sido sometidos a múltiples operaciones cardíacas previas, corren un riesgo mucho mayor de sufrir hemorragias durante la redoesternotomía y por el tejido cicatricial durante la disección. Al menos 1, preferiblemente 2, vías intravenosas de gran calibre (>18) son apropiadas junto con el acceso venoso central. La reposición del volumen sanguíneo debe estar orientada a mantener y/o restaurar la presión osmótica coloide normal mediante el uso de albúmina al 5 % o plasma fresco congelado y concentrado eritrocitario, según corresponda. Muchos de estos pacientes han tenido una congestión hepática crónica y pueden tener una función sintética hepática alterada, lo que perjudica la producción de factores de coagulación.

Algunos pacientes de Fontan de edad avanzada pueden haber tenido derivaciones BT «clásicas» con pérdida de la arteria subclavia ipsilateral en algún momento de su atención. Es necesario saber esto de antemano para guiar la medición no invasiva de la PA y la localización de la vía arterial. Debido a la alta incidencia de arritmias en estos pacientes, es conveniente continuar con el tratamiento antiarrítmico durante el día de la cirugía y colocar parches de marcapasos/desfibrilador externo al paciente una vez en el quirófano. Muchos de estos pacientes también tienen sistemas de marcapasos y se sugiere encarecidamente que los dispositivos de estimulación se coloquen de modo que evite la interferencia del uso del electrocauterio. La ventilación debe ajustarse para minimizar la presión intratorácica utilizando tan poca PIMax y PEEP como sea necesario para mantener la permeabilidad alveolar y los gases sanguíneos adecuados. Si hay bronquitis plástica, el ecocardiograma transtorácico se debe irrigar y succionar regularmente para minimizar la obstrucción de las vías respiratorias.

Los cuidados posteriores a circulación extracorpórea se dirigen a normalizar el estado intravascular, garantizar una hemorragia quirúrgica mínima mediante el uso de productos sanguíneos (como los suplementos de factor y agentes protrombóticos como Kcentra® y Factor 7 activado, según proceda). Lo ideal es que estos pacientes tengan una hemoglobina postoperatoria >13 g/dl para maximizar la capacidad de transporte de oxígeno. Muchos de estos pacientes se beneficiarán del uso de infusiones de vasopresina en dosis bajas, especialmente si han estado tomando inhibidores de la enzima convertidora de angiotensina antes de la operación. La adrenalina y la milrinona deben ajustarse en función de la función cardíaca determinada por el ecocardiograma transesofágico intraoperatorio.

Muchos de estos pacientes habrán estado tratados con aspirina y requerirán una transfusión de plaquetas; los objetivos de la transfusión pueden ser dirigidos por el uso de estudios avanzados de coagulación como el ROTEM®. Se debe intentar promover la extubación perioperatoria lo antes posible, idealmente en el quirófano, para aprovechar los efectos suplementarios de la inspiración negativa sobre el flujo sanguíneo pulmonar en el circuito de Fontan. Esto se ve facilitado por el uso limitado de narcóticos y benzodiacepinas, y el uso de dexmedetomidina y paracetamol i.v. Es muy importante un control adecuado del dolor perioperatorio con un uso juicioso de una analgesia narcótica y no narcótica para minimizar la ferulización y la atelectasia postoperatoria. Tan pronto como se haya completado el uso del electrocauterio intraoperatorio, el sistema de estimulación, si está colocado, debe ajustarse al modo más apropiado (normalmente DDD). La transferencia de cuidados a la UTIC debe incluir un traspaso completo que incluya factores como el ritmo cardíaco (y el modo de estimulación), la función tras la reparación, el uso de hemoderivados, las presiones intraoperatorias en el circuito de Fontan, los planes de antibióticos y analgesia, y los objetivos para el manejo de las vías respiratorias si no se extuba.

Revisión de Fontan

En pacientes adecuadamente seleccionados, una operación de revisión de Fontan puede confirmar un beneficio considerable al permitir que los pacientes tengan una fisiología de Fontan mejorada, la mitigación de las consecuencias hemodinámicas y sintomáticas secundarias del procedimiento de Fontan fallido y la evitación (o al menos el retraso) del trasplante cardíaco. Como se ha señalado anteriormente, las indicaciones para una revisión de Fontan se centran en la mejora de un problema anatómico, funcional o eléctrico corregible del circuito de Fontan existente. Históricamente, las operaciones de revisión de Fontan se hacían predominantemente en pacientes con conexiones atriopulmonares de Fontan fallidas. Más recientemente, ha quedado claro que otras formas de conexión de Fontan también pueden desarrollar problemas corregibles que merecen una intervención.

A la hora de seleccionar a los pacientes para una revisión de Fontan, es fundamental realizar una exhaustiva evaluación funcional y fisiológica preoperatoria. Como se ha señalado anteriormente, es enormemente útil obtener y estudiar cuidadosamente los registros operativos antiguos, incluyendo todas las paliaciones anteriores. La evaluación cardíaca debe incluir un ecocardiograma detallado (transtorácico o transesofágico), un cateterismo cardíaco diagnóstico (y, cuando esté indicado, intervencionista), una RMN cardíaca y/o un angioTAC de tórax, pruebas de función pulmonar y una monitorización Holter de 24 horas. Los análisis de sangre detallados deben incluir análisis químicos del suero, recuento sanguíneo/índices completos, pruebas de la función hepática, perfil de coagulación y pruebas de la función tiroidea (muchos pacientes son tratados crónicamente con amiodarona y tienen riesgo de hipotiroidismo). En algunos pacientes, puede considerarse la posibilidad de realizar una biopsia hepática, especialmente en el caso de una función sintética límite, aunque la interpretación de los resultados de la biopsia en estos pacientes puede ser muy difícil. También es fundamental realizar un estudio exhaustivo del acceso vascular, ya que todos estos pacientes han sido sometidos a múltiples intervenciones previas y puede haber oclusiones crónicas de importantes vasos de acceso, incluidas las arterias y/o venas femorales, cuestiones que deben comprenderse para la planificación operativa. En los pacientes con cualquier antecedente de disfunción neurológica, es obligatoria una evaluación detallada por parte de un neurólogo y, en la mayoría de los casos, la obtención de imágenes cerebrales, antes de proceder a una intervención quirúrgica.

Al aconsejar a los pacientes para la operación de revisión, la operación propuesta se discute normalmente durante varias sesiones preoperatorias prolongadas. Se debe informar a los pacientes de la gran complejidad de la operación. Suelen ser procedimientos muy largos; son frecuentes las operaciones que se prolongan hasta 10-12 horas. Es muy importante informar a los pacientes de que las operaciones de revisión se asociaban antes a un riesgo perioperatorio muy elevado de morbilidad y mortalidad. Afortunadamente, hoy en día, en pacientes adecuadamente seleccionados, varios centros han informado resultados sobresalientes (nuestra supervivencia perioperatoria global para todas las operaciones de revisión de Fontan desde 1995 hasta 2018 fue >99 %). No obstante, los pacientes deben saber que existen otras alternativas. El pilar histórico del procedimiento de Fontan fallido ha sido el trasplante cardíaco. Aunque una revisión completa de este tema va más allá del alcance de este capítulo, el trasplante cardíaco en un paciente de Fontan puede ser una propuesta muy desafiante y cargada de riesgos, con resultados variables. Las distorsiones anatómicas previas, las anomalías del situs, la disfunción multiorgánica crónica (especialmente la insuficiencia hepática), la sensibilización del paciente con anticuerpos circulantes preformados y otros retos se combinan para hacer del trasplante en pacientes de Fontan una intervención potencialmente difícil. Por último, siempre se discuten las estrategias de rescate, incluyendo el apoyo con ECMO y el apoyo temporal y duradero mediante dispositivos de asistencia ventricular.

Las operaciones de revisión requieren una preparación detallada por parte del equipo de anestesia, como se ha indicado anteriormente. Para el cirujano, es fundamental la reentrada al esternón cuidadosamente planificada. Los pacientes con conexiones atriopulmonares de Fontan fallidas pueden tener las aurículas sistémicas masivamente dilatadas, a menudo inmediatamente por debajo del esternón. En otros, la aorta o las arterias pulmonares pueden estar estrechamente asociadas al esternón. Nuestro enfoque ha sido proceder a una reentrada al esternón cuidadosa y deliberada sin el uso rutinario de la canulación femoral preventiva. En la mayoría de los casos, con una meticulosa disección de visión directa, la reentrada puede realizarse con seguridad. Las características clave, inmutables, son la disección meticulosa, bajo la visión de la dirección y sin necesidad de hacerlo con prisa. El incumplimiento de estos principios puede ser catastrófico.

Una vez que se ha conseguido la reentrada al esternón, se diseca cuidadosamente la anatomía, de nuevo prestando atención a la hemostasia. A continuación, se instaura la circulación extracorpórea con el uso de una canulación directa de la vena cava por separado. Nuestra rutina ha sido utilizar una hipotermia leve (temperatura nasofaríngea de 32 °C) para la mayoría de los casos. El plan quirúrgico debe incluir el desmontaje completo de la conexión de Fontan anterior, a menudo con una citorreducción considerable de la aurícula derecha enormemente dilatada. Los parches de comunicaciones interauriculares anteriores suelen estar calcificados y deben eliminarse, si es posible. A continuación, deben abordarse todas las deficiencias estructurales que sean susceptibles de corrección. Estos incluyen la reparación o sustitución de la válvula auriculoventricular, la sustitución de la válvula semilunar, la resección subaórtica (salida sistémica), el alivio de la obstrucción de la vía venosa pulmonar y la reparación de la estenosis de la arteria pulmonar. Se lleva a cabo un procedimiento de criolaberinto modificado para incluir el aislamiento de las posibles vías de reentrada en ambos aspectos de la aurícula derecha e izquierda. Tras la reconstrucción de la aurícula común cegada, el nuevo canal de Fontan se construye con un injerto de tubo extracardiaco (normalmente Gore-Tex®

de 24 mm) anastomosado entre la vena cava inferior dividida y las ramas de la arteria pulmonar. Si el paciente no tenía conexiones cavopulmonares superiores previamente, se construyen derivaciones de Glenn bidireccionales (bilaterales en situaciones apropiadas). Por último, es muy importante colocar un sistema de estimulación epicárdica de doble cámara al final de la operación. Hemos favorecido los electrodos de «botón» bilaterales, elásticos a los esteroides, epicárdicos. Encontrar un lugar aceptable para el plomo puede ser un reto en pacientes que se han sometido a múltiples cirugías previas pero, con diligencia, el cirujano podrá encontrar lugares apropiados. El generador de impulsos se selecciona en coordinación con el electrofisiólogo cardíaco colaborador (una relación crítica en el manejo de estos pacientes) y debe ser un dispositivo sofisticado con capacidad de sobreestimulación. A pesar de la duración de estas operaciones, estamos a favor de una extubación temprana (normalmente en el quirófano) y de un rápido progreso en la UTIC. La duración típica de la estancia en el hospital es de alrededor de una semana. A pesar del uso de las operaciones de Maze y de la estimulación epicárdica, la mayoría de los pacientes corren el riesgo de sufrir taquicardias de reentrada auriculares recurrentes, especialmente durante los primeros 6 meses después de la operación de revisión. Por ello, muchos centros prefieren mantener a los pacientes en tratamiento con amiodarona oral, pero esto sigue siendo un tema algo controvertido.

Terapia de sustitución cardíaca

En los pacientes con insuficiencia cardíaca refractaria en el contexto de una disfunción ventricular sistémica, el tratamiento con un dispositivo de asistencia ventricular y/o el trasplante cardíaco pueden ser las únicas opciones. Aunque cada tema podría merecer un capítulo aparte, vale la pena mencionar varios puntos. La primera vez que descubrimos la utilidad de colocar dispositivos de flujo continuo en pacientes con procedimientos de Fontan fallidos fue cuando colocamos un dispositivo de flujo continuo HeartMate II™ en un paciente adulto de Fontan con disfunción ventricular profunda. No estábamos seguros de cómo se comportaría la circulación de Fontan en este contexto y nos alegramos de observar una hemodinámica excelente con una mejora de las presiones de Fontan. Esto reafirma la naturaleza crítica de la disfunción ventricular en el rendimiento general del circuito de Fontan. El paciente evolucionó rápidamente en el hospital y esta experiencia nos llevó a ser más liberales con el uso de los dispositivos de asistencia ventricular como puente al trasplante o como terapia crónica «de destino» en los pacientes adecuados.

El trasplante cardíaco en pacientes con insuficiencia de Fontan ha sido calificado por diferentes centros como con un perfil de riesgo prohibitivo o de riesgo aceptable. Este hecho, por supuesto, tiene que ver con la selección de pacientes y la técnica. A modo de selección de pacientes, es importante destacar la regla general de que en un procedimiento Fontan fallido con función ventricular preservada, algo más está mal (arterias pulmonares distorsionadas, venas pulmonares obstruidas, resistencia vascular pulmonar elevada, etc.) y se debe tener mucha precaución al proceder al trasplante cardíaco. La operación de trasplante en sí misma puede ser muy difícil. Los pacientes con múltiples reoperaciones tienen un mayor riesgo de hemorragia, exacerbado por la disfunción hepática, la carga colateral arteriovenosa y venovenosa, la distorsión anatómica y otras características. Los pacientes con conexiones venosas complejas, ramas de las arterias pulmonares distorsionadas, anomalías de situs (por ejemplo, vena cava izquierda) requieren soluciones técnicas creativas, pero estos pacientes son candidatos al trasplante. Creemos que debe participar un cirujano de cardiopatías congénitas con experiencia en las operaciones de trasplante complejas en pacientes con anomalías cardíacas congénitas estructurales complejas, en particular en los pacientes con Fontan fallido, para optimizar los resultados.

Seguimiento a largo plazo

Los pacientes con una circulación de Fontan requieren una vigilancia diligente, frecuente y de por vida por parte de un cardiólogo de problemas congénitos de adultos que trabaje en estrecha colaboración con un cirujano de cardiopatías congénitas bien versado en operaciones correctivas de adultos. Aunque la cuestión de cuánto tiempo se puede vivir con una circulación de Fontan aún no tiene respuesta, tenemos varios pacientes que ahora tienen más de 60 años con una fisiología cardiorrespiratoria muy satisfactoria en el marco de una conexión de Fontan. Corresponde a la comunidad médica guiar adecuadamente a estos pacientes a través de las diferentes etapas de la vida con una actitud expectante y vigilante.

48 Simulación en el Heart Center

Patricia Bastero, Premal M. Trivedi, Kerry Sembera

La simulación es una herramienta para las iniciativas sobre educación, calidad, seguridad, defensa, investigación y evaluación de competencias que ha demostrado no solo mejorar el aprendizaje y la retención, sino también mejorar los resultados de los pacientes. La simulación sustituye las experiencias con pacientes reales por «experiencias guiadas que evocan o reproducen aspectos sustanciales del mundo real de forma totalmente interactiva» (Gaba 2004). La simulación nos permite aprender, practicar y poner a prueba nuestros conocimientos, así como experimentar y evaluar nuevos sistemas, procesos y espacios de forma segura. Un error cometido en la simulación es un error potencial que se evita en la vida real.

La simulación tiene aplicaciones en:

- **El ámbito educativo.** La simulación aplica las teorías del aprendizaje de los adultos, lo que la convierte en una excelente herramienta para la capacitación de equipos. Como describe la andragogía, los adultos aprenden haciendo. Según el círculo de aprendizaje experiencial de Kolb, hay 4 elementos clave en el aprendizaje de los adultos: 1) *experiencia* (los participantes en la simulación se exponen a un escenario simulado parecido a una situación de la vida real y actúan basándose en el aprendizaje previo), 2) *reflexión* (durante la fase de sesión informativa, el instructor guía a los alumnos a través de una exploración de sus procesos de pensamiento para analizar por qué hicieron lo que hicieron), 3) *conceptualización* (después de analizar sus paradigmas, los alumnos adultos adoptan nuevas perspectivas, definen el rendimiento óptimo y «se llevan a casa» puntos específicos), y 4) *experimentación* (los participantes aplican comportamientos y/o habilidades nuevos o modificados a futuras simulaciones y situaciones de la vida real).
- **Calidad y seguridad.** Hay pruebas de que diversas actividades de simulación pueden mejorar los resultados de los pacientes (por ejemplo, en un paro cardíaco). Además, gracias a las pruebas del sistema, es posible identificar posibles amenazas latentes e intervenir antes de que lleguen a los pacientes, lo que puede mejorar también sus resultados.
- **Defensa.** Se centra principalmente en la capacitación de los familiares de los niños que dependen de dispositivos tecnológicos (por ejemplo, traqueostomías, sondas de gastrostomía).
- **Investigación.** Toda la investigación basada en la simulación se realiza en colaboración con el TCH Simulation Center (Centro de Simulación del TCH). La gran mayoría de los estudios están relacionados con la educación, la defensa o los proyectos de investigación sobre calidad y seguridad.
- **Evaluación de competencias.** Esta área aún no se ha introducido formalmente.

El objetivo del grupo de simulación del TCH es mejorar los resultados de seguridad de los pacientes mediante la aplicación de actividades de simulación basadas en la evidencia siguiendo las mejores prácticas. Las actividades de simulación se realizan *in situ* o en el TCH Simulation Center (Centro de Simulación del TCH). Para el propósito de este capítulo, nos centraremos en las actividades de simulación *in situ* que tienen lugar en el Heart Center. El enfoque principal y el tipo de actividades de simulación *in situ* en el Heart Center son las siguientes:

- **Capacitación de equipos multidisciplinarios** Estas sesiones son sesiones *in situ* o en el punto de atención que incluyen todas las diferentes disciplinas relacionadas con el cuidado de los pacientes cardíacos (por ejemplo, médicos, personal de enfermería, terapeutas respiratorios, especialistas en ECMO, fisioterapeutas y terapeutas ocupacionales). Estas sesiones pueden tener diferentes objetivos: 1) *cognitivos* (amplia gama de diferentes emergencias cardíacas y complicaciones relacionadas), 2) *técnicos* (abarcan desde el uso del carro de códigos y desfibriladores hasta los procedimientos invasivos, como la intubación o el acceso vascular), y 3) *conductuales* (gestión de recursos de crisis y habilidades de liderazgo dirigidas a mejorar la comunicación eficaz, la conciencia situacional, el modelado mental, la utilización de recursos y la asignación de roles para optimizar el rendimiento del equipo). Estas sesiones tienen lugar 3-4 veces por semana.
- **Simulación «justo a tiempo».** La simulación en el punto de atención se realiza con el equipo que trata a un paciente de cuidados intensivos o agudos para practicar cualquier posible evento que el paciente pudiera encontrarse. El objetivo es mejorar la atención al paciente y el rendimiento del equipo en ese momento, en caso de que esa complicación se produzca en la vida real. Estas sesiones están integradas en las actividades de capacitación de equipos multidisciplinarios.
- **Pruebas de sistemas basadas en la simulación.** Actividades de simulación *in situ* para capacitar y/o evaluar nuevos procesos y nuevos espacios, como un nuevo algoritmo de ECMO-RCP, o la apertura de una nueva unidad. Estas sesiones tienen lugar según sea necesario. Después de cada sesión se crean informes basados en el puntaje del Análisis de Modos de Fallos y Efectos (FMEA, *Failure Modes and Effect Analysis*), que se presentan a la dirección para poder mejorar los procesos antes de que un posible fallo llegue a uno de los pacientes. Estas sesiones incluyen a todo el Heart Center.
- **Defensa.** Sesiones para la capacitación de los profesionales de la salud y las familias en el cuidado de los pacientes dependientes de la tecnología (por ejemplo, traqueostomías, dispositivos de asistencia ventricular).
- **Estaciones de habilidades técnicas.** Estas sesiones suelen ser monodisciplinares y las habilidades que se enseñan varían en función de la disciplina de que se trate. Por ejemplo, mediante el uso de instructores de tareas, los *fellows* anestesistas aprenden las técnicas para obtener un acceso vascular, asegurar las vías respiratorias difíciles, realizar una evaluación cardíaca enfocada mediante ecocardiograma transtorácico y lograr la ventilación con un solo pulmón.

En la simulación se siguen dos reglas básicas: 1) la suposición básica es que todos los participantes son inteligentes, dan lo mejor de sí mismos y están dispuestos a aprender; y 2) la confidencialidad (lo que ocurre en el entorno de la simulación no se comparte, y esas acciones no afectarán a las evaluaciones de rendimiento de los participantes). El objetivo principal es proporcionar un entorno de aprendizaje seguro.

Tras una actividad de simulación, siempre hay una sesión informativa. En la sesión informativa es donde se produce el verdadero aprendizaje. Se utilizan diferentes técnicas de análisis y reflexión (por ejemplo, defensa e indagación, plus/delta, *feedback* directo, práctica deliberada de ciclos rápidos), según el nivel de experiencia de los participantes, el tiempo asignado a la actividad de simulación y el tipo de actividad realizada.

Los instructores de simulación con más experiencia también aplican sus técnicas de sesión informativa en la simulación para el análisis y reflexión de eventos de la vida real. Todos los códigos de la UTIC se informan en dos modalidades:

- **Sesiones informativas en caliente.** Sesiones informativas una hora después del evento, centradas en el rendimiento clínico y del equipo.
- **Sesiones informativas en frío.** Sesiones informativas en la semana siguiente al suceso, centradas en la gestión de los recursos de crisis, los problemas de las instalaciones, los problemas de rendimiento clínico, los problemas de procesos o sistemas y los problemas de recursos. Los datos obtenidos en las sesiones informativas en frío se utilizan para elaborar informes basados en la puntuación del FMEA que se transmiten a los responsables de seguridad y del Heart Center. Se estudia cualquier suceso relacionado con la seguridad del paciente o amenaza potencial para la seguridad, y se elaboran planes de acción para abordarlos.

Lectura recomendada

Gaba DM. *The future of simulation in health care.* Qual Saf Health Care 2004;13(Suppl 1):i2-i10.

Stocker M, Burmester M, Allen M. *Optimization of simulated team training through the application of learning theories: a debate for a conceptual framework.* BMC Med Educ 2014. 3 de abril;14:69

Kolb DA. *Experiential learning: Experience as the source of learning and development (Vol. 1).* Prentice-Hall; 1984.

49 Resultados del desarrollo cardíaco

Estrella Mazarico de Thomas, Lara S. Shekerdemian

Gracias a los avances médicos y quirúrgicos, los niños con cardiopatías congénitas reciben ahora un tratamiento temprano en la vida y la mayoría de ellos sobreviven hasta la edad adulta y prosperan. Sin embargo, los niños con cardiopatías congénitas corren un mayor riesgo de padecer retrasos en el desarrollo y trastornos de conducta y aprendizaje que la población general. La prevalencia y la gravedad de los trastornos y la discapacidad del desarrollo y los retrasos del desarrollo aumentan con la complejidad de las cardiopatías congénitas.

El Cardiac Developmental Outcomes Program (CDOP, Programa de Resultados del Desarrollo Cardíaco) del Heart Center del TCH atiende a los niños con cardiopatías congénitas y les proporciona un seguimiento del neurodesarrollo, exploración y evaluaciones para diagnosticar y tratar los trastornos del neurodesarrollo. El programa pretende mejorar las oportunidades de los niños en la vida centrándose en la salud médica, de desarrollo y social para ayudarles a alcanzar su máximo potencial individual. El programa brinda una atención centrada en la familia, en la que los padres, madres y personas encargadas del cuidado del niño participan directamente en la evaluación del niño y en las intervenciones para mejorar su progreso en el desarrollo. El programa también ayuda a las familias a encontrar recursos que apoyen las necesidades de desarrollo de sus hijos en sus comunidades locales. El CDOP sigue las directrices establecidas por la Asociación Estadounidense de Cardiología y proporciona a los pacientes con cardiopatías congénitas los cuidados de neurodesarrollo que necesitan. Los pacientes que corren un riesgo especial de sufrir un deterioro del desarrollo son:

- Los niños con cardiopatías congénitas que requieren cirugía a corazón abierto durante la infancia.
- Los niños con lesiones cardíacas cianóticas que no requieren cirugía a corazón abierto durante la infancia.
- Los niños con cardiopatías congénitas y otras comorbilidades, como la prematuridad, los síndromes genéticos, las anomalías cromosómicas, los antecedentes de asistencia mecánica (ECMO o dispositivos de asistencia ventricular), trasplante de corazón y/o la hospitalización prolongada.

CDOP Clinic

La CDOP Clinic ofrece a los niños remitidos al programa evaluaciones del neurodesarrollo y neuropsicológicas, seguimiento, remisión a subespecialidades y servicios terapéuticos y auxiliares en un entorno centrado en la familia.

El equipo de la CDOP Clinic está compuesto por pediatras del desarrollo, psicólogos, trabajadores sociales médicos y un coordinador del programa. Se evalúa y monitoriza a bebés y niños a partir de los 6 meses de edad y se sigue a los 12, 18 y 24 meses. El seguimiento posterior se realiza una vez al año o según se indique clínicamente.

Los pacientes remitidos en régimen ambulatorio reciben una evaluación completa del neurodesarrollo de referencia y pueden ser remitidos para una evaluación adicional a psicología, trabajo social médico y/u otros servicios auxiliares. El seguimiento después de la evaluación inicial será el indicado por el médico.

El equipo de la clínica ayuda a las familias a encontrar recursos en sus comunidades que contribuyan a apoyar las necesidades de desarrollo de sus hijos. Los informes escritos se entregan a los padres y a los médicos remitentes.

Criterios de remisión del CDOP

- Cardiopatías congénitas que requieran cirugía cardíaca en niños de menos de 6 meses de edad.
- Receptores de trasplantes cardíacos
- Antecedentes de asistencia mecánica/ECMO
- Procedimiento de cateterismo
- Cualquier niño con cardiopatía congénita y problemas de desarrollo, comportamiento y/o escolares.
- Niños con cardiopatías congénitas desde el nacimiento hasta los 18 años.

Las siguientes son exclusiones a la remisión del CDOP:
- Síndrome de Down (el departamento de Pediatría del Desarrollo tiene una clínica especializada para estos niños)
- Solo ligadura del conducto arterioso permeable

Proceso de remisión

Remisión de pacientes hospitalizados

Los niños hospitalizados con cardiopatías congénitas que hayan sido operados de corazón con menos de 6 meses de edad deben ser remitidos al CDOP tras su traslado de la UTIC a una planta de cuidados intensivos. El coordinador del programa identifica a los pacientes que cumplen los criterios de inclusión en el programa.

El proceso es el siguiente:
1. El residente o el médico de cabecera introduce una orden de consulta a Pediatría del Desarrollo (Epic).
2. El coordinador del programa presenta el CDOP a los padres/madres, les da material educativo y les ofrece programar la cita de evaluación a los 6 meses en la clínica ambulatoria del CDOP.
3. Un pediatra/neurólogo del desarrollo evalúa al paciente antes del alta.
4. Las evaluaciones ambulatorias a los 6, 12, 18 y 24 meses de edad tendrán lugar en la clínica del CDOP tras el alta. El seguimiento posterior será anual o según se indique clínicamente.

Remisión de pacientes externos

Los pacientes con cardiopatías congénitas y problemas de desarrollo, comportamiento y/o escolares también pueden ser derivados como pacientes externos. El proceso es el siguiente:

1. Los proveedores que solicitan al TCH introducen una remisión ambulatoria en el CDOP (Epic). Los proveedores que no son del TCH envían una remisión al CDOP por fax. En el caso de la remisión voluntaria de los padres, la familia llama al coordinador del programa para solicitar una evaluación.
2. El coordinador del programa llama a la familia y confirma los criterios para el CDOP, presenta el programa y ofrece la primera cita disponible para una evaluación.

50 Pruebas genéticas

Lisa C. A. D'Alessandro, Christina Y. Miyake, Shaine A. Morris

Las personas atendidas en el Heart Center (Centro del Corazón) desde su etapa fetal hasta la edad adulta pueden padecer una cardiopatía secundaria por un trastorno genético subyacente. La identificación del genotipo tiene el potencial de transformar la forma en que atendemos a los pacientes cardiacos, al definir las estrategias óptimas de vigilancia y terapéuticas, y mejorar la precisión en el pronóstico y la evaluación del riesgo de recurrencia. En la actualidad, existen directrices claras que definen el papel de las pruebas genéticas en las miocardiopatías, las arritmias hereditarias y las aortopatías. Las pruebas genéticas también están indicadas en los casos de anomalías congénitas múltiples y discapacidad intelectual, y se ofrecen cada vez más a los pacientes con cardiopatías estructurales aparentemente aisladas. En términos generales, aproximadamente el 20-30 % de las personas con cardiopatía congénita tienen un fenotipo sindrómico, aunque las características adicionales y las manifestaciones extracardíacas pueden no ser aparentes inicialmente en el periodo neonatal. La evaluación clínica precisa y la interpretación significativa de los resultados de las pruebas genéticas dependen de la precisión del fenotipo cardíaco, la identificación de las manifestaciones extracardíacas y los rasgos dismórficos, así como los antecedentes familiares.

Resumen de las pruebas genéticas

Micromatices cromosómicas (MMC)

Las micromatices cromosómicas son una tecnología que compara el ADN del paciente con el ADN de referencia para detectar variaciones en el número de copias, es decir, deleciones y duplicaciones. Existen diferentes tipos de estudios de micromatices cromosómicas, cada uno con ventajas y limitaciones específicas. Para la mayoría de las indicaciones, se solicita una «micromatiz cromosómica completa», que incluye una combinación de técnicas de aCGH (hibridación genómica comparativa de micromatices) y SNP (polimorfismo de un solo nucleótido) para evaluar todo el genoma.

Tiempo de obtención: 2 semanas

Ideal para:

- Cuando se sospecha clínicamente un trastorno de microdeleción o microduplicación
- Múltiples anomalías congénitas
- Discapacidad intelectual
- Trastornos del espectro autista

En la actualidad, la micromatiz cromosómica se ofrece de forma rutinaria para las cardiopatías congénitas sindrómicas y aparentemente no sindrómicas (aunque el rendimiento en estas últimas es menor y no se ha delimitado completamente). La micromatiz cromosómica completa detectará aneuploidías, translocaciones desequilibradas, regiones de ausencia de heterocigosidad que indiquen consanguinidad o disomía uniparental y triploidías. El mosaicismo puede detectarse en función de la fracción de células anormales en la sangre. Este estudio puede pasar por alto mosaicismos de muy bajo nivel.

Si la micromatiz cromosómica completa es *negativa*, se excluyen los síndromes de microdeleción y microduplicación. Deben tenerse en cuenta los trastornos de un solo gen, los trastornos de impronta y los trastornos de repetición de trinucleótidos (por ejemplo, X frágil, distrofia miotónica congénita).

Hibridación *in situ* fluorescente (FISH) y análisis dependiente de la sonda de ligación multiplex (MLPA)

La hibridación *in situ* fluorescente y el análisis dependiente de la sonda de ligación multiplex son pruebas dirigidas a detectar variaciones en el número de copias en regiones específicas. Estas pruebas han sido sustituidas en gran medida por la micromatiz cromosómica como prueba de primera línea. La excepción a esto es el uso de FISH rápida para la trisomía 13, 18, 21 y los cromosomas sexuales en un paciente recién nacido/inestable en el que la identificación de uno de estos diagnósticos puede afectar al tratamiento urgente.

Tiempo de obtención: FISH rápida, 2-3 días

Cariotipo cromosómico

El cariotipo cromosómico es una inspección visual de los cromosomas para evaluar el número, las grandes anomalías estructurales y los patrones de bandeo.

Tiempo de obtención: 3 semanas

Ideal para:

- Aneuploidía
- Grandes translocaciones, translocaciones equilibradas
- Reordenamientos cromosómicos complejos
- Mosaicismo

El cariotipo ya no se recomienda como prueba de primera línea para las anomalías congénitas múltiples. Si el cariotipo es *negativo*, se excluyen la aneuploidía y las translocaciones grandes. Considere las variaciones submicroscópicas del número de copias y los trastornos de un solo gen.

Secuenciación de un solo gen

La secuenciación de un solo gen determina la secuencia de nucleótidos de genes individuales para evaluar las mutaciones que causan trastornos de un solo gen.

Tiempo de obtención: 3-4 semanas

Ideal para:

- Cuando se sospecha de un trastorno monogenético con un único gen subyacente
- Confirmación en laboratorio de las mutaciones identificadas mediante modalidades de secuenciación alternativas (secuenciación del exoma completo, panel de pruebas)

Si la secuenciación de un solo gen es *negativa*, se excluye una mutación en ese gen, sin embargo pueden no detectarse pequeñas deleciones o duplicaciones dentro del gen. Si la secuenciación de genes con pruebas de deleción/duplicación es negativa, considere otros genes, variaciones en el número de copias y reordenamientos cromosómicos.

Secuenciación del exoma completo (SEC)

La secuenciación del exoma completo es una tecnología de secuenciación a gran escala (de nueva generación) para determinar simultáneamente las secuencias de nucleótidos

Tabla 50-1. Pruebas genéticas recomendadas según la lesión.

Lesiones en el lado izquierdo	
SCIH	Hombre: MMC Mujer: MMC y FISH rápida en cromosomas sexuales para detectar el síndrome de Turner (si está fuera del periodo neonatal o no es urgente, hacer solo MMC) Si la MMC es negativa, con alguna de las siguientes: anomalías renales, hipotonía, anomalías auditivas: considerar el panel Kabuki (también se puede hacer una SEC)
Coartación de la aorta, estenosis aórtica de moderada a grave	MMC Si la MMC es negativa, con alguna de las siguientes: anomalías renales, hipotonía, anomalías auditivas: considerar el panel Kabuki (también se puede hacer una SEC)
VAB en una mujer con cualquiera de los siguientes: coartación, RVPAP, VCSI, ausencia de conducto arterioso, higroma quístico, linfedema, pecho en escudo, baja estatura, cuello palmeado	Cariotipo
Estenosis supravalvular aórtica	MMC Si la MMC es negativa, secuenciación del gen de la elastina (*ELN*) con pruebas de deleción/duplicación

Lesiones en el lado derecho	
Estenosis pulmonar con cualquiera de los siguientes síntomas: miocardiopatía hipertrófica, anomalías de la conducción, derrames quilosos fetales, baja estatura, cuello alado, tórax en escudo, retraso del desarrollo, criptorquidia, rasgos dismórficos	Panel de Noonan

Defectos conotruncales	
Tetralogía de Fallot (estenosis pulmonar o AP-CIV)	MMC Si se observa con escasez de conductos biliares, colestasis, vértebras en mariposa, anomalías oculares, retraso en el crecimiento, pérdida de audición, riñón en herradura: se debe hacer también una secuenciación de genes *JAG1* y *NOTCH2* (o panel de cardiopatía congénita que los incluya)
Tronco arterioso, VDDS, AAI con CIV	MMC

Arco aórtico derecho (incluso si está aislado)	MMC
Enfermedad de la aorta	
Dilatación de la raíz aórtica sin cardiopatía congénita y características relativas al trastorno de Marfan	Despistaje de aortopatías
Dilatación de la aorta ascendente con neumopatía y/o hipertensión pulmonar	Despistaje de aortopatías
Otros	
CAV	Características sugestivas de T21: cariotipo (a menos que el diagnóstico sea crítico, entonces FISH rápida para el cromosoma 21) No hay rasgos faciales preocupantes, ni rasgos que no coincidan con el T21: MMC (también detectará T21) Con estatura baja, anomalías de la conducción, cardiomiopatía hipertrófica, cuello alado, tórax en escudo, retraso del desarrollo, criptorquidia, facies anormal: se debe considerar panel de Noonan
Heterotaxia	Panel de MMC y heterotaxia
Todas las demás CC, a excepción de las CIV musculares aisladas, las CIA aisladas no sindrómicas, VAB aislada y VCSI aislada	MMC

AAI: arco aórtico interrumpido, AP: atresia pulmonar, CAV: comunicación auriculoventricular, CIA: comunicación interauricular, CC: cardiopatía congénita, CIV: comunicación interventricular, EP: estenosis pulmonar, FISH: hibridación *in situ* fluorescente (*fluorescent in-situ hybridization*), MMC: micromatriz cromosómica, RVPAP: retorno venoso pulmonar anómalo parcial, SCIH: síndrome de corazón izquierdo hipoplásico, SEC: secuenciación del exoma completo, T21: trisomía 21, TF: tetralogía de Fallot, VAB: válvula aórtica bicúspide, VCSI: vena cava superior izquierda, VDDS: ventrículo derecho de doble salida.

de todos los exones (regiones codificadoras de proteínas) de todos los genes (el exoma completo). El análisis de los datos de la secuenciación del exoma completo se basa en gran medida en la información clínica proporcionada para centrar el informe en los resultados pertinentes. La detección de hallazgos incidentales y variantes de significado incierto requiere un importante asesoramiento con la familia previo y posterior a las pruebas.

Tiempo de obtención: 3-4 meses

Ideal para:

- Evaluación de múltiples trastornos de un solo gen simultáneamente en el marco de fenotipos complejos o numerosos fenotipos discordantes
- Identificación de nuevos genes causantes de trastornos hereditarios

Si la secuenciación del exoma completo es *negativa*, no se detectarán mutaciones patógenas en las regiones codificadoras de proteínas de los genes relacionados con el fenotipo específico informado en la solicitud de la prueba. Sin embargo, no se pueden excluir por completo los trastornos de un solo gen, ya que existen numerosas limitaciones tecnológicas y genes aún no descubiertos. Las variaciones en el número de copias y la aneuploidía tampoco están completamente excluidas. Los datos de la secuenciación del exoma completo pueden reinterpretarse periódicamente a medida que evoluciona el fenotipo del paciente y se amplían los conocimientos sobre los trastornos genéticos.

Paneles de secuenciación de próxima generación

Estos estudios son una adaptación de la tecnología de secuenciación del exoma completo para determinar simultáneamente la secuencia de nucleótidos de un conjunto específico de genes.

Tiempo de obtención: De 2 semanas a 2 meses (depende del laboratorio)
Ideal para:

- Sospecha de trastorno mendeliano que se sabe que está causado por múltiples genes (por ejemplo, síndrome de Noonan, síndrome de Loeys-Dietz)

Si un panel es **negativo**, puede que el trastorno analizado no esté completamente excluido (limitaciones tecnológicas, otros genes implicados que no están en el panel). Considere también otros trastornos de un solo gen, variantes del número de copias, grandes reordenamientos cromosómicos.

Consideraciones sobre la selección de pruebas

1. **¿Qué diagnóstico se sospecha?**
    - Considere el fenotipo cardíaco, el fenotipo extracardíaco, los rasgos dismórficos y los antecedentes familiares. La interpretación de las pruebas genéticas depende en gran medida de la precisión del fenotipo.
    - Seleccione la mejor prueba para el diagnóstico sospechado. La excepción es el uso de FISH rápida para la trisomía 13, 18, 21 y los cromosomas sexuales con el fin de determinar rápidamente un diagnóstico de aneuploidía en un paciente crítico/recién nacido cuando el diagnóstico puede afectar al pronóstico y/o al tratamiento.
    - Si no se sospecha clínicamente un diagnóstico específico, la micromatriz cromosómica es la prueba de primera línea para las anomalías congénitas múltiples/rasgos dismórficos, la discapacidad intelectual, el trastorno del espectro autista y, cada vez más, para las cardiopatías sindrómicas y no sindrómicas.
2. **¿Cuál es el rendimiento de la prueba?**
    - ¿Qué porcentaje de pacientes con el fenotipo tendrá una prueba positiva?
    - Considere la probabilidad de una prueba previa. Hay un mayor rendimiento con fenotipos extremos. Si hay varios miembros de la familia afectados, se debe analizar a la persona con el fenotipo más grave como probando.
3. **Interpretación de la prueba**
    - ¿Qué significa un resultado positivo, negativo o incierto?
    - ¿Cuáles son las limitaciones técnicas de la prueba?
4. **¿Cuáles son las implicaciones de una prueba positiva o negativa para la familia?**
    - ¿Se puede diagnosticar o excluir el trastorno con certeza?

Tabla 50-2. Se recomiendan pruebas genéticas por sospecha de diagnóstico.

Sospecha de diagnóstico	Pruebas
Síndrome de Down	Cariotipo Si el diagnóstico es crítico en el periodo neonatal, FISH rápida para el cromosoma 21 También será detectado mediante MMC, pero no identificará reordenamiento, mosaicismo de bajo nivel
Trisomía 13, 18	FISH rápida en recién nacidos para el cromosoma 13, 18 y cariotipo También será detectado mediante MMC, pero no identificará reordenamiento, mosaicismo de bajo nivel
Síndrome de Turner	Con SCIH: FISH rápida para los cromosomas sexuales En caso de fuerte sospecha o para confirmar el diagnóstico: cariotipo con FISH para el centrómero Y También será detectado mediante MMC, pero no identificará reordenamiento, mosaicismo de bajo nivel
Síndrome de Williams	Ideal: MMC También se detectará con FISH para la región de Williams Si la MMC es negativa o si hay antecedentes familiares de EASV, hay que considerar la secuenciación del gen de la elastina (*ELN*) con pruebas de deleción/duplicación
Síndrome de deleción 22q11.2 (Síndrome de DiGeorge, síndrome velocardiofacial)	Ideal: MMC También se detectará con FISH para DiGeorge (suele incluir los cromosomas 22 y 10)
Síndrome de Noonan	Ideal: Panel del síndrome de Noonan (si se añade la deleción/duplicación se diagnosticará un 5 % adicional) También se detectará en la SEC
Síndrome de Marfan	Ideal: Despistaje de aortopatías También se detectará en la SEC
Síndrome de Loeys-Dietz	Ideal: Panel de aortopatía También se detectará en la SEC
Síndrome de Holt-Oram	Secuenciación del gen TBX5 También se detecta en la SEC y en la mayoría de los paneles de genes de CC
SED	
- Tipo hipermóvil (tipo 5)	No existe una prueba diagnóstica actual (pero sí criterios diagnósticos clínicos). Si hay antecedentes personales de facilidad de hematomas/sangrado, piel anormal (cicatrices atróficas, mala cicatrización de heridas, alta elasticidad) o antecedentes familiares de ruptura vascular/organal, debe excluirse otros tipos de SED con panel de SED o despistaje de aortopatías
- SED vascular (tipo 4)	Ideal: Panel de SED (a menos que haya raíz aórtica dilatada, en ese caso se hará un despistaje de aortopatías) También se detectará en el panel de aortopatía o en la SEC
- SED clásico/SED de tipo clásico/SED cardiaco-valvular (tipos 1-3)	Ideal: Panel de SED (a menos que haya raíz aórtica dilatada, en ese caso se hará un despistaje de aortopatías) También se detectará en el panel de aortopatía o en la SEC
Síndrome de CHARGE	Ideal: Secuenciación de CC7 con deleción/duplicación También se detectará en la SEC

CC: cardiopatía congénita, EASV: estenosis aórtica supravalvular, FISH: hibridación *in situ* fluorescente, MMC: micromatiz cromosómica, SCIH: síndrome de corazón izquierdo hipoplásico, SEC: secuenciación del exoma completo, SED:Síndrome de Ehlers-Danlos.

- Selección en cascada en miembros de la familia, herencia, riesgo de recurrencia y vigilancia
- Riesgo de detectar variantes de significado incierto y hallazgos incidentales

5. **Seguimiento y asesoramiento**
   - Debe realizarse un asesoramiento previo a la prueba y el consentimiento para las pruebas genéticas
   - Todas las pruebas genéticas requieren la aprobación previa del seguro en el ámbito ambulatorio, pero esto puede no ser necesario en el ámbito hospitalario. No todas las pruebas están cubiertas por todos los planes de seguros. Esto puede suponer un gran desembolso económico para las familias.
   - Los resultados de las pruebas pueden devolverse semanas o meses después de hacerse y, con frecuencia, después de que el paciente haya sido dado de alta del hospital. Es esencial que los resultados se obtengan, se revisen y se comuniquen a la familia.

Algoritmos de pruebas genéticas

Prueba genética fetal positiva

La detección de biomarcadores (es decir, detección en suero materno, el detección prenatal integrada) se realiza de forma rutinaria en la mayoría de los embarazos. Se da un resultado «positivo» cuando el riesgo de aneuploidía basado en la prueba de biomarcadores es mayor que el riesgo relacionado con la edad materna. No se trata de una prueba genética específica y no arroja un diagnóstico concreto. Los resultados de la detección de biomarcadores no deben influir en la decisión de evaluar y realizar pruebas genéticas postnatales.

La prueba prenatal no invasiva (PPNI) es el análisis del ADN fetal libre de células en el torrente sanguíneo materno para evaluar la aneuploidía (más comúnmente 13, 18, 21 y cromosomas sexuales). Algunas empresas también ofrecen pruebas para determinadas microdeleciones/duplicaciones; sin embargo, esta tecnología aún no ha sido validada en estudios de población. La prueba prenatal no invasiva es una prueba de detección para enfermedades específicas de aneuploidía y requiere la confirmación con una prueba de diagnóstico (es decir, mediante amniocentesis o pruebas postnatales):

- **Prueba prenatal no invasiva positiva sin pruebas de confirmación prenatal:** evaluación completa y pruebas de confirmación postnatal del resultado positivo de la prueba prenatal no invasiva
- **Prueba prenatal no invasiva negativa:** No debe influir en la decisión postnatal de realizar pruebas genéticas cuando estén clínicamente indicadas

Si se realizó una amniocentesis o un muestreado de vellosidades coriónicas (CVS) para obtener una muestra para pruebas genéticas, es posible que se haya realizado asesoramiento genético, cariotipo, micromatiz cromosómica y/o FISH. Los informes que detallan el tipo de pruebas realizadas y los resultados deben obtenerse y escanearse con la historia clínica del paciente.

Tabla 50-3. Consideraciones y pruebas genéticas en pacientes con miocardiopatías.

Miocardiopatía	Consideraciones	Pruebas
Miocardiopatía hipertrófica (MCH)	El mayor rendimiento de todas las miocardiopatías; el más alto en la MCH familiar	Panel de pruebas completo o dirigido a la MCH Considere también la posibilidad de un panel de rasopatía si hay rasgos de trastornos del espectro de Noonan
Miocardiopatía dilatada (MCD)	Mayor rendimiento en aquellas personas con MCD y enfermedad del sistema de conducción, antecedentes familiares de muerte súbita y MCD familiar	Panel completo o dirigido a MCD Considere también la distrofia muscular, la miocardiopatía metabólica, los trastornos mitocondriales
Miocardiopatía restrictiva	Numerosos modos de herencia, diagnóstico raro	Panel de pruebas completo Considere también la miopatía esquelética, los trastornos de llenado, trastornos del espectro de Noonan
Miocardiopatía arritmogénica (MAR)	Los numerosos modos de herencia y la genética compleja (por ejemplo, la heterocigosidad compuesta) dificultan la interpretación de las pruebas Se sospecha una alta incidencia de falsos positivos	Se puede recomendar la realización de panel de pruebas completo o dirigidos a la MAR, pero las debe realizar el equipo de Miocardiopatías/equipo de Electrofisiología
Miocardiopatía no compactada del ventrículo izquierdo	Numerosos modos de herencia, numerosos genes implicados, amplio espectro fenotípico y considerable solapamiento con otras formas de miocardiopatía Rendimiento inferior al de otras formas de miocardiopatía	Se puede recomendar un panel de pruebas exhaustivo o dirigido a la NCVI, pero lo debe realizar el equipo de Miocardiopatía/equipo de Electrofisiología Se debe considerar también el síndrome de Barth, distrofia muscular, enfermedad mitocondrial, MAR

MCA: miocardiopatía arritmogénica, MCD: miocardiopatía dilatada, MCH: miocardiopatía hipertrófica, NCVI: no compactación del ventrículo izquierdo.

- **Resultado positivo de la prueba genética (cariotipo, micromatiz cromosómica, hibridación *in situ* fluorescente) en la muestra obtenida por amniocentesis/CVS:** Consultar a los genetistas para determinar si el fenotipo del paciente es coherente con el diagnóstico prenatal y si se requieren pruebas confirmatorias/adicionales
- **Resultado negativo de la prueba genética en la muestra obtenida por amniocentesis/CVS y se sospecha de un trastorno genético:** Confirmar qué tipo de pruebas se han realizado (por ejemplo, la micromatiz cromosómica por amniocentesis no descarta el síndrome de Noonan). Consultar la genética para una evaluación y pruebas adicionales.

Cardiopatía congénita y aortopatía

En Tabla 50-1 se enumeran las pruebas genéticas recomendadas por lesión de cardiopatía congénita. En Tabla 50-2 se enumeran las pruebas genéticas recomendadas por sospecha de diagnóstico.

Miocardiopatía

Se recomiendan las pruebas genéticas en la miocardiopatía para los pacientes que se han sometido a una evaluación exhaustiva (incluida la historia clínica, los antecedentes familiares detallados de tres generaciones, la exploración, el ECG y el ecocardiograma) y que han recibido un diagnóstico clínico de miocardiopatía. No se recomienda la realización de pruebas en personas con características clínicas no diagnósticas (por ejemplo, corazón de atleta). La interpretación precisa de las pruebas genéticas depende de la precisión del fenotipado clínico, por lo que la evaluación de un paciente con miocardiopatía debe incluir la consideración de:

- Características sindrómicas (rasgos dismórficos, afectación de órganos multisistémicos, retraso del desarrollo, regresión del desarrollo)
- Arritmia y afectación del sistema de conducción
- Miopatía esquelética
- Antecedentes familiares y patrón hereditario

El equipo de miocardiopatía debe guiar la evaluación y las pruebas genéticas. El papel de las pruebas genéticas en la miocardiopatía incluye lo siguiente:

- Identificación de un trastorno específico con tratamiento alterado:
  - Miocardiopatía hipertrófica en la enfermedad de Fabry y la enfermedad de Danon
  - Miocardiopatía dilatada en la distrofia muscular
  - Miocardiopatía metabólica para la que se dispone de un reemplazo enzimático
- Permite realizar pruebas específicas de la mutación a miembros de la familia que, de otro modo, requerirían una vigilancia clínica a largo plazo.

El panel de pruebas de miocardiopatía integral de próxima generación («panel de panmiocardiopatía») es un panel que abarca los genes que se sabe que causan miocardiopatía hipertrófica, dilatada, restrictiva, no compactada y arritmogénica. Se utiliza a menudo debido al solapamiento de los fenotipos clínicos de miocardiopatía dentro de las familias y a la evolución del fenotipo cardíaco a lo largo de la vida. Este enfoque también ayuda a identificar trastornos genéticos específicos con un tratamiento alterado (por ejemplo, la identificación de la enfermedad de Fabry en la miocardiopatía hipertrófica o la distrofia muscular en la miocardiopatía dilatada). Sin embargo, algunos datos sugieren que las pruebas de panmiocardiopatía no son más eficaces que las pruebas dirigidas al fenotipo y pueden aumentar el riesgo de detectar una variante de significado incierto. Además, este enfoque no identificará necesariamente la causa de la miocardiopatía asociada a trastornos sindrómicos (por ejemplo, el síndrome de Noonan), miopatías esqueléticas o trastornos metabólicos y mitocondriales. Por lo tanto, debe emplearse un enfoque minucioso y reflexivo para la selección de las pruebas.

En Tabla 50-3 se enumeran las pruebas genéticas recomendadas y las consideraciones importantes para los pacientes con miocardiopatías. Para más detalles sobre el diagnóstico y el tratamiento de las diferentes miocardiopatías, véase el Capítulo 32.

Arritmias heredadas

Los detalles sobre las pruebas genéticas para los síndromes arrítmicos heredados y la evaluación de la parada cardíaca se encuentran en el Capítulo 35.

51 Medicina de transición en cardiología pediátrica

Keila N. Lopez

La cardiopatía congénita engloba múltiples enfermedades diferentes, que van de leves a graves. Muchos niños que nacen con cardiopatías congénitas complejas que antes habrían fallecido a una edad temprana sobreviven ahora hasta la edad adulta. Los avances en la atención médica y quirúrgica de los niños con cardiopatía congénita han dado lugar a una supervivencia del 85 % en la edad adulta y en la actualidad hay aproximadamente 1.4 millones de supervivientes de cardiopatía congénita que llegan a la edad adulta. Sin embargo, a pesar de la mejora de los tratamientos, los supervivientes de cardiopatía congénita a menudo se someten a una paliación en lugar de curarse. Por eso, la vigilancia y el control de la enfermedad a lo largo de toda la vida son fundamentales para mantener una vida sana y productiva.

Las deficiencias en la transición y la transferencia de la atención afectan de forma significativa y adversa a los resultados de salud de los adolescentes con cardiopatía congénita, en particular de las minorías. Los adolescentes con cardiopatía congénita tienen necesidades médicas, sociales, emocionales y funcionales particulares durante toda su vida. Por ello, es fundamental que la transición de la atención pediátrica a la de adultos se realice con éxito para reducir las interrupciones de la atención.

La transición es un proceso polifacético para los adolescentes con cardiopatía congénita y debe entenderse desde cinco perspectivas diferentes: el paciente, los padres/madres, el pediatra, el cardiólogo pediátrico y el cardiólogo de adultos. Además, hay que incorporar plenamente los aspectos de la progresión del desarrollo y el impacto de su enfermedad crónica en el desarrollo del adolescente y la familia. Los principales hitos del desarrollo (por ejemplo, el cuidado de sí mismo, la interacción social) que se alcanzan normalmente durante la adolescencia suelen estar interrumpidos y subdesarrollados en los niños con una enfermedad crónica como la cardiopatía congénita. Además, la transferencia de información del cardiólogo pediátrico al de adultos suele ser escasa o incompleta. Los esfuerzos de intervención relacionados con la transición y el traslado han fracasado en gran medida a la hora de abordar este proceso multifacético para los adolescentes con enfermedades crónicas. Los estudios demuestran que menos del 30 % de los adultos con cardiopatía congénita son atendidos por médicos especializados en cardiopatías congénitas, y que muchos de ellos presentan lagunas en la atención. Estos lapsos de atención se traducen en una mayor probabilidad de necesitar una intervención quirúrgica urgente o por cateterismo. Los resultados de la transición son particularmente deficientes entre las minorías étnicas

En el TCH hemos creado un programa de transición para adolescentes y jóvenes adultos con cardiopatía congénita de entre 15 y 21 años. Este programa se creó utilizando las directrices de la medicina de transición, las mejores prácticas para la transición de la cardiología pediátrica y la comprensión de las necesidades de las partes interesadas, incluidos el paciente, sus padres/madres y los proveedores médicos (cardiólogos pediátricos, especialistas en cardiopatías congénitas de adultos y los médicos de atención primaria pediátrica y de adultos). Este programa incorpora nuestra educación de transición y capacitación en habilidades en la clínica de cardiología pediátrica; es el equipo

CHHATT: *Congenital Heart Health Activation Transition Tool*

Texas Children's Hospital®

	¿Cuál es mi resumen en tres frases? ¿Cómo y cuándo lo utilizaría para explicar mi enfermedad?	POSITIVO PARA MÍ	NEGATIVO PARA MÍ
PASO 1 Gestión de las emergencias	1. Me llamo _____ y tengo _____ años. 2. Mi enfermedad del corazón es _____ y me han operado/tratado con cirugía, cateterismo, medicamentos o indicaciones _____ 3. Los síntomas de mi enfermedad específicos de emergencia o urgencia son: dolor de pecho _____ falta de aliento _____ mareo, aturdimiento, síncope, palpitaciones _____	**Actividades** _____ **Alimentación**	**Restricciones** _____ **Debo evitar**
PASO 2 Manejo básico	**Mis medicamentos son:** / **Los tomo para:** / **¿Qué hago cada día para controlar mi enfermedad?** Tener una buena higiene bucal es importante para mi salud cardíaca. Debo tomar antibióticos antes de ir al dentista. También es importante evitar los comportamientos de alto riesgo, que para mí son: fumar, beber, consumir drogas, hacerme tatuajes, *piercings*, tener sexo sin protección. Algunos pacientes con cardiopatía congénita tienen riesgos a la hora de viajar. Lo que debo saber sobre los viajes es: altitud, medicación, sala de emergencias más cercanas, buceo, puentina.	**Habilidades de afrontamiento**	**Signos de alarma**

	¿Cómo será mi enfermedad en el futuro? ¿Cuál es la mejor manera de controlarla?			
PASO 3 Trayectoria y gestión de por vida	Mi médico y yo hemos hablado de los siguientes posibles problemas a largo plazo asociados a mi enfermedad cardíaca: _____ _____ _____ _____	Esto es lo que tengo que hacer una vez al año para proteger mi corazón: ir al cardiólogo ir al dentista ir a mi médico de cabecera ponerme la vacuna de la gripe hacerme un examen de la vista _____ _____	El riesgo de transmitir mi enfermedad cardíaca a mis hijos es: bajo, medio, alto Si quedo embarazada o quiero tener un bebé, debo hablar con mi cardiólogo de inmediato. No tiene que avergonzarme iniciar una conversación con mi médico sobre las enfermedades del corazón y mi vida sexual.	Como adulto con una cardiopatía congénita, debo saber: Mis directivas anticipadas son mis deseos _____ Mi seguro es _____ y estoy cubierto hasta que tenga _____ Mi plan de continuación de la cobertura incluye: educación y necesidades ocupacionales

Cuadro 51-1. «Tácticas de pizarra» del equipo de transición.

de transición quien presenta el programa a las familias de pacientes con cardiopatía congénita cuando estos tienen 14 años. A partir de los 15 años, el equipo de transición se reúne de forma independiente con el adolescente con cardiopatía congénita y le administra una evaluación de conocimientos sobre la cardiopatía congénita y habilidades para la transición. A continuación, se lleva a cabo una evaluación formal exhaustiva de las necesidades, que incluye la recopilación de información sobre cómo comprende el paciente la orientación por el sistema médico, su salud mental y sus habilidades de afrontamiento, su comprensión del seguro médico y su comprensión de la vida con una cardiopatía congénita (esto incluye los comportamientos de riesgo, el reconocimiento de las emergencias médicas y la necesidad de un seguimiento a largo plazo). En base a estos datos, el equipo de transición crea un plan de aprendizaje individualizado para cada paciente, y adapta la enseñanza a sus déficits de conocimientos y habilidades. Esta información se introduce en una base de datos de adolescentes y en una sección especial de la historia clínica electrónica que creamos con el fin de a) hacer un seguimiento de las posibles mejoras en el conocimiento de la cardiopatía congénita y la adquisición de habilidades de transición con cada encuentro del equipo de transición, y b) proporcionar esa información al cardiólogo pediátrico que atiende al paciente.

El equipo de transición utiliza un formato de resumen de 3 frases para ayudar a nuestros pacientes a entender mejor su afección (diagnóstico primario o enfermedad), sus tratamientos (procedimientos, reparaciones quirúrgicas, medicamentos y la importancia de su cumplimiento) y la trayectoria de su afección (síntomas que pueden requerir atención emergente y cómo autocontrolarse) (Cuadro 51-1).

La seguridad a la hora de comunicar su enfermedad es importante para todos los pacientes; pero puede ayudar especialmente a los adultos jóvenes a establecer su independencia. Así, además de educar sobre el proceso de su enfermedad, el equipo de transición enseña a los adolescentes con cardiopatía congénita habilidades de transición (pedir sus propias citas, hacer preguntas directamente al médico, etc.), proporciona importantes recursos de navegación en el sistema médico («MyChart») y ayuda con estrategias de afrontamiento (para lidiar con el estrés, la ansiedad, etc.).

El equipo también aborda temas difíciles como control anticonceptivo, los comportamientos de alto riesgo y las restricciones de actividades. El equipo proporciona información de referencia para cardiólogos de adultos especializados en cardiopatía congénita, proveedores de subespecialidades capacitados para trabajar con pacientes con cardiopatía congénita (por ejemplo, obstetras y ginecólogos, gastroenterólogos) y, además, les enseña sobre el seguro, su futura carrera profesional y planificación familiar.

La visita de planificación para adultos tiene lugar en la visita de cardiología pediátrica de los 18 años, e incluye una discusión con el equipo de transición, los padres/madres, el paciente y el cardiólogo pediátrico. Esta visita incluye una recomendación formal para el seguimiento a un médico especialista en cardiopatías congénitas en adultos, la discusión de una directiva avanzada, un resumen de traslado formal y discusiones sobre otras formas de capacitar al joven adulto con una cardiopatía congénita. A medida que se satisfacen las necesidades individuales y se adquieren habilidades para la transición, el adolescente continúa en cada visita reuniéndose con el equipo de transición hasta que esté listo para el traslado a la atención de adultos. La política oficial del TCH incluye el traslado a la atención de adultos con cardiopatía congénita a los 21 años.

Lectura recomendada

American Academy of Pediatrics, American Academy of Family Physicians, American College of Physicians, Transitions Clinical Report Authoring Group, Cooley WC, Sagerman PJ. *Supporting the health care transition from adolescence to adulthood in the medical home.* Pediatrics 2011;128:182-200.

Hudsmith LE, Thorne SA. *Transition of care from paediatric to adult services in cardiology.* Arch Dis Child 2007;92:927-930.

Lotstein DS, Kuo AA, Strickland B, et al. *The transition to adult health care for youth with special health care needs: do racial and ethnic disparities exist?* Pediatrics 2010;126 Suppl 3:S129-S136.

Marelli AJ, Mackie AS, Ionescu-Ittu R, et al. *Congenital heart disease in the general population: changing prevalence and age distribution.* Circulation 2007;115:163-172.

Pless IB, Cripps HA, Davies JM, et al. *Chronic physical illness in childhood: psychological and social effects in adolescence and adult life.* Dev Med Child Neurol 1989;31:746-755.

Sable C, Foster E, Uzark K, et al. *Best practices in managing transition to adulthood for adolescents with congenital heart disease: the transition process and medical and psychosocial issues: a scientific statement from the American Heart Association.* Circulation 2011;123:1454-1485.

IV. Cuidados perioperatorios

Evaluación preoperatoria

Jennifer Yborra, Kimberly Krauklis

Consideraciones generales

Los pacientes sometidos a cirugía cardíaca deben someterse a una evaluación preoperatoria exhaustiva en los 7 días previos a la cirugía. Esta evaluación la realiza el equipo de Cirugía de Cardiopatía Congénita, el equipo de Anestesia Cardíaca, el especialista en atención emocional pediátrica y el trabajador social. Además de reunirse con el equipo, el paciente se somete a una serie de pruebas de laboratorio.

El historial debe ser detallado e incluir preguntas específicas, como las siguientes:

- Complicaciones previas con la anestesia
- Facilidad para la aparición de hematomas o trastornos hemorrágicos conocidos
- Complicaciones neurológicas
- Retraso en el desarrollo o convulsiones previas
- Infecciones previas por *Staphylococcus aureus* resistente a la meticilina (SARM) o *Staphylococcus aureus* sensible a la meticilina (SASM)
- Síntomas de infección (tos, secreción nasal, fiebre, vómitos, diarrea, dolor de garganta, etc.) en las últimas 4 semanas
- Estado de vacunación

El cuestionario sobre antecedentes familiares debe incluir si hay miembros de la familia con defectos cardíacos congénitos, sordera congénita, marcapasos, problemas del músculo cardíaco, reacciones a la anestesia, trastornos hemorrágicos o de coagulación, así como la enfermedad o el rasgo de células falciformes.

Como parte de la evaluación preoperatoria, todos los pacientes se someten a las siguientes pruebas de rutina:

- Hemograma completo con diferencial
- Bioquímica
- Estudios de coagulación
- Análisis de orina
- Grupo sanguíneo y pruebas cruzadas
- RxTórax (tanto la vista posteroanterior como la lateral); esto es particularmente importante para los pacientes que se someten a una esternotomía repetida para evaluar la ubicación del corazón detrás del esternón
- ECG en los últimos 30 días

En el caso de los pacientes a los que se les repite la esternotomía, también puede estar indicada la realización de un TAC si hay una mayor preocupación por las complicaciones durante el reingreso. Deben estar disponibles todos los ecocardiogramas, imágenes de cateterismo cardíaco, TAC e imágenes de RMN recientes. Deben obtenerse los informes operativos de todas las operaciones cardíacas anteriores.

Tabla 52-1. Cronograma de genética y neuromonitorización para los bebés sometidos a cirugía cardíaca durante el primer mes de vida.

Preoperatorio	
Pruebas genéticas	Se recomienda realizar pruebas genéticas antes de la cirugía: **MMC**
Estudios de imágenes	**RMN preoperatoria** A petición del equipo médico de la UTIC o de la UTIN. Idealmente en las 72 horas previas a la cirugía, y antes del día de la misma. En la medida de lo posible, se debe programar en una lista de RMN existentes y no fuera del horario laboral o en fines de semana, a menos que haya una preocupación clínica importante. Se hará una exploración a los pacientes durante una lista rutinaria, sin sedación ni anestesia, si es posible, y un anestesista cardiovascular los monitorizará durante todo el proceso. El consentimiento se obtendrá de forma rutinaria. La RMN solo se realizará si el paciente es considerado estable por los equipos de la UTIC, de cirugía y de anestesiología cardiovascular. Los pacientes deben estar en ayunas antes del traslado a la RMN. Las secuencias de RMN incluirán imágenes 3D sagitales T1-w, DRI axiales de 15-30 direcciones, GRE axiales, T1-2 axial e imágenes FLAIR frontales T2, con una duración total de 25-30 minutos. **Ecografía craneal** No se recomienda la ecografía craneal rutinaria en recién nacidos a término no sindrómicos y asintomáticos con una exploración neurológica clínica normal.

Posquirúrgico	
Monitorización del cerebro	**Espectroscopia del infrarrojo** – Un solo punto (cerebro) La espectroscopia del infrarrojo o NIRS se monitorizará con una sonda en el lado derecho de la frente durante 48-72 horas después de la operación. Puede utilizarse períodos más largos a discreción del equipo clínico. El objetivo de rSO2 debe ser >50 %. Un rSO2 <50 % será motivo de aviso al equipo médico. La persistencia de una rSO2 baja o de signos clínicos como convulsiones, un nuevo déficit neurológico focal o un coma son indicaciones para realizar una neuroimagen urgente.
Imágenes cerebrales	**RMN posquirúrgica** 7-10 días después de la operación, cuando el bebé está estable para ser transportado a la RMN. A petición de la UTIC o del equipo de Cardiología del hospital. Se hará una exploración a los pacientes durante una lista rutinaria y un anestesista cardiovascular los monitorizará durante todo el proceso. El consentimiento se obtendrá de forma rutinaria. El valor por defecto será para una exploración sin sedación. La sedación intravenosa o, si el bebé está todavía intubado, la anestesia general inhalada o intravenosa, *puede* utilizarse a discreción del anestesista que lo atiende. Los pacientes deben estar en ayunas antes del traslado a la RMN.
Desarrollo	**Clínica de resultados del desarrollo cardíaco** Se deberá remitir al equipo del Programa de Resultados del Desarrollo Cardíaco (CDOP, en inglés) tras el traslado de la UTIC a la unidad de hospitalización cardíaca. La evaluación inicial por parte del equipo del CDOP se realizará idealmente como paciente interno en la planta de cardiología. La evaluación ambulatoria tendrá lugar en el CDOP a los 6, 12, 18 y 24 meses de edad. El seguimiento posterior será anual o según se indique clínicamente.

MMC: micromatiz cromosómica, NIRS: espectroscopia de infrarrojo cercano (*near-infrared spectroscopy*), RMN: resonancia magnética, rSO2: saturación regional de oxígeno, UTIC: Unidad de Terapia Intensiva Cardíaca, UTIN: Unidad de Cuidados Intensivos Neonatales,

Tabla 52-2. Pruebas adicionales y consideraciones especiales para poblaciones particulares de pacientes.

Población de pacientes	Pruebas adicionales
Síndrome de DiGeorge	Niveles de calcio, magnesio y fósforo. Es necesario que la sangre sea negativa para el CMV, irradiada y leucorreducida.
Síndrome de Down	Estudios de la función tiroidea. Un nivel de TSH >6 mU/l justifica la discusión con Endocrinología y una TSH >10 mU/l puede justificar un retraso en la cirugía. Radiografías cervicales para pacientes de más de 2 años de edad para descartar la inestabilidad atlantoaxial.
Niñas >10 años de edad	Niveles de HCG en suero para descartar un embarazo.
Pacientes con tatuajes, piercings o conductas de riesgo	Detección de hepatitis y VIH.
Enfermedad de células falciformes y rasgo falciforme	Electroforesis de hemoglobina. Si la HbS >30 %, se considerará la exanguinotransfusión en el momento de la circulación extracorpórea.
Pacientes con arritmias conocidas, topología izquierda (*lopping* en L) o sometidos a un procedimiento de Fontan	Holter en los 6 meses anteriores al quirófano.

CMV: citomegalovirus, HbS: hemoglobina S, HCG: gonadotropina coriónica humana, TSH: Hormona estimulante de la tiroides, VIH: virus de la inmunodeficiencia humana.

Consideraciones especiales

Si el paciente tiene síntomas de una infección de las vías respiratorias superiores, se deben enviar estudios virales. Si el resultado es positivo y el procedimiento es electivo, la cirugía se debe reprogramar a 4-6 semanas después.

Además, los neonatos sometidos a procedimientos cardíacos con circulación extracorpórea requieren un preoperatorio de:

- RMN del cerebro (véase Tabla 52-1)
- Ecografía renal
- Autorización de todos los servicios de asesoramiento
- Consulta renal de pacientes sometidos a reparaciones neonatales complejas para diálisis peritoneal postoperatoria

En Tabla 52-2 se enumeran algunas consideraciones especiales para otras poblaciones de pacientes.

Tabla 52-3. Protocolo de prevención de infecciones por *Staphylococcus aureus* en pacientes pediátricos sometidos a cirugía cardíaca.

Recomendación	Descripción
Detección universal de SARM	• **Población:** Todos los pacientes sometidos a cirugía cardíaca • **Acción:** Utilizando un solo hisopo, realice un hisopado de los orificios nasales, la axila y la ingle del paciente para la prueba de PCR de SARM. (Si son positivos, estos hisopos se guardarán automáticamente para su cultivo) • **Cuándo:** Se debe realizar al menos 3-4 horas antes de la intervención quirúrgica
Descolonización universal	• **Población:** Todos los pacientes sometidos a cirugía cardíaca • **Acción A:** Aplicar una pequeña cantidad de mupirocina tópica en ambos orificios nasales anteriores 2 v/d durante 5 días • **Cuándo:** Cuando sea posible, empezar 5 días antes de la fecha de la intervención quirúrgica (completar un curso de 5 días incluso en el postoperatorio) • **Acción B:** Utilizar ropa de baño con clorhexidina (toallitas antisépticas con gluconato de clorhexidina al 2 %) según las indicaciones del peso del paciente diariamente durante 5 días • **Cuándo:** Cuando sea posible, comience 5 días antes de la fecha del procedimiento quirúrgico (continúe mientras las líneas centrales permanezcan colocadas) **En la visita preoperatoria, los pacientes recibirán paquetes que contienen: una hoja de instrucciones para el paciente, toallitas de clorhexidina y una prescripción de mupirocina*
Baño preoperatorio	• **Población:** Todos los pacientes sometidos a cirugía cardíaca • **Acción:** Un baño preoperatorio con agua y jabón o una solución que contenga clorhexidina o una toallita • **Cuándo:** La noche anterior y/o la mañana de la operación
Antibiótico preoperatorio indicado por la selección[a]	• **Población:** Todos los pacientes sometidos a cirugía cardíaca • **Acción:** Administrar cefazolina[b] • **Cuándo:** 0-60 minutos antes de la incisión; reaplicar cada 4 horas • **Población:** Los pacientes con un positivo en SARM sometidos a cirugía cardíaca <u>deben recibir cefazolina además de lo siguiente</u>: • **Acción:** Administrar vancomicina • **Cuándo:** 0-120 minutos antes de la incisión; no hay que repetir la dosis

[a] Según las directrices nacionales de la ASHP, los datos relativos a la eficacia de la profilaxis antimicrobiana se extrapolan de los estudios de adultos.

[b] En los pacientes con una alergia documentada a β-lactámicos, puede remitirse a Alergología e Inmunología para realizar pruebas de alergia a la penicilina. Si se confirma la alergia a β-lactámicos, se debe administrar clindamicina y repetir la dosis cada 6 horas o una dosis única de vancomicina para la cobertura de Gram positivos.

AI: Alergología e Inmunología, ASHP: *American Society of Health-System Pharmacists* (Sociedad Estadounidense de Farmacéuticos del Sistema de Salud), 2 v/d: dos veces al día, PCR: reacción en cadena de la polimerasa, SARM: *Staphylococcus aureus* resistente a la meticilina.

Tabla 52-4. Directrices de pedido de sangre preoperatorio del quirófano cardiovascular del TCH.[a,b,c]

Cajas de bombas[d,e]		
Peso	**Estándar**	**Rehacer**
<3 kg Norwood, TAPVR, Truncus, AAI, intercambio arterial, avance de arco, intercambio paliativo	2 U de CE, ≤5 días de edad 1 U de CE 2 U de PFC ½ (0.5) U de aféresis plaquetaria 1 U de crioprecipitado	2 U de CE, ≤5 días de edad 1 U de CE, 2 U de PFC ½ (0.5) U de aféresis plaquetaria 1 U de crioprecipitado Adelantar 2 U de CE y ½ (0.5) U de aféresis plaquetaria
<8 kg	1 U de CE, ≤5 días de edad 2 U de CE 2 U de PFC ½ (0.5) U de aféresis plaquetaria 1 U de crioprecipitado	1 U de CE, ≤5 días de edad 2 U de CE, 2 U de PFC ½ (0.5) U de aféresis plaquetaria 1 U de crioprecipitado Adelantar 2 U de CE y ½ (0.5) U de aféresis plaquetaria
8-18 kg	1 U de CE, ≤5 días de edad 2 U de CE 2 U de PFC ½ (0.5) U de aféresis plaquetaria 1 U de crioprecipitado	1 U de CE, ≤5 días de edad 2 U de CE, 2 U de PFC 1 U de aféresis plaquetaria 1 U de crioprecipitado Adelantar 2 U de CE y ½ (0.5) U de aféresis plaquetaria
<18 kg	3 U de CE, 2 U de PFC ½ (0.5) U de aféresis plaquetaria 2 U de crioprecipitado Adelantar 2 U de CE y ½ (0.5) U de aféresis plaquetaria	4 U de CE, 2 U de PFC 1 U de aféresis plaquetaria 2 U de crioprecipitado Adelantar 6 U de CE y 2 U de aféresis plaquetaria

Cajas sin bombas (cajas torácicas, ligadura de conducto arterioso permeable, reparación de CoA, cambio de generador de marcapasos)	
Peso	**Ordenar**
<8 kg	1 U de CE/baja en K+, dividida en mitades para quirófano cardiovascular
8-18 kg	1 U de CE, ≤5 días de edad (adelantar 2 U de CE, ½ (0.5) U de aféresis plaquetaria para procedimientos aórticos)
<18 kg	2 U de CE (adelantar 4 U de CE, ½ (0.5) U de aféresis plaquetaria para procedimientos aórticos)

[a] IRR/LR para los pacientes de <4 meses y los trasplantados. Tenga en cuenta que ya no irradiamos sangre para ventrículos únicos (a menos que sean candidatos activos a trasplante).
[b] CMV-/IRR/LR para pacientes DiGeorge, neonatos con MMC pendiente y pacientes con IDCG.
[c] Si no ha habido transfusión de sangre ni embarazo en los últimos 3 meses, se puede ampliar el vencimiento de la muestra a 14 días. Marque la casilla en la orden inicial. Se enviará una nueva orden de sangre con una nueva fecha de cirugía para los casos cancelados del quirófano cardiovascular.
[d] Añadir el comentario «protocolo CBP 7-25» a los pedidos de CE para pacientes que pesen entre 7 y 25 kg. El protocolo 7-25 de la circulación extracorpórea hace que el banco de sangre envíe deliberadamente la unidad de CE más grande disponible.
[e] Los trasplantes siguen las pautas indicadas anteriormente. Pedidos de hemoderivados adicionales por el equipo de trasplante de forma individual (por ejemplo, exanguinotransfusión).
AAI: arco aórtico interrumpido, CE: concentrado eritrocitario, CMV: citomegalovirus, CoA: coartación aórtica, IDCG: inmunodeficiencia combinada grave, IRR: irradiado, LR: leucorreducido, MMC: micromatiz cromosómica, PFC: plasma fresco congelado.

Otros preparativos preoperatorios

Se deben revisar todos los medicamentos y se debe considerar la posibilidad de suspender temporalmente ciertos medicamentos. La aspirina debe suspenderse durante 1 semana, a menos que el paciente tenga un flujo sanguíneo pulmonar dependiente de la derivación. El Lovenox® debe suspenderse durante 2 dosis antes de la cirugía. El Coumadin® debe convertirse en heparina o Lovenox® antes de la cirugía y luego suspenderse. Los inhibidores de la enzima convertidora de la angiotensina y los betabloqueantes pueden suspenderse durante 3-5 días, según consideren el cirujano y el cardiólogo de cabecera. Las vacunas (excepto la de la gripe y Synagis®) no deben administrarse en las 2 semanas previas a la cirugía.

La detección de *Staphylococcus aureus* resistente a la meticilina y la descolonización universal se completan según el protocolo detallado en Tabla 52-3.

Los especialistas en atención emocional pediátrica se reúnen con los niños y sus familias el día antes de la operación para hablar de las expectativas adecuadas a su edad, participar en juegos terapéuticos y hacer una visita al Heart Center.

Autorizaciones

Los pacientes adultos necesitan la autorización de su médico de cabecera. Todos los pacientes de más de 2 años necesitan una autorización dental y haberse tratado las caries al menos 2 semanas antes de la cirugía. Todos los subespecialistas que hacen un seguimiento del paciente deben verlo y dar su autorización y recomendaciones para los cuidados perioperatorios.

La noche antes de la cirugía

Todos los pacientes que se someten a una intervención quirúrgica deben hacer ayuno total desde la medianoche anterior, pero se les permite tomar líquidos claros hasta 2 horas antes de la hora programada de inicio en quirófano. Si el paciente está hospitalizado, los líquidos intravenosos de mantenimiento se inician a medianoche.

Debe administrarse un baño preoperatorio después de las 17:00 horas de la tarde anterior a la cirugía, de acuerdo con las directrices de prevención de infecciones del centro quirúrgico.

El pedido de sangre se basa en las directrices de pedido de sangre preoperatorio del quirófano cardiovascular del TCH (Tabla 52-4). Se puede coordinar la donación de sangre dirigida si los donantes tienen el mismo tipo de sangre, son mayores de 17 años y no han viajado fuera de Estados Unidos en el último año. Las donaciones deben realizarse entre 3 y 5 días antes de la cirugía. Se debe cumplimentar la documentación con antelación para garantizar una gestión adecuada.

<table>
<tr><td>**53**</td><td># Anestesia para las
cardiopatías congénitas</td></tr>
</table>

Anestesia para las cardiopatías congénitas

53

Stuart R. Hall

La cirugía cardíaca congénita es única, en el sentido de que es quizá el único ámbito de la medicina en el que un paciente puede entrar en el quirófano con una fisiología anormal y salir con otra diferente. Es importante conocer los distintos estados fisiológicos que se observan en estos pacientes y entender cómo su fisiología afecta y se ve afectada por la anestesia.

Consideraciones generales

La monitorización intraoperatoria se realiza según el estándar de la ASA, agregando sondas de espectroscopia del infrarrojo cerebrales bilaterales, que pueden colocarse antes o después de la inducción.

En los pacientes con acceso intravenoso, la inducción se suele realizar con una combinación de midazolam y fentanilo en dosis de titulación lenta. Esta se puede aumentar con sevoflurano inhalado, si se desea.

La fisiología del paciente dictará la FiO_2 utilizada en la inducción: los neonatos pequeños y sobrecirculados pueden tolerar el oxígeno suplementario, pero aquellos con la presión arterial ya baja podrían beneficiarse de una FiO_2 parecida al aire ambiental. Los pacientes sin acceso intravenoso suelen ser inducidos con sevoflurano, y el acceso intravenoso se establecerá lo antes posible. A casi todos los pacientes se les dará relajantes musculares para la intubación.

Acceso

En el quirófano cardiovascular, casi todos los pacientes necesitarán un acceso arterial y venoso central. El acceso arterial debe tener en cuenta la anatomía del paciente. El anestesista revisará la anatomía para determinar los lugares óptimos para el acceso y la monitorización. Por ejemplo, si hay una arteria subclavia aberrante, una línea arterial ipsilateral alimentada por esa arteria subclavia puede amortiguarse con la colocación de un transductor de ecocardiograma transesofágico. ¿El paciente tiene una coartación, y si es así, dónde está? ¿Se utilizará la perfusión cerebral anterógrada, en cuyo caso se desea una línea arterial en la extremidad superior derecha? Si el paciente va a terminar la operación con una derivación Blalock-Taussig-Thomas, ¿debe colocarse la vía arterial en el lado contralateral?

Por lo general, se accede a la arteria radial pero, tras comentarlo, a veces se utiliza la arteria cubital (verificada por ecografía). Los casos largos, como los trasplantes de pulmón y los repetidos trasplantes de corazón, suelen requerir un acceso arterial femoral, si es posible, porque las arterias de las extremidades superiores pueden ser poco fiables después de largos ciclos de circulación extracorpórea. Por regla general, no se canula la arteria braquial.

El acceso venoso central suele ser femoral en pacientes de menos de 5 kg. La mayoría de los pacientes ≥5 kg recibirán un catéter venoso central en la yugular interna. En la mayoría de los casos, se utiliza una vía de doble o triple lumen. Para los procedimientos de Glenn, el catéter de presión venosa central se coloca femoralmente, mientras que la yugular interna se canula con una línea de 3F de un solo lumen para permitir la transducción de las presiones de la arteria pulmonar después de la circulación extracorpórea.

Todas las vías del cuello se colocan utilizando la visualización por ecografía; algunos profesionales utilizan también las ecografías para las vías femorales, mientras que otros prefieren utilizar un Doppler. Una vez que el paciente tiene acceso venoso central, se inicia una infusión de épsilon-aminocaproato.

Periodo previo a la circulación extracorpórea

Durante el periodo previo a la circulación extracorpórea, el objetivo es mantener una hemodinámica aceptable y una saturación de oxígeno fisiológica para el paciente. La anestesia se mantiene con un agente volátil, normalmente isoflurano, y bolos intermitentes de fentanilo y relajante muscular. Es posible que se necesiten presores; el anestesista y el cirujano suelen decidir sobre si utilizarlos. Para los pacientes que se les va a cebar la bomba de *bypass* con sangre (pacientes de menos de 15 kg aproximadamente), suele haber concentrados eritrocetarios frescos disponibles para la transfusión previa a la circulación extracorpórea.

Cuando la intervención implique la reconstrucción del arco y se vaya a utilizar la perfusión cerebral anterógrada, el cirujano pedirá generalmente «heparina en dosis de derivación». En este punto, se administran 100 unidades/kg de heparina para prevenir la trombosis mientras se pinzan los vasos a fin de facilitar la colocación de un injerto Gore-Tex® para la canulación arterial. Cuando el cirujano esté preparado para la canulación completa, pedirá una «dosis completa de heparina», es decir, una dosis de 400 unidades/kg para garantizar una anticoagulación adecuada para la circulación extracorpórea: el objetivo del tiempo de coagulación activado inicial es >350 segundos.

Es importante asegurarse de que el perfusionista disponga de una dosis adecuada de bolo de épsilon-aminocaproato y de antibiótico para el cebado, según las directrices institucionales.

Circulación extracorpórea

Cuando se inicia la circulación extracorpórea, se interrumpe la ventilación de los pulmones. Los primeros minutos de la circulación extracorpórea son un buen momento para asegurar una adecuada hipnosis, analgesia y relajación muscular con bolos de cualquier fármaco que se utilice para el caso. En algunos casos, el perfusionista tendrá que aplicar un bolo de fenilefrina para alcanzar una presión de perfusión adecuada. Por el contrario, especialmente en los niños pequeños, puede administrarse fentolamina para conseguir una vasodilatación adecuada. La presión de perfusión objetivo dependerá de la edad:

- Neonatos: ~35-40 mmHg
- Niños pequeños: ~45 mmHg
- Adolescentes jóvenes: ~50 mmHg
- Adolescentes más grandes y adultos: 55-60 mmHg

Para un análisis completo de la circulación extracorpórea, véase el Capítulo 6. El anestesista debe estar presente para el inicio y la retirada de la circulación extracorpórea, el inicio de la perfusión cerebral anterógrada y el desbloqueo de la aorta, como mínimo.

Una vez que se ha retirado el pinzamiento cruzado y recuperado el ritmo sinusal, o se ha iniciado la estimulación, es el momento de iniciar cualquier medicación vasoactiva que pueda ser necesaria para facilitar la retirada de la circulación extracorpórea. Esto puede variar desde ninguna medicación en el caso de una comunicación interauricular sencilla y saludable, hasta vasopresina, adrenalina y calcio para un neonato pequeño y enfermo. También es el momento de empezar a pensar en qué hemoderivados, en forma de plaquetas, crioprecipitado y plasma fresco congelado, serán necesarios después de la circulación extracorpórea. También es un buen momento para enviar cualquier estudio, como un ROTEM®, que pueda ayudar a tomar esas decisiones (véase el Capítulo 59).

Período posterior a la circulación extracorpórea

Tras la retirada de la circulación extracorpórea, la hemostasia se debe priorizar. En las primeras operaciones en pacientes sanos, es posible que todo lo que se necesite sea la reversión de la heparina (10-13 mg de protamina/1000 unidades de heparina). En otros, también pueden ser necesarias las plaquetas/el crioprecipitado/el plasma fresco congelado. Después de administrar lo que se denomina «un par de rondas» de estos productos, algo claramente impreciso, debe discutirse con el cirujano si podrían ser útiles más procoagulantes (como el Factor VIIa recombinante). Para más detalles sobre la hemostasia posquirúrgica, véase el Capítulo 60. El tórax se puede dejar abierto, con los bordes del esternón separados y la cavidad torácica cubierta con una membrana de Gore-Tex® en casos de inestabilidad hemodinámica extrema o hemorragia persistente.

Aunque muchos pacientes irán a la UTIC intubados después de la cirugía, otros muchos pacientes pueden ser aptos para ser extubados en el quirófano. En estos pacientes, es útil limitar la dosis de narcótico a <30 mcg/kg mientras dure el caso. Por lo tanto, es primordial la discusión preoperatoria con el cirujano sobre la intención de extubar en el quirófano. Algunos profesionales abogan por el uso de una infusión de dexmedetomidina para complementar la anestesia después de la circulación extracorpórea y para proporcionar cierta sedación postoperatoria. Según el protocolo institucional, la mayoría de los pacientes a los que se pretende extubar también deben recibir una dosis de ondansetrón en el quirófano.

El transporte a la UTIC es quizás uno de los puntos más críticos del caso para el equipo de Anestesia. Asegúrese de que todos los goteros estén funcionando y que queden cantidades suficientes en las jeringas o bolsas para permitir varias horas de infusión. Lleve consigo un equipo de emergencia para las vías respiratorias y los medicamentos y el volumen de reanimación adecuados. Existen mezcladores de aire-oxígeno para el transporte cuando el oxígeno al 100 % no es apropiado para el transporte. Los pacientes con iNO se pueden ventilar utilizando el puerto lateral del sistema de suministro de iNO. Una vez en la UTIC, los monitores se cambiarán al sistema de la UTIC y los equipos de la UTIC, cirugía y anestesia se reunirán junto a la cama para el traspaso detallado de los cuidados.

54

Ingreso en la Unidad de Terapia Intensiva

Sebastian C. Tume, Guill Reyes

El ingreso de un paciente tras una intervención quirúrgica cardíaca implica una preparación exhaustiva para garantizar la llegada segura del paciente, su traspaso, una rápida evaluación clínica y una transición e inicio de la monitorización hemodinámica fluidas. El proceso de admisión en el TCH se realiza normalmente en 3 fases. En primer lugar, el equipo se prepara para el ingreso con el fin de garantizar una transición con las mínimas distracciones. En segundo lugar, llega el paciente y se realiza la transición de la monitorización y las terapias de apoyo. En ese momento tiene lugar el traspaso de la información clínica. Por último, la evaluación de laboratorio y radiológica se acompaña de la fijación del dispositivo y de una discusión exhaustiva del plan de cuidados entre los miembros del equipo de terapia intensiva. El cumplimiento adecuado de estos pasos garantizará una transición segura y la preparación para cualquier evento clínico inesperado durante el período de recuperación postoperatoria.

Fase 1: preparación previa a la llegada del paciente

El personal de enfermería y los auxiliares de atención al paciente prepararán el cuarto. La coherencia de este proceso se puede garantizar formulando una lista de comprobación de la configuración del equipo estándar (Cuadro 54-1). El terapeuta respiratorio definirá las terapias de apoyo respiratorio adecuadas. También se recomienda que el equipo revise y comprenda la lesión cardíaca y la fisiología posquirúrgica.

Después de la transición del paciente a dejar la circulación extracorpórea, el/la enfermero/a del quirófano llama a la UTIC con un informe sobre el estado del paciente que incluye datos demográficos, resumen del procedimiento quirúrgico, acceso vascular, drenajes, infusiones y asistencia respiratoria planificada. El/la enfermero/a de admisiones compartirá el informe con el equipo de admisiones de forma verbal y utilizando una plantilla de firmas. Las órdenes posquirúrgicas deben realizarse en este momento para asegurar la llegada a tiempo de los medicamentos, las pruebas de laboratorio y los servicios radiológicos. El terapeuta respiratorio debe estar informado para garantizar que se dispone del equipo adecuado.

Fase 2: llegada del paciente

Esta fase consiste en la llegada real del paciente y la transferencia de información crítica entre los equipos de cirugía, anestesia y UTIC. A medida que el paciente se acerque al cuarto asignado, el personal de la unidad debe asegurarse de que el pasillo esté despejado, la puerta esté completamente abierta y el equipo no esté obstaculizando el camino para facilitar el movimiento hacia el cuarto. Debe estar disponible un/a enfermero/a de apoyo para la elaboración de gráficos y para ayudar en el ingreso. Cuando el paciente entra en la habitación, la percha de suero y otros equipos deben colocarse de manera que no obstruyan la visión del monitor ni restrinjan el acceso a los dispositivos de apoyo. La cama o la cuna térmica estará enchufada y en posición bloqueada. La transición al monitor de cabecera desde el monitor de transporte debe

Lista de comprobación para la preparación del cuarto

- ☐ Respirador, cable ETCO2, bolsa y máscara
- ☐ O2 suplementario (cánula nasal y máscara facial)
- ☐ Manguito de presión arterial y cable
- ☐ Sonda pleural y aspiración de pared
- ☐ Cables de temperatura (rectal y cutánea)
- ☐ Recipientes de aspiración y catéteres
- ☐ Retenedor de mucosidad para sonda nasogástrica
- ☐ Cinta para asegurar las sondas pleurales y la aurícula
- ☐ Hemostatos y pinzas para asegurar las sondas pleurales
- ☐ Restricciones médicas
- ☐ Tubos de recogida de los laboratorios de ingreso
- ☐ Etiquetas adhesivas de solicitud de laboratorio
- ☐ Lavados de suero fisiológico y jeringuillas para las extracciones de sangre
- ☐ 1 unidad/ml de heparina para las vías de presión
- ☐ Medicación filtrada y no filtrada
- ☐ Bombas de fluidos intravenosos (3 bombas de jeringa)
- ☐ Hoja de códigos con peso verificado
- ☐ Medicamentos de emergencia si el paciente está inestable

Cuadro 54-1. Lista de comprobación de la configuración

Lista de comprobación al ingreso

- ☐ Abrir las puertas y despejar el equipo
- ☐ Órdenes de autorización y llamado para radiografía y electrocardiograma
- ☐ Enchufar la cama/cuna térmica y bloquearla
- ☐ Conectar las sondas pleurales a la succión, y la cinta y la tira
- ☐ Transferir la caja del monitor (PDM) al monitor de cabecera y permitir que se carguen los datos
- ☐ Visualización de dos derivaciones del ECG (II, V), tendencias del segmento ST.
- ☐ Establecer los parámetros de alarma en un 20 % a partir de los valores iniciales. Volver a ajustar las alarmas si es necesario tras el pase de guardia
- ☐ Transferir al paciente al respirador artificial y conectar el ETCO2
- ☐ Calibrar (poner a cero) todas las vías invasivas de arteria pulmonar, aurícula izquierda, presión venosa central y vías arteriales.
- ☐ Comprobar el aire en todas las vías de presión
- ☐ Laboratorios de extracciones (comparar la banda de identificación con las muestras)
- ☐ Configuración de monitorización no invasiva: NIRS tanto cerebral como somática, sondas de temperatura rectal y para dedos de los pies, y manguito de presión arterial.
- ☐ Confirmar las concentraciones de goteo y las pautas posológicas con la farmacia antes de que el anestesista se vaya de la cama
- ☐ Purgar y comprobar la permeabilidad de las vías intravenosas periféricas y los puertos de las vías centrales
- ☐ Finalizar el plan de cuidados posquirúrgicos con el equipo de terapia intensiva (parámetros, objetivos, etc.)
- ☐ Comprobar que haya hemoderivados disponibles en la nevera
- ☐ Retirar las bolsas de presión de las vías de presión y pasar a los portadores de jeringas
- ☐ Llamar a la familia para que venga a la cama

Cuadro 54-2. Lista de comprobación al ingreso

ser fluida y con una monitorización ininterrumpida. Una vez que se muestren todas las presiones invasivas, se debe realizar la calibración (puesta a cero) para garantizar la precisión. Para garantizar la coherencia y evitar que se pierdan pasos en el proceso de transición, debe seguirse una lista de comprobación diseñada para esta fase de la ingreso (Cuadro 54-2).

Son cruciales una comunicación ininterrumpida y un intercambio claro de información para la transferencia segura de información clínica vital. Los miembros de los equipos médicos y quirúrgicos de cirugía, anestesia y UTIC, así como el terapeuta respiratorio y farmacia deben estar presentes para el traspaso. Nuestra práctica institucional consiste en contar con todos los proveedores del nivel de atención en el momento del traspaso para garantizar que se obtenga y transmita la información crucial. Todos los miembros del equipo deben dedicar toda su atención al proceso de traspaso y abstenerse de realizar cualquier procedimiento durante el mismo. Se requiere personal de enfermería adicional para atender al paciente durante el proceso de traspaso a fin de que el/la enfermero/a receptor/a pueda dedicar toda su atención a la conversación.

El traspaso consiste en un breve expediente médico del paciente y de las intervenciones quirúrgicas por parte del cirujano cardíaco, seguido del informe de anestesiología cardiovascular, que incluye los detalles de la vía aérea, el acceso vascular, el curso anestésico, los hallazgos de las imágenes, el momento de la medicación perioperatoria, el llenado óptimo y las presiones sistémicas al separarse de la circulación extracorpórea, las infusiones inotrópicas/vasoactivas actuales, la administración de productos sanguíneos, el manejo de los sedantes y cualquier otra información pertinente. El equipo discute un plan de cuidados posquirúrgicos, los objetivos hemodinámicos y de respirador artificial, así como los parámetros de alarma. Al finalizar el traspaso, el personal de la UTIC «volverá a leer» el plan para asegurarse de que la comunicación ha sido eficaz.

Fase 3: Evaluación y estudios

La última fase del ingreso incluye la evaluación clínica y hemodinámica inicial, seguida de la recogida de estudios de laboratorio y radiológicos. El/la enfermero/a de cabecera y el equipo médico deben realizar una evaluación clínica completa, prestando especial atención a la evaluación de la piel, la perfusión, los sitios de inserción de drenajes y catéteres, el sitio quirúrgico y la función neurológica. El/la enfermero/a también examinará si hay aire en las vías de presión. Si hubiera, los cables de estimulación temporal auricular y ventricular se deben etiquetar y asegurar. Si el ritmo es el adecuado, se deben confirmar los ajustes y los umbrales. Las sondas pleurales se refuerzan en el lugar de conexión y se fijan a la cama. El recipiente de la sonda torácica se debe pegar al piso y se debe comprobar el sellado del agua y la succión adecuada. La bolsa de la sonda urinaria se coloca por debajo del nivel del paciente y la sonda se fija al muslo. Las sondas nasogástricas deben estar con la fuerza de la gravedad en los pacientes <5 años y de succión intermitente baja en los niños mayores.

El monitor de cabecera está preparado para permitir una evaluación hemodinámica rápida en caso de complicaciones. Los parámetros de alarma se ajustan a los parámetros previamente comentados (normalmente un 20 % con respecto a los valores iniciales). Se muestran dos derivaciones del ECG (preferentemente las derivaciones II y V6) con la monitorización del segmento ST activada. Se realiza un ECG de 12 derivaciones de referencia en la hora siguiente al ingreso. Las presiones invasivas deben estar etiquetadas por colores. Se debe hacer una espectroscopia del infrarrojo cerebral y somática si no se dispone de oximetría venosa invasiva. La temperatura se controla mediante sondas rectales y periféricas con el objetivo de la normotermia, a menos que se indique lo contrario. El recalentamiento debe ser gradual para evitar una vasodilatación excesiva.

Los estudios de laboratorio, como la gasometría arterial, el hemograma completo, la bioquímica y el panel de coagulación, deben recogerse tras el traspaso y la RxTórax, en los 30-60 minutos siguientes al ingreso. Se puede conseguir una RxTórax adecuada asegurándose de que el precordio está libre de cables y sondas, y la cabeza esté colocada en la línea media, en posición neutral.

Las consideraciones adicionales incluyen una evaluación de la presión arterial en las cuatro extremidades después de la reparación del arco aórtico. La concentración del goteo y la verificación de la dosis deben realizarse con un farmacéutico, y se debe garantizar que haya suficiente volumen disponible para evitar tener que cambiar los goteos de medicación vasoactiva en el período postoperatorio inmediato. Debe haber una nevera con hemoderivados en la cabecera de cada ingreso y mantenerse durante la noche para los pacientes con vías intracardíacas, tórax abierto, dispositivo de asistencia ventricular o ECMO. Las personas que reciben una cantidad importante de apoyo vasoactivo permanecerán en posición supina y la elevación de la cabeza debe ser gradual.

La recuperación posquirúrgica puede estar asociada a cierta labilidad hemodinámica esperada. El cumplimiento de los protocolos y las listas de comprobación limitará las variaciones en la atención. Cada paciente deberá ser tratado en función de su fisiología posquirúrgica, pero se debe garantizar siempre el cumplimiento estricto de todas las fases del ingreso posquirúrgico para garantizar una transición segura y sin fallos.

55 Sedación y analgesia en la Unidad de Terapia Intensiva Cardíaca

Barbara-Jo Achuff, Ashraf Resheidat, Zoel A. Quinonez, Lara S. Shekerdemian

La mayoría de los pacientes de la UTIC requieren y reciben analgesia y/o sedación para proporcionarles confort, controlar el dolor y minimizar su respuesta de estrés al dolor o a los estímulos nocivos. Suele ser necesaria analgesia para prevenir y tratar el dolor posquirúrgico, pero también puede ayudar a gestionar la comodidad general mientras se está en la UTI. La sedación se utiliza para maximizar el confort, reducir la respuesta al estrés y evitar el consumo excesivo de oxígeno en un momento de inestabilidad hemodinámica real o potencial. La profundidad de la sedación va desde la mínima (ansiolisis) para disminuir el estrés y mantener una vía respiratoria natural, hasta la sedación profunda con depresión de la conciencia que requiere intubación y ventilación mecánica. La profundidad de sedación deseada requiere un equilibrio entre la infrasedación, que puede provocar inestabilidad hemodinámica, mala cicatrización y otros acontecimientos adversos como la autoextubación, y la sobresedación, que puede provocar inestabilidad hemodinámica, delirio y habituación a largo plazo. Además, la creciente concienciación sobre los efectos a largo plazo de algunos agentes en el neurodesarrollo, junto con la «Comunicación sobre medicamentos y seguridad» de la FDA de 2016 en relación con estas preocupaciones, ha agregado más énfasis a la necesidad de considerar cuidadosamente los agentes analgésicos y sedantes en la UTI, así como en el quirófano.

Los requisitos de analgesia y sedación son variables y no hay una medicación o régimen ideal que se adapte a todos los pacientes, pero la optimización de la sedación y la analgesia mediante protocolos proporciona un control del dolor/sedación ajustable, seguro y adecuado, y permite la comunicación entre los proveedores. De este modo, en el TCH, nuestro equipo multidisciplinar *S.T.A.R.* («*Sedation Targeted Assessment and Review*», *Evaluación y revisión dirigidas de la sedación)*, formado por *médicos, enfermeros, farmacéuticos y administradores*, ha emprendido una revisión exhaustiva de la práctica de la sedación y la analgesia en la UTIC, y ha utilizado estos datos junto con la literatura existente para formular un enfoque sistemático de la sedación y la analgesia en la unidad. Esto requiere un enfoque basado en el consenso para evaluar el dolor y la sedación, decidir el objetivo de «vigilia» de cada paciente concreto y, a continuación, seguir un algoritmo lógico de cómo lograrlo, con una reevaluación frecuente.

Evaluación del dolor y la sedación

Nuestros proveedores de la UTIC de cabecera utilizan sistemas de puntaje objetivo validados para el dolor y la sedación. El puntaje del dolor que se utiliza principalmente en el TCH es la escala FLACC («Face, Legs, Activity, Cry, Consolability»: cara, piernas, actividad, llanto, consolabilidad) (Tabla 55-1). La «State Behavioral Scale» (SBS, escala conductual del estado) (Tabla 55-2) se utiliza para describir el nivel de sedación *deseado* (desde -3, que significa no responder, a +2 que significa agitado) para el paciente *intubado* que no está recibiendo bloqueo neuromuscular. El objetivo de la escala conductual del estado lo decide el equipo en las rondas de pacientes y el/la enfermero/a de cabecera documenta regularmente el puntaje observado.

Tabla 55-1. Herramienta de observación Escala FLACC: cara, piernas, actividad, llanto, consolabilidad (*Face, Legs, Activity, Cry, Consolability*) como medida. Los puntajes específicos de cada una de las áreas se suman para crear el puntaje global. De: Merkel SI, Voepel-Lewis T, Shayevitz JR, et al. La escala FLACC: una escala conductual para puntuar el dolor postoperatorio en niños pequeños. Pediatr Nurs 1997;23:293-297. © 1997 The Regents of the University of Michigan (reimpreso con permiso).

	0	1	2
Cara	Ninguna expresión ni sonrisa en particular	Mueca o ceño fruncido ocasionalmente, retraído, desinteresado	Fruncimiento frecuente o constante del ceño, mandíbula apretada, mentón tembloroso
Piernas	Posición normal o relajada	Inquietas, intranquilas, tensas	Pateando o con las piernas levantadas
Actividad	Tumbado tranquilamente, posición normal, se mueve con facilidad	Retorciéndose, moviéndose de un lado a otro, tenso	Arqueado, rígido o con sacudidas
Llanto	No llora (despierto o dormido)	Gemidos o quejidos, ocasionales	Llanto constante, gritos o sollozos, quejas frecuentes
Consolabilidad	Contento, relajado	Se tranquiliza al tocarlo, abrazarlo o hablarle ocasionalmente; se distrae	Difícil de consolar o reconfortar

Tratamiento del dolor posquirúrgico

A la vez que hacemos hincapié en la minimización de los efectos secundarios y evitamos una dosis excesiva de «recuperación», utilizamos un enfoque multimodal de la analgesia para los pacientes que han sido extubados en el quirófano cardiovascular o poco después. La analgesia controlada por el paciente (o por el/la enfermero/a) con opiáceos ayuda a satisfacer las necesidades del paciente de forma oportuna y segura. Además de los opiáceos, se puede utilizar el paracetamol intravenoso, así como los antinflamatorios no esteroideos antinociceptivos (ketorolac), los anestésicos locales, los agonistas alfa-2 adyuvantes (clonidina y dexmedetomidina) y los antagonistas de los receptores de N-metil-D-aspartato (NMDA) antihiperalgésicos (ketamina), solos o en combinación. La conversión a los analgésicos orales se produce una vez que el paciente es capaz de tolerar la ingesta oral. También integramos técnicas de medicina complementaria y alternativa con controles del entorno, modificación del comportamiento y fisioterapia para los pacientes a largo plazo.

Protocolo clínico

Los protocolos clínicos estandarizados mejoran la satisfacción del profesional, del personal de enfermería y del paciente, a la vez que proporcionan una menor variación en la práctica de la analgesia y la sedación. En nuestra unidad, utilizamos protocolos clínicos codificados por colores en función de la edad y el peso para pacientes *intubados* que no están con bloqueo neuromuscular. Estos protocolos ofrecen opciones de

Tabla 55-2. Escala de comportamiento del estado (escala conductual del estado) para describir el nivel de sedación deseado para el paciente intubado que no está recibiendo bloqueo neuromuscular. Puntúe según la respuesta del paciente a la voz, luego al tacto y después a los estímulos nocivos (succión prevista del tubo endotraqueal o presión en el lecho ungueal durante <5 segundos). De: Curley MA, Harris SK, Fraser KA, et al. Escala de comportamiento del estado: un instrumento de evaluación de la sedación para lactantes y niños pequeños sometidos a ventilación mecánica. Pediatr Crit Care Med 2006;7:107-114. © 2006 Wolters Kluwer Health, Inc. (reimpreso con permiso).

Pun-taje	Descripción	Definición
-3	Falta de respuesta	Sin esfuerzo respiratorio espontáneo No tose o tose solo con la aspiración Sin respuesta a los estímulos nocivos Incapaz de prestar atención al profesional médico No muestra malestar con ningún procedimiento (tampoco los nocivos) No se mueve
-2	Respuesta a los estímulos nocivos	Respiración espontánea pero asistida Tos con aspiración/reposición Responde a los estímulos nocivos Incapaz de prestar atención al profesional médico Malestar por un procedimiento nocivo No mueve/mueve ocasionalmente o cambia de posición las extremidades
-1	Responde a las caricias o a la voz	Respiraciones espontáneas pero ineficaces sin apoyo Tos con aspiración/reposición Responde al tacto/voz Es capaz de prestar atención, pero se distrae después de la estimulación Angustias con los procedimientos Capaz de calmarse con el tacto o la voz reconfortante cuando se retira el estímulo Movimiento ocasional o cambio de posición de las extremidades
0	Despierto y capaz de calmarse	Respiración espontánea y eficaz Tose al cambiar de posición/Tos espontánea ocasional Responde a la voz/No se requiere ningún estímulo externo para provocar la respuesta Presta atención de forma espontánea a quien lo atiende Angustias con los procedimientos Capaz de calmarse con el tacto o la voz reconfortante cuando se retira el estímulo Movimiento ocasional o cambio de posición/Aumento del movimiento (inquieto, retuerce) de las extremidades
+1	Inquieto y difícil de calmar	Respiración efectiva espontánea/Dificultad para respirar con un respirador artificial Tos espontánea ocasional Responde a la voz/No se requiere ningún estímulo externo para provocar la respuesta Se queda ensimismado/Presta atención de forma espontánea a quien lo atiende No seguro intermitentemente No se calma sistemáticamente a pesar de un intento de 5 minutos/inconsolable Aumento del movimiento (inquieto, se retuerce)
+2	Agitado	Puede tener dificultad para respirar con el respirador artificial Tos espontánea No se requiere ningún estímulo externo para provocar la respuesta Presta atención de forma espontánea a quien lo atiende No seguro (muerde el tubo endotraqueal, tira de las vías, no se puede dejar solo) Inconsolable Aumento de los movimientos (inquietud, retorcimiento o sacudidas de lado a lado, patadas)

Neonato
Edad <30 días

Comenzar la infusión si está clínicamente indicado o está estable

Evaluar SBS, puntaje de dolor cada 4 horas

← SBS < Objetivo — Contactar con el profesional para considerar la disminución de la velocidad de infusión

SBS > Objetivo → Considerar intervenciones no farmacológicas

SBS en el objetivo

Continuar con el tratamiento actual

Reevaluar la SBS

SBS > Objetivo

Evaluar el puntaje del dolor Fentanilo cuando sea necesario Esperar 15 min

Evaluar el dolor, puntaje de la SBS

SBS en el objetivo

SBS > Objetivo

Fentanilo cuando sea necesario Esperar 15 minutos

Evaluar el dolor, puntaje de la SBS

SBS en el objetivo

SBS > Objetivo

Contactar con el profesional para considerar la disminución de la velocidad de infusión

Infusión de medicamentos	Fentanilo Iniciar 0.5 mcg/kg/hr Nota: es posible que el neonato no requiera una infusión si está estable solo con dosis intermitentes. SEGUNDA LÍNEA: dexmedetomidina Inicio 0.25 mcg/kg/hora
Cambios incrementales en la infusión	Aumento del fentanilo en 0.5 mcg/kg/hora (p. ej., aumento de 1 a 1.5 mcg/kg/hora) MÁX. 4 mcg/kg/hr, considerar cambio de clase o sedación adicional (Precedex segunda línea)
Evaluación/ Titulación	Utilizar la escala conductual del estado y los puntajes de dolor (puntaje del dolor objetivo, FLACC) Evaluar ambos cada 4 horas, como mínimo Evaluar 15 minutos después de las dosis cuando sea necesario y los cambios de infusión
Dosis cuando sea necesario	La dosis de fentanilo cuando sea necesario coincide con la tasa de infusión horaria cuando el paciente recibe la infusión El personal de enfermería puede administrar 2 dosis cuando sea necesario según la escala conductual del estado Si la segunda dosis no es adecuada El personal de enfermería se pone en contacto con el profesional para hacer un cambio incremental o iniciar la infusión Contactar con el profesional para comentar el aumento de la velocidad de infusión si se administran 3 o más dosis cuando sea necesario no procedimentales en un periodo de 5 horas

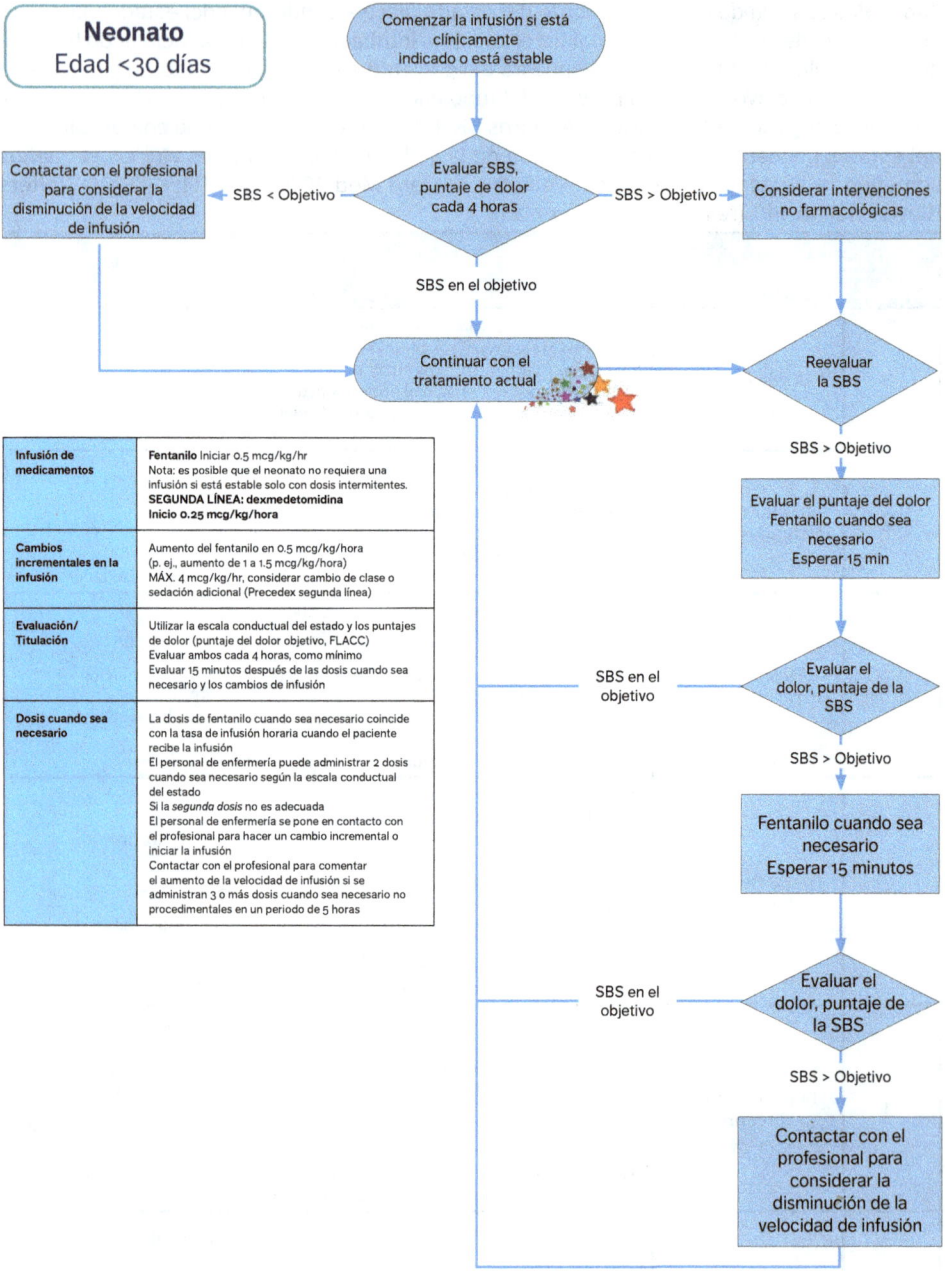

Si en algún momento hay preocupación por una analgesia inadecuada, coméntelo con el profesional

Versión 10/2019

Cuadro 55-1. Protocolo de sedación neonatal (azul).

Lactante/niño
Edad 30 d-15 años
Y <50 kg

Comenzar la infusión si está clínicamente indicado o está estable

Contacte con el proveedor para considerar la disminución de la velocidad de infusión

← SBS < Objetivo —

Evaluar SBS, puntaje de dolor cada 4 horas

— SBS > Objetivo →

Considerar intervenciones no farmacológicas

SBS en el objetivo

Continuar con el tratamiento actual

— SBS > Objetivo —

Reevaluar la SBS

SBS > Objetivo

Evaluar el dolor Puntaje

— Dolor < 4 —

Dolor > 4

Fentanilo cuando sea necesario Esperar 15 minutosn

Midazolam cuando sea necesario Esperar 15 minutos

Evaluar el dolor Puntaje

— Dolor < 4 —

Evaluar la SBS Puntaje

Dolor > 4

SBS en el objetivo

Fentanilo cuando sea necesario Esperar 15 minutos

Midazolam cuando sea necesario Esperar 15 minutos

Evaluar el dolor Puntaje

— Dolor < 4 —

Evaluar la SBS Puntaje

Dolor > 4

Contactar con el profesional para considerar la disminución de la velocidad de infusión

← SBS > Objetivo —

SBS en el objetivo

Infusión de medicamentos	**Fentanilo** (INICIO 1 mcg/kg/h) **y dexmedetomidina** (INICIAR 0.5 mcg/kg/h) **SEGUNDA LÍNEA: El midazolam sustituye a la dexmedetomidina** si está contraindicado debido a bradicardia, hemodinámica (INICIAR 0.05 mg/kg/h) **Considerar que los pacientes no quirúrgicos pueden no necesitar fentanilo**
Cambios de infusión incrementales	**Fentanilo** 0.5 mcg/kg/h *según el cambio* (p. ej., aumento de 1 a 1.5 mcg/kg/h) MÁX. 4 mcg/kg/h, considerar cambio de clase **Dexmedetomidina** 0.25 mcg/kg/h *según el cambio* (p. ej., aumento de 0.25 a 0.5 mcg/kg/h) MÁX. 1.5 mcg/kg/h **Midazolam** 0.01 mg/kg/h *según el cambio* (p. ej., aumento de 0.01 a 0.02 mg/kg/h) MÁX. 0.2 mg/kg/h
Evaluación/ Titulación	Utilizar la SBS y los puntajes de dolor (FLACC, FACES, Números) Evaluar ambos cada 4 horas, como mínimo Evaluar 10 minutos después de las dosis cuando sea necesario y los cambios de infusión
Dosis cuando sea necesario	La dosis cuando sea necesario coincide con la velocidad de infusión horaria de fentanilo y midazolam cuando el paciente recibe la infusión El personal de enfermería puede administrar 2 dosis cuando sea necesario según la escala conductual del estado **Selección de medicación cuando sea necesario basada en el puntaje del dolor Si >4, fentanilo** cuando sea necesario, Si <4, **midazolam** cuando sea necesario (0.05 mg/kg, máx. 0.1 mg/kg) Si la segunda dosis es inadecuada, el personal de enfermería se pone en contacto con el proveedor para cambiar la infusión o iniciarla Contactar con el profesional para comentar el aumento de la velocidad de infusión si se administran 3 o más dosis cuando sea necesario no procedimentales en un periodo de 5 horas

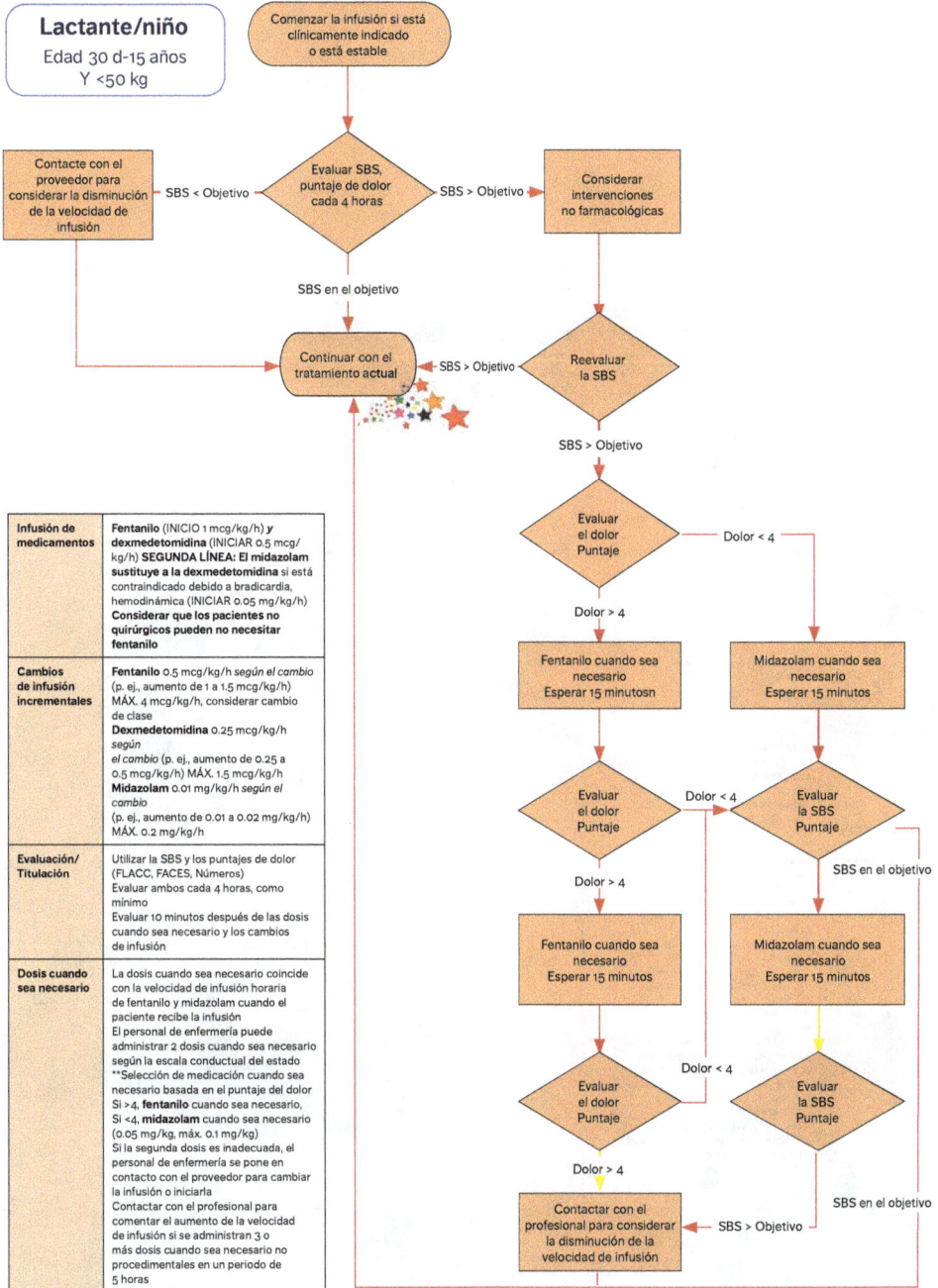

Si en algún momento hay preocupación por una analgesia inadecuada, coméntelo con el profesional

Versión 10/2019

Cuadro 55-2. Protocolo de sedación para lactantes/niños (naranja).

Adultos
Edad >15 años
O >50 kg

Comenzar la infusión si está clínicamente indicado o está estable

Evaluar SBS, puntaje de dolor cada 4 horas

— SBS < Objetivo → Contacte con el proveedor para considerar la disminución de la velocidad de infusión

SBS > Objetivo → Considerar intervenciones no farmacológicas

SBS en el objetivo

Continuar con el tratamiento actual — SBS > Objetivo →

Reevaluar la SBS

SBS > Objetivo

Evaluar el dolor Puntaje — Dolor < 4 →

Dolor > 4

Fentanilo cuando sea necesario Esperar 15 minutosn

Midazolam cuando sea necesario Esperar 15 minutos

Evaluar el dolor Puntaje — Dolor < 4 → Evaluar la SBS Puntaje

SBS en el objetivo

Dolor > 4

Fentanilo cuando sea necesario Esperar 15 minutos

Midazolam cuando sea necesario Esperar 15 minutos

Evaluar el dolor Puntaje — Dolor < 4 → Evaluar la SBS Puntaje

Dolor > 4

SBS en el objetivo

Contactar con el profesional para considerar la disminución de la velocidad de infusión — SBS > Objetivo →

Infusión de medicamentos	Fentanilo INICIO 25 mcg/h y dexmedetomidina INICIO 0.5 mcg/kg/h, el midazolam sustituye a la dexmedetomidina si está contraindicado por bradicardia, hemodinámica INICIO 1 mg/h Considerar que los pacientes no quirúrgicos pueden no necesitar fentanilo
Cambios de infusión incrementales	Fentanilo 10 mcg/h según el cambio (p. ej., aumento de 25 a 35 mcg/h) MÁX. 100 mcg/h Dexmedetomidina 0.25 mcg/kg/h según el cambio (p. ej., aumento de 0.25 a 0.5 mcg/kg/h) MÁX. 1 mcg/kg/h Midazolam 0.5 mg/h según el cambio (p. ej., aumento de 1 a 1.5 mg/h) MÁX. 8 mg/h
Evaluación/ Titulación	Utilizar la SBS y los puntajes de dolor (FLACC, FACES, Números) Evaluar ambos cada 4 horas, como mínimo Evaluar 15 minutos después de las dosis cuando sea necesario y los cambios de infusión
Dosis cuando sea necesario	La dosis cuando sea necesario coincide con la velocidad de infusión horaria de fentanilo y midazolam cuando el paciente recibe la infusión El personal de enfermería puede administrar 2 dosis cuando sea necesario según la escala conductual del estado Selección de medicación cuando sea necesario basada en el puntaje del dolor Si >4, fentanilo cuando sea necesario, si <4, midazolam cuando sea necesario Si la segunda dosis es inadecuada, el personal de enfermería se pone en contacto con el profesional para hacer un cambio incremental o iniciar la infusión Contactar con el profesional para comentar el aumento de la velocidad de infusión si se administran 3 o más dosis cuando sea necesario no procedimentales en un periodo de 5 horas

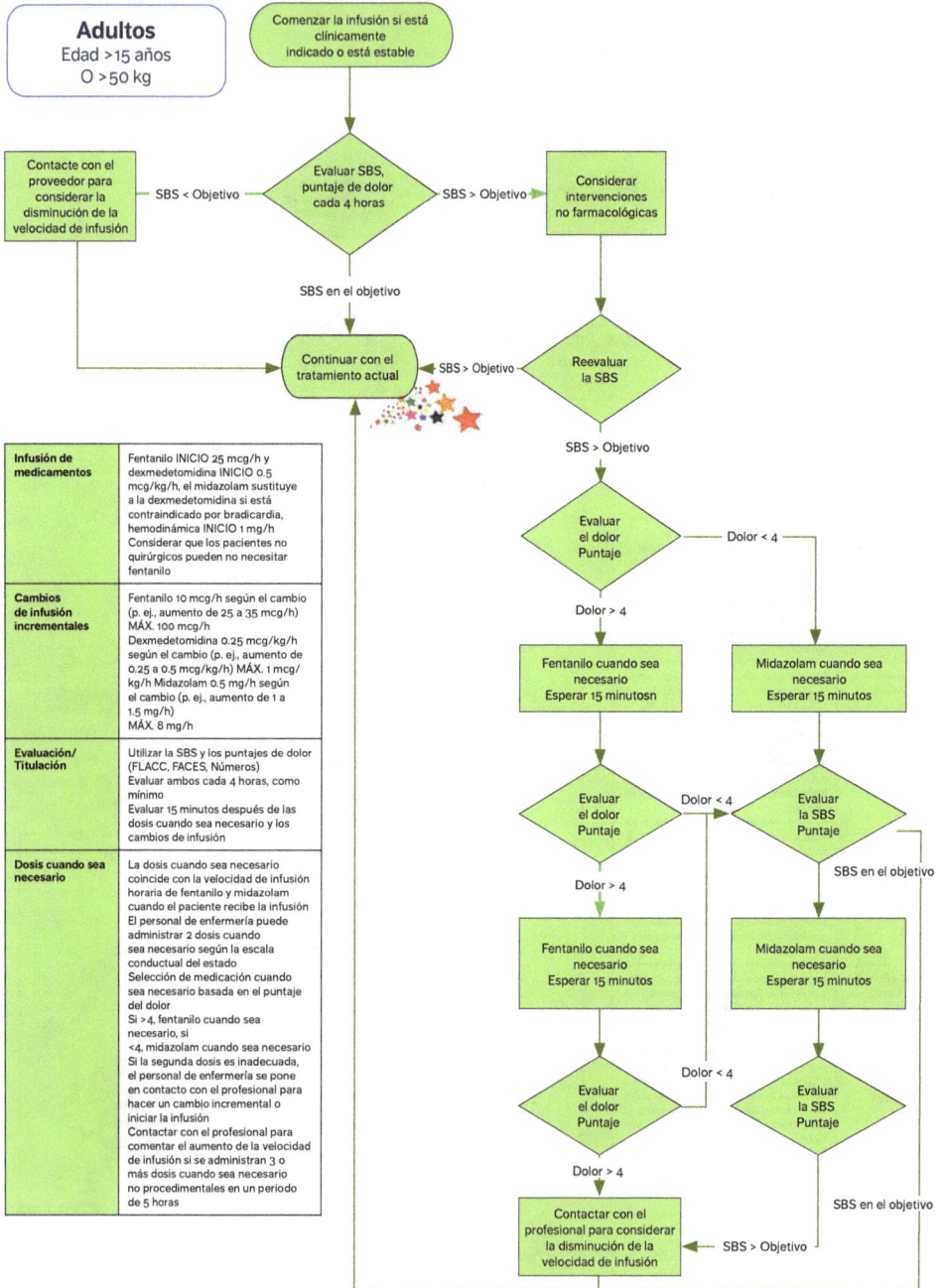

Si en algún momento hay preocupación por una analgesia inadecuada, coméntelo con el profesional

Versión 10/2019

Cuadro 55-3. Protocolo de sedación para adultos (verde).

Protocolo de retirada gradual en la UTICV

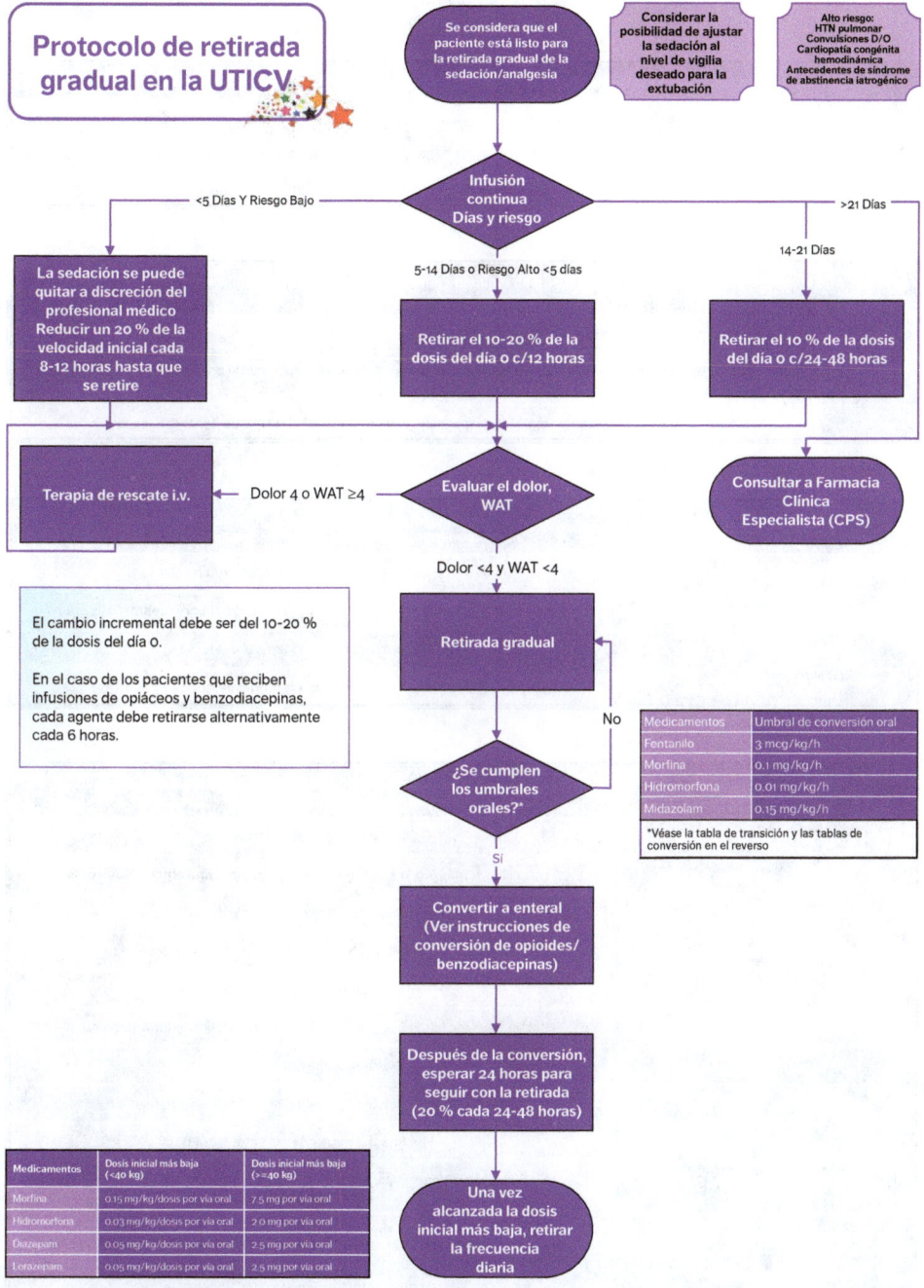

Se considera que el paciente está listo para la retirada gradual de la sedación/analgesia

Considerar la posibilidad de ajustar la sedación al nivel de vigilia deseado para la extubación

Alto riesgo:
HTN pulmonar
Convulsiones D/O
Cardiopatía congénita hemodinámica
Antecedentes de síndrome de abstinencia iatrogénico

Infusión continua
Días y riesgo

— <5 Días Y Riesgo Bajo →

— >21 Días →

5-14 Días o Riesgo Alto <5 días

14-21 Días

La sedación se puede quitar a discreción del profesional médico
Reducir un 20 % de la velocidad inicial cada 8-12 horas hasta que se retire

Retirar el 10-20 % de la dosis del día 0 c/12 horas

Retirar el 10 % de la dosis del día 0 c/24-48 horas

Terapia de rescate i.v. ← Dolor 4 o WAT ≥4 — **Evaluar el dolor, WAT**

Consultar a Farmacia Clínica Especialista (CPS)

Dolor <4 y WAT <4

El cambio incremental debe ser del 10-20 % de la dosis del día 0.

En el caso de los pacientes que reciben infusiones de opiáceos y benzodiacepinas, cada agente debe retirarse alternativamente cada 6 horas.

Retirada gradual

No

¿Se cumplen los umbrales orales?*

Sí

Medicamentos	Umbral de conversión oral
Fentanilo	3 mcg/kg/h
Morfina	0.1 mg/kg/h
Hidromorfona	0.01 mg/kg/h
Midazolam	0.15 mg/kg/h

*Véase la tabla de transición y las tablas de conversión en el reverso

Convertir a enteral (Ver instrucciones de conversión de opioides/benzodiacepinas)

Después de la conversión, esperar 24 horas para seguir con la retirada (20 % cada 24-48 horas)

Medicamentos	Dosis inicial más baja (<40 kg)	Dosis inicial más baja (>=40 kg)
Morfina	0.15 mg/kg/dosis por vía oral	7.5 mg por vía oral
Hidromorfona	0.03 mg/kg/dosis por vía oral	2.0 mg por vía oral
Diazepam	0.05 mg/kg/dosis por vía oral	2.5 mg por vía oral
Lorazepam	0.05 mg/kg/dosis por vía oral	2.5 mg por vía oral

Una vez alcanzada la dosis inicial más baja, retirar la frecuencia diaria

Si en algún momento hay preocupación por una analgesia inadecuada, coméntelo con el profesional

Versión 10/2019

Cuadro 55-4. Protocolo de retirada gradual en la UTIC (violeta).

Transición de la sedación continua por vía intravenosa a un régimen intermitente por vía oral (opiáceos por vía intravenosa a vía oral)	
Paso 1	Iniciar el agente opioide ENTERAL en la dosis calculada
Paso 2	Retirar gradualmente la infusión de opioides en un 50 % 30 minutos después de la segunda dosis ENTERAL de opioides
Paso 3	Quitar la infusión de opioides 30 minutos después de la tercera dosis ENTERAL de opioides

Transición de la sedación continua por vía intravenosa a un régimen intermitente por vía oral (benzodiacepina por vía intravenosa a vía oral)	
Paso 1	Empezar con la benzodiacepina ENTERAL en la dosis calculada
Paso 2	Retirar gradualmente la infusión de benzodiacepina en un 50 % 30 minutos después de la primera dosis ENTERAL de benzodiacepina
Paso 3	Quitar la infusión de benzodiacepina 30 minutos después de la primera dosis ENTERAL de benzodiacepina

Infusión continua	Agente enteral (vía oral/sonda gástrica, nasogástrica, nasoyeyunal, nasoduodenal/gastrostomia) Dosis máxima de 6 mg por dosis
Midazolam 0.15 mg/kg/h	Lorazepam 0.15 mg/kg/dosis c/4 h
Midazolam < 0.15 mg/kg/hora	Midazolam ___ mg/kg/h x ___ kg x 1.0 = ___ mg enteral Lorazepam/dosis c/4 h
Midazolam 2 mg/h	Lorazepam *** mg enteral c/4 h
Midazolam <2 mg/h	___ mcg/h x *** = ___ mg Lorazepam enteral/dosis c/4 h

Infusión continua	Agente enteral (vía oral/sonda gástrica, nasogástrica, nasoyeyunal, nasoduodenal/gastrostomia) Dosis máxima 30 mg por dosis
Fentanilo 3 mcg/kg/hora	Morfina 0.55 mg/kg/dosis c/4 h
Fentanilo <3 mcg/kg/h	Fentanilo ___ mcg/kg/h x ___ kg x 0.18 = ___ mg morfina enteral/dosis c/4 h
Fentanilo 100 mcg/h	Morfina 18 mg enteral c/4 h
Fentanilo <100 mcg/h	Fentanilo ___ mcg/h x 0.18 = ___ mg enteral Morfina/dosis c/4 h
Morfina 0.1 mg/kg/h	Morfina 0.6 mg/kg/dosis c/4 h
Morfina < 0.1 mg/kg/h	Morfina ___ mg/kg/h x ___ kg x 6 = ___ mg de morfina enteral/dosis c/4 h
Morfina 4 mg/h	Morfina 24 mg enteral c/4 h
Morfina <4 mg/h	Morfina ___ mg/h x 6 = ___ mg de morfina enteral/dosis c/4 h
Hidromorfona 10 mcg/kg/h	Morfina 0.4 mg/kg/dosis enteral c/4 h
Hidromorfona <10 mcg/kg/h	Hidromorfona ___ mcg/kg/h x ___ kg x 0.04 = ___ mg entérico Morfina/dosis c/4 h
Hidromorfona 500 mcg/h	Morfina 20 mg dosis enteral c/4 h
Hidromorfona <500 mcg/h	Hidromorfona ___ mcg/kg/h x ___ kg x 0.04 = ___ mg entérico Morfina/dosis c/4 h

Cuadro 55-4. Protocolo de retirada gradual en la UTIC (violeta) (continuación)

medicación inicial según el grupo de edad y el nivel deseado de la escala conductual del estado, así como una hoja de ruta para guiar la administración del bolo para el/la enfermero/a de cabecera.

Protocolo de sedación neonatal (*azul*)

El protocolo de sedación neonatal (Cuadro 55-1) se aplica a los pacientes intubados de menos de 30 días. Incluye:

1. Infusión de fentanilo como agente único con dexmedetomidina como secundario, si es necesario.
2. Si el puntaje de la escala conductual del estado es superior al deseado, considere la posibilidad de realizar intervenciones no farmacológicas para disminuir el estrés ambiental, incluyendo la agrupación (si es posible), la reducción del ruido, la distracción y las técnicas de relajación.
3. Si el puntaje en la escala conductual del estado sigue siendo elevado, se administran dosis en bolo con una dosis equivalente a 1 hora de infusión como «rescate». La escala conductual del estado debe reevaluarse después de cada dosis cuando sea necesario y cada dosis puede administrarse a intervalos de 10 minutos para lograr la sedación deseada.
4. Se sugieren aumentos incrementales de las dosis de infusión si 2-3 dosis de bolo son inadecuadas. El/la enfermero/a de cabecera tiene instrucciones de notificar al profesional médico los cambios de infusión.
5. Si la escala conductual del estado es inferior al nivel ordenado, disminuya la infusión para mantener la escala conductual del estado en el nivel deseado y ajuste para el efecto del nivel de sedación.

Protocolo de sedación para lactantes/niños (*naranja*)

El protocolo de sedación para lactantes/niños (Cuadro 55-2) se utiliza para pacientes de 31 días a 15 años de edad o <50 kg. Las infusiones de fentanilo y dexmedetomidina se inician con un sustituto de la infusión de midazolam para aquellos pacientes en los que la dexmedetomidina está contraindicada o no se tolera por razones hemodinámicas. Si el puntaje en la escala conductual del estado es superior al deseado, considere las intervenciones no farmacológicas mencionadas anteriormente. El protocolo continúa como los puntos 3-5 anteriores.

Protocolo de sedación para adolescentes/adultos (*verde*)

El protocolo de sedación para adolescentes/adultos (Cuadro 55-3) se utiliza para pacientes de más de 15 años o que pesan ≥50 kg. Este protocolo se diferencia del protocolo naranja porque ya no se basa en el peso (por kg) para los opiáceos y las benzodiacepinas y se dosifica adecuadamente a un ritmo de infusión por hora.

Tolerancia y abstinencia

Los pacientes con una exposición prolongada a los narcóticos o a las benzodiacepinas pueden desarrollar tolerancia (disminución de la respuesta a las mismas dosis de medicamentos), dependencia y abstinencia, hiperalgesia (mayor sensibilización al dolor), alodinia (dolor provocado por estímulos no dolorosos) o delirio. El reposo de la sedación

HERRAMIENTA DE EVALUACIÓN DE LA ABSTINENCIA, VERSIÓN 1 (WAT - 1)

Identificador del paciente											
	Fecha:										
	Hora:										
Información del expediente del paciente, 12 horas anteriores											
Heces sueltas o acuosas	No = 0 Sí = 1										
Vómitos, arcadas y náuseas	No = 0 Sí = 1										
Temperatura >37.8 °C	No = 0 Sí = 1										
2 minutos de observación previa al estímulo											
Estado	Escala conductual del estado[1] ≤ 0 o dormido/despierto/calmado = 0 Escala conductual del estado[1] ≥ +1 o despierto/sin malestar = 1										
Temblor	Ninguno/leve = 0 Moderado/grave = 1										
Cualquier sudoración	No = 0 Sí = 1										
Movimiento descoordinado/repetitivo	Ninguno/leve = 0 Moderado/grave = 1										
Bostezar o estornudar	Ninguno o 1 = 0 ≥2 = 1										
1 minuto de observación del estímulo											
Sobresalto al tacto	Ninguno/leve = 0 Moderado/grave = 1										
Tono muscular	Normal = 0 Aumentado = 1										
Recuperación tras el estímulo											
Tiempo hasta obtener el estado de calma (escala conductual del estado[1] ≤0)	<2 min = 0 2 - 5 min = 1 >5 min = 2										
Puntaje total (0-12)											

INSTRUCCIONES PARA LA HERRAMIENTA DE EVALUACIÓN DE LA ABSTINENCIA (WAT - 1)

- Inicie el puntaje de la Herramienta de evaluación de la retirada (WAT-1) desde el primer día de la retirada en los pacientes que han recibido opioides +/o benzodiacepinas por infusión o administración regular durante períodos prolongados (por ejemplo, >5 días). Continuar con el puntaje dos veces al día hasta 72 horas después de la última dosis.
- La herramienta de evaluación de la abstinencia (WAT-1) debe completarse junto con la escala conductual del estado[1] al menos una vez por turno de 12 horas (por ejemplo, a las 08:00 y a las 20:00 ±2 horas). El estímulo progresivo utilizado en la evaluación de la escala conductual del estado[1] proporciona un estímulo estándar para observar los signos de abstinencia.

Obtenga información de la historia clínica del paciente (esto puede hacerse antes o después del estímulo):
- ✔ **Heces sueltas/acuosas**: Puntúe 1 si se ha documentado alguna deposición suelta o acuosa en las últimas 12 horas; puntúe 0 si no se ha observado ninguna.
- ✔ **Vómitos, arcadas o náuseas**: Puntúe 1 si se han documentado vómitos o arcadas espontáneas en las últimas 12 horas; puntúe 0 si no se ha observado ninguno
- ✔ **Temperatura >37.8 °C**: Puntúe 1 si la temperatura modal (más frecuente) documentada fue superior a 37.8 °C en las últimas 12 horas; puntúe 0 si no fue así.

2 minutos de observación previa al estímulo:
- ✔ **Estado**: Puntúe 1 si está despierto y molesto (escala conductual del estado[1]: ≥ +1) observado durante los 2 minutos anteriores al estímulo; puntúe 0 si está dormido o despierto y tranquilo/cooperativo (escala conductual del estado[1] ≤0).
- ✔ **Temblor**: Puntúe 1 si se observa un temblor de moderado a intenso durante los 2 minutos anteriores al estímulo; puntúe 0 si no hay temblor (o solo un temblor leve e intermitente).
- ✔ **Sudoración**: Puntúe 1 si hay sudoración durante los 2 minutos anteriores al estímulo; puntúe 0 si no se observa sudoración.
- ✔ **Movimientos descoordinados/repetitivos**: Puntúe 1 si se observan movimientos descoordinados o repetitivos de moderados a graves, como giros de cabeza, agitación de piernas o brazos o arqueo del torso durante los 2 minutos anteriores al estímulo; puntúe 0 si no hay movimientos descoordinados o repetitivos (o son leves).
- ✔ **Bostezar o estornudar** >1: Puntúe 1 si se observa más de 1 bostezo o estornudo durante los 2 minutos anteriores al estímulo; puntúe 0 si se observa 0 o 1 bostezo o estornudo.

1 minuto de observación del estímulo:
- ✔ **Sobresalto al tacto**: Puntúe 1 si se produce un sobresalto de moderado a grave cuando se toca durante el estímulo; puntúe 0 si no hay ninguno (o es leve).
- ✔ **Tono muscular**: Puntúe 1 si el tono aumenta durante el estímulo; puntúe 0 si es normal.

Recuperación tras el estímulo:
- ✔ **Tiempo hasta obtener el estado de calma** (escala conductual del estado 1 ≤ 0): Puntúe 2 si tarda más de 5 minutos tras el estímulo; puntúe 1 si se consigue entre 2 y 5 minutos; puntúe 0 si se consigue en menos de 2 minutos.

Sume los 11 números de la columna para el puntaje total del WAT-1 (0-12).

[1]Curley et al. State behavioral scale: A sedation assessment instrument for infants and young children supported on mechanical ventilation. Pediatr Crit Care Med 2006;7(2):107-114.

Cuadro 55-5. *Withdrawal Assessment Tool Version 1 (WAT-1).* © 2007 L.S. Franck y M.A.Q. Curley (reproducido con permiso). Para más información sobre el WAT-1, consulte https://familynursing.ucsf.edu/withdrawal-assessment-tool-1-wat-1.

y la rotación de opioides pueden no ser efectivas o factibles. En estos pacientes, puede ser necesario retirar gradualmente las infusiones continuas con precaución.

Protocolo de retirada (*violeta*)

Para los pacientes con alto riesgo de síndrome de abstinencia iatrogénico (IAWS, *iatrogenic withdrawal syndrome*), incluidos los que reciben una infusión de más de 5 días y, en particular, aquellos en los que la hemodinámica no toleraría los síntomas de abstinencia (hipertensión pulmonar, antecedentes de trastornos convulsivos, inestabilidad hemodinámica significativa, antecedentes de síndrome de abstinencia previo), se desea una vía de retirada gradual. En Cuadro 55-4 se ilustra el protocolo de retirada gradual. También se puede considerar el uso de fármacos no opiáceos (ketamina, hidrato de cloral, gabapentina) durante la retirada de los narcóticos.

El puntaje de la Herramienta de evaluación de la retirada (WAT-1, *Withdrawal Assessment Tool*) (Cuadro 55-5) debe documentarse dos veces al día a partir del *primer día de la retirada* en los pacientes de riesgo, y debe continuarse hasta 72 horas después de la última dosis.

1. Si un paciente recibió una infusión ≤5 días, se puede detener a discreción del proveedor o retirar un 20 % de la frecuencia horaria inicial cada 8-12 horas. Los puntajes de WAT-1 pueden seguirse y administrarse dosis de bolo cuando sea necesario para mantener el puntaje de WAT-1 <4.
2. A los pacientes que reciban infusiones durante más de 5 días o que presenten un alto riesgo de padecer síndrome de abstinencia iatrogénico se les deben retirar las infusiones de forma gradual hasta que se alcancen los umbrales orales
3. Para los pacientes con una exposición intermedia (8-14 días), retirar la medicación un 10-20 % cada 12 horas.
4. Para los pacientes con una exposición prolongada (>14 días), retirar la medicación en un 10-20 % cada 24 horas. En el caso de las personas con una exposición muy prolongada (>21 días), consulte al especialista en farmacia clínica para que le indique un plan de retirada gradual.
5. Después de la conversión oral, espere 24 horas para seguir con la retirada.
6. Si el puntaje en FLACC >4 o WAT-1 >4, se utiliza terapia de rescate i.v. Si se requieren múltiples dosis de rescate por turno o hay cambios en el estado hemodinámico, espere para seguir con la retirada.
7. Una vez alcanzada la «dosis inicial», disminuya la frecuencia diariamente hasta que desaparezca.

NOTA: en el caso de los pacientes que reciben infusiones de opiáceos y benzodiacepinas, cada agente debe retirarse alternativamente cada 4 horas.

En el caso de los pacientes con catéteres de bloqueo nervioso permanentes, se debe llamar al servicio de analgesia para que dé recomendaciones y evalúe al paciente antes de iniciar las intervenciones para aliviar el dolor, cuando sea posible. Además, en pacientes *difíciles* con complicaciones de sedación prolongada por opioides e hipnóticos, se puede consultar al servicio de analgesia y a farmacia para que ayuden con la retirada gradual.

Responda a las siguientes preguntas basándose en sus interacciones con el paciente en el transcurso de su turno:						
	Nunca 4	Casi nunca 3	A veces 2	A menudo 1	Siempre 0	Puntaje
1. ¿El niño hace contacto visual con la persona que lo acompaña?						
2. ¿El niño actúa de forma intencionada?						
3. ¿El niño es consciente de su entorno?						
4. ¿El niño comunica sus necesidades y deseos?						
	Nunca 0	Casi nunca 1	A veces 2	A menudo 3	Siempre 4	
5. ¿El niño está inquieto?						
6. ¿El niño está inconsolable?						
7. ¿El niño es poco activo, se mueve muy poco mientras está despierto?						
8. ¿El niño tarda mucho en responder a las interacciones?						
					TOTAL	

Cuadro 55-6. Evaluación de Cornell del Delirio Pediátrico (CAPD) revisada. De: Traube C, Silver G, Kearney J, et al. *Cornell Assessment of Pediatric Delirium: a valid, rapid, observational tool for screening delirium in the PICU.* Crit Care Med 2014;42:656-663 (reimpreso con permiso).

Delirio

El delirio es una perturbación de la conciencia y la cognición con las características cardinales de cambio agudo o fluctuación del estado mental y falta de atención. Los fenotipos del delirio incluyen los tipos hiperactivo, hipoactivo y mixto. El tipo hipoactivo es el más común en la población pediátrica, aunque los pacientes pueden alternar entre los tipos. *El delirio hiperactivo* se caracteriza por agitación, inquietud, hipervigilancia y comportamiento combativo. Por el contrario, el *delirio hipoactivo* se caracteriza por el letargo, la falta de atención y la disminución de la capacidad de respuesta. Otros síntomas pueden ser las alteraciones profundas del sueño, alucinaciones auditivas y/o visuales, y comportamientos fluctuantes. El delirio puede asociarse a un aumento de la gravedad de la enfermedad, del tiempo hasta la extubación, la duración de la estancia hospitalaria, los costos sanitarios y la mortalidad. Se ha relacionado en niños con recuerdos delirantes, problemas perceptivo-motores y de comportamiento, y trastorno de estrés postraumático.

Según las publicaciones, los factores asociados a un mayor riesgo de delirio incluyen la cirugía de circulación extracorpórea, el uso de medicamentos específicos, como las benzodiacepinas y los opiáceos, las restricciones físicas y el entorno de terapia intensiva.

Pruebas de detección del delirio

Definición: el delirio es una perturbación de la conciencia y la cognición con las características cardinales de cambio agudo o fluctuación del estado mental y falta de atención.

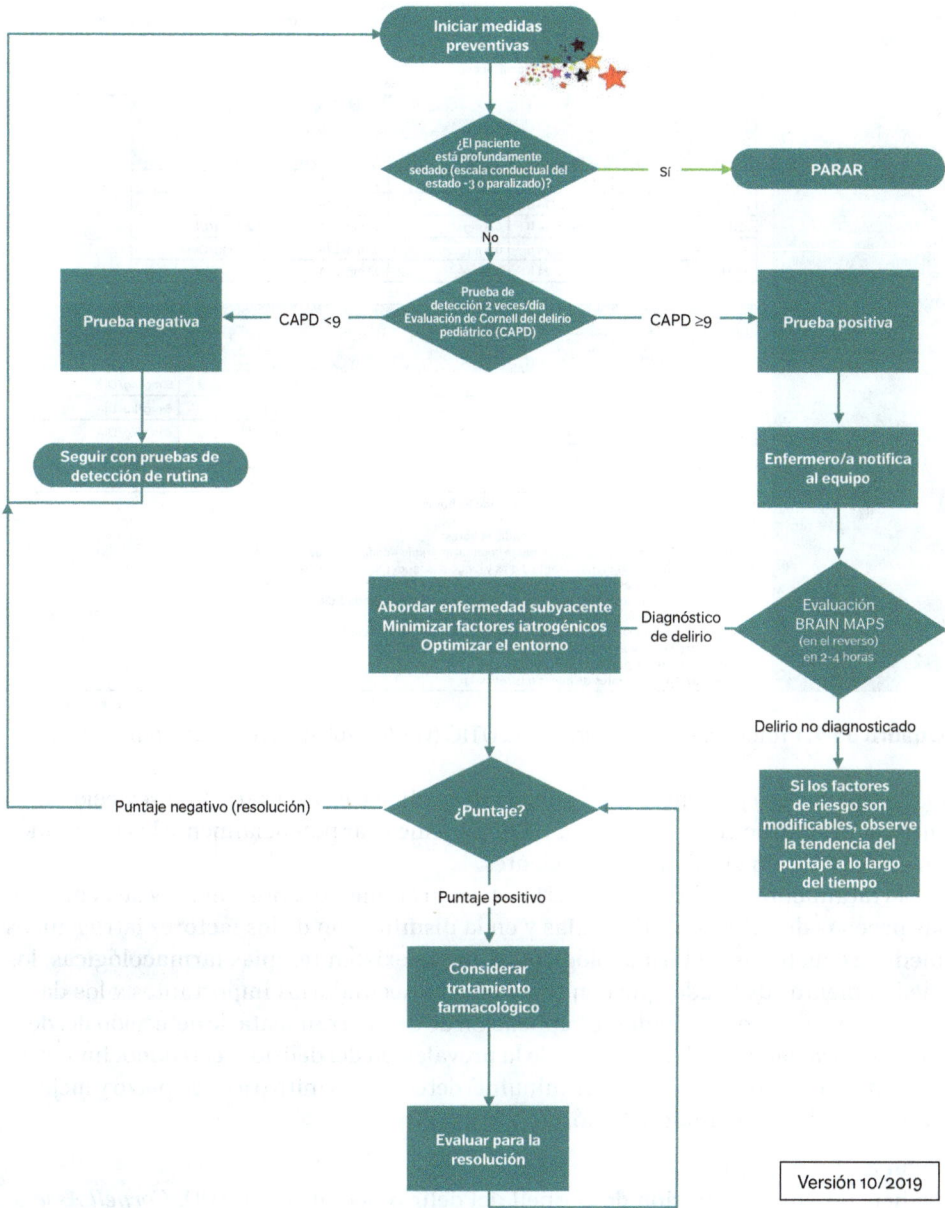

Iniciar medidas preventivas

¿El paciente está profundamente sedado (escala conductual del estado -3 o paralizado)?

Sí → PARAR

No

Prueba de detección 2 veces/día Evaluación de Cornell del delirio pediátrico (CAPD)

CAPD <9 → Prueba negativa

Seguir con pruebas de detección de rutina

CAPD ≥9 → Prueba positiva

Enfermero/a notifica al equipo

Evaluación BRAIN MAPS (en el reverso) en 2-4 horas

Diagnóstico de delirio

Abordar enfermedad subyacente
Minimizar factores iatrogénicos
Optimizar el entorno

Delirio no diagnosticado

Si los factores de riesgo son modificables, observe la tendencia del puntaje a lo largo del tiempo

Puntaje negativo (resolución)

¿Puntaje?

Puntaje positivo

Considerar tratamiento farmacológico

Evaluar para la resolución

Versión 10/2019

Cuadro 55-7. Protocolo para el delirio en la UTIC (verde azulado).

Medidas preventivas	• Establecer rutinas y horarios diarios
	  o Cuidados agrupados por la noche
	  o Higiene del sueño: programar 5-6 horas ininterrumpidas de sueño nocturno + siesta diurna adecuada a la edad
	  o Puertas cerradas con las luces, televisión y música apagadas mientras se duerme
	  o Controlar la luz y el ruido en la habitación del paciente
	• Reorientar al paciente hacia el tiempo y el lugar
	• Fomentar un entorno familiar (juguetes, plantas, fotos)
	  o Identificar a los cuidadores constantes; promover la participación de los padres
	  o Utilizar el equipo de adaptación y/o las ayudas a la comunicación necesarias (por ejemplo, gafas/ayudas auditivas)
	• Minimizar/evitar el uso de sujeciones
	• Revisión diaria de la necesidad de tubos/vías
	• Fomentar la movilización temprana, según proceda
	• Consultar con el servicio de atención emocional pediátrica, fisioterapia/terapia ocupacional

Medicamentos

Monitorización
Consideraciones:
• Monitorización del electrocardiograma antes del inicio

Considerar risperidona si:
• Peso <10 kg
• Inhibidores fuertes del CYP 3A4

Administración de risperidona para el delirio en la UTI (dosis típica: 0.01-0.02 mg/kg/dosis)				
Peso	Dosis inicial	Dosis cuando sea necesario	Aumento de la titulación	Máximo
>10 kg	0.1 mg c/24 h	0.1 mg	0.1 mg/DÍA	1 mg/DÍA
>10-20 kg	0.2 mg c/24 h	0.2 mg	0.1 mg/DÍA	1 mg/DÍA
>20 - 30 kg	0.3 mg c/24 h	0.3 mg	0.1 mg/DÍA	2.5 mg/DÍA
>30 - 40 kg	0.4 mg c/24 h	0.4 mg	0.1 mg/DÍA	2.5 mg/DÍA
<40 kg	0.5 mg c/24 h	0.5 mg	0.1 mg/DÍA	3 mg/DÍA

Considerar quetiapina si:
• Peso >10 kg

Administración de quetiapina para el delirio en la UTI (dosis típica: 0.5 mg/kg/dosis)				
Peso	Dosis inicial	Dosis cuando sea necesario	Aumento de la titulación	Máximo
10 - <15 kg	6.25 mg c/12 h	6.25 mg	6.25 mg/DÍA	6 mg/kg/DÍA
>15-20 kg	12.5 mg c/12 h	12.5 mg	12.5 mg/DÍA	6 mg/kg/DÍA
>20 - 40 kg	18.75 mg c/12 h	18.75 mg	18.75 mg/DÍA	6 mg/kg/DÍA
<40 kg	25 mg c/12 h	25 mg	25 mg/DÍA	300 mg/DÍA

Retirada	• Con dosis iniciales menores administradas cada 24 horas:
	  o interrumpir el tratamiento
	• Con dosis iniciales más frecuentes que cada 24 horas:
	  o Intervalo de retirada «cada 3 días» hasta llegar al intervalo «cada 24 horas»
	  o continuar con la dosis diaria durante 3 días y luego suspender el tratamiento
	• Con dosis iniciales superiores Y más frecuentes que cada 24 horas:
	  o Retirar gradualmente todas las dosis por incrementos de dosis cada 3 días hasta alcanzar la dosis inicial
	  o Intervalo de retirada «cada 3 días» hasta «diario»
	  o continuar con la dosis diaria durante 3 días y suspender el tratamiento
	• Si el paciente no tolera el retirada,
	  o Aumento a la dosis previamente tolerada
	  o espere de 3 a 5 días antes de intentar la retirada

Cuadro 55-7. Protocolo para el delirio en la UTIC (verde azulado) (continuación)

Dados los riesgos presentes en la población cardíaca, es necesaria una selección más intensa y específica del delirio en la UTIC para mejorar potencialmente los resultados en esta población vulnerable de pacientes.

El tratamiento del delirio en la UTI es, en gran medida, preventivo y se centra en las pruebas de detección adecuadas y en la disminución de los factores iatrogénicos mediante métodos no farmacológicos. Aunque existen terapias farmacológicas, los medicamentos utilizados pueden tener efectos secundarios importantes y los datos sobre su eficacia son limitados. La aplicación de una herramienta de detección del delirio se ha asociado a la disminución de la prevalencia del delirio, y el reconocimiento y tratamiento tempranos pueden disminuir el deterioro cognitivo a largo plazo y mejorar la trayectoria del neurodesarrollo.

Evaluación del delirio

La herramienta Evaluación de Cornell del delirio pediátrico (CAPD, *Cornell Assessment of Pediatric Delirium*) (Cuadro 55-6) fue validada en 2014 para pacientes de 0 a 21 años de edad, incluidos aquellos con retraso del desarrollo (Traube et al. 2014). Esta herramienta permite discriminar específicamente entre el delirio y otras causas de

B	Brindar oxígeno	Evaluar si hay hipoxemia, bajo gasto cardíaco o anemia	Mejorar el aporte de oxígeno con suplementario O considerar la transfusión de glóbulos rojos según sea necesario
R	Retirar/reducir fármacos	anticolinérgicos u otros sedantes conocidos por provocar delirios	Suspender el tratamiento con medicación específica, si es posible
A	Atmósfera	Evaluar el entorno de la sala, incluidas las luces y los niveles de ruido; horario/rutina ¿Presencia de la persona encargada del cuidado principal? ¿Uso de sujeciones? ¿Gafas o audífonos?	Educar y fomentar la rutina de los niveles de luz y ruido diurnos y nocturnos Considerar la posibilidad de eliminar el uso de sujeciones Establecer la rutina en casa, los juguetes favoritos y la continuidad de los cuidados, si es posible Consulta con el servicio de atención emocional pediátrica
I	Infección/ inmovilización/ inflamación	Considerar causa infecciosa o posible nueva sepsis	Tratar la infección/sepsis
N	Nuevo órgano con disfunción	Evaluación de múltiples sistemas Considerar análisis de laboratorio para la función de los órganos	Apoyo a la función de los órganos según sea necesario
M	Metabolismo alterado	Considerar análisis de laboratorio (pH, sodio, potasio, calcio, alteración de la glucosa)	Normalización de electrolitos
A	Alerta	Alteración del ciclo de sueño/vigilia	Educar y fomentar la rutina diurna y limitar la estimulación nocturna si es posible
P	Padecimiento, dolor	Dolor infratratado o sobretratado	Tratar el dolor de forma adecuada (véase el ajuste de la escala de dolor según se describe)
S	Sedación	Evaluar si hay hipoxemia, bajo gasto cardíaco o anemia	Considerar la posibilidad de limitar el uso de benzodiacepinas Ajuste adecuado de la sedación según el protocolo descrito con la escala conductual del estado objetivo

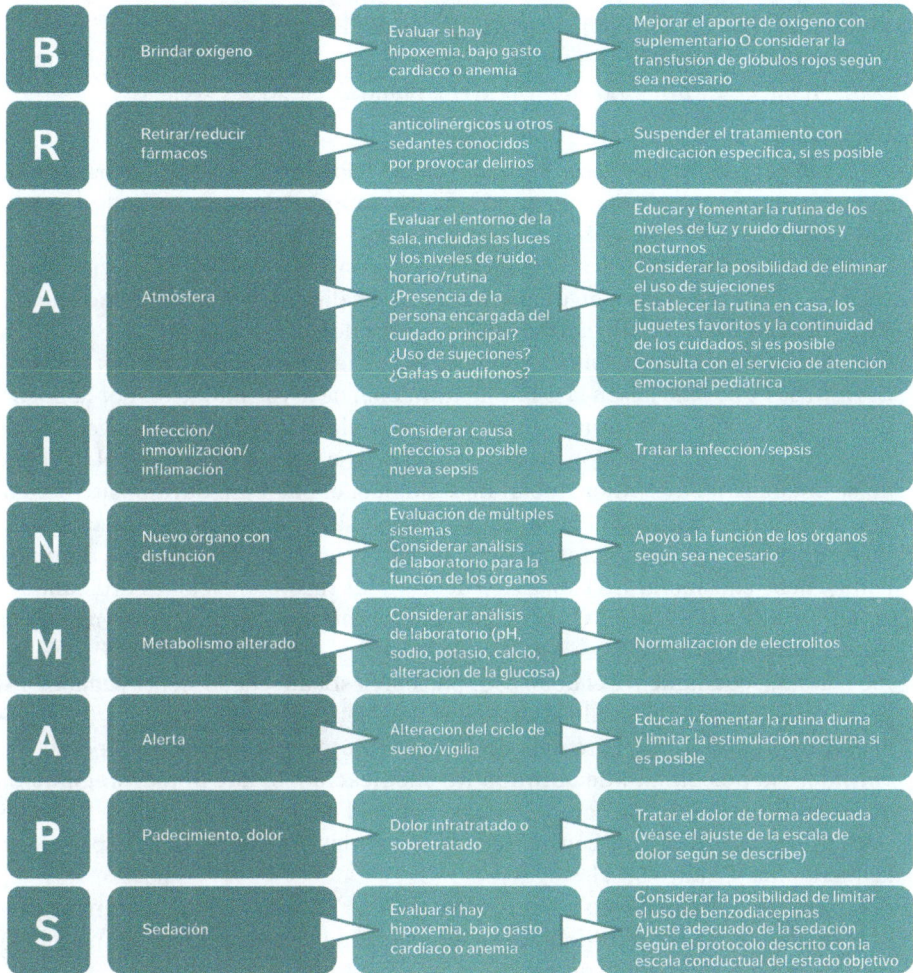

Cuadro 55-8. Acrónimo de BRAIN MAPS con causas de delirio y recomendaciones. Modificado con permiso de: Wolfe H, Mack A, Warrington S, et al. Protocolo clínico para el delirio en la UTIC/UCP/UTIP, el equipo clínico a pie de cama para evaluar al paciente: BRAIN MAPS. The Children's Hospital of Philadelphia - The Center for Healthcare Quality and Analytics - The Clinical Pathways Program (https://www.chop.edu/clinical-pathway/picu-pcu-delirium-brain-maps). Basado en: Smith HA, Brink E, Fuchs DC, et al. *Pediatric Delirium - Monitoring and Management in the Pediatric Intensive Care Unit.* Pediatr Clin North Am. 2013; 60:741-760.

alteración del estado mental en niños en estado crítico. La Evaluación de Cornell del delirio pediátrico (CAPD) está diseñada para tener en cuenta un período de observación prolongado (en lugar de utilizarse como un punto en el tiempo), y un puntaje de 9 o más se considera diagnóstica de delirio en pacientes con desarrollo típico. En aquellos con retraso del desarrollo, el diagnóstico de delirio requiere tanto un puntaje >9 en la Evaluación de Cornell del delirio pediátrico como la confirmación de un cambio respecto al valor inicial neurológico. Los puntos de anclaje del desarrollo están disponibles para utilizarse junto con la CAPD a fin de proporcionar una referencia al examinador (https://www.icudelirium.org/medical-professionals/pediatric-care).

Protocolo para el delirio (*verde azulado*)

El protocolo para el delirio (verde azulado) se describe en Cuadro 55-7. Dos veces al día (una vez por turno), el personal de enfermería completa la evaluación de la escala conductual del estado (Tabla 55-2) y, si el puntaje en la escala conductual del estado es -2 o superior, se evalúa el delirio mediante la Evaluación de Cornell del delirio pediátrico (Cuadro 55-6). Los pacientes con un puntaje en la escala conductual del estado de -3 o los pacientes que están paralizados están excluidos de este protocolo.

1. Comience por hacer hincapié en los factores ambientales, incluyendo las actividades diurnas y nocturnas en la UTI y la limitación de la estimulación por la noche. Comprenda la rutina habitual del niño y replique las actividades del hogar.
2. Si el puntaje en la Evaluación de Cornell del delirio pediátrico es ≥9 y el paciente no se encuentra en el valor inicial neurológico, el paciente dará positivo en la detección de delirio. Se debe notificar al profesional de la consulta avanzada de la UTI o al *fellow*. Tras completar los antecedentes y la evaluación médica, el equipo clínico debe considerar las causas del delirio y las recomendaciones utilizando el acrónimo «BRAIN MAPS» (Cuadro 55-8) para minimizar los factores iatrogénicos y optimizar el entorno.
3. ¿Se trata adecuadamente el dolor? ¿El paciente está adecuadamente sedado? ¿Al paciente se le están retirando los opioides o las benzodiacepinas?
4. Si el delirio persiste durante más de 48 horas o es particularmente hiperactivo, considere la posibilidad de administrar medicación. Si hay una desregulación del ciclo de sueño/vigilia, considere la posibilidad de iniciar melatonina todas las noches. En caso contrario, considere el uso de antipsicóticos como la risperdona o la quetiapina (Cuadro 55-7).
5. Si el paciente está expuesto a medicamentos que se sabe que aumentan las probabilidades de desarrollar delirio (benzodiacepinas o agentes anticolinérgicos), considere la posibilidad de retirarlos de forma segura.
6. Considere la posibilidad de consultar con psiquiatría infantil.
7. Evaluar la resolución y considerar la posibilidad de suspender la medicación (si está prescrita).

Lecturas recomendadas

Patel AK, Biagas KV, Clarke EC, et al. *Delirium in children after cardiac bypass surgery.* Pediatr Crit Care Med 2017;18:165-171.

Simone S, Edwards S, Lardieri A, et al. *Implementation of an ICU bundle: an interprofessional quality improvement project to enhance delirium management and monitor delirium prevalence in a single PICU.* Pediatr Crit Care Med 2017;18:531-540.

Traube C, Silver G, Kearney J, et al. *Cornell Assessment of Pediatric Delirium: a valid, rapid, observational tool for screening delirium in the PICU.* Crit Care Med 2014;42:656-663.

Ventilación mecánica

Patricia Bastero

Interacciones cardiorrespiratorias en pacientes con ventilación mecánica

El objetivo final de la ventilación mecánica es optimizar el equilibrio entre el aporte de oxígeno (DO_2) y el consumo de oxígeno (VO_2). La ventilación con presión positiva puede afectar al estado cardiovascular. Sin embargo, en condiciones de buena salud, el organismo es capaz de compensar los cambios de presión intratorácica sin un impacto hemodinámico significativo. El principal parámetro que afecta a las interacciones cardiorrespiratorias es la presión promedio de las vías respiratorias (Paw, en inglés), ya que afecta directamente a la presión intratorácica.

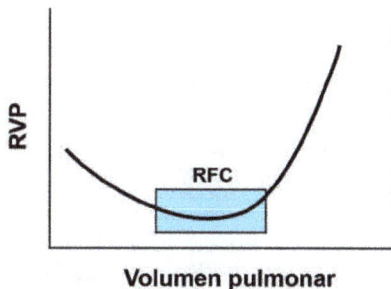

Cuadro 56-1. Relación resistencia vascular pulmonar-volumen pulmonar.

La ventilación con presión positiva tiene los siguientes efectos:

- **En el ventrículo derecho:** reduce la precarga y afecta al rendimiento del ventrículo derecho en función de sus efectos sobre el llenado del ventrículo derecho y, en grado variable, sobre la resistencia vascular pulmonar (Cuadro 56-1). En condiciones de buena salud, estos efectos pueden ser mínimos, pero en la circulación anormal o en presencia de disfunción ventricular o hipertensión pulmonar, pueden ser más marcados. La resistencia vascular pulmonar óptima se alcanza con la capacidad residual funcional (CRF). La ventilación con presión positiva aumenta la presión intratorácica y puede tanto elevar como disminuir la resistencia vascular pulmonar en función de si sobredistancia los pulmones, por lo que aumenta la resistencia vascular pulmonar, o por el contrario, ayuda a alcanzar la capacidad residual funcional al implicar a los pulmones atelectásicos.

- **En el ventrículo izquierdo:** reduce la poscarga, por lo que puede ser beneficioso cuando existe una disfunción sistólica como la miocardiopatía o la miocarditis.

En general, es deseable aspirar a una presión promedio de las vías respiratorias óptima (para lograr la capacidad residual funcional) a fin de contribuir al rendimiento del ventrículo derecho y el ventrículo izquierdo, así como a la dinámica interventricular.

El manejo del respirador artificial se centrará en el uso de estrategias de ventilación mecánica de protección mientras se apoya y optimiza la ventilación y la oxigenación en el paciente cardíaco. La modalidad de ventilación y los ajustes variarán en función de la dinámica respiratoria de cada paciente, el tipo y la gravedad de la lesión pulmonar y la necesidad de modificar la presión intratorácica, entre otros factores.

Es importante seguir los parámetros apropiados para garantizar una ventilación y oxigenación seguras y adecuadas. Las alarmas del respirador deben configurarse adecuadamente, en función de la edad y el tamaño del paciente, el estado de los pulmones, la vigilia y el cronograma de la retirada.

Ventilación posquirúrgica

Los ajustes del respirador artificial invasivo estándar para un paciente posquirúrgico reciente son los siguientes:

- **Modo:** SIMV-VC+PS
- **Vt:** 8 ml/kg
- **Frecuencia respiratoria (FC):** Neonatos: 25-30, bebés: >25, 1-5 años: 20, >5 años: 12-16
- **PEEP:** 5 cmH$_2$O
- **Presión de apoyo (PS):** 8-10 cmH$_2$O
- **Activador:** 0.5 l
- **Tiempo inspiratorio (Ti):** 0.5-1 seg
- **FiO$_2$:** 21 % (la mayoría de los pacientes con un solo ventrículo) - 50 % (otros); superior, si es necesario
- **Alarmas:** PIP 30-35 cmH$_2$O

Los parámetros se modifican en función de las necesidades de cada paciente:

- Optimización de la SaO$_2$/PaO$_2$: mayor FiO$_2$, mayor PEEP, mayor Ti, considerar añadir iNO. Considere optimizar la PEEP y/o añadir iNO antes de aumentar la FiO$_2$ >60 %.
- Disminuir los niveles altos de CO$_2$: mayor RR, mayor volumen corriente (en general no superior a 10 ml/kg para evitar volutrauma), optimizar la relación inspiratoria:espiratoria (I:E) (evaluar la necesidad de un mayor tiempo de E).
- Optimizar la frecuencia respiratoria y la relación I:E: en la mayoría de los respiradores convencionales, la frecuencia respiratoria se ajusta directamente. Para no invertir la relación I:E y dar a los pacientes un tiempo inspiratorio más largo que el espiratorio con alto riesgo de atrapamiento de aire, neumotórax, etc., se debe vigilar la relación I:E y observar la espiración completa (auscultación, gráficos y bucles).

Lesión pulmonar grave/síndrome de dificultad respiratoria aguda

Se siguen las siguientes estrategias de protección pulmonar:

- Niveles de presión espiratoria al final de la espiración (PEEP) para evitar el colapso alveolar (en general más altos de lo habitual: 8-12 cmH$_2$O)
- Volumen corriente bajo (6 ml/peso ideal en kg)
- La presión meseta inspiratoria máxima, en general, 35 cmH$_2$O
- Maniobras de reclutamiento
- Bloqueo neuromuscular <48 horas (continuo)
- Debe evitarse la posición en decúbito prono en pacientes cardíacos recién operados

Ventilación oscilatoria de alta frecuencia

La ventilación oscilatoria de alta frecuencia es un modo que utiliza una presión promedio de las vías respiratorias constante con oscilaciones de presión de alta frecuencia en torno a la presión promedio de las vías respiratorias, de forma que crea volúmenes corrientes muy pequeños. Ayuda a la oxigenación al mantener el recuento pulmonar sin provocar una sobredistensión.

Considere la posibilidad de suministrar volumen (5-10 ml/kg) antes de pasar a un paciente de la ventilación convencional a la ventilación oscilatoria de alta frecuencia, ya que una mayor presión promedio de las vías respiratorias mantenida puede disminuir la precarga al ventrículo derecho y afectar al gasto cardíaco. Los ajustes iniciales razonables son:

- **Presión promedio de las vías respiratorias:** Igual o 2 cmH_2O más alta que la presión promedio de las vías respiratorias medida mientras está en el respirador convencional (puede empezar más alta y luego disminuir mientras se monitoriza al paciente)
- **FiO_2:** 100 %, luego valorar para la SaO_2 deseada
- **Ti:** 33 %
- **Delta P:** ajustado para una correcta «sacudida del cuerpo» hasta la parte inferior del abdomen
- **Hz:** 12 (neonatos) - 6 (adultos)

Se recomienda realizar una RxTórax a los 30-60 minutos de iniciar la ventilación oscilatoria de alta frecuencia para asegurarse de que los pulmones no están sobredistendidos y para descartar cualquier barotrauma asociado.

Si se utilizan tubos endotraqueales con manguito, el manguito debe desinflarse para permitir una fuga mínima que garantice la eliminación del CO_2. Se realizarán ajustes siguiendo los siguientes principios:

- Optimización de la SaO_2/PaO_2: mayor FiO_2, mayor presión promedio de las vías respiratorias, considerar añadir iNO. Considerar la optimización de la presión promedio de las vías respiratorias y/o la adición de iNO antes de aumentar la FiO_2 >60 %.
- Disminución de los niveles altos de CO_2: mayor delta P, menor Hz.

Prevención de la neumonía asociada a la ventilación (NAV)

- Higiene de las manos
- Nistatina oral
- Cuidado de la boca con solución antiséptica
- El cabecero de la cama del paciente a 30-45 grados
- Retirar el condensado del respirador y alejarlo del paciente
- Mantenimiento de la presión del tubo endotraqueal con manguito
- Aspiración aséptica en la vía cuando sea necesario para proporcionar higiene pulmonar (bolsa y aspiración)
- Cambio mínimo del circuito del respirador
- Controles de residuos gástricos para evitar la aspiración

Ventilación mecánica y ECMO

El objetivo de la ventilación mecánica durante la oxigenación por membrana extracorpórea (ECMO) es prevenir la atelectasia, la neumonía asociada a la ventilación y el edema pulmonar. Mientras el paciente está en soporte venoarterial completo de ECMO, los ajustes iniciales estándar de «descanso» son:

- **PEEP:** 8-10 cmH_2O con una PIP máxima de 25 cmH_2O para evitar lesiones pulmonares
- **Ti:** 0.8-1 seg
- **FR:** 10

Realizar higiene pulmonar frecuente, pero evitar el traumatismo, especialmente en pacientes anticoagulados. Los ajustes de ventilación variarán en cuanto se reduzca el soporte de ECMO, adaptándose para una ventilación y oxigenación óptimas mientras se mantienen las estrategias de protección pulmonar. El soporte respiratorio completo, la sedación profunda y/o el bloqueo neuromuscular, y/o el iNO se inician al menos 12-24 horas antes de intentar una retirada del ECMO.

Extubación

Es importante evaluar la preparación para la extubación. La siguiente evaluación basada en el sistema para la extubación y la planificación anticipada de las posibles necesidades de soporte de ventilación mecánica no invasiva (VMNI) puede ser útil:

- **Cardiovascular**
  - Realice pruebas de presión de apoyo (o un mínimo de respaldo de frecuencia respiratoria: 5-10 en neonatos) y evaluar los signos/síntomas de síndrome de bajo gasto cardíaco (por ejemplo, diaforesis, taquicardia, espectroscopia del infrarrojo cerebral inferior).
  - Considerar la extubación a soporte con ventilación mecánica no invasiva en pacientes con disfunción cardíaca sistólica conocida y/o regurgitación valvular significativa de las válvulas auriculoventriculares, especialmente si han fracasado previamente en un intento de extubación.
- **Aspectos respiratorios**
  - Evaluar la conformidad, el edema pulmonar, los derrames, la recurrencia de la atelectasia, los patrones de obstrucción de las vías respiratorias, los requisitos de succión y las características de la secreción.
  - Considerar la extubación a ventilación mecánica no invasiva en pacientes con historia de atelectasia recurrente, enfermedad pulmonar crónica, fracaso de extubación previo, dificultad en el manejo de las secreciones, malacia de la vía respiratoria conocida, edema pulmonar residual.
  - Vía respiratoria difícil: asegurarse *siempre* de que el paciente es «embolsable». Si no, se debe considerar el bloqueo muscular. Estas extubaciones deben realizarse en el quirófano con la presencia del anestesista y el otorrinolaringólogo.
- **Aspectos neurológicos**
  - Evaluar el nivel de conciencia, la capacidad de despejar las vías respiratorias, la miopatía y/o la debilidad general o el desacondicionamiento físico, la elevación asimétrica del tórax (¿lesión del nervio frénico?).
  - Considerar el apoyo con ventilación mecánica no invasiva en pacientes con un desacondicionamiento físico general importante, como quienes han estado intubados durante largos periodos de tiempo (7 días), especialmente si han precisado bloqueo muscular, o aquellos pacientes con trastornos neurológicos conocidos que afectan a la dinámica respiratoria (escoliosis, espasticidad, hipotonía).
- **Otro**
  - Distensión abdominal severa que afecte a los volúmenes pulmonares: si está listo para extubar, considere el soporte con ventilación mecánica no invasiva.

- Vía aérea difícil conocida: abordar con el anestesista cardiovascular y el otorrinolaringólogo la posible necesidad de una extubación en quirófano.

Ventilación mecánica no invasiva (VMNI)

Cánula nasal de alto flujo (HFNC)

La cánula nasal de alto flujo requiere un tipo específico de cánula nasal. El soporte máximo (flujo) que se puede conseguir con la HFNC dependerá del tamaño del paciente y, por tanto, del tamaño de la cánula nasal. El flujo máximo está asociado al tamaño de la cánula y está codificado por colores como se describe a continuación:

- Amarillo/rojo: 6 l/min
- Violeta/azul: 7 l/min
- Verde: 8 l/min
- Pediátrico transparente: 10 l/min
- Adulto: 20-40 l/min

En general, el flujo máximo es de 7 l/min para los neonatos y de 25-30 l/min para los adultos.

Presión positiva continua en las vías respiratorias (CPAP)

La CPAP suele iniciarse en 5-10 cmH$_2$O. La presión se aumenta en función del trabajo respiratorio del paciente, la atelectasia, la SaO$_2$ y los niveles de CO$_2$.

Presión positiva binivel en las vías respiratorias (BiPAP)

En la BiPAP, se ajusta la presión inspiratoria (IPAP) y la presión espiratoria (EPAP). Se puede apoyar con una frecuencia respiratoria inicial (modo ST).

Comience con presiones bajas (8/4) y aumente poco a poco hasta el nivel deseado para una mejor adaptación del paciente (máximo 16/8-10). Los ajustes se realizan de la siguiente manera:

- Optimización de la SaO$_2$/PaO$_2$: mayor FiO$_2$, mayor EPAP.
- Disminución de los niveles altos de CO$_2$: aumentar el delta P o la diferencia de presión entre la EPAP y la IPAP optimizando la EPAP y aumentando la IPAP, ajustar la frecuencia respiratoria (modo ST).

Líquidos y electrolitos

Patricia Bastero, Antonio G. Cabrera

El manejo cuidadoso de los líquidos en el período posquirúrgico es importante para prevenir la sobrecarga de líquidos y el edema después de la cirugía. Durante la circulación extracorpórea, el flujo sanguíneo a la corteza renal puede disminuir y contribuir a la lesión renal aguda postoperatoria. Además, puede producirse extravasación capilar durante al menos 48 horas después de la cirugía, lo que requerIrá la reposición de volumen con hemoderivados o coloides. Los periodos de síndrome de bajo gasto cardíaco provocan un aumento de la secreción de la hormona antidiurética (ADH), lo que provoca una disminución de la eliminación de agua y exacerba la retención de líquidos.

Líquidos

Los líquidos intravenosos diarios de mantenimiento se calculan en base a la ecuación de Holliday y Segar de la siguiente manera:
- Primeros 10 kg de peso corporal: 100 ml/kg
- 10-20 kg de peso corporal: 50 ml/kg
- Cada kilo por encima de los 20 kg de peso corporal: 20 ml/kg

Dividir el volumen total por 24 horas para un mantenimiento completo (100 %) (ml/h). En este manual, cuando nos referimos al mantenimiento completo, a la mitad o a un cuarto, nos referimos al total de ml/h calculado según la ecuación de Holliday y Segar.

Por ejemplo, para un paciente de 23 kg:
- Los primeros 10 kg: 10 x 10 = 1000 ml +
- Entre 10 y 20 kg: 10 x 50 = 500 ml +
- Por encima de 20 kg de peso corporal: 3 x 20 = 60 ml
- Total de líquidos intravenosos = 1560 ml/24 horas
    - Mantenimiento completo: 65 ml/h
    - Mantenimiento a la mitad: 32 ml/h (32.5 ml/h)
    - Mantenimiento a un cuarto: 16 ml/h (16.25 ml/h)

El mantenimiento estándar de líquidos intravenosos se compone de D10 % para los neonatos (incluye sodio y potasio después de las primeras 24-48 horas de vida; los neonatos pueden necesitar suplementos de calcio y magnesio al principio) y D5 % + 0.45 % de NaCl para el resto de los pacientes. Los adolescentes y los adultos pueden recibir lactato de Ringer o Plasmalyte como líquidos intravenosos de mantenimiento.

Se debe considerar cuidadosamente el objetivo del manejo de líquidos en las primeras 24 horas para lograr un estado hemodinámico óptimo. Equilibrar el síndrome de extravasación capilar con los cambios en el gasto cardíaco supone un reto importante, ya que una presión venosa central elevada puede dar lugar a una retención de líquidos adicional debido a la disminución del gradiente de perfusión a través del lecho vascular renal. A continuación se indican algunas recomendaciones generales para el manejo de líquidos:
- **Casos con circulación extracorpórea.** Comenzar con un 25 % (cuarto) de líquidos intravenosos de mantenimiento y avanzar un 15-25 % por día hasta el 100 %. Excepciones:

- Pacientes posquirúrgicos con un procedimiento de Fontan. Avanzar un 10-25 % diario hasta un máximo de 50-75 % de líquidos intravenosos de mantenimiento.
- Pacientes adultos posquirúrgicos y pacientes posquirúrgicos con trasplantes de corazón. Comenzar con un 35-40 % de líquidos intravenosos de mantenimiento y avanzar de forma correspondiente.
- **Casos sin circulación extracorpórea.** Empezar con un 50 % (la mitad) de líquidos intravenosos de mantenimiento y avanzar un 25 % cada día hasta el 100 %.

NOTA: los líquidos intravenosos iniciales no deben incluir el potasio hasta que se hayan evaluado adecuadamente la función renal y la diuresis.

Potasio

Los niveles de potasio pueden afectar al umbral de arritmia y a la función miocárdica. En la población cardíaca con arritmias activas o historia de arritmias recientes, el objetivo es mantener los niveles de potasio >4 mEq/l.

Hipocalemia

Niveles séricos de potasio <3.5 mEq/l.

Etiología

La hipocalemia puede ser secundaria a fármacos como la furosemida; a una suplementación inadecuada de potasio; a pérdidas excesivas en el tracto gastrointestinal (emesis, diarrea), cutáneas (diaforesis), en el sistema nervioso central (diabetes insípida central) o renales (diálisis, diabetes insípida nefrítica); a hiperaldosteronismo o a hipomagnesemia.

Signos y síntomas

La hipocalemia leve puede ser asintomática. Los niveles de potasio <2.5 a 3 mEq/l pueden presentarse con estreñimiento, debilidad muscular y arritmias.

Tratamiento

La hipocalemia debe tratarse siempre si es sintomática. En la población cardíaca, para prevenir las arritmias, los niveles de potasio deben mantenerse >3.5 mEq/l, y >4 mEq/l en pacientes con arritmias activas que necesitan tratamiento.

Se pueden administrar suplementos de potasio:
- Por vía enteral: suele utilizarse para reposiciones crónicas en pacientes que ya toleran la alimentación y con niveles de potasio >3 mEq/l.
- Intravenoso: 0.5-1 mEq/kg durante 60 minutos. Dosis máxima por vez: 20 mEq. La velocidad de infusión no debe superar 1 mEq/kg/h.

Los niveles de potasio se deben comprobar en la hora siguiente a la administración de cualquier bolo de potasio intravenoso o en las 3 horas siguientes a la administración de un bolo enteral.

Hiperpotasemia

Niveles séricos de potasio >5.5 mEq/l.

Etiología

La mayoría de los casos de hiperpotasemia serán secundarios a una lesión renal y a la incapacidad de excretar potasio adecuadamente (lesión renal aguda, enfermedad tubular renal, hipoaldosteronismo). La hiperpotasemia también podría ser secundaria a la administración excesiva de potasio en los líquidos intravenosos, la nutrición parenteral o las transfusiones de sangre. Además, puede ser causada o exacerbada por el uso de diuréticos ahorradores de potasio o inhibidores de la enzima convertidora de angiotensina. La distribución del potasio también puede verse alterada, al aumentar sus niveles séricos, durante la acidosis o los déficits de insulina.

Signos y síntomas

Las manifestaciones clínicas de la hiperpotasemia son la debilidad muscular, mareos, náuseas y taquiarritmia (incluidas la taquicardia ventricular y fibrilación).

El ECG puede mostrar ondas T máximas, seguidas de ondas P planas, un mayor tiempo de PR y, finalmente, un QRS más amplio con cambios en el segmento ST que conducen a la taquicardia y la fibrilación ventricular.

Tratamiento

La hiperpotasemia debe tratarse cuando el potasio sérico alcance 6.5 mEq/l, o incluso menos si el aumento es rápido. El objetivo es estabilizar la membrana del miocito (umbral de arritmia) con calcio; llevar el potasio hacia los miocitos con bicarbonato de sodio, insulina con glucosa y albuterol; y aumentar la eliminación de potasio con furosemida, diálisis y/o Kayexalate (resina de intercambio):

- Cloruro de calcio: 20 mg/kg i.v. durante 5-10 minutos
- Dextrosa al 25 % (D25W) + insulina regular 0.05 unidades/ml: 2 ml/kg por vía intravenosa durante 30-60 minutos (controlar la glucosa para evitar la hipoglucemia)
- Bicarbonato sódico: 1-2 mEq/kg i.v. durante 10-20 minutos
- Furosemida: 1 mg/kg i.v. durante 20 minutos
- Kayexalate: 1 g/kg por vía enteral o rectal
- Salbutamol neb (0.15 mg/kg) o i.v. (5 mg/kg en 15 minutos)

Sodio

Los niveles de sodio pueden afectar a los umbrales de arritmia y su control puede tener un impacto neurológico importante. La desregulación crónica del sodio se tolera mucho mejor que los cambios agudos en los niveles de sodio.

Hiponatremia

Niveles de sodio sérico <135 mEq/l.

Etiología

La hiponatremia es más comúnmente secundaria al uso de diuréticos o líquidos intravenosos hipotónicos, pero también puede ser secundaria a la diarrea, a la insuficiencia cardíaca (pseudohiponatremia), a la enfermedad hepática, a la enfermedad renal, a la secreción inapropiada de ADH (SIADH) y a la enfermedad cerebral de pérdida de sal.

Signos y síntomas

Las manifestaciones clínicas incluyen náuseas, vómitos, confusión, disminución del nivel de conciencia y convulsiones.

Tratamiento

Al corregir los niveles de sodio, hay que asegurar un estado de volumen intravascular adecuado, eliminar el exceso de agua y garantizar una fuente continua de sodio mientras persistan las pérdidas aumentadas.

La hiponatremia sintomática grave aguda es una emergencia. Administrar NaCl 3 % a 5 ml/kg i.v. durante 15 minutos hasta que los niveles de sodio sean superiores a 120 mEq/l. En caso de SIADH, añadir furosemida 1 mg/kg i.v.

En caso de hiponatremia con hipovolemia, restaurar el volumen intravascular con 20 ml/kg i.v. de solución salina normal al 0.9 % durante 20 minutos. Repetir según sea necesario, controlando el estado pulmonar.

Mientras se corrige la hiponatremia, es importante no permitir que los niveles de sodio se eleven más allá de 0.5 mEq/l/hora, para prevenir la mielinolisis central pontina.

Hipernatremia

Niveles séricos de sodio >145 mEq/l.

Etiología

La hipernatremia se debe con mayor frecuencia a las pérdidas excesivas de agua debidas a la fiebre, la hiperventilación, la diabetes insípida, las quemaduras, la diuresis osmótica, etc.

Signos y síntomas

Las arritmias y los síntomas del sistema nervioso central (irritabilidad, convulsiones, coma) son los signos clínicos más comunes de la hipernatremia.

Tratamiento

Es importante evitar la corrección rápida de la hipernatremia (procurar un descenso de los niveles de sodio <0.5 mEq/l/hora), para prevenir el desarrollo de un edema cerebral.

También es importante determinar el nivel de hidratación y corregir las pérdidas de líquidos en consecuencia. La deshidratación hipernatrémica debe corregirse en 48-72 horas. Si la causa es la diabetes insípida, debe administrarse desmopresina.

Calcio

El miocardio neonatal es especialmente sensible a los niveles de calcio. Existen tres formas de calcio: ionizado (forma más activa), no ionizado y unido a proteínas. Para los pacientes con arritmias activas o con antecedentes recientes de arritmias, el objetivo es mantener los niveles de calcio ionizado (iCa^{++}) >1.2 mmol/l.

Hipocalcemia

La hipocalcemia se define como un iCa^{++} <1.1 mmol/l o un calcio total <8.9 mg/dl. Es preferible comprobar los niveles de la forma activa o ionizada del calcio (iCa^{++}). Dada la relación entre los niveles de calcio total y la albúmina sérica, recomendamos basar cualquier intervención para la hipocalcemia en los niveles de iCa^{++}.

Etiología

Las causas de la hipocalcemia son la insuficiencia renal, la insuficiencia hepática, las transfusiones de sangre, las quemaduras, la sepsis, los politraumatismos, la hipomagnesemia (se deben comprobar los niveles de Mg^{++} cuando haya hipocalcemia refractaria), la hipoalbuminemia, las terapias de sustitución renal o los fármacos como la furosemida, la heparina, los esteroides, el bicarbonato, la gentamicina y el uso excesivo de bloqueadores de los canales del calcio, entre otros. En la población con cardiopatía isquémica, también es importante recordar siempre la posibilidad del síndrome de DiGeorge y el hipoparatiroidismo asociado como posible causa de hipocalcemia.

Signos y síntomas

Las manifestaciones clínicas incluyen el deterioro de la contractilidad miocárdica, la tetania, las convulsiones y el laringoespasmo. La disfunción miocárdica es peor en el contexto de la hipercalemia concomitante. Es posible que aparezca un intervalo QT prolongado en el ECG.

Tratamiento

La hipocalcemia puede tratarse de dos maneras:

- Cloruro de calcio: 10-20 mg/kg i.v. durante 15-30 minutos. El cloruro de calcio debe administrarse por vía central.
- Gluconato de calcio: 50-100 mg/kg i.v. durante 15-30 minutos. El gluconato de calcio puede administrarse por vía periférica.

Hipercalcemia

iCa^{++} >1.4 mmol/l o calcio total >10.7 mg/dl.

Etiología

La hipercalcemia puede deberse a suplementos excesivos de calcio o vitamina D, diuréticos tiazídicos, insuficiencia renal, inmovilización, hiperparatiroidismo o neoplasia.

Signos y síntomas

La hipercalcemia se caracteriza por dolor abdominal, náuseas, vómitos y estreñimiento. También se pueden observar depósitos de calcio en los tejidos blandos, en las córneas o en los riñones (nefrocalcinosis) si se asocia a un fósforo elevado.

Tratamiento

El tratamiento de la hipercalcemia grave (calcio total >15 mg/dl) es obligatorio. Administrar solución salina normal 0.9 % i.v. y furosemida para inducir la diuresis, aumentar la pérdida de calcio y controlar los niveles de potasio. También pueden utilizarse la prednisona (disminuye la absorción intestinal del calcio), la calcitonina y los bifosfonatos. Los pacientes pueden precisar hemodiálisis.

Magnesio

Los niveles de magnesio son importantes para mantener un equilibrio adecuado de potasio y calcio. El nivel de magnesio objetivo en pacientes cardíacos con arritmias activas o con historia reciente de arritmias es >2 mg/dl.

Hipomagnesemia

Niveles de magnesio <1.5 mg/dl.

Etiología

La hipomagnesemia suele ser secundaria a pérdidas renales debidas a fármacos como los diuréticos, la anfotericina B o los aminoglucósidos.

Signos y síntomas

Las manifestaciones clínicas son las arritmias, convulsiones, debilidad muscular, fatiga, temblores, irritabilidad y confusión.

Tratamiento

Corregir los niveles de magnesio utilizando sulfato de magnesio 25-50 mg/kg i.v. durante 60-120 minutos. La infusión de magnesio puede causar hipotensión.

Hipermagnesemia

Niveles de magnesio >2.3 mg/dl.

Etiología

La hipermagnesemia suele ser iatrogénica debido a un exceso de suplementos de magnesio.

Signos y síntomas

Los signos y síntomas de la hipermagnesemia suelen aparecer cuando los niveles son >5 mg/dl, y son arritmias, debilidad muscular, pérdida de reflejos y depresión neurológica. Puede producirse parálisis muscular con niveles >7.5 mg/dl.

Tratamiento

No existe un tratamiento específico para la hipermagnesemia. Se puede utilizar cloruro o gluconato de calcio para estabilizar la membrana miocárdica. Puede ser necesaria diálisis si hay síntomas neurológicos o cardíacos importantes.

58 Nutrición

D. Jeramy Roddy, Natalie Cannon, Lauren Hannigan, David E. Wesson

Los bebés con cardiopatía congénita que requieren una intervención quirúrgica poco después del nacimiento tienen un mayor riesgo de sufrir un retraso en el crecimiento. Esto se puede atribuir a un mayor gasto energético necesario para favorecer la cicatrización posquirúrgica, a síndromes genéticos, a alteraciones hemodinámicas o a problemas gastrointestinales como la malrotación, la disminución de la absorción, el retraso en el vaciado gástrico, el reflujo gastroesofágico, la atrofia de las vellosidades, la disbiosis intestinal, la enterocolitis necrotizante, el efecto de la medicación o las secuelas neurológicas. Además, las restricciones de líquidos impuestas en el periodo posquirúrgico pueden potenciar aún más un balance nutricional negativo. Además, las publicaciones relacionan una mayor duración de la estancia hospitalaria y los peores resultados del neurodesarrollo con la desnutrición. Es imprescindible que los bebés con cardiopatías congénitas reciban una nutrición adecuada para mantener un crecimiento normal y favorecer el desarrollo neurológico.

Los pacientes con lesiones que tienen una fisiología con un desequilibrio potencial en el cociente entre el flujo pulmonar y el flujo sistémico (Qp:Qs) se consideran *lesiones de alto riesgo* (como el síndrome del corazón izquierdo hipoplásico, otras lesiones de un solo ventrículo [p. ej, comunicaciones auriculoventriculares desequilibradas, ventrículo izquierdo de doble entrada, ventrículo derecho de doble salida con flujo sanguíneo pulmonar no restringido], tronco arterioso, ventana aortopulmonar, coartación aórtica, arco aórtico interrumpido) y tienen un mayor riesgo de morbilidad gastrointestinal,

Tabla 58-1. Necesidades nutricionales de los lactantes con problemas cardiacos <4 meses de edad gestacional corregida (de la Guía de referencia de nutrición pediátrica del Texas Children's Hospital).

	Prematuros	A término
Necesidades energéticas (vía parenteral)	90-110 kcal/kg/día	90-110 kcal/kg/día
Necesidades energéticas (vía enteral)	100-130 kcal/kg/día	100-130 kcal/kg/día
Necesidades de proteínas	3.5-4.5 g/kg/día	2-4 g/kg/día

Tabla 58-2. Necesidades nutricionales de los lactantes con problemas cardiacos <4 meses de edad gestacional corregida (de la Guía de referencia de nutrición pediátrica del Texas Children's Hospital).

	De 4 meses a 1 año
Necesidades energéticas (vía parenteral)	TMC (Schofield) x 1.1-1.3
Necesidades energéticas (vía enteral)	TMC (Schofield) x 1.3-1.5
Necesidades de proteínas	2-4 g/kg/día

Las necesidades estimadas pueden ajustarse en función del estado médico (nivel de soporte cardiopulmonar, sedación o paralizantes) o del grado de desnutrición y del historial de crecimiento.
TMC: tasa metabólica corporal.

Se considera que el bebé está listo para recibir alimentación

Grupo de alto riesgo: Síndrome de corazón izquierdo hipoplásico, estadio 1, ¿flujo sanguíneo sistémico dependiente de tronco o conducto? → Protocolo de alto riesgo

Puede ser necesaria una consulta de otorrinolaringología según la evaluación inicial de terapia ocupacional en el PASO 1

Protocolo de alimentación posquirúrgica de alto riesgo

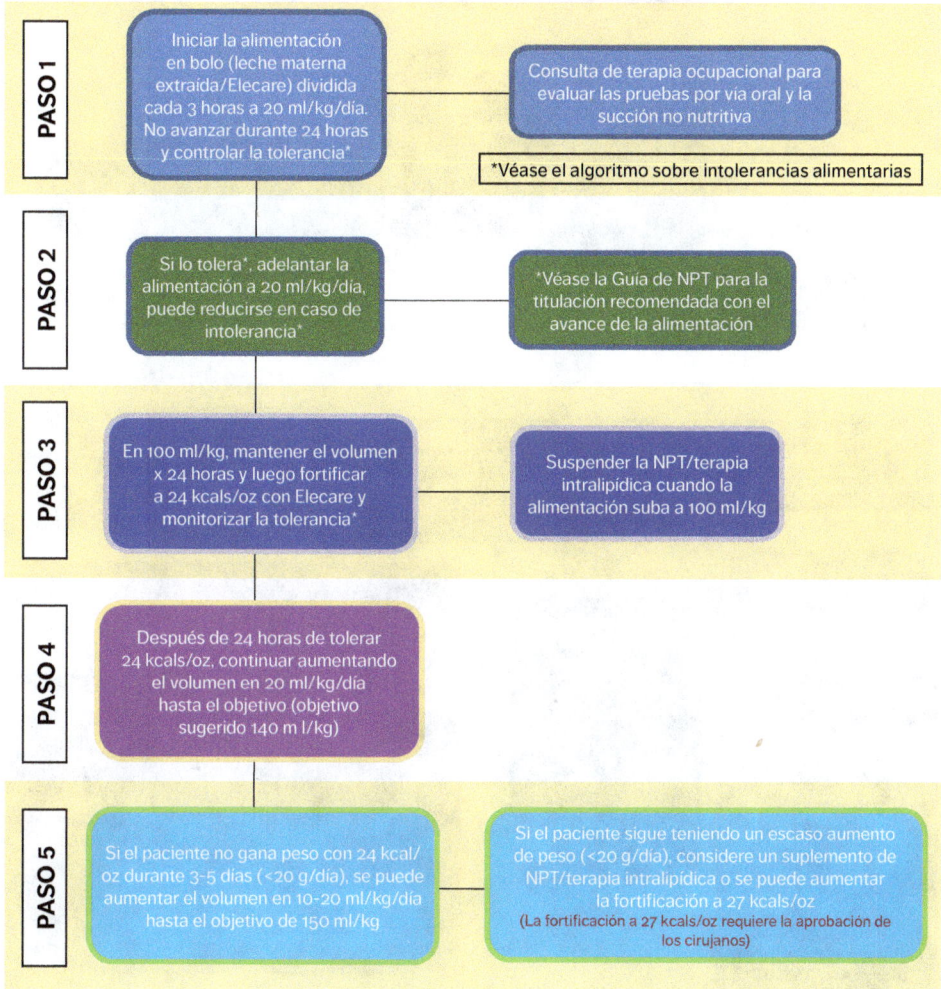

PASO 1

Iniciar la alimentación en bolo (leche materna extraida/Elecare) dividida cada 3 horas a 20 ml/kg/día. No avanzar durante 24 horas y controlar la tolerancia*

Consulta de terapia ocupacional para evaluar las pruebas por vía oral y la succión no nutritiva

*Véase el algoritmo sobre intolerancias alimentarias

PASO 2

Si lo tolera*, adelantar la alimentación a 20 ml/kg/día, puede reducirse en caso de intolerancia*

*Véase la Guía de NPT para la titulación recomendada con el avance de la alimentación

PASO 3

En 100 ml/kg, mantener el volumen x 24 horas y luego fortificar a 24 kcals/oz con Elecare y monitorizar la tolerancia*

Suspender la NPT/terapia intralipídica cuando la alimentación suba a 100 ml/kg

PASO 4

Después de 24 horas de tolerar 24 kcals/oz, continuar aumentando el volumen en 20 ml/kg/día hasta el objetivo (objetivo sugerido 140 m l/kg)

PASO 5

Si el paciente no gana peso con 24 kcal/oz durante 3-5 días (<20 g/día), se puede aumentar el volumen en 10-20 ml/kg/día hasta el objetivo de 150 ml/kg

Si el paciente sigue teniendo un escaso aumento de peso (<20 g/día), considere un suplemento de NPT/terapia intralipídica o se puede aumentar la fortificación a 27 kcals/oz
(La fortificación a 27 kcals/oz requiere la aprobación de los cirujanos)

Cuadro 58-1. Protocolo de alimentación posquirúrgica para pacientes de alto riesgo (es decir, síndrome de corazón izquierdo hipoplásico, otros pacientes con paliación de un solo ventrículo en fase 1, tronco arterioso o circulación sistémica dependiente de los conductos).

Algoritmo de intolerancias alimentarias

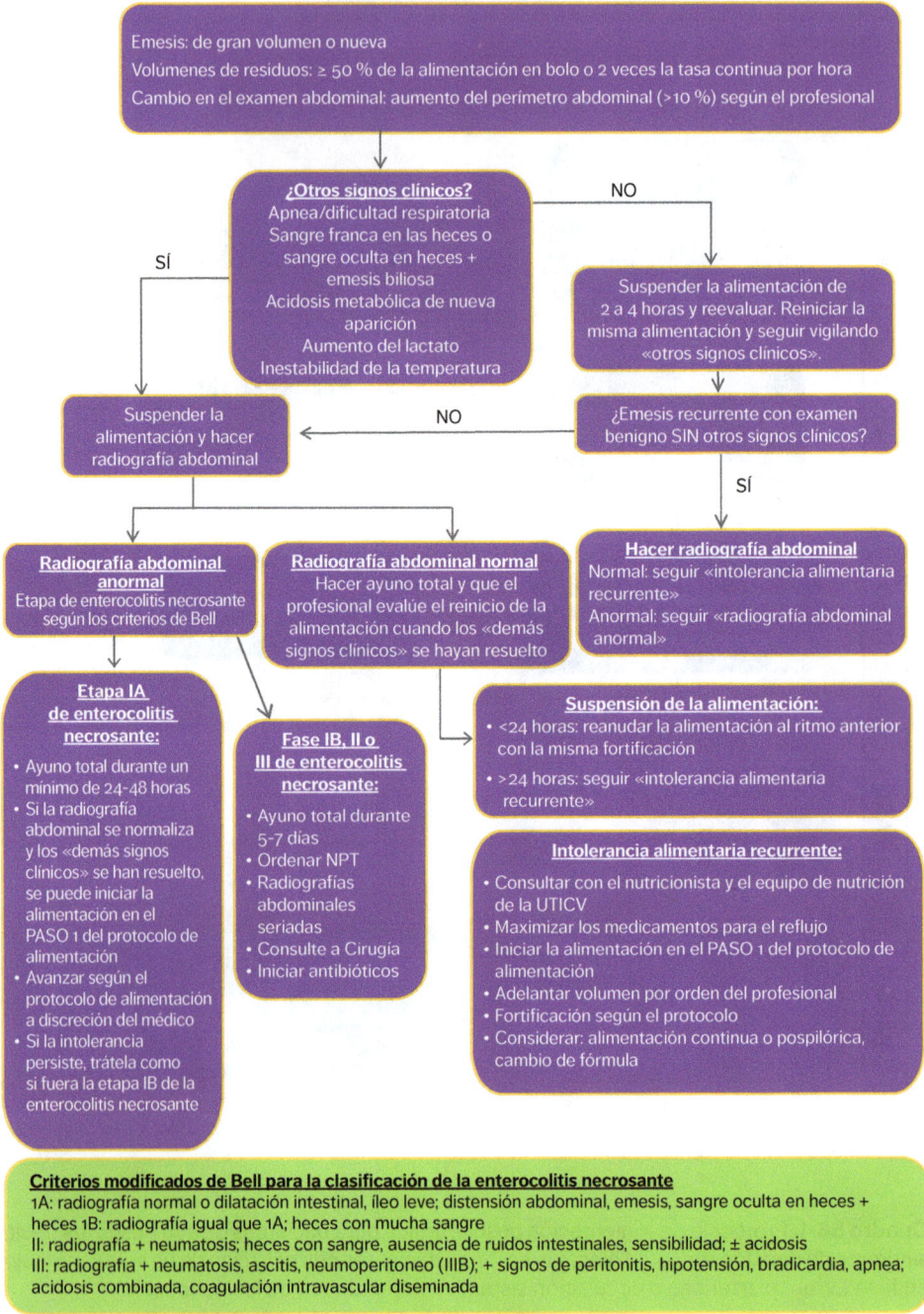

Emesis: de gran volumen o nueva
Volúmenes de residuos: ≥ 50 % de la alimentación en bolo o 2 veces la tasa continua por hora
Cambio en el examen abdominal: aumento del perímetro abdominal (>10 %) según el profesional

¿Otros signos clínicos?
Apnea/dificultad respiratoria
Sangre franca en las heces o sangre oculta en heces + emesis biliosa
Acidosis metabólica de nueva aparición
Aumento del lactato
Inestabilidad de la temperatura

NO

Suspender la alimentación de 2 a 4 horas y reevaluar. Reiniciar la misma alimentación y seguir vigilando «otros signos clínicos».

SÍ

Suspender la alimentación y hacer radiografía abdominal

NO → ¿Emesis recurrente con examen benigno SIN otros signos clínicos?

SÍ

Radiografía abdominal anormal
Etapa de enterocolitis necrosante según los criterios de Bell

Radiografía abdominal normal
Hacer ayuno total y que el profesional evalúe el reinicio de la alimentación cuando los «demás signos clínicos» se hayan resuelto

Hacer radiografía abdominal
Normal: seguir «intolerancia alimentaria recurrente»
Anormal: seguir «radiografía abdominal anormal»

Etapa IA de enterocolitis necrosante:
- Ayuno total durante un mínimo de 24-48 horas
- Si la radiografía abdominal se normaliza y los «demás signos clínicos» se han resuelto, se puede iniciar la alimentación en el PASO 1 del protocolo de alimentación
- Avanzar según el protocolo de alimentación a discreción del médico
- Si la intolerancia persiste, trátela como si fuera la etapa IB de la enterocolitis necrosante

Fase IB, II o III de enterocolitis necrosante:
- Ayuno total durante 5-7 días
- Ordenar NPT
- Radiografías abdominales seriadas
- Consulte a Cirugía
- Iniciar antibióticos

Suspensión de la alimentación:
- <24 horas: reanudar la alimentación al ritmo anterior con la misma fortificación
- >24 horas: seguir «intolerancia alimentaria recurrente»

Intolerancia alimentaria recurrente:
- Consultar con el nutricionista y el equipo de nutrición de la UTICV
- Maximizar los medicamentos para el reflujo
- Iniciar la alimentación en el PASO 1 del protocolo de alimentación
- Adelantar volumen por orden del profesional
- Fortificación según el protocolo
- Considerar: alimentación continua o pospilórica, cambio de fórmula

Criterios modificados de Bell para la clasificación de la enterocolitis necrosante
1A: radiografía normal o dilatación intestinal, íleo leve; distensión abdominal, emesis, sangre oculta en heces + heces 1B: radiografía igual que 1A; heces con mucha sangre
II: radiografía + neumatosis; heces con sangre, ausencia de ruidos intestinales, sensibilidad; ± acidosis
III: radiografía + neumatosis, ascitis, neumoperitoneo (IIIB); + signos de peritonitis, hipotensión, bradicardia, apnea; acidosis combinada, coagulación intravascular diseminada

Cuadro 58-2. Algoritmo de intolerancias alimentarias.

Tabla 58-3. Pautas de nutrición parenteral para bebés posquirúrgicos con circulación extra-corpórea (de la Guía de referencia de nutrición pediátrica del Texas Children's Hospital).

Edad gestacional corregida de los lactantes de 0 a 4 meses			
Posquirúrgico	Día 1	Día 2	Día 3
Volumen de NPT	45 ml/kg/día	65 ml/kg/día	85 ml/kg/día
Volumen de IL	5 ml/kg/día	10 ml/kg/día	15 ml/kg/día
Volumen total	50 ml/kg/día (Mantenimiento al 50 %)	75 ml/kg/día (Mantenimiento al 75 %)	100 ml/kg/día (Mantenimiento al 100 %)
Objetivo de TIG	6-8 mg/kg/min	8-10 mg/kg/min	12 mg/kg/min
Objetivo de aminoácidos	2-2.5 g/kg/día	3-4 g/kg/día	3-4 g/kg/día

Objetivo de alcanzar la tasa metabólica corporal (TMC) estimada dentro de las 48 horas posteriores a la cirugía cardíaca.
TIG: tasa de infusión de glucosa, IL: intralípidos, NPT: nutrición parenteral total.

incluidas las intolerancias alimentarias, isquemia y enterocolitis necrosante. Aunque el riesgo gastrointestinal es menor en los pacientes con otras lesiones, también es necesaria la evaluación frecuente de estos pacientes.

Evaluación nutricional
Se pueden utilizar las Tabla 58-1 y Tabla 58-2 para calcular las necesidades nutricionales de los lactantes cardiacos de menos de 4 meses de edad y de 4 meses a 1 año de edad, respectivamente.

Dieta de leche materna y requisitos para ser donante de leche materna
El TCH fomenta el uso de la leche materna o la leche materna extraída en todos los lactantes con problemas cardiacos, debido a sus numerosos beneficios. Si no se dispone de leche materna extraída, se recomienda la leche materna de donantes, con el consentimiento del padre/madre, para los lactantes que cumplan los siguientes requisitos:
• Edad gestacional actual <34 semanas
• Se utiliza como puente mientras se establece el suministro de leche de la madre (≤2 semanas)
• Lesiones de alto riesgo de cardiopatía congénita (según lo indicado anteriormente)
La transición de la leche materna de donante a la leche artificial puede hacerse de la siguiente manera:
• Día 1: añadir 1 toma de fórmula
• Día 2: añadir 2 tomas de fórmula
• Día 3: añadir 4 tomas de fórmula
• Día 4: solo alimentación con fórmula

Alimentación preoperatoria
Resulta beneficioso para los lactantes el inicio temprano de la terapia motora oral con intervención no nutritiva y/o nutritiva. El objetivo de la intervención preoperatoria es

Poblaciones de alto riesgo que justifican la consulta de terapia ocupacional para la alimentación por vía oral

Ventrículo único, reconstrucción del arco, coartación, división del anillo vascular, intubación prolongada o necesidad de oxígeno prolongada, historia de múltiples extubaciones fallidas, vía respiratoria crítica, antecedentes de dificultades de alimentación, dependiente de nutrición nasogástrica/nasoduodenal/nasoyeyunal, lesión neurológica o evento anóxico, afección genética o sindrómica

Otras indicaciones para la consulta de alimentación de terapia ocupacional

Signos de aspiración con la alimentación por vía oral, coordinación motora oral deteriorada, intolerancia alimentaria o reflujo que esté limitando la alimentación por vía oral, fracaso a la hora de alcanzar el volumen objetivo de la alimentación por vía oral, necesidad de educación familiar para la alimentación y el manejo

Criterios para determinar la capacidad de alimentación con el/la enfermero/a antes de la evaluación de terapia ocupacional:

- Hemodinámicamente estable
- Frecuencia respiratoria y esfuerzo respiratorio estables
- Sin déficit de fonación
- Presenta signos de hambre (está alerta, mantiene la atención, busca el chupete, es capaz de chupar el chupete, se lleva las manos a la boca)
- Aprobación del equipo médico

El paciente debe cumplir TODOS los criterios anteriores.

Si la primera alimentación se ordena durante las horas del turno de día, se debe hacer todo lo posible para llegar a la prueba de terapia ocupacional para la primera alimentación por vía oral.

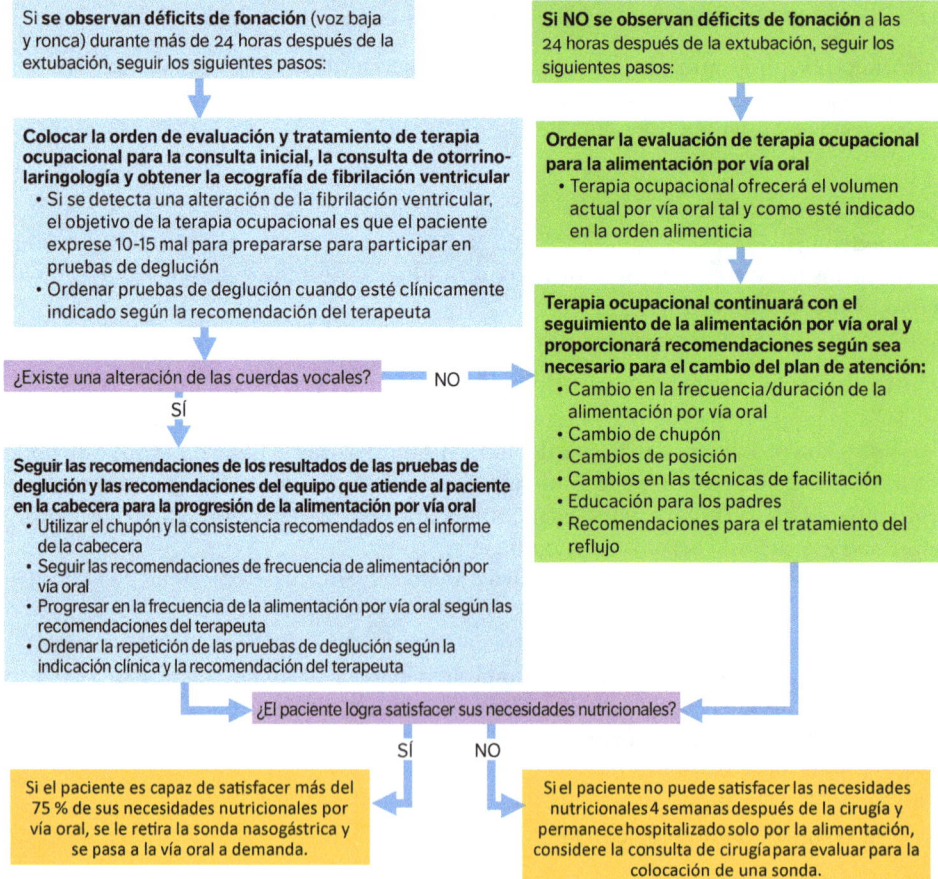

Si **se observan déficits de fonación** (voz baja y ronca) durante más de 24 horas después de la extubación, seguir los siguientes pasos:

Si **NO se observan déficits de fonación** a las 24 horas después de la extubación, seguir los siguientes pasos:

Colocar la orden de evaluación y tratamiento de terapia ocupacional para la consulta inicial, la consulta de otorrino-laringología y obtener la ecografía de fibrilación ventricular
- Si se detecta una alteración de la fibrilación ventricular, el objetivo de la terapia ocupacional es que el paciente exprese 10-15 mal para prepararse para participar en pruebas de deglución
- Ordenar pruebas de deglución cuando esté clínicamente indicado según la recomendación del terapeuta

Ordenar la evaluación de terapia ocupacional para la alimentación por vía oral
- Terapia ocupacional ofrecerá el volumen actual por vía oral tal y como esté indicado en la orden alimenticia

¿Existe una alteración de las cuerdas vocales? → NO

SÍ

Terapia ocupacional continuará con el seguimiento de la alimentación por vía oral y proporcionará recomendaciones según sea necesario para el cambio del plan de atención:
- Cambio en la frecuencia/duración de la alimentación por vía oral
- Cambio de chupón
- Cambios de posición
- Cambios en las técnicas de facilitación
- Educación para los padres
- Recomendaciones para el tratamiento del reflujo

Seguir las recomendaciones de los resultados de las pruebas de deglución y las recomendaciones del equipo que atiende al paciente en la cabecera para la progresión de la alimentación por vía oral
- Utilizar el chupón y la consistencia recomendados en el informe de la cabecera
- Seguir las recomendaciones de frecuencia de alimentación por vía oral
- Progresar en la frecuencia de la alimentación por vía oral según las recomendaciones del terapeuta
- Ordenar la repetición de las pruebas de deglución según la indicación clínica y la recomendación del terapeuta

¿El paciente logra satisfacer sus necesidades nutricionales?

SÍ   NO

Si el paciente es capaz de satisfacer más del 75 % de sus necesidades nutricionales por vía oral, se le retira la sonda nasogástrica y se pasa a la vía oral a demanda.

Si el paciente no puede satisfacer las necesidades nutricionales 4 semanas después de la cirugía y permanece hospitalizado solo por la alimentación, considere la consulta de cirugía para evaluar para la colocación de una sonda.

Cuadro 58-3. Algoritmo de terapia ocupacional.

establecer las habilidades motoras orales que son esenciales para la progresión a la alimentación oral completa después de la cirugía. Los bebés que no se alimentan por vía oral o que establecen habilidades no nutritivas antes de la cirugía suelen necesitar más tiempo para alcanzar una alimentación oral completa después de la cirugía.

Los bebés de alto riesgo reciben la mayor parte de su nutrición a través de la nutrición parenteral central antes de la cirugía. Los lactantes intubados recibirán calostro/leche materna frescos por vía oral cada 6-12 horas mientras estén haciendo dieta absoluta. A los pacientes con una circulación sistémica dependiente de conductos antes de la cirugía se les permite hasta 20 ml/kg/día de leche materna extraída oral o leche materna extraída de una donante dividida cada 3 horas como alimentación trófica antes de la cirugía.

Alimentación posquirúrgica

Nuestra práctica estándar es restringir los líquidos de los pacientes después de la cirugía con circulación extracorpórea a un mantenimiento del 25 % el día postoperatorio 0. El volumen total de líquidos se adelanta en los días siguientes según las directrices de nutrición parenteral en Tabla 58-3.

El TCH cuenta con diversos protocolos de alimentación postoperatoria. En Cuadro 58-1 se describe el protocolo de alimentación para pacientes de alto riesgo. Cuadro 58-2 muestra el algoritmo para las intolerancias alimentarias. Cuadro 58-3 muestra el algoritmo para las consultas de terapia ocupacional y otorrinolaringología en pacientes después de una cardiopatía congénita.

Complicaciones posquirúrgicas relacionadas con la nutrición

Quilotórax

Los lactantes con derrames quilosos se pasan a una fórmula con bajo contenido en ácidos grasos de cadena larga y alto contenido en ácidos grasos de cadena media, como Enfaport™ o Portagen®. A los niños >1 año de edad con quilotórax se les restringe a una dieta de grasas mínimas (<5 g/día de grasa) durante 6 semanas después del inicio de la dieta. Para más detalles sobre cómo tratar el quilotórax, véase el Capítulo 77.

Cuestiones bucomotoras

Los bebés con cardiopatía congénita suelen tener una coordinación y unas habilidades bucomotoras deficientes. El deterioro de la coordinación oral-motora de la tríada «chupar, tragar, respirar» es muy frecuente debido a la taquipnea, al aumento del trabajo respiratorio, al nivel de sedación y al desuso del mecanismo de deglución mientras se está en ayuno total. Además, el retraso en el desarrollo de habilidades es común en los bebés que no son capaces de alimentarse por vía oral al nacer y pasan a depender de la nutrición parenteral o de la alimentación suplementaria por sonda. Por último, los lactantes con cardiopatías congénitas pueden tener síndromes asociados o comorbilidades neurológicas o anatómicas que pueden afectar a su capacidad para alimentarse por la boca.

Es muy importante que el equipo de terapia ocupacional trabaje con los pacientes para desarrollar habilidades motoras orales y mejorar la coordinación con el objetivo final de satisfacer las necesidades nutricionales por vía oral. Algunas técnicas suplementarias son la posición alternativa, la alimentación oral con ritmos marcados y el trabajo con diferentes tipos de chupones.

Sondas de gastrostomía

Algunos pacientes con cardiopatía congénita no podrán alcanzar una alimentación oral completa antes del alta. La etiología suele ser multifactorial y a menudo incluye una combinación de factores como las intolerancias alimentarias, el reflujo o enfermedad por reflujo gastroesofágico (ERGE), la falta de resistencia, la poca motivación y señales de hambre, las afecciones genéticas, el retraso en el desarrollo, la aversión o la evitación oral, la aspiración y el deterioro de las habilidades motoras orales. Si la alimentación oral no es posible después de 4 semanas, puede estar justificada una gastrostomía de alimentación. Esto permitirá retirar la sonda nasogástrica u orogástrica permanente, lo que puede facilitar la alimentación oral del bebé, al reducir la cantidad de reflujo gastroesofágico y mejorar su comodidad.

La gastrostomía puede colocarse mediante una cirugía abierta o laparoscópica a discreción del cirujano, ya que hay pocas pruebas que apoyen la superioridad de un procedimiento frente al otro. Muchos neonatos y lactantes con enfermedades cardíacas presentan síntomas de enfermedad por reflujo gastroesofágico, al igual que otros niños normales. En la mayoría de los casos, el reflujo se resuelve espontáneamente. Las sondas de alimentación transesofágicas pueden causar o exacerbar el reflujo. Como el reflujo mejorará o se resolverá en la gran mayoría de los casos, rara vez está indicada la fundoplicatura. Además, añadir una fundoplicatura a la colocación de una gastrostomía aumenta la morbilidad y la mortalidad en pacientes cardíacos (Short et al. 2017).

Seguimiento y evaluación

En el TCH, las rondas de nutrición a pie de cama, que incluyen un equipo multidisciplinario de nutricionistas, enfermeros, neonatólogos e intensivistas cardíacos, se llevan a cabo semanalmente en los bebés de alto riesgo. Las intervenciones incluyen la optimización del apoyo nutricional actual, los cambios en la vía de administración de la nutrición (enteral frente a parenteral), la tasa de nutrición enteral (bolo frente a continua) y el tipo de nutrición enteral (leche materna frente a fórmula).

El seguimiento antropométrico continuo se evalúa de forma diaria a semanal para asegurar el logro de los objetivos de crecimiento. El seguimiento incluye mediciones diarias del peso constantes en una báscula para bebés, mediciones semanales de la longitud mediante tablas de longitudes y mediciones semanales de la circunferencia cefálica occipito-frontal.

Lecturas recomendadas

Beaver BB, Carvalho-Salemi J, Hastings E, Ling H, Spoede E, Wrobel M (eds). *Texas Children's Hospital Pediatric Nutrition Reference Guide.* 12th edition. Texas Children's Hospital; 2019.

Short HL, Travers C, McCracken C, et al. *Increased morbidity and mortality in cardiac patients undergoing fundoplication.* Pediatr Surg Int 2017;33:559-567.

Anticoagulación

Mubbasheer Ahmed, Iki Adachi, Jun Teruya

Las complicaciones trombóticas son una morbilidad frecuente en la población con cardiopatías congénitas. Hay un gran número de factores que conducen a tasas más altas de trombosis, como las coagulopatías iniciales, trastornos genéticos, inflamación posquirúrgica, estados de bajo flujo, pérdida de factores en derrames quilosos, exposición a material protésico, soporte extracorpóreo (incluida circulación extracorpórea) que conduce a la activación de las plaquetas, y patrones de flujo turbulento debido a defectos anatómicos. El perfil subyacente único del paciente con cardiopatía congénita requiere una estrategia de anticoagulación cuidadosa tanto en el período preoperatorio como en el postoperatorio, que incorpore al mismo tiempo el riesgo de hemorragia durante esta fase.

El manejo de la anticoagulación requiere un enfoque individualizado para cada paciente. La información proporcionada en este capítulo debe considerarse como una orientación general que probablemente requiera modificaciones individuales.

Profilaxis de un solo ventrículo

Los niños con fisiología de ventrículo único requieren 3 etapas de paliación con diferente riesgo trombótico tras cada etapa. Los pacientes que están entre etapas (entre la primera y la segunda etapa) suelen tener derivaciones sistémico-pulmonares o *stents* en el conducto arterioso permeable, que se asocian a un riesgo de oclusión trombótica. Posteriormente, las circulaciones de Glenn y de Fontan crean un flujo sanguíneo pasivo a través de los vasos pulmonares. Las complicaciones trombóticas agudas corren el riesgo de crear hipoxemia grave e hipercarbia en el paciente de Glenn, mientras que pueden causar un choque obstructivo en los pacientes de Fontan.

El protocolo de anticoagulación para los pacientes con derivaciones sistémico-pulmonares (es decir, derivaciones Blalock-Taussig-Thomas modificadas, derivaciones centrales, derivaciones Mee) o *stents* del conducto arterioso permeable es el siguiente:
1. Iniciar la heparina 10 U/kg/hora, 4 horas después de llegar a la UTIC si no hay problemas de hemorragia. No hay criterios de valoración terapéutica.
2. En el día 1 después de la operación, iniciar aspirina y continúe con la heparina. Después de 3 dosis, compruebe la respuesta a la aspirina mediante VerifyNow®. Suspender la heparina si responde a AAS.
3. Los pacientes deben seguir tomando aspirina aunque estén tomando heparina terapéutica o enoxaparina para la trombosis.

Para los pacientes con circulación de Glenn y Fontan, empezar con la aspirina en el día 2 después de la operación. Considere la posibilidad de administrar warfarina (además de aspirina) si existe una predisposición genética a la trombofilia, enteropatía con pérdida de proteínas, *derrames pleurales o quilosos crónicos* o antecedentes de trombosis previa.

La dosis de aspirina es de 5 mg/kg por vía oral todos los días redondeada al ¼ de comprimido más cercano (es decir, 20.25 mg, 40.5 mg u 81 mg).

Tabla 59-1. Anticoagulación para válvulas bioprotésicas y mecánicas. De: Nishimura RA, Otto CM, Bonow RO, et al. *2017 AHA/ACC Focused update on the 2014 AHA/ACC Guideline for management of patients with valvular heart disease.* J Am Coll Cardiol 2017;70:252-289.

Profilaxis				
	Válvula aórtica	**Válvula mitral**	**Recomendación de clase[1]**	**Nivel de evidencia[2]**
Mecánico	Warfarina INR 2.5 (2-3) INR 3 (2.5-3.5) si (+) factores de riesgo (FA, hipercoagulabilidad, disfunción del ventrículo izquierdo, tromboembolismo previo) + AAS (5 mg/kg), 81 mg máx	Warfarina INR 3 (2.5-3.5) + AAS (5 mg/kg), 81 mg máx	I	A & B
Bioprotésico	AAS (5 mg/kg), 81 mg máx frente a Warfarina, INR 2.5 (2-3) durante 3-6 meses si el riesgo de hemorragia es bajo		IIa IIa	B B-NR

Válvula trombosada			
	Terapia	**Recomendación de clase[1]**	**Nivel de evidencia[2]**
Mecánico	Válvula izquierda + síntomas clínicos: Infusión urgente de fibrinolíticos en dosis bajas o cirugía	I	B-NR
Bioprotésico	Antagonista de la vitamina K si se sospecha o se confirma una trombosis (si está hemodinámicamente estable)	IIa	C-LD

[1] Recomendación de clase I - recomendación encarecida, IIa - recomendación moderada (razonable).
[2] Nivel de evidencia: A: de alta calidad, B: de calidad moderada, B-NR: de calidad moderada a partir de ensayos no aleatorizados, C-LD: datos limitados.

Válvulas protésicas

En Tabla 59-1 se enumeran las recomendaciones de anticoagulación para las válvulas bioprotésicas y mecánicas.

Tratamiento de pacientes con dispositivos de asistencia ventricular y ECMO

En general, la División de Medicina Transfusional y Coagulación ofrece orientación sobre cómo supervisar e interpretar las pruebas de coagulación, y sugiere opciones terapéuticas en pacientes con dispositivos de asistencia ventricular y ECMO. A continuación se describen los protocolos generales.

ECMO

- Preanticoagulación: tromboelastometría rotacional (ROTEM®) y panel de coagulación de ECMO (tiempo de protrombina [TP], tiempo parcial de tromboplastina

Tabla 59-2. Medicamentos antitrombóticos y fibrinolíticos.

	Propiedades	Indicaciones	Dosis	Monitorización
Heparina no fraccionada	Potencia la inhibición de los factores de coagulación mediante la antitrombina. Semivida dependiente de la dosis ~ 1h. Depuración hepática/renal.	Trombosis o riesgo de trombosis cuando el riesgo de hemorragia es alto (por ejemplo, en el periodo perioperatorio).	Profilaxis: 6 U/kg/h. <12 m: 28 U/kg/h. ≥12 m: 20 U/kg/h. Máx: 1000 U/h. Bolo: 75 U/kg (máx. 5000 U).	Anti-factor Xa: 0.35-0.7 U/ml. Tiempo parcial de tromboplastina: 1.5-3x normal. Niveles 4 h después del cambio, luego c/12-24 h.
Heparina de bajo peso molecular (enoxaparina)	Mayor inhibición del factor Xa. Semivida = 3-6 h. Baja dependencia de la antitrombina. Depuración renal.	Trombosis o tromboprofilaxis, puente con o sin warfarina.	<2 m: 1.7 mg/kg/dosis c/12 h s.c. ≥2 m: 1 mg/kg/dosis c/12 h s.c.	Nivel de Lovenox 4 h después de la 2ª dosis desde el inicio y 4 h después de cada cambio. Terapia: 0.5-1 U/ml Profilaxis: 0.2-0.4 U/ml.
Bivalirudina	Inhibidor directo de la trombina (IIa). Aclaramiento enzimático 80 %, renal 20 %. Semivida = 25 min.	TMH en DAV, ECMO. Mal control de la anticoagulación con heparina.	Infusión: 0.03-0.3 mg/kg/h. Bolo: 0.1-0.2 mg/kg Aumentar en un 25-50 %.	Hepzima del tiempo parcial de tromboplastina. Tiempo parcial de tromboplastina: 1.5-2.5 veces lo normal, comprobar c/2 h con cambios, luego c/12 h.
Alteplasa (tPA)	Convierte el plasminógeno en plasmina. La plasmina degrada la fibrina y el fibrinógeno. Semivida = 4 min.	Trombosis venosa o arterial con amenaza de pérdida de la extremidad, EP masiva, IM.	Según Hematología o Medicina Transfusional. Continuar con la heparina durante el tratamiento con alteplasa.	Monitorización neurológica estrecha, hemorragia mucocutánea.
Aspirina	Inhibe la agregación plaquetaria. Semivida dependiente de la dosis, unión irreversible. Suspender 7 días antes de la cirugía (a menos que haya derivación de la circulación).	Tromboprofilaxis de *stents*, derivaciones, Glenn, Fontan, válvulas protésicas.	5 mg/kg (máximo 81 mg)	
Clopidogrel	Inhibición de la agregación plaquetaria. Semivida = 7 h. Aclaramiento renal, metabolismo hepático	Necesidad adicional de terapia antiplaquetaria.	≤24 m: 0.2 mg/kg 1 v/d >24 m: 0.2-0.3 mg/kg 1 v/d (máximo 75 mg).	
Warfarina (Coumadin®)	Inhibe la formación de factores dependientes de la vitamina K. Semivida = ~25-60 h, duración de la acción ~2-5 días.	Anticoagulación a largo plazo, DAV, válvulas, Fontan.	Dosis inicial: 0.1 - 0.2 mg/kg/dosis (máximo inicial 5 mg/dosis). Véase el texto para la iniciación.	Obtener INR 1 v/d hasta 2 niveles terapéuticos, luego c/1-4 semanas.

AT: antitrombina, DAV: dispositivo de asistencia ventricular, ECMO: oxigenación por membrana extracorpórea, EP: émbolo pulmonar, IM: infarto de miocardio, INR: cociente internacional normalizado (*international normalized ratio*), s.c.: subcutáneo, TMH: tromboplastinia moldeada por heparina TPT: tiempo parcial de tromboplastina.

[TPT], hepzima del tiempo parcial de tromboplastina, fibrinógeno, antitrombina [AT], dímero D, nivel de heparina [ensayo anti-Xa], recuento de plaquetas)

- Comenzar con heparina cuando no hay preocupación por una hemorragia activa Y el tiempo de coagulación activado (ACT) <200 segundos
- Iniciar la heparina a 20 U/kg/h (máximo 1000 U/h), según la decisión del equipo después de la canulación
- Vigilar la hemorragia en todo momento
- Objetivos de la anticoagulación: Anti-Xa 0.2-0.5 U/ml, tiempo parcial de tromboplastina: 60-80 segundos
- Ajustar en un 10-20 % cada 2 horas hasta que sea terapéutico
- Obtener los niveles de anti-Xa y tiempo parcial de tromboplastina 2 horas después de un cambio y luego cada 6-8 horas
- Panel de coagulación ECMO cada 6-8 horas, ROTEM® una vez al día y nivel de hemoglobina en plasma

Dispositivo de asistencia ventricular de flujo continuo implantable (HeartWare y HeartMate)

Fase aguda:
- Preanticoagulación: Panel de coagulación ROTEM® y ECMO (tiempo de protrombina, tiempo parcial de tromboplastina, hepzima del tiempo parcial de tromboplastina, fibrinógeno, antitrombina, dímero D, nivel de heparina, recuento de plaquetas)
- Corregir la coagulopatía o la trombocitopenia subyacentes, según se indique clínicamente, mediante transfusión de plasma, crioprecipitado o plaquetas
- Comenzar la heparina después de 24-48 horas postimplantación
- Iniciar la heparina a 10 U/kg/h (máximo 1000 U/h), según la decisión del equipo
- Vigilar la hemorragia en todo momento
- Objetivos de la anticoagulación: Anti-Xa 0.2-0.4 U/ml, tiempo parcial de tromboplastina: 60-80 segundos
- Aumentar gradualmente en un 10-20 % cada 4 horas hasta que sea terapéutico
- Obtener los niveles de anti-Xa y tiempo parcial de tromboplastina 4 horas después de un cambio y luego cada 12-24 horas
- Panel de coagulación ECMO cada 6-8 horas, ROTEM® una vez al día y nivel de hemoglobina en plasma

Fase crónica:
- Iniciar la warfarina cuando el paciente reanude la alimentación enteral estable
- Una vez que el INR alcance un rango terapéutico (normalmente 2-3), considerar la posibilidad de suspender la heparina y añadir aspirina.

Tratamiento de la trombosis arterial y venosa relacionada con el catéter

Trombosis arterial

El TCH dispone de un algoritmo clínico para el tratamiento de la trombosis arterial. En resumen, si se sospecha de una trombosis arterial relacionada con el catéter:
- Retirar el catéter
- Pedir una ecografía Doppler

Tabla 59-3. Control de la hemostasia y la trombosis.

Análisis	Propiedad	Valores anormales	Uso
TPT	Evaluar las vías intrínsecas y comunes de la coagulación, incluido el fibrinógeno	Enfermedad de von Willebrand, anticoagulantes lúpicos, deficiencias de factores	Heparina, bivalirudina, ECMO, perioperatorio
TP/INR	Evaluar las vías extrínsecas y comunes de la coagulación, incluyendo el fibrinógeno; el INR se estandariza para los diferentes mecanismos de prueba del TP	CID, warfarina, hepatopatía, deficiencia de vitamina K	Warfarina, ECMO, perioperatorio
Dímero D	Producto de la degradación de la fibrina. Los niveles elevados indican una coagulación sanguínea intravascular reciente y luego fibrinolisis.	Mecanismos procoagulantes y fibrinolíticos: CID, cirugía, traumatismo, hematomas, tromboembolismo, estado hipercoagulable	
Tiempo de trombina	Mide el último paso de la vía de coagulación, la conversión del fibrinógeno en fibrina	Heparina, inhibidores de la trombina directa (bivalirudina), productos de fibrina, hipofibrinogenemia	
ACT	Sangre total activada por contacto para medir el tiempo de coagulación en segundos; mal marcador del efecto de la heparina	Deficiencia de factor, hipofibrinogenemia grave, niveles bajos de antitrombina, baja temperatura, trombocitopenia, anemia, heparina	Circulación extracorpórea, ECMO, DAV
Tromboelastograma: ROTEM°	Análisis de diagnóstico inmediato dinámico que proporciona datos sobre la cinética de la hemostasia en sangre total desde la formación del coágulo hasta la lisis, incluye la función plaquetaria y el perfil de coagulación		Circulación extracorpórea, ECMO, DAV, hemorragia perioperatoria

ACT: tiempo de coagulación activado, AT: antitrombina, DAV: dispositivo de asistencia ventricular, ECMO: oxigenación por membrana extracorpórea (*extracorporeal membrane oxygenation*), INR: cociente internacional normalizado (*international normalized ratio*), TP: tiempo de protrombina, TPT: tiempo parcial de tromboplastina.

- Consultar al equipo de Hemostasia y Trombosis
- Si se sospecha de isquemia de la extremidad y/o síndrome compartimental, consulte inmediatamente a radiología intervencionista, cirugía plástica, cirugía ortopédica y/o cirugía vascular (se trata de una urgencia)

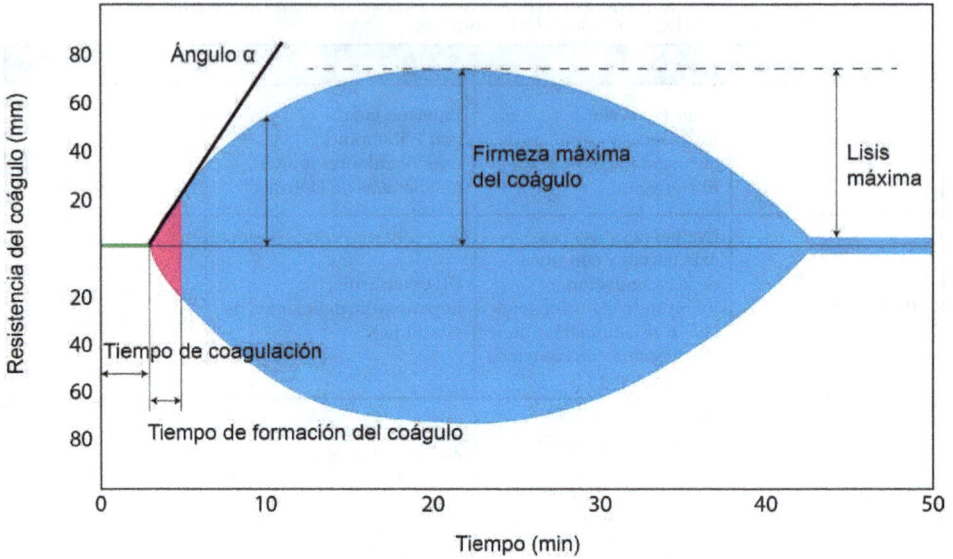

Cuadro 59-1. Representación de los resultados de ROTEM®. El eje X mide el tiempo transcurrido y el eje Y representa la fuerza del coágulo en mm. El tiempo de coagulación (TC) es el tiempo necesario para que se forme un coágulo de 2 mm. El tiempo de formación del coágulo (TFC) es el tiempo transcurrido entre la formación de un coágulo de 2 y 20 mm. La firmeza máxima del coágulo (FMC) es la amplitud máxima antes de la ruptura del coágulo. La lisis máxima (LM) es el porcentaje de reducción de la amplitud del coágulo por lisis al final de la prueba. A10 es la amplitud del coágulo a los 10 minutos. Véase Tabla 59-5 para más detalles.

- Puede estar indicada la terapia trombolítica (es decir, alteplasa) o la intervención quirúrgica (la cirugía mayor reciente es una contraindicación para la terapia trombolítica)
- Iniciar la anticoagulación con heparina o enoxaparina
- La terapia es de un mínimo de 7 días; luego se repite una ecografía Doppler

Tabla 59-4. Pruebas incluidas como parte del ROTEM®.

Prueba	Descripción
EXTEM	Activación por el factor tisular. Evalúa la vía extrínseca, como el tiempo de protrombina. Mide los efectos de la warfarina y la deficiencia del factor 7.
FIBTEM	EXTEM con plaquetas bloqueadas con citochalasina D. Evalúa el efecto del fibrinógeno.
APTEM	EXTEM con fibrinolisis bloqueada con ácido tranexámico. Evalúa la formación de coágulos sin fibrinólisis.
INTEM	Evalúa la vía intrínseca, como el tiempo parcial de tromboplastina. Mide los efectos de la heparina y la deficiencia del factor 8.
HEPTEM	INTEM con heparina neutralizada. Evalúa el efecto de la heparina o revela la coagulopatía subyacente.

Trombosis venosa profunda

El TCH también dispone de un algoritmo clínico para la trombosis venosa profunda. En resumen, si se sospecha de trombosis venosa profunda:

- Pedir ecografía Doppler
- Consultar al equipo de Hemostasia y Trombosis
- Iniciar la anticoagulación con heparina o enoxaparina
- El tratamiento debe continuarse durante un mínimo de 6 semanas para los neonatos y de 3 meses para los niños y adolescentes; luego se debe repetir una ecografía Doppler

Medicamentos

En Tabla 59-2 se enumeran las propiedades, indicaciones y dosis de los medicamentos antitrombóticos y fibrinolíticos.

Inicio de la warfarina (Coumadin®)

La warfarina tiene una vida media de 25-60 horas y una acción que dura de 2-5 días. La mayoría de los pacientes necesitan entre 3 y 5 días antes de alcanzar la fase de sable. Consulte el Apéndice A para conocer las pautas de administración. Una vez que el INR sea terapéutico, se debe suspender la terapia con heparina no fraccionada o heparina de bajo peso molecular. Una vez alcanzada la fase estable, el control rutinario incluye comprobaciones del INR cada 1-4 semanas en función de la edad del paciente, el cumplimiento y el riesgo de trombosis.

Cambios en la medicación antitrombótica con cirugía mayor

- **Aspirina:** suspender 7 días antes de la cirugía (excepto para los pacientes con derivación).
- **Enoxaparina:** suspender 2 dosis (mínimo 24 horas entre la última dosis y el procedimiento).
- **Heparina:** mantener 4 horas antes del procedimiento. Esperar a la retirada de la vía auricular izquierda.

Tabla 59-5. Parámetros ROTEM®.

Parámetro	Descripción
Tiempo de coagulación (TC), segundos	Tiempo para que se forme un coágulo de 2 mm. Mide el inicio de la coagulación, la formación de trombina, el inicio de la polimerización del coágulo.
Tiempo de formación del coágulo (TFC), segundos	Tiempo transcurrido desde la formación del coágulo de 2 a 20 mm. Mide la polimerización de la fibrina, la estabilización con las plaquetas, el factor 8.
Ángulo alfa, grados	Pendiente del tiempo de formación del coágulo a partir del tiempo de coagulación. Un ángulo pequeño sugiere plaquetas bajas o fibrinógeno bajo. Un ángulo grande sugiere estabilidad del coágulo, estado hipercoagulable.
Firmeza máxima del coágulo (FMC), mm	Amplitud máxima antes de la ruptura del coágulo por fibrinólisis. Define la estabilidad del coágulo.
Lisis máxima (LM), %	Porcentaje de reducción de la amplitud máxima del coágulo por lisis al final de la medición (1 h).

- **Warfarina**
  - *Procedimientos urgentes:* se puede administrar plasma fresco congelado o concentrados de factor (KCentra®) para una rápida reversión.
  - *Procedimientos electivos:* suspender la warfarina 72 horas antes de la intervención **Y** o bien 1) iniciar la enoxaparina 72 horas antes de la intervención (suspender la enoxaparina 24 horas antes de la cirugía) **O bien** 2) ingresar 24 horas antes de la cirugía e iniciar heparina no fraccionada sin bolo (suspender la heparina 6 horas antes de la cirugía).
  - *En el postoperatorio*, discutir con el equipo quirúrgico y reanudar la heparina sin bolo. La warfarina puede reanudarse cuando el estado lo permita y ajustarse según sea necesario.
- **Bivalirudina:** La semivida es de 25 minutos para los lactantes/adultos mayores y de 15 minutos para los recién nacidos. Deténgase en consecuencia, en función de las circunstancias particulares del paciente.

Monitorización

En Tabla 59-3 se enumeran las diferentes pruebas de laboratorio utilizadas para el seguimiento de la hemostasia y la trombosis.

Conceptos básicos sobre ROTEM®

La tromboelastografía con ROTEM® se utiliza habitualmente en el TCH como análisis de diagnóstico inmediato. ROTEM® incluye 5 pruebas diferentes: EXTEM, FIBTEM, INTEM, HEPTEM y APTEM (Tabla 59-4). Para cada una de las pruebas, se representa un gráfico (Cuadro 59-1). En Tabla 59-5 se enumeran los diferentes parámetros proporcionados y su interpretación.

Consultas

- **Trombosis arterial/venosa:** Equipo de Hemostasia y Trombosis
- **Accidente cerebrovascular:** Neurología, Equipo de Hemostasia y Trombosis
- **ECMO/dispositivo de asistencia ventricular:** Medicina transfusional

60 Hemostasia intraoperatoria

Erin A. Gottlieb, Jun Teruya

El enfoque de la hemorragia intraoperatoria comienza en el preoperatorio con la identificación del paciente con riesgo de hemorragia y continúa en los períodos intraoperatorio y postoperatorio.

Preoperatorio: identificación del paciente con riesgo de hemorragia

Hay factores del paciente y de la cirugía asociados al riesgo de hemorragia. *Los factores del paciente* incluyen una edad joven, el bajo peso, la cianosis, la policitemia, los medicamentos anticoagulantes/antiplaquetarios preoperatorios, los antecedentes de soporte con un dispositivo de asistencia ventricular o ECMO. *Los factores quirúrgicos* incluyen múltiples repeticiones de la cirugía, el uso de hipotermia profunda y extensas líneas de sutura de alta presión.

El síndrome de von Willebrand adquirido puede aumentar el riesgo de hemorragia. Los factores de riesgo para el síndrome de von Willebrand adquirido incluyen lesiones o afecciones asociadas con la tensión de cizallamiento elevada, como la comunicación interventricular con orificios, la estenosis valvular aórtica o pulmonar grave, la ECMO y el dispositivo de asistencia ventricular. Si existen factores de riesgo, deben realizarse pruebas preoperatorias para el síndrome de von Willebrand adquirido. Si el paciente tiene síndrome de von Willebrand adquirido, debe planificarse la sustitución del factor de Von Willebrand por un producto humano (Humate-P®) o recombinante (Vonvendi®).

Circulación extracorpórea previa

Antes de iniciar la circulación extracorpórea, se utiliza ácido tranexámico (Tabla 60-1) o ácido épsilon-aminocaproico (Amicar®) (Tabla 60-2). El tiempo de coagulación activado (ACT) se mide al inicio. En el caso de los neonatos y los lactantes, el cebado de la bomba incluye tanto concentrado eritrocitario como plasma fresco congelado para evitar una dilución excesiva de los glóbulos rojos y los factores de coagulación.

Tabla 60-1. Tabla de administración del ácido tranexámico.[1]

Peso (kg)	Concentración del bolo (mg/ml)	Bolo después de la inducción (mg/kg)	Bolo de cebado de circulación extracorpórea (mg)[2]	Infusión (mg/kg/hora)[3]
<5	10	10	10	2.5
6-25	10	10	10	2
26-50	100	10	20	2
>50	100	5	20	5

[1] En el caso de los niños con antecedentes de convulsiones, se debe evitar el uso de ácido tranexámico tras discutirlo con otros miembros del equipo.
[2] Tenga en cuenta que el bolo de cebado de la circulación extracorpórea NO está basado en el peso.
[3] Para niños con creatinina >2 mg/dl, se debe disminuir la velocidad de infusión en un 50 %.

Tabla 60-2. Tabla de dosificación del ácido épsilon-aminocaproico (Amicar®).

Edad o peso[1]	Concentración del bolo (mg/ml)	Bolo después de la inducción	Bolo de cebado de circulación extracorpórea	Infusión
Edad <30 días	250	40 mg/kg	30 mg	40 mg/kg/hr
Edad ≥30 días hasta 50 kg	250	75 mg/kg	75 mg/kg	75 mg/kg/hr
>50 kg	250	75 mg/kg hasta un máximo de 5 g	5 g	1 g/hr

[1] Tenga en cuenta que las pautas de dosificación son muy diferentes según el grupo de edad y el peso corporal (bolo de bomba fijo para algunos, no basado en el peso para los pacientes más grandes).

Antes de la separación de la circulación extracorpórea

Antes de la separación de la circulación extracorpórea, se envía un ROTEM® durante el recalentamiento (véase el Capítulo 59). Solo se ejecutan los canales HEPTEM® y FIBTEM®, utilizando un visor ROTEM® en tiempo real. Esto permite una transfusión de productos orientada a los objetivos.

Anticipe la necesidad de plaquetas, crioprecipitado, plasma fresco congelado y concentrado eritrocitario del Banco de Sangre, y/o concentrado de fibrinógeno, concentrado de complejo de protrombina de 4 factores (no activado) (Kcentra®) y factor 7 activado recombinante de Farmacia. Los factores farmacológicos no se mezclan ni se preparan hasta que se toma la decisión de administrarlos.

Después de la circulación extracorpórea

La heparina se revierte con 1-1.3 mg de protamina por cada 100 U de bolo de heparina previa a la circulación extracorpórea. Debe medirse el tiempo de coagulación activado para evaluar si este ha vuelto al valor inicial.

En el TCH se utilizan dos métodos para la hemostasia intraoperatoria:

- **Enfoque basado en ROTEM®**
  - Observar el campo quirúrgico y decidir si el paciente parece estar sangrando.
  - Utilizar el ROTEM® obtenido durante el recalentamiento para guiar la transfusión.
  - Si el hematocrito es inferior al ideal debido a la dilución con factores de coagulación, puede ser necesaria la transfusión de concentrado eritrocitario.
- **Enfoque tradicional**
  - Observar el campo quirúrgico y decidir si el paciente parece estar sangrando.
  - Administrar plaquetas (10 ml/kg) como tratamiento de primera línea y crioprecipitado (1 unidad/5 kg de peso corporal) como segunda línea. Si la hemorragia continúa, se puede dar otra ronda de plaquetas (10 ml/kg). Si la hemorragia continúa, considere el uso de plasma fresco congelado o concentrado de complejo de protrombina (por ejemplo, Kcentra®), o factor 7 activado recombinante.
  - Si el hematocrito es inferior al ideal debido a la dilución con factores de coagulación, puede ser necesaria la transfusión de concentrado eritrocitario.

Período posoperatorio

Es obligatorio comunicar a la UTIC el alcance de la hemorragia, los hemoderivados administrados, las pruebas realizadas y los factores farmacológicos administrados. Una mala comunicación puede llevar a un infratratamiento o a un sobretratamiento de la coagulopatía, lo que puede tener resultados catastróficos.

Si la hemorragia continúa en el período postoperatorio, se debe continuar con el diagnóstico y el tratamiento. Estas son algunas de las estrategias para ello:

- **Volver a comprobar el tiempo de coagulación activado.** Si el tiempo de coagulación activado es superior al inicial, esto sugiere un efecto de rebote de la heparina, y puede ser necesaria protamina adicional.
- **Comprobar otros análisis de laboratorio,** como PT, PTT, INR, recuento de plaquetas, fibrinógeno y ROTEM®, para identificar qué productos o factores son necesarios.
- Si todos los análisis son normales, considere la necesidad de repetir la exploración quirúrgica (véase el Capítulo 76).

Educación al alta después de una cirugía de cardiopatía congénita

Meghan Anderson, Amy Hemingway, Antonio R. Mott

Los enfermeros quirúrgicos y los enfermeros de atención primaria suelen dar el alta a los pacientes y a sus familias.

Restricciones de la actividad

El esternón tarda entre 6 y 8 semanas en curarse completamente después de la operación. Durante este tiempo, los pacientes deben observar las «precauciones esternales» para evitar lesiones en el pecho.

En la población infantil, nuestro objetivo es permitir que los pacientes continúen con sus hitos de desarrollo. Los bebés deben evitar forzar estar boca abajo sobre su panza durante las 6 semanas posteriores a la cirugía, mientras el esternón se cura. Sin embargo, los pacientes sí pueden rodar o gatear si son capaces de hacerlo. Después de la cirugía, no se debe alzar a los bebés por debajo de los brazos, sino «en cucharita».

En el caso de los pacientes en edad infantil y escolar, las precauciones para el esternón se centran en evitar actividades en las que pueda producirse una caída o una lesión en el tórax. Estas actividades incluyen ir en bicicleta, deportes de contacto organizados, jugar en el patio de recreo, saltar en una cama elástica, etc. Al igual que en el caso de los bebés, los niños pequeños deben ser «alzados en cucharita» y no se les debe levantar por debajo de los brazos después de la cirugía.

Los pacientes adolescentes y adultos deben evitar los deportes de contacto durante 6-8 semanas. Además, los pacientes deben evitar empujar, tirar, levantar objetos de más de 5 libras y movimientos repetitivos, como lanzar una pelota, durante las 6 semanas siguientes a la cirugía. También se indica a los pacientes que eviten llevar mochilas durante 12 semanas y que eviten la actividad sexual durante las 6 semanas siguientes a la intervención. Debido a las posibles lesiones causadas por el despliegue de los airbags, se indica a los pacientes que no conduzcan ni viajen en el asiento delantero de un coche durante las 6 semanas posteriores a la operación. Las adolescentes deben llevar sujetadores con soporte y evitar los sujetadores con aros hasta que la incisión esté bien curada.

Cuidado de heridas

Las incisiones de esternotomía mediana y toracotomía se cierran con varias capas de puntos. La capa más superficial de la piel se cubre con Dermabond® o Steri-Strips™, según la preferencia del cirujano. Mientras la incisión se cura, el objetivo del cuidado de la herida es mantenerla limpia y seca. A los pacientes con Steri-Strips™ sobre su incisión, se les colocará un apósito estéril en el quirófano. Este apósito se retirará en el día 2 después de la operación y los Steri-Strips™ que cubren la incisión deberán pintarse dos veces al día con hisopos de Betadine®. Si se utilizan Steri-Strips™, deberían caerse en el día 7-14 después de la operación, dependiendo de la cicatrización de la herida y de la edad del paciente (es decir, los Steri-Strips™ se dejan colocados durante más tiempo en neonatos y pacientes trasplantados). A los pacientes se les retirarán los puntos subcuticulares (PDS®, Vicryl® o Monocryl®) en los días 7 a 14 después de la operación, dependiendo del tipo, la ubicación y otros factores como el estado inmunológico o nutricional. Una vez retiradas las suturas subcuticulares (día 7-14 después de la operación), los pacientes pueden lavar la incisión con agua y jabón antibacteriano. Los puntos de la sonda pleural se quitarán entre 5 y 7 días después de la retirada de la misma.

Si se utiliza Dermabond® para cerrar la incisión, normalmente permanecerá colocado entre 7 y 14 días. Una vez que el Dermabond® se haya desprendido, la incisión debe lavarse con agua y jabón antibacteriano. Debido a la posibilidad de que queden marcas del sol, la herida debe mantenerse alejada del sol durante 1 año.

Bañarse

Los pacientes pueden tomar baños y duchas con ciertas precauciones una vez que se hayan retirado las sondas pleurales. Deben evitar sumergir la incisión quirúrgica bajo el agua, el cabezal de la ducha debe dirigirse hacia la espalda del paciente y la incisión debe mantenerse lo más seca posible. Una vez retiradas todas las suturas, los pacientes pueden ducharse/bañarse y dejar de limpiar la incisión con Betadine®. Los pacientes más jóvenes pueden tomar un baño con esponja con precauciones similares para mantener la incisión seca. Los pacientes deben abstenerse de sumergir la incisión quirúrgica y las zonas de la sonda pleural bajo el agua durante 4-6 semanas después de la cirugía. Los pacientes también deben abstenerse de aplicar cremas, ungüentos y lociones en sus incisiones quirúrgicas hasta que la incisión esté bien curada.

Cómo evitar las infecciones

Se debe aconsejar a los pacientes sobre la importancia de evitar las infecciones en el período postoperatorio. Deben ser conscientes de que deben evitar las grandes aglomeraciones, especialmente durante la temporada de resfriados y gripe, para tratar de evitar los contactos infecciosos. Se anima a las familias a utilizar un desinfectante de manos antibacteriano en casa para disminuir la propagación de gérmenes. Los pacientes que tengan que recibir vacunas programadas deben evitarlas durante las 6 semanas posteriores a la cirugía. Sin embargo, los pacientes sí pueden recibir las vacunas contra el virus de la gripe y el virus sincicial respiratorio (VSR) durante este periodo de tiempo.

Cuidados de seguimiento

Los pacientes deben hacer un seguimiento en la clínica de Cirugía de cardiopatía congénita una semana después del alta hospitalaria. Los pacientes que sean de fuera del área de Houston deben permanecer en la localidad (a una hora del hospital) durante al menos una semana después del alta hospitalaria, hasta su cita postoperatoria con el equipo de cirugía de cardiopatía congénita. El motivo por el que los pacientes deben permanecer cerca en el período postoperatorio inmediato es que el equipo de cirugía de cardiopatía congénita pueda controlar las posibles complicaciones postoperatorias, como la acumulación de líquido pleural o el desarrollo de un derrame pericárdico.

Además, este tiempo se utiliza para evaluar la cicatrización de la herida y retirar los puntos restantes antes de que los pacientes vuelvan a casa. Los pacientes deben hacer un seguimiento con su cardiólogo entre 2 y 4 semanas después de la cirugía y esta cita debe hacerse durante su hospitalización.

62 Servicio de atención emocional pediátrica

Katie Persha, Sara H. Reynolds

La visita al hospital puede ser una experiencia difícil y aterradora para el niño y su familia. El Heart Center del TCH cuenta con especialistas certificados en el servicio de atención emocional pediátrica (CCLS, en inglés) para ayudar a reducir el miedo y la ansiedad que se generan al enfrentar la hospitalización y las intervenciones médicas. Los especialistas del servicio de atención emocional pediátrica están disponibles para prestar servicios en todas las áreas del Heart Center y trabajan como parte del equipo multidisciplinario a fin de proporcionar intervenciones terapéuticas apropiadas para el desarrollo.

Los servicios y la programación varían en función de la edad, el diagnóstico y las necesidades de afrontamiento del paciente. Debido a la naturaleza crónica de la cardiopatía congénita, el equipo del servicio de atención emocional pediátrica tiene experiencia en el apoyo a los pacientes desde el nacimiento hasta la edad adulta, así como a sus hermanos y otros miembros importantes en la vida del paciente. El equipo apoya a la población infantil fomentando el vínculo y el apego con los padres, así como brindando la estimulación y el juego adecuados para ayudar a cumplir los hitos del desarrollo mientras se está en el entorno hospitalario. Además, los especialistas del servicio de atención emocional pediátrica pueden brindar educación tanto a los padres como a los hermanos sobre cómo apoyar y promover el crecimiento y el desarrollo normales. Para apoyar a los pacientes mayores, los especialistas del servicio de atención emocional pediátrica están disponibles para brindar educación y preparación adecuadas al desarrollo para las pruebas y procedimientos médicos, las cirugías y los diagnósticos. Los especialistas trabajan con el objetivo de aclarar los conceptos erróneos y dotar a los pacientes de los conocimientos y la comprensión adecuados, ayudando así a reducir el miedo y la ansiedad. Las intervenciones típicas incluyen visitas preoperatorias al Heart Center antes de la cirugía, apoyo a los pacientes antes y durante los procedimientos, preparación para los procedimientos utilizando libros de preparación de fotos y términos apropiados para el desarrollo, y educación específica para el diagnóstico.

El equipo del servicio de atención emocional pediátrica hace todo lo posible por normalizar el entorno hospitalario y crear experiencias positivas para los pacientes y sus familias durante su estancia en el Heart Center. El equipo trabaja con los pacientes y sus familias para garantizar que los festivos y los hitos más importantes para ellos se celebren durante su estancia en el hospital. El equipo también fomenta el juego apropiado para el desarrollo de los pacientes en todo el Heart Center para promover la normalización a lo largo de la hospitalización del paciente.

Los especialistas en el servicio de atención emocional pediátrica del Heart Center tienen experiencia en trabajar con pacientes con cardiopatías congénitas a lo largo de toda su vida, lo que incluye proporcionar confort y apoyo durante el final de la vida. Están disponibles para brindar apoyo y educación adecuados a los hermanos sobre la muerte y tienen materiales/recursos para que los padres los utilicen con los hermanos de todas las edades. Nuestros especialistas del servicio de atención emocional pediátrica trabajan con el paciente y su familia para evaluar cómo podemos honrar el legado de su hijo de forma significativa.

El Heart Center también cuenta con otros profesionales de las artes creativas que colaboran con los especialistas del servicio de atención emocional pediátrica para proporcionar apoyo psicosocial a los pacientes y sus familias. La terapia asistida con animales, la terapia artística y la musicoterapia prestan servicios al Heart Center.

Musicoterapia

La musicoterapia puede acompañar a los niños hospitalizados de diversas maneras a través de sesiones individualizadas y de grupo. Los servicios de musicoterapia individual están disponibles para los pacientes del Heart Center en régimen de consulta. La musicoterapia es eficaz para controlar el dolor, disminuir la agitación, brindar apoyo y estructura durante los procedimientos, facilitar la vinculación, aumentar la relajación, proporcionar salidas no verbales para la autoexpresión y mejorar la calidad de vida. La musicoterapia está especialmente preparada para satisfacer las necesidades de los bebés médicamente frágiles al proporcionarles una estimulación multisensorial regulada. Los grupos de musicoterapia se ofrecen en las plantas de cardiología de agudos con el objetivo de proporcionar un espacio de estimulación y socialización adecuado para nuestra población infantil.

Terapia artística

El terapeuta artístico del Heart Center utiliza el poder expresivo del arte para apoyar las necesidades individualizadas de los niños y sus familias durante la hospitalización. La terapia artística ofrece herramientas e intervenciones creativas que pretenden alcanzar una serie de objetivos, como proporcionar oportunidades para la creatividad y la autoexpresión, promover la relajación y el manejo del dolor, aumentar la autoestima positiva y la resiliencia, desarrollar habilidades saludables de resolución de problemas y de adaptación, fomentar el apoyo de los compañeros y un sentido de comunidad en el entorno médico, y facilitar la construcción de un legado y la creación de recuerdos. Las sesiones de terapia artística, tanto grupales como individuales, se ofrecen a los pacientes y a sus familias en todo el Heart Center en régimen de consulta.

Terapia asistida con animales

El Programa Pawsitive Play del TCH tiene un perro del centro dedicado a la Legacy Tower que está disponible para trabajar con nuestros pacientes y familias en el Heart Center. El perro y su adiestrador, un especialista del servicio de atención emocional pediátrica, ayudan a normalizar el entorno hospitalario, a cumplir objetivos específicos y a mejorar el bienestar emocional de nuestros pacientes y familias. El especialista en servicio de atención emocional pediátrica de un paciente puede pedir al perro y al adiestrador de nuestro centro que hagan visitas individuales a la cama del paciente. Además de los servicios individualizados, Pawsitive Play ofrece una «Hora Bow Wow» programada regularmente en la sala de juegos de la Unidad de Cuidados Cardíacos Progresivos (UCCP), abierta a todos los pacientes y sus familias.

Los componentes emocionales y espirituales de las cardiopatías congénitas

Thomas P. Sharon

El cuidado de los pacientes con cardiopatías congénitas implica el cuidado de la persona en su conjunto y de sus familiares y cuidadores. Esto incluye los elementos físicos, emocionales y espirituales de sus seres. Es fundamental que lo que son y lo que serán no esté formado únicamente por el dolor y el trauma de que superarán bajo nuestro cuidado.

El duelo es un elemento inherente a la cardiopatía congénita. Es el factor emocional y espiritual de la enfermedad y es tan real como la propia enfermedad física. La forma en que la familia y el paciente son capaces de afrontar su duelo influye directamente en los tratamientos físicos y los cuidados que pueden proporcionarse, así como en la calidad de vida o de muerte que experimentarán el paciente y su familia. El duelo no es un proceso lineal. Es cíclico y, cuando se experimenta, se convierte en parte del ser humano hasta el punto de que impacta en los elementos físicos, emocionales y espirituales de la persona. La cardiopatía congénita es compleja porque puede convertirse en un elemento inherente a lo que el paciente es y será por el resto de su vida.

Los capellanes están capacitados para reconocer el dolor de las experiencias pasadas y cómo eso está afectando al dolor y a la forma de afrontar la manifestación actual del mismo en ellos mismos, en los pacientes, en las familias y en todos los niveles de los proveedores de cuidados.

El factor familiar

La enfermedad de un hijo cambia a los padres y a las familias. Su visión de sí mismos, de la vida, de su familia, del mundo y de lo divino no solo ha cambiado para siempre, sino que está en continua evolución, y se esfuerzan por saber cómo afrontar un estado nuevo y fluido del ser. La forma en que sean capaces de afrontar la situación estará directamente relacionada con los cuidados que proporcionen al paciente y con los que se permitan a sí mismos.

La primera ronda de dolor llega en el momento en que la familia recibe el diagnóstico. Aquí es donde comienzan el viaje de ronda tras ronda de aceptación. Aceptar que su bebé o su hijo/a tiene una cardiopatía congénita, que necesitará tratamientos médicos que a menudo causan sufrimiento para mantenerse con vida o una calidad de vida aceptable, que tienen que trabajar con los profesionales médicos para tomar decisiones que repercuten en el resto de la vida de su hijo/a, y que su vida y la de sus otros hijos cambiará para siempre.

Las etapas del duelo, a medida que la familia pasa por la negación, la ira, la culpa, la negociación y la aceptación, se producen a lo largo del ingreso en el hospital, los futuros ingresos, una vez que reciben el alta y durante toda la vida de las familias con cardiopatías congénitas. Debido a cómo estos cambios han afectado a los padres y a la familia, la persona a la que se enfrentan los médicos y los cuidadores durante el ingreso inicial y en futuras visitas clínicas e ingresos también cambiará. Esto es a menudo sutil pero puede ser profundo. Variará entre cada padre/madre y puede causar conflictos entre el progenitor o familiar que está presente con el paciente durante todo el ingreso y los familiares que no lo están. El progenitor o los familiares que no están presentes no solo se esfuerzan por comprender el estado y el plan de cuidados con el que vive continuamente el progenitor que está junto al paciente, sino que también se esfuerzan por comprender esta nueva persona en la que se ha convertido el progenitor que vive el ingreso.

Estos cambios se manifiestan con mayor intensidad durante un nuevo diagnóstico y los cambios en el plan de atención, especialmente los que implican procedimientos quirúrgicos, paradas cardíacas, contratiempos del paciente y el punto en el que no hay más opciones médicas viables para el paciente. A medida que los padres y las familias experimentan el sufrimiento inherente a la enfermedad de su hijo/a, a veces llegan al punto de sentir que el costo emocional para el paciente, para ellos mismos y/o para su familia superan los beneficios físicos de continuar con la vida del paciente. En ocasiones, los padres/madres rechazan las opciones quirúrgicas o de tratamiento, o incluso solicitan que se pase a la retirada de las terapias de mantenimiento de la vida. Esto puede presentarse como si los padres/madres dijeran que quieren «dejarlo en manos de Dios» o «dejar que Dios tome la decisión» porque ya no tienen las reservas emocionales para tomar decisiones que causen el sufrimiento continuo del paciente. También puede presentarse en forma de abandono del paciente por parte de los padres/madres en varios niveles y/o en la negativa a consentir las necesidades de tratamiento vitales para el paciente. Esto suele ser el resultado de no procesar de forma efectiva el residuo de dolor que se acumula durante el ingreso del paciente. El nivel en el que el residuo alcanza el punto álgido varía significativamente con cada persona en función de sus experiencias pasadas y de sus necesidades y recursos de afrontamiento.

El papel fundamental del capellán es evaluar las necesidades y recursos físicos, emocionales, relacionales y espirituales de la familia y los pacientes, y coordinar los apoyos necesarios. Por lo tanto, los capellanes son uno de los recursos vitales del hospital a la hora de trabajar con las familias para procesar su duelo y los residuos del trauma para que no alcance un punto álgido en los momentos más significativos del cuidado del paciente. Los capellanes de guardia pueden ayudar, pero los capellanes de la unidad construyen las relaciones esenciales para que los padres/madres y las familias procesen y trabajen con su angustia en los puntos en que tienen la fuerza emocional y física para hacerlo. Los clínicos son una parte fundamental de este proceso ya que inician una consulta con el capellán cada vez que perciben angustia emocional o falta de afecto en los padres/madres y la familia. También es útil que el capellán esté presente durante las reuniones familiares para hablar de un nuevo diagnóstico, de cambios en el plan de cuidados o de otras noticias que no estén dentro de las expectativas de los padres/madres. Estas interacciones no deben limitarse a los cambios de estado de los códigos o a la planificación del final de la vida, sino a lo largo de toda la hospitalización.

Un momento importante para implicar también al capellán es cuando los pacientes salen de la UTIC y empiezan a prepararse para el alta, ya que muchos padres/madres y familias han seguido afrontando todo el ingreso del paciente con un cierto nivel de negación y rechazo. La vuelta a casa no solo es aterradora por la complejidad de los cuidados que requiere el paciente, sino también por cómo volverá con su pareja, sus hijos, su familia, sus amigos y la vida misma, como esa nueva persona en la que se ha convertido. Debido a las relaciones y al estatus cultural inherente del capellán como una salida confidencial que también está alejada de los recursos y apoyos de su hogar, a menudo compartirán sus luchas más profundas con el capellán cuando no estén dispuestos a hacerlo con otros apoyos psicosociales, con su familia o el clero.

Cuando el dolor de la familia alcanza su punto máximo es, por supuesto, si el niño/a fallece. Es en este momento, por encima de todos los demás, cuando las relaciones que la familia ha establecido con el capellán, el trabajador social y el especialista del servicio de atención emocional pediátrica se convierten en fundamentales, al ser los principales recursos emocionales y espirituales para la mayoría de las familias, aunque no todas. El duelo anticipado se amplifica cuando el equipo clínico y los médicos celebran las reuniones familiares que preceden a la retirada de las terapias de mantenimiento de la vida o en medio de una crisis de parada cardíaca previa al fallecimiento. Si se celebra una reunión familiar para hablar del final de la vida, es muy beneficioso celebrar una reunión previa. El médico que atiende al paciente dirige la reunión con el capellán, el trabajador social y el especialista del servicio de atención emocional pediátrica para revisar la dinámica familiar, la evaluación del duelo y los recursos de afrontamiento significativos, así como un plan posterior a la reunión para brindar apoyo a la familia. El plan posterior a la reunión proporciona un marco esencial para la transición del duelo anticipado al duelo del final de la vida. Cuando sea posible, el capellán debe estar disponible durante o inmediatamente después de la reunión familiar para planificar apoyos espirituales y emocionales que sean importantes para la familia.

El capellán tiene acceso a una amplia variedad de pastores de la iglesia de la comunidad para satisfacer los requisitos de casi todas las tradiciones religiosas o puede establecer el contacto con el clero de la familia para que esté presente de la forma que la familia solicite. El capellán también está capacitado para no dejar que las expectativas culturales de cualquier tradición religiosa limiten el apoyo ofrecido y proporcionado a las familias. El capellán sabe cómo normalizar el duelo, a la familia y la dinámica cultural para que el duelo no se convierta en un ambiente negativo. Por lo tanto, el capellán está presente en el TCH para cualquier religión y se deriva para que el capellán esté presente antes y en el momento de la muerte. El capellán también ayudará al personal de enfermería a acompañar a los grandes grupos familiares dentro y fuera de la UTIC en el momento del fallecimiento y fuera del cuarto y del hospital después del fallecimiento. El capellán también debe estar presente antes de que la familia abandone el hospital tras la muerte de su hijo/a. Se trata de un último punto de cierre para las familias que pueden haber pasado meses, si no años, en el hospital, y a menudo han pasado allí toda la vida del paciente.

El «factor paciente»

El duelo de los pacientes se presenta de diferentes formas y maneras en función de su estado de desarrollo. Los bebés están en la etapa de la confianza y, si las únicas personas que están en su mundo de realidad existencial les causan dolor y trauma, el capellán proporciona una presencia que no inflige dolor. También existe una dinámica en la que la paz y la liberación de la tensión que sienten los padres/madres cuando el capellán los visita, las siente también el paciente.

El capellán también puede proporcionar la solidez de la presencia necesaria para establecer el vínculo de confianza que es vital con los adolescentes antes de que estén dispuestos a ser vulnerables y compartir sus miedos, esperanzas y dolor por sus pérdidas. El adolescente empezará a experimentar un duelo anticipado mientras sus amigos hacen planes para la edad adulta y ellos se enfrentan a las limitaciones inherentes a su enfermedad. Se sienten diferentes y aislados de sus amigos, lo que crea niveles de pérdida de su identidad comunitaria, una necesidad fundamental para los adolescentes. Además de las fases de desarrollo cognitivo que atraviesan los adolescentes, también existen retos de maduración de su fe para la esencia espiritual del paciente. Existe una progresión inherente al final de la adolescencia y al principio de la edad adulta desde la etapa de fe «sintética-convencional» a la etapa de fe «individual-reflexiva» (Fowler 1995). Los adolescentes dejarán atrás los valores y sistemas de creencias de su familia y compañeros, y empezarán a cuestionar y desarrollar de nuevo su sistema de valores a medida que su fe madure y se convierta en algo propio. Esta etapa puede dejarles con una sensación de incertidumbre con respecto a la fe y a los recursos para enfrentarse al sistema de valores. Es común que los adolescentes no se sienten cómodos compartiendo estas dudas en su fe con sus padres/madres u otros miembros del clero porque algunas de sus dudas están profundamente entrelazadas con esas relaciones. A menudo compartirán estas dudas con un capellán que mantenga el elemento de anonimato de su contexto familiar y la confidencialidad que ellos esperan.

El capellán también puede ser un puente entre la familia y el paciente en los momentos de transición vital y de salud, y en la espera de la muerte. Pueden animar a los familiares a hablar con los pacientes intubados o moribundos para que tengan el consuelo de su presencia en el momento más crítico de su vida.

El momento de hacer una derivación al capellán es cuando los pacientes presentan un bajo estado emocional, tienen dificultades para cumplir con su plan de cuidados, están angustiados, han recibido un nuevo diagnóstico o un cambio en el plan de cuidados, antes del alta, y cuando ha habido un cambio en una parada cardíaca, una parada cardíaca o muerte inminente. El otro momento no clínico en que se deriva al capellán es cuando hay un cambio en el sistema o estructura familiar del paciente.

El «factor clínico»

Los médicos y otros profesionales clínicos también experimentan un profundo dolor. Es fundamental aceptar la humanidad de todas las personas que cuidan de estos niños y se validen los impactos. El residuo debe procesarse de forma positiva y eficaz para evitar el agotamiento o la pérdida de calidad de vida. A medida que el capellán acompaña a los médicos y los clínicos, hay un elemento de curación del propio médico, porque las relaciones que son significativas para los pacientes y las familias también se establecen con y para ellos. El capellán se hace presente inmediatamente después de las paradas cardíacas, los contratiempos y las muertes, pero también está presente como un apoyo confidencial para ellos. El Heart Center del TCH ha establecido un «Comité de equilibrio vida personal/profesional» que está desarrollando salidas significativas para cada persona, y el TCH ha creado un «Comité de bienestar de los médicos», que sigue ampliando los recursos disponibles para la restauración. Esto comienza con la aceptación de los ciclos de dolor inherentes al cuidado de los pacientes con cardiopatías congénitas de la misma manera que lo hace con los pacientes y las familias. La negación parece ser el camino fácil y, aunque tiene un lugar en el duelo y la superación, es tan destructiva para los médicos y los clínicos como para el paciente y la familia si no pasan a la aceptación y la acción hacia la restauración.

Lecturas recomendadas

Fowler, JW. *Stages of Faith: The Psychology of Human Development and the Quest for Meaning.* HarperOne; 1995.

V. Vías, tubos, y monitores

64 Intubación endotraqueal

Stuart R. Hall

Indicaciones

La intubación del paciente crítico tiene varias indicaciones clave, la principal de las cuales es el mantenimiento de una vía respiratoria segura y la provisión de un intercambio de gases óptimo durante y después de los procedimientos, y en momentos de inestabilidad real o potencial. La intubación es la única forma práctica de administrar altas concentraciones de oxígeno inspirado, con o sin el uso de iNO. Los pacientes pueden ingresar en la UTIC desde el quirófano con un tubo endotraqueal todavía colocado, pueden ser trasladados desde otra institución con un tubo endotraqueal o pueden precisar ser intubados mientras están en la UTIC.

Procedimiento y otras consideraciones

La práctica institucional en el quirófano es intubar a los niños más pequeños (neonatos, lactantes y niños de menos de 30 kg aproximadamente) por vía nasal, principalmente para facilitar el uso del ecocardiograma transesofágico, de modo que la sonda y el tubo endotraqueal no compartan la boca bajo los paños quirúrgicos, donde la pérdida de la vía respiratoria sería difícil de manejar. En la UTIC, la mayoría de los profesionales considera que los tubos endotraqueales nasales proporcionan una posición más estable y uniforme del tubo con un menor riesgo de desprendimiento. Sin embargo, en una situación de emergencia, suele ser más rápido asegurar la vía respiratoria por vía oral.

Siempre que un paciente necesite ser intubado en situaciones no urgentes, es habitual obtener el consentimiento informado de los padres. Asegúrese de disponer de palas y mangos de laringoscopio que funcionen. Debe haber tubos endotraqueales del tamaño adecuado. El tubo debe ser del tamaño previsto para el paciente y los tubos adicionales deben ser media talla más grande y media talla más pequeña. Por lo general, no se utilizan tubos sin manguito, excepto quizás en el caso de bebés muy pequeños en los que no quepa un tubo con manguito de 3.5 mm. Un tubo endotraqueal de 3 mm tiene una luz excesivamente estrecha, lo que hace que el aseo pulmonar sea un reto: algunos profesionales optan por utilizar tubos sin manguito de 3.5 mm en lugar de tubos con manguito de 3 mm por ese motivo. Las intubaciones nasales pueden ser complicadas.

Se ha escrito mucho sobre la predicción del tamaño del tubo endotraqueal que necesitará un niño: de hecho, para cada fórmula se puede encontrar fácilmente el artículo que la refuta. En general, los neonatos a término necesitarán un tubo con manguito de 3.5 mm. Los bebés más grandes (6 meses - 1 año), un manguito de 4 mm; los niños pequeños, un manguito de 4.5 mm; y los niños de 8 años usarán tubos con manguito de 5 o 5.5 mm. Utilice la fórmula que prefieran usted y su adjunto, y prepárense para cambiar el tamaño del tubo si no entra fácilmente (o si parece que el tubo es visualmente muy pequeño en relación con la glotis). La profundidad del tubo para un tubo endotraqueal nasal puede estimarse en 3 veces el diámetro interior del tubo; mientras lo mira directamente, asegúrese de que el manguito ha pasado las cuerdas vocales y no empuje el tubo hasta el fondo. Si utiliza un estilete, retírelo antes de pasar el tubo mucho más allá de las cuerdas vocales, ya que un tubo endotraqueal rígido por un estilete puede perforar la tráquea.

La sedación para la intubación endotraqueal puede hacerse de muchas maneras. Si el paciente ha cumplido adecuadamente el ayuno (6 horas sin alimentos sólidos, 4 horas sin leche materna, 2 horas sin líquidos claros), una inducción suave con dosis tituladas de midazolam (0.1 mg/kg) y fentanilo (1-2 mcg/kg) funciona bien, seguida de vecuronio (0.1 mg/kg) o rocuronio (0.5-1 mg/kg). Recuerde que, en los pacientes con una hemodinámica muy comprometida, pueden pasar minutos antes de ver algún efecto de los sedantes o del bloqueo neuromuscular, y es importante ser paciente. Asista la ventilación del paciente mediante ventilación con bolsa-máscara (con un circuito de «anestesia» Jackson-Rees o una bolsa Ambu®) según se indique. Nominalmente, una dosis intubadora de vecuronio puede tardar entre 3 y 4 minutos en hacer efecto, mientras que el rocuronio (1 mg/kg) tarda entre 30 y 60 segundos en actuar, y todos estos tiempos se prolongan cuando el tiempo de circulación del paciente es largo. Una vez asegurada la vía respiratoria con un tubo, se dispone de detectores desechables de CO_2 para confirmar la colocación del tubo, así como la auscultación y la RxTórax.

En el TCH hay un anestesista y un enfermero anestesista registrado certificado en el hospital las 24 horas del día y, por tanto, en situaciones en las que el paciente es inestable o tiene una vía respiratoria difícil, siempre hay alguien disponible para ayudar con la intubación. La política institucional dicta que, después de 2 intentos de intubación, se debe llamar al anestesista para que ayude a asegurar la vía respiratoria. En el caso de pacientes particularmente enfermos e inestables, muchos adjuntos llamarán al anestesista cardiovascular de guardia para que les ayude con la sedación y la intubación. Si el paciente está muy enfermo e inestable, es conveniente que la persona más capacitada disponible realice la intubación.

65 Catéteres venosos centrales

Patricia Bastero, Stuart R. Hall, Carlos M. Mery, Cynthia Sturrock

Resulta útil colocar un catéter venoso central para fines diagnósticos y terapéuticos, y es una de las vías más comunes utilizadas en pacientes con cardiopatías congénitas.

Indicaciones

- Administración de apoyo inotrópico
- Reanimación con líquidos
- Evaluación de las presiones venosas centrales y del estado de los líquidos
- Evaluación de la saturación venosa mixta de oxígeno

Técnica de inserción y consideraciones generales

El acceso venoso central puede realizarse por diferentes vías. Las más comunes son las venas yugulares internas, las venas subclavias, las venas femorales o directamente en las aurículas.

Cuando se indica un acceso venoso central, una primera cuestión es cuántas luces se necesitan realmente. Las vías centrales suelen tener 1, 2 o 3 luces. Las vías de doble luz son las más comunes; el riesgo de infección del torrente sanguíneo asociada a la vía central (CLABSI) aumenta con el número de luces presentes.

La colocación debe realizarse con la máxima atención a la técnica estéril con el uso rutinario de «paquetes». El TCH dispone de un kit de colocación de vía central en los carros de procedimientos. Este kit incluye todo el equipo necesario para colocar una vía, excepto la propia vía, los guantes y el paño del paciente (pequeño o grande). Es importante el uso de la lista de comprobación de la inserción de la vía central (también disponible en el kit) y el paquete de prevención de infecciones del torrente sanguíneo asociadas a la vía central (Tabla 65-1).

La práctica institucional es evitar la yugular interna en pacientes <5 kg debido a la longitud de las vías disponibles y a las implicaciones potencialmente importantes para el paciente y las cirugías posteriores de una vena del cuello o vena cava superior trombosada. En los lactantes de menos de 5 kg, se prefiere la canulación venosa femoral. Los pacientes de mayor tamaño que tienden a la vía univentricular y que dependen (o dependerán) del flujo de la yugular interna como fuente de flujo sanguíneo pulmonar, especialmente durante la fase de Glenn bidireccional, no tienen un verdadero acceso «central» desde la parte superior del cuerpo. En estos pacientes, es aconsejable evitar la yugular interna. En los pacientes con circulación de Fontan, no hay diferencia entre el acceso femoral y el de la yugular interna (ya que todas las venas van a los pulmones, no al corazón), por lo que en esos pacientes cualquiera de los dos sitios puede ser apropiado.

Las vías centrales no deben utilizarse de forma rutinaria para la infusión rápida de volumen o hemoderivados debido al calibre limitado de las luces (especialmente de las vías más pequeñas) que limitan la velocidad de infusión, y al mayor riesgo de infecciones del torrente sanguíneo asociadas a la vía central si se infunden hemoderivados. Por lo tanto, recomendamos que se seleccione la vía de menor calibre apropiada para el

Tabla 65-1. Lista de comprobación de inserción de las vías centrales y paquete de prevención de infecciones del torrente sanguíneo asociadas a la vía central (CLABSI, por sus siglas en inglés).

Lista de comprobación de la inserción de la vía central
Información para el paciente y familiares
• Información para el paciente y su familia sobre la infección del torrente sanguíneo asociada a la vía central y prácticas de prevención antes de la colocación de la vía.
Higiene de las manos
• Personal en contacto con el paciente: higiene de manos antes de la colocación de la vía.
Máximas precauciones de barrera estéril
• Personal en contacto con el campo: bata estéril, guantes estériles, gorro y mascarilla.   • El personal que esté a menos de un metro del procedimiento debe ponerse gorro y mascarilla.   • Uso de un paño corporal de pies a cabeza para el procedimiento
Antiséptico a base de clorhexidina
• Uso de un antiséptico a base de clorhexidina para la preparación de la piel, a menos que esté contraindicado (por ejemplo, paciente <60 días de edad, alergia a la clorhexidina)
Selección de la localización
• Evitar la colocación de la vía femoral en el adolescente o adulto mayor cuando sea posible, a menos que las condiciones médicas justifiquen su uso.

Elementos del paquete de prevención de infecciones del torrente sanguíneo asociadas a la vía central
Paquete de mantenimiento de la vía central
• La necesidad de la vía se discute en las rondas diarias y se documenta como «S» (Sí) en la Hoja de flujo de vías/drenajes/vías respiratorias   • Vestirse *siempre* de forma limpia, seca e intacta   • Etiqueta en la ropa (hora + fecha)   • El apósito se cambia cada 7 días o cuando sea necesario, a menos que se trate de Neo-PICC (catéter central insertado periféricamente)   • Tubo etiquetado (hora + fecha)   • Realización de una correcta higiene de manos   • Uso de guantes para todas las inserciones de vías y conectores   • Conexión de la tapa fregada con alcohol 15:15   • Cambio de tapón estéril según el protocolo (normalmente cada 4 días con vías)
Protocolo de higiene de la vía central

• Baño de clorhexidina diario según protocolo y documentado
   - 2 toallitas para <10 kg
   - 4 toallitas para 10-30 kg
   - 6 toallitas para >30 kg
   - NO para pacientes <2 meses de edad
 • Rechazo de documentos
 • Hoja informativa sobre la clorhexidina entregada a la familia
 • Cuidado bucal dos veces al día y documentado
 • Cambio diario de ropa de cama
 • Entorno de atención limpio (por ejemplo, ordenado, sin restos de comida, cambio de cama cada 30 días)

paciente. En general, en los neonatos, es apropiado un catéter femoral de doble luz de 4 Fr y 12 cm. Un catéter de 4 Fr servirá en la mayoría de los niños, y un catéter de 5 Fr es adecuado para niños mayores en edad escolar y adolescentes.

En muchos pacientes, incluso hasta los de tamaño adulto, el acceso intravenoso periférico de gran calibre permitirá una infusión más rápida de volumen que una luz de una vía central. Hay catéteres grandes (es decir, de 8 Fr, 12 Fr y más grandes) disponibles para una infusión y reanimación muy rápidas, pero las vías grandes normalmente solo son adecuadas para pacientes de un tamaño casi adulto.

La profundidad del catéter se puede calcular utilizando la estatura del paciente. Divida la altura por 10 y reste 1 si el paciente mide menos de 100 cm o utilice 2 cm para pacientes de más de 100 cm. Este número se aproxima a la profundidad de inserción para que la punta de un catéter yugular interna alcance aproximadamente la unión vena cava superior-aurícula derecha (VCS-AD). Para las vías femorales, ni siquiera una vía de 12 cm alcanzará la aurícula de un neonato a término, por lo que un catéter de 4 Fr, 12 cm es apropiado para la mayoría de los bebés. El catéter venoso más pequeño disponible es un catéter de una sola luz de 3 Fr, 8 cm.

Se recomienda una guía ecográfica para la colocación de vías centrales. Asegúrese de utilizar una camisa estéril para la sonda ecográfica, y tenga a alguien disponible para ayudarle con los controles de la máquina de ecografías. Las vías se colocan con la técnica estéril de Seldinger. La guía ecográfica es simplemente eso: una guía. Identifique los puntos de referencia antes de preparar al paciente, incluida la palpación de las arterias cercanas, para orientarse en la anatomía del paciente. Identifique la vena a canular, así como otros puntos de referencia regionales, antes de intentar canular cualquier vaso. En situaciones de código, algunos profesionales experimentados pueden optar por utilizar puntos de referencia y pulsos para encontrar las venas para la

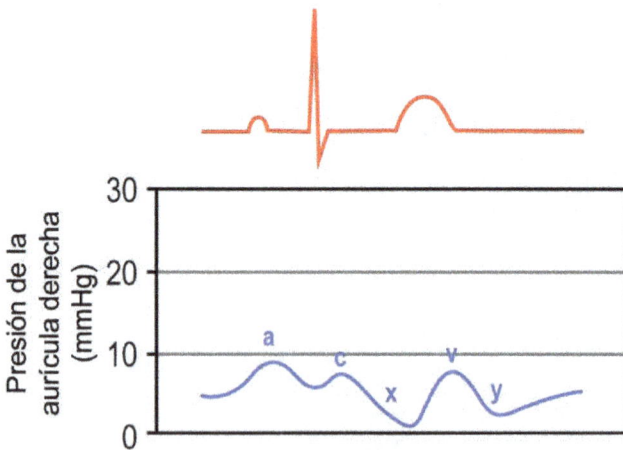

Cuadro 65-1. Trazado de la aurícula derecha/presión venosa central (véase el texto para más detalles).

Tabla 65-2. Cambios en la presión venosa central en diferentes condiciones.

Lesión	PVC
Disfunción del ventrículo derecho	↑
Hipertrofia del ventrículo derecho	↑
Estenosis o regurgitación tricuspíde	↑
Sobrecarga de volumen	↑
Derivación del ventrículo izquierdo a la aurícula derecha	↑
Disociación auriculoventricular	↑
Taquiarritmias	↑
Taponamiento	↑
Artefacto	↑ o ↓
Hipovolemia	↓

canulación pero, si hay suficiente tiempo, el estándar de atención actual es visualizar la vena en la ecografía antes de la colocación.

En los pacientes que van a necesitar un acceso a largo plazo, considere la posibilidad de programar al paciente para la colocación de un catéter central insertado periféricamente (PICC, por sus siglas en inglés). En la mayoría de los pacientes, esto debe hacerse en las salas de radiología intervencionista pero, a veces, sobre todo si el paciente es demasiado inestable para ser transportado con seguridad, el equipo de radiología intervencionista puede venir a la cama para colocar un catéter central insertado periféricamente. Se debe considerar atentamente cuándo solicitar los catéteres centrales insertados periféricamente, ya que son procedimientos «electivos» que generalmente se hacen un solo día a la semana como parte de una lista de rutina. En caso de emergencia, deben colocarse vías centrales convencionales.

Prevención de las infecciones del torrente sanguíneo asociadas a la vía central

La prevención de las infecciones del torrente sanguíneo asociadas a la vía central es una responsabilidad clave de los clínicos, y se trata de un verdadero esfuerzo de equipo que requiere el cumplimiento de los protocolos, la capacitación de los enfermeros, y la auditoría y revisión periódicas. Los métodos útiles para la prevención de infecciones incluyen, entre otros, una técnica manual meticulosa al manipular las vías, mantener intactos los apósitos de las vías centrales, limpiar todos los puertos de entrada antes del acceso y responsabilizar a otros miembros del equipo de seguir todos los elementos del paquete de prevención de infecciones del torrente sanguíneo asociadas a la vía central (Tabla 65-1). La incorporación de las mejores prácticas y la colaboración con otros miembros del equipo multidisciplinar del paciente, incluidos el control de infecciones, el equipo de acceso vascular y los familiares, también contribuyen al mantenimiento seguro de la vía.

Interpretación

La presión venosa central (PVC) es un indicador de las presiones de llenado del ventrículo derecho y, en una circulación sana normal, mide de 2 a 6 mmHg. Sin embargo, aunque es un indicador del estado del volumen, puede no correlacionarse adecuadamente con la presión diastólica final del ventrículo izquierdo (PDFVI) en el contexto de una enfermedad cardíaca o respiratoria. La presión venosa central puede verse afectada por la distensibilidad del ventrículo derecho, que a su vez puede verse alterada por los cambios en la presión intratorácica, la enfermedad miocárdica y la enfermedad pericárdica. Como tal, se puede usar la respuesta de la presión venosa central a la administración de líquidos para inferir el cumplimiento del ventrículo derecho. En Tabla 65-2 se representan los cambios observados en la presión de la aurícula derecha o la presión venosa central con diferentes condiciones.

Hay mucha información que se puede obtener del trazado de la aurícula derecha o de la presión venosa central (Cuadro 65-1). La onda *a* representa la contracción auricular (coincide con la onda p en el ECG). La onda *c* representa la propulsión de la válvula auriculoventricular hacia las aurículas con la contracción ventricular (coincide con el QRS en el ECG). El descenso de *x'* muestra la válvula auriculoventricular desplazada hacia abajo en la contracción ventricular final. La onda *v* representa el llenado auricular (final de la onda T en el ECG). El descenso de *y* muestra la apertura de la válvula auriculoventricular en la diástole ventricular.

La evaluación del rastreo real puede ser útil en determinadas condiciones:

- Arritmias (los pacientes con disociación auriculoventricular tendrán ondas de cañón *a*)
- Enfermedad de la válvula tricúspide (los pacientes con regurgitación tricúspide tendrán ondas sistólicas altas *c-v*)
- Taponamiento (todas las presiones son elevadas sin una onda *y*)

66 Vías auriculares izquierdas

Patricia Bastero, Carlos M. Mery, Virginia Smith

Las vías auriculares izquierdas pueden ser útiles en el manejo de los pacientes postoperatorios. La presión de la aurícula izquierda (PAI) proporciona una medición más precisa del estado del volumen o la carga, y de la presión diastólica final del ventrículo izquierdo (PDFVI) que la presión venosa central (PVC).

Indicaciones
- Evaluación del estado del volumen intravascular en casos de alteración de la distensibilidad del ventrículo derecho o de enfermedad pulmonar
- Evaluación postoperatoria del rendimiento del ventrículo izquierdo
- Evaluación de la enfermedad de la válvula auriculoventricular izquierda (regurgitación o estenosis)

Técnica de inserción y consideraciones generales
En general, las vías auriculares izquierdas se colocan en la mayoría de los recién nacidos que se someten a reparaciones complejas y pueden ser útiles en pacientes que se someten a reparaciones de tetralogía de Fallot (debido al riesgo de disfunción diastólica del ventrículo derecho), en pacientes con estructuras marginales del lado izquierdo y en aquellos que se someten a reparaciones de defectos septales auriculoventriculares completos.

Las vías auriculares izquierdas se colocan en el quirófano en el momento de la reparación. Se insertan durante la circulación extracorpórea y generalmente se colocan a través de la orejuela de la aurícula izquierda. Se realiza una pequeña incisión en la orejuela, se coloca la vía y se asegura con un cordón alrededor de la orejuela, una sutura fina que mantiene la vía en su lugar y una banda elástica alrededor de la orejuela para evitar el sangrado al retirarla. En algunas situaciones, como después de un trasplante de corazón, la vía se coloca directamente a través de la línea de sutura de la aurícula izquierda. Estas vías pueden ser más propensas a sangrar al ser retiradas dada la ausencia de la banda de goma alrededor de la orejuela.

En la UTIC, el tubo de la vía auricular izquierda debe inspeccionarse cada hora, o con mayor frecuencia, para evitar una embolia aérea sistémica. La eliminación de las burbujas de aire solo la debe realizar el personal de enfermería o personal médico debidamente capacitado. Los transductores se deben nivelar y poner a cero en el eje flebostático una vez por turno o cuando haya un cambio repentino en la lectura. No deben administrarse bolos de líquido a través de esta vía y debe administrarse una infusión continua de solución salina heparinizada (1 U/ml) a través de ella para mantener la permeabilidad.

Tabla 66-1. Cambios en la presión de la aurícula izquierda en diferentes condiciones.

Lesión	PVC
Estenosis o regurgitación mitral	↑
Edema pulmonar cardiogénico	↑
Disfunción del ventrículo izquierdo	↑
Hipertrofia del ventrículo izquierdo	↑
Derivación de izquierda a derecha	↑
Taquiarritmias	↑
Sobrecarga de volumen	↑
Taponamiento	↑
Hipovolemia	↓
Hipertensión pulmonar	↓
Edema pulmonar de permeabilidad	N
Artefacto	↑ o ↓

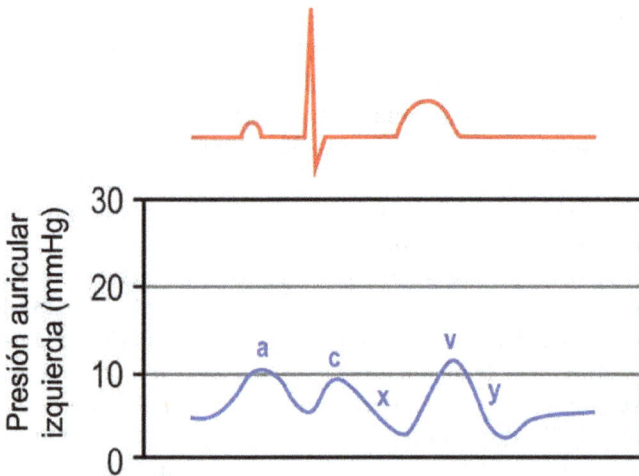

Cuadro 66-1. Trazado de la presión de la aurícula izquierda (véase el texto para más detalles).

Interpretación

Los valores normales de la presión de la aurícula izquierda oscilan entre 4 y 10 mmHg. En un corazón sano con un funcionamiento normal del ventrículo derecho, la presión de la aurícula izquierda suele ser de 1 a 2 mm Hg mayor que la presión de la aurícula derecha. Los valores de presión de la aurícula izquierda suelen ser elevados en los pacientes postoperatorios (8-10 mm Hg). En la Tabla 66-1 se muestran las variaciones de presión de la aurícula izquierda observadas en diferentes condiciones.

Al igual que la presión de la aurícula derecha, puede ser útil el análisis de la onda de la aurícula izquierda (Cuadro 66-1). La onda *a* representa la contracción auricular (coincide con la onda p en el ECG). La onda *c* representa la propulsión de la válvula auriculoventricular hacia las aurículas con la contracción ventricular (coincide con el QRS en el ECG). El descenso de *x'* se refiere al descenso de la válvula auriculoventricular en la contracción ventricular final. La onda v representa el llenado auricular (final de la onda T en el ECG). El descenso de y muestra la apertura de la válvula auriculoventricular y la diástole ventricular.

Retirada

Son los enfermeros quirúrgicos quienes retiran en la UTIC la vía auricular izquierda. Debido a la posibilidad de hemorragia y de intervención urgente, los pacientes se mantienen en ayuno total durante 4-6 horas y la retirada solo se realiza mientras haya un equipo quirúrgico de quirófano cardiovascular en el hospital. La heparina se debe interrumpir 4-6 horas antes de la retirada. Los concentrados eritrocitarios están disponibles en la cabecera del paciente y el recuento de plaquetas y los parámetros de coagulación se miden antes de la retirada. Si el recuento de plaquetas es <50 000-100 000/mcl, puede estar indicada una transfusión de plaquetas antes de la retirada (previa discusión con el cirujano).

Se retiran los puntos de sujeción y se extrae la vía lentamente en incrementos hasta que un ligero chasquido indica que la vía se ha desprendido de la orejuela. Entonces se retirará la vía. Una vez retirada la vía, si hay alguna hemorragia a través del túnel, se limpia la zona con una gasa hasta que deje de sangrar. No se aplica presión debido al riesgo de retener la sangre en el mediastino y provocar un taponamiento. Si la hemorragia es importante, no disminuye o hay cambios hemodinámicos, está indicada la intervención urgente.

La mayoría de los pacientes con vías auriculares izquierdas seguirán teniendo una sonda pleural mediastínica colocada. Esta vía debe ser permeable y la salida se debe monitorizar antes y después de la retirada de la vía. Los cambios en la cantidad o el tipo de drenaje se deben comunicar al equipo médico inmediatamente. Las constantes vitales se controlan estrechamente después de la retirada: cada 15 minutos durante un mínimo de 1 hora y luego según la política de la unidad. El concentrado eritrocitario debe mantenerse en la cabecera durante al menos una hora después de la retirada.

67 Sondas pleurales

Ziyad M. Binsalamah, Amy G. Hemingway, Miranda A. Rodrigues

Las sondas pleurales se utilizan para drenar los espacios pericárdico y pleural de aire, sangre o líquido, y permitir la expansión de los pulmones. Se introducen en el quirófano al final de la cirugía, en la sala de procedimientos o a pie de cama en la UTIC. Los pacientes de la UTI también pueden requerir la inserción de sondas pleurales a pie de cama bajo la supervisión del equipo de la UTI. Los pacientes ubicados en las áreas de cuidados intensivos que requieran la colocación de una sonda pleural serán trasladados a la UTIC o a la sala de procedimientos con anestesia cardiovascular para el procedimiento.

Consideraciones generales

El sistema de sonda pleural se compone de dos partes: la sonda pleural y el sistema del recipiente (Atrium^{TM}).

En el TCH se utilizan 4 tipos diferentes de sondas pleurales (Cuadro 67-1):

- **Catéteres en J** (Fuhrman Pleural Drainage Set, Cook Medical, Bloomington, IN, USA): disponible en 3 tamaños (5 Fr, 8.5 Fr, y 12 Fr)
- **Drenajes Blake^{TM}** (Ethicon, Somerville, NJ, USA): disponible en diferentes tamaños (10 Fr, 15 Fr, 19 Fr y 24 Fr)
- **Drenajes de goma amarilla** (Bard Urethral catheters, Covington, GA, EE. UU.): disponibles en 2 tamaños (12 Fr y 14 Fr)
- **Sondas pleurales Argyle^{TM}** que se utilizan en el quirófano (PVC Thoracic Catheters, Atrium Medical, Hudson, NH, USA) o se insertan a pie de cama (Thal-Quick Chest Tube, Cook Medical, Bloomington, IN, USA): disponibles en diferentes tamaños desde 12 Fr hasta 36 Fr

Los drenajes Blake™ pueden conectarse a una Atrium^{TM} o a una perilla de plástico, mientras que los catéteres en J, los drenajes de goma amarillos y las vías Argyle^{TM} solo se pueden conectar al Atrium^{TM}.

El Atrium™ (Cuadro 67-2) está compuesto por 3 cámaras:

- **Cámara de recogida de drenaje**: recoge el líquido drenado del espacio pleural o mediastínico.
- **Cámara con sello de agua:** (llena de agua estéril hasta 2 cm): evita la entrada de aire en el espacio pleural/mediastínico.
- **Cámara de control de succión**: el nivel de succión depende del nivel de agua en el sistema (5, 10, 15 o 20 cmH$_2$O) y *no de la fuente de succión externa* a menos que no haya un regulador incorporado en el sistema de sonda pleural. El aumento de la succión más allá del burbujeo suave no aumentará la presión de succión, pero sí la tasa de evaporación.

Técnica de inserción

La inserción de una sonda pleural durante la cirugía se realiza bajo visualización directa con el tórax abierto. La inserción de una sonda pleural fuera del quirófano requiere la disponibilidad de ciertos equipos:

- Juego de sondas pleurales
- Atrium™
- Fuente de aspiración y sondas
- Lidocaína al 1 %
- Jeringa de 20 ml
- Cuchilla n.º 11
- Sutura de seda
- Conductor de agujas
- Toallas estériles

Los dos tipos de sondas pleurales que se pueden insertar al lado son los catéteres en J y las sondas pleurales Argyle™. En la UTIC se prefiere la colocación de catéteres en J, ya que son fáciles de insertar y menos dolorosos que las sondas pleurales Argyle™. Sin embargo, el catéter en J más grande disponible es el de 12 Fr. En general, el tamaño de la sonda pleural que se suele utilizar en los pacientes en función del peso es:

- <2.5 kg: Catéter en J de 5 Fr
- >2.5 kg y <40 kg: Catéteres en J de 8.5 Fr
- <40 kg: Sonda pleural en J de 12 Fr o Argyle de 14 Fr™ (se pueden utilizar tamaños mayores para pacientes más grandes).

Si hay sospecha de hemotórax, puede ser necesario una sonda pleural más grande.

Los pasos para la inserción de la sonda pleural son:

1. Obtener el consentimiento informado de los padres.
2. Reunir todo el equipo necesario (véase más arriba) y preparar el Atrium™.
3. Confirmar el lado para la inserción mostrando la última RxTórax.
4. Tiempo de espera con todo el personal (según el protocolo del TCH).
5. Colocar al paciente de forma que el lado afectado esté ligeramente elevado. El brazo del lado afectado debe ser abducido, rotado externamente y fijado a la cama.
6. El lado afectado se prepara y se cubre (desde la parte medial del pezón hasta más allá de la vía axilar posterior).
7. Localice el quinto espacio intercostal (por lo general, es el espacio que queda por debajo de la línea del pezón en los niños) e identifique el sitio correspondiente en la vía axilar anterior (asegúrese de evitar el tejido mamario).
8. Infiltrar la piel, el tejido subcutáneo, el periostio y la pleura con lidocaína al 1 %. Es útil utilizar la aguja anestésica para entrar en el espacio pleural y confirmar la presencia de aire o líquido. Recuerde que el fascículo neurovascular intercostal va por debajo de cada costilla, por lo que la inserción debe dirigirse justo por encima de la costilla subyacente.
9. Realice una incisión en la piel de 2 mm con la cuchilla nº 11.
10. Utilizando la técnica de Seldinger (aguja, guía, dilatador, sonda pleural), inserte el catéter en J por encima de la costilla. Los catéteres en J no tienen marcas; asegúrese de que se mide el catéter en J y decide hasta dónde introducirlo previamente.

531

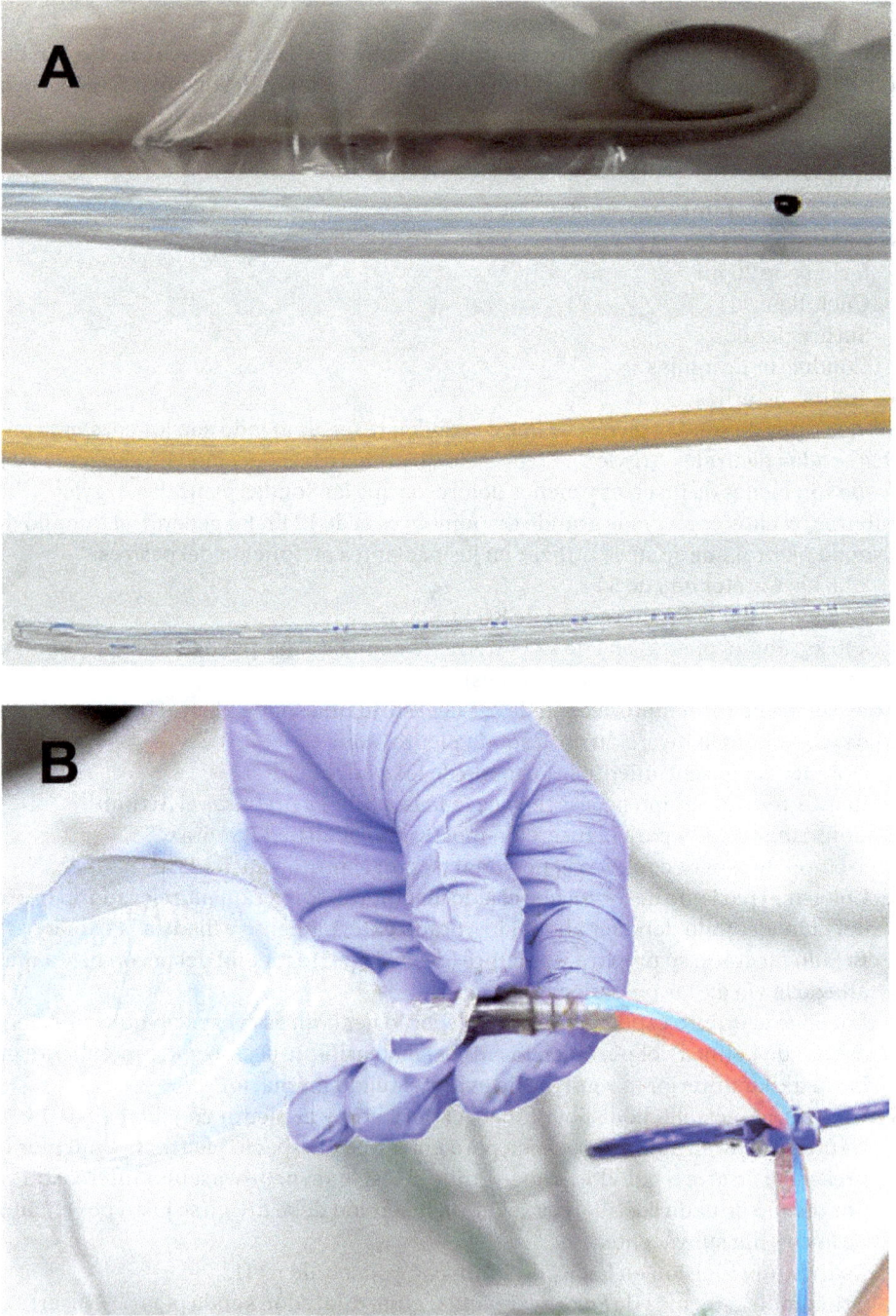

Cuadro 67-1. A) Tipos de sondas pleurales en orden descendente: catéter en J, drenaje Blake™, vía de goma amarilla y sonda pleural Argyle™. B) Drenaje Blake™ conectado a una perilla.

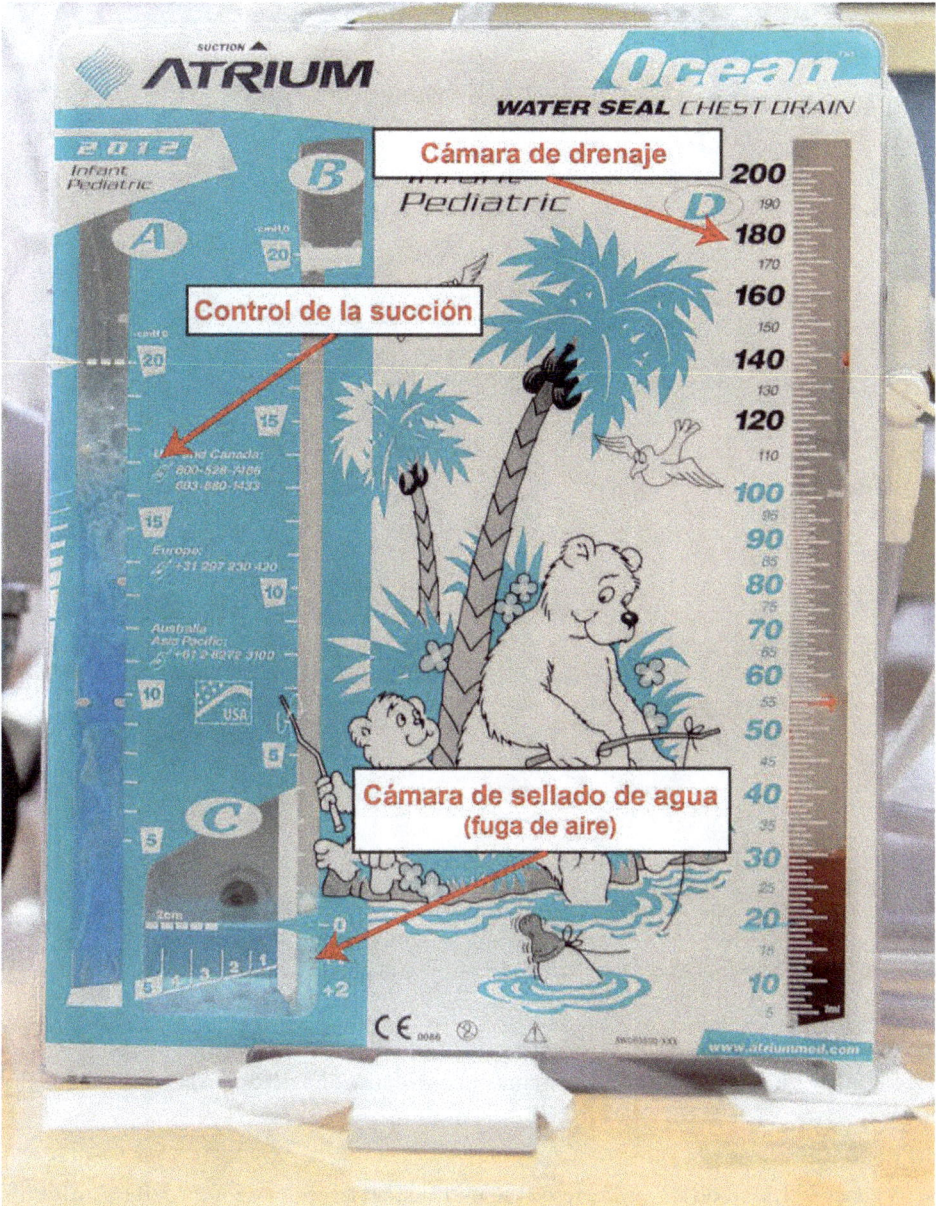

Cuadro 67-2. El Atrium™ y sus componentes

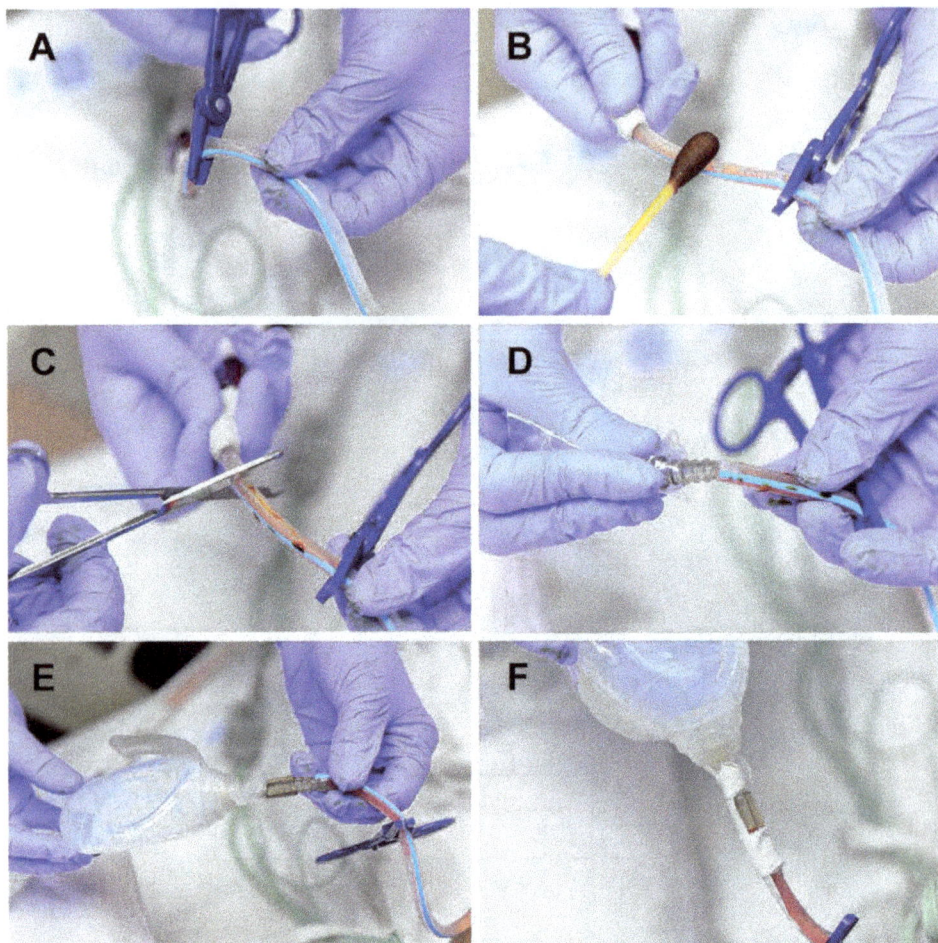

Cuadro 67-3. Pasos para poner un drenaje Blake™ a la perilla (véase el texto).

11. Conecte el catéter en J al Atrium™ y fíjelo a la piel con una sutura de seda.
12. Realizar una RxTórax para confirmar la correcta colocación de la sonda pleural.

Evaluación y gestión

La permeabilidad de la sonda pleural se mantiene retirando la sonda cada 15 minutos durante una hora después de la cirugía, luego cada hora mientras está en la UTIC y cada 4 horas mientras está en la planta de terapia intensiva. La unidad de sonda pleural y todas las vías deben estar por debajo del nivel del pecho del paciente para facilitar el drenaje. La sonda no debe tener torceduras ni obstrucciones que puedan inhibir el drenaje y debe estar fijada a la piel del paciente para evitar el desprendimiento del drenaje. La unidad debe estar bien colocada en su soporte o colgada en la cama. Las perillas deben fijarse a la ropa del paciente.

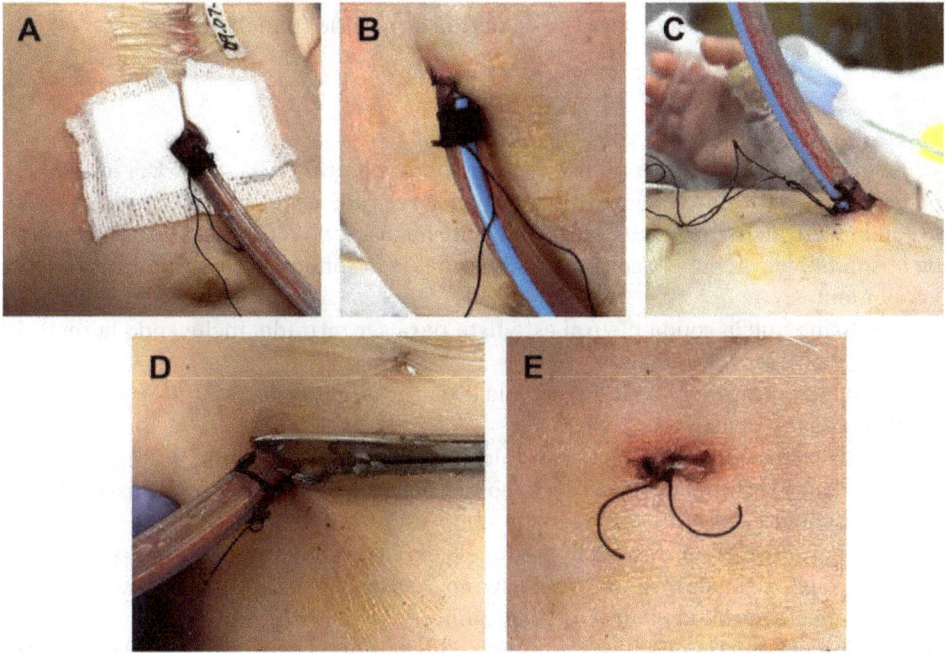

Cuadro 67-4. Pasos para la retirada de la sonda pleural (véase el texto).

La cantidad de líquido que hay en la cámara de drenaje se documentará una vez por hora. Se debe notificar al personal médico si hay un aumento repentino de la cantidad de drenaje, si la salida es >2 ml/kg/hora, si hay una disminución aguda significativa de la salida de la sonda pleural o si hay algún cambio en el color o el tipo de drenaje. El lugar de la sonda pleural se debe evaluar y el apósito debe cambiarse cada día o cuando sea necesario. Los drenajes de Blake™ tienen un punto negro que debe estar a nivel de la piel. Las sondas Argyle™ tienen una marca centimétrica en la piel. Esto debe documentarse diariamente para verificar la posición de la sonda.

A veces, si el drenaje de la sonda pleural no es significativo y no hay neumotórax, se puede conectar una sonda pleural Blake™ a una perilla en lugar de una Atrium™. Para conectarla a una perilla, siga estos pasos (Cuadro 67-3):

1. Reúna los suministros necesarios (pinzas de plástico, hisopos de Betadine®, kit de retirada de suturas, conector para la perilla, perilla de plástico, cinta adhesiva).
2. Sujete la sonda unos centímetros cerca de su extremo (panel A).
3. Limpie la sonda distal a la pinza con un hisopo de Betadine® (panel B).
4. Utilizando unas tijeras estériles de un kit de retirada de suturas, divida la sonda en el lugar limpio (panel C).
5. Introduzca el conector para la perilla (panel D).
6. Introduzca la perilla en el conector, aplique presión a la perilla y, mientras mantiene la presión, cierre la perilla para mantener la succión aplicada (panel E).

7. Coloque cinta adhesiva para fijar la perilla en su sitio (panel F).
8. Retire la pinza.

Extracción de la sonda pleural

Una vez que el paciente ya no necesita la sonda pleural (véanse los Capítulos 78 y 80 para conocer las directrices utilizadas en la retirada de la sonda pleural), se retira la sonda pleural. No hace falta que el paciente haga ayuno total antes de la extracción de la sonda pleural. Los pasos para la retirada de la sonda pleural (Cuadro 67-4) son los siguientes:

1. Confirme que la sonda pleural está lista para ser retirada, incluyendo la revisión de la RxTórax más reciente.
2. Reúna los suministros: kit de retirada de suturas, gasas de 2 x 2, gasas de vaselina y un apósito oclusivo Tegaderm.
3. Administre medicación para el dolor (normalmente morfina 0.1 mg/kg/dosis antes de la retirada de la sonda; si no hay acceso i.v., se puede administrar Hycet o equivalente).
4. Retire el apósito (evite el uso de productos para eliminar el adhesivo, ya que dificultará la aplicación de un apósito oclusivo en caso de que sea necesario) (paneles A y B).
5. Desconecte la sonda pleural de la succión.
6. Deshaga la sutura en bolsa de tabaco e identifique la sutura de anclaje (sutura triangular que sujeta la sonda pleural a la piel) (panel C).
7. Corte la sutura de anclaje y, luego, utilice el gancho de las tijeras para liberar la sutura de la piel (panel D).
8. Una vez que la sonda esté libre, intente coordinar la tracción de la sonda con la exhalación mientras mantiene la tensión en las suturas en bolsa de tabaco; saque rápidamente la sonda y ate la sutura para unir los bordes del lugar de inserción (panel E).
9. Obtenga una RxTórax portátil para descartar el neumotórax.
10. Si la sutura no se mantiene, aplique un apósito oclusivo con gasa de vaselina, una gasa de 2 x 2 y Tegaderm™.
11. Aplique Betadine® a la sutura de la sonda pleural dos veces al día (a menos que haya un apósito oclusivo).

Diálisis peritoneal

Ziyad M. Binsalamah, Ayse Akcan-Arikan, Heather A. Dickerson

La lesión renal aguda es una complicación muy común después de la cirugía de cardiopatía congénita. Los factores de riesgo que pueden influir en el desarrollo de la lesión renal aguda en el postoperatorio son la edad temprana (especialmente en los neonatos), la duración de la circulación extracorpórea, el tiempo de pinzamiento cruzado, el uso de la parada circulatoria y el síndrome de bajo gasto cardíaco. No es infrecuente que los pacientes con lesión renal aguda grave requieran terapia renal sustitutiva en el postoperatorio; la modalidad elegida suele depender de la edad del paciente. Para los pacientes <4 años de edad, nuestra preferencia es utilizar la diálisis peritoneal como forma de terapia renal sustitutiva.

Además, en el TCH, los catéteres de diálisis peritoneal se colocan de forma rutinaria y se utilizan a menudo para mantener el equilibrio de líquidos en la mayoría de los procedimientos cardíacos neonatales complejos (y en algunos de bebés). La diálisis peritoneal manual continua de bajo volumen es generalmente segura y logra la eliminación de líquidos sin comprometer el acceso vascular limitado en los niños. El uso de diálisis peritoneal retrasa el uso de diuréticos en estos pacientes que pueden tener una función renal comprometida y disminuye las alteraciones electrolíticas observadas con el uso de diuréticos. Al mejorar las alteraciones ácido-base y la eliminación de líquidos, también puede mejorar la hemodinámica al disminuir el apoyo inotrópico y las presiones de llenado.

Consideraciones generales

En general, a la mayoría de los neonatos y a algunos niños pequeños (<6 meses de edad) que se someten a una cirugía a corazón abierto con el uso de circulación extracorpórea se les coloca un catéter de diálisis peritoneal temporal para el manejo de líquidos postoperatorio inmediato, ya que intentamos evitar el uso de diuréticos en las primeras 24 horas del postoperatorio. A los bebés más mayores (>6 meses de edad) que se someten a cirugías cardíacas complejas (unifocalización, procedimiento de Rastelli, reparación de tetralogía de Fallot y defecto septal auriculoventricular combinados) también se les puede colocar un catéter de diálisis peritoneal intraoperatorio a discreción del cirujano.

Técnica de inserción

Para la diálisis peritoneal en el TCH, colocamos el catéter Tenckhoff temporal recto (Argyle™, Covidien, Mansfield, MA, USA) (Cuadro 68-1). El catéter está disponible en 4 longitudes: 31 cm (utilizado para pacientes <2.5 kg), 37 cm (para pacientes >2.5 kg y <6 kg), y 41 y 46 cm (para niños más grandes).

El catéter de diálisis peritoneal se introduce al final de la cirugía, después de asegurar la hemostasia y justo antes de cerrar el esternón. Se realiza una incisión supraumbilical transversal en la línea media. Se colocan dos suturas simples de seda en cada extremo de la incisión para fijar el catéter a la piel. Se ponen dos suturas de seda más como suturas de colchonero verticales dentro de la incisión de la piel. Esas suturas se utilizarán

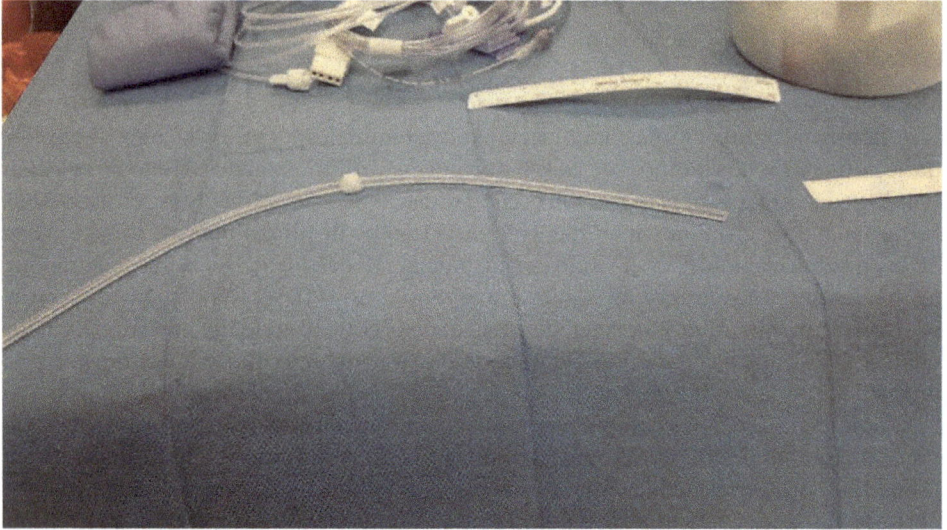

Cuadro 68-1. Catéter de diálisis peritoneal.

posteriormente, tras retirar el catéter de diálisis peritoneal, para cerrar la incisión de la piel. Se accede al peritoneo a través de la incisión de la esternotomía media, justo por encima del diafragma, y se crea una pequeña abertura con electrocauterio. Se utiliza un pequeño instrumento de ángulo recto para perforar la fascia abdominal justo por debajo de la incisión supraumbilical previamente colocada. El catéter de diálisis peritoneal se coloca entonces en la cavidad abdominal bajo supervisión directa. El recorrido óptimo del catéter es cuando la punta está orientada hacia los cuadrantes abdominales inferiores izquierdo o derecho (CAI o CAD), el llamado «canal» (Cuadro 68-2).

En algunas situaciones, puede ser necesario colocar un catéter de diálisis peritoneal en el postoperatorio. En este caso, no se reabre la esternotomía, sino que se realiza una incisión longitudinal sub o supraumbilical, se abre la fascia con electrocauterio y se introduce el catéter de diálisis peritoneal sobre un estilete metálico y se dirige al cuadrante abdominal inferior. Se coloca un cordón en la fascia utilizando una sutura de Vicryl para evitar la fuga del líquido peritoneal alrededor del catéter. Este tipo de catéter se denomina diálisis peritoneal quirúrgica, ya que se realiza a pie de cama con la ayuda del equipo de quirófano. La fascia debe cerrarse con una sutura después de retirar la diálisis peritoneal mientras que, en el caso de los catéteres de diálisis peritoneal colocados intraoperatoriamente, la pequeña incisión de la fascia se deja tal cual.

Manejo

Los nefrólogos prescriben la diálisis peritoneal para el manejo de líquidos en el postoperatorio temprano (identificada por los equipos quirúrgicos y de la UTIC de) o para la lesión renal aguda grave. En el TCH, la preferencia es la diálisis peritoneal continua de bajo volumen (volumen de permanencia de 10 ml/kg) ciclada cada hora utilizando el sistema Gesco®. El/la enfermero/a de diálisis renal aguda es responsable de la

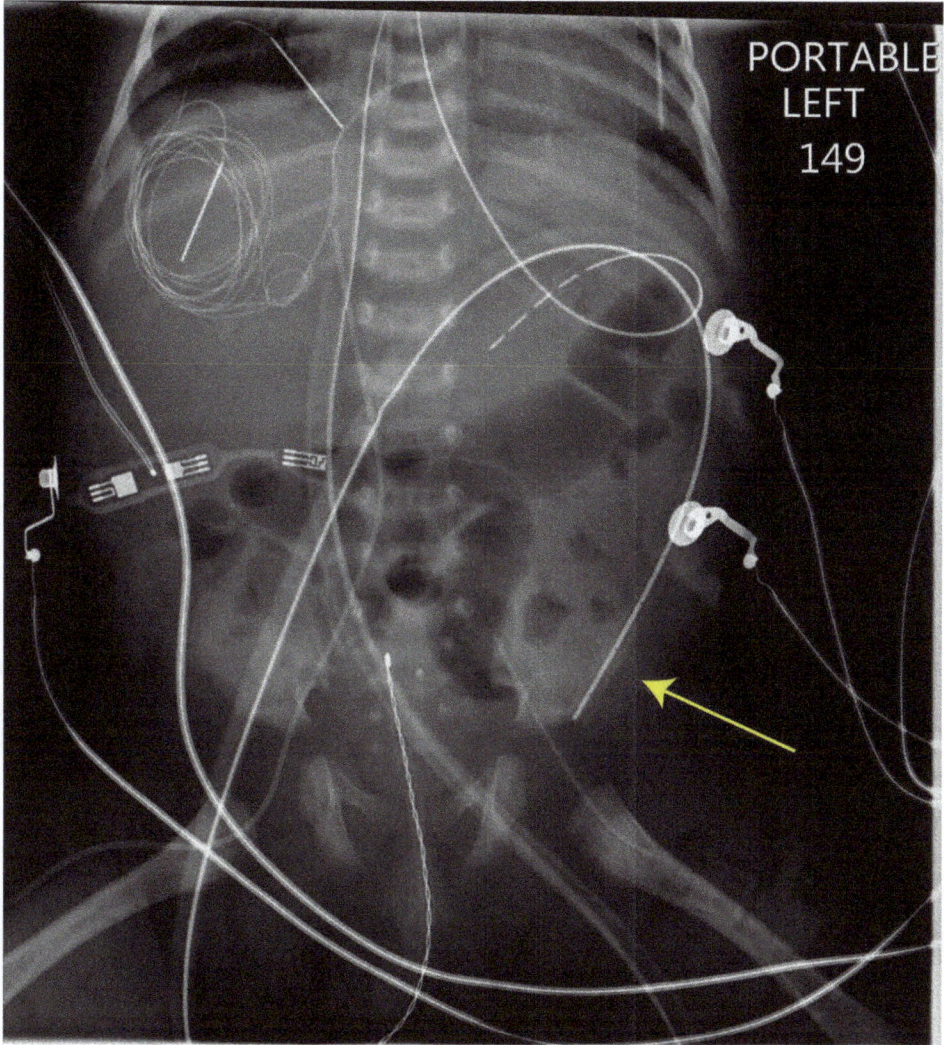

Cuadro 68-2. Posición ideal de un catéter de diálisis peritoneal.

configuración, que debe cambiarse a intervalos de 72 horas. La prescripción inicial es Dianeal® 1.5 % con adición rutinaria de heparina 200 U/l y cloruro de potasio 2 mEq/l. La heparina ayuda a la disolución de los coágulos de fibrina y el bajo nivel de potasio evita la necesidad de realizar series de potasio por vía intravenosa debido a las pérdidas dialíticas. Los ciclos típicos son de llenado (5 minutos) y vaciado (10 minutos) rápidos, con tiempos de permanencia de 45 minutos. Para medir con precisión los volúmenes de permanencia se utiliza un dispositivo de infusión Buretrol®. Para evitar los cambios de temperatura, se utiliza una manta térmica a modo de dispositivo de calentamiento externo como parte de la configuración de Gesco®. Si se desea una ultrafiltración más agresiva, se puede aumentar cuidadosamente la concentración de glucosa del dializado utilizando soluciones de Dianeal® disponibles en el mercado con la receta del nefrólogo (la concentración de la solución de dializado oscila entre el 1.5 % y el 4.5 %). Garantizar una concentración de albúmina sérica superior a 2.5 g/dl suele ayudar a la eliminación de líquidos en determinados pacientes.

Se puede observar un mal funcionamiento del catéter de diálisis peritoneal en forma de retención de líquidos y los cambios de posición podrían contribuir al drenaje. En algunos casos, el mal funcionamiento se debe a un atrapamiento omental y suele requerir la sustitución del catéter a pie de cama por parte del equipo quirúrgico. La sustitución del catéter se realiza en condiciones de esterilidad; se retira el catéter antiguo y se coloca uno nuevo utilizando un estilete metálico para guiarlo hasta el cuadrante abdominal inferior. La retención en los primeros ciclos podría deberse a una depleción intravascular relativa tras la ultrafiltración intraoperatoria durante la circulación extracorpórea y podría requerir la suspensión de la diálisis peritoneal hasta que se restablezca el volumen intravascular.

Otras complicaciones relacionadas con la diálisis peritoneal son la comunicación intratorácica entre el peritoneo y el mediastino, lo que provoca una fuga de líquido peritoneal a través de las sondas pleurales. Si hay una sospecha, se puede comprobar el drenaje de la sonda pleural para ver si hay glucosa y, si es positivo, se debe colocar el catéter de diálisis peritoneal para drenar. Las fugas en el lugar de salida de la diálisis peritoneal pueden aumentar el riesgo de infección y pueden requerir la suspensión de la diálisis peritoneal durante 24 horas. Aunque es muy poco frecuente, siempre que el efluente de la diálisis peritoneal aparezca turbio, debe enviarse para recuento y cultivo de células a fin de descartar una peritonitis relacionada con la diálisis peritoneal. La extracción de líquido para cultivo debe ser realizada por el personal de enfermería de diálisis.

Extracción del catéter de diálisis peritoneal

Una vez que el estado posquirúrgico del paciente es estable (normalmente después de 24-48 horas después de la cirugía), se le puede administrar furosemida para fomentar la diuresis. Si hay una diuresis adecuada o cuando los pacientes con lesión renal aguda han recuperado la función renal, se coloca el catéter de diálisis peritoneal para drenar. En general, la diálisis peritoneal debe colocarse para drenar durante al menos 8-12 horas con una salida de menos de 2 ml/kg/hora antes de retirarla. La retirada de la diálisis peritoneal la realiza a pie de cama el equipo quirúrgico bajo una estricta técnica estéril y con la sedación adecuada para evitar la hernia omental. El paciente sigue un ayuno total durante un mínimo de 4 horas (dependiendo del tipo de nutrición enteral) antes de la retirada de la diálisis peritoneal. Esto es especialmente importante si el paciente ya está extubado, ya que puede ser necesario volver a intubarlo para reducir el epiplón en la cavidad abdominal si se hernia durante la retirada del catéter.

69 Espectroscopia del infrarrojo cercano (NIRS)

Nancy S. Ghanayem, Ken Brady, Ronald A. Bronicki

La espectroscopia del infrarrojo cercano (NIRS, por sus siglas en inglés) proporciona una evaluación continua y no invasiva de la saturación regional de oxígeno de la hemoglobina (rSO_2) en el tejido profundo que está bajo la sonda. La espectroscopia del infrarrojo cercano proporciona una estimación de la relación regional de suministro-demanda de oxígeno, o economía de oxígeno en el cerebro. Los cambios continuos y en tiempo real de la rSO_2 reflejan cambios en la demanda metabólica o en el suministro de oxígeno, siendo este último una función del gasto cardíaco, el contenido de oxígeno arterial y la resistencia vascular total y regional.

Para aplicar esta tecnología, es importante conocer los valores normales de rSO_2 en pacientes sanos, así como conocer los valores de referencia y potencialmente anormales en pacientes con fisiología vulnerable subyacente. Los valores iniciales de rSO_2 cerebral de los niños sanos y de los niños con cardiopatía acianótica son similares a los de los adultos, con una diferencia de saturación arterial (SaO_2) - rSO_2 cerebral de aproximadamente el 30 %. Los valores de rSO_2 cerebral y somática en neonatos sanos con una SaO_2 normal han demostrado tener una diferencia de SaO_2 - rSO_2 cerebral del 20-25 % y una diferencia de SaO_2 - rSO_2 somática del 10-15 %, lo que refleja una mayor extracción de oxígeno a través del lecho cerebral en comparación con el lecho renal-somático. Los pacientes pediátricos con cortocircuito izquierda derecha, independientemente de si tienen cianosis o no, tienen una rSO_2 cerebral inicial más baja, con diferencias de SaO_2 - rSO_2 cerebral del 40 % en comparación con los que no tienen derivaciones de izquierda a derecha, independientemente de la SaO_2.

Varios estudios observacionales prospectivos han evaluado la relación de la espectroscopia del infrarrojo cercano en múltiples localizaciones y la saturación de oxígeno en vena mixta (SvO_2), o los indicadores del metabolismo anaeróbico, en bebés y niños. La rSO_2 cerebral y somática están vagamente relacionadas con la SvO_2, pero están más estrechamente relacionadas cuando se consideran conjuntamente.

Se ha demostrado que las diferencias en la rSO_2 cerebral y somática de menos del 10 % predicen el metabolismo anaeróbico en bebés con síndrome de corazón izquierdo hipoplásico. Tras el procedimiento de Norwood, la rSO_2 somática <60 % y una diferencia en la rSO_2 cerebral-somática cercana a cero durante las primeras 48 horas postoperatorias se asocia con la predicción de un choque bioquímico, complicaciones y una mayor duración de la estancia en la UTI. También se ha descubierto que las desaturaciones cerebrales intraoperatorias y en el postoperatorio temprano se correlacionan con peores resultados de desarrollo neurológico en niños de un año y de edad preescolar.

La monitorización de la NIRS intraoperatoria y postoperatoria es una práctica rutinaria en el quirófano cardiovascular y en la UTIC. La monitorización de la NIRS en dos localizaciones de los lechos de tejido cerebral y somático se está convirtiendo en un estándar en la UTIC en bebés y niños pequeños. Según las mejores pruebas disponibles, los objetivos fisiológicos incluirían una espectroscopia del infrarrojo cercano cerebral >45 % en todos los pacientes, pero se esperaría una diferencia SaO_2 - rSO_2 cerebral <40 % en pacientes sanos totalmente saturados. La espectroscopia del infrarrojo cercano somática óptima es un 20 % inferior a la SaO_2 e idealmente supera a la espectroscopia del infrarrojo cercano cerebral en más de un 10 %.

70 Sondas de alimentación

Patricia Bastero

Las sondas de alimentación se utilizan comúnmente para administrar y complementar la nutrición enteral.

Indicaciones
- Nutrición enteral temprana en pacientes con ventilación mecánica
- Administración de nutrición enteral en pacientes que no pueden comer por la boca (por ejemplo, por riesgo de aspiración)
- Aumentar y optimizar la ingesta calórica en los pacientes que no toman suficiente por vía oral

Consideraciones generales
Existen diferentes tipos de vías enterales en el mercado. Las vías que se utilizan para la alimentación son de poliuretano y se ablandan a la temperatura corporal. Las sondas gástricas Salem-sump (de doble luz) están hechas de plástico duro (cloruro de polivinilo) y solo se utilizan para la descompresión gástrica. Deben retirarse lo antes posible una vez que la descompresión activa ya no esté indicada y no deben utilizarse de forma rutinaria para la alimentación.

Las sondas de alimentación pueden colocarse de forma *gástrica* (nasogástrica u orogástrica) o *postpilórica* (que termina en el duodeno o el yeyuno). Las sondas postpilóricas se utilizan en pacientes que padecen una enfermedad por reflujo gastroesofágico importante, en quienes tienen riesgo de aspiración debido a la paresia de las cuerdas vocales o escasos reflejos nauseosos y de tos, así como en los pacientes con pancreatitis.

La alimentación gástrica puede suministrarse en bolo o de forma continua. La alimentación postpilórica debe ser continua.

Las sondas de alimentación están disponibles en diferentes tamaños. En general, utilizamos una sonda de 5 o 6 Fr para los neonatos, una sonda de 6 u 8 Fr para los niños y una sonda de 10 o 12 Fr para los adolescentes y adultos.

Las sondas de alimentación también pueden colocarse quirúrgicamente (por ejemplo, gastrostomía) en aquellos pacientes que se espera que tengan dificultades a largo plazo con la alimentación óptima por vía oral (véase el Capítulo 58).

Técnica de inserción
Las sondas de alimentación se pueden introducir por vía oral o nasal. La inserción nasal es más cómoda para los pacientes. Sin embargo, la colocación nasal puede interferir con los dispositivos de ventilación mecánica positiva no invasiva, especialmente en neonatos y lactantes que requieren una cánula nasal de alto flujo.

Los pasos para la colocación de una sonda de alimentación son los siguientes:

1. Lávese las manos y póngase guantes.
2. Coloque al paciente en decúbito supino, con la cabecera de la cama entre 15° y 30° de elevación. La cara debe estar centrada y el cuello ligeramente flexionado.
3. Mida la longitud desde el borde de la boca (oral) o los orificios nasales (nasal) hasta la punta del lóbulo de la oreja y la apófisis xifoides (gástrico), o el lóbulo de la oreja, la apófisis xifoides y el borde lateral de las costillas (postpilórico). Se pueden hacer marcas en la sonda de alimentación para reflejar las diferentes posiciones.
4. Doble previamente la sonda para reflejar la curvatura de la zona inferior de la nasofaringe u orofaringe para las vías nasal y oral, respectivamente.
5. Aplique gel o cualquier lubricante soluble en agua en la punta de la sonda para facilitar su inserción y minimizar el riesgo de traumatismo.
6. En el caso de las sondas insertadas por vía oral, puede ser útil un depresor de lengua.
7. Inserción de la sonda:

- **Sondas gástricas:**
  - Introduzca la sonda y deténgase en la distancia medida anteriormente.
  - Coloque el estetoscopio en la zona del estómago, empuje aire con una jeringa y escuche cómo entra ese aire en el estómago.
  - Debe verificarse una buena posición al oír el chorro de aire, seguido de la confirmación mediante una RxTórax.
  - Saque el cable (si lo hubiera) y pegue la sonda a la cara del paciente con cinta adhesiva.
  - En el caso de los pacientes mayores, es útil pedirles que traguen mientras se coloca la sonda.

- **Sondas postpilóricas:**
  - Estas sondas pueden colocarse a pie de cama mediante una técnica «ciega», o la guía Cortrak®, o pueden colocarse bajo fluoroscopia en la sala de radiología intervencionista.
  - Si es posible, ponga al paciente en decúbito lateral derecho.
  - Introduzca la sonda de alimentación lentamente. Una vez que haya pasado la marca gástrica, comience a instilar aire con una jeringa. La sonda está cerca del píloro cuando se oye el aire en el cuadrante superior derecho. Continúe avanzando la sonda lentamente mientras instila aire (5-10 ml). Una vez que la sonda llegue al duodeno, el torrente de aire que se escucha en el abdomen cambia a un tono más alto y no es posible aspirar la totalidad del aire introducido.
  - La posición puede confirmarse obteniendo una muestra del tubo con un pH alcalino. La posición debe confirmarse también con una RxTórax.
  - Saque el cable y pegue la sonda a la cara del paciente con cinta adhesiva.
  - Para favorecer la motilidad gástrica y a la colocación de la sonda, se puede usar 0.1 mg/kg de metoclopramida intravenosa 10 minutos antes de insertar la sonda postpilórica.

VI. Escenarios posquirúrgicos

71 Síndrome de bajo gasto cardíaco

Natasha Afonso, Heather A. Dickerson

El síndrome o estado de bajo gasto cardíaco (SBGC) describe las manifestaciones clínicas de la reducción del gasto cardíaco, generalmente tras la circulación extracorpórea. La clave del manejo del síndrome de bajo gasto cardíaco es la identificación temprana y el control rápido de las causas reversibles para prevenir la morbilidad y la mortalidad perioperatorias. Por lo general, el síndrome de bajo gasto cardíaco se produce entre 6 y 12 horas después de la circulación extracorpórea.

Diagnóstico

El diagnóstico se realiza mediante la identificación de signos y síntomas que reflejan una disminución del aporte de oxígeno a los tejidos. Existen múltiples signos y modalidades de seguimiento para diagnosticar el síndrome de bajo gasto cardíaco y proporcionar una intervención oportuna:

- Taquicardia
- Disminución del llenado capilar o de la perfusión periférica
- Acidosis metabólica
- Niveles de lactato elevados (>2 mmol/l) o en aumento
- Aumento del gradiente de temperatura entre el núcleo y los pies
- Aumento del gradiente arterial de CO_2 a $ETCO_2$
- Disminución de la producción de orina
- La disminución del diferencial entre la rSO_2 cerebral y somática según la espectroscopia del infrarrojo cercano (véase el Capítulo 69) puede ser un signo de redistribución de la perfusión fuera de la circulación somática: un indicador de empeoramiento del gasto cardíaco.
- Disminución global de la rSO_2 cerebral o somática (espectroscopia del infrarrojo cercano), o ampliación de la diferencia de saturación arterial-venosa central. La relación de extracción de oxígeno (O_2ER) es muy útil como marcador del aporte de oxígeno (Tabla 71-1)

$$O_2ER = \text{Consumo de oxígeno } (VO_2) \text{ / Aporte de oxígeno } (DO_2)$$

$$= (SaO_2 - SvO_2) \text{ / } SaO_2$$

Tabla 71-1. Interpretación de la saturación venosa mixta y de la relación de extracción de oxígeno.

SvO_2	O_2ER	Interpretación
>75 %	<25 %	Normal
De 50 a 75 %	De 25 a 50 %	Aumento de la extracción
De 25 a 50 %	De 50 a 75 %	Aumento del lactato, disfunción celular
<25 %	>75 %	Choque, muerte celular

O_2ER: relación de extracción de oxígeno, SvO_2: saturación de oxígeno venosa mixta.

Tabla 71-2. Estrategias para el diagnóstico y el tratamiento del síndrome de bajo gasto cardíaco (SBGC).

PVC/PAD	PAI	Gradiente transpulmonar	Etiología	Tratamiento
Disminuida	Disminuida	Normal	Hipovolemia	Dar volumen
Aumentada	Normal	Aumentada	Aumento de la RVP	Ventilación, O_2, iNO, sedación/bloqueo neuromuscular
Aumentada	Aumentada	Normal	Disfunción ventricular IVAV Taponamiento/ DPC Falta de sincronía auriculoventri- cular	Inotrópicos Reducción de la poscarga Drenaje del derrame pericárdico Estimulación

AV: auriculoventricular, DPC: derrame pericárdico, iNO: óxido nítrico inhalado, IVAV: insuficiencia de la válvula auriculoventricular, PVC: presión venosa central, PAD: presión auricular derecha, PAI: presión auricular izquierda, RVP: resistencia vascular pulmonar.

Con el síndrome de bajo gasto cardíaco puede observarse hipotensión, aunque es un hallazgo tardío dada la capacidad de la mayoría de los niños de compensar su estado de choque al aumentar su resistencia vascular sistémica. La monitorización adicional a través de vías intrauriculares puede proporcionar información importante y *feedback* sobre las causas y la respuesta a las intervenciones. Un paciente posquirúrgico requiere un seguimiento diligente y una reevaluación frecuente, ya que las tendencias de los datos pueden ser muy informativas. También es importante considerar si se necesitan métodos de monitorización adicionales (por ejemplo, catéter PiCCO®) para ayudar a identificar y controlar de forma temprana el síndrome de bajo gasto cardíaco. El eco-cardiograma resulta útil para evaluar la función cardíaca, la insuficiencia de la válvula auriculoventricular, el derrame pericárdico y evaluar cualquier defecto residual. Los hallazgos tardíos del síndrome de bajo gasto cardíaco son un aumento de la creatinina, la elevación de las enzimas hepáticas, otros signos de mala perfusión tisular y, en última instancia, el choque y el paro cardíaco. En Tabla 71-2 se proporciona una visión general del diagnóstico y el manejo del síndrome de bajo gasto cardíaco.

Manejo

El objetivo del tratamiento de un paciente con síndrome de bajo gasto cardíaco es optimizar el suministro de oxígeno sistémico mediante intervenciones cuidadosas para mejorar la relación entre el suministro y la demanda de oxígeno. Los objetivos importantes en el tratamiento del síndrome de bajo gasto cardíaco son los siguientes:

- **Optimizar la precarga.** La precarga puede ser inadecuada debido a la pérdida de sangre, a los desplazamientos de líquidos relacionados con la circulación extracor-pórea o a los cambios en la distensibilidad ventricular. En caso de hipovolemia, la reposición de volumen debe realizarse con bolos de albúmina al 5 % o de solución salina normal. Deben utilizarse alícuotas de líquido prudentes (5-10 ml/kg) y evaluar la respuesta fisiológica después de cada bolo. La falta de respuesta sugiere que el volumen adicional podría causar daños al aumentar las presiones de llenado y la demanda de oxígeno.

- **Optimizar la hemoglobina.** En caso de hemorragia, se deben sustituir los hemoderivados según sea necesario para normalizar los factores de coagulación y reponer el volumen de sangre perdido. Vigilar atentamente la salida de la sonda pleural. Mientras se sustituye el volumen, es imperativo vigilar de cerca las presiones de llenado.

- **Aumentar la función sistólica con apoyo inotrópico.** La milrinona y la adrenalina pueden ayudar a mantener el gasto cardíaco al aumentar la contractilidad. Se debe tener precaución con la milrinona en pacientes con lesión renal, ya que puede producirse una acumulación de milrinona y causar hipotensión. La adrenalina también puede aumentar la demanda de oxígeno del miocardio y generar una mayor propensión a las taquiarritmias. El calcio es especialmente importante en el corazón de los neonatos, ya que dependen del calcio extracelular para la contractilidad, pero no se deben llevar los niveles a valores suprafisiológicos, ya que esto puede causar un daño significativo y, en última instancia, necrosis miocárdica. Recuerde evaluar la hipocalcemia en pacientes con el síndrome de DiGeorge, con amiodarona y después de transfusiones de sangre, ya que el citrato de los hemoderivados puede fijar el calcio y causar hipocalcemia.

- **Controlar la poscarga.** La milrinona tiene el beneficio añadido de reducir tanto la resistencia vascular sistémica como la resistencia vascular pulmonar. Si la resistencia vascular sistémica es elevada, es posible que el paciente precise nitroprusiato o nicardipina como vasodilatadores adicionales para mejorar la perfusión y el aporte de oxígeno. Por el contrario, si la resistencia vascular sistémica es baja y el paciente está vasopléjico, se puede utilizar vasopresina, norepinefrina o fenilepinefrina para aumentar la resistencia vascular sistémica. Sin embargo, en pacientes con una función ventricular deteriorada, el aumento de la resistencia vascular sistémica puede reducir el gasto cardíaco.

- **Considerar la disfunción suprarrenal y/o tiroidea** en la hipotensión persistente refractaria a las catecolaminas. Para la insuficiencia suprarrenal, comenzar con hidrocortisona 100 mg/m²/día dividida cada 6 horas. Puede ser útil enviar primero una prueba de estimulación de cortisol o un nivel de cortisol aleatorio si el tiempo lo permite, aunque incluso los pacientes con niveles «adecuados» suelen responder a la administración de hidrocortisona con una mejora de la hemodinámica. En caso de disfunción tiroidea, puede iniciarse una infusión de triyodotironina (T3) (administración general: 0.05-0.15 mcg/kg/hr).

- **Ventilación con presión positiva.** Puede ser necesario un soporte ventilatorio completo para reducir la carga de trabajo de los músculos respiratorios y mejorar el gasto cardíaco. Esta estrategia puede ser especialmente útil en pacientes con una función disminuida del ventrículo izquierdo. Se debe tener cuidado de evitar la sobredistensión/ventilación con el aumento de los volúmenes corrientes, ya que esto puede impedir el gasto del ventrículo derecho y/o aumentar la resistencia vascular pulmonar. El objetivo de la ventilación es la capacidad residual funcional.

- **Sedación y control del dolor para minimizar la demanda de oxígeno** y evitar la agitación del paciente o la asincronía con el respirador. En este contexto también puede emplearse el bloqueo neuromuscular.
- **Evaluar si hay taponamiento cardíaco.** Los derrames pericárdicos se pueden observar después de la cirugía cardíaca y requieren un reconocimiento y manejo inmediato. Los cambios hemodinámicos del taponamiento cardíaco suelen estar asociados a una elevación de las presiones de llenado del ventrículo derecho e izquierdo debido a la compresión externa. Debe considerarse un derrame pericárdico importante en un paciente con una sonda pleural con un drenaje que disminuye rápidamente y un gasto cardíaco cada vez más bajo. Se debe intentar inmediatamente retirar la sonda pleural, aportar volumen para superar el efecto de taponamiento y, si es necesario, realizar una exploración quirúrgica y un drenaje. Puede ser útil un ecocardiograma para hacer el diagnóstico de y no solo debe evaluar los derrames circunferenciales sino también los localizados, ya que estos también pueden comprometer el llenado y el gasto cardíaco.
- **Garantizar la sincronía auriculoventricular.** Asegurar que el paciente esté en ritmo sinusal para maximizar el gasto cardíaco. El paciente puede requerir estimulación auricular para la bradicardia nodular o para sobreestimular la taquicardia ectópica de la unión si es necesario para apoyar la hemodinámica.
- **Considere la posibilidad de reabrir el tórax** para permitir un mejor llenado y un mejor gasto cardíaco. Recuerde que la fisiología del taponamiento puede ser secundaria a un edema del miocardio sin derrame significativo.
- **Considere el apoyo circulatorio mecánico** en circunstancias extremas si las estrategias de tratamiento médico no tienen éxito en el manejo del estado del síndrome de bajo gasto cardíaco.

72 | Paro cardiopulmonar

Aarti Bavare, Patricia Bastero, Iki Adachi

El paro cardíaco es un estado patológico caracterizado por la pérdida de circulación efectiva. El retorno de la circulación espontánea y la supervivencia tras un paro cardíaco intrahospitalario varían considerablemente (0-60 %). Los resultados dependen de la causa del paro cardíaco y del tratamiento dispensado durante y después del mismo. La morbilidad, especialmente las secuelas neurológicas, son frecuentes en los supervivientes. El paro cardíaco se produce debido a un deterioro del rendimiento del miocardio que da lugar a un ritmo no perfusional, ya sea una actividad eléctrica sin pulso, una asistolia, una taquicardia ventricular o una fibrilación ventricular. Por lo general, las afecciones precedentes son anomalías cardíacas primarias o afectación cardíaca debido a anomalías respiratorias, neurológicas o metabólicas.

Diagnóstico

Los signos que manifiestan un paro cardíaco son la falta de pulso, la apnea y la pérdida de conciencia. Si se dispone de monitorización invasiva, el paro cardíaco puede reconocerse rápidamente por la pérdida de la forma de la onda arterial y/o la rápida caída del CO_2 tisular. En el TCH, a todos los pacientes con enfermedad cardíaca crítica se les hace una monitorización continua con ECG, variabilidad del segmento ST, PA invasiva y no invasiva, NIRS y análisis de gases en sangre. En la mayoría de los casos, se puede reconocer un colapso cardíaco y/o respiratorio inminente con estos instrumentos de monitorización y se pueden realizar las intervenciones adecuadas para evitar el paro cardíaco.

Manejo

Anticipación y prevención

La gran mayoría de los paros cardíacos en los pacientes con problemas cardíacos se producen en aquellos que se consideran de «alto riesgo». Es raro que pacientes sin factores de riesgo significativos desarrollen inesperadamente un paro cardíaco. La población de alto riesgo incluye a los pacientes con: fisiología de un solo ventrículo, en particular la circulación dependiente de una derivación (por ejemplo, después del procedimiento de Norwood); insuficiencia coronaria (por ejemplo, pacientes con estenosis aórtica supravalvular asociada al síndrome de Williams o vasculopatía coronaria postrasplante); hipertensión pulmonar; síndromes de arritmias ventriculares; o insuficiencia cardíaca aguda o crónica. Los pacientes posquirúrgicos recientes con circulación marginal a pesar del apoyo inotrópico en dosis altas también corren un riesgo sustancial de descompensación aguda.

La prevalencia de los paros cardíacos en el TCH es del 2 % de todos los casos en la UTIC, una cifra inferior a la comunicada por otros centros al Consorcio de Cuidados Críticos Pediátricos (PC4). Ciertas estrategias preventivas pragmáticas que contribuyen potencialmente a reducir las tasas de paros cardíacos en la UTIC del TCH son la agrupación de pacientes de alta gravedad, el uso elevado de la monitorización no invasiva

Paro cardíaco después de una cirugía cardíaca

Reanimación cardiopulmonar inmediata de alta calidad realizada por 2 personas

Hay vía respiratoria avanzada:
100 compresiones, 10-20 respiraciones/min

No hay vía respiratoria avanzada:
15 compresiones: ciclo de respiraciones
Asegurar la vía respiratoria

Activación de CODE para equipos médicos, quirúrgicos y de ECMO

- Epinefrina 0.01 mg/kg
- Reanimación según el protocolo PALS
- Desfibrilación si el ritmo es desfibrilable

Evaluación

Intervenciones

Reevaluación

Investigaciones de laboratorio y radiológicas para evaluar el intercambio de gases, la acidosis, la hemoglobina, la permeabilidad de las vías respiratorias, los derrames

¿Regreso de la circulación espontánea?

Sí   No

Evaluar la adecuación de la perfusión y determinar las necesidades de apoyo crítico en curso

E-RCP

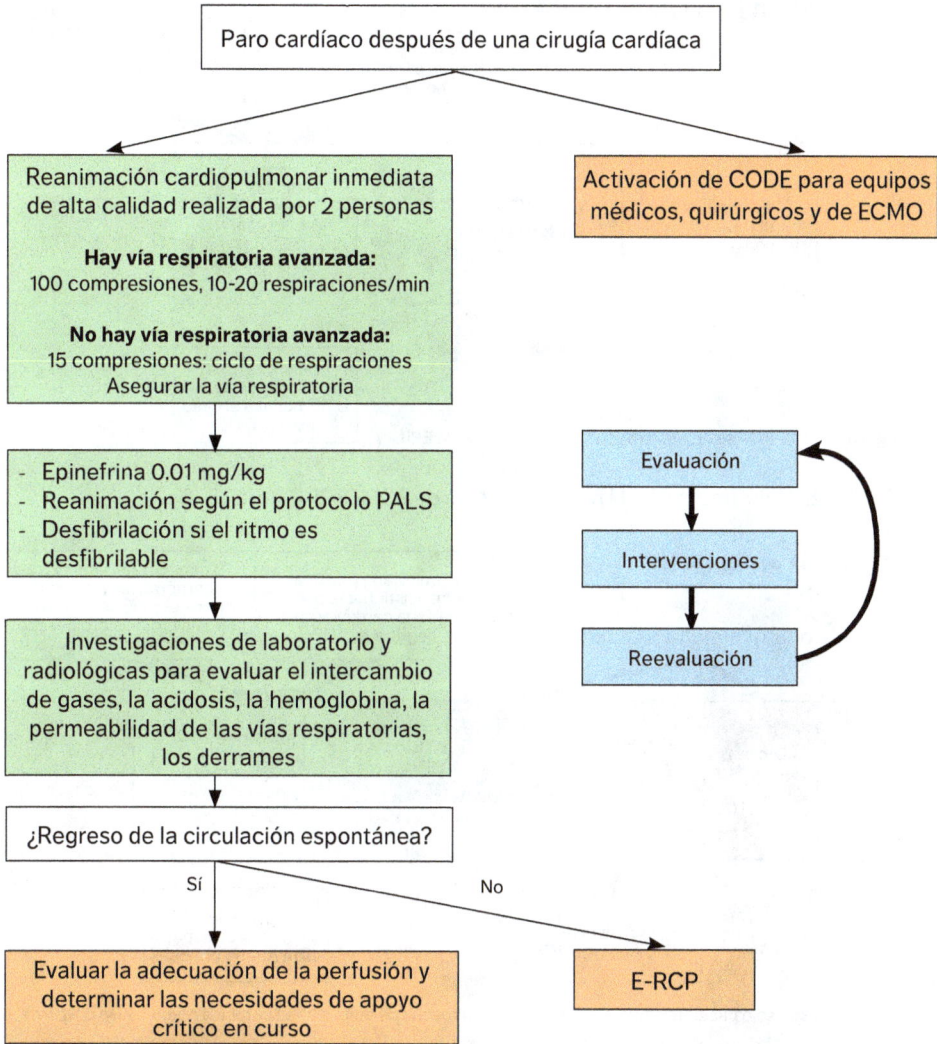

Cuadro 72-1. Algoritmo de tratamiento del paro cardíaco posquirúrgico en el TCH. E-RPC: ECMO-RCP, PALS: soporte vital avanzado pediátrico.

e invasiva, la preparación con medicamentos de emergencia a pie de cama y una buena comunicación multidisciplinar. Tan pronto como se descubran los primeros signos de una función cardiorrespiratoria inadecuada, se debe aumentar la monitorización (si no está ya presente) y se deben iniciar terapias críticas para optimizar la función cardíaca, mejorar el aporte de oxígeno a los órganos finales y minimizar el consumo de oxígeno. Si el paciente no está en la UTIC, se activa un equipo de respuesta rápida o de respuesta al código (personal de enfermería de terapia intensiva, terapeuta respiratorio y un médico) para iniciar los cuidados intensivos y facilitar el traslado seguro a la UTI.

ECMO-RCP en la UTIC

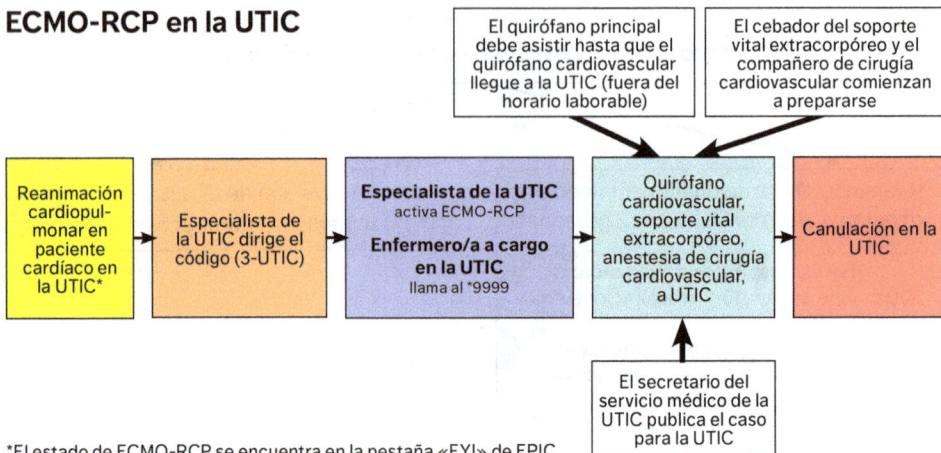

El quirófano principal debe asistir hasta que el quirófano cardiovascular llegue a la UTIC (fuera del horario laborable)

El cebador del soporte vital extracorpóreo y el compañero de cirugía cardiovascular comienzan a prepararse

Reanimación cardiopulmonar en paciente cardíaco en la UTIC*

Especialista de la UTIC dirige el código (3-UTIC)

Especialista de la UTIC
activa ECMO-RCP
Enfermero/a a cargo en la UTIC
llama al *9999

Quirófano cardiovascular, soporte vital extracorpóreo, anestesia de cirugía cardiovascular, a UTIC

Canulación en la UTIC

El secretario del servicio médico de la UTIC publica el caso para la UTIC

*El estado de ECMO-RCP se encuentra en la pestaña «FYI» de EPIC

Cuadro 72-2. Algoritmo del TCH para activación de ECMO-RCP en la UTIC.

ECMO-RCP en la UTIP

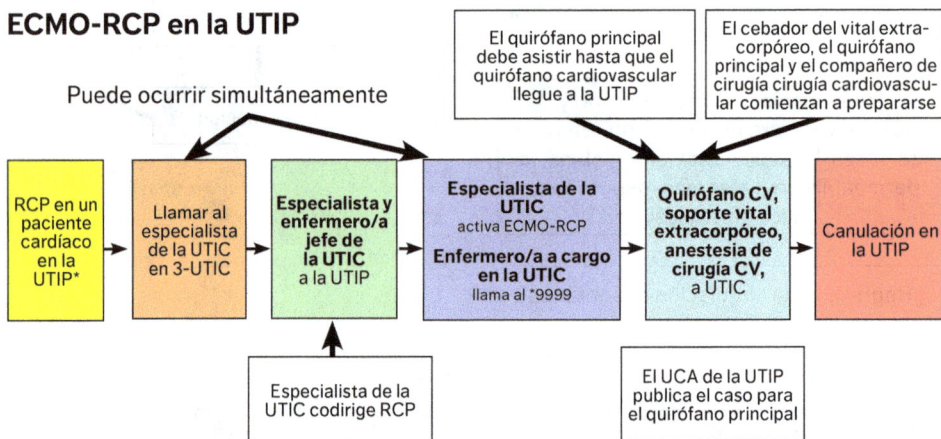

Puede ocurrir simultáneamente

El quirófano principal debe asistir hasta que el quirófano cardiovascular llegue a la UTIP

El cebador del vital extracorpóreo, el quirófano principal y el compañero de cirugía cirugía cardiovascular comienzan a prepararse

RCP en un paciente cardíaco en la UTIP*

Llamar al especialista de la UTIC en 3-UTIC

Especialista y enfermero/a jefe de la UTIC a la UTIP

Especialista de la UTIC
activa ECMO-RCP
Enfermero/a a cargo en la UTIC
llama al *9999

Quirófano CV, soporte vital extracorpóreo, anestesia de cirugía CV, a UTIC

Canulación en la UTIP

Especialista de la UTIC codirige RCP

El UCA de la UTIP publica el caso para el quirófano principal

*Los candidatos son solo pacientes cardíacos (o con alta sospecha de enfermedad cardíaca como causa del paro)

Cuadro 72-3. Algoritmo del TCH para activación de ECMO-CPR en la UTIP. UCA: secretario del servicio médico.

El objetivo de la prevención es optimizar el aporte de oxígeno (DO_2) y diagnosticar la causa principal del deterioro lo antes posible, con el fin de iniciar terapias específicas. Para mejorar la DO_2, se establece soporte inotrópico y ventilatorio; se optimiza la capacidad de transporte de oxígeno (niveles de hemoglobina), la precarga y la resistencia vascular sistémica; y se minimiza el consumo de oxígeno (VO_2) mediante el control de la temperatura, el dolor y, en ciertos casos, sedando al paciente. Para guiar las intervenciones, se establecen accesos venosos y arteriales centrales, y se obtienen análisis de laboratorio (intercambio de gases, equilibrio ácido-base, mediciones de electrolitos, hematocrito y recuento de células, y grupo sanguíneo y pruebas cruzadas). La función

ECMO-RCP para pacientes que llegan al Centro de Emergencias

Puede ocurrir simultáneamente

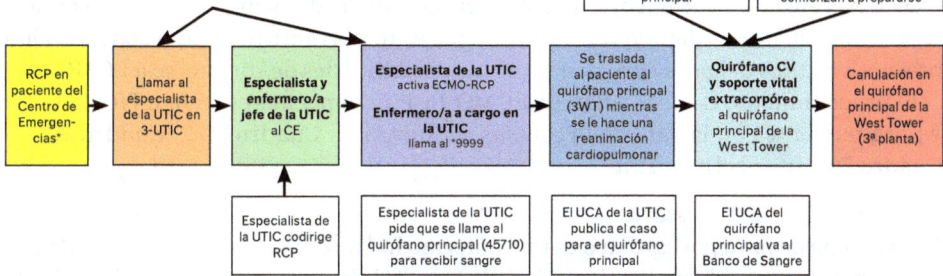

RCP en paciente del Centro de Emergencias*	Llamar al especialista de la UTIC en 3-UTIC	Especialista y enfermero/a jefe de la UTIC al CE	**Especialista de la UTIC** activa ECMO-RCP **Enfermero/a a cargo en la UTIC** llama al *9999	Se traslada al paciente al quirófano principal (3WT) mientras se le hace una reanimación cardiopulmonar	**Quirófano CV y soporte vital extracorpóreo** al quirófano principal de la West Tower	Canulación en el quirófano principal de la West Tower (3ª planta)

El quirófano principal debe asistir hasta que el quirófano cardiovascular llegue al quirófano principal

El cebador del vital extracorpóreo, el quirófano principal y el compañero de cirugía cirugía cardiovascular comienzan a prepararse

Especialista de la UTIC codirige RCP	Especialista de la UTIC pide que se llame al quirófano principal (45710) para recibir sangre	El UCA de la UTIC publica el caso para el quirófano principal	El UCA del quirófano principal va al Banco de Sangre

*Los candidatos son solo pacientes cardíacos (o con alta sospecha de enfermedad cardíaca como causa del paro)

Cuadro 72-4. Algoritmo de TCH para la activación de ECMO-RCP para pacientes en la sala de emergencias. CE: centro de emergencias, UCA: secretario del servicio médico.

respiratoria se asiste mediante ventilación invasiva. Se optimizan la precarga, la contractilidad y la poscarga cardíacas. Se utilizan agentes inotrópicos para mantener una perfusión coronaria y sistémica adecuadas. A menudo, en respuesta a la hipotensión, se utilizan goteo de adrenalina y los «rociadores» de adrenalina (0.1 mg/ml de adrenalina diluida para obtener un «rociador» de 0.01 mg/ml). El objetivo del tratamiento es mantener una *perfusión* adecuada (es decir, el gasto cardíaco) y no necesariamente mantener una determinada presión arterial. Se optimizan los hematocritos y la SaO_2. Se corrige la hipoglucemia y/o la hipocalcemia. En el contexto de un gasto cardíaco limitado, las demandas metabólicas se reducen mediante el control de la fiebre, la sedación y/o la parálisis química, la nutrición parenteral, etc. para minimizar el VO_2.

Se lleva a cabo una comunicación multidisciplinar y una actualización periódica de los cambios en el estado clínico de los pacientes. Se mantiene a las familias al corriente del curso clínico y se les pide su opinión sobre los deseos de reanimación del paciente.

Reanimación durante el paro cardíaco

En el caso de que se produzca un paro cardíaco o cuando este sea la presentación inicial, se realizará inmediatamente una reanimación cardiopulmonar de alta calidad según las directrices publicadas por la AHA (Pediatric Advanced Life Support, PALS). Los componentes importantes que se traducen en mejores resultados incluyen la reducción de la duración del paro cardiopulmonar y la mejora de la calidad de la reanimación cardiopulmonar realizada. En Cuadro 72-1 se muestra el algoritmo para el manejo del paro cardíaco en pacientes posquirúrgicos en el TCH.

El uso de agentes adrenérgicos como la adrenalina produce una intensa vasoconstricción sistémica y eleva las presiones diastólicas aórticas para facilitar el flujo sanguíneo coronario y cerebral durante la reanimación cardiopulmonar, al tiempo que redirige el flujo fuera de otros órganos. Las investigaciones y el tratamiento se adaptan para lograr la reversión de las patologías incitantes cardíacas o extracardíacas.

Cuando no se consigue el retorno de la circulación espontánea con la terapia médica, o se considera que la perfusión es inadecuada, el modo de soporte definitivo es la ECMO venoarterial, si está indicada (véase el Capítulo 43). En general, los pacientes con afecciones agudas y reversibles son candidatos a la ECMO a menos que se indique lo contrario, mientras que es necesario considerar cuidadosamente a aquellos con afecciones crónicas que pueden no tener una estrategia de «salida» válida. En el caso de los pacientes considerados de «alto riesgo» es importante tener una conversación preventiva antes del paro cardíaco sobre las posibilidades de someterse a ECMO.

El procedimiento de activación de ECMO-RCP para pacientes en la UTIC, la UTIP y para pacientes en la sala de urgencias se ilustra en Cuadro 72-2, Cuadro 72-3 y Cuadro 72-4, respectivamente.

Síndrome de paro poscardíaco

El síndrome de paro poscardíaco es una enfermedad multiorgánica caracterizada por la lesión de órganos durante y después de la reperfusión. Este síndrome es el resultado de una isquemia seguida de una lesión por reperfusión. Combina los efectos de la enfermedad primaria que condujo al paro cardíaco, la disfunción miocárdica, el alto riesgo de lesión cerebral secundario a la lesión microcirculatoria con muerte neuronal y apoptosis, y la respuesta inflamatoria sistémica. Cuanto mayor sea el tiempo de hipoperfusión, más graves serán las lesiones secundarias.

Tratamiento tras un paro cardíaco

El tratamiento después del paro cardíaco incluye la monitorización invasiva y las investigaciones para garantizar un intercambio de gases óptimo (para conseguir la normocapnia), la resolución de la acidosis (para evitar la hipotensión), la oxigenación adecuada (para evitar la hiperoxia), el aporte de nutrientes (para conseguir la normoglucemia) y el mantenimiento de la normotermia. En la actualidad, no hay pruebas que apoyen el uso de la hipotermia deliberada para el paro cardíaco intrahospitalario.

73 Taquicardia supraventricular

Mubbasheer Ahmed, Caridad M. de la Uz

La taquicardia supraventricular es una taquiarritmia que se origina por encima del tejido ventricular y que requiere la afectación de la aurícula o del tejido nodal auriculoventricular. Es la taquiarritmia más común en la población pediátrica, con una incidencia del 0.1-0.4 %. La mayoría de los pacientes se presentan antes de los 2 meses de edad y aproximadamente el 80 % tienen un corazón estructuralmente normal. La taquicardia supraventricular también puede complicar el estado postoperatorio de los pacientes después de la cirugía de cardiopatía congénita.

Hay dos mecanismos distintos que causan la taquicardia supraventricular:

- **Reentrada**. Es la etiología más común (>90 %) y está causada por un circuito eléctrico dentro de la aurícula.
  - Aleteo auricular debido a un circuito de reentrada en la aurícula.
  - Taquicardia de reentrada auriculoventricular debida a una vía accesoria de preexcitación (por ejemplo, Síndrome de Wolff-Parkinson-White)
  - Taquicardia de reentrada del nódulo auriculoventricular a través de una vía lenta dentro del tejido del nódulo auriculoventricular
- **Automaticidad**. Está provocada por un foco de automatismo aumentado en el corazón. La taquicardia ectópica auricular implica que el foco está dentro del tejido auricular.

Diagnóstico

Los síntomas que se presentan en los bebés incluyen letargo, agitación, mala alimentación y palidez. Los niños mayores pueden presentar palpitaciones, molestias en el pecho, síncope o dificultad para respirar. Los pacientes posquirúrgicos que están siendo monitorizados serán identificados por un cambio en su ECG.

Los hallazgos del ECG en la taquicardia supraventricular incluyen los siguientes:

- Complejo QRS estrecho similar al sinusal (más común), aunque la taquicardia supraventricular antidrómica y la taquicardia supraventricular con bloqueo de rama pueden presentarse como una taquicardia de QRS ancho y pueden imitar una taquicardia ventricular.
- Las ondas P están presentes, pero a menudo no son visibles en el ECG, ya que suelen estar enterradas en la parte terminal del QRS.
- En la taquicardia supraventricular de reentrada, el inicio y el fin son abruptos y la frecuencia es mínimamente variable
- La taquicardia auricular muestra un calentamiento y enfriamiento de la frecuencia y puede tener más variabilidad R-R.
- La relación auriculoventricular es de 1:1 (si se observa disociación auriculoventricular, se descarta la taquicardia supraventricular)

```
┌─────────────────────────────────────────┐
│   Taquicardia supraventricular probable  │
│        Lactantes: 240 ± 40 lpm           │
│        Niños mayores: >180 lpm           │
└─────────────────────────────────────────┘
```

```
┌──────────────┐              ┌──────────────┐
│   Estable    │              │   Inestable  │
└──────────────┘              └──────────────┘
```

```
┌──────────────────┐          ┌──────────────────────────┐
│ Maniobras vagales│          │ Cardioversión sincronizada│
└──────────────────┘          │        0.5 J/kg          │
                              └──────────────────────────┘
```

```
┌──────────────────────┐
│ Sobrestimulación si se│
│ dispone de cables de  │
│     estimulación      │
└──────────────────────┘
```

```
┌──────────────────────┐
│  Adenosina i.v./i.o. │
│      0.1 mg/kg       │
└──────────────────────┘
```

```
┌──────────────────────┐      ┌──────────────────────┐
│  Función ventricular │      │  Función ventricular │
│      conservada      │      │ deprimida o desconocida│
└──────────────────────┘      └──────────────────────┘
```

```
┌──────────────────────────────┐  ┌──────────────────────┐
│          Sotalol i.v.        │  │  Amiodarona 5 mg/kg  │
│ 80-100 mg/m²/día divididos c/8 h│  │  i.v. (máximo 150 mg)│
└──────────────────────────────┘  └──────────────────────┘
```

```
┌──────────────────────────┐
│ Cardioversión sincronizada│
│        0.5 J/kg          │
└──────────────────────────┘
```

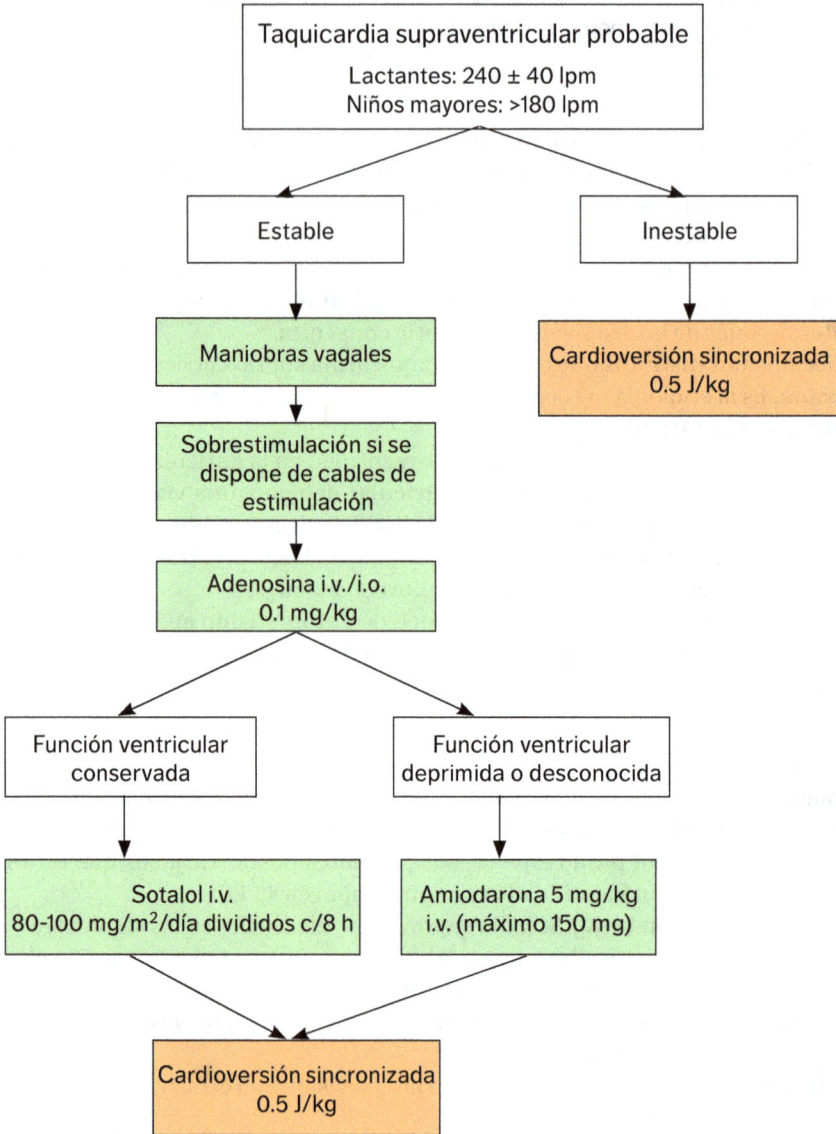

Cuadro 73-1. Algoritmo para el manejo de la taquicardia supraventricular.

Manejo

En el caso del aleteo auricular, la adenosina puede administrarse con fines de diagnóstico, pero no eliminará el aleteo. Se debe tratar con cardioversión sincronizada o estimulación auricular o transesofágica.

La taquicardia supraventricular de reentrada inestable (choque, hipotensión, deterioro del estado mental) requiere una rápida terminación de la arritmia con una cardioversión sincronizada comenzando con 0.5 J/kg.

En el caso de las taquicardias supraventriculares de reentrada estables, se pueden intentar las maniobras vagales y la cardioversión química. La taquicardia supraventricular reentrante utiliza el nodo auriculoventricular como rama anterógrada o retrógrada la mayor parte del tiempo y, por tanto, puede clasificarse como dependiente del nodo auriculoventricular. Las intervenciones terapéuticas se centran en influir en la conducción del nódulo auriculoventricular y en el periodo refractario, o en provocar un bloqueo transitorio del nódulo auriculoventricular. Las maniobras vagales provocan un retraso en la conducción nodal auriculoventricular. Estas maniobras incluyen las maniobras de Valsalva (carga hacia abajo), soplar en una pajita ocluida o aplicar hielo sobre el puente nasal y la frente durante aproximadamente 10 segundos. Si las maniobras vagales fallan, la adenosina es la intervención química de primera vía con una tasa de éxito superior al 85 %. Dada la corta semivida de la adenosina (<2 segundos), es necesaria una administración de bolo rápido en la estructura venosa más central para que sea eficaz. La dosis inicial es de 0.1 mg/kg, seguida de 0.2 mg/kg, con una dosis máxima de 12 mg. Al administrar adenosina en pacientes posquirúrgicos, hay que tener en cuenta cuál es la vía vascular más directa al corazón antes de obtener el acceso. En los pacientes con trasplante de corazón, el corazón denervado puede responder con una asistolia prolongada a dosis normales de adenosina; en ese caso, deben utilizarse dosis más bajas de adenosina.

En Cuadro 73-1 se muestra el algoritmo para el tratamiento de la taquicardia supraventricular. En Tabla 73-1 se enumeran los medicamentos que pueden utilizarse para el tratamiento de la taquicardia supraventricular y sus dosis.

Tabla 73-1. Medicamentos y dosis utilizadas para el manejo de la taquicardia supraventricular.

Medicamento	Dosis
Adenosina (i.v./i.o.)	0.1 - 0.3 mg/kg (máximo 12 mg)
Amiodarona (i.v./vía oral)	5 mg/kg (máximo 300 mg)
Digoxina (i.v.)	Inicialmente 15-30 mcg/kg/día divididos 3 v/d
Esmolol (i.v.)	50-300 mcg/kg/min
Flecainida (vía oral)	Neonatos: 2-6 mg/kg/día divididos 2 v/d Lactantes: 50-200 mg/m^2/día divididos 2 v/d
Nadolol (vía oral)	0.5-1 mg/kg 1 v/d
Procainamida (i.v.)	Carga: 10-15 mg/kg durante 30-60 min Infusión continua: 20-80 mcg/kg/min
Propranolol (vía oral)	1-4 mg/kg/día divididos c/6-8 h
Sotalol (i.v./vía oral)	Vía oral: 50 mg/m^2/día dividido c/8 h Intravenoso: 80-100 mg/m^2/día divididos c/8 h

74 Taquicardia ectópica de la unión

Caridad M. de la Uz, Rocky Tsang, Lara S. Shekerdemian

La taquicardia ectópica de la unión es una taquiarritmia que surge de un automatismo anormal en la zona de la unión auriculoventricular (región del nodo auriculoventricular/del haz de His), y puede causar un deterioro hemodinámico. Es una de las arritmias más comunes en los niños, con una incidencia reportada de hasta el 8 % en pacientes sometidos a cirugía cardíaca.

La taquicardia ectópica de la unión suele producirse en el postoperatorio inmediato de las intervenciones quirúrgicas de cardiopatías congénitas que implican la manipulación de la cruz del corazón. Los factores de riesgo son: un tiempo prolongado de pinzamiento cruzado o de *bypass*, una cirugía que afecte al tabique ventricular o una tracción importante del corazón, la necesidad de apoyo inotrópico, la hipomagnesemia y la edad temprana.

Diagnóstico

En el ECG, la taquicardia ectópica de la unión se presenta como una taquiarritmia con una morfología del QRS igual a la del QRS sinusal. Las ondas P están ausentes antes del QRS. Se pueden observar ondas P retrógradas, posiblemente enterradas dentro de la porción terminal del QRS, y disociación auriculoventricular con ocasionales latidos de captura sinusal.

Un electrograma auricular realizado a través de cables de estimulación temporal permite detectar las ondas P que están enterradas dentro del QRS (Cuadro 74-1). La monitorización hemodinámica de la presión venosa central simultáneamente con un ecocardiograma permite identificar las ondas «a» del cañón (Cuadro 74-2), coherentes

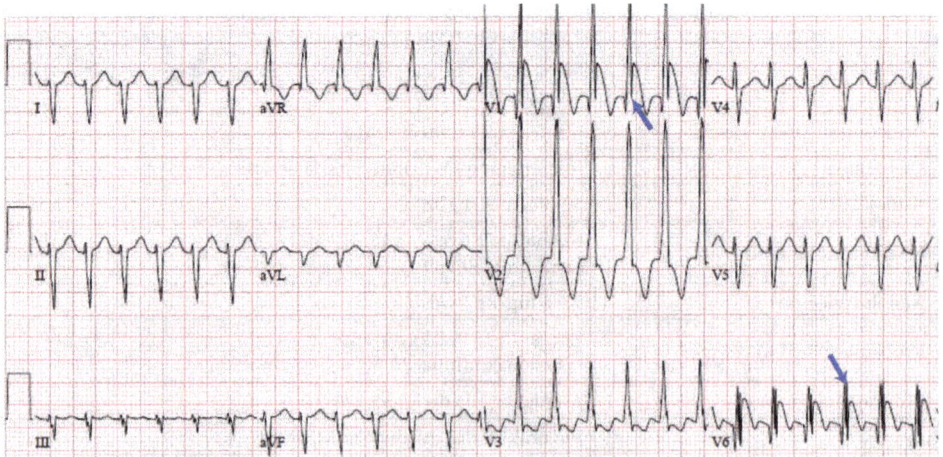

Cuadro 74-1. Electrograma auricular realizado a través de las derivaciones V1 y V6 en un paciente con taquicardia ectópica de la unión. Las señales eléctricas (flechas) observadas en la última porción del QRS identifican ondas P retrógradas enterradas en el complejo QRS.

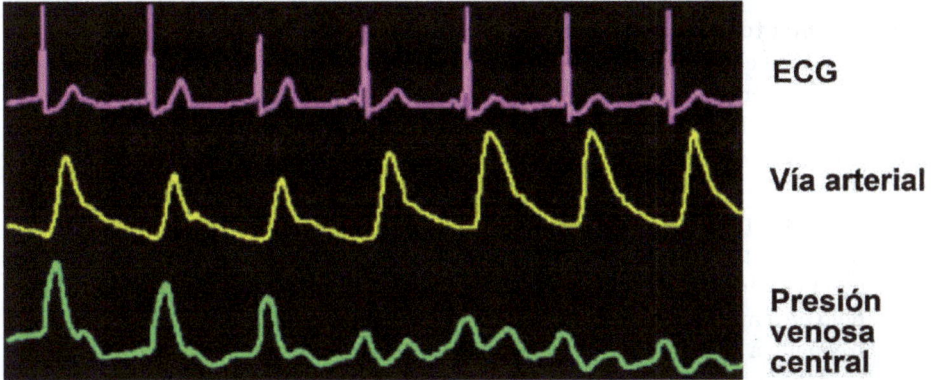

ECG

Vía arterial

Presión venosa central

Cuadro 74-2. Trazados de ECG, vía arterial y presión venosa central en un paciente que pasa de ritmo nodular a ritmo sinusal. Observe las «ondas A de cañón» (tres primeros latidos) en el trazado de la presión venosa central, consistentes con la disincronía auriculoventricular cuando el paciente está en ritmo nodular. Obsérvese el retorno de la onda P en el trazado del ECG y la correspondiente pérdida de las ondas A del cañón en los cuatro latidos siguientes del trazado de la presión venosa central. Adaptado de Tsang R. *Hemodynamic monitoring in the cardiac intensive care unit.* Congenital Heart Disease 2013; 8:568-575, with permission.

con la disincronía auriculoventricular. Representan un aumento de la presión en la aurícula derecha cuando esta se contrae contra una válvula tricúspide cerrada (también se observa en la taquicardia ventricular, el bloqueo auriculoventricular completo, la hipertensión pulmonar y el síndrome del marcapasos). La administración de adenosina puede causar disociación auriculoventricular, pero no eliminará la taquicardia ectópica de la unión.

Manejo

El objetivo del tratamiento de la taquicardia ectópica de la unión posquirúrgica puede ser eliminar la taquiarritmia o controlar la tasa de taquicardia ectópica de la unión para lograr la estabilidad hemodinámica. Las medidas conservadoras incluyen el enfriamiento del paciente (no inferior a 33 °C), la sedación (para disminuir las catecolaminas endógenas), la retirada de inótropos y la corrección de las alteraciones electrolíticas y la hipovolemia. Las intervenciones más agresivas incluyen:

- **Sobrestimulación.** Se puede realizar una sobrestimulación auricular en modo AAI (si la conducción auriculoventricular está intacta) o en modo DDD (si hay bloqueo auriculoventricular) a una velocidad superior a la velocidad nodular intrínseca. Esto proporcionará sincronización auriculoventricular. Si la frecuencia de la taquicardia ectópica de la unión es excesivamente rápida, puede ser posible la sobrestimulación auricular con frecuencias más rápidas, pero quizá no produzca una mejora hemodinámica debido al limitado tiempo de llenado durante la estimulación auricular rápida. **Advertencia:** la estimulación auricular rápida a través de un marcapasos temporal con mala detección auricular puede provocar fibrilación auricular.

- **Medicamentos antiarrítmicos.**
  - Se puede considerar el uso de *esmolol* en pacientes cuya función ventricular esté conservada y que no estén recibiendo dosis elevadas de inótropos, aunque el éxito de la conversión es bajo.
  - *Amiodarona.* La dosis recomendada es un bolo intravenoso único de 5 mg/kg que debe administrarse durante 1-2 horas. Sin embargo, debido a los posibles efectos cardiodepresores de la amiodarona, en particular en neonatos y lactantes, es preferible administrar lentamente bolos más pequeños (1-2 mg/kg cada vez durante 30-60 minutos) hasta que haga efecto. Se puede repetir otro bolo de 5 mg/kg si el primer bolo no consigue controlar el ritmo o disminuir la frecuencia de la taquicardia lo suficiente como para mejorar la hemodinámica. Se debe administrar CaCl o gluconato de Ca antes de la administración de amiodarona para mitigar el riesgo de colapso cardiovascular de la amiodarona i.v. Con frecuencia, una sola dosis de amiodarona intravenosa es suficiente para convertir la taquicardia ectópica de la unión posquirúrgica. Puede iniciarse un goteo de amiodarona (5-20 mg/kg/día i.v.) si hay arritmia persistente con deterioro hemodinámico tras la administración de la dosis en bolo. Si se utiliza un goteo, los niveles de calcio y el QTc deben controlarse diariamente.
  - *Sotalol i.v.* Hay datos limitados sobre el uso de sotalol para la taquicardia ectópica de la unión. En las situaciones en las que esto se considere, se recomienda consultar primero al servicio de electrofisiología. Este fármaco debe utilizarse en pacientes con una función, como máximo, moderadamente deprimida. Administrar 1 mg/kg i.v. durante una hora; el bolo puede repetirse una vez. Controlar el QTc.
  - *Procainamida.* 3-6 mg/kg/dosis durante 5 minutos, sin superar los 100 mg/dosis. Los niveles de procainamida no están disponibles en el TCH, y su administración no debe considerarse sin la aportación del servicio de Electrofisiología.
- **ECMO.** Los pacientes con taquicardia ectópica de la unión no tratable y hemodinámicamente significativa que sea refractaria a las intervenciones médicas y farmacológicas estándar pueden requerir apoyo de ECMO.

La mayoría de los casos de taquicardia ectópica de la unión posquirúrgica se resuelven a las 36 horas de la cirugía y no requieren tratamiento más allá del período postoperatorio inmediato.

75 Bloqueo auriculoventricular completo

Jeffrey J. Kim, Iki Adachi

El bloqueo auriculoventricular completo, conocido como bloqueo cardíaco de tercer grado, se produce cuando las señales eléctricas que desencadenan la contracción cardíaca están completamente bloqueadas entre las aurículas y los ventrículos. Se caracteriza por el fracaso total de los impulsos auriculares para ser conducidos a los ventrículos, y hay una disociación completa entre la despolarización auricular y ventricular, típicamente seguida por un ritmo nodular de escape. Ciertas formas de cardiopatía congénita presentan un mayor riesgo de bloqueo auriculoventricular intrínseco, como los pacientes con transposición congénitamente corregida de las grandes arterias y aquellos con isomerismo auricular izquierdo. El bloqueo auriculoventricular también puede adquirirse en el postoperatorio como complicación del daño quirúrgico al nodo auriculoventricular compacto o al haz de His. Las cirugías más comúnmente asociadas con el bloqueo auriculoventricular postoperatorio incluyen la reparación del defecto septal auriculoventricular, el cierre de la comunicación interventricular, la resección del tejido subaórtico y la intervención quirúrgica en pacientes con transposición congénitamente corregida de las grandes arterias. En los casos postoperatorios, puede producirse una recuperación de la conducción auriculoventricular, normalmente en los primeros 10 días después de la operación.

Diagnóstico

El diagnóstico del bloqueo auriculoventricular completo se realiza normalmente en la evaluación del ritmo, e incluye una telemetría y ECG de 12 derivaciones. Estas

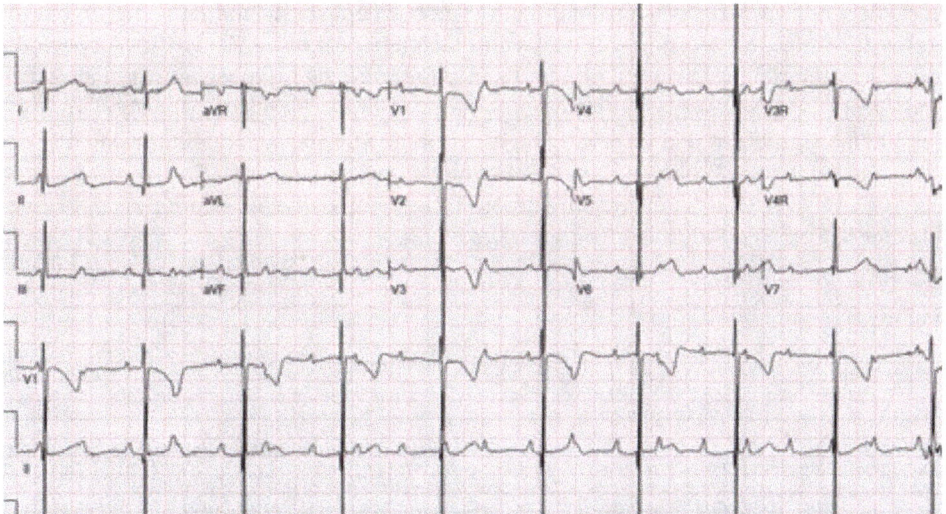

Cuadro 75-1. ECG de 15 derivaciones que muestra un bloqueo auriculoventricular completo con disociación auriculoventricular y ritmo modular de escape. Todos los impulsos auriculares que deberían conducirse a los ventrículos no lo hacen, y hay más ondas P que complejos QRS.

evaluaciones muestran que todos los impulsos auriculares que deberían conducirse al ventrículo no lo hacen (Cuadro 75-1), y las ondas P están así disociadas de los complejos QRS (más ondas P que QRS).

Manejo

Las opciones de tratamiento agudo del bloqueo auriculoventricular dependen de las secuelas hemodinámicas de la bradicardia. Si el ritmo nodular de escape es de una frecuencia adecuada para mantener una hemodinámica estable, es posible que no sea necesario el tratamiento urgente. Si se considera necesario un tratamiento agudo, se pueden considerar varias opciones en función del escenario:

- **Farmacoterapia.** Se pueden utilizar medicamentos como el isoproterenol o la adrenalina para aumentar la velocidad nodular de escape.
- **Estimulación transcutánea.** La estimulación externa utilizando parches de estimulación y una unidad externa puede utilizarse de forma emergente si es necesario. Esto solo debe considerarse un medio temporal.
- **Estimulación cardíaca mediante cables de estimulación temporales.** Si se dispone de cables de estimulación externa posquirúrgica, esto puede proporcionar el medio más estable de terapia aguda. En el bloqueo auriculoventricular, la estimulación auricular por sí sola no será beneficiosa, por lo que el modo de estimulación temporal debe programarse en DDD o VVI (véase el Capítulo 41). Los ajustes de estimulación y los umbrales de captura/detección se deben verificar diariamente.
- **Estimulación transvenosa.** Si no se dispone de cables de estimulación temporal, puede utilizarse la inserción de un catéter de estimulación temporal en el ventrículo con la consiguiente estimulación ventricular.

En última instancia, el cuidado a largo plazo del bloqueo auriculoventricular postoperatorio dependería de la decisión de implantar un marcapasos permanente. Sin embargo, antes de tomar una decisión sobre la estimulación permanente, se justifica un período de observación para la recuperación. La implantación de un marcapasos suele estar indicada en pacientes que no han recuperado la conducción auriculoventricular en los 10 días siguientes a la intervención quirúrgica, aunque se ha demostrado que un pequeño subgrupo de pacientes presenta una recuperación tardía. Existen directrices de ACC/AHA/HRS para el tratamiento con dispositivos de las anomalías del ritmo cardíaco (Epstein et al. 2008, Brignole et al. 2013).

Lecturas recomendadas

Brignole M, Auricchio A, Baron-Esquivias G, et al. *2013 ESC Guidelines on cardiac pacing and cardiac resynchronization therapy: the Task Force on cardiac pacing and resynchronization therapy of the European Society of Cardiology (ESC).* Desarrollado en colaboración con la Asociación Europea del Ritmo Cardíaco (EHRA). Eur Heart J. 2013;34:2281-2329.

Epstein AE, DiMarco JP, Ellenbogen KA, et al. *ACC/AHA/HRS 2008 Guidelines for Device-Based Therapy of Cardiac Rhythm Abnormalities: a report of the American College of Cardiology/American Heart Association Task Force on Practice Guidelines (Writing Committee to Revise the ACC/AHA/NASPE 2002 Guideline Update for Implantation of Cardiac Pacemakers and Antiarrhythmia Devices) developed in collaboration with the American Association for Thoracic Surgery and Society of Thoracic Surgeons.* J Am Coll Cardiol. 2008;51:e1-62.

Hemorragia posquirúrgica

Erin A. Gottlieb, Justin Elhoff, Ziyad M. Binsalamah

Las hemorragias tras una intervención quirúrgica pueden clasificarse en tres categorías principales: hemorragias tempranas, diferidas y tardías. La hemorragia temprana es básicamente una continuación de la hemorragia del quirófano. La hemorragia diferida se produce pocas horas después de la llegada del paciente a la UTIC, mientras que la hemorragia tardía se produce pocos días o semanas después de la cirugía, y suele manifestarse como derrame pleural o pericárdico.

Es fundamental una comunicación clara y coherente entre los equipos de cirugía, anestesia y cuidados intensivos para la preparación y prevención de complicaciones hemorrágicas significativas en el paciente de cirugía cardíaca. La entrega de los pacientes posquirúrgicos al equipo de terapia intensiva incluye un informe exhaustivo sobre el alcance de la hemorragia en el quirófano, así como los resultados de todos los análisis realizados y los concentrados de productos//factores administrados antes de la llegada a la UTIC. Tras la llegada a la UTIC, se comprueban los estudios básicos de coagulación (TP/INR, TPT y recuento de plaquetas) y, en ausencia de una hemorragia significativa (salida de la sonda pleural <1 ml/kg/h), se siguen comprobando estos estudios diariamente hasta que se normalicen. Además, se comprueban los estudios básicos de coagulación y el recuento de plaquetas antes de retirar cualquier vía intracardíaca o cable de estimulación transcutánea.

Diagnóstico

El equipo de la UTI, empezando por el personal de enfermería, debe estar muy atento a las hemorragias posquirúrgicas importantes. Un salida de la sonda pleural >1 ml/kg/hora pero <2 ml/kg/hora merece una estrecha observación. Un salida de la sonda pleural que supere los 2 ml/kg/h de salida con mucha sangre justifica la discusión con el equipo quirúrgico y la consideración de una evaluación de laboratorio adicional para la coagulopatía, incluido el análisis de ROTEM® y la evaluación de una reducción en los hematocritos.

En algunos casos, la salida de la sonda pleural puede ser relativamente insignificante (<1 ml/kg/h), pero un descenso de los hematocritos o un cambio en el estado hemodinámico o respiratorio deben hacer temer la acumulación de sangre en el tórax o el mediastino. En estos casos, se justifica la investigación de una posible fuente de hemorragia, comenzando con una RxTórax y potencialmente un ecocardiograma.

Manejo

La coagulopatía se aborda utilizando la misma estrategia que se utiliza en el quirófano (véase el Capítulo 60 para ver las directrices utilizadas). El concentrado eritrocitario se administra según sea necesario en función del estado hemodinámico del paciente y del grado de disminución del hematocrito observado.

En cualquier escenario, es de máxima importancia evaluar la naturaleza de la salida de la sonda pleural. Como regla general, la salida de sangre oscura es más indicativa de una fuente venosa de hemorragia que, si no es excesiva, es probable que cese con la corrección de cualquier anormalidad de coagulación. Por otro lado, la sangre de color rojo intenso suele indicar un origen arterial de la hemorragia que es poco probable que se trate con éxito médicamente y tendrá que ser tratada en el quirófano.

Cualquier hemorragia que se asocie a una inestabilidad hemodinámica se debe tratar rápidamente llamando al equipo quirúrgico para una exploración torácica emergente a pie de cama en la UTIC.

77 Quilotórax

Saul Flores, Antonio G. Cabrera, Kimberly Krauklis, Timothy J. Humlicek,
Carlos M. Mery

El quilotórax se define como el drenaje de líquido linfático en la cavidad torácica (mediastino y espacios pleurales). El quilotórax puede producirse después de una cirugía de cardiopatía congénita debido a la alteración traumática de los ganglios linfáticos o de los canales linfáticos. También puede deberse a un aumento de la presión venosa central y de las presiones venosas globales, sobre todo en pacientes con un ventrículo único paliado, o a una obstrucción de la vena cava superior o de las venas de la extremidad superior izquierda/cuello donde drena el conducto torácico. Se asocia a una importante morbilidad y mortalidad debido a la desnutrición (pérdida de proteínas y grasas) y a la inmunosupresión (pérdida de inmunoglobulinas). Los factores de riesgo para el desarrollo de quilotórax después de la cirugía de cardiopatía congénita incluyen la edad temprana, los síndromes genéticos, el tipo de procedimiento cardíaco y la trombosis de las venas del cuello o de las extremidades superiores. El algoritmo del TCH para el diagnóstico y el tratamiento del quilotórax se ilustra en Cuadro 77-1.

Diagnóstico

El diagnóstico de quilotórax posquirúrgico suele desencadenarse por la evidencia de una alta salida de la sonda pleural (>5 ml/kg/d) en un paciente después del día 4 después de la operación. La salida de la sonda pleural tiende a ser blanquecina debido a la presencia de ácidos grasos de cadena larga y quilomicrones. Además, debe sospecharse la existencia de quilotórax ante el nuevo desarrollo de un derrame pleural o el aumento de la salida de la sonda pleural en pacientes tras procedimientos de alto riesgo (por ejemplo, reparación del arco aórtico, procedimiento de Fontan) y en pacientes con una disfunción significativa del ventrículo derecho.

Se envía una muestra del líquido de la sonda pleural para realizar una histoquímica y un recuento de células. La presencia de >110 mg/dl de triglicéridos o >70 % de linfocitos confirma el diagnóstico. Es importante tener en cuenta el estado de ingestión oral del paciente, ya que puede cambiar el aspecto del líquido (a un aspecto «lechoso») y la concentración de triglicéridos. Por ejemplo, el líquido quiloso tendrá una alta concentración de triglicéridos si el paciente ya había establecido una nutrición enteral mientras que, en el paciente en ayunas, la concentración puede ser baja y el líquido puede parecer seroso. Si no es concluyente, se puede solicitar una electroforesis de lipoproteínas; la presencia de quilomicrones en el líquido pleural confirma el diagnóstico.

La posible etiología del quilotórax puede evaluarse mediante ecocardiografía y ultrasonografía. La presencia de hipertensión venosa central puede provocar una alteración del drenaje linfático. Debe realizarse una evaluación mediante ecocardiograma de la función del corazón derecho y de las estructuras venosas del cuello, el tórax y las extremidades superiores para detectar trombosis relacionadas con la vía u obstrucción venosa, ya que podrían ser corregibles.

Preocupación por el quilotórax
- Salida lechosa de la sonda pleural
- Salida significativa (>5 ml/kg/día) de la sonda pleural después del día 4 después de la cirugía

↓

Confirmar el quilotórax:[a]
Triglicéridos >110 mg/dl
Linfocitos >70 %
- Ecografía para descartar TVP en venas de ES
- Considerar la retirada de los catéteres de las ES
- Considerar ecocardiograma

Considerar reexploración si:
- Salida muy elevada (>10 ml/kg/día)
- Toracotomía
- Posquirúrgico temprano
- Alta sospecha de lesión de vasos linfáticos grandes

Neonatos/bebés: Fórmula de TCM[b] Niños mayores/adultos: dieta para el quilotórax[c]

↓

¿Salida de la sonda pleural descendiente en 5-7 días?

Sí / No

Continuar con la dieta de quilotórax durante un total de 6 semanas
Retirar la sonda pleural cuando la salida sea <1-2 ml/kg/día

Ayuno total/NPT durante 1 semana

¿Disminución de la salida de la sonda pleural (<1-2 ml/kg/día)?

Sí / No

Reintroducir la dieta del quilotórax [b,c]

Después de 6 semanas:
- Lactantes: volver a cambiar la fórmula
- Niños mayores/adultos: cambiar a una dieta baja en grasas, repetir la RxTórax en 3-5 días, retomar la dieta normal si está bien

Repetir la RxTórax 3-5 días después de la nueva dieta

¿Aumento de la salida de la sonda pleural después de 3-5 días?

Sí / No

Continuar con la dieta durante 6 semanas
Retirar la sonda pleural
Hacer seguimiento de las RxTórax

Considerar:
- Octreotida
- Linfangiograma por RM
- Catéter para descartar presión venosa alta
- Comprobar los niveles de inmunoglobulina y reponerlos si es necesario
- Oclusión linfática por Radiología Intervencionista
- Pleurodesis química
- Tratamiento quirúrgico (pleurodesis mecánica +/- sobrecostura de los vasos linfáticos)

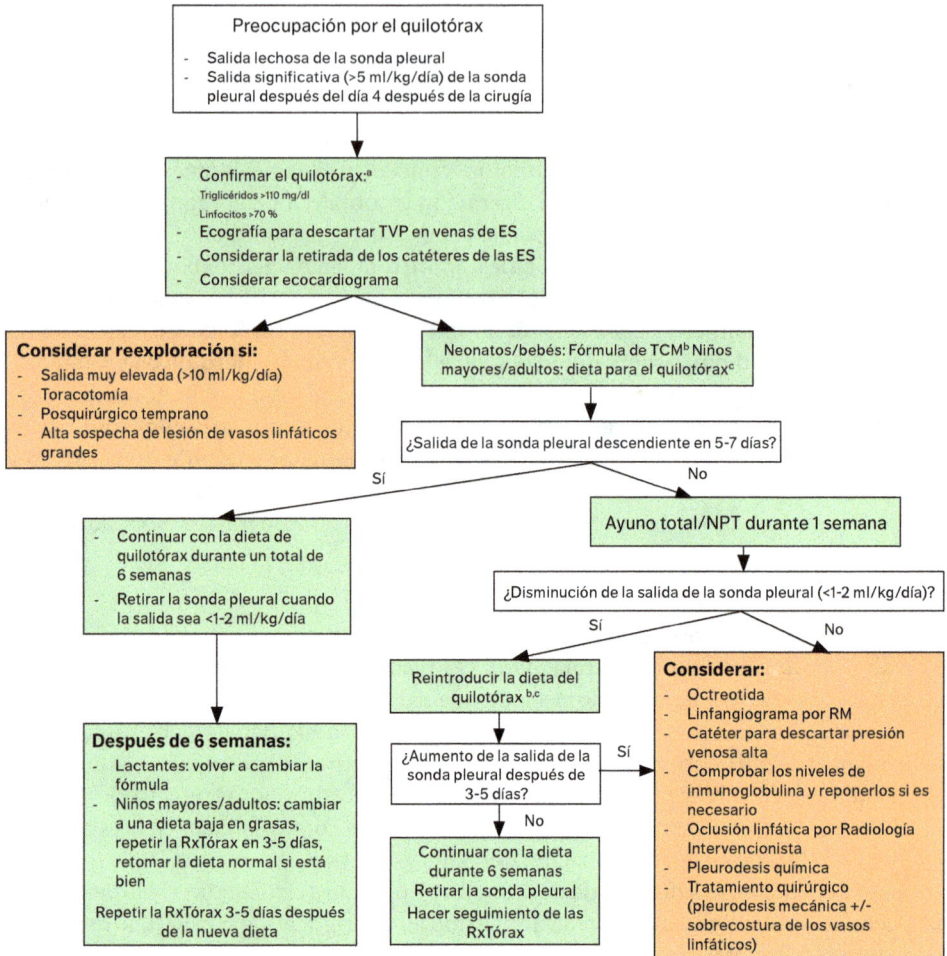

[a] Si no es concluyente, se puede solicitar una electroforesis de lipoproteínas. La presencia de quilomicrones confirma el quilotórax.
[b] Fórmula de TCM: Enfaport™, Portagen®, vivonex® Pediatric, Tolerex®.
[c] Dieta para el quilotórax: <5 g de grasa al día. Suplementos orales sin grasa: leche sin grasa con Carnation Breakfast Essentials® (vainilla, chocolate, fresa), Ensure® Clear, Boost Breeze®.
[d] Dieta baja en grasas: <20 % de las calorías totales procedentes de la grasa.
ES: extremidad superior, NPT: nutrición parenteral total, RxTórax: radiografía de tórax, TCM: triglicéridos de cadena media, TVP: trombosis venosa profunda.

Cuadro 77-1. Algoritmo para el diagnóstico y el tratamiento del quilotórax.

Manejo

Se puede considerar la reexploración quirúrgica en pacientes con una salida de la sonda pleural muy elevada, especialmente en aquellos que se sometieron a una toracotomía, ya que la causa más plausible es la interrupción de un canal linfático importante. En caso contrario, la estrategia de tratamiento inicial es la instauración de una dieta de quilotórax (<5 g de grasa al día). A los neonatos y lactantes se les da una fórmula baja en grasas como Enfaport™ (única fórmula que contiene ácidos grasos esenciales), Portagen®, Vivonex® Pediatric o Tolerex®.

Si los pacientes no mejoran después de iniciar una dieta para el quilotórax, se justifica un ensayo de ayuno total/nutrición parenteral total. Si el ensayo fracasa, otras estrategias podrían ser el uso de octreotida, la realización de estudios adicionales como la linfangiografía por resonancia magnética o el cateterismo cardíaco, la oclusión linfática por IR, la pleurodesis química o el tratamiento quirúrgico (pleurodesis mecánica y posible rebasamiento de los canales linfáticos).

Pleurodesis química

El fármaco de elección en el TCH para la pleurodesis química es la doxiciclina. En la Tabla 77-1 se describe la dosis de doxiciclina utilizada para la pleurodesis. La composición la realiza Farmacia. El procedimiento es el siguiente:

1. Premedicación con analgésicos y ansiolíticos adecuados y suspensión de todos los antinflamatorios.
2. Instile la mezcla en el catéter en J o la sonda pleural lentamente mientras se controla la tolerancia del paciente. Pince la sonda pleural.
3. Cambie la posición del paciente cada 20 minutos durante 2 horas.
4. Retire/aspire la mezcla del catéter en J o de la sonda pleural al cabo de 2 horas.
5. Vuelva a conectar el catéter en J o la sonda pleural a un nuevo sistema de recogida estéril.
6. Realice una RxTórax.
7. Continúe con los analgésicos.
8. Documente el procedimiento.
9. Repita la RxTórax al día siguiente.

La pleurodesis química puede causar una importante reacción inflamatoria tras el procedimiento, con un empeoramiento de la distensibilidad pulmonar, fiebre y aumento del recuento de glóbulos blancos, que podría parecer una sepsis.

Tabla 77-1. Dosis de doxiciclina para la pleurodesis química.

Peso	Volumen total (solución salina normal)	Dosis
≤12.5 kg	40 ml	20 mg/kg de doxiciclina (10 mg/ml), 0.5 ml de lidocaína al 2 % (máximo 3 mg/kg)
<12.5-25 kg	50 ml	20 mg/kg de doxiciclina (10 mg/ml), 1 ml de lidocaína al 2 %
25-50 kg	60 ml	500 mg de doxiciclina (10 mg/ml), 1.5 ml de lidocaína al 2 %
>50 kg	120 ml	1000 mg de doxiciclina (10 mg/ml), 3 ml de lidocaína al 2 %

Lectura recomendada

Mery CM, Moffett BS, Khan MS, et al. *Incidencia y tratamiento del quilotórax tras la cirugía cardíaca en niños: análisis de una gran base de datos de varios centros.* J Thorac Cardiovasc Surg 2014;147:678-686.

78 Neumotórax

Fabio Savorgnan, Ziyad M. Binsalamah, Paul A. Checchia

El neumotórax es la acumulación de aire entre las pleuras visceral y parietal del tórax. Esta acumulación de aire puede provocar la compresión de las estructuras intratorácicas. La compresión y la atelectasia pulmonar pueden provocar una insuficiencia respiratoria. La compresión de las estructuras cardiovasculares puede provocar un choque obstructivo y un colapso hemodinámico. Cuando esto ocurre, el neumotórax se conoce como neumotórax a tensión. Las causas más frecuentes de neumotórax en la UTIC son *barotrauma* por ventilación mecánica con alta presión en un pulmón lesionado o con bolsa agresiva, y *atrapamiento de aire* tras la retirada de una sonda pleural.

Diagnóstico

Las manifestaciones clínicas de un neumotórax en la UTIC varían desde un hallazgo incidental en una RxTórax, hasta diferentes grados de dificultad respiratoria con taquipnea, uso de músculos accesorios, dificultad respiratoria, dolor torácico y/o disminución de la SaO_2, hasta inestabilidad hemodinámica significativa y parada cardiorrespiratoria inminente. En la auscultación, es posible que se oigan ruidos respiratorios asimétricos. Si el estado del paciente lo permite, está indicado realizar una RxTórax para confirmar el diagnóstico (Cuadro 78-1).

Tratamiento

La decisión de intervenir a un paciente con un neumotórax la dicta el estado clínico del paciente y las circunstancias que rodean al neumotórax. Los pacientes asintomáticos con un neumotórax leve (cuando el aire ocupa <25 % del espacio pulmonar) se pueden observar y vigilar estrechamente mediante RxTórax seriadas. Del mismo modo, se puede observar a los pacientes con neumotórax causados por el atrapamiento de aire debido a la extracción de una sonda pleural, ya que estos neumotórax tienden a resolverse espontáneamente y rara vez causan síntomas significativos. Si se decide observar a un paciente con un neumotórax, es obligatorio realizar RxTórax seriadas, especialmente en pacientes con ventilación mecánica, ya que el neumotórax puede expandirse rápidamente. Los pacientes con un estado clínico que ponga en peligro su vida requerirán una intervención urgente.

El tratamiento de un neumotórax es la descompresión del aire extrapleural, normalmente mediante la inserción de una sonda pleural. En circunstancias urgentes, se puede utilizar la descompresión con aguja para una rápida estabilización antes de la inserción de una sonda pleural. Consulte el Capítulo 67 para obtener información sobre los diferentes tipos de sondas pleurales y cómo insertarlas.

Es fundamental evaluar las fugas de aire tras la inserción de la sonda pleural. Las burbujas de aire en la cámara de sello de agua indican la presencia de una fuga de aire, que puede surgir de una lesión parenquimatosa, una fuga en torno al tubo o una fuga en el propio sistema de tubos. Corresponde al clínico diferenciar estas diferentes fuentes de aire en la cámara de burbujas.

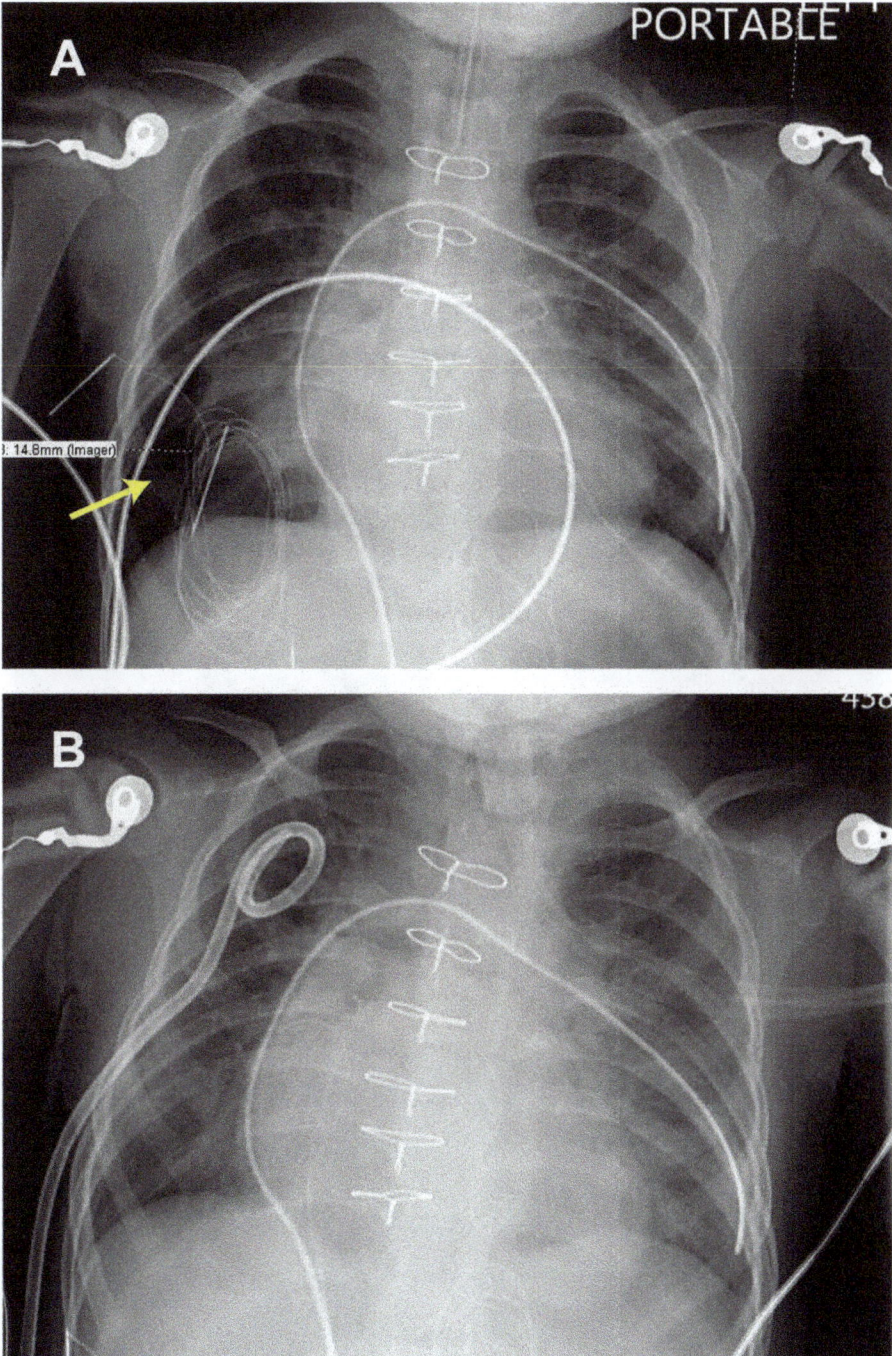

Cuadro 78-1. A) RxTórax de un paciente con neumotórax grande (flecha). B) RxTórax del mismo paciente después de la inserción de una sonda pleural en J.

A pesar de la presencia de divisiones numéricas en la cámara de sellado de agua, es difícil cuantificar con precisión el grado de una fuga de aire. En general, las fugas de aire tienden a resolverse con el tiempo. Por lo general, las pequeñas fugas de aire intermitentes tardan de 2 a 5 días en desaparecer, pero pueden tardar más en las fugas de aire más importantes. Una vez que la fuga de aire desaparece y no se visualizan burbujas de aire en la cámara de sellado de agua, se realiza una prueba de sellado de agua. Para ello, obtenga una RxTórax inicial, interrumpa la aspiración del sistema y repita una RxTórax 4 horas después. Si no hay neumotórax o hay un pequeño neumotórax que se mantiene estable desde el inicio, se retirará la sonda pleural.

Contraindicaciones relativas a la colocación de una sonda pleural

No hay contraindicaciones para la inserción de una sonda pleural si el estado clínico del paciente se está deteriorando. Sin embargo, si el estado clínico del paciente lo permite, debe corregirse cualquier coagulopatía y trombocitopenia significativa. En general, corregir los parámetros a un INR <1.5 y recuento de plaquetas >50,000/mcl. Si es posible, evite las zonas con infección local cuando coloque una sonda pleural. Además, el profesional debe ser consciente de las variaciones anatómicas (p. ej., cardiomegalia, dextrocardia) y de las situaciones con colaterales potencialmente importantes (p. ej., lesiones cianóticas) que pueden dificultar la inserción del tubo torácico y justificar la inserción por parte del cirujano cardíaco.

79 Hipertensión pulmonar

Ryan D. Coleman, Corey Chartan, Heather A. Dickerson

La hipertensión pulmonar en la UTIC es un fenómeno común, tanto en el período preoperatorio como en el postoperatorio. La hipertensión pulmonar se define tradicionalmente como una presión media de la arteria pulmonar ≥25 mmHg y una resistencia vascular pulmonar ≥3 unidades de Wood/m². No obstante, es importante comprender la etiología de la hipertensión pulmonar para poder abordarla de la mejor manera posible (Tabla 79-1).

Diagnóstico

Las crisis de hipertensión pulmonar son resultado de una insuficiencia ventricular derecha secundaria a un aumento brusco de la resistencia vascular pulmonar. Es importante distinguir la verdadera insuficiencia ventricular derecha resultante de un aumento agudo de la resistencia vascular pulmonar frente a un aumento agudo de la resistencia vascular pulmonar que puede causar hipoxemia sistémica con cierta inestabilidad hemodinámica potencial pero con un ventrículo derecho que funciona con normalidad. La fisiopatología y las manifestaciones de una crisis de hipertensión pulmonar se describen en Cuadro 79-1.

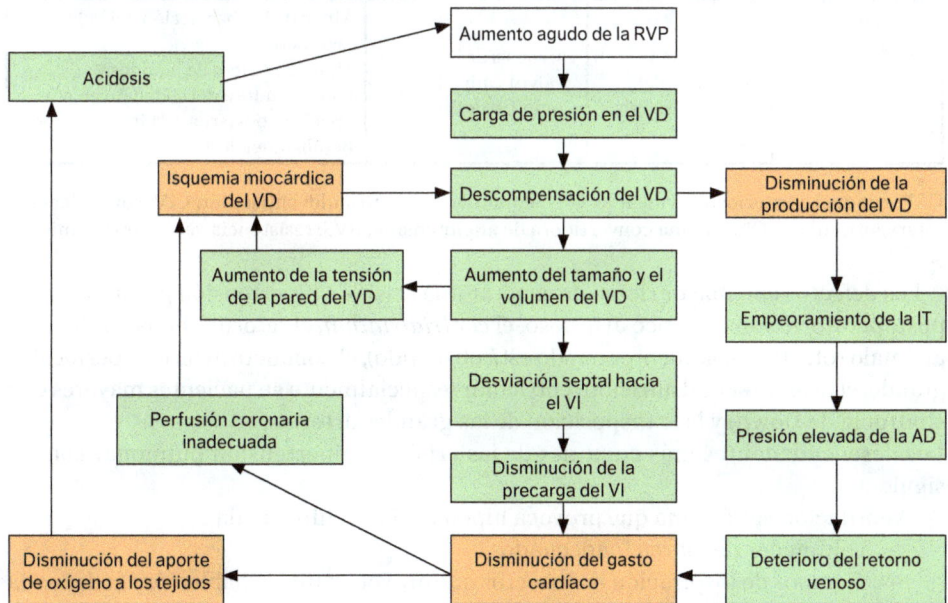

Cuadro 79-1. Fisiopatología de una crisis de hipertensión pulmonar. AD: aurícula derecha, IT: insuficiencia tricuspídea, RVP: resistencia vascular pulmonar, VD: ventrículo derecho, VI: ventrículo izquierdo.

Tabla 79-1. Diferentes etiologías y tratamiento de la hipertensión pulmonar

	Mecanismo	Ejemplos comunes	Tratamiento básico
Aumento del flujo sanguíneo pulmonar	Aumento del gasto cardíaco	Malformación de la vena de Galeno	Controlar el flujo de la malformación Óxido nítrico inhalado
	Derivaciones sistémico-pulmonares	CAP CIV CAV	Diuresis Agentes para reducir la resistencia vascular sistémica (inhibidores de la ECA) para disminuir la derivación
Aumento de la resistencia precapilar	Constricción	Hipoxemia Mutación BMPR2	Vasodilatadores pulmonares sistémicos
	Obstrucción	Embolia pulmonar	Alivio de la obstrucción Anticoagulación
	Desarrollo anormal o destrucción de la vasculatura	Displasia broncopulmonar Enfermedades del tejido conectivo	Vasodilatadores pulmonares sistémicos Optimizar la estrategia del respirador Manejo estricto de líquidos
Aumento de la resistencia postcapilar	Anomalías venosas pulmonares	Estenosis de la vena pulmonar Enfermedad venoclusiva pulmonar	Alivio de la obstrucción Manejo estricto de líquidos Considerar el sildenafil en el período posterior a la intervención
	Enfermedad cardíaca del lado izquierdo	Estenosis de la válvula mitral Complejo de Shone	Alivio de la obstrucción del lado izquierdo Manejo estricto de líquidos Uso cuidadoso del sildenafil en el período posterior a la intervención Betabloqueadores

CAP: conducto arterioso permeable, CAV: comunicación auriculoventricular, CIV: comunicación interventricular, ECA: enzima convertidora de angiotensina, RVS: resistencia vascular sistémica.

Los defectos con mayor riesgo de generar una crisis de hipertensión pulmonar en el postoperatorio son el tronco arterioso, el *cor triatriatum*, el retorno venoso pulmonar anómalo total (especialmente cuando está obstruido), el conducto arterioso permeable grande, el defecto septal auriculoventricular (especialmente en pacientes mayores con síndrome de Down) y la transposición de las grandes arterias.

Los desencadenantes más comunes de las crisis de hipertensión pulmonar son los siguientes:

• Ventilación subóptima que provoca hipercarbia y/o hipoxemia
  - Volúmenes de marea inadecuados
  - Tiempos de inspiración incorrectos que provocan una exhablación inadecuada
• Dolor y/o agitación significativos
  - Sedación inadecuada durante la intubación
  - Aspiración del tubo endotraqueal
• Acidosis

Tabla 79-2. Medicamentos y dosis comunes para la hipertensión pulmonar

Medicamento	Clase	Dosis	Puntos importantes
Sildenafil por vía oral	PDE-5	1 mg/kg por vía oral <12 meses: c/6 h >12 meses: c/8 h	Empezar con una dosis baja y aumentar gradualmente según la tolerancia hemodinámica
Sildenafil i.v.	PDE-5	0.5 mg/kg i.v. <12 meses: c/6 h >12 meses: c/8 h	Empezar con una dosis baja y aumentar gradualmente a medida que la hemodinámica lo tolere; se tiende a ver hipotensión ~30 minutos después de la dosis administrada
Bosentan por vía oral	ERA - doble ETA/ETB	1-2 mg/kg por vía oral cada 12 h	Controlar mensualmente las pruebas de función hepática Puede tener efectos secundarios gastrointestinales No usar si hay una disfunción hepática subyacente
Epoprostenol i.v. (Veletri®)	Prostanoides	Dosis inicial: 2 ng/kg/min	Principales efectos secundarios: dolor de cabeza, náuseas/vómitos, hipotensión Puede mantenerse a temperatura ambiente Semivida: 4-6 min
Treprostinil s.c. o i.v. (Remodulin®)	Prostanoides	Dosis inicial: 2 ng/kg/min	Semivida: 4-5 horas Estable a temperatura ambiente
Iloprost INH	Prostanoides	0.25-1 mcg/kg c 3/h	Puede provocar enrojecimiento/dolor de cabeza Puede provocar broncoespasmos

ERA: antagonistas de los receptores de endotelina, ETA: receptor de endotelina A, ETB: receptor de endotelina B, INH: inhalado, i.v.: intravenoso, PDE-5: inhibidores de la fosfodiesterasa-5, s.c.: subcutáneo.

Manejo

Una crisis de hipertensión pulmonar puede controlarse con las siguientes intervenciones:

- Profundizar la sedación y parálisis
- Aumentar la FiO_2 a 1.0
- Disminuir la pCO_2 a valores de normales a normales-bajos
- Iniciar el iNO a 20 ppm si no se está utilizando ya
- Iloprost inhalado (0.5-1 mcg/kg/dosis)
- Bicarbonato de sodio (1 mEq/kg) para mejorar cualquier acidosis
- Cloruro de calcio (20 mg/kg) para mejorar la contractilidad del miocardio
- Pequeños bolos de adrenalina (0.01 mg/kg diluidos en 10 ml de solución salina normal) para mejorar el gasto cardíaco sin un aumento concomitante de la resistencia vascular pulmonar
- Vasopresina (0.01-0.04 U/kg/h) para ayudar a desplazar el tabique interventricular hacia la posición adecuada

En Tabla 79-2 se enumeran algunos de los medicamentos más comunes para la hipertensión pulmonar y sus dosis.

Consideraciones especiales

En los pacientes con estructuras izquierdas pequeñas (por ejemplo, complejo de Shone, transposición de las grandes arterias tras una operación de intercambio arterial, retorno venoso pulmonar anómalo total tras una reparación), la administración de volumen puede precipitar un aumento agudo de la resistencia vascular pulmonar debido a las estructuras izquierdas pequeñas en combinación con la disfunción diastólica. Se debe vigilar de cerca la presión de la arteria pulmonar mientras se administran bolos de líquido y utilizar pequeñas alícuotas de volumen.

En los pacientes con un solo ventrículo, lo ideal es una resistencia vascular pulmonar <2 unidades de Wood/m^2 antes de proceder a la realización del procedimiento de Fontan. Si la resistencia vascular pulmonar es más alta, se debe considerar la posibilidad de añadir vasodilatadores pulmonares enterales y repetir el cateterismo cardíaco varios meses después para reevaluar la resistencia vascular pulmonar. En los pacientes con un Glenn bidireccional e hipertensión pulmonar que presentan un empeoramiento de la cianosis, es importante descartar la presencia de venas descompresivas (de la parte superior a la inferior del cuerpo) que puedan precisar tratamiento.

Derrame pleural

Parag Jain, Antonio R. Mott, Ziyad M. Binsalamah

El derrame pleural es la acumulación anormal y excesiva de fluido en la cavidad pleural. Esto puede suceder cuando hay producción en exceso o una disminución en la absorción. Hay 4 tipos principales de derrame pleural:

- **Trasudativo.** Es la forma más común de derrame después de la cirugía de cardiopatía congénita. Ocurre como resultado de un desbalance entre las fuerzas de Starling (presión capilar hidrostática > presión oncótica).
- **Exudativo.** Causado por la inflamación del pulmón o de la pleura, lo cual aumenta la permeabilidad capilar. Ocurre raras veces después de una cirugía cardíaca.
- **Quiloso.** Derrame con alto contenido de grasa y por lo general se manifiesta después de iniciarse la nutrición enteral posquirúrgica (ver Capítulo 77).
- **Hemotórax.** Hay que tener en cuenta la posibilidad de sangrado en pacientes recién operados.

Diagnóstico

Clínicamente, los pacientes tienen signos de respiración fatigosa, desaturación de oxígeno, o usan músculos respiratorios accesorios. Los derrames grandes, y en particular las acumulaciones rápidas, podrían generar una inestabilidad hemodinámica importante, además de la deficiencia respiratoria. La auscultación del campo pulmonar respectivo revelará una disminución en la entrada de aire. A menudo se recurre a la obtención de imágenes para hacer el diagnóstico final.

Los hallazgos de la RxTórax varían según el tamaño del derrame. La RxTórax muchas veces revelará opacificación pulmonar, en especial, la obliteración de los ángulos costofrénicos y cardiofrénicos. (Cuadro 80-1). Los derrames de tamaño moderado a grande pueden hacer que los segmentos pulmonares adyacentes colapsen. Una RxTórax en decúbito a menudo muestra el fluido en capas y puede ayudar a diferenciar entre derrames simples (no septados) y complejos (septados).

La ecografía puede usarse para evaluar el tamaño del derrame y diferenciar entre derrames simples y complejos. A menudo se considera que la tomografía computarizada (CAT) es el método estándar para hacer el diagnóstico, pero rara vez hace falta.

Manejo

Algunos derrames, en particular en el período postoperatorio inicial, en el cual hay una sobrecarga general de fluido, pueden tratarse con diuréticos. Por lo general usamos furosemida 1 mg/kg/dosis IV cada 8 horas o cada 6 horas como tratamiento de primera línea.

Los derrames moderados a grandes o los derrames acompañados de una sintomatología importante requieren la inserción de una sonda pleural (Cuadro 80-2) (ver Capítulo 67. En caso de sospecharse hemotórax, podría requerirse la intervención quirúrgica. Los derrames complejos podrían requerir la colocación de una sonda pleural por radiología intervencionista y la liberación de adhesiones mediante un activador

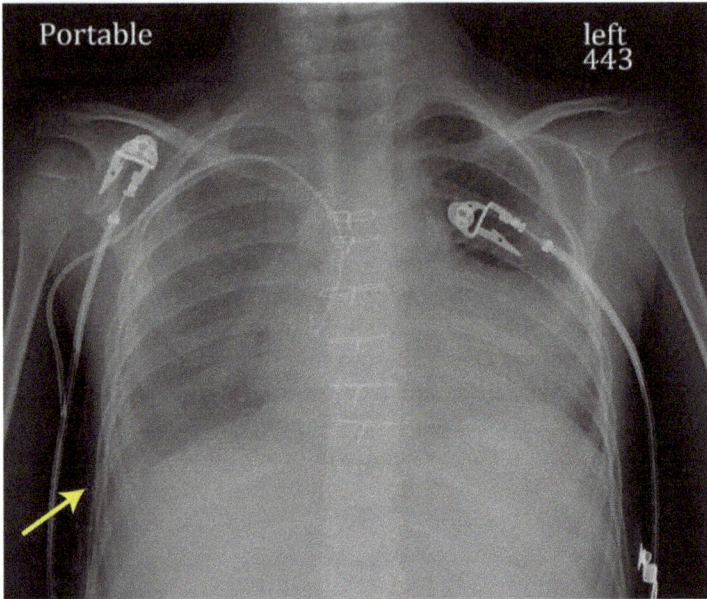

Cuadro 80-1. La RxTórax muestra un derrame pleural moderado hacia el lado derecho (flecha).

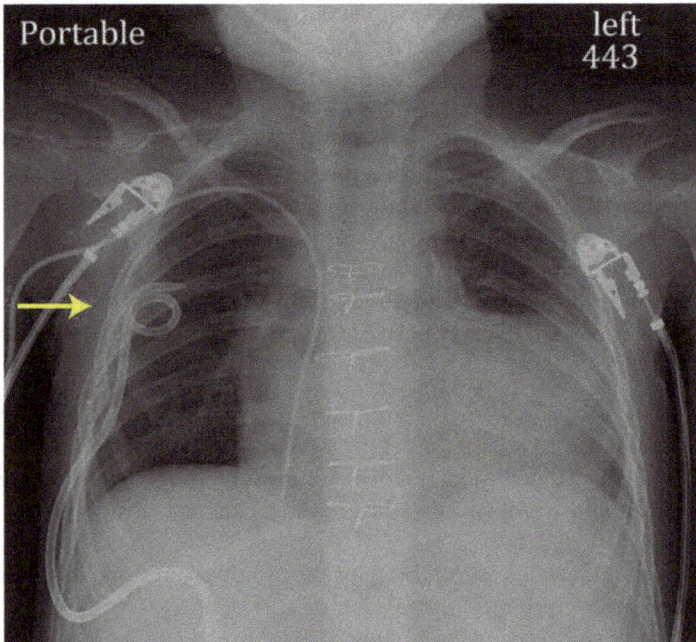

Cuadro 80-2. La RxTórax del mismo paciente muestra drenaje exitoso del derrame pleural derecho después de la inserción de una sonda pleural cola de cerdo (flecha).

tisular del plasminógeno (tPA). El uso del tPA está contraindicado en pacientes recién operados (a menos de un mes después de la cirugía).

La sonda pleural se extrae cuando el drenaje es seroso o serosanguíneo y es >2.5 mL/kg/día. En pacientes con drenaje de sangre o quiloso, se deja la sonda pleural hasta que la secreción sea >1 mL/kg/día. No hace falta que el paciente haga ayuno total antes de la extracción de la sonda pleural. Ver Capítulo 67 sobre cómo extraer la sonda pleural.

81 Derrame pericárdico

Alan F. Riley, Aimee Liou

Es común toparse con derrames pericárdicos durante el período posquirúrgico. El impacto clínico que estos tienen depende de una multiplicidad de factores como la causa, rapidez de la acumulación y reacción a la terapia médica.

Diagnóstico

En el período posquirúrgico inmediato, los derrames pericárdicos pueden ser el resultado de un sangramiento descontrolado. Debido a que la distensibilidad a corto plazo del pericardio es limitada, incluso un pequeño derrame localizado que se acumule con rapidez dentro del pericardio puede causar taponamiento. En el período posquirúrgico se debería sospechar de derrame pericárdico cuando hay una inesperada deficiencia en el gasto cardíaco, taquicardia y/o presiones auriculares en aumento e igualadas. Incluso con una RxTórax que diga lo contrario, de existir cualquier sospecha clínica de derrame pericárdico o taponamiento, deberá practicarse un ecocardiograma a pie de cama de manera urgente porque los derrames posquirúrgicos pequeños pueden tener importancia hemodinámica. El ecografista deberá poner mucha atención al visualizar la cavidad pericárdica, en particular, las áreas dependientes posteriores. En raras ocasiones se pueden asociar las heridas infectadas posquirúrgicas y la mediastinitis con el derrame pericárdico.

La presentación tardía de un nuevo derrame pericárdico puede ser indicio clínico de síndrome poscardiotomía, el cual puede presentarse en pacientes 1 semana después de la operación. El síndrome poscardiotomía puede complicar el tratamiento posterior a operaciones cardíacas de relativamente poco riesgo, incluyendo reparaciones de la comunicación auricular. Es probable que sea una reacción sistémica autoinmunitaria y puede venir acompañado de fiebre, fatiga, irritabilidad y anorexia. El síndrome poscardiotomía deberá sospecharse en todos los pacientes operados con síntomas sistémicos tardíos, roce pericárdico y/o elevación difusa del segmento ST en el ECG posquirúrgico. De rutina, hay que agendar un ecocardiograma y una RxTórax posteroanterior y lateral antes de dar al paciente de alta. La RxTórax se repite durante la primera visita posquirúrgica para descartar derrames pericárdicos tardíos en pacientes asintomáticos. Rara vez se ve taponamiento en el síndrome poscardiotomía, pero los derrames pueden ser grandes y tener importancia hemodinámica, en particular, si hay hipovolemia.

Manejo

El tratamiento del derrame pericárdico depende de la causa, cronología, y el cuadro clínico. Los derrames pericárdicos de importancia hemodinámica durante el período perioperatorio inmediato, con sondas pleurales que drenan de forma inadecuada, requieren drenaje quirúrgico inmediato y exploración, a veces a pie de cama en la Unidad de Cuidados Intensivos Cardíacos. Aquellos derrames pericárdicos que parezcan de origen infeccioso deberán drenarse y tratarse con antimicrobianos sistémicos.

En pacientes con síndrome poscardiotomía y sin evidencia de taponamiento, por lo general el tratamiento de primera línea es la terapia médica, a menos que el derrame sea muy grande. Se recomienda antiinflamatorios no esteroideos (AINE) (ibuprofeno 10 mg/kg cada 6 a 8 horas, o una alta dosis de aspirina si es menor de 6 meses) y diuréticos. La prednisona se usa en ocasiones como último recurso para casos recurrentes o refractarios. Evítese el exceso de diuresis ya que esto puede precipitar una fisiología de taponamiento. En el caso de derrames pericárdicos grandes, o en derrames tardíos de importancia hemodinámica, podría ser necesario el reingreso al hospital para monitorear el inicio del tratamiento con diuréticos. Se deberá continuar con AINE por al menos 2 semanas en pacientes que reaccionan al tratamiento; por lo general, se aconseja bajar la dosis progresivamente. Los pacientes refractarios ante el tratamiento médico o aquellos con derrame pericárdico tardío de importancia hemodinámica son referidos para drenaje, ya bien por la vía transcutánea en el laboratorio de hemodinámica o por la vía quirúrgica.

VII. Apéndices

Fármacos

Karla V. Resendiz, Timothy J. Humlicek, Brady S. Moffett

Medicamentos vasoactivos

Amlodipina

Mecanismo de acción: Bloqueador de los canales de calcio (dihidropiridina); vasodilatación del músculo liso vascular y coronario.
Indicaciones: tratamiento de la hipertensión.
Contraindicaciones: hipersensibilidad a la amlodipina u otras dihidropiridinas. Hipotensión grave.
Dosis:
- Niños (1-5 años): 0.05-0.1 mg/kg al día, la dosis inicial no debe superar los 2.5 mg. Ajustar semanalmente hasta una dosis máxima de 10 mg/día.
- Niños (6-17 años): 0.05 mg/kg/día, la dosis inicial no debe superar los 2.5-5 mg. Ajustar semanalmente hasta una dosis máxima de 20 mg/día.
- Adultos: 2.5-5 mg por vía oral diarios. Ajustar semanalmente hasta una dosis máxima de 10 mg/día.

Ajuste para la disfunción renal/hepática: Empezar con dosis más bajas en caso de insuficiencia hepática.
FC/FD: Inicio de los efectos hipertensivos ~24-72 horas. Semivida de 30-50 horas, más prolongada en las hepatopatías.
Eventos adversos comunes: edema periférico (15-30 %).
Administración:
- Suspensión oral: 1 mg/ml (compuesto).
- Comprimidos: 2.5; 5; 10 mg

Otros: puede producirse un edema periférico 2-3 semanas después del inicio de la terapia.

Captopril

Mecanismo de acción: Inhibidor de la enzima convertidora de angiotensina (ECA); impide la conversión de angiotensina I en angiotensina II, el aumento global de la actividad de la renina y la disminución de la aldosterona.
Indicaciones: tratamiento de la hipertensión, insuficiencia cardíaca congestiva.
Contraindicaciones: Hipersensibilidad al captopril o a otros inhibidores de la ECA.
Dosis:
- Neonato a término: 0.05 mg/kg/dosis c/8-24h. Ajustar al máximo: 0.5 mg/kg/dosis c/6 h.
- Lactantes: 0.1 mg/kg c/8-12 h, ajustar en 0.1 mg/kg/dosis hasta un máximo de 6 mg/kg/día en 3-4 dosis divididas.
- Niños: 0.3 mg/kg/dosis c/8 h, la dosis inicial no debe superar los 6.25 mg. Ajustar hasta un máximo de 6 mg/kg/día en 3 dosis divididas, máximo 50 mg 3 v/d.
- Adultos: 25 mg por vía oral c/8 h, ajuste semanal de 12.5-25 mg por dosis. Máx: 50 mg 3 v/d.
- Insuficiencia cardíaca (reducción de la poscarga): Inicie a los pacientes con dosis más bajas en comparación con la administración de la hipertensión para prevenir la hipotensión sintomática.

Ajuste para la disfunción renal/hepática:
- eCrCl 10-50 ml/min: Disminuir la dosis habitual en un 25 %.
- eCrCl <10 ml/min: Disminuir la dosis habitual en un 50 %.

FC/FD: Inicio de la acción ~15 minutos, efecto máximo: 1-2 horas después de la dosis. La semivida en niños es de ~1.5 horas, los bebés y los pacientes con insuficiencia cardíaca tienen semividas más largas.
Eventos adversos comunes: Hiperpotasemia (11 %), hipotensión, tos, aumento de la creatinina.
Administración:
- Suspensión oral: 1 mg/ml (compuesto).
- Comprimidos: 12.5; **25;** 50; 100 mg.

Otros: No utilizar en pacientes embarazadas; considerar en su lugar labetalol, metildopa o nifedipina. Puede producirse hipotensión con la anestesia general; la interrupción perioperatoria es controvertida. El angioedema puede aparecer en cualquier momento; los pacientes con antecedentes de angioedema idiopático o familiar, la insuficiencia cardíaca, las mujeres o los pacientes de raza negra pueden tener un mayor riesgo.

Clonidina

Mecanismo de acción: Estimula los adrenoceptores alfa2 en el tronco cerebral, lo que provoca una disminución del flujo simpático del sistema nervioso central y, por tanto, una disminución de la resistencia vascular pulmonar, de la resistencia vascular renal, de la frecuencia cardíaca y de la presión arterial.
Indicaciones: hipertensión, prevención de la abstinencia de opiáceos.
Contraindicaciones: hipersensibilidad, bradicardia.
Dosis:
- Neonatos y lactantes:
  - Síndrome de abstinencia de opiáceos: i.v./vía oral: 1-2 mcg/kg/dosis cada 6-8 horas.
- Niños:
  - Hipertensión (vía oral): inicialmente 5-10 mcg/kg/día en dosis divididas cada 8-12 horas; aumentar gradualmente, si es necesario, hasta 5-25 mcg/kg/día en dosis divididas cada 6 horas; dosis máxima: 0.9 mg/día.
  - Síndrome de abstinencia de opiáceos (i.v./por vía oral): 1-2 mcg/kg/dosis cada 6-8 horas (máximo: 30 mcg/dosis).
  - Transdérmico: puede cambiarse al parche transdérmico una vez que se haya alcanzado una dosis oral estable. Utilizar dosis transdérmicas aproximadamente equivalentes a la dosis total diaria por vía oral.

Ajuste para la disfunción renal/hepática: vigilar el aumento de los efectos adversos en la disfunción renal.
FC/FD: el parche alcanzará el estado de equilibrio en 3 días. Amplio metabolismo hepático a los metabolitos inactivos. Semivida en niños ~6 horas, más larga en caso de insuficiencia renal o con el uso de parches. Tiempo hasta el valor máximo: 1-3 horas (oral), 3 días (parche).
Eventos adversos comunes: hipotensión, aumento de la sedación, estreñimiento.
Administración: no cortar los parches transdérmicos; para dosis parciales, aplicar cinta oclusiva en el lado activo del parche.
Otros: retire el parche antes de la resonancia magnética para evitar quemaduras. Para la formulación intravenosa, se prefiere una vía central dedicada.

Enalapril

Mecanismo de acción: inhibidor de la ECA; impide la conversión de angiotensina I en angiotensina II, el aumento global de la actividad de la renina y la disminución de la aldosterona.

Indicaciones: hipertensión, insuficiencia cardíaca congestiva, disfunción asintomática del ventrículo izquierdo.

Contraindicaciones: hipersensibilidad al enalapril o a otros inhibidores de la ECA.

Dosis para la hipertensión:
- Neonato a término: Inicialmente 0.05 mg/kg/día c/24 h. Ajustar al máximo: 0.27 mg/kg/día divididos c/12 h.
- Bebés, niños y adolescentes: 0.08 mg/kg c/24 h, dosis máxima inicial 5 mg. Ajustar a 0.6 mg/kg/día, como máximo: 40 mg/día.
- Adultos: dosis inicial 2.5 mg/día, máximo: 40 mg/día divididos en 1-2 dosis.

Dosis para la insuficiencia cardíaca (reducción de la poscarga):
- Bebés, niños y adolescentes: 0.1 mg/kg/día dividido en 1-2 dosis. Dosis máxima habitual: 0.5 mg/kg/día.
- Adultos: 2.5 mg 2 v/d, aumentar según tolerancia. Por lo general, 20 mg/día divididos c/12 h.

Ajuste para la disfunción renal/hepática:
- eCrCl 10-50 ml/min: Disminuir la dosis habitual en un 25 %.
- eCrCl <10 ml/min: Disminuir la dosis habitual en un 50 %.

FC/FD: profármaco, metabolismo hepático al fármaco activo enalaprilat. Inicio de acción ~1 hora, efecto máximo 4-6 horas después de la dosis. Duración 12-24 horas. Semivida en niños ~3 horas; los bebés y los pacientes con insuficiencia cardíaca congestiva tienen semividas más largas.

Eventos adversos comunes: aumento de la creatinina (20 %), hipercalemia, hipotensión, tos.

Administración:
- Solución oral: 1 mg/ml (disponible en el mercado).
- Comprimidos: 2.5; 5; 10; 20 mg

Otros: No utilizar en pacientes embarazadas; considerar labetalol, metildopa o nifedipina. Puede producirse hipotensión con la anestesia general y la circulación extracorpórea; debe considerarse la interrupción perioperatoria en función de cada caso. El angioedema puede aparecer en cualquier momento; los pacientes con antecedentes de angioedema idiopático o familiar, con insuficiencia cardíaca congestiva, las mujeres o los pacientes de raza negra pueden tener un mayor riesgo.

Enalaprilat

Mecanismo de acción: inhibidor de la ECA; impide la conversión de angiotensina I en angiotensina II, el aumento global de la actividad de la renina y la disminución de la aldosterona.

Indicaciones: tratamiento de la hipertensión cuando la terapia oral no es práctica.

Contraindicaciones: hipersensibilidad a enalapril/enalaprilat o a otros inhibidores de la ECA.

Dosis:
- Neonatos: 5-10 mcg/kg/dosis i.v. c/8-24h.
- Bebés y niños: 5-10 mcg/kg/dosis cada 8-24h, dosis máxima 1.25 mg.
- Adolescentes y adultos: 0.625-1.25 mg cada 6 horas

Ajuste para la disfunción renal/hepática:
- eCrCl 10-50 ml/min: Disminuir la dosis habitual en un 25 %.
- eCrCl <10 ml/min: Disminuir la dosis habitual en un 50 %.

FC/FD: Inicio de la acción: ~15 minutos, efecto máximo 1-4 horas. Duración ~6 horas. Semivida en niños ~11 horas.

Eventos adversos comunes: aumento de la creatinina (20 %) hipercalemia, hipotensión, dolor de cabeza.

Administración: inyección 0.025 mg/ml (diluida) y 1.25 mg/ml (sin diluir).

Otros: no utilizar en pacientes embarazadas; considerar labetalol, metildopa o nifedipino. Puede producirse hipotensión con la anestesia general y la circulación extracorpórea; debe considerarse la interrupción perioperatoria en función de cada caso. El angioedema puede aparecer en cualquier momento; los pacientes con antecedentes de angioedema idiopático o familiar, con insuficiencia cardíaca congestiva, las mujeres o los pacientes de raza negra pueden tener un mayor riesgo.

Hidralazina

Mecanismo de acción: vasodilatador arterial por múltiples vías.

Indicaciones: hipertensión esencial grave.

Contraindicaciones: hipersensibilidad a la hidralazina; enfermedad arterial coronaria, cardiopatía reumática de la válvula mitral.

Dosis:
- Neonatos (por vía oral, i.m., i.v.): 0.1-0.5 mg/kg c/3-6 h según sea necesario para el control de la presión arterial. Puede ser necesario el uso de la dilución.
- Bebés y niños:
  - 0.75-0.1 mg/kg/día dividido c/6 h, la dosis inicial no debe superar los 25 mg.
  - i.v./i.m.: 0.1 mg/kg/dosis c/4-6 h cuando sea necesario con hipertensión severa, la dosis inicial no debe superar los 20 mg.
- Adultos:
  - Empezar con 10 mg 4x/día, ajustar de 10 a 25 mg hasta un máximo diario de 300 mg.
  - i.v./i.m.: 10-20 mg c/4-6 h cuando sea necesario con hipertensión severa, sin exceder 40 mg/dosis.

Ajuste para la disfunción renal/hepática:
- eCrCl 10-50 ml/min: Disminuir la dosis habitual en un 25 % y administrarla c/8 h.
- eCrCl <10 ml/min: Disminuir la dosis habitual en un 50 %; administrar c/12-24h en función del estado del acetilador.

FC/FD: Inicio de la acción (i.v.): 10-80 minutos. Duración de hasta 12 horas en función de la acetilación hepática del paciente. Semivida de 3 a 7 horas.

Eventos adversos comunes: Angina, hipotensión, trombocitopenia (i.v.).

Administración:
- Suspensión oral: 1 mg/ml (compuesto)
- Comprimido: 10, 25, 50, 100 mg
- i.v.: 0.2 mg/ml (diluido), 20 mg/ml (sin diluir)

Otros: puede asociarse a vasculitis cuando se utiliza en combinación con contrastes intravenosos que contienen yodo, evitar la combinación cuando sea posible. Las dosis más altas o los pacientes con disfunción renal pueden tener un mayor riesgo.

Lisinopril

Mecanismo de acción: inhibidor de la ECA; impide la conversión de angiotensina I en angiotensina II, el aumento global de la actividad de la renina y la disminución de la aldosterona.

Indicaciones: tratamiento de la hipertensión, insuficiencia cardíaca congestiva.

Contraindicaciones: hipersensibilidad o angioedema como resultado de lisinopril u otros inhibidores de la ECA.

Dosis:
- Hipertensión (pacientes >6 años de edad): 0.07-0.1 mg/kg al día, la dosis inicial no debe superar los 5 mg. Ajustar semanalmente hasta una dosis máxima de 0.6 mg/kg/día o 40 mg/día.
- Insuficiencia cardíaca (complementaria): iniciar a los pacientes con el 50 % de la dosis habitual de hipertensión para prevenir la hipotensión sintomática.

Ajuste para la disfunción renal/hepática:
- eCrCl 10-50 ml/min, disminuir la dosis habitual en un 50 %.
- eCrCl <10 ml/min, disminuir la dosis habitual en un 75 %.

FC/FD: inicio de la acción ~1 hora, efecto máximo: ~6 horas. Duración 24 horas. Semivida ~12 horas.

Eventos adversos comunes: aumento de la creatinina, hipercalemia, hipotensión, mareos.

Administración:
- Solución oral: 1 mg/ml, disponible en el mercado.
- Comprimido: 5, 10, 20 mg

Otros: No utilizar en pacientes embarazadas; considerar labetalol, metildopa o nifedipina. Puede producirse hipotensión con la anestesia general y la circulación extracorpórea; debe considerarse la interrupción perioperatoria en función de cada caso. El angioedema puede aparecer en cualquier momento; los pacientes con antecedentes de angioedema idiopático o familiar, con insuficiencia cardíaca congestiva, las mujeres o los pacientes de raza negra pueden tener un mayor riesgo.

Milrinona

Mecanismo de acción: inhibidor de la fosfodiesterasa en el tejido cardíaco y vascular, lo que produce una vasodilatación y efectos inotrópicos con poca cronotropía. También se han observado efectos lusotrópicos.

Indicaciones: apoyo inotrópico.

Contraindicaciones: Hipersensibilidad.

Dosis: 0.375 a 0.75 mcg/kg/min en infusión continua.

Ajuste para la disfunción renal/hepática:

eCrCl (ml/min)	Dosis inicial (mcg/kg/min)		
>50	0.375	0.5	0.75
50	0.25	0.375	0.5
40	0.125	0.25	0.375
30	0.0625	0.125	0.25
20	Considerar una terapia alternativa	0.0625	0.125
10	Considerar una terapia alternativa		0.0625
5	Considerar una terapia alternativa		

FC/FD: inicio de 5 a 15 minutos. Semivida en niños de 1.8 a 3.1 horas; adultos 2.3 horas. Metabolismo: Hepático a través del citocromo P450 3A4. Eliminación: principalmente orina (83 %).

Eventos adversos comunes: Arritmias ventriculares y auriculares (ectopia, taquicardia).

Administración: i.v. - concentración habitual de 0.2 mg/ml; 0.8 mg/ml por vía central.

Otros: si se administra en combinación con plasmaféresis, la dosis debe darse después de la sesión, e idealmente deben transcurrir 24 horas entre la dosis y la siguiente sesión programada.

Nicardipina

Mecanismo de acción: Bloqueador de los canales de calcio (dihidropiridina); vasodilatación del músculo liso vascular y coronario.

Indicaciones: tratamiento de la hipertensión cuando la terapia oral no es práctica.

Contraindicaciones: hipersensibilidad al nicardipino o a otras dihidropiridinas; estenosis aórtica avanzada/riesgo de isquemia por disminución de la perfusión coronaria.

Dosis:
- Neonatos: 0.5 mcg/kg/min; datos limitados disponibles.
- Bebés, niños y adolescentes: 0.5-1 mcg/kg/min, ajustar en 0.5-1 mcg/kg/min c/15-30min, máx: 5 mcg/kg/min
- Adultos: 5 mg/h, ajustar en 2.5 mg/h, máximo 15 mg/h.

Ajuste para la disfunción renal/hepática: Los pacientes con disfunción hepática pueden requerir dosis más bajas, vigilar estrechamente, ajustar al efecto.

FC/FD: inicio rápido, efecto máximo ~45 minutos. Metabolismo hepático extenso y saturable. Excreción de orina (50 % de metabolitos).

Eventos adversos comunes: enrojecimiento (6-10 %), edema pedio (7-8 %), angina (dependiente de la dosis), hipotensión, dolor de cabeza.

Administración: inyección 0.1 mg/ml, 0.5 mg/ml, preferentemente por vía central.

Otros: formulaciones orales no disponibles en el TCH.

Nitroprusiato

Mecanismo de acción: vasodilatación periférica por acción directa sobre el músculo liso venoso y arterial.
Indicaciones: tratamiento de las crisis hipertensivas
Contraindicaciones: evitar en pacientes con riesgo de hipotensión: hipertensión compensatoria, uso concomitante con sildenafil/tadalafil.
Dosis: 0.5 mcg/kg/min, ajustar en 0.5-1 mcg/kg/min c/5 min. Dosis habitual 2-3 mcg/kg/min, sin exceder 10 mcg/kg/min. Para evitar la toxicidad por cianuro, limitar las infusiones de dosis altas a no más de 10 minutos.
Ajuste para la disfunción renal/hepática: la disfunción renal aumenta el riesgo de toxicidad.
- eCrCl 10-30 ml/min: limitar la infusión a <3 mcg/kg/min.
- eCrCl <10 ml/min: evitar cuando sea posible, no superar 1 mcg/kg/min.
- Disfunción hepática: utilizar con precaución, riesgo elevado de toxicidad.

FC/FD: inicio de acción rápido, ~2 min. Duración de los efectos hipotensores ~10 min. Semivida del metabolito tóxico: ~3 días (puede ser de ~9 días en la insuficiencia renal).
Efectos adversos comunes: hipotensión, toxicidad por cianuro (acidosis metabólica, aumento del tiocianato).
Administración: debe añadirse tiosulfato sódico a todas las infusiones, especialmente en: disfunción renal, dosis >3 mcg/kg/min durante >3 días. Proteger la solución de la luz, no es necesario envolver el equipo de administración o el tubo intravenoso.
Otros: medicamentos muy caros (500-1000 dólares al día). Controlar el tiocianato y la metahemoglobina según sea necesario.

Medicamentos antiarrítmicos

Amiodarone

Mecanismo de acción: antiarrítmico de clase III (propiedades de bloqueo alfa y beta), afecta a los canales de Na+, K+ y Ca++, aumenta el potencial de acción y el período refractario en el tejido miocárdico; disminuye la conducción auriculoventricular y la función del nodo sinusal.
Indicaciones: taquicardia ventricular, fibrilación ventricular, taquicardia supraventricular.
Contraindicaciones: hipersensibilidad al yodo.
Dosis:
- Niños (i.v.): 5 mg/kg, bolo i.v. máx. 300 mg Pueden administrarse bolos adicionales de 5 mg/kg (máximo 150 mg) hasta un total máximo diario de 25 mg/kg o 2.2 g/día. A largo plazo (i.v.): cargar 10-20 mg/kg/día en infusión continua durante 10-14 días, seguido de una dosis de mantenimiento de 10-15 mg/kg/día. Para la taquicardia ectópica de la unión en recién nacidos y lactantes, administrar lentamente bolos de 1-5 mg/kg cada vez hasta que haga efecto para evitar la disminución de la función ventricular.
- Niños (vía oral): Cargar 10-20 mg/kg/día divididos c/12-24h durante 10 días o hasta el control de la arritmia; luego disminuir a 5-10 mg/kg/día administrados una vez al día durante varias semanas; disminuir la dosis al nivel efectivo más bajo, generalmente 2.5-5 mg/kg/día.
- Adultos (i.v.): cargar 150 mg en 10 minutos, seguido de 360 mg en 6 horas. Administrar bolos suplementarios de 150 mg a lo largo de 10 minutos en caso de fibrilación ventricular o taquicardia ventricular hemodinámicamente inestable. Mantenimiento con 540 mg administrados durante las siguientes 18 horas; luego dosis de mantenimiento de 0.5 mg/min.
- Adultos (vía oral): 800-1600 mg/día en 1-2 dosis durante 1-3 semanas, luego 600-800 mg/día en 1-2 dosis durante 1 mes, luego 400 mg/día o la dosis efectiva más baja.
- Se recomiendan dosis más bajas para las arritmias supraventriculares.

Ajuste para la disfunción renal/hepática: Ninguno.
FC/FD: Inicio: por vía oral de 2 días a 3 semanas; por vía intravenosa en las próximas horas. Máximo de 1 semana a 5 meses. La duración tras la interrupción es variable (de 2 semanas a meses). Absorción: oral lenta y variable; biodisponibilidad ~50 %; máx. oral 3-7 horas; unión a proteínas (96 %). Metabolismo: hepático vía CYP2C8 y 3A4 a metabolito activo; posible recirculación enterohepática. Excreción: heces y orina.
Eventos adversos: prolongación del QTc, hepatotoxicidad, disfunción tiroidea, depósitos en la córnea (a largo plazo), fibrosis pulmonar, sensibilidad de la piel/cambios de color de la piel, hipotensión con i.v.
Administración:
- Oral: dar con la comida.
- i.v.: utilice el filtro de la vía. Las infusiones deben prepararse en recipientes que no contengan DEHP y todos los tubos del TCH son libres de DEHP. Administrar el bolo sin diluir en caso de taquicardia/fibrilación ventricular sin pulso.

Otros: los niveles séricos no se correlacionan con la eficacia. Las interacciones entre medicamentos son frecuentes. Administrar con cuidado en recién nacidos debido a la posibilidad de disminución de la función; administrar lentamente.

Atenolol

Mecanismo de acción: bloquea competitivamente la respuesta a la estimulación beta-adrenérgica, bloquea selectivamente los receptores beta1 con poco o ningún efecto sobre los beta2, excepto a dosis elevadas.
Indicaciones: taquicardia ventricular, taquicardia supraventricular, hipertensión.
Contraindicaciones: bradicardia, insuficiencia cardíaca congestiva descompensada.
Dosis:
- Arritmias:
  - Síndrome de QT largo: Inicialmente 0.5-1 mg/kg/día administrado dividido c/12-24h; dosis habitual: 1.4 ± 0.5 mg/kg/día.
  - Taquicardia supraventricular: 0.5-1 mg/kg/día dividido c/12-24h; máximo 1.4 mg/kg/día.
- Hipertensión:
  - Niños: 0.5-1 mg/kg/día dividido c/12-24h; rango habitual: 0.5-1.5 mg/kg/día; dosis máxima 2 mg/kg/día (no superar la dosis máxima para adultos de 100 mg/día).
  - Adultos: 25-50 mg una vez al día; dosis máxima 100 mg una vez al día.

Ajuste para la disfunción renal/hepática:
- eCrCl 30-50 ml/min: Administrar una vez al día; máximo 1 mg/kg/dosis o 50 mg.
- eCrCl <30 ml/min: Administrar un día sí, uno no; máximo 1 mg/kg/dosis o 50 mg.

FC/FD: Inicio de acción ≤1 hora; efecto máximo de 2 a 4 horas. Duración de 12 a 24 horas, prolongada en caso de insuficiencia renal. Absorción rápida, incompleta (~50 %); tiempo hasta el pico en el plasma de 2 a 4 horas. Distribución: baja lipofilia; no atraviesa la barrera hematoencefálica; unión a proteínas del 6 % al 16 %. Metabolismo: hepática limitada. Excreción: Heces (50 %); orina (40 % como droga inalterada).

Eventos adversos comunes:
- Cardiovasculares: Bradicardia (persistente), insuficiencia cardíaca, dolor torácico, extremidades frías, bloqueo auriculoventricular completo, edema, hipotensión, fenómeno de Raynaud, bloqueo auriculoventricular de segundo grado.
- Sistema nervioso central: confusión, disminución de la agudeza mental, depresión, mareos, fatiga, dolor de cabeza, insomnio, letargo, pesadillas.

Administración: oral. Puede administrarse sin tener en cuenta los alimentos.

Otros: se prepara una suspensión de 2 mg/ml.

Carvedilol

Mecanismo de acción: inhibidor no selectivo de los receptores alfa1, beta1 y beta2.

Indicaciones: Insuficiencia cardíaca.

Contraindicaciones: Bradicardia, bloqueo cardíaco, insuficiencia cardíaca descompensada.

Dosis: inicial 0.025-0.05 mg/kg (máxima inicial 3.125 mg) dos veces al día. Ajustar cada 1-2 semanas hasta 0.2 mg/kg (máximo 0.4 mg/kg o 25 mg) dos veces al día.

Ajuste para la disfunción renal/hepática: No es necesario un ajuste para la insuficiencia renal. Sin embargo, los niños <3.5 años pueden necesitar una dosis tres veces al día debido a su mayor eliminación.

FC/FD: Inicio: 30-60 minutos con un pico de 1-2 horas. Semivida: ~2.2-3.6 horas en bebés, niños y adolescentes; 7-10 horas en adultos. Absorción: rápida y bien absorbido. Metabolismo: hepático a través de múltiples enzimas del citocromo P450; la vía principal es la CYP2D6. Eliminación: heces y orina.

Eventos adversos comunes: bradicardia, hipotensión.

Administración: oral.

Otros: suspensión compuesta de 0.1 y 1.67 mg/ml; comprimidos de 3.125 mg y 6.25 mg.

Digoxina

Mecanismo de acción:
- Insuficiencia cardíaca: la inhibición de la bomba ATPasa de sodio/potasio en las células miocárdicas da lugar a un aumento transitorio del Na+ intracelular, que a su vez promueve la afluencia de Ca++ a través de la bomba de intercambio sodio-calcio, lo que provoca un aumento de la contractilidad.
- Arritmias supraventriculares: supresión directa de la conducción del nodo auriculoventricular para aumentar el período refractario efectivo y disminuir la velocidad de conducción: efecto inotrópico positivo, aumento del tono vagal y disminución de la frecuencia ventricular a arritmias auriculares rápidas.

Indicaciones: insuficiencia cardíaca, taquiarritmias.

Contraindicaciones: fibrilación ventricular, Wolff-Parkinson-White.

Dosis: 5-10 mcg/kg/día administrados de una a dos veces al día.

Ajuste para la disfunción renal/hepática:
- eCrCl 30-50 ml/min: administrar el 75 % de la dosis normal a intervalos normales.
- eCrCl 10-29 ml/min: administrar el 50 % de la dosis normal a intervalos normales o administrar la dosis normal cada 36 horas.
- eCrCl <10 ml/min: administrar el 25 % de la dosis normal a intervalos normales o administrar la dosis normal cada 48 horas.

FC/FD: Inicio de la acción: oral 1-2 horas; i.v. 5-60 minutos. Efecto pico: oral 2-8 horas; i.v. 1-6 horas. Duración: 3-4 días Absorción: elixir 70-85 %; comprimido 60-80 %. Distribución: los pacientes con alteraciones de la albúmina, los electrolitos séricos o las hormonas tiroideas pueden presentar alteraciones en la farmacocinética de la digoxina. Metabolismo: a través de las bacterias intestinales. Semivida de eliminación: >38 horas: Excreción: orina (50-70 % como droga inalterada).

Eventos adversos comunes: bradicardia, toxicidad por digoxina (arritmias, náuseas/vómitos/anorexia, cambios visuales).

Administración: oral.

Otros: los niveles séricos de digoxina rara vez son útiles en la terapia. Los pacientes pueden experimentar toxicidad con concentraciones normales. Se debe tener precaución para asegurar una dosificación adecuada y evitar la confusión con los mcg y los mg.

Esmolol

Mecanismo de acción: antiarrítmico de clase II. Bloquea competitivamente la respuesta a la estimulación beta1-adrenérgica con poco o ningún efecto sobre los receptores beta2.

Indicaciones: taquicardia ventricular, taquicardia supraventricular, hipertensión.

Contraindicaciones: bradicardia.

Dosis:
- Hipertensión (bebés, niños y adolescentes): infusión i.v. continua 100-500 mcg/kg/minuto.
- Taquicardia supraventricular (niños y adolescentes): los datos disponibles son limitados. Bolo i.v. inicial de 100-500 mcg/kg en 1 minuto seguido de una infusión i.v. continua; velocidad inicial de 25-100 mcg/kg/minuto, ajustada en incrementos de 25-50 mcg/kg/minuto; dosis de mantenimiento habitual de 50-500 mcg/kg/minuto; se han notificado dosis de hasta 1,000 mcg/kg/minuto.

Ajuste para la disfunción renal/hepática: Ninguno.

FC/FD: Inicio de la acción: beta-bloqueo i.v. 2-10 minutos (más rápido cuando se administran dosis de carga). Duración de los efectos hemodinámicos: 10-30 minutos; prolongado tras dosis acumuladas más altas, duración de uso prolongada. Metabolismo: en la sangre por las esterasas de los glóbulos rojos. Semivida: 2.7-9 minutos. Excreción: orina (~73-88 % como metabolito ácido, <2 % fármaco inalterado).

Eventos adversos comunes: bradicardia, hipotensión, hipoglucemia.

Administración: las dosis de bolo pueden administrarse por vía intravenosa en 1-2 minutos. Infusión continua.

Otros: concentraciones disponibles en el mercado (10 mg/ml y 20 mg/ml).

Flecainida

Mecanismo de acción: antiarrítmico de clase Ic; ralentiza la conducción en el tejido cardíaco al alterar el transporte de iones a través de las membranas celulares.

Indicaciones: taquiarritmias.

Contraindicaciones: utilización en la cardiopatía estructural.

Dosis:
- Lactantes: 100-120 mg/m2/día divididos cada 8 horas; puede aumentar a 200 mg/m2/día en función de la respuesta y del nivel sérico.

586

- Niños: 100-120 mg/m2/día divididos cada 12 horas, puede cambiarse a la misma dosis diaria total dividida cada 8 horas; puede aumentarse a 200 mg/m2/día en función de la respuesta y el nivel sérico.
- Adultos: inicialmente 100 mg cada 12 horas, aumentar en incrementos de 50 mg cada 12 horas; dosis máxima 400 mg/día.

Ajuste para la disfunción renal/hepática: Para niños y adultos con eCrCl ≤35 ml/min, disminuir la dosis habitual en un 25-50 %.

FC/FD: Absorción: oral, casi completa; disminuida cuando se administra con leche. Semivida de eliminación: 8-29 horas, más tiempo en los bebés. Tiempo hasta el pico, suero: ~3 horas (rango 1-6 horas). Excreción: orina 30 %; heces 5 %.

Eventos adversos comunes: arritmias.

Administración: suspensión, oral 20 mg/ml (compuesta). La administración con leche/alimentos reduce la biodisponibilidad.

Otros: tiempo óptimo de muestreo, hasta 1 hora antes de la siguiente dosis de mantenimiento. Concentración sérica óptima 200-1000 ng/ml.

Lidocaína

Mecanismo de acción: antiarrítmico de clase Ib, disminuye la automaticidad y la velocidad de conducción mediante el bloqueo de los canales de sodio.

Indicaciones: arritmias ventriculares.

Contraindicaciones: ninguna.

Dosis:
- Pediátrica:
  - i.v.: 1 mg/kg lentamente durante 2 minutos; máximo 100 mg/dosis. Infusión i.v. continua 20-50 mcg/kg/minuto.
  - Endotraqueal: 2-2.5 veces la dosis del bolo intravenoso; diluir en 3-5 ml de solución fisiológica o agua destilada.
- Adultos:
  - i.v.: 1-1.5 mg/kg lentamente durante 2 minutos; se pueden repetir dosis de 0.5-0.75 mg/kg cada 5-10 minutos si es necesario; dosis máxima total de 3 mg/kg. Infusión i.v. continua 1-4 mg/minuto.
  - Por vía endotraqueal: 2-2.5 veces la dosis del bolo intravenoso; diluir en 10 ml de solución fisiológica o agua destilada.

Ajuste para la disfunción renal/hepática: ninguno, no dializable (0-5 %).

FC/FD: Inicio de la acción: Dosis única en bolo de 45 a 90 segundos. Duración: 10-20 minutos. Metabolismo: 90 % hepático; los metabolitos activos monoetilglicinexilida (MEGX) y glicinexilida (GX) pueden acumularse en la enfermedad hepática y causar toxicidad. Eliminación de la semivida: bifásica, prolongada con insuficiencia cardíaca congestiva, hepatopatía, choque, enfermedad renal grave; eliminación inicial 7-30 minutos; eliminación terminal en bebés/prematuros 3.2 horas; adultos 1.5-2 horas. Excreción: orina (<10 % como droga inalterada, ~90 % como metabolitos).

Eventos adversos comunes: arritmias, parestesias.

Administración:
- Endotraqueal (bebés, niños, adolescentes): se puede administrar la dosis sin diluir, seguida de un lavado con 5 ml de solución fisiológica después de la administración o se puede diluir más antes de la administración; seguir con 5 ventilaciones manuales asistidas.
- Parenteral: inyección intravenosa rápida; puede administrarse en infusión continua.

Metoprolol

Mecanismo de acción: inhibidor selectivo de los receptores beta1-adrenérgicos.

Indicaciones: insuficiencia cardíaca congestiva, hipertensión, taquicardia ventricular y fibrilación.

Contraindicaciones: Bradicardia, bloqueo cardíaco, insuficiencia cardíaca congestiva descompensada.

Dosis:
- Hipertensión (oral):
  - Niños y adolescentes (1-17 años):
    · Comprimidos y suspensión (liberación inmediata, como tartrato): inicialmente 0.5-1 mg/kg dos veces al día; máximo 6 mg/kg/día (≤200 mg/día).
    · Comprimidos (liberación prolongada, como succinato), niños ≥6 años: inicialmente 0.5 mg/kg una vez al día (dosis máxima inicial de 50 mg/día); ajustar según respuesta (máximo 2 mg/kg/día o 200 mg/día).
  - Adultos:
    · Comprimidos (tartrato): inicialmente 50 mg dos veces al día; aumentar semanalmente hasta el efecto deseado; dosis habitual 100-450 mg/día.
    · Comprimidos de liberación prolongada (succinato): inicialmente 25-100 mg/día una vez al día; dosis máxima diaria 400 mg.
- Oral (insuficiencia cardíaca):
  - Niños (tartrato): 0.1-0.2 mg/kg/dosis 2 v/d; ajustar según tolerancia hasta 0.5 mg/kg 2 v/d; máximo 1 mg/kg 2 v/d.
  - Adultos (succinato): insuficiencia cardíaca de clase II de la NYHA: 12.5-25 mg diarios; insuficiencia cardíaca congestiva más grave: 12.5 mg diarios; se puede duplicar la dosis cada 2 semanas según la tolerancia; máximo 200 mg/día.
- i.v. (hipertensión/control de la frecuencia ventricular):
  - Adolescentes y adultos: inicialmente 1.25-5 mg c/6-12h.

Ajuste para la disfunción renal/hepática: Ninguno.

FC/FD: inicio de la acción: liberación inmediata por vía oral en 1 hora. Efecto pico: oral de 1 a 2 horas; i.v. 20 minutos. Duración: liberación inmediata oral variable; liberación prolongada ~24 horas. Absorción: rápida y completa. Metabolismo: extensamente hepático vía CYP2D6; efecto de primer paso significativo (~50 %). Biodisponibilidad: liberación inmediata ~40 % al 50 %; liberación prolongada 77 % en relación con la liberación inmediata. Semivida: neonatos 5-10 horas; adultos: 3-4 horas (7-9 horas con malos metabolizadores de CYP2D6 o con deterioro hepático). Excreción: orina 95 %.

Efectos adversos comunes: hipotensión, bradicardia, hipoglucemia.

Administración: tartrato de metoprolol: administrar con alimentos. Succinato de metoprolol: no masticar, aplastar ni romper.

Otros: suspensión, oral: 10 mg/ml preparados extemporáneamente. Disponible en forma de tartrato (liberación inmediata) y de liberación prolongada (succinato).

Propranolol

Mecanismo de acción: Betabloqueador no selectivo (antiarrítmico de clase II); bloquea de forma competitiva la respuesta a la estimulación beta1 y beta2 adrenérgica, lo que provoca una disminución de la frecuencia cardíaca, de la presión arterial, de la contractilidad miocárdica y de la demanda de O_2.

Indicaciones: taquicardia supraventricular, hipertensión, prevención de episodios hipercianóticos (tetralogía de Fallot).

Contraindicaciones: bradicardia; insuficiencia cardíaca congestiva descompensada.

Dosis:
- Arritmias:
  - Neonatos: 0.25 mg/kg/dosis por vía oral c/6-8hr; ajustar lentamente hasta un máximo de 5 mg/kg/día. Para las necesidades intravenosas, utilice un medicamento diferente.
  - Niños: 1 mg/kg/dosis por vía oral c/6 h-8hr; dosis habitual 3-5 mg/kg/día. 0.01-0.1 mg/kg/dosis i.v. durante 10 min; repetir c/6-8 h cuando sea necesario; dosis máxima: 1 mg (lactantes); 3 mg (niños).
  - Adultos: dosis inicial oral de 10-20 mg cada 6-8 horas; aumentar gradualmente; rango habitual de 40-320 mg/día. i.v. 1 mg/dosis lenta; repetir cada 5 min hasta un total de 5 mg.
- Hipertensión: considerar otro betabloqueador diferente.
- Conjuntos de tetralogía de Fallot (bebés y niños): Inicialmente por vía oral 0.25 mg/kg/dosis cada 6 horas (1 mg/kg/día); si no es eficaz en la primera semana de tratamiento, puede aumentarse 1 mg/kg/día cada 24 horas hasta un máximo de 5 mg/kg/día.

Ajuste para la disfunción renal/hepática: Ninguno.

FC/FD: Inicio de la acción: vía oral, de 1 a 2 horas. Duración: liberación inmediata 6 a 12 horas; formulaciones de liberación prolongada ~24 a 27 horas. Absorción: oral rápida y completa, ~25 % llega a la circulación sistémica debido al elevado metabolismo de primer paso; la biodisponibilidad oral puede estar aumentada en los niños con síndrome de Down; los alimentos ricos en proteínas aumentan la biodisponibilidad en ~50 %. Metabolismo: amplio efecto de primer paso, metabolizado hepáticamente a compuestos activos e inactivos CYP1A2, pero también CYP2D6. Semivida de eliminación: posible aumento de la semivida en neonatos; lactantes mediana de 3.5 horas; niños de 3.9 a 6.4 horas; adultos con formulación de liberación inmediata de 3 a 6 horas. Excreción: los metabolitos se excretan principalmente en la orina (96 % a 99 %); <1 % se excreta en la orina como droga inalterada.

Eventos adversos comunes: hipotensión, hipoglucemia, bradicardia.

Administración: administrar por vía intravenosa durante 10 minutos; no exceder 1 mg/minuto.

Otros: tanto las soluciones orales de 4 mg/ml como las de 8 mg/ml están disponibles en el mercado.

Sotalol

Mecanismo de acción: Betabloqueador que contiene tanto propiedades betabloqueadoras (clase II) como bloqueadoras de los canales de potasio (clase III).

Indicaciones: taquicardia supraventricular, fibrilación auricular.

Contraindicaciones: bradicardia, bloqueo cardíaco, prolongación congénita del QT.

Dosis:
- Oral:
  - Lactantes: 80-200 mg/m2/día en dosis divididas cada 8 horas.
  - Niños: 80-200 mg/m2/día divididos en 2 dosis.
  - Adultos: inicialmente 80 mg dos veces al día; puede aumentar a 240-320 mg/día después de la evaluación (se han utilizado dosis más altas de 480-640 mg/día).
- i.v. (nota: la dosis i.v. es el 93.75 % de la dosis oral):
  - Lactantes: 75-187.5 mg/m^2/día en dosis divididas cada 8 horas.
  - Niños: 75-187.5 mg/m^2/día dividido en 2 dosis.
  - Adultos: inicialmente 75 mg dos veces al día, puede aumentar a 225-300 mg/día después de la evaluación; en la mayoría de los pacientes, se obtiene una respuesta terapéutica con 150-300 mg/día divididos en 2-3 dosis; los pacientes con arritmias ventriculares refractarias potencialmente mortales pueden requerir dosis de 450-600 mg/día.

Ajuste para la disfunción renal/hepática:
- eCrCl >60 ml/min: Administrar la dosis diaria habitual divididos c/12 h.
- eCrCl 30-60 ml/min: Administrar el 50 % de la dosis diaria habitual c/24 h.
- eCrCl 10-30 ml/min: administrar cada 36-48 horas.
- eCrCl <10 ml/min: individualizar la dosis, considerar un agente alternativo.

FC/FD: Inicio de la acción: por vía oral 1-2 horas; por vía intravenosa cuando se administra en 5 minutos ~5-10 minutos. Biodisponibilidad: oral 90-100 %. Semivida de eliminación: 8-12 horas, prolongada en pacientes con disfunción renal. Excreción: orina (como droga inalterada).

Eventos adversos comunes (>5 %): hipotensión, bradicardia, hipoglucemia, prolongación del QT.

Administración: disponible en forma de comprimidos, solución comercial e intravenosa.

Otros: el costo del fármaco intravenoso es de 1695.60 dólares por vial.

Anticoagulantes

Antitrombina (AT)

Mecanismo de acción: inactivación de la trombina, la plasmina y los factores IXa, Xa, XIa y XIIa.

Indicaciones: deficiencia de antitrombina III (hereditaria o iatrogénica debido al uso de heparina).

Contraindicaciones: ninguna.

Dosis: Antitrombina objetivo: nivel 80-100 %. Administrar 50 mg/kg i.v. x1, considerar la posibilidad de volver a comprobar el nivel de antitrombina 2 horas después de la administración de la dosis.

Ajuste para la disfunción renal/hepática: Ninguno.

FC/FD: derivadas del plasma, eliminación de la semivida 2-3 días. La semivida puede disminuir tras una intervención quirúrgica, con hemorragia, trombosis aguda y/o durante la administración de heparina.

Eventos adversos comunes (>5 %): sangrado, reacciones en el lugar de la infusión.

Administración: i.v. durante 15 minutos.

Otros: utilizar únicamente el producto de origen humano, el producto recombinante tiene una semivida más corta.

Aspirina

Mecanismo de acción: inhibidor irreversible de las enzimas ciclooxigenasa-1 y 2 (COX-1 y 2).

Indicaciones:
- Efectos antiplaquetarios: válvulas cardíacas protésicas mecánicas.
- Profilaxis primaria: derivaciones Blalock-Taussig-Thomas, después de la cirugía de Fontan, colocación de dispositivos de asistencia ventricular.

- Antinflamatorio, antiplaquetario: enfermedad de Kawasaki.

Contraindicaciones: hipersensibilidad a los AINE; pacientes con asma, rinitis y pólipos nasales; niños o adolescentes con infecciones virales (riesgo de síndrome de Reye).

Dosis:
- Niños:
  - Efectos antiplaquetarios: de 3-5 mg/kg/día a 5-10 mg/kg/día administrados en una sola dosis diaria.
  - Enfermedad de Kawasaki: Oral 80-100 mg/kg/día dividido c/6 h hasta 14 días o hasta que la fiebre se resuelva durante al menos 48-72 horas; después 3-5 mg/kg/día una vez al día.
- Adultos:
  - Ataque isquémico transitorio: inicialmente 160-325 mg por vía oral dentro de las 48 horas siguientes al inicio del ictus/ataque isquémico transitorio, luego 75-100 mg una vez al día (a menudo en combinación con otro agente antiplaquetario).
  - Profilaxis del infarto de miocardio: oral inicial de 162-325 mg/día administrado en la presentación, seguido de una dosis de mantenimiento de 75-100 mg una vez al día.

Ajuste para la disfunción renal/hepática: evitar su uso si el eCrCl <10 ml/min. Dializable (50-100 %). Evitar su uso en caso de enfermedad hepática grave.

FC/FD: Inicio: liberación inmediata (sin recubrimiento entérico) en 1 hora; se espera que el recubrimiento entérico se retrase. Efecto pico: liberación inmediata ~1-2 horas; recubrimiento entérico 3-4 horas. Duración: liberación inmediata 4-6 horas; sin embargo, los efectos inhibidores de las plaquetas duran toda la vida de las mismas (~10 días). Absorción: la liberación inmediata se absorbe rápidamente en el estómago y el intestino superior. Biodisponibilidad 50-75 %. Metabolismo: hidrolizado al salicilato (activo) por las esterasas de la mucosa gastrointestinal, los glóbulos rojos, el líquido sinovial y la sangre; el salicilato se metaboliza principalmente por vía hepática. Excreción: orina.

Eventos adversos comunes: hemorragia. Trombocitopenia.

Administración: no aplastar el comprimido con cubierta entérica. Administrar con comida o agua para minimizar el malestar gastrointestinal. Redondear las dosis para facilitar la administración (por ejemplo, la mitad de un comprimido de 81 mg).

Otros: evitar el uso de la suspensión de aspirina debido a su corta estabilidad.

Bivalirudina (Angiomax)

Mecanismo de acción: inhibidor directo de la trombina libre y unida al coágulo sin mediador de antitrombina.

Indicaciones: tratamiento primario o profiláctico de la trombosis o como sustituto en pacientes con trombocitopenia inducida por heparina.

Dosis: dosis inicial intravenosa de 0.15-0.2 mg/kg/h; ajustar a la hepzima del tiempo parcial de tromboplastina 1.5-2.5 veces el valor inicial (aproximadamente 50-80). Al pasar de la heparina a la bivalirudina, se recomienda suspender la heparina durante al menos 30 minutos antes de iniciar la bivalirudina. Guía de práctica clínica para el mantenimiento de la infusión de bivalirudina (sin ECMO):

Hepzima del TPT	¿Suspender?	Ajuste de la dosis	Volver a verificar el TPT
<50	No	Aumento del 10 % (0.01 mg/kg/h más cercano)	2-3 horas después del cambio de dosis
50-80	No	Ningún cambio	2-3 horas, luego una vez al día
81-90	1 h	Disminución del 10 % (0.01 mg/kg/h más cercano)	2-3 horas después del cambio de dosis
>91	1 h	Disminución del 20 % (0.01 mg/kg/h más cercano)	2-3 horas después del cambio de dosis

Ajuste para la disfunción renal/hepática:
- eCrCl 30-60 ml/min: dosis inicial de 0.08-0.1 mg/kg/h (reducir la dosis inicial de referencia en un 25-40 %).
- eCrCl <30 ml/min: 0.04-0.05 mg/kg/h (reducir la dosis inicial 60-80 %).
- Hemodiálisis intermitente: 0.07 mg/kg/h (reducir 25-40 % respecto al valor inicial).
- Terapia de reemplazo renal continua: 0.03-0.07 mg/kg/h (reducir 50-80 % respecto al valor inicial).

FC/FD: Inicio de acción: inmediato. Metabolismo: a través del sistema reticuloendotelial. Semivida de eliminación: 1-2 horas. Excreción: orina.

Eventos adversos comunes: hemorragia.

Administración: infusión intravenosa. Concentración habitual: 0.5 mg/ml; 5 mg/ml también disponible.

Clopidogrel

Mecanismo de acción: se metaboliza en un metabolito activo que inhibe la agregación plaquetaria mediada por la glicoproteína IIb/IIIa. La inhibición se mantiene durante toda la vida de la plaqueta.

Indicaciones: medicación antiplaquetaria.

Contraindicaciones: ninguna.

Dosis:
- Niños ≤24 meses: 0.2 mg/kg por vía oral al día.
- Niños >24 meses y adolescentes: 0.2-0.3 mg/kg por vía oral diarios hasta 0.5-1 mg/kg por vía oral diarios (máximo 75 mg diarios). Se han utilizado dosis más altas (1-2 mg/kg/día) en pacientes con dispositivos de asistencia ventricular que han fracasado con otras estrategias de anticoagulación.

Ajuste para la disfunción renal/hepática: Ninguno.

FC/FD: Inicio del efecto antiplaquetario: 1-2 días. Duración del efecto antiplaquetario: ~5 días. Semivida: ~6 horas. Absorción: rápida y con buena absorción. Metabolismo: hepático vía citocromo P450 2C19 a metabolito activo. Eliminación: orina (50 %); heces (46 %).

Eventos adversos comunes: hemorragia.

Administración: oral.
Otros: suspensión compuesta de 5 mg/ml.

Enoxaparina
Mecanismo de acción: inhibe los factores Xa y II.
Indicaciones: tratamiento o profilaxis del tromboembolismo.
Contraindicaciones: pacientes con antecedentes de trombocitopenia inducida por heparina (TIH).
Dosis:
- dosis estándar para el tratamiento o la profilaxis:

Edad	Tratamiento (subcutáneo)	Profilaxis (subcutánea)
<2 meses	1.7 mg/kg c/12 h	0.75 mg/kg c/12 h
2 meses-18 años	1 mg/kg c/12 h	0.5 mg/kg c/12 h
Adultos	1 mg/kg c/12 h	40 mg c/24 h

- Ajuste de la dosis basada en los niveles de Xa antifactor:

Nivel de antifactor Xa	Ajuste de la dosis	Tiempo hasta la repetición del nivel de antifactor Xa
<0.35 unidades/ml	Aumento del 25 %	4 horas después de la siguiente dosis
0.35-0.49 unidades/ml	Aumento del 10 %	4 horas después de la siguiente dosis
0.5-1 unidad/ml	Mantener la misma dosis	Al día siguiente, 1 semana después, luego 1 vez/mes (4 horas después de la dosis)
1.1-1.5 unidades/ml	Disminución del 20 %	Antes de la siguiente dosis
1.6-2 unidades/ml	Mantener la dosis por 3 horas y disminuirla en un 30 %	Antes de la siguiente dosis y 4 horas después de la siguiente dosis
>2 unidades/ml	Suspender todas las dosis hasta que el nivel del factor Xa sea de 0.5 unidades/ml y luego disminuir un 40 %	Antes de la siguiente dosis y cada 12 horas hasta que el nivel del antifactor Xa sea <0.5 unidades/ml

Ajuste para la disfunción renal/hepática: Si el eCrCl <30 ml/min, reducir la dosis en un 30 % y vigilar estrechamente los niveles de antifactores Xa.
FC/FD: Efecto pico: 3-5 horas. Semivida: 4.5-7 horas. Duración: ~12 horas. Metabolismo: hepático. Excreción: orina (40 % de la dosis como fragmentos activos e inactivos).
Eventos adversos comunes: hemorragia.
Administración: subcutánea. No frote el lugar de la inyección después de la administración subcutánea, ya que pueden producirse hematomas. Para dosis ≤10 mg, debe utilizarse la concentración de 20 mg/ml. Para dosis >10 mg, debe utilizarse la concentración de 100 mg/ml. No expulsar la burbuja de aire de la jeringa antes de la inyección (para evitar la pérdida de medicamento).
Otros: la sobredosis accidental puede tratarse con sulfato de protamina: 1 mg de sulfato de protamina neutraliza 1 mg de enoxaparina.

Heparina (no fraccionada)
Mecanismo de acción: Potencia la acción de la antitrombina y, por tanto, inactiva la trombina (así como los factores de coagulación IX, X, XI, XII y la plasmina activados) e impide la conversión del fibrinógeno en fibrina.
Indicaciones: tratamiento o profilaxis de la trombosis.
Contraindicaciones: trombocitopenia inducida por heparina.
Dosis: ajustar la dosis según el factor Xa y el TPT.
- Tratamiento de la trombosis:

Edad	Bolo: (máx.: 5000 unidades)	Dosis inicial (máx: 1000 unidades/h)
<1 año	75 unidades/kg	20-28 unidades/kg/h
≥1 año	75 unidades/kg	20 unidades/kg/h
ECMO	100 unidades/kg	20-25 unidades/kg/h
Notas: no aplicar un bolo en pacientes con ictus, hemorragia o alto riesgo de hemorragia (postquirúrgicos).		

- Profilaxis de dosis bajas para la trombosis de la derivación: 6 unidades/kg/h sin ajuste de dosis.
- Algoritmo de valoración de la dosis utilizando los niveles de TPT y heparina (no es posible un TPT bajo con un nivel elevado de heparina):

TPT y nivel de heparina	Acciones
TPT >100 segundos, nivel de heparina ≤0.7 unidades/ml	1. Evaluar la coagulopatía: TP, TPT, fibrinógeno, hepzima del TPT, bilirrubina y otras pruebas 2. Corregir la coagulopatía 3. Administrar la heparina no fraccionada por nivel de heparina
TPT >130 segundos, nivel de heparina >1 unidad/ml	1. Evaluar el método de recogida 2. Repetir el TPT y STAT del nivel de heparina 3. Si es correcto, ajustar según el protocolo
COINCIDENCIA del TPT y nivel de heparina	1. Administrar la heparina no fraccionada según el protocolo 2. Se puede usar el TPT para ajustar la dosis de heparina no fraccionada 3. Medir el nivel de heparina al menos cada 24 horas
TPT y/o nivel de heparina subterapéutico	1. Volver a comprobar el cálculo de la dosis/velocidad de infusión 2. Medir la antitrombina y corregir si es <60 % 3. Comprobar el factor VIII, el fibrinógeno y la bilirrubina 4. Administrar la heparina no fraccionada por nivel de heparina

Ajuste para la disfunción renal/hepática: Ninguno, ajustar al TPT terapéutico o a los objetivos de Xa.
FC/FD: Inicio de la acción: inmediato. Metabolismo: a través del sistema reticuloendotelial. Semivida de eliminación: 1-2 horas. Excreción: orina.
Efectos adversos comunes (>5 %): trombocitopenia inducida por heparina (TIH) mediada inmunológicamente.
Administración: infusión i.v. Concentración habitual: 100 unidades/ml.
Otros: la sobredosis puede tratarse con sulfato de protamina.

Warfarina
Mecanismo de acción: inhibición de los factores de coagulación dependientes de la vitamina K (II, VII, IX, X) y de los factores procoagulantes de la proteína C y S.
Indicaciones: trombosis (tratamiento o profilaxis).
Contraindicaciones: embarazo.
Dosis:
- Dosis de carga:
  - Bebés y niños: carga con 0.2 mg/kg (dosis máxima 5 mg). Si hay disfunción hepática o posterior a procedimiento de Fontan, cargar con 0.1 mg/kg.
  - Adultos: empezar con 2-5 mg diarios durante 2 días o 5-10 mg diarios durante 1-2 días.
  - **Ajustes de la dosis de carga para los días 2-4:**

INR	Ajuste de la dosis
1.1-1.4	Repetir la dosis de carga inicial
1.5-3	50 % de la dosis de carga inicial
3.1-3.5	25 % de la dosis de carga inicial
>3.5	Suspender hasta que el INR sea <3.5 y, luego, 50 % menos que la dosis de carga.
Nota: si el INR es inferior a 1.5 después de 2 dosis, aumentar un 50 %	

- **Mantenimiento (días 5 y siguientes)** tratamiento, ajustar hasta el objetivo de INR, generalmente 2-3, o 2.5-3.5:

INR objetivo 2-3	
1.1-1.4	Aumento del 20 %
1.5-1.9	Aumento del 10 %
2-3	Ningún cambio
3.1-3.5	Disminución del 10 %
3.5-5	Mantener una dosis, volver a comprobar el INR en 24 horas; si el INR es <3.5, reiniciar con un 20 % menos
>5	Suspender hasta que el INR <3.5

INR objetivo 2.5-3.5	
1.1-1.9	Aumento del 20 %
2-2.4	Aumento del 10 %
2.5-3.5	Ningún cambio
3.5-5	Mantener una dosis, volver a comprobar el INR en 24 horas; si el INR es <3.5, reiniciar con un 20 % menos
>5	Suspender hasta que el INR <3.5

Ajuste para la disfunción renal/hepática: Ver dosis de carga.
FC/FD: Inicio de la anticoagulación: 24-72 horas. Efecto pico: 5-7 días; el INR puede aumentar en 36-72 horas. Duración: 2-5 días Absorción: rápida, completa. Metabolismo: hepático, principalmente vía CYP2C9; las vías menores incluyen CYP2C8, 2C18, 2C19, 1A2 y 3A4. Variantes genómicas: aproximadamente un 37 % de reducción del aclaramiento de S-warfarina en pacientes heterocigotos para 2C9 (*1/*2 o *1/*3), y un ~70 % de reducción en pacientes homocigotos para alelos de función reducida (*2/*2, *2/*3, o *3/*3). Excreción: orina (92 %, principalmente como metabolitos; mínimo como droga inalterada).
Eventos adversos comunes: hemorragia. Raros, pero importantes o que ponen en peligro la vida: gangrena de la piel u otros tejidos, síndrome del dedo morado.
Administración: oral. La warfarina está disponible en muchas concentraciones de comprimidos, las dosis deben redondearse al tamaño de medio comprimido más cercano.
Otros: utilizar con precaución en pacientes <1 año de edad. Antídoto: vitamina K, plasma fresco congelado; KCentra. Se debe aconsejar a los pacientes que sean coherentes con la dieta, en particular en lo que respecta a los alimentos/fórmulas que contienen vitamina K. Las interacciones farmacológicas son comunes con los medicamentos de prescripción y de venta libre.

Inmunomoduladores

(Conejo) Globulina antitimocítica (ATG, Thymoglobulin®)
Mecanismo de acción: anticuerpo policlonal derivado de conejo contra antígenos de células T humanas, que provoca la destrucción de las células T.
Indicaciones: prevención o tratamiento del rechazo en receptores de trasplantes. La ATG puede utilizarse en pacientes con lesión renal aguda para retrasar el inicio del tacrolimús, cuando un paciente está altamente sensibilizado al HLA o si el trasplante era incompatible con el ABO.
Contraindicaciones: hipersensibilidad a las proteínas del conejo, infecciones activas o crónicas, antecedentes de enfermedad del suero tras la infusión (contrandicación relativa).
Dosis:
- Inducción: 1.5 mg/kg (pacientes ≥50 kg, redondear a los 25 mg más cercanos) cada 24 horas durante 3-5 días.
- Rechazo celular agudo: 1.5 mg/kg (pacientes ≥50 kg, redondear a los 25 mg más cercanos) cada 24 horas durante 5-14 días.
- Ajustes basados en el recuento de glóbulos blancos del recuento de plaquetas:
  - Si el recuento de glóbulos blancos es de 2,000-3,000/mcl o de plaquetas de 50,000-70,000/mcl, se debe reducir la dosis en un 50 %
  - Si el recuento de glóbulos blancos es inferior a 2,000/mcl, el recuento de plaquetas es inferior a 50,000/mcl o el recuento de células T CD3+ es inferior al 25 %, considerar la posibilidad de suspender la ATG.
Ajuste para la disfunción renal/hepática: Ninguno.
FC/FD: Inicio: en las próximas 24 horas. Semivida: 2-3 días. Duración: la linfopenia puede persistir hasta 1-2 años, los pacientes suelen volver a la situación inicial en 4-8 semanas.
Eventos adversos comunes: las reacciones relacionadas con la infusión, la leucopenia y la trombocitopenia pueden limitar la dosis. El síndrome de liberación de citoquinas es poco frecuente, pero puede ser mortal. Las personas que padecen la enfermedad del suero suelen presentar hinchazón/dolor en las articulaciones y fiebres que no responden.
Administración: i.v. 0.5 mg/ml. Se prefiere la administración por vía central con premedicación 30-60 minutos antes (paracetamol, difenhidramina, hidrocortisona/metilprednisolona). Para los pacientes con vías periféricas, existen varias mezclas con hidrocortisona y heparina. Las dosis se administran normalmente durante 6 horas para las dosis iniciales. Se pueden administrar dosis tan rápidas como 4 horas o tan lentas como 24 horas.

Azatioprina

Mecanismo de acción: derivado de la mercaptopurina; los metabolitos (principalmente metabolitos de nucleótidos de 6-tioguanina) se incorporan al ADN replicante y detienen la replicación, pero no es específico para los linfocitos.

Contraindicaciones: hipersensibilidad. Deficiencia completa de TPMT (la deficiencia intermedia puede contrarse con una dosis reducida).

Dosis (trasplante de corazón): 1-3 por vía oral mg/kg (normalmente iniciar 1.5 mg/kg) 1 vez/día.

Ajuste para la disfunción renal/hepática:
- eCrCl 10-50 ml/min: administrar el 75 % de la dosis.
- eCrCl <10 ml/min o hemodiálisis: administrar el 50 % de la dosis.

FC/FD: Semivida: ~2 horas. Absorción: bien absorbido. Metabolismo: reducción de la glutatión S-transferasa a 6-MP en el hígado y el tracto gastrointestinal; metabolismo a través de 3 vías principales: guanina hipoxantina a metabolitos activos, xantina oxidasa a metabolitos inactivos y TMPT a metabolitos inactivos. Eliminación: principalmente orina.

Eventos adversos comunes: los efectos hematológicos/oncológicos (leucopenia, trombocitopenia y anemia) son frecuentes y pueden limitar la dosis; hepatotoxicidad.

Administración: comprimidos de 50 y 100 mg (se pueden cortar).

Otros: la deficiencia de TMPT o de inhibidores de la xantina oxidasa (alopurinol) puede aumentar los metabolitos activos y los efectos secundarios.

Bortezomib (Velcade®)

Mecanismo de acción: inhibidor del proteasoma 26S que provoca la detención del ciclo celular en las células plasmáticas, principales productoras de anticuerpos.

Indicaciones: rechazo mediado por anticuerpos en receptores de trasplantes de órganos sólidos.

Contraindicaciones: hipersensibilidad al boro, al ácido bórico o al manitol.

Dosis: 0.7 mg/m² como mínimo cada 72 horas durante 4 dosis. Las dosis típicas de 1.3 mg/m2 se asocian a un aumento de los efectos adversos no hematológicos de alto grado.

Ajuste para la disfunción renal/hepática: En caso de insuficiencia hepática, el prospecto recomienda ajustar la dosis cuando la bilirrubina sea superior a 1.5 de los límites superiores de la normalidad o según el grado de neuropatías observado.

FC/FD: Semivida: 9-15 horas con una sola dosis hasta 40-193 horas con múltiples dosis. Metabolismo: hepático a través del citocromo P450 2C19 y 3A4.

Eventos adversos comunes: las neuropatías pueden ser graves y a menudo se manifiestan después de varias dosis. La trombocitopenia, la neutropenia, la anemia y la leucopenia tienen su nadir unos 11 días después del inicio. Se han notificado casos de hipotensión e insuficiencia cardíaca.

Administración: i.v. en 3-5 segundos; la administración subcutánea puede reducir las neuropatías.

Otros: no se requiere premedicación.

Ciclosporina modificada (Neoral®/Gengraf®)

Mecanismo de acción: se une a la ciclofilina y el complejo subsiguiente inhibe la calcineurina. Se inhibe la activación de los linfocitos T en reposo dependiente de la interleucina 2.

Contraindicaciones: ninguna; considerar retrasar el inicio tras el trasplante en pacientes con lesión renal aguda o en pacientes que reciben terapia de inducción con agentes depletivos (globulina antitimocítica) o no depletivos (basiliximab).

Dosis (trasplante de corazón):
- Inicial:
  - i.v.: 1 mg/kg/día en infusión continua.
  - Oral: 2-3 mg/kg dos veces al día.
- Objetivos mínimos:
  - Meses 1-3: 300-350 ng/ml.
  - Meses 3-12: 250-300 ng/ml.
  - Meses 13-36: 200-250 ng/ml.
  - Después de los 3 años: 150-200 ng/ml.
  - Sirolimús concomitante: 75-125 ng/ml.

Ajuste para la disfunción renal/hepática: no es necesario ningún ajuste, pero hay que considerar la posibilidad de modificar los objetivos en caso de disfunción renal. No se espera la eliminación mediante diálisis. Los pacientes con enfermedades diarreicas pueden tener una menor eliminación (niveles aumentados).

FC/FD: Semivida: ~8.4 horas. Absorción: errática e incompleta (30-43 % dependiendo de la formulación); las formulaciones modificadas tienen hasta un 30 % más de absorción. Metabolismo: Hepático a través del citocromo P450 3A4. Eliminación: Principalmente heces.

Eventos adversos comunes: hirsutismo, hiperplasia gingival, hipertensión; se cree que la incidencia de la insuficiencia renal aguda y crónica es mayor que la del tacrolimús; la diabetes del trasplante se reduce en comparación con el tacrolimús.

Administración: solución de 100 mg/ml. Cápsulas: 25 mg y 100 mg. Las formulaciones orales modificadas (Neoral®/Gengraf®) tienen una absorción inter e intraindividual más estable en comparación con las no modificadas (SandImmune®). Cuando se convierta de intravenoso a oral, utilice una dosis diaria total de 1:3.

Otros: Los alimentos no alteran el grado de absorción.

Inmunoglobulina (IgIV, Gamunex®-C)

Mecanismo de acción: sustituye a los anticuerpos IgG contra antígenos bacterianos, víricos, parasitarios y micoplasmas. Acciones inmunomoduladoras mediadas por la unión de los receptores Fc y la regulación descendente de las células B.

Indicaciones: miocarditis, rechazo mediado por anticuerpos en receptores de trasplantes.

Contraindicaciones: hipersensibilidad a los componentes de las formulaciones. Ciertas formulaciones tienen mayor anti-IgA que causan hemólisis en algunos pacientes. Aunque los estabilizadores de sacarosa se han relacionado con la lesión renal aguda, Gamunex®-C no está estabilizado con sacarosa.

Dosis (utilizar el peso corporal ideal para la dosis):
- Kawasaki: 2000 mg/kg una vez.
- Miocarditis: 2000 mg/kg administrados en dosis divididas durante 2-5 días.
- Rechazo mediado por anticuerpos:
  - Con plasmaféresis: 100 mg/kg tras las sesiones y 1,000 mg/kg tras la última sesión.
  - Sin plasmaféresis: 1,000-2,000 mg/kg una vez por semana.

593

Ajuste para la disfunción renal/hepática: Ninguno.

FC/FD: Semivida: 14-24 días. Duración: 3-4 semanas; metabolismo más rápido relacionado con la fiebre y la infección.

Eventos adversos comunes: reacciones relacionadas con la infusión relacionadas con la velocidad de infusión; se recomienda la premedicación con difenhidramina e hidrocortisona/metilprednisolona.

Administración:

- Indicaciones no relacionadas con la enfermedad de Kawasaki: empezar con 0.6 ml/kg/h durante 30 minutos; aumentar la tasa en 0.6 ml/kg/h cada 15 minutos, si se tolera, hasta una tasa máxima de 4.8 ml/kg/h hasta administrar la dosis deseada.
- Enfermedad de Kawasaki: empezar con 0.6 ml/kg/h durante 30 minutos, aumentar la tasa en 0.6 ml/kg/h cada 30 minutos durante 2 ajustes más. Si se tolera, infundir el volumen restante en 8.5 horas para que la dosis total se infunda en 10 horas.
- Otros: la farmacia redondeará la dosis basándose en la dosis absoluta hasta un máximo de 140 gramos:
- Dosis <3 gramos: redondeada a los 100 mg/1 ml más cercanos.
- Dosis ≥3 y <15 gramos: la más cercana a 1 gramo/10 ml.
- Dosis ≥15 y <57.5 gramos: la más cercana a 5 gramos/50 ml.
- Dosis ≥57.5 gramos: la más cercana a 10 gramos/100 ml.

Micofenolato mofetilo (Cellcept®) y micofenolato sódico (Myfortic®)

Mecanismo de acción: inhibe la inosina monofosfato deshidrogenasa, responsable de la síntesis de purinas específicamente en los linfocitos T y B activados. El resultado es la reducción de la síntesis de células T y B.

Contraindicaciones: Hipersensibilidad.

Dosis:

- Micofenolato mofetilo (Cellcept®):
  - Trasplante de corazón: i.v./oral inicial 20 mg/kg cada 12 horas (máx: 1500 mg/dosis).
  - Trasplante de pulmón: i.v./oral Inicial: 700 (no fibrosis quística) o 900 (fibrosis quística) mg/m² cada 12 horas.
  - Objetivos mínimos de ácido micofenólico*: 1-3.5 mcg/ml.
- Micofenolato de sodio (Myfortic®):
  - Superficie corporal <1.19 m²: no se recomienda.
  - Superficie corporal 1.19-1.58 m² 540 mg, 2 v/día.
  - Superficie corporal 1.58 m² 720 mg, 2 v/día.

*Los niveles terapéuticos no están bien establecidos, ya que los valores mínimos no se correlacionan bien con la exposición global y, por tanto, con la prevención del rechazo y las reacciones adversas.

Ajuste para la disfunción renal/hepática: no es necesario realizar ningún ajuste inmediatamente después del trasplante, pero la insuficiencia renal aumenta la exposición al metabolito activo del ácido micofenólico.

FC/FD: Semivida (ácido micofenólico): 13-18 horas. Absorción: rápida y profunda; la biodisponibilidad del micofenolato mofetilo es de ~80-94 %; la biodisponibilidad del micofenolato sódico es del 72 %. Metabolismo: hepático vía citocromo P450 3A4. Eliminación (ácido micofenólico): principalmente orina (87 %); heces.

Eventos adversos comunes: las náuseas, los vómitos y la diarrea pueden limitar la dosis. Myfortic® (liberación entérica) puede ser una opción para las náuseas/vómitos. Ajustar la dosis en caso de recuento bajo de glóbulos blancos (<3000 /mcl) o de neutrófilos (<1000 /mcl). También puede producirse una aplasia pura de células rojas. El micofenolato es un teratógeno conocido y debe evitarse en pacientes embarazadas. La azatioprina (categoría de embarazo D) no puede atravesar la placenta y podría ser un sustituto.

Administración:

- i.v.: 6 mg/ml. Administrar durante 2 horas.
- Oral: solución de 200 mg/ml; cápsulas de 250 mg; comprimidos de 500 mg. Myfortic® cápsulas 180 mg y 360 mg.

Otros: Los inhibidores de la bomba de protones pueden reducir la absorción oral.

PredniSONA/PrednisOLONA

Mecanismo de acción: disminuye la inflamación mediante la supresión de la migración de leucocitos y la inversión de la permeabilidad capilar; suprime el sistema inmunitario al reducir la actividad y el volumen del sistema linfático.

Contraindicaciones: hipersensibilidad a los componentes de la formulación.

Dosis:

- Asma: 0.5-1 mg/kg dos veces al día (hasta 40-80 mg) dos veces al día durante 3 a 10 días.
- Miocarditis: 0.5-1 mg/kg dos veces al día durante 4-6 semanas, seguido de una disminución.
- Administración fisiológica: 2-2.5 mg/m²/día una vez al día o en dosis divididas.

Ajuste para la disfunción renal/hepática: Ninguno.

FC/FD: Semivida: 2-3 horas: Absorción: rápida y con buena absorción. Metabolismo: la prednisona se convierte en prednisolona; la prednisolona sufre principalmente glucuronidación. Eliminación: principalmente orina.

Eventos adversos comunes: hipertensión, cefaleas, insomnio, síndrome cushingoide, hiperglucemia y supresión suprarrenal con el uso crónico.

Administración:

- PredniSONA
  - Comprimidos: 1, 2.5, 5, 10, 20, 50 mg
  - Solución: 1 mg/m.
- PrednisOLONA: solución 3 mg/ml.

Otros: administrar con las comidas o de forma suave para disminuir el malestar gastrointestinal.

Rituximab (Rituxan®)

Mecanismo de acción: el anticuerpo anti-CD20 se une al receptor CD20 omnipresente en las células B y provoca la destrucción, la activación limitada de las células plasmáticas y la reducción de la producción de anticuerpos.

Indicaciones: rechazo mediado por anticuerpos en receptores de trasplantes de órganos sólidos.

Contraindicaciones: hipersensibilidad conocida de tipo 1 a las proteínas de origen murino.

Dosis: 375 mg/m² una vez por semana durante 1-4 dosis.

Ajuste para la disfunción renal/hepática: ninguno.

FC/FD: Semivida: 18-32 días Duración: hasta 6-9 meses de depleción de células B.

Eventos adversos comunes: pueden producirse reacciones a la infusión, linfocitopenia, leucopenia y neutropenia. Se asocia con edema periférico, hipertensión, fatiga y neuropatía.

Administración: i.v. (0.5 mg/ml). Dosis inicial de 1 mg/kg/h (máx. 50 mg/h) durante la primera hora; aumentar la dosis en 1 mg/kg/h (máx. 50 mg/h) cada 30 minutos según la tolerancia del paciente. No superar los 8 mg/kg/h o los 400 mg/h.

594

Sirolimús (Rapamune®)

Mecanismo de acción: se une a FKBP-12 y el complejo inhibe el subtipo C1 de la diana de rapamicina en los mamíferos (mTOR). La proliferación de las células T se suprime al detener el ciclo celular en la fase G1. La señalización de mTOR aumenta en determinados tipos de cáncer. El sirolimús también tiene efectos de los factores de crecimiento vascular y plaquetario.

Contraindicaciones: hipersensibilidad o antecedentes de angioedema hereditario; el riesgo de angioedema aumenta en pacientes que toman inhibidores de la enzima convertidora de la angiotensina, pero no necesariamente bloqueadores de los receptores de la angiotensina. El sirolimús afecta a la cicatrización de las heridas y se ha asociado a la acumulación de linfocele/líquido; se suele evitar su uso en los 30 días siguientes a la cirugía. El tratamiento combinado con inhibidores de la calcineurina se ha asociado a un mayor riesgo de insuficiencia renal.

Dosis:
- Trasplante de corazón:
  - Dosis de mantenimiento: Inicial: 0.5-1 mg/m² por vía oral una vez al día (normalmente se evita la dosis de carga). No se inicia inmediatamente después del trasplante.
  - Objetivos mínimos: 2-5 ng/ml en combinación con inhibidores de la calcineurina.
- Estenosis de la vena pulmonar: Inicial: 0.5 mg/m² por vía oral una vez al día (dosis de carga innecesaria).

Ajuste para la disfunción renal/hepática: En caso de insuficiencia hepática, reducir la dosis en un 33-50 % dependiendo del grado estimado de disfunción hepática.

FC/FD: Semivida: 13.7 ± 6.2 horas en niños; 46-78 (media de 62) horas en adultos. Absorción: solución 14 %; comprimidos 27 %. Metabolismo: Hepático a través del citocromo P450 3A4. Eliminación: heces (91 %).

Eventos adversos comunes: el retraso en la cicatrización de las heridas, la ulceración de la boca, la anemia y las hiperlipidemias son preocupaciones del uso crónico. La nefrotoxicidad aumenta en combinación con los inhibidores de la calcineurina. En algunas poblaciones se ha observado proteinuria y síndrome nefrótico.

Administración:
- Solución: 1 mg/m.
- Comprimidos: 0.5, 1, 2 mg

Otros: Evitar el uso perioperatorio en pacientes trasplantados. Se ha observado dehiscencia de la anastomosis bronquial, trombosis de la arteria hepática y aumento del derrame pericárdico en trasplantes de pulmón, hígado y corazón, respectivamente.

Tacrolimús (Prograf®)

Mecanismo de acción: se une a FKBP-12 y el complejo subsiguiente inhibe la calcineurina. Posteriormente, se inhibe la activación de los linfocitos T en reposo dependiente de la interleucina-2.

Contraindicaciones: ninguna; considerar retrasar el inicio tras el trasplante en pacientes con lesión renal aguda o en pacientes que reciben terapia de inducción con agentes depletivos (globulina antitimocítica) o no depletivos (basiliximab).

Dosis:
- Inicial: 0.08 mg/kg por vía oral dos veces al día.
- Objetivos mínimos:
  - Meses 0-12: 10-12 ng/ml.
  - Años 1-3: 8-10 ng/ml.
  - Después de los 3 años: 6-8 ng/ml.
  - Sirolimús concomitante: 4-8 ng/ml.
- Objetivo mínimo del trasplante de pulmón (meses 1-3): 12-15 ng/ml.

Ajuste para la disfunción renal/hepática: no es necesario ningún ajuste, pero hay que considerar la posibilidad de modificar los objetivos en caso de disfunción renal. No se espera la eliminación mediante diálisis. Los pacientes con enfermedades diarreicas pueden tener una menor eliminación (niveles aumentados).

FC/FD: Semivida: ~7-15 horas. Absorción: 7-32 %. Metabolismo: Hepático a través del citocromo P450 3A4. Eliminación: Principalmente heces.

Eventos adversos comunes: Se cree que la alopecia, la diabetes por trasplante y la hipomagnesemia tienen mayor incidencia que la ciclosporina. La insuficiencia renal, la hipertensión y otros efectos secundarios cosméticos se reducen ligeramente. Hipertrofia ventricular y transaminitis raras.

Administración:
- Suspensión compuesta de 0.5 mg/ml.
- Cápsulas: 0.5 mg, 1 mg, 5 mg.

Otros: Los alimentos no alteran el grado de absorción. Si se intenta la dosificación sublingual, reducir la dosis en un 30-50 %.

Índice

C

Abreviaturas

2D: bidimensional

3D: tridimensional

ACP: analgesia controlada por el paciente

ACT: tiempo de coagulación activado

AD: aurícula derecha

ADN: ácido desoxirribonucleico

AHA: American Heart Association (Asociación Estadounidense de Cardiología)

AI: aurícula izquierda

ALT: alanina aminotransferasa

angioTAC: angiografía de tomografía axial computarizada

AP: arteria pulmonar

ASA: American Society of Anesthesiologists (Sociedad Estadounidense de Anestesiólogos)

AST: aspartato transaminasa

AV: auriculoventricular

BUN: nitrógeno ureico en sangre

CAP: conducto arterioso permeable

CC: cardiopatía congénita

CIA: comunicación interauricular

CIV: comunicación interventricular

CO$_2$: dióxido de carbono

CPAP: presión positiva continua en la vía aérea

CRNA: enfermero/a anestesista registrado/a certificado/a

CV: cardiovascular

DAV: Dispositivo de asistencia ventricular

EACTS: European Association for Cardio-Thoracic Surgery (Asociación Europea de Cirugía Cardio-torácica)

ECG: electrocardiograma

ECMO: oxigenación por membrana extracorpórea

eCrCl: eliminación estimada de creatinina

EE. UU.: Estados Unidos

ETCO$_2$: CO2 al final de la espiración

ETE: ecocardiograma transesofágico

ETT: ecocardiografía transtorácica

FC/FD: farmacocinética/farmacodinámica

FDA: Food and Drug Administration (Administración de Alimentos y Medicamentos)

FiO2: fracción inspiratoria de oxígeno

HFNC: cánula nasal de alto flujo

hpf: campo de alta potencia (*high-power field*)

iNO: óxido nítrico inhalado

INR: cociente internacional normalizado

INTERMACS: Interagency Registry for Mechanically Assisted Circulatory Support (Registro interinstitucional de asistencia circulatoria asistida mecánicamente)

i.v.: intravenoso

Lpm: latidos por minuto

NIRS: espectroscopia del infrarrojo cercano

NP: enfermero/a profesional (*Nurse Practitioner*)

NPT: nutrición parenteral total

PaCO$_2$: presión parcial arterial de dióxido de carbono

PAI: presión auricular izquierda

PAM: presión arterial media

PaO$_2$: presión parcial arterial de oxígeno

PCR: reacción en cadena de la polimerasa

PediMACS: Pediatric Interagency Registry for Mechanically Assisted Circulatory Support (Registro interinstitucional pediátrico de asistencia circulatoria asistida mecánicamente)

PEEP: pesión máxima al final de la espiración

PFC: plasma fresco congelado

PGE: prostaglandina E

PICC: catéter central insertado periféricamente

PIP: presión inspiratoria máxima

PO: por vía oral

PRBC: concentrado eritrocitario

PVC: presión venosa central

Qp:Qs: relación entre el flujo pulmonar y el flujo sistémico

RCP: reanimación cardiopulmonar

RMN: resonancia magnética nuclear

ROTEM: tromboelastografía rotacional

rSO$_2$: saturación regional de oxígeno

RVP: resistencia vascular pulmonar

RVS: resistencia vascular sistémica

RxTórax: radiografía de tórax

SaO$_2$: saturación de oxígeno

SBGC: síndrome de bajo gasto cardíaco

SC: superficie corporal

SIMV-VC: ventilación obligatoria intermitente sincronizada/control del volumen

STS: Society of Thoracic Surgeons (Sociedad de Cirujanos Torácicos)

SvO$_2$: saturación venosa mixta de oxígeno

TA: presión arterial

TAC: tomografía axial computarizada

TCH: Texas Children's Hospital

TP: tiempo de protrombina

TPT: tiempo parcial de tromboplastina

TSVI: tracto de salida del ventrículo izquierdo

UTI: Unidad de Terapia Intensiva

UTIC: Unidad de Terapia Intensiva Cardíaca

UTIN: Unidad de Terapia intensiva Neonatal

UTIP: Unidad de Terapia Intensiva Pediátrica

VC: volumen corriente

VD: ventrículo derecho

VI: ventrículo izquierdo

VSR: virus sincicial respiratorio

www.ingramcontent.com/pod-product-compliance
Lightning Source LLC
Chambersburg PA
CBHW060302030426
42336CB00011B/905